透析手册

Handbook of Dialysis

第 5 版

主　编　John T. Daugirdas

　　　　Peter G. Blake

　　　　Todd S. Ing（吴兆涛）

主　译　李　寒

副主译　王世相

　　　　张红梅

U0391770

人民卫生出版社

图书在版编目（CIP）数据

透析手册/（美）约翰·T. 道格达斯（John T. Daugirdas）主编；李寒主译. —北京：人民卫生出版社，2016

ISBN 978-7-117-23649-2

Ⅰ.①透…　Ⅱ.①约…②李…　Ⅲ.①血液透析-手册　Ⅳ.①R459.5-62

中国版本图书馆 CIP 数据核字（2016）第 265300 号

人卫智网	www.ipmph.com	医学教育、学术、考试、健康，购书智慧智能综合服务平台
人卫官网	www.pmph.com	人卫官方资讯发布平台

透 析 手 册

主　　译：李　寒
出版发行：人民卫生出版社（中继线 010-59780011）
地　　址：北京市朝阳区潘家园南里 19 号
邮　　编：100021
E - mail：pmph @ pmph.com
购书热线：010-59787592　010-59787584　010-65264830
印　　刷：北京顶佳世纪印刷有限公司
经　　销：新华书店
开　　本：850×1168　1/32　印张：26
字　　数：885 千字
版　　次：2017 年 1 月第 1 版　2022 年 11 月第 1 版第 8 次印刷
标准书号：ISBN 978-7-117-23649-2
定　　价：98.00 元

打击盗版举报电话：010-59787491　E-mail：WQ @ pmph.com
质量问题联系电话：010-59787234　E-mail：zhiliang @ pmph.com

透析手册

Handbook of Dialysis

第 5 版

主　编　John T. Daugirdas, MD, FACP, FASN
Clinical Professor of Medicine, University of Illinois at Chicago
Chicago, Illinois
Peter G. Blake, MB, FRCPC, FRCPI
Professor of Medicine, Western University
London, Ontario, Canada
Todd S. Ing（吴兆涛）, MBBS, FRCP
Professor Emeritus of Medicine, Loyola University Chicago
Maywood, Illinois

主　译　李　寒　主任医师
首都医科大学附属北京朝阳医院泌尿肾病中心

副主译　王世相　主任医师
首都医科大学附属北京朝阳医院泌尿肾病中心
张红梅　副主任医师
华北理工大学附属医院血液净化科

译　者（按翻译贡献大小排序）
封素娟　祖　源　熊瑞芳　路香雪　苏路路　尹佳宁
钱小松　杜　鑫　孙泽家　于　玲　张敬丽　张桂芝

人民卫生出版社

John T. Daugirdas, Peter G. Blake, Todd S. Ing：Handbook of dialysis, 5th edition, ISBN：978-1-4511-4429-1

序

我国慢性肾病的患病率超过 10%，接受透析治疗的终末期肾病患者逐年快速增加。由于其治疗周期长、费用高，已经成为严重的公共卫生问题和重要的社会经济问题，同时，终末期肾病患者能够得到有效治疗，也是国家社会经济水平与文明程度的一个标志。目前，能够维持终末期肾病患者有效生存的治疗包括肾脏移植、血液透析和腹膜透析。就总体而言，因种种原因，接受透析治疗的患者占 90% 以上。国内的终末期肾病患者接受肾移植者也不足 10%。在全部终末期肾病患者中，接受透析治疗的比率及治疗达标率与先进国家都存在着不小的距离，各地透析治疗的质量与从业人员水平也存在差距。

本书内容全面，并简洁、实用，方便携带，是深受肾脏病学界与相关人员喜爱的专业工具著作，被翻译成多种文字在世界范围广泛发行。《透析手册》第 4 版（中文版）就是由我们中心团队完成翻译的，具有简洁、明了、逻辑性强、极为实用等优点，该书一经问世，较受欢迎。当人民卫生出版社有限公司推荐我们接手本书的第 5 版后，我们认真总结经验，很快组织了以李寒教授为首的翻译团队，期望本书的第 5 版能够给广大从业人员提供一本更高水平的"口袋书"，为提高我国的透析治疗水平，造福广大患者尽一份力。

尽管我们的翻译者非常尽力、认真，但不可避免的是这本译著仍然会存在诸多不尽如人意之处，欢迎读者及同行提出批评指正，以便我们今后能够有所改进。

北京市医院管理局"扬帆计划"（ZYLX201408）对本书的翻译、出版提供了一定的资助，我们在此也表示感谢。

张小东

首都医科大学附属北京朝阳医院泌尿肾病中心主任

《国际移植与血液净化杂志》副主编

2016 年 9 月 13 日于北京

前　言

我们非常荣幸地将此第 5 版《透析手册》呈献给广大从事肾脏病学的人员。此书距离第 4 版出版已经 7 年了，这么长的间期也反映了有关透析治疗的进展相对较少。我们仍以国际视角为重点，参照了 KDOQI 指南和 KDIGO 指南，实验室检查指标采用的是国际制单位和英制单位。在线血液透析滤过这种治疗虽未在美国开展，但第 5 版继续保留了"在线血液透析滤过"这一内容并更新。由于目前 REDY 系统的使用减少，前两版手册中的"吸附剂透析"，在第 3 版和第 4 版中被删除。鉴于面向透析中心和居家血液透析的新型吸附剂的出现，我们又将这一内容恢复并更新。血液透析血管通路部分，在前两版中为 1 ~ 2 个章节，在此版中增为 4 个章节，这也显示了血管通路对于透析患者的重要性。腹膜透析部分中的"通路"是由一名在此领域临床经验非常丰富的普外科医师重新撰写的。"日益增多的急诊腹膜透析和腹膜透析的'紧急启动'"这些内容也是重新撰写完的。腹膜透析及血液透析充分性部分，减少了公式的使用，应用类比的方法对关键概念进行了解释。另外，也更多强调了透析时间、透析频率、超滤率，以及包括欧洲透析在内的其他充分性指标。我们的目标是做一本专注于临床问题的口袋书，所以一些在第 4 版中详细分类讨论的章节也被缩写、合并，为新增的章节留出空间。如前几版《透析手册》一样，我们继续保留《透析手册》独特的风格，为从事肾脏病的学者提供帮助，使他们能够为患者提供最佳的治疗。

我们向编纂这本手册的各位作者表示感谢。临床工作日益繁重，对于他们为此手册倾注宝贵时间和分享自己的见解及知识表示感谢。同时也对 Aleksandra Godlevska 设计了美丽、现代感的封面表示感谢。

John T. Daugirdas

Peter G. Blake

Todd S. Ing

原著作者

Anil K. Agarwal, MD, FASN, FACP
Professor of Medicine
Ohio State University
Columbus, Ohio

Suhail Ahmad, MD
Professor of Medicine
University of Washington
Seattle, Washington

Michael Allon, MD
Professor of Medicine
University of Alabama at
    Birmingham
Birmingham, Alabama

Arif Asif, MD, FASN
Professor of Medicine
Albany Medical College
Albany, New York

André Luis Balbi, MD
Assistant Professor of Medicine
São Paulo State University—UNESP
Botucatu, São Paulo, Brazil

Joanne M. Bargman, MD, FRCPC
Professor of Medicine
University of Toronto
Toronto, Ontario, Canada

Susan E. Bentley RD, MBA
Fresenius Medical Care
Waltham, Massachusetts

Peter G. Blake, MB, FRCPC, FRCPI
Professor of Medicine
Western University
London, Ontario, Canada

Neil Boudville, MBBS, FRACP
Senior Lecturer in Renal Medicine
University of Western Australia
Crawley, Australia

Sudhir K. Bowry, PhD
Fresenius Medical Care
Bad Homburg, Germany

Deborah Brouwer-Maier, RN, CNN
Director of Dialysis Access
    Initiatives
Fresenius Medical Services
Philadelphia, Pennsylvania

Bernard Canaud, MD, PhD
Emeritus Professor of Nephrology
Montpellier University I
Montpellier, France

Ralph J. Caruana, MD, MBA
Professor of Medicine
University of Central Florida
Orlando, Florida

Elliot Michael Charen, MD
Instructor in Medicine
Icahn School of Medicine
    at Mount Sinai
New York, New York

Horng Ruey Chua, MMed, MRCP
Assistant Professor of Medicine
National University of Singapore
Republic of Singapore

Scott D. Cohen, MD, MPH, FASN
Associate Professor of Medicine
George Washington University
Washington, District of Columbia

Daniel W. Coyne, MD
Professor of Medicine
Washington University
St. Louis, Missouri

John H. Crabtree, MD, FACS
Visiting Clinical Faculty
Harbor-University of California
Los Angeles Medical Center
Torrance, California

Daniel Cukor, PhD
Associate Professor of Psychiatry
SUNY Downstate Medical Center
Brooklyn, New York

John T. Daugirdas, MD, FACP, FASN
Clinical Professor of Medicine
University of Illinois at Chicago
Chicago, Illinois

Andrew Davenport, MA, MD, FRCP
Reader in Medicine and Nephrology
University College of London
London, United Kingdom

James A. Delmez, MD
Professor of Medicine
Washington University
St. Louis, Missouri

Sevag Demirjian, MD
Assistant Professor of Medicine
Cleveland Clinic Lerner College
of Medicine
Cleveland, Ohio

Peter B. DeOreo, MD, FACP
Clinical Professor of Medicine
Case Western Reserve University
Cleveland, Ohio

Jose A. Diaz-Buxo, MD, FACP
Interim Medical Office Liaison
Renal Therapies Group
Fresenius Medical Care NA
Charlotte, North Carolina

Mary Ann Emanuele, MD
Professor of Medicine
Loyola University Chicago
Maywood, Illinois

Nicholas Emanuele, MD
Professor of Medicine
Loyola University Chicago
Maywood, Illinois

Fredric O. Finkelstein, MD
Clinical Professor of Medicine
Yale University
New Haven, Connecticut

Steven Fishbane, MD
Professor of Medicine
Hofstra North Shore—Long Island
Jewish School of Medicine
Hempstead, New York

Marc Ghannoum, MD
Associate Professor of Medicine
University of Montréal
Montréal, Québec, Canada

Susan Grossman, MD
Associate Professor of Clinical
Medicine
New York College of Medicine
Valhalla, New York

Nikolas B. Harbord, MD
Assistant Professor of Medicine
Icahn School of Medicine at Mount
Sinai
New York, New York

Olof Heimbürger, MD, PhD
Department of Clinical Science,
Intervention, and Technology
Karolinska Institute
Stockholm, Sweden

Joachim Hertel, MD, FACP
Lead Physician
Greenville Kidney Care, LLC
Greenville, South Carolina

Nicholas Hoenich, PhD
Lecturer
Newcastle University
Newcastle upon Tyne, United
Kingdom

Susan Hou, MD
Professor of Medicine
Loyola University Chicago
Maywood, Illinois

Priscilla How, PharmD, BCPS
Assistant Professor
Department of Pharmacy
National University of Singapore
Republic of Singapore

T. Alp Ikizler, MD
Professor of Medicine
Vanderbilt University
Nashville, Tennessee

Todd S. Ing, MBBS, FRCP
Professor Emeritus of Medicine
Loyola University Chicago
Maywood, Illinois

Arsh Jain, MD, FRCPC
Assistant Professor of Medicine
Western University
London, Ontario, Canada

Jameela Kari, CABP, MD, CCST, FRCPCH, FRCP (UK)
Professor of Pediatrics
King Abdul Azziz University
Jeddah, Kingdom of Saudi Arabia

Paul L. Kimmel, MD, MACP, FASN
Clinical Professor of Medicine
George Washington University
Washington, District of Columbia

Dobri D. Kiprov, MD, HP
Chief, Division of Immunotherapy
California Pacific Medical Center
San Francisco, California

Kar Neng Lai, MBBS, MD, DSc, FRCP, FRACP, FRCPath
Professor Emeritus of Medicine
University of Hong Kong
Hong Kong, China

Derek S. Larson, MD
Nephrologist
Missouri Baptist Medical Center
St. Louis, Missouri

David J. Leehey, MD
Professor of Medicine
Loyola University Chicago
Maywood, Illinois

Joseph R. Lentino, MD, PhD
Professor of Medicine
Loyola University Chicago
Maywood, Illinois

Philip Kam-Tao Li, MD, FRCP, FACP
Honorary Professor of Medicine
Chinese University of Hong Kong
Hong Kong, China

Robert M. Lindsay, MD, FRCPC, FRCP (Edin), FRCP (Glasg), FACP
Professor of Medicine
Western University
London, Ontario, Canada

Francesca Mallamaci, MD
Professor of Nephrology
Ospedali Riuniti
Reggio Calabria, Italy

Christopher McIntyre, MBBS, DDM
Professor of Medicine
Western University
London, Ontario, Canada

Susan R. Mendley, MD
Associate Professor of Pediatrics
   and Medicine
University of Maryland
Baltimore, Maryland

Rajnish Mehrotra, MD, MS
Professor of Medicine
University of Washington
Seattle, Washington

Stephen A. Merchant, PhD
Vice President and General Manager
SORB Technology Division
Fresenius Medical Care NA
Oklahoma City, Oklahoma

Jennifer S. Messer, CHT, OCDT, CCNT
Clinical Education Specialist
Department of Critical Care
NxStage Medical, Inc.
Lawrence, Massachusetts

Madhukar Misra, MD, FASN, FACP, FRCP (UK)
Professor of Medicine
University of Missouri
Columbia, Missouri

Gihad E. Nesrallah, MD, FRCPC, FACP
Adjunct Professor of Medicine
Western University
London, Ontario, Canada

Allen R. Nissenson, MD, FACP
Emeritus Professor of Medicine
University of California at
    Los Angeles
Los Angeles, California
Chief Medical Officer
DaVita Healthcare Partners Inc.
El Segundo, California

Jacqueline T. Pham, PharmD, BCPS
Adjunct Professor
School of Nursing & Health Studies
Georgetown University
Washington, District of Columbia

Andreas Pierratos, MD, FRCPC
Professor of Medicine
University of Toronto
Toronto, Ontario, Canada

Daniela Ponce, MD, PhD
Assistant Professor of Medicine
São Paulo State University—UNESP
Botucatu, São Paulo, Brazil

Charles D. Pusey, DSc, FRCP, FASN, FMCISci
Professor of Medicine
Imperial College London
London, United Kingdom

Michael V. Rocco, MD, MSCE
Professor of Medicine and Public
    Health Sciences
Wake Forest University
Winston-Salem, North Carolina

Edward A. Ross, MD
Professor of Medicine
University of Central Florida
Orlando, Florida

Loay Salman, MD
Assistant Professor of Clinical
    Medicine
University of Miami
Miami, Florida

Amber Sanchez, MD
Assistant Clinical Professor
    of Medicine
University of California, San Diego
San Diego, California

Mark J. Sarnak, MD, MS
Professor of Medicine
Tufts University
Boston, Massachusetts

Hitesh H. Shah, MD
Associate Professor of Medicine
Hofstra North Shore-Long Island
    Jewish School of Medicine
Hempstead, New York

Richard A. Sherman, MD
Professor of Medicine
Rutgers, The State University
    of New Jersey
New Brunswick, New Jersey

Ajay Singh, MBBS, FRCP (UK), MBA
Associate Professor of Medicine
Harvard University
Boston, Massachusetts

Stefano Stuard, MD
Director of Clinical
    Governance – NephroCare
Fresenius Medical Care
Bad Homburg, Germany

Rita S. Suri, MD, Msc, FRCPC, FACP
Associate Professor of Medicine
University of Montréal
Montréal, Québec, Canada

Cheuk-Chun Szeto, MD, FRCP (Edin)
Senior Lecturer in Medicine
Chinese University of Hong Kong
Hong Kong, China

Boon Wee Teo, MB, BCh, BAO, B Med Sci, FACP, FASN
Assistant Professor of Medicine
National University of Singapore
Republic of Singapore

Tran H. Tran, PharmD, BCPS
Assistant Clinical Professor
St. John's University College of
    Pharmacy and Allied Health
    Professions
Queens, New York

David Updyke
Fresenius Medical Care
Walnut Creek, California

**Tushar J. Vachharajani, MD,
FASN, FACP**
Professor of Medicine
Edward Via College of Osteopathic
    Medicine
Spartanburg, South Carolina

Richard A. Ward, PhD
Professor of Nephrology (retired)
University of Louisville
Louisville, Kentucky
    (Nelson, New Zealand)

Daniel E. Weiner, MD, MS
Associate Professor of Medicine
Tufts University
Boston, Massachusetts

James F. Winchester
Professor of Clinical Medicine
Albert Einstein College of Medicine
    of Yeshiva University
Bronx, New York

Steven Wu, MD, FASN
Assistant Professor of Medicine
Harvard University
Boston, Massachusetts

Alexander Yevzlin, MD
Associate Professor of Medicine
University of Wisconsin
Madison, Wisconsin

**Carmine Zoccali, MD, FASN,
FERA**
Professor of Nephrology
Director, Center for Clinical
    Physiology, Renal Diseases
    and Hypertension of the Italian
    Research Council
Reggio Calabria, Italy

目　录

第一部分

慢性肾脏疾病患者的管理

第 1 章　慢性肾脏疾病患者 1~4 期的评估

Ajay Singh

熊瑞芳　译，王世相　校

慢性肾病（chronic kidney disease，CKD）有多种定义的方式，美国疾病预防组织将其定义为肾功能的减退，伴有体表面积校正的肾小球滤过率［eGFR（estimated glomerular filtration rate）/1.73m^2］<60ml/min，或者肾脏持续损害超过 3 个月。

对于慢性肾病患者的治疗需要进行以下评估：筛查，病原学诊断，慢性肾病严重程度的分级；鉴别和治疗具有高风险进展的慢性肾病患者；治疗有并发症的慢性肾病的患者；为进行肾脏移植及替代治疗的患者做前期准备。

Ⅰ. **慢性肾病的筛查、诊断和分级**。筛查应该包括蛋白尿的测定及肾功能的检查。筛查人群应为有慢性肾病高风险因素的患者，如糖尿病、高血压、心血管疾病、吸烟史、年龄 >60 岁、土著种族起源、有家族慢性肾病史。

A. **尿蛋白的检查**。美国疾病预防组织推荐将蛋白尿作为具有高风险患病人群的一项筛查指标，美国糖尿病协会（American Diabetes Association，ADA）推荐在所有Ⅱ型糖尿病诊断时及Ⅰ型糖尿病首次评估的 5 年后都应检查微量尿白蛋白。一般可用尿试纸进行筛查，但是测定清晨尿标本中的尿蛋白与肌酐的比值（urine albumin-to-creatinine ratio，UACR）是一种更可靠的筛查方法。尿试纸应该能够检测到白蛋白和白细胞与潜血存在的证据。如果发现潜血或白细胞阳性，应进行尿沉渣镜检。表 1.1 列举了尿试纸检测的不足之处，其中一个问题就是尿试纸只能检测浓度，对于稀释了的尿液标本则会出现错误的结果。因为尿液稀释时其中白蛋白和肌酐同时被稀释，因此通过测定

UACR 值，可以减小因稀释带来的误差。根据尿蛋白（mg）/肌酐（g 或 mmol）比值，可以将正常尿中白蛋白的范围定义为 <30mg/g（<3mg/mmol）；微量白蛋白 30~300mg/g（3~30mg/mmol）；大量白蛋白定义为 >300mg/g（>30mg/mmol）。上述界值只是假设每天排泄出 1g 白蛋白时，与之相对应的测量所得每日蛋白尿毫克数（例如：每日 30~300mg），而实际上每日人体平均排出的肌酐均较高，其中男性高于女性，年轻患者高于年老者。过分精确的 UACR 值并没有特别的临床意义。因为当尿白蛋白排泄 <30mg/d 时，随着尿白蛋白排泄的不断增加，肾功能也在不断减退。UACR 可以在任意时间测得，但取清晨尿检测会提高其敏感性，也可排除直立性蛋白尿的干扰，因为直立性蛋白尿患者蛋白尿可在一天中任何时间出现，但是，患者处于仰卧位时蛋白尿会消失。正确检测 UACR 的方法是每月应进行至少 2 次检测，连续 3 个月，从而排除急性肾脏损伤，以获得准确的结果。

表 1.1　尿试纸检测的缺点

假阴性：低比重尿（<1.010）
尿钠过高
酸性尿
非白蛋白性蛋白尿
假阳性：血液和精液的干扰
碱性尿
洗涤剂及消毒剂干扰
高比重尿（>1.030）

B. 肾功能的分级
1. **肾小球滤过率**（glomerular filtration rate，GFR）。GFR 的定义为单位时间内经肾脏滤过的血浆量。GFR 与体重和年龄有关，所以对单个 GFR 应进行综合评估。我们经常用体表面积尤其是 $GFR/1.73m^2$ 来纠正 GFR，在正常人群中，$GFR/1.73m^2$ 在男性及女性中是相同的，但其会随着年龄的增长而减少，在青年人中其平均值约为 115ml/min，中年人约为 100ml/min，随着年龄逐渐增长至 60 岁、70 岁、80 岁，其值也分别逐渐变化为 90ml/min、80ml/min、70ml/min。
2. **尿肌酐**。肌酐由肌肉持续不断地产生，由肾小球滤过并由肾小管排泄，正常肌酐的范围是女性：0.6 ~ 1.0mg/dl（53 ~ 88μmol/L），男性：0.8 ~ 1.3mg/dl（70 ~ 115μmol/L）。检测血肌酐可以反映肾功能的情况，因为当肾功能受损时，肌酐依然持续产生，就会相应导致血肌酐的升高。血肌酐和肾功能并不是呈线性关系，当血肌酐升高2倍时，则可反映GFR大约下降50%。当肾功能出现实质性损害时，若基础血肌酐值较低，则血肌酐值增加2倍可依然处于正常范围。血肌酐受肌肉含量、近期饮食、药物的影响，尤其是进食肉类食物或服用西咪替丁会减少肾小管对肌酐的排泄，导致血肌酐轻度的升高，且对GFR不造成影响。对于肝硬化或腹水的患者，通过检测血肌酐来反映肾功能是有困难的。肌肉废用（致使肌酐产生减少）和肝硬化（无法断定没有腹水情况下的正常体重）造成肌酐的生成率下降，这样的患者血肌酐为0.5 ~ 1.0mg/dl（44 ~ 88μmol/L），此时即使血肌酐值在正常范围内，也可能反映了肾功能的快速下降。即使是非恶病质患者，在计算血肌酐时也应参考患者的肌肉含量。例如，血肌酐是1.3mg/dl（115μmol/L），患者可能为一肌酐清除率为94ml/min的80kg的男性患者，也可为一肌酐清除率为28ml/min的50kg的女性患者（Macgregor and Methven，2011）。

到目前为止有多种计算血肌酐的方法，其中部分方法因受血液中物质的影响，致使其测得的肌酐范围与通过同位素稀释质谱法（isotope dilution mass spectrometry，IDMS）测得的范围出现偏倚。目前美国和很多其他国家的实验室通过IDMS来校正血肌酐，这样校正过的值比用其他方法测得的偏低。

3. **24小时肌酐清除率。**收集24小时尿标本，通过肌酐排泄量来计算肌酐清除率（C_{Cr}），其定义为肾单位时间内，把若干毫升血浆中的内生肌酐全部清除出去。正常C_{Cr}值在体重为平均值的成年女性患者中大约为95ml/min ± 20ml/min，在体重为平均值的成年男性患者中大约为125ml/min ± 25ml/min。采集尿标本的方式是舍弃患者的初排尿，然后以此为收集尿液的计时点，将余下白天及夜晚的尿液收集到尿标本器皿中，最后收集次日清晨的一次尿标本，并将此时记为尿标本收集的结束时间。通过计算出所收集尿标本中肌酐的总

量除以采集标本的每分钟数，实验室可以得出每分钟
的肌酐排泄量。在收集尿标本以计算肌酐清除率的时
间段内，应该采集一次血液标本，从而测定血肌酐值。
为了计算肌酐清除率，我们可以用每分钟肌酐排泄率
除以血浆量。这样就可以得出每分钟将肌酐全部清除
出去的血清值。例如，每分钟肌酐排泄率是 1.0mg/
min，血肌酐水平是 1mg/dl 或 0.01mg/ml，那么在肾脏
重吸收期血清肌酐清除率为 1.0/0.01 = 100ml/min。尽
管临床中正确的收集尿标本存在技术上的困难，但是
收集 24 小时尿对评价恶病质患者的肾功能具有重要的
价值，也适用于有肝硬化、腹水或肥胖的患者。对于
不同性别和体重的患者，检测肌酐用的尿液收集完整
性可以通过以预计的每日肌酐排泄率为基础，进而比
较每日肌酐的重吸收量进行评估。因此，有专家认为
肌酐排泄率在女性中大约为 15~20mg/kg（去脂体
重），男性约为 20~25mg/kg（去脂体重）。有一种能
够更加准确测定肌酐清除率的方法，是引用一个 2011
年建立的公式，其中涵盖到了体重、性别、年龄、种
族的因素，详情请参看附录 A。当肌酐排泄率明显小
于所预期的值时，提示尿液收集存在不完整性。

　　因为肌酐除了经肾小球滤过外，还有部分肾小管
的分泌，因此肌酐清除率通常大于 GFR。当 GFR/
$1.73m^2$ 非常低（例如 < 10~15ml/min）时，肌酐排泄
量可以因为肾小管的分泌而较高，因此为了在 GFR 很
低时能够较准确测得 GFR，我们可以检测 24 小时尿标
本中肌酐和尿素的值，以及在此期间的血肌酐和尿素
水平。每分钟尿素的清除率可以用计算肌酐清除率的
方法获得。尿素在肾小球中滤过，然后部分经过肾小
管的重吸收，这一点与肌酐的排泄过程相反。由于肾
小管的重吸收作用，尿素清除率 < GFR，而肌酐清除
率 > GFR。当 GFR < 10~15ml/min 时，肌酐及尿素的
清除率可以较好地评估 GFR。

4. **肌酐清除率的计算。** 为了避免 24 小时尿液收集所带来
的不便和不精确性，C_{Cr} 可以用一个计算每分钟肌酐排
泄量的公式来推算，其中涉及了体重、性别、年龄、
种族的因素。Cockcroft-Gault 公式是一个一直被用到的
公式：

肌酐清除率 =（140 - 年龄）×0.85（女性）×

$$W（kg）/ \left[72 \times S_{Cr}（mg/dl） \right]$$

或

$$肌酐清除率 =（140 - 年龄）\times 0.85（女性）\times$$
$$W（kg）/ \left[0.814 \times S_{Cr}（\mu mol/L） \right]$$

其中的 W 代表"体重"，这个公式可以快速又合理地估计肾功能。2011 年推出的 Ix 公式也可以使用，请参看附录 A，公式 Ix 的产生基于更广泛的人群（包括黑色人种），且基于现代标准的 IDMS 实验室肌酐检测指标而建立。这两个公式对于过于肥胖或恶病质患者的应用都是不太精确的。有人建议 Cockcroft-Gault 公式的准确性是可以提高的，对于恶病质患者可以采用实际体重，正常体重患者采用理想体重，过度肥胖患者采用纠正后的体重（Brown，2013）。具体请参考附录 B。

5. **GFR 的计算**

a. 肾脏疾病饮食修正（modification of diet in renal disease，MDRD）公式：这一公式源于 MDRD 试验，其利用体表面积 $1.73m^2$ 进行校正。在实验室使用 IDMS 校正的血肌酐值时，同时也应使用 MDRD 公式：

$$eGFR/1.73m^2 = 175 \times \left[S_{Cr} \right] - 1.154 \times \left[Age \right]$$
$$- 0.203 \times \left[0.742（女性患者）\right] \times \left[1.210（非裔患者）\right]$$

现在用"175"代替了原公式中的"186"，因为 MDRD 公式中测得的值会比 IDMS 标准的肌酐值偏高，这样替换后则可得以平衡。如果血肌酐采用 SI 单位（$\mu mol/L$），则血肌酐要除以 88.5，从而将单位由 mol/L 转变为 mg/dl，然后才适用于该公式。

MDRD 公式不同于之前的 Cockcroft-Gault 公式和计算肌酐清除率的 Ix 公式，第一、GFR 是由碘酞酸盐测得的，其不能被肾小管分泌，故其反映的是 GFR，而非肌酐清除率。所有因素都是匹配的，MDRD 公式所得的 GFR 值较肌酐清除率低，因肌酐清除率中有肾小管分泌作用的影响。第二、MDRD 公式经过体表面积的校正，被表示为 $eGFR/1.73m^2$（体表面积）。无论是通过 24 小时尿收集、Ix 公式还是 Cockcroft-Gault 公式计算而来的肌酐清除率，都是未经体表面积校正的粗略的值。

  b. CKD-EPI 公式。此公式与 MDRD 公式相似，但其适用于范围更广的人群，尤其是轻度慢性肾损害患者，具体公式请参考附录 A。这两个公式的不同点通常并没有临床意义，因为两者经常最初用于 GFR >60ml/min 的患者，对于精确了解这些患者的肾功能的影响不是特别大。

  c. 胱抑素 C 公式。另一种计算 GFR 的公式是利用胱抑素 C 水平进行测定。胱抑素 C 是一种分子量为 13kDa 的蛋白质分子，由肾小球滤过，且不被重吸收。它的产生不受肌肉活动和饮食因素的影响，在某些研究中，通过胱抑素 C 而测得的 GFR 与通过肌酐测得的 GFR 相比，其与慢性肾病的结果有更好的相关性。一些最新的计算 GFR 的方法将血肌酐和胱抑素 C 联合起来（Levey，2014）。实验室中通过胱抑素 C 法计算 GFR 的方法并不是一个普及的标准（与 IDMS 标准化肌酐一样，正在不断完善中），目前没有广泛的应用。

 6. **急性肾损伤患者评估清除率所存在的问题。**通过肌酐或胱抑素来估测肾脏清除率的方法都是基于患者处于平稳的状态下，若患者通过手术摘除了双侧肾脏，那么其血肌酐和胱抑素 C 则会升高，但是这种升高是一个连续数日的过程，而非立刻出现。鉴于该原因，上述若干公式都无法适用于患者肾功能急剧恶化的情况。24 小时尿标本法可以用于肌酐清除率的测定，但是血肌酐的检测需要在此阶段的开始和结束期间进行，在计算过程中需要用每分钟肌酐排泄率除以单位时间内的平均血肌酐值。

C. **超声和电解质。**诊断慢性肾病，通常应用超声寻找结构的异常和可能的梗阻，通过测定血电解质（Na、K、Cl、HCO3）筛查代谢性酸中毒和电解质紊乱，这些指标有可能对潜在的肾病的诊断提供线索。

D. **病原学诊断。**寻找潜在的导致慢性肾病的因素是非常重要的，这样有可能逆转肾病的进展。例如，一位有肾血管性疾病的患者或是因前列腺肥大致膀胱颈狭窄的患者，了解慢性肾病的致病因素，可以为预测其疾病进展速度提供依据，尽管这些致肾脏疾病因素以后仍有可能复发，发现这些潜在因素对于后期疾病治疗方案的制定会有帮助。

E. **分级**。美国肾病基金会（National Kidney Foundation, NKF）肾脏疾病预后质量委员会（Kidney Disease Outcome Quality Initiative, KDOQI）进行的慢性肾病的分级方法被广泛采纳，其建议将 CKD 依据体表面积校正的肾小球滤过率（GFR）的水平分为 1～5 期，1 期为最轻，5 期为最重。在最轻微的两期——1 期和 2 期，$GFR/1.73m^2 > 60ml/min$——除了 GFR 减少外，还需要有肾损害的证据。肾损害可通过肾穿刺活组织检查的病理改变，血和尿的异常（蛋白尿和尿沉渣检测的变化）或影像检测的异常来证实。更严重的 CKD 的分期——3、4、5 期，其分别定义为 GFR 低于 60ml/min、30ml/min 和 15ml/min。对于一些年老的患者（表 1.1），其 $eGFR/1.73m^2$ 在 45～60ml/min 内波动，可能未出现明显的肾损害，或肾功能的快速减退以及死亡。随后由〔Kidney Disease：Improving Global Outcomes，KDIGO（肾病：改善全球预后组织）〕更新的肾病分级方案，将上述因素考虑在内，将肾病 3 期细分为两个水平，3a 期的 $eGFR/1.73m^2$ 为 45～59ml/min，3b 期在 30～44ml/min。这个新的分级方案加入了通过 UACR 方法测得的蛋白尿的分级。表 1.2 示更新的分级方案，其中 CDK 进展的高风险和并发症用"绿色"标出，进展速度的加快依次用"黄色""橘色""红色"标出。

Ⅱ. **CKD 的进展和心血管疾病危险因素的评估**。在 CKD 的患者中，影响肾脏疾病进展的因素与增加心血管危险性的因素非常相似。早期确诊 CKD 的一个目的就是纠正和评估危险因素，维持 GFR，以及减少心血管危害。主要的高危因素包括吸烟、高血压、高血糖（糖尿病或非糖尿病患者）、血脂水平升高、贫血及血磷水平升高。蛋白尿和微量白蛋白尿都会显著升高肾病进展和心血管并发症的风险。炎症介质水平，尤其是 C 反应蛋白（C-reactive protein，CRP）在 CKD 中升高，也增加了动脉硬化的危险。

A. **戒烟**。吸烟是传统的心血管危险因素。戒烟对控制心血管危险因素很重要。最近有证据显示吸烟可加速肾病进展的速度，强调 CKD 的患者戒烟的重要性。

表 1.2 根据 GFR 和蛋白尿诊断 CKD（KDIGO 2012）

eGFR 分级	eGFR/ 1.73m²	正常到 轻度升高 <3mg/ mmol <30mg/g	中度 升高 3~30mg/ mmol 30~ 300mg/g	严重 升高 >30mg/ mmol >300mg/g
1*	≥90	绿色	黄色	橘色
2*	60~89	绿色	黄色	橘色
3a	45~49	黄色	橘色	红色
3b	30~44	橘色	红色	红色
4	15~29	红色	红色	红色
5	<15 进行血透者	红色	红色	红色

"绿色" = 无风险或无肾病的迹象，无 CDK；"黄色" = 中危；"橘色" = 高危；"红色" = 极高危。

*，除非伴有血尿，或肾脏出现结构和病理上的改变，否则不定义为 CKD。对于有确切病因的肾脏疾病，其疾病进展的风险将增加。

Modified from kidney disease：Improving Global Outcomes（KDIGO）：CKD Work Group，KDIGO 2012 Clinical Practice Guideline for the Evaluation and Management of Chronic Kidney Disease. Kidney Int Suppl. 2013；3：1-150.

B. **血压和蛋白尿的控制。**对于所有肾病中的糖尿病和非糖尿病患者，不考虑蛋白尿的程度，血压的目标值是 130/80mmHg（根据 KDIGO 和 KDOQI 数据）。然而，第八届联合国委员会（the Eighth Joint National Committee，JNC8）指南在 2013 年公布了一个稍宽松的值，对于 <60 岁的糖尿病和肾病患者，其目标血压值应 <140/90mmHg。对于糖尿病肾病和伴有蛋白尿的非糖尿病 CKD 患者（尿蛋白/肌酐比值≥200mg/g），无论是否存在高血压，都推荐其使用 ACE-I（angiotensin converting enzyme inhibitor，血管紧张素转化酶抑制剂）或 ARB（angiotensin receptor blocker，血管紧张素受体阻断剂）降低疾病进展的发生。轻度的 CKD，当 S_{cr} < 1.8mg/dl（<160μmol/L）时，选用噻嗪类利尿药利尿。当 S_{cr} > 1.8mg/dl（>160μmol/L），由于此种情况减少噻嗪类利尿药的效能，推荐使用袢利尿剂（每日 2 次），但是目前，有报道质疑 GFR 下降时噻嗪类利尿药的效能被降低的观点（Dussol et al.，2005），氯噻酮是一种长效噻嗪类利尿剂，通过观察血容量减少后的副作用，证实其对于 CKD 患者减少血容量是有效的（Agarwal，2014）。

服用 ACE-I 和 ARB 来减少蛋白尿，但给药后及每次调整剂量都要监测血压、血钾、和血肌酐。控制钠的摄入和利尿剂的使用可以增加 ACE-I 和 ARB 抗蛋白尿的作用。ACE-I 和 ARB 的禁忌证为妊娠期，尤其是妊娠期的前三个月，以及血管性水肿病史。对 GFR > 15ml/min/1.73m^2 的患者，虽然由于其肾脏排泄功能的损伤，使一些抗高血压的药物的血浆半衰期增加（见第 33 章），但却很少需要下调药物剂量。

C. **β-受体阻滞剂和阿司匹林：心血管的保护作用**。尽管 JNC8（第八届联合国委员会）不再推荐 β 受体阻滞剂作为高血压患者的一线用药，但其依然对 CKD 患者的心脏有保护作用。对 CKD 和肾功能正常的心肌梗死患者，β 受体阻滞剂与阿司匹林的心脏保护作用是相似的。终末期肾病（end-stage kidney disease，ESRD）患者的胃肠道出血与使用阿司匹林有相关。但这一危险性是否随着 1 到 4 期的变化而增长还不得而知。

D. **CKD 的糖尿病患者的血糖的严格控制**。对 Ⅰ 型和 Ⅱ 型糖尿病患者的研究证实，严格的血糖控制可减慢微血管和大血管病变的进展。严格的血糖控制也可以减慢伴有 CKD 的糖尿病患者的肾脏疾病的进展。有趣的是，糖化血红蛋白可以预测非糖尿病患者的生存率。血糖的控制目标为 HbA1C < 7.0%，尽管最新的 ADA 指南强调对于 Ⅱ 型糖尿病患者的 HbA1C 的界限应该强调个体化，KDIGO 指南强调对有发生低血糖风险或存在并发症的患者应该适度升高 HbA1C 的目标值。

E. **降脂治疗**。低密度脂蛋白（LDL）的升高和其他一些脂质标志分子是传统的心血管疾病的危险因素。而他汀类药物对非 CKD 患者的心脏保护作用（包括胆固醇水平在正常范围者）已经在几个研究中证实。有动物实验显示高血脂和高胆固醇可能会增加对肾小球的损伤。因此，对 CKD 患者使用他汀类药物降脂治疗可以阻断肾脏疾病的进程和降低心血管风险。美国心脏学院（American College of Cardiology，ACC）和美国心脏学会（American Heart Association，AHA）的最新脂质指南（Goff，2014；Stone，2013）将患者分为如下 4 组，并分别将他汀类药物作为一级和二级预防用药。该指南主要是针对普通人群，而非 CKD 患者。

①具有血管动脉粥样硬化的患者。

②LDL 脂蛋白胆固醇浓度≥190mg/dl（4.9mmol/L）的患者。

③40～75 岁的无心血管疾病的糖尿病患者，且其 LDL 脂蛋白胆固醇为 70～189mg/dl（1.8～4.9mmol/L）。

④LDL 脂蛋白胆固醇 70～189mg/dl（1.8～4.9mmol/L），无心血管疾病的证据，且 10 年动脉粥样硬化的发生率≥7.5%。

CKD 患者理论上也可以通过上述相同方案治疗，尽管使用了 AHA 风险评估［见参考文献列表中 AHA 风险评估表格（Goff，2014）］，但对于大多数＞63 岁的患者而言，即使其收缩压为计算所得的最佳水平，且不合并糖尿病，如果存在 LDL 和 HDL 脂蛋白偏高，这些患者 10 年心血管疾病发生的风险将＞7.5%，即使其为无 CKD 者。他汀类药物因其相当严格的使用方式曾受到过质疑。

2013 年 KDIGO 指南强调，所有≥50 岁的未进行透析的 CKD 患者（eGFR/1.73m² <60ml/min）应该进行他汀类或他汀/依折麦布联合治疗。对于年龄≥50 岁的 CKD 患者，且有肾损害证据，但是 eGFR/1.73m² ≥60ml/min，即 CKD 分级为 1 级或 2 级者，应该只进行他汀类药物治疗，因为他汀/依折麦布联合治疗对于这组患者治疗的效果并不明显。最后，未进行透析的年轻的 CKD 患者（18～49岁），如果其确诊有冠心病、糖尿病、缺血性脑卒中，或者 10 年心血管疾病危险＞10%，应该进行他汀类药物治疗。2013 年 KDIGO 指南强调他汀类或他汀/依折麦布联合治疗不应该是透析患者的常规治疗的一部分，但是如果患者在进行透析开始时就已进行这些药物的治疗，则应该继续治疗下去。

在未进行透析的 CKD 患者中，这些降血脂药物的益处是显而易见的，暂不考虑患者的 LDL 脂蛋白胆固醇的水平，目前趋向于将有心血管疾病风险或并发症都作为治疗的指征，而不仅仅是将 LDL 胆固醇脂蛋白的水平作为指征。对于 CKD 为 5 期的进行透析的患者，他们的血脂异常的治疗将会在第 38 章详细讲述。

1. **他汀类：心脏保护作用**。在非尿毒症的患者中，他汀类的心脏保护作用已经得到很好的证实；但是其对于透析患者的应用是有争论的；对于未进行透析的 CKD 患者被证实有保护意义。一些研究证实，他汀类药物在 CKD 患者中可以阻止疾病的进展（Deedwania，2014）。

   a. 根据肾功能调整剂量。他汀类是一组与横纹肌溶解相关的药物，一些他汀类药物（例如瑞舒伐他汀）在严重肾功能不全的情况下使用时，或者与贝特类药物（见第 38 章）合用时，需要减少用量。

2. **依折麦布**。依折麦布是一种胆固醇吸收抑制剂，其可以降低 LDL 脂蛋白胆固醇、甘油三酯、载脂蛋白 B 水平，增加 HDL 脂蛋白胆固醇水平。同他汀类相似，依折麦布可以发挥重要的抗动脉粥样硬化、抗炎、抗氧化应激的作用（Katsiki，2013）。在一个 SHARP 试验中，透析患者和非透析患者都同时给予辛伐他汀和依折麦布的联合治疗（Sharp Collaborative Group，2010），据此形成了非透析 CKD 患者的依折麦布用药方案的基础。但是，并不能明确他汀类药物（辛伐他汀）的确切有效价值，以及依折麦布的有效价值。

F. **蛋白饮食的限制**。对于通过对日常蛋白摄入量的限制来减慢 CKD 的进展的观点目前仍然存在争议。动物实验证实高蛋白的摄入可以引起肾脏组织的异常改变，也可引起蛋白尿。也就是说，限制蛋白摄入可以减慢肾脏疾病的进展速度。但是临床随机试验证实蛋白质限量摄入的效果不明显且不易获得。尽管如此，有实验证明蛋白质限量摄入存在好处，荟萃分析表明其对于减慢 CKD 疾病进展的速度是有效的。推荐所有 CKD 的患者的蛋白摄入量为每天 0.8g/kg。关于蛋白质限量摄入的益处，不同的指南有不同的推荐方案。2000 年 KDOQI 指南推荐 $eGFR/1.73m^2 < 25ml/min$ 的患者的每日蛋白摄入量控制在 0.6g/kg。但是加拿大和很多欧洲国家的最新 KDIQO 指南，对于任何阶段的肾功能患者都不推荐每日蛋白质摄入量 < 0.8g/kg。患者应该经常对蛋白质摄入量进行评估，尤其是营养不良的 CKD 患者。开始进行透析时就存在营养不良的 CKD 患者与营养良好的患者相比，其存活

率偏低，进行严格的饮食限制将会增加其营养不良的风险。应仔细寻找导致营养不良的因素，可以通过观察临床伴发症状或血浆白蛋白来获得。对这些患者营养状态的监测应非常细致。推荐的热卡摄取量为每天 30~35kcal/kg。在 4 期和 5 期的患者中，营养状态的下降是决定其是否开始透析的关键因素。

Ⅲ. 复杂性肾病的治疗

A. **贫血的纠正。** CKD 患者中，贫血非常普遍，随着肾脏疾病的进展，贫血的发生率和普遍率增加。CKD 患者的贫血病理学机制是多因素的。最常见的是红细胞生成素缺乏、铁缺乏、炎症。观察研究证实，贫血增加了心血管疾病和肾脏并发症，降低生活质量，降低 Hb，导致更高的死亡率。但是，大量临床随机试验表明，通过使用促红细胞生成素（erythropoiesis stimulating agent，ESA）以使 Hb >13g/dl（130g/L）可能是没有益处的，且会增加心血管疾病并发症、脑卒中或死亡的风险。同时，纠正贫血可能对肾脏疾病的进展没有影响，甚至会增加 ESKD 的进展速度。最近的研究证实了高剂量 ESA 治疗与高不良事件发生的关系。目前还不清楚这是一种偶然结果，还是高 Hb 目标值的一种反应，以及已知的 ESA 耐药性与预后较差之间的关系。目前对于贫血的治疗强调部分纠正，尽可能使用最少剂量的 ESA，联合治疗缺铁及炎症。

1. **何时治疗及血红蛋白（Hb）水平。** 非透析的 CKD 患者贫血的诊断和治疗类似于 ESRD 的患者，详见第 34 章。KDOQI 指南推荐 Hb <10g/dl（100g/L）时才开始使用促红细胞生成素，且治疗目标为保持血红蛋白在 9~11.5g/dl（90~115g/L）；不过，美国 FDA 建议在 Hb 水平达到 11g/dl（110g/L）时，ESA 应该减量或是停用。CKD 患者的贫血治疗应当个体化，其中一个目标是减少输血量。KDIGO 强调，在治疗既往有脑卒中或癌症史的患者时应当谨慎。Hb 治疗的有效值，在美国为最低 9~11g/dl（90~110g/L）。Hb <9g/dl（90g/L）对于 CKD 患者是否偏低仍然存在争议，因为这可能会增加患者的输血量，使可以进行肾移植的患者受到更多的输血后排斥反应的影响。

2. **ESA 治疗的方案。** ESA 分为短效制剂和长效制剂。重组人促红细胞生成素是在 1898 年研发并普及利用，是一种短效制剂，其半衰期决定其通过静脉注射可维持8小时，通过皮下注射可维持16～24小时。CKD患者使用的经典剂量一般为是4000～6000单位皮下注射。使用最广泛的长效促红细胞生成素是阿法达贝泊汀，其静脉注射和皮下注射的半衰期大约为25～50小时，对于稳定期CKD患者最理想的治疗方案是阿法达贝泊汀每周1次（经典剂量20～30μg）或每两周1次（40～60μg），经静脉注射和皮下注射的剂量是相同的。在美国以外，另一种长效ESA制剂已经得到肯定并投入使用，即持续红细胞生成素受体激活剂（continuous erythropoietin receptor activator，CERA）。这是一种水溶性化合物，是在红细胞生成素β上加一水溶性聚乙二醇，其半衰期大约为136小时。CERA的推荐使用方案是每2周使用1次以纠正贫血，在维持治疗阶段为每月使用1次（经典剂量为每次150μg）。

3. **ESA的给药途径和频率**。ESA的给药频率受患者排泄和分泌功能的影响。在非透析的CKD患者，通常优先选择长效ESA制剂，因为其的使用依赖于较少的注射，以及患者很少会因为存在不能自行解决的相关问题而需要去请医生帮忙。但是短效制剂可以每周使用1次或两周使用1次，也能达到应有的效果。贫血抵抗。如果患者以依靠体重换算来的ESA作为使用剂量，治疗一个月后Hb的浓度并未从基础值升高，则其为ESA治疗低反应性。KDIGO建议对于这些患者，增加的使用剂量不能超过初始以体重计算而来的剂量的2倍。更确切来讲，KDIGO建议最大剂量不能超过初始以体重计算而来的剂量的4倍。对于具有先天性或获得性ESA低反应性的患者，应该评估其导致ESA治疗效果不佳的原因。

B. **铁缺乏的纠正**。铁缺乏存在于＞40%的非透析CKD患者中，也是ESA抵抗的最常见原因。铁缺乏的原因是多种多样的，总的来说有铁吸收的减少、长期慢性出血、隐性胃肠道失血、营养摄入不足。

1. **铁缺乏的评估**。对于CKD患者应该经常进行铁储备（贮存铁和生物利用铁）的评估，铁蛋白是一种储存铁的蛋白，它在血清中的浓度可以反映体内铁的储存情况。铁蛋白也是一种急性反应蛋白，CKD患者常伴有慢性炎症。因此，铁蛋白水平在有炎症的患者中应该引起注意。血清铁蛋白水平在较低水平（<100ng/ml）时对于铁缺乏的预测具有重要价值，但是当其 >100ng/ml 时，其预测价值则下降。转铁蛋白饱和度（transferrin saturation，TSAT；血清铁 × 100/总铁结合率）是评估铁生物利用度的最常用指标。CKD 患者 TSAT < 20% 则提示可用铁较少。铁缺乏会导致 ESA 治疗的无效性增加，且对于 CKD 患者只进行补铁治疗而不加用 ESA 治疗，则效果一般不理想。因此在进行 ESA 初始治疗前，应当补充铁贮备。

2. **缺铁性贫血的治疗**。其给药途径有口服和静脉注射，方案的选择取决于 CKD 的分期。对于未透析的 CKD 患者优先选择口服治疗，且口服治疗被 KDIGO 推荐为铁缺乏的初始治疗方式。提高口服铁的吸收率的方法包括空腹服用、避免服用肠溶制剂、避免同时摄入磷酸盐。静脉注射铁制剂适用于对口服铁无反应或有持续性丢失铁者（例如，胃肠道的慢性失血）。低分子量铁治疗——低分子量右旋糖酐、葡萄糖亚铁、蔗糖铁或纳米氧化铁被推荐。高分子量的右旋糖酐铁与严重过敏反应有关。

　　口服铁的治疗剂量主要是能满足每日的基本铁需求 200mg，相当于硫酸亚铁 325mg，每日 3 次，每个药片提供 65mg 基本的铁元素。如果治疗 1～3 月后体内铁未达到目标值，则应考虑改为静脉注射补充铁。静脉补铁可以采用一次性大剂量补充或多次小剂量补充，选用方式取决于前期的使用方法。首次静脉补铁应给予约 1000mg，如果首次治疗后体内 Hb 没有升高和/或 ESA 的用量没有减少，则应再次重复上述剂量的治疗。当患者在接受 ESA 治疗时，应该每 3 个月检测 1 次体内 TSAT 和铁蛋白的情况，初次，或需要调整 ESA 剂量，或体内持续性失血，或体内铁不能有效利用时，应该增加上述指标的检测次数。

C. **慢性肾病的矿物质和骨代谢异常**（chronic kidney disease-mineral and bone disorder，CKD-MBD）。CKD-MBD 的防病机制如下图 1.1 所示。透析患者的血磷、维生素、甲状旁腺素（parathyroid hormone，PTH）水平将在第 36 章详细介绍，在此仅介绍与 CKD 相关的内容。

1. **高磷血症**。在 CKD 和 ESRD 的患者中，高血磷是死亡率和不良的心血管预后的危险因素。甚至在非尿毒症的患者中，轻度的血磷增高也与心血管的危险性增高相关。血磷增高也与血管钙化和 ESRD 患者的左心室肥大的危险性相关。在一些肾衰的实验模型中，高磷血症会加速肾衰的进程，高磷血症对甲状旁腺的生长和甲状旁腺激素的分泌有刺激作用。

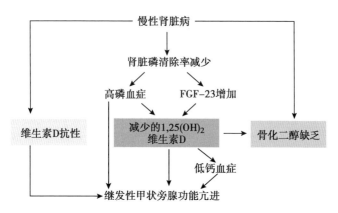

图 1.1　骨与矿物质代谢异常的发病机制。得到 Macmillan 出版公司的转载许可：Nigwekar SU，Tamez H，Thadhani RI. Vitamin D and chronic kidney disease-mineral bone disease（CKD-MBD）. Bonekey Rep. 2014；3：498. eCollection 2014.

  a. **饮食管理**。进行详细的饮食回顾寻找富含磷的食物，包括日常的食品、可乐及过量的肉食。我们应该仔细检查饮食以减少磷添加剂食物的摄入。磷的摄入应控制在每日 800～1000mg（26～32mmol）。

  b. **血钙和血磷水平目标值**。既往建议维持血钙在正常范围的上限，以抑制 PTH 的分泌，该建议现已被维持血钙处于中低限所取代，以最小化血管钙化的风险。类似地，应维持血磷水平处于正常范围。

  c. **磷结合剂**。需要使用磷结合剂，推荐用法见第 36 章。在 CKD 的患者中，需要谨慎控制总钙的摄入量在每日 1500mg（37mmol）。KDOQI 指南则稍宽松，建议为每日 2000mg（50mmol），以最大程度减少血管钙化的危险。这意味着如果钙盐作为磷结合剂，需要与司维拉姆、镧系元素、镁或含铁的磷结合剂（将在第 36 章详细讲述）结合使用。含铝的磷结合剂通常不主张使用。对 CKD 患者使用司维拉姆作为磷结合剂可稳定血管钙化的速率，改善预后，虽然这一领域的研究尚未被证实。争议在于，司维拉姆即使有效，也可能部分源于其降脂作用，除此外，司维拉姆还有抗炎作用，可以减少 FGF23（fibroblast growth factor 23，成纤维细胞生长因子 23）的生成，FGF23 是 CKD 患者血液中明显升高的一种成分，且与贫血有关联。这一领域需要进一步的研究。

2. **血清甲状旁腺激素水平。**控制血清甲状旁腺激素（PTH）水平可降低甲状旁腺增生及发展为巨大的不可抑制的腺体的风险。甲状旁腺机能亢进与骨病相关，PTH 可能扮演了尿毒症毒素的作用，对许多脏器产生不利的影响，有关 PTH 的控制详见第 36 章。

   a. 测定的频率。2009 年 KDOQI 关于 CKD 骨代谢和疾病的临床实践指南推荐：所有 eGFR/$1.73m^2$ < 60ml/min 的患者应检测 PTH、血钙、血磷水平，尽管这对于 eGFR/$1.73m^2$ 在 40～65ml/min 范围内的老年患者及有较少 CKD 进展危险因素的患者而言并不是非常必要的。上述指标的检测频率对于 eGFR/$1.73m^2$ 在 30ml/min 或 45～60ml/min 的患者，应该是每 12 个月 1 次，对于 eGFR/$1.73m^2$ 在 15～30ml/min 的患者，应该是每 3 个月 1 次。

   b. PTH 的目标范围。从 1990 年开始就已经可以进行全段 PTH 的测定，主要是识别 1-84 PTH 和 7-84 PTH，且大多数骨活检研究的目标水平都是基于这种检测方法。生物全段 PTH 即 biPTH 或全段 PTH 是一更新的方法，该方法仅识别全段 1-84 PTH，导致 PTH 值比以前所使用的全段 PTH 检测方法所得数值高 50%。这些方法都能用来诊断和治疗 CKD 患者出现的甲旁亢，但是 PTH 的目标范围依据不同的测定方法而不同。随着 CKD 的进展，骨骼对 PTH 的作用抵抗增加，因此 PTH 的目标范围增大。起初 KDOQI 推荐对于不同肾损害的患者应制定不同的目标值，但是考虑到变化的范围较广及益处的不确定性，2009 年版 KDOQI 指南仅建议对于非透析的 CKD 患者，应监测 PTH 水平是否升高，若 PTH 值一直维持在较高水平或持续升高，应加用维生素 D 治疗。对于透析的患者，PTH 的目标值为正常值的 2 ~ 9 倍。对于非透析的 CKD 患者，维生素 D 是对 PTH 水平升高的一线药物。

3. **血清碱性磷酸酶**。碱性磷酸酶存在于骨中，是反映骨转化率的指标。当其升高时，尤其是伴有血 PTH 的升高时，血碱性磷酸酶则是甲状旁腺亢进的良好指标，提示需要抑制甲状旁腺的功能。现阶段 KDIGO 的 CKD-MBD 指南推荐，CKD 分级 4 期及以上的患者应该至少每年检测 1 次血清碱性磷酸酶。

4. **维生素 D**。CKD 患者的 25-D 的水平相当低，可能由于其缺少阳光照射且含维生素 D 的食物摄入减少。随着 CKD 的进展，在 1α-羟化酶的作用下，25-D 转化为 1，25-D 的速率减少。而且即使 25-D 的水平充足，血清 1，25-D 的水平也可能减少，PTH 的抑制可能不足。维生素 D 影响很多器官组织系统，虽然过多的维生素 D 与血管钙化相关，甚至会促进肾衰竭，但维生素 D 的多数作用是有益的。1α-羟化酶存在于不同的组织中，提示其对确保体内 5-D 转化为 1，25-D 从而保证身体健康非常重要。近年来，活性维生素 D 的应用显著提高了 ESRD 患者的生存率和心血管预后。这一机理还不是十分明确，需要观察性研究进一步证实。并且，少量随机比对临床试验表明，维生素 D 治疗可以减少蛋白尿，减慢 CKD 患者的进展（Palmer and Strippoli，2013），并且可以改善 ESA 敏感性，以及通过减少发炎来改善贫血。

   a. CKD 患者血清 25-D 的目标值。血 25-D 的水平至少在 30ng/ml（75nmol/L）。非尿毒症的老年患者的血 25-D 的降低与严重的肌无力相关。因为 CKD 患者血 25-D 的水平非常低，这些患者每日应至少给予 1000 ~ 2000IU（或许需要更高的剂量）的维生素 D_3 作为一级预防。在美国，维生素 D_3 属于 OTC 的维生素补充剂。这种水平的补充剂量不会影响胃肠道对钙磷的吸收。针对低水平的 25-D 的治疗，KDOQI 指南推荐使用维生素 D_2，其效果稍弱于维生素 D_3，并且只有针对每周或每月处方设计的较大的剂型。

  b. 何时使用活性维生素 D3。在较严重的 CKD 阶段，肾脏中 25-D 难转化为 1，25-D，即使有充足的 25-D，血浆中 1，25-D 仍有可能很低，这种情况下，PTH 不能被充分抑制。在 CKD3 期和 4 期，虽然血浆 25-D 的水平合适，PTH 还会高于目标值，建议使用活性维生素 D 预防治疗。活性维生素 D 的选择和剂量（例如骨化三醇、帕立骨化醇、度骨化醇）见第 36 章。ESRD 患者应根据高钙血症或高磷血症的情况，增加或减少活性维生素 D 的剂量。

5. **西那卡塞特**。西那卡塞特是一种钙平衡药，可以增加甲状旁腺上钙受体对钙的敏感性，减少 PTH 的分泌。西那卡塞特的主要优势在于可以应用于伴有高钙血症和/或高磷血症的甲状旁腺机能亢进患者，使用活性维生素 D 抑制 PTH 存在禁忌——维生素 D 促进胃肠道对磷的吸收可能使高磷血症恶化。已发现西那卡塞特对降低 3 期和 4 期 CKD 患者的 PTH 有效。西那卡塞特与活性维生素 D 对透析前患者 PTH 的抑制作用的机制还未完全阐明。在美国，西那卡塞特的产品标签表明此药不适用于非透析患者，且 2009 年 KDIGO CKD-MBD 指南也未推荐在非透析 CKD 患者中使用此药。

D. **电解质和酸中毒并发症**。许多电解质异常会在肾功能减退时变得明显。其中高钾血症最显著，酸中毒症状也会有进展，尽管一般来说症状会很轻，且一般都维持于正常阴离子间隙，直到肾功能严重受损。急性高钾血症的治疗将在别处讨论。在慢性调节中，高钾血症通常与高膳食钾摄入，尤其是摄入含钾量高的食物（例如水果）相关。服用血管紧张素转换酶抑制剂、血管紧张素受体拮抗剂或盐皮质激素受体拮抗剂（例如醛固酮）的患者，更易发生高钾血症。高钾血症在服用非甾体类抗炎药和甲氧苄啶的患者中也更容易发生。最近关于使用胃肠道吸附剂来预防吸收摄入钾的研究或许会使血管紧张素醛固酮系统（renin-angiotensin aldosterone system，RAAS）拮抗剂药物得到更广泛的使用。

  慢性代谢性酸中毒导致的骨质吸收也与 CKD 的进展速度有关。推荐使用碳酸氢盐来保持血清碳酸氢盐水平

≥22mmol/L，通常每天给予碳酸氢盐 0.5~1.0mmol/kg。一些小的随机对比临床试验表明，碱治疗能够减慢 CKD 进展速度。

Ⅳ. 接受透析疗法的患者的准备。 包括透析的准备或提前进行肾移植；建立血管或腹膜通路；选择最合适的透析方法和地点（例如腹膜透析、门诊血液透析中心、家中透析）；接种疫苗；持续营养支持治疗，尤其是控制磷水平；预防体液过剩和高血压。这些将在下一章中详述。

参考文献与推荐阅读

Agarwal R, et al. Chlorthalidone for poorly controlled hypertension in chronic kidney disease: an interventional pilot study. *Am J Nephrol*. 2014;39:171–182.

American Diabetes Association. Executive summary: standards of medical care in diabetes—2012. *Diabetes Care*. 2012;35(suppl 1):S4–S10.

Brown DL, Masselink AJ, Lalla CD. Functional range of creatinine clearance for renal drug dosing: a practical solution to the controversy of which weight to use in the Cockcroft-Gault equation. *Ann Pharmacother*. 2013;47:1039–1044.

Daugirdas JT, ed. *Handbook of Chronic Kidney Disease Management*. Wolters Kluwer; Philadelphia, 2011.

Deedwania PC. Statins in chronic kidney disease: cardiovascular risk and kidney function. *Postgrad Med*. 2014;126:29–36.

Eckardt KU, et al. Evolving importance of kidney disease: from subspecialty to global health burden. *Lancet*. 2013;382:158–169.

Fink HA, et al. Screening for, monitoring, and treatment of chronic kidney disease stages 1 to 3: a systematic review for the U.S. Preventive Services Task Force and for an American College of Physicians Clinical Practice Guideline. *Ann Intern Med*. 2012;156:570–581.

Goff DC Jr, et al. 2013 ACC/AHA Guideline on the Assessment of Cardiovascular Risk: *J Am Coll Cardiol*. 2014;63;2935–2959. Downloadable CV Risk calculator in Excel format: http://static.heart.org/ahamah/risk/Omnibus_Risk_Estimator.xls. Accessed April 28, 2014.

Ix JH, et al. Equations to estimate creatinine excretion rate: the CKD epidemiology collaboration. *Clin J Am Soc Nephrol*. 2011;6:184–191.

James PA, et al. 2014 evidence-based guideline for the management of high blood pressure in adults: report from the panel members appointed to the Eighth Joint National Committee (JNC 8). *JAMA* 2014;311:507–520.

Katsiki N, et al. Ezetimibe therapy for dyslipidemia: an update. *Curr Pharm Des*. 2013;19:3107–3114.

Kidney Disease: Improving Global Outcomes (KDIGO) Anemia Work Group. KDIGO Clinical Practice Guideline for Anemia in Chronic Kidney Disease. *Kidney Int Suppl*. 2012;2:279–335.

Kidney Disease: Improving Global Outcomes (KDIGO) CKD-MBD Work Group. KDIGO clinical practice guideline for the diagnosis, evaluation, prevention, and treatment of chronic kidney disease-mineral and bone disorder (CKD-MBD). *Kidney Int*. 2009;76(suppl 113):S1–S130.

Kidney Disease: Improving Global Outcomes Lipid Guideline Development Work Group Members. KDIGO Clinical Practice Guideline for Lipid Management in CKD: summary of recommendation statements and clinical approach to the patient. *Kidney Int Suppl*. 2013;3:259–305.

Levey AS, et al. The definition, classification, and prognosis of chronic kidney disease: a KDIGO Controversies Conference report. *Kidney Int*. 2011;80:7–28.

Levey AS, Coresh J. Chronic kidney disease. *Lancet*. 2012;379:165–180

Levey AS, Inker LA, Coresh J. GFR estimation: from physiology to public health. *Am J Kidney Dis*. 2014;63:820–834.

Macgregor MS, Methven S. Assessing kidney function. In: Daugirdas JT, ed. *Handbook of Chronic Kidney Disease Management*. Philadelphia, PA: Wolters Kluwer; 2011:1–18.

National Kidney Foundation (NKF). KDOQI clinical practice guidelines for bone metabolism and disease in chronic kidney disease. *Am J Kidney Dis*. 2003;42(4 suppl 3):S1–S201.

Palmer SC, Strippoli GF. Proteinuria: does vitamin D treatment improve outcomes in CKD? *Nat Rev Nephrol*. 2013;9:638–640.

Ptinopoulou AG, Pikilidou MI, Lasaridis AN. The effect of antihypertensive drugs on chronic kidney disease: a comprehensive review. *Hypertens Res*. 2013;36:91–101.

Sharp Collaborative Group. Study of Heart and Renal Protection (SHARP): randomized trial to assess the effects of lowering low-density lipoprotein cholesterol among 9,438 patients with chronic kidney disease. *Am Heart J*. 2010;160:785–794.

Stone NJ, et al. 2013 ACC/AHA guideline on the treatment of blood cholesterol to reduce atherosclerotic cardiovascular risk in adults: a report of the American College of Cardiology/American Heart Association Task Force on Practice Guidelines. *Circulation*. 2014;129(25 suppl 2):S1–S45.

第 2 章　CKD 4 期和 5 期治疗：为移植做准备、透析及保守治疗

Ajay Singh and Jameela Kari

熊瑞芳　译，王世相　校

一旦患者到达慢性肾脏疾病（CKD）的第 4 期，即经体表面积校正的肾小球滤过率（eGFR/1.73m^2）＜30ml/min，应引起肾病专家的注意。理想状态下，"患者因素"应该成为多学科透析前项目的一部分，这包括了患者和家庭教育、适当的肾脏替代治疗的早期选择，以及在考虑使用透析时应选择创造性的方式。这些透析前方案的制定有助于门诊患者在透析治疗开始前做好精神上和身体上的准备。这种方法可能会缩短透析第一个月的住院时间并节省大量费用。

Ⅰ. 形式的选择

A. **患者教育**。患者教育的关键在于，当必须采取肾脏替代治疗时可以选择多种治疗方案。患者是否可以从不同的透析方式、肾移植或继续保守治疗中获得最大受益？在一些病例中，由于极度衰弱或其他一些原因，透析并不是恰当的治疗，保守治疗可能是最好的选择。一旦患者处于慢性肾脏疾病的 4 期且没有到达 5 期的时候，这些讨论最好尽快开始。

B. **肾脏替代治疗的选择**（表 2.1）

1. **肾移植**。很显然，目前情况下肾移植的生存质量优于目前的透析疗法。可是对医从性不好的患者而言，不推荐肾移植。即使肾移植被认定是最好的治疗方法，移植时机也是个问题。一般而言，无透析肾移植比透析之后的肾移植的成功率更高（Kallab，2010），因此，对于任何需要透析治疗且 eGFR/1.73m^2 仍然高于 10ml/min 的患者，都应提前讨论肾移植的可行性并做好肾移植准备（Kupin，2011）。

表 2.1　需要进行肾脏替代治疗的患者的治疗方案的选择

治疗方法	措施	优点	缺点
提前采取补救措施	在需要透析前进行肝脏及其他器官移植	提高了传统透析的生存率；降低了长期开销	不易找到合适的捐赠者；需要长期联用免疫抑制剂
家庭血液透析	在夜间或白天的时间内，每周进行 3~6 次血液透析，通常由亲属照看，少数患者由专业人士照看	当每周透析次数达 3 次，或者透析时间达 8~10 小时，或者每周透析时间达 3~3.5 个夜晚，则患者的生存质量会提高，血磷及血压控制得更加理想，并可以减少左室肥大的发生	家成为了医院；照看者异常繁忙；一些治疗需要水净化处理系统；废弃物的处理开销较多
家庭腹膜透析	自动循环装置，透析大都在夜间进行	可较独立完成，操作简单	需要大量的腹透液；长期暴露于葡萄糖溶液
透析中心进行的非夜间腹膜透析	在透析中心（由工作人员照看或独自完成）每周进行 7~9 小时的非夜间腹膜透析（罕见情况下，隔天进行 1 次腹膜透析）	显著增加的透析时间有利于更好地控制血磷，血压，贫血；可以利用睡眠时间进行透析	在进行透析的夜间不能回家；必须赶在透析中心；相对不固定的时间内安排

续表

治疗方法	措施	优点	缺点
透析中心进行的传统血液透析	工作人员照顾（标准情况下）或独自完成	进行透析的时间相对减短；由专业人士操作完成	必须赶往透析中心；相对不固定的时间安排；可能透析得不充分
延迟透析	低蛋白饮食加用酮类似物；严格的液体人量控制	对于并发症较少的老年患者可进行1年延迟透析（患者无心衰及糖尿病）	需要使用较多的酮类似物
姑息治疗	进行非透析性保守治疗	某种程度上，对于不能通过透析来延长生存时间的患者或有较多并发症的患者是有益的	降低生活预期值

修改自 Tattersall JE, Daugirdas JT. Preparing for dialysis. In: Daugirdas JT, ed. Handbook of Chronic Kidney Disease Management. Philadelphia, PA: Wolters Kluwer Health, Lippincott Williams & Wilkins, 2011: 511-523.

2. **透析：在家还是在医院治疗**。对于末期肾脏疾病（end-stage renal disease，ESRD）的治疗，所作的选择应该取决于当地社区的条件。一个最主要的决定是，患者是在医院进行常规透析（在这种病例下是血液透析）；还是在家中进行独立的透析，使用家庭血液透析系统或腹膜透析（peritoneal dialysis，PD）。很显然在这种情况下，患者家里的状况、家庭中照顾者所提供的帮助，以及诸如水质和电量的技术问题等有关肾移植的因素都是非常重要的。

　　一些观察性研究发现，家庭血液透析患者的死亡率低于医疗透析中心血液透析的患者。甚至，在经过常见合并症和相似的每周透析时间等因素的校正后，这个结果有时会更加明显。家庭血液透析的这一优势部分缘于研究未解释的患者的选择性偏倚。因为接受家庭透析治疗的患者通常有很强的积极态度、更好的医疗顺从性，此外还有更为有效的看护者和/或家庭支持组织等与延长其生存时间相联系的因素。在医疗透析中心进行血液透析的患者的死亡率同家庭腹膜透析的患者差不多，所以进行家庭透析还是到医疗透析中心透析，应该主要基于患者本人的意愿和预期生存益处的衡量。

3. **短时每日血液透析**。通常情况下，无论是在家中还是在透析中心进行血液透析，一般每周进行 3 次，每次 3 ~ 5 小时。一些研究表明，如果每周的透析总时间与之相同，但分为 5 ~ 6 次进行，则会更好地控制患者的血压，营养（体重增长、食欲和蛋白质）及贫血。在目前唯一已经完成的中等大小的随机比对临床试验中，即家族史阴性试验（family history negative，FHN），患者每周随机接受 6 次治疗，但实际上平均只有 5 次；已证实，1 年内接受透析治疗更频繁的患者的左心室肥大症状减轻、躯体功能得到了改善（FHN 的两个最初结果）、严重高血压得到恢复，对血清无机磷的控制得到提高，但对血清白蛋白、营养和贫血的控制并未提高（FHN Trial Group，2010）。不同短时每日血液透析的详细内容将在第 16 章详细讨论。通常，这种长期血液净化治疗在家中进行，较少在医疗透析中心或自我护理病房进行。目前，短时血液透析正在得到认可，家庭透析用简便装置的推广使其更加普及。

4. **长时间的夜间血液透析**。传统的每周3次的医疗中心透析所需时间与短时每日血液透析相似或比其稍长点。而夜间透析治疗，每周血液透析时间更长，因为每个间期都持续7~9小时。患者在医疗透析中心进行夜间透析治疗时，通常每周进行3次且每周透析时间为24小时，而常规透析时间为每周12小时。患者在家中进行夜间透析治疗时，每周可进行3次，每隔1夜1次，甚至是每星期5~6次，从而使治疗时间大大延长。长时间的夜间血液透析将在第16章进行详细讨论。

5. **腹膜透析**。由于简单易行，不需要特殊的水处理系统，以及简单的设备操作，腹膜透析可使患者在家进行治疗。在美国，选择腹膜透析（PD）的患者的比例超过血液透析患者的12%；而在加拿大这一比例为20%~30%。患者有两种方式可以选择：持续性不卧床腹膜透析（continuous ambulatory peritoneal dialysis，CAPD），患者每日手工操作4~5次；或自动腹膜透析（automated peritoneal dialysis，APD），患者晚间接上机器，睡眠状态下依靠机器进行自动交换。每种形式的PD优势将在本手册的PD章节全面讨论。

腹膜透析的适应证包括：
①婴儿或年龄较小的儿童；
②伴随心血管疾病的患者；
③血管通路难以建立的患者（如糖尿病患者）；
④渴望去自由旅游的患者；
⑤希望在家中透析但没有合适助手帮忙。

禁忌证包括腹膜功能的异常，如存在粘连、纤维化或恶性肿瘤。同时，相当一部分患者经过长期的腹膜交换，导致溶质清除和超滤的减退。与血液透析相比，糖尿病患者在进行腹膜透析时死亡率更高，尽管这一趋势在最近几年有所减弱。PD失败的主要原因是频繁发生的腹膜炎，当然患者死亡也是一个因素。

腹膜透析的费用低于血液透析，尤其是在发展中国家。腹膜透析允许患者自由旅行且不受透析中心固定时间安排的限制，不过家庭透析治疗也有较为自由的"时间表"。但另一方面，腹膜透析对无法"自力更生"的患者或者缺乏能力或社会及家庭的支持而进行操作的患者而言并不是一个很好的方法。一些患者更愿意接受每周 3 次或时间计划明确的血液透析，这样在透析结束以后，他们可以自由安排自己的时间。一些患者也喜欢在血液透析中心进行社交，并和其他医务人员和患者进行交流。

近年来，腹膜透析取得了很多进步，例如更先进的双联系统使腹膜炎的发生率减少。同时，随着 APD 的应用，也使清除率进一步提高。此外，新的腹膜透析液，包括葡萄糖透析液，其中减少了糖降解产物，还有氨基酸或艾考糊精作为渗透介质的透析液等的应用，都使腹膜透析有了很大进步。

6. **延期透析治疗**。一些患者，尤其是老年患者，并无体液过剩的问题，可以通过服用酮酸来保证低蛋白饮食，从而延缓血液透析的治疗（Brunori，2007）。精心挑选的接受该方案的老年患者，对血液透析的使用平均延缓了 1 年。

7. **非透析治疗：姑息治疗**。透析治疗没有绝对的禁忌证。在一些国家，尽管仍然存在一些其他的医疗问题，但有相关法律保证有意愿的患者能接受血液透析治疗。如果患者无法自己做决定，或家庭对依靠透析维持生存有着不同意见，医院的伦理委员会应提供帮助。

美国肾脏医师协会制定了一份关于透析患者何时停止透析或者哪些患者不适合接受透析的临床指南（肾脏医师协会，2010），其中包括对成人患者的 10 项建议和对儿童患者的 9 项建议。这份指南强调了共享决策制定、知情同意或拒绝、预后估计，以及表明透析时限实验。对成人的建议总结在表 2.2 中进行概括。患有肾脏以外器官疾病或肿瘤的患者，有时会被排除在慢性透析范围之外。例如，有原发性肝脏疾病的患者可能有腹水、脑病、出血倾向和低血压，这些伴发症状使患者的通路很难建立，透析治疗会使低血压加重或导致错误判断水负荷。对于这些患者，透析可能是无益的。"无益"是伦理学上断定不开始进行透析的一条重要原则。另一方面，一些患者可以通过脱水、电解质平衡及 ESRD 的综合治疗改善营养状态，达到很好的生活质量或系统性疾病的好转。

表 2.2 肾脏医师协会临床应用指南（成人患者）

透析治疗适当开始和撤回时间的共享决策

1. 为共享决策制定建立医生-患者关系

2. 充分告知急性肾脏损伤（acute kidney injury, AKI）、第 4 期、5 期 CKD，或 ESKD 患者的诊断、预后及所有治疗方案的选择

3. 给所有 AKI、5 期 CKD 或 ESKD 患者关于全部情况的预后评估

4. 建立优先治疗计划协会

5. 如果合适，界限清晰地对 AKI、CKD 或 ESKD 患者放弃（阻止开始或撤回正在进行的）血液透析治疗

6. 对 AKI、CKD 或 ESKD 患者中有严重不良预后或不能安全提供血液透析治疗的患者，考虑放弃血液透析治疗

7. 对要求进行透析治疗的患者考虑进行时间限制实验，但是对有不确定预后或对提供血液透析治疗不能达成共识的患者则不考虑

8. 关于血液透析所作的决定意见不一致时，建立一个系统的合乎法律的机制来消解冲突

9. 提高以患者为中心的结果，对所有被疾病困扰的 CKD、ESKD 患者提供姑息疗法服务和干预治疗

10. 用系统的方法来传达诊断、预后、治疗方案选择、治疗目标

C. **老年患者和透析**。在美国等国家，增长最快的透析人群是"高龄老人"（年龄超过 80 岁的患者）。于这些患者建立通路并不是十分困难，且 C 形静脉导管已成功应用

比较困难的病例。时间限制并不是问题，这些个体通常都能达到治疗目标。对所有方面的治疗的高顺应性常可抵消掉各种常见的合并症情况（如心脏、血管、肿瘤），从而达到一个好的预后。因此，许多进行透析的老年患者都能够保持良好的生活质量，并且从各种健康指南中获益。

D. **青少年患者和透析**。一些重要的问题影响着进行血液透析或腹膜透析的青少年患者，如抑郁和由医嘱带来的挫折感，来自家庭成员的相互冲突，因经常住院而导致很少去学校，以及因不能参加学校活动而受到的来自同学的压力。情感贫乏（有限的社会互动和逃避交流）、对用药、饮食的抵抗、逃避门诊或许能表明这一情况，心理支持和社会工作者的帮助是解决这一问题的关键。

II. **透析通路的建立**。对血液透析患者最适合的通路是动静脉（arteriovenous，AV）内瘘。对于所有患者来说，预期肾脏替代治疗是重要的，双臂的静脉应最大程度地保留。所有的静脉超声应从可能的手背部引导。应在最大程度上避免使用经皮静脉中心导管（percutaneous intravenous central catheter，PICC）通路，因为这些通路会导致血管外渗血。一些患者静脉较脆弱，提前建立静脉通路是很重要的。例如，推荐在透析前 6～9 个月就建立静脉通路，在透析前 6 个月建立通路的同时，建立备选通路或第二个动静脉内瘘，以防止第一条通路功能的丧失。本书的一些章节将详细讨论血管通路问题。

对于腹膜透析，建议腹膜透析导管至少在开始透析前 2 周使用。过去，推荐 AV 内瘘在腹膜透析的患者中作为备选。现其已不作为常规推荐，但一些治疗中心仍然这样实行。如果需要急诊透析，目前趋向于留置腹膜导管，通过腹膜透析，尿毒症得到初步控制，从而为日后放置 AV 内瘘赢得时间。

III. **何时开始透析**

A. **尿毒症综合征**。尿毒症综合征包括由于血中尿素氮和其他废物水平升高引起毒性作用而产生的症状和体征。

1. **症状**。尿毒症患者通常呕吐，经常在起床后不久即呕吐；也会食欲不振，只要想到进食就感觉不适；常感觉疲劳、乏力，和（或）发冷。患者的精神状态也发生改变，起初只是轻微的人格改变，逐渐地，患者出现意识混乱，最终出现昏迷。

2. **体征**。如今，尿毒症的体征很少相同，因为患者于尿毒症的早期就进行了相关医学的干预。然而，一些尿毒症患者伴有心包摩擦音，或者伴有或不伴心包填塞的心包积液（常反映出尿毒症心包炎存在）。这种情况通常迫切需要透析治疗。垂足或垂腕可能是尿毒症运动神经病变的证据，也提示透析治疗。颤抖、扑翼样震颤、多病灶肌阵挛都是尿毒症脑病发作的表现，出血时间的延长，对需要手术的患者而言是个问题。

3. **体征和症状：尿毒症与贫血**。以往部分尿毒症的症状和体征是由贫血导致的。例如，贫血的 CKD 患者通过促红细胞生成素被纠正了贫血，从而使乏力感明显减轻，幸福感和运动耐量得到明显提高。出血时间也可能改善，心绞痛得以改善。认知功能也提高。

4. **尿毒症症状和 eGFR 的关系**。当 eGFR/1.73m^2 下降至 8～10ml/min 后，尿毒症症状会开始进展。然而，以随机对照试验为基础的 IDEAL 试验（Cooper，2010）发现，早期开始透析（血液透析或腹膜透析）会增加花销，而对于提高生活质量和生存率则没有相关性，用 MDRD 公式评估的"早期开始"和"晚期开始"的治疗组中的平均 eGFR/1.73m^2 分别为 9.0ml/min 和 7.2ml/min。在"晚期开始"组中有 eGFR 值有频繁的交叉，目的是待 eGFR 值较低时再开始血液透析。这项研究说明，当 eGFR/1.73m^2 在 7ml/min 上下时，尿毒症或液体过剩的症状少见，这样的患者需要其照顾者帮助进行血液透析治疗。

B. **慢性调整过程中的透析适应证**。通常，如果成年患者的 eGFR/1.73m^2 下降至大约 8ml/min，就应开始透析。但透析的评估应该在 eGFR 处于较高水平时就进行——大约在 10～12ml/min，有时甚至更高。有严重心脏疾患和临界 eGFR 的患者可能会有顽固的水潴留，因此需要更早的血液透析治疗。表 2.3 列出了早期进入透析可能存在的争议。

应该注意到，无明显原因的心包炎或胸膜炎是紧急透析的指征，尤其是心包炎，其存在迅速发展为心包积液和心包填塞的可能。神经功能的紊乱，特别是脑病症状（扑翼样震颤）或尿毒症脑病症状也是透析的指征；出血时间延长时也应当进行透析，因其可导致消化道或其他部位出血。这些紧急情况中的多数在急性或慢性肾衰竭患者中均会出现。其他急性透析的指征将在第 10 章和第 24 章中详细阐述。

表 2.3　可能提示肾脏替代治疗[a] 的并发症

顽固的细胞外的容量负荷超量和（或）高血压

饮食控制和药物治疗不能解决的高钾血症

碳酸氢盐治疗抵抗的代谢性酸中毒

饮食控制和磷结合剂不能纠正的高磷血症

铁剂和促红素治疗无效的贫血

无法解释的功能下降或状态不佳

近期的体重下降或营养状态的恶化，特别是伴有恶心呕吐或其他胃十二指肠炎的证据

紧急指征

神经系统症状（例如，神经病、脑病、精神病学障碍）

无法解释的胸膜炎或心包炎

被出血时间延长所证实的出血体质

[a] 修改自 the National Kidney Foundation's 2006 Kidney Disease Outcomes Quality Initiative（KDOQI）hemodialysis adequacy guidelines.

参考文献与推荐阅读

Brunori G, et al. Efficacy and safety of a very-low-protein diet when postponing dialysis in the elderly: a prospective randomized multicenter controlled study. *Am J Kidney Dis.* 2007;49:569–580.

Cooper BA, et al. IDEAL Study: a randomized, controlled trial of early versus late initiation of dialysis. *N Engl J Med.* 2010;363:609–619.

Devine PA, Aisling EC. Renal replacement therapy should be tailored to the patient. *Practitioner.* 2014;258:19–22.

FHN Trial Group. In-center hemodialysis six times per week versus three times per week. *N Engl J Med.* 2010;363:2287–2300.

Hussain J, Flemming K, Johnson M. "It's a lot easier to say yes than no"—decision making in end stage kidney disease. *BMJ Support Palliat Care.* 2014;4(suppl 1):A3.

Iyasere O, Brown EA. Determinants of quality of life in advanced kidney disease: time to screen? *Postgrad Med J.* 2014;90:340–347.

Kallab S, et al. Indications for and barriers to preemptive kidney transplantation: a review. *Transplant Proc.* 2010;42:782–784.

Kupin WR. Pre-emptive kidney transplantation. In: Daugirdas JT, ed. *Handbook of Chronic Kidney Disease Management.* Philadelphia, PA: Wolters Kluwer Health, Lippincott Williams & Wilkins; 2011:511–523.

Lo WK, et al. Preparing patients for peritoneal dialysis. *Perit Dial Int.* 2008; 28(suppl 3):S69–S71.

Low J, et al. The experiences of close persons caring for people with chronic kidney disease stage 5 on conservative kidney management: contested discourses of ageing. *Health (London)*. 2014.

Luckett T, et al. Advance care planning for adults with CKD: a systematic integrative review. *Am J Kidney Dis*. 2014;63(5):761–770.

Mehrotra R, et al. Patient education and access of ESRD patients to renal replacement therapies beyond in-center hemodialysis. *Kidney Int*. 2005;68:378–390.

Renal Physicians Association. *Shared Decision Making in the Appropriate Imitation of and Withdrawal from Dialysis*. 2nd ed. Rockville, MD: Renal Physicians Association; 2010.

Shih YC, et al. Impact of initial dialysis modality and modality switches on Medicare expenditures of end-stage renal disease patients. *Kidney Int*. 2005;68:319–329.

Song MK, et al. Randomized controlled trial of SPIRIT: an effective approach to preparing African-American dialysis patients and families for end of life. *Res Nurs Health*. 2009;32:260–273.

Traynor JP, et al. Early initiation of dialysis fails to prolong survival in patients with end-stage renal failure. *J Am Soc Nephrol*. 2002;13:2125–2132.

第二部分

以血液为基础的治疗

第3章 生理学原理和尿素动力学模型

John T. Daugirdas
钱小松　译，王世相　校

透析是溶液 A 的溶质通过半透膜暴露于溶液 B，进而改变自身溶质成分的过程。从概念上讲，半透膜可以被看作是一张打有洞和孔的薄片。两种溶液中水分子和低分子量的溶质可以通过半透膜而混合，但是大分子（如蛋白质）不能通过，这样半透膜两侧高分子量的溶质可以保持不变。

Ⅰ. **溶质运输的机制**。溶质可以通过半透膜孔的机制有两个：扩散和超滤（对流）。

　A. **扩散**。溶质的扩散是分子随机运动的结果。分子量越大，溶质穿过半透膜的速度越慢。高速运动的小分子经常和膜发生碰撞，故其穿过半透膜的速度就会快一些。大分子由于低速运动且与膜相碰撞的机会少，即使其很容易匹配膜上的通道，扩散的速度也会慢一些（图 3.1）。

　B. **超滤**。溶质通过半透膜的第二个机制是超滤（对流运输）。水分子非常小，所以可穿过所有的半透膜。当流体静力压或渗透压作用于膜两侧而引起水分子移动时，就会发生超滤（图 3.1）。容易通过半透膜的溶质被水带过来（此过程叫做"溶剂拖拽"）；类似的现象如刮风能卷起落叶和尘土，洋流带动鱼类，等等。而大分子，尤其是比膜通道大的分子被阻挡。对于这些大分子而言，膜就相当于一面滤网

　　1. **流体静力压超滤**

　　　a. **跨膜压**。在血液透析过程中，水（与小分子一起）在血液和透析液流体静力压差的作用下，被从血液转运到透析液中。超滤速度取决于半透膜两侧总的

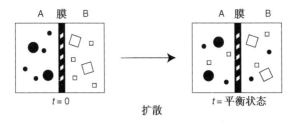

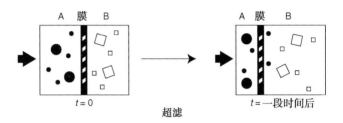

图 3.1　扩散（上）和超滤（下）的过程。如图所示，小分子溶质可以通过半透膜，而大分子则被阻挡

　　　　压力差（即血液压减去透析液压）。

　　b. **超滤系数**（ultrafiltration coefficient，K_{UF}）。尽管透析机的膜对水的渗透性很高，但这种渗透性也可以发生变化；这种变化取决于膜的厚度和通道的大小。膜对水的渗透性可以用超滤系数来表示。K_{UF} 的定义是：膜在 1mmHg 跨膜压的作用下，单位时间内（1h）转运通过膜的液体的体积（ml）。

2. **渗透性超滤**。渗透性超滤将在第 18 章中描述。

3. **超滤的目的**。超滤的目的是去除透析间期体内积攒下来的水分。这些水分是由液体摄入或食物代谢所产生的。一般来说，一位每周透析 3 次的患者在治疗间期会增加 1~4kg 的体重（绝大部分是水），清除这些水分需要 3~4 小时的透析治疗。而急性液体超负荷的患者需要更快速地清除液体。因此，临床超滤速率一般为 0.5~1.2L/h。

4. **使用超滤来增强溶质的清除**

　　a. **血液过滤和血液透析滤**。虽然溶质的扩散移动速度取决于其大小，但所有小于膜通道大小的溶质的超滤移动速率大致是相同的。这一原理被应用于血液过滤（hemofiltration）中——尽管血液过滤和血液透析在去除小溶质［如尿素（MW60）］方面具有相似的效果，但血液过滤可以更有效地去除大且难溶解的溶质［如胰岛素（MW5200）］。有时血液过滤和血液透析同时应用，即血液过滤透析（hemodiafiltration）。

C. **蛋白复合物的去除**。正常肾脏具有对蛋白复合有机酸和蛋白复合有机碱的去毒作用。有机酸和碱在与蛋白结合后，会逃避肾小球的过滤作用，只能被过滤很小一部分（Sirich，2013）。但是在肾脏血管的微循环中，这些物质同白蛋白解离并被肾小管细胞收集。接着，它们被分泌到小管内腔，并被排泄到尿液中。其他蛋白复合物（与白蛋白或其他小蛋白结合），随同结合蛋白被一同过滤到肾小球血管中。滤过的蛋白与其结合的复合物在近曲小管被分解。

上述一些蛋白复合物的血浆浓度在透析患者中是明显升高的（Sirich，2013），但是这些复合物的血浆高水平与死亡率之间的关系尚不明确（Melamed，2013）。血液透析能否可以清除蛋白复合物，取决于血浆中复合物的"游离"部分（暴露于透析中的部分）的多少。同样，清除速率也取决于蛋白复合物池中"游离"部分补充的快慢。对于在血浆中与蛋白紧密结合并只有少数"游离"部分的蛋白复合物，常规透析只能进行少量清除。

Ⅱ. **透析机清除溶质的方法**。在临床应用中，如图3.2所示，方框作为透析机，含有两种液体———一种是血液，一种是透析液。透析液中含有高纯度水，并溶有添加的钠、钾、钙、镁、氯、重碳酸盐和葡萄糖。尿毒症血液中积聚的低分子废物在透析液中是不存在的。因此，当尿毒症患者的血液暴露于透析液时，这些溶质由血液流向透析液的量远远高于其由透析液回流向血液的量。因此，在膜的两侧，血液和透析液应逐渐达到稳态，透析液中渗透性废物的浓度与血液中的相等，废物转运应不再发生。虽然来来回回的跨膜转运依然存在，但双向转运速率是相等的。而实际上，在透析过程中，上述浓度平衡是不会发生的，这是因为被不断补充的新鲜透析液和透析过的血液会一直被未透析的血液所替换，血液和透析液之间的浓度梯度被最大程度地放大。如图3.2所示，正常情况下，透析液和血液之间的流向是相反的。"对流"的目的是最大程度地放大透析机各部分中血液和透析液中的废物浓度差。

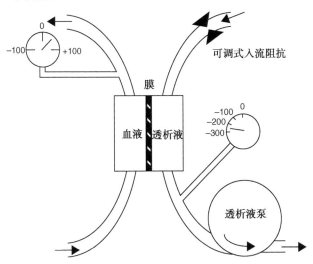

图 3.2　透析器中血液和透析液的反向流动。跨膜流体静力学压力（以及超滤）会随着可调式入流抵抗的变化而变化

A. **清除率**（extraction ratio，ER）。图 3.3 为透析机简图，进出口端标明了血清尿素氮（serum urea nitrogen，SUN）的浓度。清除率即尿素（或其他溶质）在进出透析机后的减少量的百分率。如图所示，在血流率（Q_B）为 400ml/min

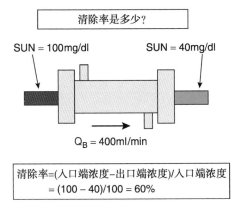

图 3.3　透析机对尿素的清除率是一个与尿素在入口端和出口端的浓度相关的函数

的情况下，入口端 SUN 的浓度为 100mg/dl，出口端 SUN 浓度为 40mg/dl，因此，清除率为（100 – 40）/100 = 60%。清除率不受入口端 SUN 水平的影响，在相同条件下，如果入口端 SUN 浓度为 200mg/dl，则出口端 SUN 浓度将会是 80mg/dl，如果入口端 SUN 浓度为 10mg/dl，则出口端 SUN 的浓度将会是 4mg/dl。

清除率会受到血流通过透析机的速度的影响（图3.4）。如果血流速率从 400ml/min 降至 200ml/min，则出口端 SUN 的浓度会从 40mg/dl 降至 12mg/dl。如果血流速率降至 1ml/min，则出口端 SUN 浓度会非常低，约为 1mg/dl。而如果使用较快的血流速率，如 20L/min，则出口端 SUN 的浓度会增至 97mg/dl。血流经过透析机的速率越快，那么其在过滤器中停留的时间则越短。透析机的血池体积大约 100ml，在血流速率为 400ml/min 的情况下，血液在透析机中停留的时间约为 15 秒。当血流速率降至 200ml/min 时，血液在透析机中停留的时间会加倍，变为 30 秒。因此，血液就有更充足的时间被"清洗"，而此时透析机出口端 SUN 的浓度变为 12mg/dl。当血液流速降至 1ml/min 时，血液在透析机中会停留整整 100 分钟，离开透析机时，SUN 的浓度就变得非常低。另一方面，当血流速率非常快时，例如，当流速为 20 000ml/min 时（实际上根本不可能发生），血液只能在透析机中停留 0.3 秒。而出口端 SUN 的浓度仍然会比入口端低，约为 97mg/dl。从效果上来说，透析机就像一个"清洗器"，当一定量的血液在机器中停留的时间越短时，其代谢废物的清除率就越低。

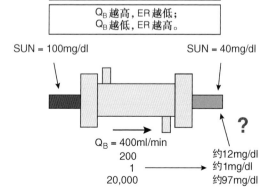

图 3.4 血流速率对出口端 SUN 的影响

B. **净化**。如图 3.5 所示，可以以两种视角看待从透析机出口流出的血液。一种是将血液看成一个整体，其中溶质的减少按下降的百分比计算。另一种是将血液看成两部分，第一部分是与进入透析机前一样、无变化的血液，第二部分是所含的尿素氮都被清除的血液。我们可以将清除率或 SUN 减少率为 60% 的血液，看成是 60% 的血液在流经透析机之后被完全净化。如果将被完全净化的血液与未被完全净化的血液混合，那么混合血液中的尿素氮相比进入透析机前下降了 60%。我们可以计算未被净化的血液的相对含量，而被净化的血液的含量也可以被推算出来。在上述例子中，当被净化的血液是透析机入口量的 60% 时，假如血流速率为 400ml/min，则被完全净化的血液的流速为 0.60 × 400 = 240ml/min，而未被净化的血流速率为 160ml/min。

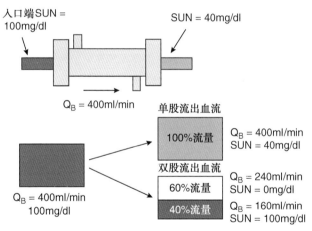

图 3.5　透析机净化的概念。可以以两种视角看待从透析机出口流出的血液。一种是将整个血液看成一体，其中的溶质减少量为 60%（从 100mg/dl 降至 40mg/dl）。另一种是将血液看成两股，一股是同进入透析机之前一样的血液，另一股是所有的溶质被完全清除的血液。完全清除了的那一股就是透析机的"净化"部分，其等于清除率乘以血流速率

　　因此，我们可以将透析机的 60% 清除率转换为净化了 0.60 × 血流速率（Q_B）的血液。净化通常被缩写为 "K" 或 "K_D"。流速率被缩写为 "Q"，血流速率是

"Q_B"，透析液流速是"Q_D"。

1. **透析机血流速率对净化的影响**。现在我们来审视一下血流速率（Q_B）对透析机净化能力（K_D）的影响。从表 3.1 中可以发现，当血流速率非常低，如 50ml/min 时，血液被净化得很彻底，出口端 SUN 浓度仅为 1mg/dl，这是因为血液在透析机中停留时间长，清除率能达到 99%。但是在血流速率为 50ml/min 的情况下，尽管 99% 的血液被净化，但是受限于低流速，被净化的血液的绝对量却很少。而当血流速率提升时，由于血液在透析机中停留时间减少，血液中的尿素仅有部分被净化。尽管清除率下降了，但净化了尿素的血液总量却提高了。净化了尿素的血液总量随着血流速率的升高而升高。最终，当血流速率非常高，到达 20L/min 时，虽然在出口端只有净化了 3% 的 SUN，但被净化了的血液量却是 600ml/min。

表 3.1 透析机血流速率对清除率和净化的影响（入口 SUN 浓度 = 100mg/dl）

Q_B（ml/min）	出口处 SUN 浓度（mg/dl）	清除率（ER,%）	K_D（ER × Q_B）
50	1	99	50
200	2	8	176
400	40	60	240
50	48	52	260
20 000	97	3	600

2. **K_0A 溶质转运面积系数**。如果使清除率保持在 60%，将血流速率加倍，那么被净化的血液总量也会加倍。但是清除效率却会随着血流速率的提升而降低，所以被净化的血液量不会随着 Q_B 而 1:1 增加。最终，当血流速率非常高时，净化的量便会进入平台期。K_0A 是理论上一台透析机在极高的血流和透析液速率下的最大净化量（针对特定溶质），其单位是 ml/min。在表 3.1 中，K_0A 接近 600ml/min。K_0A 在物理方面也有意义，其是两个参数的乘积：K_0 是透析机的透析膜对特

定溶质的渗透效率，A 是透析膜的有效渗透面积。加倍透析膜的面积会使得 K_0A 也几乎加倍。即使两台透析机的透析膜面积一样大，由于所使用透析膜的 K_0 会有很大差别，导致 K_0A 也会相差很大。将透析膜做得更薄，调整膜上的孔洞，优化透析液的液路，以及使用间隔纱或其他方法都能提高 K_0。

图 3.6 阐述了横轴代表的血流速率（Q_B）和纵轴代表的透析机期望净化值（K_D）之间的关系。每条等值线（曲线）代表了一个不同效率的透析机，描述其效率的参数为 K_0A。图中 K_0A 的值在 $300 \sim 1600 ml/min$ 之间变化。而目前临床常用成人透析机的 K_0A 值为 $800 \sim 1600 ml/min$。图示：当血流速率升高时，净化的血量也随之升高，但升高的趋势趋于平稳。我们可以

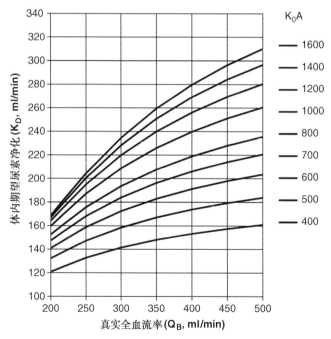

图 3.6　血流速速（Q_B）与透析机溶解于血液中水成分的尿素净化（K）之间的关系，能反映透析机的效率（K_0A）。每条等值线（曲线）代表了一个不同 K_0A 效率的透析机。使用本图的方法是确定横轴血流速率和透析机 K_0A，之后在曲线对应的纵轴读数。净化的理论值已校正，以更好地反映实际情况

发现，当血流速率 Q_B 很低（<200ml/min）时，不同 K_0A 参数的透析机的净化结果相似。这是由于血液在低速流经透析机时，血液中的尿素几乎都被清除干净了。而当血流速率提升时，"高效"（高 K_0A）透析机的优点立即显现出来。透析机越大，透析膜越薄，效率越高，那么清除率则越高，净化效果越明显。

3. **计算溶质清除率**。在均匀溶质通过透析机的情况下，我们可以计算出给定溶质的移除率（mg/min 或 mmol/min）。例如：当入口端 SUN 浓度是 1mg/ml，净化速度为 240ml/min 时，可以计算出患者的尿素移除率为 240mg/min。

4. **红细胞的影响**。在前文讨论过的净化概念中，血液被看作一种简单的液体。但是事实并非如此。当红细胞压积为 30%，血液流率为 400ml/min 时，实际血浆的流率是 280ml/min，红细胞流率为 120ml/min。而我们测量的是透析机出、入口端特定代谢废物的血浆水平。对于尿素而言，红细胞的存在对其影响并不大，因为尿素可以快速地扩散出入红细胞的膜。例如：出口端尿素氮浓度为 40mg/dl，则红细胞中的尿素也会下降至这个水平。而对于肌酐、磷及其他代谢物而言，由于其不能在血浆和红细胞中很快分布至稳态，故红细胞对其的影响更加复杂。实际上，仅有痕量的胞内的肌酐和磷代谢物在透析机管道中被清除。所以，在计算肌酐和磷代谢物的清除率时，应使用血浆流速率而非血流速率。

5. **血液中水含量的影响**。如上文提到，溶解在红细胞和血浆中的尿素在通过透析机管道时都会被清除。大约 93% 的血浆成分是水（依其中蛋白浓度的不同而不同），大约 72% 的红细胞成分是水。也有部分尿素与红细胞的非水部分结合。总体上讲，尿素溶解在 86% 的血液体积中。血中水含量的校正，在使用透析机净化这一参数计算一次透析中有多少尿素被清除时显得尤为重要。对于像肌酐和磷代谢物这些溶质而言，在流经透析机时，只有其在血浆中的部分被清除。被清除的体积是流过的血浆的 93%。提高红细胞压积后（如从 20% 提至 40%），尿素的清除率只少量下降，而肌酐和磷代谢物的清除率却有大幅的下降。这是缘于红细胞压积对血浆流量的影响。

6. **透析液速率的影响。**尿素（及其他溶质）的清除率同样取决于透析液速率。透析液的速率增快会促使透析器中的尿素从血液扩散至透析液，但是效果通常不显著。一般透析液的速率为 500ml/min。如果采用高效率的透析器且血流速率在 350ml/min 以上时，将透析液速率提至 800ml/min 后，尿素清除率会有 5% ~ 8% 的提升。另一方面，在日常、非夜间和 ICU 的情况下，透析液的速率远远低于 500ml/min。这样低的透析液速率会导致透析清除率大打折扣。最佳的透析液流量为血流量的 1.5 ~ 2 倍。基于以上因素，以及目前新式透析机的透析液路已被优化，提升透析效率的空间已很小。

7. **分子量对扩散清除率的影响。**由于大分子溶质在溶液中的移动速度很慢，基本不能通过膜；因此，分子量较尿素大的分子的清除率会低于尿素的清除率。而且，在计算净化时，要使用清除率乘以血浆流速率而非全血流速率。

8. **高分子。**例如 β_2-微球蛋白（MW 11 800），根本不能通过标准（低通量）透析膜。因此，透析机对 β_2-微球蛋白的净化为 0。"高通量"透析膜具有足够大的孔，可以让这些分子通过。另外，一些透析膜通过吸附的方法清除 β_2-微球蛋白。

9. **透析机效率与通量。**在我们谈及透析机效率时，我们首先是指透析机清除小分子的能力。最能代表透析机效率的参数是尿素的 K_0A。透析机的通量则代表了其清除如 β_2-微球蛋白等高分子的能力。但是并没有常用的指标来衡量透析机的通量，因此，水渗透力（K_{UF}）才被使用。通常，高通量透析机的水渗透力在 15 ~ 20ml/(h·mmHg) 之上。透析机可以是小而低效率的（$K_0A = 400ml/min$）（如儿童用透析机），但其通量却很高；也可以是高效率的（$K_0A = 1200ml/min$），其通量却很低，以致对 β_2-微球蛋白基本没有清除能力。

III. 从患者的角度看待溶质清除

A. **尿素的重要性。**我们主要使用尿素来衡量透析清除溶质的量。尿素在肝脏中由氨基酸中的氮经过氨合成，是含氮废物排出体外的主要途径。尿素是一个小分子物质，分子量为 60，有轻微毒性。尿素产生的量与蛋白裂解的量成比例，此指标可使用蛋白氮呈现率（protein nitrogen appearance，PNA）衡量。病情稳定的患者，其 PNA 与饮食的蛋白摄入量成比例。应用尿素代谢的数学模型，我们可以计算尿素清除和生成的效率。尿素的清除率为我们提供了一种透析效率的估测方法，同时，尿素氮的产量为我们提供了一种估计饮食蛋白摄入量的方法。

B. **每周血清尿素氮水平**。透析前的 SUN 水平较透析后一般会减少 70%，这样透析后 SUN 水平为透析前 30%。在后继透析间期阶段（假设每周 3 次规律透析），SUN 将会增加至与首次治疗前几乎相同的水平。SUN 浓度曲线波动形如锯齿。用锯齿形曲线下面积除以时间就可以得到平均（time-averaged，TAC）SUN。透析前 SUN 浓度及平均 SUN（TAC SUN）反映尿素生成和清除的平衡。在一定强度的透析治疗下，透析前 SUN 和 TAC SUN 将会随着尿素氮的含量变化（g）而升降。另外，在任何水平尿素氮生成量既定的前提下，透析前 SUN 和 TAC SUN 将会随着透析量的减少而升高，随着透析量的增加而降低。

C. **分析透析前 SUN 或 TAC SUN 的难点**。早期，在尝试评价透析是否充分时，我们着眼于透析前 SUN 或 TAC SUN 这两个指标。之前认为只要透析前 SUN 或 TAC SUN 适当低就能说明治疗是充分的。然而现在发现，低透析前 SUN 和低 TAC SUN 与高死亡率有关，并且，这两个指标更能反映蛋白摄入量不足而非充足的透析。

D. **尿素清除指数**

1. **尿素下降率（urea reduction ratio，URR）**。目前主要的衡量透析充分性的指标是与治疗相关的尿素下降率（URR）。计算方法如下：假设透析前 SUN 的浓度为 60mg/dl，透析后是 18mg/dl。SUN（或尿素）的相对下降水平是 $(60-18)/60 = 42/60 = 0.70$。习惯上 URR 经常以百分率来表示，这样 URR 的值应为 70%。

   国际标准单位（SI）计算：假设透析前 SUN 的浓度是 18mmol/L，透析后是 6.4mmol/L。SUN（或尿素）的相对下降水平是 $(21-6.4)/21 = 14.6/21 = 0.70$。

2. **尿素 Kt/V**。尿素 Kt/V 的概念通过 Gotch 和 Sargent 对国际合作透析研究的再分析（1985）被推广。这项研究发现，Kt/V 小于 0.8 与高并发症率和/或治疗失败相关，而 Kt/V 大于 1.0 与预后良好相关。基于这项研究，很多指南推荐每周 3 次的血液透析患者至少保持

Kt/V 在 1.2 以上。

Kt/V 是一个无量纲比值（dimensionless ratio），即清除了尿素的血浆体积（Kt）除以尿素分布容积（V）。K（L/h）是透析机对溶解于血液中水成分的尿素的清除率，t（h）是透析时长，V（L）是尿素分布容积，与人体内总水含量近似。

$K \times t = L/h \times h = L$

$V = L$

$(K \times t)/V = L/L = 无量纲比值$

如果 Kt/V 的值为 1，意味着 K×t 即血液净化的总体积等于尿素分布容积 V。

3. **URR 与 Kt/V 的联系**。为了更好理解，我们在图 3.7 ~ 图 3.14 中进行了类比及讲解。如图 3.7 所示，假如有人从一个 40L 的鱼缸中拿走了鱼，放掉一半的水（20L），然后再加入新的干净水 20L。这里新加入的干净水就类似于 Kt。而鱼缸原本的容量是 40L，所以 Kt/V 是 20/40，即 0.5。在添加新鲜的 20L 水到旧的 20L 水中后，鱼的代谢废物的减少率就是 50%。本例中，Kt/V = 鱼代谢废物的减少率 = 0.5。而在图 3.8 中，我们清理得更加彻底：在拿走鱼的同时，将全部 40L 水都换成干净的水，再将鱼放回。那么在这种情况下，

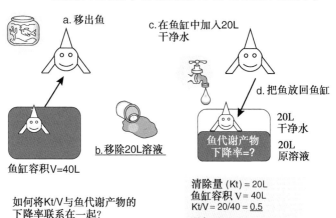

a. 移出鱼

b. 移除20L溶液

鱼缸容积 V=40L

如何将Kt/V与鱼代谢产物的下降率联系在一起？

c. 在鱼缸中加入20L干净水

d. 把鱼放回鱼缸

20L 干净水

20L 原溶液

鱼代谢产物下降率=？

清除量（Kt）= 20L
鱼缸容积 V = 40L
Kt/V = 20/40 = 0.5

混匀后：
鱼代谢产物下降率为 50%

图 3.7　鱼缸模型的清除率为 50%（Kt/V = 0.5），清洗过程中鱼被移出鱼缸。鱼代谢产物的下降率等于 Kt/V，为 50%

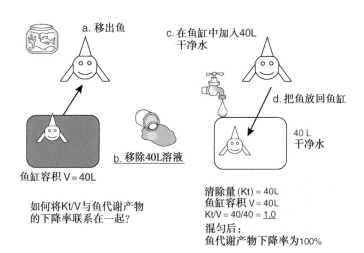

图 3.8　鱼缸模型的清除率为 100%（Kt/V = 1.0），清洗过程中鱼被移出鱼缸。鱼代谢产物的下降率等于 Kt/V，为 100%

鱼的代谢废物减少率是 100%。在这个模型中，Kt/V = 1.0，代表了一次"完美"透析或鱼缸的完全换水，其值无法再高。

而图 3.9 则描述了另一种情况。在该例中，在清理鱼缸的过程中并未把鱼拿出鱼缸，而是使用了一个 1L 的杯子往外舀水，而后再加入 1L 的干净水。如此换水 40 次后，有 40L（1L×40）的水被"清洁"。而 Kt 就是 40，V 也是 40，那么 Kt/V 即 40/40 = 1.0。但是，这种情况下鱼代谢废物的减少率是 63%，而非 100%。这是由于在每次舀出水再加入干净水的过程中，鱼代谢废物的浓度在逐渐减少，舀出的每一杯水中的鱼代谢废物的浓度都没有上一杯中的高。鱼代谢废物浓度逐渐降低的过程使得清洁鱼缸的效率逐渐降低。虽然 Kt/V = 1.0，但不是一次"完美"换水，最终鱼缸中还残留有鱼的代谢废物。

图 3.10 和图 3.11 使用一种更正式的方法来阐述这个问题。在图 3.10 中，我们类比了图 3.7 的内容：将鱼取出后清洁鱼缸。这里我们假想，这个待换水的鱼缸下接了一个"完美"的透析机：出口端 SUN 一直为 0。在待换水的鱼缸中，UN 的浓度是 80mg/dl。在

c. 加入1L干净水，共换水40次

a. 不取出鱼

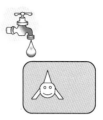

b. **移除1L溶液**

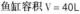

鱼缸容积 V = 40L

清除量(Kt) = 40L
鱼缸容积 V = 40L
Kt/V = 40/40 = 1.0
但是:
**鱼代谢产物的下降率为
63%而非100%**

图 3.9 鱼缸模型的清除率应为 100% （$Kt/V = 1.0$），清洗过程中鱼不被移出鱼缸。实际情况下，鱼代谢产物下降率仅为 63%

图 3.10 中，换水过程是不连续的，有另一个鱼缸收集清洁后 UN 为 0 的溶液。如果通过"完美"透析机的水有 20L，那么 Kt 就是 20，将清洁后的水加回到原鱼缸，那么 URR 就是 50%。如果"完美"透析机净化了 40L 的水，将 40L 水完全加回原鱼缸，那么 URR 就是 100%。图 3.10 底部的图表显示了 URR 和 Kt/V 之间的关系，简单将 URR = Kt/V；中间的图显示了进入透析机的 UN 的浓度随透析进行的变化曲线。进入透析机的 SUN 浓度保持在 80mg/dl，使得透析过程极其高效。

图 3.11 显示了鱼一直留在鱼缸中的情形。在这种情况下，离开透析机的 UN 的浓度依旧是 0。而透析机出口端的液体直接流回到原鱼缸中。这样就使待清洁鱼缸中的 UN 的浓度在透析过程中持续降低，即如图 3.11 中间图显示的，入口端 UN 浓度在持续降低。这种透析后液体流回的持续性透析，远不及透析后液体不流回的非持续性透析高效。在流回的情形下，即使 40L 水全部透析完毕 （$Kt/V = 1.0$），透析机出口端 UN 一直为 0，在鱼缸中始终都有代谢废物的存在。同理，当 $Kt/V = 1.0$ 时，URR 却为 0.63。即使我们将这 40L 溶液再透析一次 （$Kt/V = 2.0$），甚至透析第三次 （$Kt/V =$

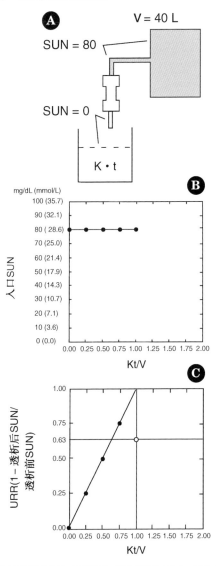

图 3.10   A. 尿素清除的固定容积模型（无尿素氮产生），液体从透析器流出后，先存储到一个收集器中，透析结束后再与"身体"内的液体混合。在这一模型中，我们假定透析器是一个完美的透析器，血流速率等于透析器清除率。B. 整个透析过程中，透析器入口的 SUN（如血尿素氮）浓度恒定［80mg/dl（≈28mmol/L）］。C. 在这个模型中，Kt/V = URR 且 Kt/V = 1.0，代表一次理想的透析（所有的毒素都被清除）。摘自 Daugirdas JT. Urea kinetic modeling tutorial. Hypertens Dial Clin Nephrol. 参见：http：//www.hdcn.com

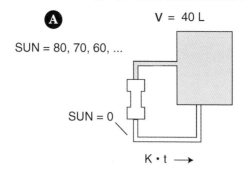

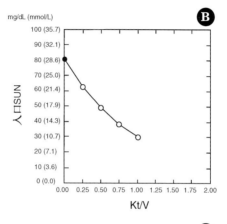

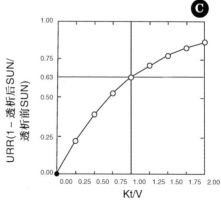

图 3.11　A. 另一个固定容积模型，在透析过程中，从透析器流出的液体持续回输至原容器。B. 透析器入口 SUN 的浓度呈指数下降，此将降低透析效果。C. 由于透析器出口端液体持续回输，当容器中的所有溶液（V）全部流经透析器后，URR 仅达 0.63，而 Kt/V = 1.0

摘自 Daugirdas JT. Urea kinetic modeling tutorial. Hypertens Dial Clin Nephrol. 参见：http://www.hdcn.com

3.0），透析后的 SUN 的浓度也不会为 0，URR 也不会是 100%。由于这种稀释作用，一次透析的时间越长，移除小分子溶质的效率就变得越低。

4. **尿素生成的影响。** 在图 3.12 中，我们回到鱼缸换水的问题。如果有人很快地一升一升地舀出 40L 的废水，如前所述，那么鱼代谢废物的清除率为 63%。但是，如果换水过程缓慢，在我们持续换水的同时，鱼也在持续产生代谢废物。如果我们用 2 小时的时间来给鱼缸换水（透析），我们所期望的鱼代谢废物的清除率为 63%，而事实上确是 61.5%，这是由于在持续 2 小时的清理中，鱼又产生了新的代谢废物。同样，如果我们花费 4 或 8 个小时来清洁，当 Kt/V = 1.0 时，相应的代谢废物清除率只有 60% 和 57%。最终，如果我们用超过 24 小时的时间来更换这 40L 的水，这就像持续性肾脏替代治疗一样，在每日 Kt/V 为 1.0 的治疗模式下，代谢废物清除率都接近于 0。这意味着，虽然 URR 与 Kt/V 在数理上有联系，但也需要考虑透析时长这一因素。

尿素氮的产生对Kt/V与URR的影响
(清洗鱼缸时，鱼持续产生代谢废物)

- 若置换40 × 1L,则URR期望值为63%
- 若交换迅速，则URR=63%
- 超过2小时：URR≈61.5%
- 超过4小时：URR≈60%
- 超过8小时：URR≈57%
- 持续连续肾脏替代疗法: URR=0

图 3.12 透析时间对 Kt/V 与 URR 的影响。由于在交换过程中，鱼持续产生代谢废物（如尿素氮），故在任何给定的 Kt/V 值的情况下，随着透析时间的延长，URR 会逐渐降低

5. **与容积减少相关的额外 Kt/V（按惯例，Kt/V 中的 V 是透析后的容积）。** 一般情况下，透析时会有部分体液被清除，所以透析后，V 会较开始透析时减少几升。随着体液的清除，也会有部分代谢废物被一起清除，而代谢废物浓度的变化并不能反映这一部分被清除的废

物。为了更好地理解这个概念，让我们考虑图 3.13 中的极端情况：鱼缸初始容量为 80L，我们放出 40L 水之后，不往其中加水。这样我们"清理"的水（Kt）有 40L，而清理后鱼缸的容量是 40L，所以 Kt/V 是 40/40 = 1.0。但是废物清除率却是 0。因此，在体液清除的过程中，会有些附加 Kt/V 并不反映在废物清除率中。

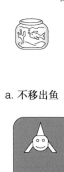

c. 不加水

a. 不移出鱼

b. 移除40L

最终鱼缸容积V = 40L

清除量(Kt) = 40 L
最终鱼缸容积V = 40L
Kt/V = 40/40 = 1.0

但是：
鱼代谢产物的下降率为
0, 而非63%

初始鱼缸容积V = 80L

图 3.13 容积减少对 Kt/V 与 URR 之间关系的影响。由于容积减少引起的尿素（或鱼代谢废物）清除并不能反映为 URR 下降。Kt/V 基于透析后的容积 V 计算

6. **尿素生成及移除容积的定量关系**。图 3.14 显示校正了尿素生产和移除容积因素后的 Kt/V 与 URR 之间的关系。虚线与图 3.11C 中的线是一致的。Kt/V 等于 1.0，则 URR 为 63%。而在 3.5 ~ 4 小时的透析过程中，尿素生成会导致 URR 下降至 60%（第一条实线）。实线右边第一条粗实线代表了占体重 3% 的水被移除后的 Kt/V 与 URR 之间的关系。剩余的两条分别代表了占体重 6% 和 9% 的水分被移除的情况。一般情况下，体重 3% 的水分会被移除（70kg 的患者被移除 2.1kg 水分）。当我们固定横坐标 Kt/V 值为 1.2 时，在黑实线上可读出 URR 约为 65%；这就是为何指南推荐 Kt/V 至少为 1.2，且 URR 至少为 65% 的原因。但是，Kt/V

与 URR 之间的关系也并非全然固定。如果患者透析移除了 9% 的体重的水,那么 URR 为 65%,对应的 Kt/V 是 1.4。Kt/V 的增加(0.2)缘于水分中尿素的移除,而这并不反映在浓度的改变上。同样,移除 9% 体重的水分,URR 为 58% 时,Kt/V 值就是 1.2。URR 为 75% 的情况也反映在此图中,当分别移除 0、3%、6%、9% 的体重的水分时,Kt/V 值分别为 1.5、1.6、1.7、1.8。

液体清除对URR与Kt/V的影响:体重下降6%
(70kg体重,4L),Kt/V增加0.15~0.2

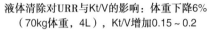

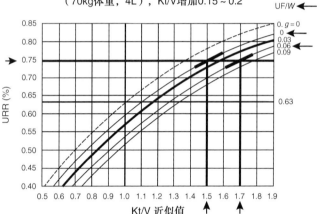

图 3.14 考虑了尿素氮产生和容积减少后的 Kt/V 与 URR 的实际关系。我们发现,Kt/V = 1.0 时,URR = 0.60,而非 0.63,此缘于尿素氮产生。实际上,依据液体清除量占体重的比率,URR 最低为 0.52,平均为 0.57(粗线代表通常 UF/W 为 3%)时,Kt/V 也能达到 1.0。患者无液体清除时,URR = 75%,相当于 Kt/V = 1.5,而被清除 6% 的体重后,URR = 75%,则相当于 Kt/V = 1.7。摘自 Daugirdas JT. Urea kinetic modeling tutorial. Hypertens Dial Clin Nephrol. 参见:http://www.hdcn.com

Daugirdas 模拟出了校正了透析时长(尿素生成)和移除容积因素后 URR 与 Kt/V 的公式(Daugirdas,1995):

$$Kt/V = -\ln(R - 0.008 \times t) + (4 - 3.5 \times R) \times 0.55 UF/V$$

此处 ln 是自然对数,R 是 SUN 透析后相对于透析前的比值，t 是透析时长（h），UF 是透析移除的水分（L），V 是透析后尿素分布容积（L）。$0.008 \times t$ 是为了校正透析前后 SUN 的变化率。R，对于尿素生成来说，是个与透析时长相关的函数。对于非计划内的透析或存在抽血因素的影响，尿素生成系数 0.008 还可以被进一步优化（Daugirdas，2013）。假如 V 未知，则可以通过人工测量获得或假设透析后的 55% 为 V。那么，上述公式可被简化为：

$$Kt/V = -\ln(R - 0.008 \times t) + (4 - 3.5 \times R) \times UF/W$$

图 3.14 中的曲线就是由上述公式生成的。因此 URR 与 Kt/V 在数理上是相关的，且都主要由透析前后 SUN 的浓度所决定。但是，Kt/V 也会被超滤和尿素生成所影响。两者在指标衡量上的重要性相当。

7. **多室模型，尿素的回收和反弹**。图 3.11 中的模型是建立在单室的基础上的。这种模型使得在计算透析下降的 SUN 时，其呈图 3.11B 描绘的单指数下降，且在透析中断时只会有一个小小的反弹。事实上，SUN 真实的下降曲线同图 3.11 描绘的是有偏离的，通常比预计值要小（图 3.15）。在停止透析时，SUN 浓度会反弹到某个值，而这种偏移是尿素生成所不能解释的（见图 3.15）。这些现象表明，尿素在透析时被分成两个房室。在透析的早期，尿素是在易于透析的房室中被清除的，所以 SUN 在透析早期下降得较期望快。我们将这种 SUN 浓度在透析早期的非期望的快速下降定义为尿素回收（inbound）。在透析末期，由于易透析和难透析的尿素房室之间存在浓度梯度，导致 SUN 下降速率下降。而在透析结束后，由于两房室之间尚存在交流，则导致尿素反弹（rebound）（见图 3.15）。

a. **区域血流模型**。最初认为，透析过程中的尿素隔离主要是因为从细胞中清除尿素比较困难。现在发现尿素主要是被隔离在组织中，尤其是肌肉中。这些组织含有身体的大多数水分，因此尿素也多分布于此，但其获得的心输出量却占很少的百分比。由于少量的血流经尿素丰度高的组织，导致这些组织中的尿素被大循环带至透析机进行交换的速率变慢，如此导致尿素隔离。

b. **尿素回收和反弹在衡量透析充分性时的提示**。透析时清除的尿素的量是依赖于透析机入口端的时间平

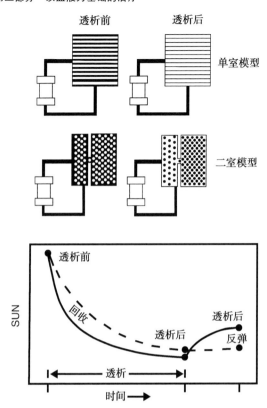

图 3.15　尿素隔离对透析中 SUN 降低（尿素回收）和透析后 SUN 升高（尿素反弹）的作用。当尿素氮隔离发生时，透析过程中 SUN 下降较预期值快（尿素回收）是由于尿素氮最初从较小的房室中被清除。但在透析结束后，尿素氮从隔离的房室流入近端房室，从而导致尿素氮反弹。摘自 Daugirdas JT. Urea kinetic modeling tutorial. Hypertens Dial Clin Nephrol. 参见：http://www.hdcn.com

均尿素浓度的。假如有隔离（两室模型），那么时间平均浓度较单室模型估计的透析前后的浓度差低。所以，单室模型会高估尿素移除量。

c. 平衡 Kt/V（eKt/V）。透析后，尿素在 30～60 分钟内从隔离的组织再分布于血液中，导致透析后反弹。我们可在此时测得透析后的 SUN，并且计算到一个"真实的"或平衡的 URR。而这个 URR 会较由刚停止透析时得到的标本计算的 URR 小。这个平衡 URR 可以通过换算而得到平衡 Kt/V。

尿素反弹的量与体重校正后的透析强度或者说透析率相关。透析率可用每小时 Kt/V 来表达，或者用 Kt/V 除以 t 表达。根据尿素模型，Tatersall（1996）提出一个公式，用于预测基于透析率的尿素反弹量。

$$eKt/V = spKt/V \times Td/(Td + 30.7)$$

这里的 eKt/V 和 spKt/V 分别代表平衡 Kt/V 和单室 Kt/V，Td 是以分为单位的透析时长。30.7 是一个时间常数，是基于 HEMO 研究（Daugirdas，2009，2013）计算得到的，这和 Tattersall 起初提出的 35 有些许不同。我们可以使用这个公式分别计算得到 6 小时、3 小时、2 小时，spKt/V 为 1.2 时的透析相应的 eKt/V 值。

spKt/V	t（h）	每小时 spKt/V	反弹量	eKt/V
1.2	6	0.2	0.09	1.11
1.2	3	0.4	0.17	1.03
1.2	2	0.6	0.24	0.96

如上表所示，eKt/V 值明显较 spKt/V 小，尤其是在短时间透析治疗时。或许基于此，欧洲最佳操作指南在设定其推荐的最短透析 Kt/V 为 1.2 时，就是使用的 eKt/V，而非 spKt/V。

Ⅳ. **通路再循环**（**access recirculation**）。正常情况下，血液通过动静脉瘘的平均速率为 1L/min。而分流的一部分血液流至透析机血液泵的速度通常设定在 350～500ml/min。由于经过血管通路的血流通常超出了血流泵的需求，通常所有进入血泵的血来自动静脉瘘，进入透析机的血液中的尿素浓度与其上游通路中的是一样的，且未发生通路再循环（当然，这是理想情况，要求通路穿刺针没有被放置得彼此很接近，动静脉穿刺针也没有被不经意地颠倒）。而在失败的动静脉移植或者动静脉瘘案例中，流经通路的血流速率会大幅下降，降至 350～500ml/min，甚至更低。在这种情况下，部分从透析机流出的血流又返回再进入透析机。这样，透析机入口处的血液被混入的出口端的血液所"稀释"。这种现象就叫做通路再循环。

A. **通路再循环对透析充分性的影响**。当通路再循环发生时，进入透析机的血中的尿素浓度会减少5%～40%，甚至更多。透析机清除的尿素总量等于净化的血液总量×透析机入口尿素浓度。尽管透析机净化保持不变，但是由于进入透析机的尿素的浓度降低，导致清除的尿素总量减少。在发生通路再循环的患者中，如果透析后的血液是从透析机入口处抽取的，那么血标本中尿素的浓度会较其上游的标本低。那么，据此计算的 URR 和 spKt/V 就会偏高。

B. **避免通路再循环对 URR 和 spKt/V 的影响**。通过降低血流速度或者在透析结束前先关闭透析液再留取血样可达到避免的目的。为确保采集到的血液能反映患者的真实情况，我们可以降低泵血速度至一个肯定低于通路血流的值（如100ml/min），维持一段时间（10～20秒）。降低泵血速度可以阻止血液从透析机出口反流回入口，进而确保流入动脉穿刺点的血液都是来自其上游的。降低泵血速度的时间取决于动脉穿刺针针尖和取样点之间的死区大小（在大多数成人的血通路中为 9ml）。大多数情况下，100ml/min 的流速下，10～20 秒足以使未混合的血到达取样点。因此抽取透析后的血液样本之前，都应该降低泵血速度一段时间。然而，在留取血样之前，将透析机泵血速度调至基本为 0 并不能阻止这种现象的发生。这是因为关闭后，混合的血只是被"冻结"在死区中。停止泵血后留取的血样也依然反映的是混合血。

  避免这一问题的另一种有效方法是，在透析结束时，将透析液液流关闭 3 分钟（或者让透析液进入短路通路），同时让血流继续。3 分钟后，流出透析机的 SUN 与流入透析机的水平相同，这样取样的 SUN 水平就可以真实反映患者血液的 SUN 水平。[参见 "2006 National Kidney Foundation's（NKF）Kidney Disease Outcome Quality Initiative（KDOQI）adequacy guidelines"。]

V. **心肺再循环**。广义的再循环可被定义为，血液在流出透析机之后并未流经外周尿素丰度高的组织就再次泵入透析机。在通路再循环中，再循环发生在动静脉针短路的情况下。心肺再循环是指，当透析机从动脉引血（如使用动静脉瘘）时，发生在心脏和肺脏（其中只有痕量的尿素）之间的再循环。

透析期间，已净化的血液从透析机流出后回流至心脏，在大动脉中，这些血液被分成两部分，一部分进入组织进而吸收大量的尿素，另一部分并未流经毛细血管床就直接流回至透析机。当透析机从静脉引血时，心肺再循环就不能发生。尽管动静脉之间的尿素浓度差依然存在，但是流出透析机的血都要在流经外周毛细血管床后才能再流入透析机。

A. **心肺再循环对透析充分性的影响。** 透析过程中，无论使用动静脉血管通路还是静脉血管通路，都会形成动静脉间的尿素浓度梯度。使用动静脉血管通路时，透析器使动脉端尿素氮浓度曲线较静脉端低 5% ~ 10%。因此使用动静脉血管通路进行透析的效果比使用静脉通路时降低（约 5% ~ 10%）。这种作用通常可被动静脉血管通路时较高的血流速和避免静脉导管相关的通路再循环所掩盖。

VI. **尿素分布容积模型。** 尿素模型可以用来判断患者的尿素表观分布容积（apparent urea space）（V）。这是运用"盒子里有多少弹珠"的方法实现的。如果从一个盒子里拿走已知数目的弹珠后，我们能知晓弹珠的密度改变，那么我们可以计算出盒子的大小。例如：如果拿走 50 个弹珠后其浓度下降量为 50%，那么我们可以知道起初盒子里共有 100 个弹珠；如果弹珠的起始浓度是每升 10 个弹珠，那么就能计算出盒子的大小是 10L。如果拿走 50 个弹珠只引起浓度下降量为 5%，那么我们可以计算出盒子中原始弹珠的数目是 1000 个，当弹珠的起始浓度为每升 10 个弹珠时，盒子的大小就是 100L。

　　运用尿素模型首先要计算的是有多少"弹珠"，即多少尿素被移除。此程序模型可计算出尿素净化量（使用透析机 K_0A 和血流、透析液流率计算），再联合透析时长计算出被净化的血液总量（Kt）。下一步，使用单室模型或二室模型计算出图 3.15 中的尿素浓度曲线。之后，计算出透析期间的平均尿素浓度。被清除的尿素总量可简单通过透析机净化 × 时间 × 透析机入口平均尿素浓度来计算。接着，计算程序根据透析前后的 SUN 计算出尿素浓度的变化。这样，程序模型就如同知道了"有多少弹珠被拿走"及其浓度变化，而能计算出"盒子的大小（V）"，即尿素分布容积了。

　　我们知道，一般情况下 V 近似于身体含水量的 90%。在我们诊治患者时，都应该注意看一下根据模型计算的尿素分布容积是否正常。我们还知道，人体总体水含量是体重的 50% ~ 60%。也可以使用另外的数理模型（Watson 或者

Hume Weyers）计算（附录 B）。根据模型计算的分布容积应该在人工测量 V 值的 25% 之内浮动。

在长期随访时，V 具有重要的意义。尽管 V 的值在不同的治疗方案里会不尽相同，但如果其发生了较大的变化，往往能反映一些问题：可能血液取样错误，可能没有记录既定透析量（K×t）的变化，也可能发生了通路再循环。

A. **V 比通常值小很多**。这种情况下，URR 和 Kt/V 会比预期的要高。因为模型程序认为 K 与 t 是既定的，所以会导致程序推测高 Kt/V 是因为患者 V 变小了。如果 V 值降低了近 100%，则最有可能是血标本是从透析机的出口端而非入口端抽取的。

B. **V 比通常值大很多**。这种情况下，URR 和 Kt/V 会比预期的要低。既定的 K 和 t 是不变的，那么由于 Kt/V 这么低，程序模型会认为患者的 V 在一定程度上膨胀了。事实上，真正的问题是 K 或 t 比机器记录的值要小。导致其发生的最常见的原因是透析的中断（患者未接受全程的透析），技术问题导致血流速率低（K 比预计值低），或者其他透析机故障而导致透析机净化能力下降。通路再循环也会使 V 明显升高，这是由透析机入口处的血液稀释作用导致的。注意：只有在正确抽血的前提下（如在降低血流速一段时间后抽血），通路再循环对 V 的影响才能被准确判读。如果透析后血标本混有了透析机出口的血流，那么 URR 就会被高估。那么本应该由通路再循环引起的 URR 降低就不会被察觉，模型计算的 V 反而不变。

Ⅶ. **尿素氮生成速率（g）和蛋白氮呈现率 nPNA**。尿素生成模型的一个用途是可以用来估计尿素氮生成速率和蛋白氮呈现率。电脑程序的计算方法已在图 3.16 中呈现。利用透析前后的 SUN 浓度和透析过程中的一些其他参数，可通过上述方法初步估计出患者的尿素分布容积。下一步，该计算程序会估算出一系列的尿素氮生成率（g），并对应每个 g 计算出单独的每周 SUN 的锯齿状曲线。高 g 会导致相应的高锯齿曲线。计算程序再下一步会对比哪条锯齿曲线与实际测量的 SUN 值匹配。那么最匹配曲线的 g 和 nPNA 就被定为患者的估计值。

血液透析中蛋白氮呈现率（nPNA）是如何计算的？

- 基于透析前血尿素氮
- 电脑估计患者V，然后根据不同的nPNA(g)得出不同的每周SUN谱

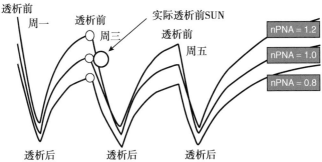

图 3.16 根据尿素动力学模型确定蛋白氮呈现率。根据透析前及透析后的 SUN、透析时间、容量减少和估计的透析器清除率，来计算患者 V。然后输入不同的尿素氮生成数值（相当于 nPNA），即能计算得到锯齿状的每周 SUN 模式。当模型接近实验室数值时，可假定 nPNA 值为一周 SUN 锯齿状曲线波峰所在的数值

临床上 g 和 nNPA 的使用尚值得商榷。nPNA 并不是十分稳健的死亡率的预测因子（校正了血清白蛋白和肌酐的前提下）。一般来说，因为其主要反映了饮食摄入，所以 nPNA 低的患者预后差。我们需要在确定无其他尿素丢失因素（如残余肾功能）后，才能将低 nPNA 和饮食摄入差联系起来。在患者病情大幅好转的情况下，也会出现低 nPNA 值，这是由病情恢复时的同化作用所致，尿素氮被用于组织重建，而不会出现在血液中。这种情况虽然乐观，却很少见。高 nPNA 不尽然都是好事，因为高 nPNA 也可能反映了量组织分解（如高组织分解症）。

VIII. 残余肾功能。残余肾功能可以反映透析患者的生存高获益，其在腹膜透析方面的影响较腹膜净化大。

在透析患者中，可用平均肌酐和尿素净化来近似估计残余肾功能。使用尿素清除率（K_{ru}）估计残余肾功能，因为近端小管尿素重吸收的存在会低估肾小球滤过率（GFR），而肌酐清除率（K_{rc}）由于小管分泌作用而高估 GFR。具有残余肾功能（K_r）的 ESRD 患者生存的时间更长是已经证明的事实，保存残余肾功能，最大限度减小 ESRD 患者肾脏受到的潜在危害（比如避免有肾毒性的药物，减小透析间期高压）是非常重要的。

A. 计算 K_{ru}。为此我们需要收集患者透析间期 24 小时尿。通

常，患者集齐前一天的 24 小时尿，将尿标本壶交予透析中心后留下血样，以测血 SUN。如果患者接受的是常规透析（每周只有 3 次），在其提交了透析前一天的尿标本的情况下，我们可以认为他的平均血清尿素水平是每周第一次透析前的 90%，或是每周第二次透析前的 86%（Daugirdas，尚未发表）。那么 K_{ru} 的计算方式为：

$$K_{ru} = \frac{UUN}{SUN} \times urine\ flow\ rate\ （ml/min）$$

这里的 UUN 是尿尿素氮浓度。

UUN 和 SUN 的单位在一致的情况下可互相抵消、忽略。一般可接受的 K_{ru} 值是 0 ~ 8ml/min。

问题：如果尿流率是 0.33ml/min，也就是 20ml/h，那么 24 小时能收集 480ml 的尿液。假设尿素氮浓度是 800mg/dl（285mmol/L）。尿标本是每周第一次透析前即时收集的。透析前 SUN 是 56mg/dl（20mmol/L），那么 K_{ru} 值是多少？

使用 mg/dl 求解：首先计算 24 小时尿收集期间 SUN 的平均值，如前所述，其为透析前 SUN 的 90%，即 0.9 × 56 = 50mg/dl。那么 K_{ru} 值 = （800mg/dl × 0.33ml/min）/ 50mg/dl = 5.3ml/min。

使用 SI 求解：首先计算 24 小时尿收集期间 SUN 的平均值，如前所述，其为透析前 SUN 的 90%，即 0.9 × 20 = 18mmol/L。那么 K_{ru} 值 = （0.285mmol/L × 0.33ml/min）/ 0.018mg/dl = 5.3ml/min。

IX. **标准 Kt/V 尿素**。所谓的"标准"Kt/V 尿素由两方面需求而生：①需要一个不依赖于每周透析次数的衡量血透充分性的指标；②需要一个衡量血透与腹膜透析的最小一致性指标。

A. **Casino Lopez EKRU**。如计算肌酐清除率一样，我们可以计算任何一种透析疗程的等效尿素清除率。对于肌酐来说，如果我们知道每分钟生成率（通过收集 24 小时尿）及其血浆平均水平，我们就能利用这两者得其清除率。

$$Cr_{cl} = \frac{UV}{P}$$

这里 Cr_{cl} 是肌酐清除率，UV 是尿流率乘以尿肌酐浓度，P 是尿标本收集期间血浆平均肌酐浓度。我们知道尿标本收集期间的每分钟肌酐生成量，如果再知道这期间的血浆浓度，那我们就能推算出为移除如此多的肌酐，有多少血浆被净化了。

这种计算方式被 Casino 和 Lopez（1996）提出，用于计算血透和尿素清除。之前讨论过，如图 3.16 所示，我们能从一个尿素模拟程序中获得任何透析方式的病情平稳的患者的尿素生成速率，那么同样的模拟程序也能计算每周时间平均 SUN 浓度（TAC），因此，我们就能计算出任何透析疗程的等效的尿素清除率（EKRU），与肌酐清除率类似，如下：

$$EKRU = \frac{g}{TAC}$$

如果我们利用这种方法计算每周 3 次、spKt/V 为 1.2 的透析，得到的 EKRU 为 11ml/min。理论上，我们能用这种方法计算任何疗程的透析的 g 和 TAC，并将结果转换为 ml/min 表示的 EKRU。该 EKRU 值可用来衡量残余肾的尿素清除率。那么 EKRU 就可以用 ml/min 或每周多少升表示。当以后者表示时，EKRU 可以被看成（K × t）的形式，或每周被净化的血浆量；且该值可在被 V 标准化后用于计算每周等效尿素 Kt/V。

问题：某患者 V = 35L，EKRU 为 11ml/min，那么此患者的每周等效 Kt/V 是多少？

求解：用 11ml/min 乘以 10 080（每周分钟数），除以 1000（将 ml 换算成以 L 为单位），得到 110L，代表每周清洁的血浆量。这是 Kt/V 中的 K × t。再除以 V = 35，得到每周 Kt/V 为 3.14。

B. **标准尿素 Kt/V**。EKRU 的一个问题是，每周 3 次、spKt/V 为 1.2 的透析被转换为等效尿素 Kt/V 后为 3.14，这较每周 3 次的腹膜透析患者的尿素 Kt/V（为 2）要大。为了解决这个问题，Keshaviah 及之后的 Gotch 提出了"浓度峰值假说"。他们总结，腹透与血透之间的一点不同是后者存在尿素和其他尿毒症毒素的峰浓度。他们也注意到，对于每周 3 次的透析疗程来说，平均峰浓度的值要比其时间平均浓度将近高 1/3。基于此，建议使用平均每周透析前 SUN 水平除以 g，而非平均尿素水平（图 3.17）。如此可使衡量透析充分性的指标下降 1/3。对于标准的每周 3 次、spKt/V 为 1.2 的血透而言，新等效指标为 7ml/min，而非 EKRU 计算所得的 11ml/min。这个新的、与腹透类似的计算每周等效 Kt/V 的方法，Gotch 称之为标准 Kt/V。

1. **隔离溶质和标准 Kt/V**。Depner 指出，可以认为标准

什么是标准Kt/V？
·设计使血液透析与腹膜透析相匹配

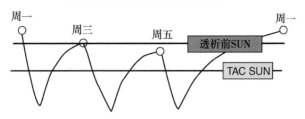

· 使用平均透析前SUN而非时间平均SUN除以g
· 导致近似周Kt/V降低1/3

图 3.17 标准 Kt/V 如何计算。如图 3.16 所示，尿素氮生成速率（g）取决于 nPNA。使用平均透析前 SUN 除以 g

　　Kt/V 代表的是另一种溶质的模型，而非尿素的。那么代表标准 Kt/V 的溶质应该是容易被透析所清除的，且是可高度隔离并在透析后会出现高度反弹的。这种高度隔离的溶质的平均透析前水平和其时间平均值是一致的。提高透析频率能大幅改善这种高度隔离的溶质的清除水平。如果我们观察标准 Kt/V 和透析频率之间的关系（图 3.18），则很容易发现，标准 Kt/V 只能提高到 3.0 以上的水平。

2. **在临床实践中计算透析相关标准 Kt/V。**可以通过尿素动力学模型程序实现。http：//ureakinetics.org 上有可供使用的计算尿素动力学模型的正式程序的开源版本（Daugirdas，2009）。透析相关的标准 Kt/V 也可以使用附录 C 中 FHN 调查小组开发的简化方程计算（Daugirdas，2010）。

3. **在标准尿素 Kt/V 中加入残余肾功能。**因为标准 Kt/V 是人为定义的，直接把残余肾功能加到标准 Kt/V 中是存在问题的。因此，有些人这么做，有些人不这么做。首先，需要计算标准 Kt/V 的透析成分并乘以 V 再除以每周透析的分钟数，以 ml/min 为单位来表示。然后，加上残余肾尿素清除率，这样就可以转换成每周的标准 Kt/V 值（Daugirdas，2010）。

C. **使用 V 校正的相关问题。**使用 V 值校正 Kt 很方便，也有一定道理，这是因为尿素分布于体内的水中，且其生成速率也与 V 成比例。但是，由于很大程度上 V 代表的是肌肉含量，"是否多 10% 肌肉含量的人就需要多 10% 的透

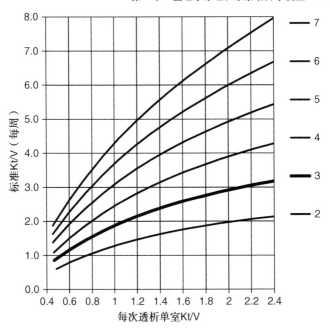

图 3.18　标准 Kt/V 由 Kt/V（单室模型）和每周治疗次数（图右侧所示）确定。此标准 Kt/V 是在透析器清除率为 220ml/min，患者 V 为 40L 的情况下建立的。如图所示，每周 3 次透析时，标准 Kt/V 很难超过 3.0。透析时间 30~450min

析"的疑问尚未明确。如果根据 Kt/V 调节透析剂量，会使得一些肌肉含量少的人（如女性和儿童）少接受透析（Daugirdas，2010）。另一种方法是根据体表面积调节透析剂量（K×t），这会致使体表面积相对小的人（如妇女和儿童）接受更多的透析治疗，而体表面积相对较大的人接受更少的透析。一些观察性数据支持使用体表面积调节的方法（Lowrie，2005）。最近的一篇综述全面地讨论了这个问题（Daugirdas，2014）。关于使用体表面积计算标准 Kt/V，请查看附录 C。

X. 透析充分性的仪器估计

A. **应用钠脉冲和分析透析液传导性变化，估计透析器净化。** 使用尿素衡量透析充分性不仅耗时耗力，且涉及有创操作，患者和医护人员会暴露于血液。另一个可选的方法是从透析机方面来衡量。方法是，在短期内将透析液中的钠离子升高一个梯度之后测量流入透析机的透析液的传导性，并将其与流出端透析液相比较。这种方法产生的多数技术问题已经得到解决，且这种基于传导性测出的净化结果能很好地反映体内尿素净化的情况。这种方法的优点是可以在一次透析期间多次测量。缺点是这种以传导性为基础的净化只能测量反映在透析机中的情况，而对于患者的情况考虑不是很多。可参见 Gotch （2004） 和 McIntyre （2003） 关于此问题的详细讨论。

B. **已用透析液的紫外吸光度。** 从仪器角度估计的另一个方案是监测使用完毕的透析液的紫外（ultraviolet，UV）吸光度值。某一波长的紫外吸光度值同透析液中的尿酸及其他小分子溶质的浓度相关。分析使用完毕的透析液的 UV 吸光度值，可了解血液中溶质的变化情况。透析早期和晚期的紫外吸光率反映了透析前及透析后 SUN。由此可以在透析中计算透析患者此次透析的 Kt/V。

参考文献与推荐阅读

Casino FG, Lopez T. The equivalent renal urea clearance. A new parameter to assess dialysis dose. *Nephrol Dial Transplant*. 1996;11:1574–1581.

Daugirdas JT. Simplified equations for monitoring *Kt/V*, PCRn, e*Kt/V*, and ePCRn. *Adv Ren Replace Ther*. 1995;2:295–304.

Daugirdas JT. Dialysis dosing for chronic hemodialysis: beyond Kt/V. *Semin Dial*. 2014;27:98–107.

Daugirdas JT, Schneditz D. Overestimation of hemodialysis dose depends on dialysis efficiency by regional blood flow but not by conventional two pool urea kinetic analysis. *ASAIO J*. 1995;41:M719–M724.

Daugirdas JT, et al; for the Hemodialysis Study Group. Factors that affect postdialysis rebound in serum urea concentration, including the rate of dialysis: results from the HEMO Study. *J Am Soc Nephrol*. 2004;15:194–203.

Daugirdas JT, et al. Solute-solver: a Web-based tool for modeling urea kinetics for a broad range of hemodialysis schedules in multiple patients. *Am J Kidney Dis*. 2009;54:798–809.

Daugirdas JT, et al; Frequent Hemodialysis Network Trial Group. Standard Kt/V urea: a method of calculation that includes effects of fluid removal and residual kidney clearance. *Kidney Int*. 2010;77:637–644.

Daugirdas JT, et al; FHN Trial Group. Improved equation for estimating single-pool Kt/V at higher dialysis frequencies. *Nephrol Dial Transplant*. 2013;28:2156–2160.

Depner TA, Daugirdas JT. Equations for normalized protein catabolic rate based on two-point modeling of hemodialysis urea kinetics. *J Am Soc Nephrol*. 1996;7:780–785.

Depner TA, et al. Dialyzer performance in the HEMO study: in vivo K_0A and true blood flow determined from a model of cross-dialyzer urea extraction. *ASAIO J*. 2004;50:85–93.

Gotch FA. Evolution of the single-pool urea kinetic model [abstract]. *Semin Dial*. 2001;14(4):252–256.

Gotch FA, et al. Mechanisms determining the ratio of conductivity clearance to urea clearance. *Kidney Int Suppl*. 2004;(89):S3–S24.

Leypoldt JK, Jaber BL, Zimmerman DL. Predicting treatment dose for novel therapies using urea standard Kt/V. *Semin Dial*. 2004;17:142–145.

Leypoldt JK, et al. Hemodialyzer mass transfer-area coefficients for urea increase at high dialysate flow rates. The Hemodialysis (HEMO) study. *Kidney Int*. 1997;51:2013–2017.

Lowrie EG, et al. The online measurement of hemodialysis dose (Kt): clinical outcome as a function of body surface area. *Kidney Int.* 2005;68(3):1344–1354.

Melamed ML, et al. Retained organic solutes, patient characteristics and all-cause and cardiovascular mortality in hemodialysis: results from the retained organic solutes and clinical outcomes (ROSCO) investigators. *BMC Nephrol.* 2013;14:134.

McIntyre CW, et al. Assessment of haemodialysis adequacy by ionic dialysance: intra-patient variability of delivered treatment. *Nephrol Dial Transplant.* 2003;18:559–563.

Schneditz D, et al. Cardiopulmonary recirculation during dialysis. *Kidney Int.* 1992;42:1450.

Sirich TL, et al. Numerous protein-bound solutes are cleared by the kidney with high efficiency. *Kidney Int.* 2013;84:585–590.

Tattersall JE, et al. The post-hemodialysis rebound: predicting and quantifying its effect on Kt/V. *Kidney Int.* 1996;50:2094–2102.

Uhlin F, et al. Dialysis dose (Kt/V) and clearance variation sensitivity using measurement of ultraviolet-absorbance (on-line), blood urea, dialysate urea and ionic dialysance. *Nephrol Dial Transplant.* 2006;21:2225–2231.

参考网页

KDOQI Hemodialysis Adequacy guidelines 2006. http://www.kidney.org.

Urea kinetic modeling calculators. http://www.ureakinetics.org.

Urea kinetic modeling channel. http://www.hdcn.com/ch/adeq/.

第4章 血液透析设备

Suhail Ahmad, Madhukar Misra, Nich-
olas Hoenich, and John T. Daugirdas
尹佳宁 译，王世相 校

血液透析（hemodialysis，HD）设备大体可分为血液回路和透析液回路。血液回路开始于血管通路，由血泵将动脉侧血液泵入透析器，经过透析器的血液通过"静脉血路"返回患者体内。这一过程有时仅利用静脉血即可完成（如使用深静脉插管）。准确的术语是"流入侧血路"和"流出侧血路"，但很少使用。透析机的各个组件和监测器与动静脉侧血液通路相连接，控制盐水或肝素输注，测量压力并监测是否有空气进入。透析液回路包括透析液供给系统。在透析液供给系统内反渗水与透析液浓缩液在线混合，混合后的透析液被输送到透析器的透析液侧。在透析器内透析液与血液由半透膜分隔开。透析液回路中配置各种监测设备确保透析液处在正常温度、安全的浓度范围内，如果在废液侧检测出血液，透析治疗将被及时停止。

Ⅰ. 血液回路

血液由动脉侧血管通路引入透析器内，最终从透析器返回静脉侧血管通路内。整个过程由一个弹簧负载的滚动泵（即血泵）作为外在动力完成。血泵的滚轮间形成密闭的区域，随着血泵的转动带动着血液的流动，像麦管吸牛奶一样。

A. **流入侧血路：泵前部分**。泵前部分是血路的一部分，它连接着患者的血管通路与血泵。它包括一个采样口、盐水注入管路和一个泵前压力的监测器（P1，图4.1）。

采样口通常用来在透析前或后采集管路中的血样本，盐水注入的"T"形管路通常在预冲透析器和透析结束后回血时使用。因为这三个部件（取样口、监测装置和"T"形接口）在管路中均为负压部分，如果某个连接断开，空气会迅速进入管路中。空气中的微气泡在透析器的空心纤维中聚集，减少透析的效率，还能导致循环回路的凝血。虽然不是所有的管路都带有这一装置，但还是建议使用带有泵前压力监测系统的管路（P1）。压力监测器通过一个小管与血液管路垂直相连。通常保持其中充满空气，然后通过一滤器与压力传感器相连。因为血泵使血液达到相当快的速度（200~600ml/min），来自动脉侧血管通路导管和动脉针的阻力使得血管通路与血泵间的压力是负值。负压数值的大小决定于血流速度、血液黏滞度（受红细胞压积水平影响）、动脉穿刺针的粗细或导管管腔，以及动脉穿刺针与导管末端是否有相应的阻力。

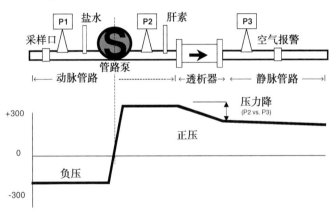

图 4.1　压力监视器（P1、P2 和 P3）和血回路中的压力。P1 = 泵前，P2 = 泵后，P3 = "静脉"

出于安全的考虑，P1 的压力值设定在正常的工作范围内，这一范围是由透析机自动设定的。如果压力值超出范围，透析机会发出声音报警，血泵也会停止转动。例如，泵前压力的正常范围是 -200mmHg 至 -50mmHg，一次突然的管路断开使得泵前负压降低，触发透析机报警。然而压力报警不应该依靠检测一个报警点，而应是一个范围。比如动脉血路有部分堵塞，但管路中压力在安全值内，或者动脉穿刺针脱针而穿刺针部分的阻力使得压力保持在设定范围内，这样透析机报警不会被触发，而血泵正常运转将大量空气抽入管路中。如果血液管路有打折或者穿刺针有堵塞的情况，动脉压力监测值将超过报警设定范围（比如 – 250mmHg），这时报警将被触发，血泵停止，等待工作人员排查原因。

B. **血泵**。通过透析器的血流速率是血泵的转速、血路血泵部分的直径和长度的函数。实际上

$$BFR = [rpm（revolutions\ per\ minute，每分钟的旋转数）] \times 血泵部分的容积（\pi r^2 \times 长度）$$

BFR 就是我们所说的血流速率（blood flow rate），在操作过程中技术人员必须将血泵设置为与管路完全吻合，这样才能确保血泵每次转动中输出的血量与"每搏输出量"相符。泵头重复碾压泵管，同时非常高的泵前负压都会使血路中的泵管稍微变扁一点，这会减少"每搏输出量"，减低有效血流率。近年来，更硬质的管路已经解决了这一问题。而且，一些品牌的透析机可以根据动脉压力设定矫正因子而调整血液流速。

C. **流入侧（动脉）血路：泵后部分**。这一部分管路包括一个用来注射肝素的"T"形口，在有些管路中用一个小的"T"形口连接到泵后的压力传感器上（P2，见图 4.1）。在这一部分，压力读数总是正的（高于大气压）。P2 处的压力可显示在静脉压监测装置上。P3 用来估计透析器中血液侧的平均压力。一些品牌的透析机，将血液侧压力与透析侧压力结合计算透析过程中超滤量。泵后监测的压力由于受血流速率、血液黏滞度和透析器的下行阻力的影响，因此，这个压力值通常非常高。P2 监视器压力的突然升高通常是即将发生血路和透析器凝血的信号。肝素注入管路连接着一个充满肝素的注射器，注射器由透析机的肝素夹子固定，并在透析过程中以固定速度泵入。

D. **流出侧（静脉）血路：气泡夹和压力监测器**。这一段管路包括了一个用来收集管路中的空气静脉壶，一个静脉压力监测器（P3，见图 4.1）和一个空气探测器。静脉压通常用来监测凝血状态。血路中最初的凝血通常首先发生在静脉壶中，凝血引起 P3 和 P2 压力的进行性升高。在透析中，静脉压是血流速率、血液黏滞度和下行血管通路（穿刺针或导管）阻力指数的函数。使用动静脉瘘的患者，在透析过程中静脉压的变化趋势，标准或低血流速率的测量，血压的校正，静脉壶的高度和穿刺针的型号都可以用来预测血管通路的狭窄发生（见第 8 章）。在透析中，设定压力的阈值可以在管路中突然发生打结时（压力冲破阈值）中止血泵运转。管路突发的断开连接会降

低 P3 压力，触发机器报警，限制血液的丢失。但是当患者使用动静脉瘘时，特别是压力相对低的时候，有时压力就无法达到使用静脉导管时设定的阈值（Ribitsch，2013）。如果静脉穿刺针无意中脱出，并不能很大程度改变流出血流的压力，因为大部分的阻力存在于穿刺针上，在这种情况下血泵继续工作，就会发生灾难性的出血。所以静脉压报警点的确定不能以设定的阈值为依据（Axley，2012；Ribitsch，2013）。所以操作人员要特别关注穿刺针的位置与连接情况，并将血管通路完全暴露在医护人员面前，不要遮挡（Axley，2012）。

静脉的气泡夹和探测器对患者的安全非常重要。在血液返回患者体内之前，静脉壶阻挡了进入循环管路中的空气。通常这类的空气探测器安装在固定静脉壶的位置，一旦空气进入（导致壶内血液高度的下降）就会触发报警，透析机自动停止血液循环且透析停止。另一安全装置是位于静脉壶下方的强力夹子，通过夹闭静脉管路来阻断血流，一旦检测到气泡，夹子夹死并伴随着血泵停止，阻止混入气体的血液由静脉血路进入患者体内。

尽管每台透析机上都配置有空气探测器，但仍有些微小气泡进入患者体内，而且大多数情况下我们是无法察觉的。为避免这种情况，静脉壶需要保持高液面。另外，应要求透析器厂商提供在透析过程中透析器的中空纤维丝向血液侧释放的微小气泡的限值（Forsberg，2013）。

关于透析中压力监测的使用说明和操作信息将在第 10 章进一步讲述。

Ⅱ. **透析液回路**。广义上，透析液回路被分为以下部分：①单向水净化系统；②透析液配置及输送系统；③监测和报警；④超滤控制系统；⑤高级的控制选项。

A. **水净化系统**。每次透析治疗患者的血液需要与 120 ~ 200L 的水接触。所有存在于水中的小分子物质都能够通过透析器进入患者血液中。基于这种原因，血液透析用水纯化的监测和控制非常重要。美国医疗仪器促进协会（Advancement of Medical Instrumentation，AAMI）制定了非常详细的血液透析纯净水的标准，将在第 5 章中讨论。

B. **透析液配置及输送系统**。透析液的制备将在第 5 章中讨论。简言之，透析机将水和浓缩的电解质溶液或粉末混合，制成最终的透析液输送到透析器。透析液应能在治疗

过程中始终维持合适的温度，且不能含有过多的空气。这
就需要透析机配备另外的监视器和报警系统。

目前主要有两种透析液配送方式。中央配送系统，用
于所有透析机的透析液都在一台单独的设备中与纯净水混
合，混合后的透析液通过管道输送至每台透析机。中央配
送系统的优势在于降低初始设备的花费投入和减少人力消
耗，但其不能实现透析液的个体化，系统中任何错误都会
波及所有患者。第二种是单独配送系统，每台透析机独立
将透析液和纯净水混合。

C. **加热和脱气**。输送到透析器的透析液需要达到合适的温
度（通常是 35～38℃），但城市供水的水温低于室温，这
就需要加热实现。在加热过程中，溶解的气体会被释放变
成小气泡，所以在治疗前透析机必须从水中除去这些气
体。脱气通常通过将加热的水经过负压实现。

D. **监视器和报警**。为了确保透析治疗安全，透析液回路通常
会配置几种类型的监视器和报警装置。

1. **电导率**。如果透析用水稀释浓缩液的配制系统功能失
   常，就会产生过度稀释或浓缩的透析液。高渗的透析
   液进入血液中会导致高钠血症和其他电解质紊乱。低
   渗的透析液则会导致迅速溶血或低钠血症。因为透析
   液中的最基本溶质是电解质，所以透析液的浓度通过
   电导度来反映。电导度的单位是"毫西门子每厘米"
   （mS/cm），1 西门子为 1 欧姆的倒数（另一种称法将
   西门子称作"姆欧"）。透析液正常的范围是 12～
   16mS/cm。如果透析液电导度超出限值，透析液将停
   止供给到透析器内，而从旁路阀排入下水道。在这种
   情况下，为了保护患者的安全，系统进入"旁路状
   态"，透析治疗停止，待故障解除治疗将恢复正常。电
   导度超范围的情况如下：
   ①浓缩液的容器空；
   ②浓缩液的连接装置未连接；
   ③入口水压降低；
   ④浓缩液使用错误；
   ⑤混合室泄漏。

2. **温度**。如果透析器的加温部件出现故障可能导致透析
   液温度过高或过低。使用低温透析液（低于 35℃）不
   会产生严重的后果，但一旦患者有意识障碍，就会发
   生体温过低的现象。而意识清醒的患者会主诉发冷和

寒战。另一方面，使用温度高于 42 ℃的透析液可以导致血红蛋白变性，严重时会发生溶血。透析机的温度传感器持续监测透析液的温度，如果温度超出可接受范围，透析液将直接排入下水道。

3. **旁路阀门**。如果透析液的电导度或温度超出范围，旁路阀门就会激活，将透析液由旁路途径排出。

4. **漏血报警**。轻微的漏血是肉眼可见的。漏血监测装置安装在透析液排液的管路上（管路中的透析液是经过透析器后的液体），一旦透析器发生破膜，传感器检测出血液，为了防止灾难性的出血，相关报警就会自动启动，血泵也将自动停止。

5. **透析液出口压力监视器**。某些品牌的透析机中没有特殊的泵和回路装置直接控制超滤率（ultrafiltration，UF）。透析液出口的压力可以和流出侧血路管路中的压力联合来计算透析器的跨膜压（transmembrane pressur，TMP），以此来估计超滤率。

E. **超滤控制**。随着高通量/高效能透析器的使用，选择能够精确控制超滤的透析机显得尤为重要。几种不同精确控制超滤率的方法和液压传动装置通常很复杂，且超出本手册的讨论范围。简言之，精确的超滤控制是透析机必备要素，通过估计 TMP 来分析超滤率的潜在错误是最为直观的方法。

　　最先进的超滤控制方法是容积法。许多先进的透析机上都配有这样的容量控制系统。使用这样的透析机，选择高通量的透析器 $[K_{UF} > 10ml/(h \cdot mmHg)]$ 也是安全的。这一系统拥有双腔或双传动系统，可以监测透析液的出入流量。这就可确保进入透析器和从透析器中流出的液体容量相同。从透析器出口分支出的管路与控制超滤率的超滤泵相连。透析机的中央计算机处理器控制超滤泵工作，监测并不断调整 UF 泵的速率，以保证其与设定速率相符。经过超滤泵的液体与透析液废液混合，最终排出透析机。

　　简言之，旧时的透析机，其脱水总量通过血液管路和透析液管路压力传感器的数据，即透析器的水通透率（K_{UF}）和透析器的跨膜压进行估计。

F. **高级控制选项**

1. **碳酸氢盐调节**。机器可以通过改变透析液的碳酸氢盐配比来调节碳酸氢盐浓度。最终的碳酸氢盐浓度范围为 20～40mM。这一浓度范围的碳酸氢盐透析液对治疗酸中毒和代谢性碱中毒（高碳酸氢盐）或高危的呼吸性碱中毒的患者有非常大的作用。

绝大多数透析机显示的碳酸氢盐浓度是根据透析液电导度估算出的数值，不包括醋酸和柠檬酸代谢产生的额外的碳酸氢根，大概有 8mM。关于透析液中碳酸氢盐的讨论详见第 5 章。

为了维持稳定的透析液钠浓度水平，当碳酸氢盐浓缩液吸液量发生改变，醋酸盐浓缩液也相应发生改变，结果导致醋酸盐浓缩液中的钙、镁、钾离子浓度也产生轻微变化。

2. **可调钠**。这一选项可以通过简单的设置迅速调节透析的钠浓度。调节钠的浓度通常可以通过改变"醋酸盐浓缩液"和水的配比。通过这种方式改变钠浓度，醋酸盐浓缩液中的其他电解质的浓度也随之发生轻微改变。不同的可调钠程序可以根据患者情况在透析过程中实施。但使用这样的程序有可能会出现患者钠潴留的情况，导致患者出现口渴、高血压及间期体重增长过多的情况。

3. **程序超滤**。通常，在透析过程中超滤都以相同的速度进行。一些学者认为，稳定的除水率并不是最好的方法，因为患者在治疗初期比后期更能适应相对快的超滤率。一些品牌的透析机允许在透析开始时设定相对高的超滤量，也允许操作者设定任何形式的超滤模式。但超滤程序的临床益处尚无对照研究的结果证实。

4. **透析液废液的紫外光吸收率的监测（在线 Kt/V）**。透析废液中小分子物质的浓度可以在透析治疗过程中通过紫外光吸收情况检测计算所得，结果可以近似反映透析过程中血尿素的浓度。这样就可以进一步计算在线 Kt/V。

5. **在线钠清除的监测**。透析器内尿素清除的监测是基于电导度的测量，因为钠的清除接近尿素的清除，因此可以在透析前或透析过程中用它来评估透析器的尿素清除率。应用这种方法，机器通过改变浓缩液与水的比例，调整进入透析的透析液的钠浓度。位于透析液入口的第一个电导度传感器可以检测出透析液的浓度，而用来测量透析液废液的第二个电导度传感器可以检测经过透析器后的透析液浓度的变化。通过这种方法，透析器对体内钠离子的清除就可以被计算出来。

结合尿素的分布容积 V 和有效治疗时间 t 就可以估算出 Kt/V。钠离子的清除也可以在治疗过程中计算得到。

6. **血液温度控制组件**。血液透析治疗过程中，透析液需要加热至合适的温度，如果温度过高会使患者血管舒张，导导血压下降。这一组件监测进出人体的血液的温度和透析液的温度。它可以用来调控透析中的热量平衡，增加血流动力学的稳定性。这一组件还可以测量如下所述的内瘘再循环或血流量。

7. **内瘘再循环或内瘘血流量的测定**。当患者的血流量不足时，容易发生血液的再循环，这影响着透析的效率。检测内瘘再循环的工作原理见图 4.2。离开透析器的血液迅速被①注入 5ml 的等渗或高渗的盐水，血液成分随之改变。②急剧变化的透析器超滤率促进血浓缩，或者③急剧变化的透析液温度冷却回流的血液。安在流入侧血路上的传感器可以检测到电导率、血细胞比容或温度的变化。如果存在内瘘的再循环，动脉路中发生的微小变化立刻被静脉管路中的传感器检测到，变化的程度将反映再循环的程度。为了测量内瘘血流，管路被有意地调换，即静脉（动脉）穿刺针从内瘘中引出血液回流到动脉（静脉）穿刺针。在这一过程中，故意制造内瘘循环的现象，再循环的程度使用如上方法测量。再循环程度与体外循环和内瘘的血流率成比例。一旦测量到再循环的程度，就可以知道体外循环的血流量，内瘘血流比率也能被计算出（Krivitski，1995）。

8. **血容量监测**。使用超声波或光学的传感器放置在动脉管路上可以发现透析中的红细胞压积与血浆蛋白浓度的变化。正常情况下，在液体超滤出的同时，血细胞比容增加，增加的总量反映血浆容量减少的程度。利用这种监测可以在血容量比容突然上升时，通过减少超滤，预估或阻止低血压的发生。另一用途是判断患者是否有水负荷过量，如果患者在脱水过程中只有特别少或者没有血细胞比容的增加，可以认为有水负荷过量的情况。

9. **单一的血通路（单穿刺针）装置**。多数的血液透析治疗采用两条分开的血管通路，一条从患者体内抽出血液，另一条将血液输回患者体内。一些系统允许采用

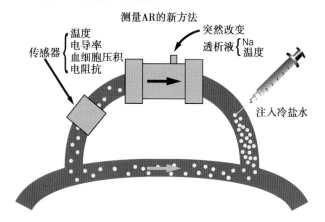

图4.2 测量通路再循环（AR）的原理。修改自 Dau-girdas JT. Hypertens Dial Clin Nephrol 1997. 网址：http：//www.hdcn.com

"Y"形的单一血管通路。单一的血通路装置超出了本手册的介绍和讨论范围，且在美国使用非常少。然而在家庭透析中特别是家庭夜间透析中，其使用率迅速上升。

Ⅲ. **透析器**。透析器是血液和透析液相互作用的场所，透析液和血液透过半透膜进行分子运动。从根本上来说，透析器是拥有四个孔的管路或盒子。两个孔连接血液部分，两个孔连接透析液部分，半透膜将两部分分开。

A. **构造**。在中空纤维（也称为毛细管）透析器，血液流入的一端是圆柱状的腔内，称为"头"。在这里，血液进入数千个被紧紧捆绑成一束的小毛细管中（图4.3），透析器这样设计的目的是为了让血液从中空纤维内部通过，透析液包绕在外围。血液一旦通过毛细管，在另一圆柱状的腔内得到收集，然后通过静脉管路和静脉内瘘回到患者体内。平板透析器目前在美国已经很少应用。这种透析器的结构是血液与透析液逐层分开，血液流入两膜之间。这两种结构的透析器在使用时，血液与透析液方向相反，这样就保证了两者间最大限度的浓度梯度。

1. **膜**。目前临床使用的膜材料主要是合成膜，其中包括聚砜膜、聚醚砜膜、聚丙烯腈（polyacrylonitrile，PAN）膜、聚酰胺膜和聚甲基丙烯酸甲酯（polymethyl-methacrylate，PMMA）膜。值得注意的是，有几个品牌的透析器使用的都是聚砜材料，但它们之间还是略有不同。与早期使用的纤维素膜相比，合成膜具有更好的生物相容性，基于这个原因，纤维素膜的使用率较之前大大减少。事实上，未经改良的铜纺膜已不再生产。

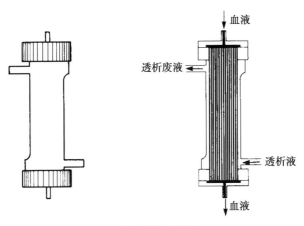

中空纤维透析器

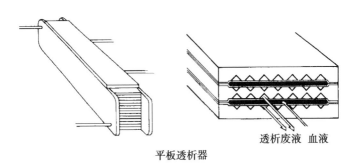

平板透析器

图 4.3 血液和透析液通过中空纤维和平板透析器的流动途径。改编自 Man NK, Jungers P. Hemodialysis equipment. In：Hamburger J, Crosnier J, Grunfeld JP, eds. Nephrology. New York, NY：Wiley；1979：1206, 1207.

纤维素膜是由包含羟基（OH）的分子链基团组成的。这些羟基是导致了膜材料生物相容性不良的主要原因。相当数量的基团被化学结合到醋酸盐上，通过它们的化学名称就可以看出来，如纤维素醋酸盐、纤维素双醋酸盐和纤维素三醋酸盐膜。这种膜材料仍旧在临床中使用。另一种方法是将叔胺化合物与液化的纤维素混合，结果使制成的膜材料发生改变，具有更好的生物相容性。

2. **包被膜**。为了提高生物相容性，膜表面使用抗氧化剂修饰，比如维生素 E。临床使用这种类型的透析膜可以提高患者的血液抗氧化性。一些研究表明，使用维生素 E 包被的透析膜可以降低肝素的使用量和凝血风险。

3. **白蛋白修饰膜**。在透析治疗过程中，血液中一些毒素可与白蛋白结合，于是一些观点认为可以使用白蛋白涂布于透析膜表面，这样既可以防止蛋白质在透析过程中丢失，又可以结合血液中的某些毒素。但这种膜材料在临床使用中并不多见。因为即便是使用大分子物质可自由通过的超高通膜，白蛋白也是无法通过的。这类透析膜通常在轻链沉积症患者清除血液中的游离轻链时使用。

4. **膜对溶质和水的通透性**。每种透析膜对溶质和水的通透性都是不同的，可以通过调整生产工艺、改变聚合物比例（这将影响透析膜孔的分布），以及调整透析膜厚度来改变。

5. **膜的清除效率**。透析器最主要的功能就是对小分子物质的清除，比如尿素的清除量就等于膜面积乘以尿素的清除率。一个高效透析器指的是其拥有更大的膜面积及更高的尿素清除能力。高效透析器表面有或大或小的孔径，这种结构可以使稍大一点的分子自由通过，如 β_2-微球蛋白（MW 11 800）。通常 β_2-微球蛋白的清除能力不会被记录在透析器的产品说明书上。高通量透析膜也具有很高的水的通透性。超滤系数值（K_{UF}）>10ml/（h·mmHg），通常 >20ml/（h·mmHg）。

B. **透析器的说明**。关于透析器提供的说明通常包括：K_{UF}溶质的清除，如尿素、肌酐、维生素 B_{12} 和磷（偶尔有 β_2-微球蛋白）；膜表面积；预冲容积；纤维长度；纤维的厚度（表 4.1）。

1. **K_{UF}**。超滤系数，定义见第 3 章，是每小时每 mmHg 的跨膜压（TMP）血浆水滤过的总量的毫升数。透析膜根据其超滤系数和大分子溶质清除能力，分为低通或高通透析器。一般来说，K_{UF} < 8ml/（h·mmHg），可认为是低通透析器。K_{UF} > 20ml/（h·mmHg），可认为是高通透析器。数值越高越被认为具有高通特性，因

表 4.1 透析器和滤过器规格的选择

生产厂家	规格型号	膜面积	膜材质	消毒方式	性能				预冲容积（ml）
					K_{UF}（ml/h/mmHg）	尿素清除率 Q_B = 200ml/min	尿素清除率 Q_B = 300ml/min	K_0A（ml/min）	
ASAHI	PAN								
	65DX	1.3	聚丙烯腈	环氧乙烷	29	181	231	635	100
	85DX	1.7	聚丙烯腈	环氧乙烷	38	190	251	839	124
	110DX	2.2	聚丙烯腈	环氧乙烷	49	193	260	955	161
APS	550S	1.1	聚砜	伽马射线	50	180	226	619	66
	650S	1.3	聚砜	伽马射线	57	186	240	731	80
	900S	1.8	聚砜	伽马射线	68	192	258	911	105
	1050S	2.1	聚砜	伽马射线	75	193	261	955	114
Rexeed	15R	1.5	聚砜	伽马射线	63	196		1138	82
	18R	1.8	聚砜	伽马射线	71	198		1367	95
	21R	2.1	聚砜	伽马射线	74	199		1597	112
	25R	2.5	聚砜	伽马射线	80	199		1597	128

续表

生产厂家	规格型号		膜面积	膜材质	消毒方式	性能				
						K_{UF} (ml/h/mmHg)	尿素清除率 $Q_B=$ 200ml/min	尿素清除率 $Q_B=$ 300ml/min	K_0A (ml/min)	预冲容积 (ml)
	ViE	25S	2.5	聚砜	伽马射线	80	199		1597	128
		13	1.3	聚砜-VE	伽马射线	37	183		670	80
		15	1.5	聚砜-VE	伽马射线	40	187		755	90
		18	1.8	聚砜-VE	伽马射线	43	190		839	105
		21	2.1	聚砜-VE	伽马射线	45	192		911	114
BraunAvitum AG	Diacap	LOPS 10	1	聚砜	伽马射线	6.8	176	217	562	58
		LOPS 10	1.2	聚砜	伽马射线	7.9	183	233	670	68
		LOPS 10	1.5	聚砜	伽马射线	9.8	189	240	809	90
		LOPS 10	1.8	聚砜	伽马射线	12.3	192	253	911	104
		LOPS 10	2	聚砜	伽马射线	13.7	194	258	1005	113
		LOPS 10	1	聚砜	伽马射线	34	180	223	619	58
		LOPS 12	1.2	聚砜	伽马射线	42	186	238	731	68

		LOPS 15	1.5	聚砜	伽马射线	50	190	245	839	90
		LOPS 18	1.8	聚砜	伽马射线	55	192	250	911	110
		LOPS 20	2	聚砜	伽马射线	58	194	253	1005	121
xevonta		lo 10	1	聚砜	伽马射线	8	184	236	680	61
		lo 12	1.2	聚砜	伽马射线	9	189	249	812	74
		lo 15	1.5	聚砜	伽马射线	10	194	267	1083	97
		lo 18	1.8	聚砜	伽马射线	12	196	276	1292	110
		lo 20	2	聚砜	伽马射线	14	198	281	1450	125
		lo 23	2.3	聚砜	伽马射线	15	199	285	1614	141
		Hi 10	1	聚砜	伽马射线	58	186	241	847	61
		Hi 12	1.2	聚砜	伽马射线	69	191	255	1003	74
		Hi 15	1.5	聚砜	伽马射线	87	197	272	1312	97
		Hi 18	1.8	聚砜	伽马射线	99	198	281	1536	110
		Hi 20	2	聚砜	伽马射线	111	199	287	1725	125
BAXTER	PSN	120	1.2	仿生膜	环氧乙烷	6.7	180	228	619	75
		140	1.4	仿生膜	环氧乙烷	7.6	184	237	689	84
	CA	110	1.1	醋酸纤维素	环氧乙烷或伽马射线	5.3	176	215	562	74

续表

生产厂家	规格型号	膜面积	膜材质	消毒方式	性能				预冲容积 (ml)
					K_{UF} (ml/h/mmHg)	尿素清除率 $Q_B=$ 200ml/min	尿素清除率 $Q_B=$ 300ml/min	K_0A (ml/min)	
	130	1.3	醋酸纤维素	环氧乙烷或伽马射线	5.6	179	229	604	85
	150	1.5	醋酸纤维素	环氧乙烷或伽马射线	7.2	185	238	709	98
	170	1.7	醋酸纤维素	环氧乙烷或伽马射线	7.6	194	247	1005	110
	190	1.9	醋酸纤维素	环氧乙烷或伽马射线	10.1	198		1367	133
CA-HP	90	0.9	二醋酸纤维素	环氧乙烷	7.3	172	213	515	60
	110	1.1	二醋酸纤维素	环氧乙烷	7.7	177	227	575	70
	130	1.3	二醋酸纤维素	环氧乙烷	9.1	186	240	731	80
	150	1.5	二醋酸纤维素	环氧乙烷	10.2	187	245	755	95
	170	1.7	二醋酸纤维素	环氧乙烷	10	192	259	911	105
	210	2.1	二醋酸纤维素	环氧乙烷	13.2	194	266	1005	125
DICEA	90G	0.8	二醋酸纤维素	环氧乙烷伽马射线	6.8	173	214	526	60
	110G	1.1	二醋酸纤维素	环氧乙烷或伽马射线	8.4	179	229	604	70

系列	型号		材料	灭菌方式					
TRICEA	130G	1.3	二醋酸纤维素	环氧乙烷或伽马射线	10	186	239	731	80
	150G	1.5	二醋酸纤维素	环氧乙烷或伽马射线	11.4	189	248	809	95
	170G		二醋酸纤维素	环氧乙烷或伽马射线	12.5	191	260	873	105
	210G	2.1	二醋酸纤维素	环氧乙烷或伽马射线	15.5	196	268	1138	125
	110G	1.1	三醋酸纤维素	伽马射线	25	188	259	781	65
	150G	1.5	三醋酸纤维素	伽马射线	29	297	278	1233	90
	190G	1.9	三醋酸纤维素	伽马射线	37	198	284	1367	115
	210G	2.1	三醋酸纤维素	伽马射线	39	199	287	1597	125
EXELTRA	150	1.5	三醋酸纤维素	伽马射线	31	193	262	955	95
	170	1.7	三醋酸纤维素	伽马射线	34	196	268	1138	105
	190	1.9	三醋酸纤维素	伽马射线	36	197	273	1233	115
	210Plus	2.1	三醋酸纤维素	伽马射线	47	199		1597	125
SYNTRA	120	1.2	聚醚砜	伽马射线	58	185	238	709	87
	160	1.6	聚醚砜	伽马射线	73	190	253	839	117
BELLCO-SORIN BLS	512	1.3	聚醚砜	伽马射线或热力	10		226	599	77
	514	1.4	聚醚砜	伽马射线或热力	12		229	621	85
	517	1.7	聚醚砜	伽马射线或热力	17		234	662	99

续表

生产厂家	规格型号		膜面积	膜材质	消毒方式	性能				
						K_{UF} (ml/h/mmHg)	尿素清除率 Q_B = 200ml/min	尿素清除率 Q_B = 300ml/min	K_0A (ml/min)	预冲容积 (ml)
FRESENIUS	F	812	1.2	聚醚砜	伽马射线或热力	51		241	726	73
		814	1.4	聚醚砜	伽马射线或热力	61		246	778	85
		816	1.6	聚醚砜	伽马射线或热力	68		250	824	94
		819	1.9	聚醚砜	伽马射线或热力	80		255	888	109
		4HPS	0.8	聚砜	高温蒸汽	8	170	190	494	51
		5HPS	1	聚砜	高温蒸汽	10	179	217	604	63
		6HPS	1.3	聚砜	高温蒸汽	13	186	237	731	78
		7HPS	1.6	聚砜	高温蒸汽	16	188	240	781	96
		8HPS	1.8	聚砜	高温蒸汽	18		252	849	113
		10HPS	2.1	聚砜	高温蒸汽	21		259	945	132
	Optiflux	160NR	1.5	聚砜	电子束	45		266	1064	84
		180A	1.8	聚砜	电子束	55		274	1239	105

品牌	系列	型号		材料	消毒方式					
		200A	2	聚砜	电子束	56		277	1321	113
		200NR	2	聚砜	电子束	56		277	1321	113
		250NR	2.5	聚砜	电子束	107	198	286	1662	135
	F	50S	1	聚砜	高温蒸汽	30	178		589	63
		60S	1.3	聚砜	高温蒸汽	40	185		709	82
		70S	1.6	聚砜	高温蒸汽	50	190		839	98
	FX	40	0.6	聚砜	高温蒸汽	20	170		494	32
		50	1	聚砜	高温蒸汽	33	189		809	53
		60	1.4	聚砜	高温蒸汽	46	193		955	74
		80	1.8	聚砜	高温蒸汽	59		276	122	95
		100	2.2	聚砜	高温蒸汽	73		278	1351	116
GAMBRO	Polyflux	14S	1.4	聚酰胺复合	高温蒸汽	62	186	242	731	102
		17S	1.7	聚酰胺复合	高温蒸汽	71	19	254	873	121
		21S	2.1	聚酰胺复合	高温蒸汽	83		267	1083	152
		24S	2.4	聚酰胺复合	高温蒸汽	60		274	1239	165
		140H	1.4	聚酰胺复合	高温蒸汽	52	193	261	955	75
		170H	1.7	聚酰胺复合	高温蒸汽	65	195	268	1065	94
		210H	2.1	聚酰胺复合	高温蒸汽	78		282	1487	120

续表

生产厂家	规格型号	膜面积	膜材质	消毒方式	性能				
					K_{UF} (ml/h/mmHg)	尿素清除率 $Q_B=$ 200ml/min	尿素清除率 $Q_B=$ 300ml/min	K_0A (ml/min)	预冲容积 (ml)
	17R	1.7	聚酰胺复合	高温蒸汽	71		254	874	121
	21R	2.1	聚酰胺复合	高温蒸汽	83		267	1083	152
	24R	2.4	聚酰胺复合	高温蒸汽	77		274	1239	165
	14L	1.4	聚酰胺复合	高温蒸汽	10		252	849	81
	17L	1.7	聚酰胺复合	高温蒸汽	12.5		264	1027	104
	21L	2.1	聚酰胺复合	高温蒸汽	15		275	1265	123
	6L/6LR	1.4	聚酰胺复合	高温蒸汽	8.6		242	736	115
	8L/8LR	1.7	聚酰胺复合	高温蒸汽	11.3		253	861	125
	10L/10LR	2.1	聚酰胺复合	高温蒸汽	14		263	1010	156
HOSPAL	Nephral S 200	1.1	聚丙烯腈	伽马射线	33	173	216	526	64

厂商	系列	型号		膜材料	灭菌					
IDEMSA	MHP	300	1.3	聚丙烯腈	伽马射线	40	181	231	635	81
		400	1.7	聚丙烯腈	伽马射线	50	189	250	809	98
		500	2.2	聚丙烯腈	伽马射线	65	195		1065	126
		120	1.2	聚醚砜	伽马射线	29	180	220	619	71
		140	1.4	聚醚砜	伽马射线	33	82	224	652	81
		160	1.6	聚醚砜	伽马射线	37	186	33	731	88
		180	1.8	聚醚砜	伽马射线	44	193	245	955	104
		200	2	聚醚砜	伽马射线	50	195	251	1065	112
NIPRO[a]	Surelyzer	110DH	1.1	聚醚砜	伽马射线	32	187		755	68
		150DH	1.5	聚醚砜	伽马射线	43	195	249	1065	93
		190DH	1.9	聚醚砜	伽马射线	55	198		1367	118
	Sureflux	150L	1.5	三醋酸纤维素	伽马射线	12.8		249	812	90
		150E	1.5	三醋酸纤维素	伽马射线	20.5		250	824	90
	FB	150U	1.5	三醋酸纤维素	伽马射线	29.8		263	1010	90
		150UH	1.5	三醋酸纤维素	伽马射线	50.1		270	1145	90
	Surelyzer	150DL	1.5	聚醚砜	伽马射线	16	198	231	637	90

续表

生产厂家	规格型号		膜面积	膜材质	消毒方式	性能				
						K_{UF} (ml/h/mmHg)	尿素清除率 $Q_B=$ 200ml/min	尿素清除率 $Q_B=$ 300ml/min	K_0A (ml/min)	预冲容积 (ml)
NIKKISO	FLX	15GW	1.5	聚酯-多聚体合塑体	伽马射线	39	193		955	92
		18GW	1.8	聚酯-多聚体合塑体	伽马射线	47	197		1233	108
	FDX	150GW	1.5	聚酯-多聚体合塑体	伽马射线	50	190		839	91
		180GW	1.8	聚酯-多聚体合塑体	伽马射线	57	192		911	108
	FDY	150GW	1.5	聚酯-多聚体合塑体	伽马射线	52	191		873	91
		180GW	1.8	聚酯-多聚体合塑体	伽马射线	59	193		955	108
NEPHROS	Olpur MD	190	1.9	聚醚砜	电子束	90	283[b]		1527	140
		220	2.2	聚醚砜	电子束	105	291[b]		1976	155
TORAY	B1-H		1	PMMA	伽马射线	9	169		484	73
			1.3	PMMA	伽马射线	12	180		619	86

B3	1.6	PMMA	伽马射线	14	187	755	98
	1	PMMA	伽马射线	7	175	550	61
	1.3	PMMA	伽马射线	8.8	184	689	76
	1.6	PMMA	伽马射线	8.7	188	781	95
	2	PMMA	伽马射线	11	193	955	118
BK-P	1.3	PMMA	伽马射线	26	182	652	76
	1.6	PMMA	伽马射线	33	189	809	94
	2.1	PMMA	伽马射线	41	194	1005	126
BS	1.3	聚砜	伽马射线	47	192	911	81
	1.6	聚砜	伽马射线	50	194	1005	102
	1.8	聚砜	伽马射线	52	197	1233	116

注：除了仿生膜和醋酸盐纤维素膜，以上所有膜材料均为合成膜。

a CI/K_0A 数据是在 Q_{UF}=10ml/min 得到的。

b CI/K_0A 数据是在 Q_S=200ml/min 得到的。

CI，清除率；K_0A，尿酸总转运系数；K_{UF}，超滤系数；PMMA，聚甲基丙烯酸甲酯；Q_S，置换液速率。

为数值越高，β_2-微球蛋白的通过率越高。

比如 K_{UF} 是 2.0，这代表每小时清除 1000ml 的水，需要 500mmHg 的 TMP。如果 K_{UF} 为 8.0，则 TMP 只需要 125mmHg。当 K_{UF} 值很高时，TMP 设置的微小错误将导致水超滤总量清除的巨大失误。基于这种原因，$K_{UF} > 6.0$（有时 >8.0）的透析器使用时需要透析机具备特殊的可以精确控制超滤率的泵和回路。

通常透析器厂家所标明的 K_{UF} 值是体外的数据。实际上，体内的 K_{UF} 值会稍微低一些（低 5% ~ 30%）。有些厂家会列出体外的 K_{UF} 值和体内的"预期" K_{UF} 值。表 4.1 中列出的大部分是体外的数据。

2. **清除率**。与人体肾脏相似，溶质清除的效率可以用清除率表示。定义为每单位时间血浆内一种溶质通过透析器被清除的量。清除率被表示为：

$$K_s = Q_B \frac{(C_{bi} - C_{b0})}{C_{bi}}$$

K_s =溶质 s 清除率；C_{bi} = s 在透析器入口（动脉）的血浓度；C_{b0} = s 在透析液出口（静脉）的浓度；Q_B =血流率。

a. **质量转移面积系数（K_0A）**。K_0A 是在血液和透析液流速无穷大时，透析器对某种特定的溶质最大理论清除率。对一特定的透析膜而言，K_0A 与透析器膜的表面积是成比例的，然而当膜的表面非常大时，K_0A 会有所降低。透析器对尿素的质量转移面积系数 K_0A，是衡量透析器对尿素和相似小分子量溶质清除效率的指标。

透析器 $K_0A < 500$ 只用于低效能透析或儿童透析；K_0A 介于 500 ~ 800 之间为中效透析器，用于常规治疗；$K_0A > 800$ 则为相对高效透析。如今，许多常规使用的透析器的体外测量 K_0A 值在 1200 ~ 1600ml/min。

（1）尿素清除率：制造商提供的尿素（MW 60）清除数值是体外测定的，通常血流量为 200ml/min、300ml/min 和 400ml/min。一般说明书中尿素的清除率比实际透析中的要高，但对于透析器之间的比较非常有用。

b. **肌酐清除率**。一些制造商提供肌酐（MW 113）的清除率。通常透析器的肌酐清除率是尿素清除率的

80%，对临床没有太大价值，因为无论透析器的膜和类别，两种分子的清除率几乎总是成比例的。

  c. **磷的清除**。因为关于随着抑制高磷血症可以改善预后的关注增加，一些透析器制造商开始优化透析器的磷清除率，并常在透析器的说明书中列出。磷清除的主要障碍在于透析早期血清中磷的下降非常快。尽管这种优化膜对磷的清除作用很有限，但也是不可忽略的。

  d. **维生素 B_{12} 和 β_2-微球蛋白的清除率**。体外维生素 B_{12}（MW 1355）的清除率提示膜清除大分子溶质的能力。但由于无论"高通"还是"低通"透析器维生素 B_{12} 均能通过，近年来考虑 β_2-微球蛋白（MW 11 800）而不是维生素 B_{12} 的清除率已成为常规指标来界定透析器的通透性。体外测定 β_2-微球蛋白存在疑问，不做常规报告。但存在一个问题是如果透析器的通透性高，在增加 β_2-微球蛋白的清除的同时会增加白蛋白的丢失。这种问题多数是由于这种膜的孔径不均匀性。新的"纳米技术"方法制造高通量透析膜，要求相对高的 β_2-微球蛋白的清除率而白蛋白的丢失比例非常低。

3. **膜表面面积**。大部分透析器膜表面面积在 $0.8 \sim 2.5 m^2$ 之间。小面积的透析器用于儿童透析。尽管透析器的设计和膜的厚度也非常重要，一般来说膜表面积大的透析器对尿素的清除率较高。如果是未修饰的纤维素膜，膜表面积不应太大，因为它的补体激活程度是与膜表面积大小成正比的。对于生物相容性来说，膜表面积不如组织成分重要。

4. **预冲容积**。大多数透析器的预冲容积通常是 $60 \sim 120 ml$，与膜表面积有关。血路的预冲容积是 $100 \sim 150 ml$。因此体外循环的体积是 $160 \sim 270 ml$。在一般的成人中，透析器中预冲容积增加或减少 $10 \sim 20 ml$ 没有太大的临床意义，但对于儿童或身材较小的患者来说就非常重要。

5. **纤维的长度和厚度**。这一数据的临床意义不大。膜的厚度和纤维的长度都影响透析器的效率。

6. **消毒模式**。有四种初级的消毒方式，分别是电子束、γ-放射线、高压蒸汽灭菌法和环氧乙烷熏蒸。环氧乙烷现在已较少使用，因为它会使那些对环氧乙烷过敏的透析患者产生非常严重的过敏反应。

参考文献与推荐阅读

Axley B, et al. Venous needle dislodgement in patients on hemodialysis. *Nephrol Nursing J.* 2012;39:435–444.

Core Curriculum for the Dialysis Technician 5th Edition. Medical Education Institute, Madison, WI, 2013.

Forsberg U, et al. A high blood level in the venous chamber and a wet-stored dialyzer help to reduce exposure for microemboli during hemodialysis. *Hemodial Int.* 2013;17:612–617.

Krivitski NM. Theory and validation of access flow measurement by dilution technique during hemodialysis. *Kidney Int.* 1995;48:244–250.

Misra M. Core curriculum: The basics of hemodialysis equipment. *Hemodial Int.* 2005;9:30–36.

Ribitsch W, et al. Prevalence of detectable venous pressure drops expected with venous needle dislodgement. *Semin Dial.* 2014;28:in press.

VA Patient Safety Advisory. *Bleeding Episodes During Hemodialysis.* AD09-02. U.S. Veterans Administration Warning System. October 21, 2008. http://www.patientsafety.va.gov/docs/alerts/BleedingEpisodesDuringDialysisAD09-02.pdf. Accessed March 27, 2014.

参考网页

Dialyzer K_0A calculator. http://www.hdcn.com/calc.htm.

第5章 透析用水和透析液

Richard A. Ward and Todd S. Ing
尹佳宁 译，王世相 校

I. 血液透析用水的制备

每一次血液透析治疗，患者的血液都需要与120～200L的透析液接触。透析液中任何小分子物质都可以直接进入血液，并在缺乏肾排泄的情况下在体内积存起来。因此，为了避免患者机体受到伤害，透析液的化学物质和微生物的纯度控制显得异常重要。透析液是由纯化的水（产品水）和浓缩物质所配制，后者包含透析治疗所必需的电解质。大部分浓缩物质是从商业渠道中获得，其纯度由行业规范所监督。而用来稀释浓缩液或配制透析液的纯净水则是由透析机构生产。

A. 对透析患者有害的水污染物

市政供水机构考虑到公众健康，在水中添加了一些物质。添加物质的浓度对健康个体来说没有威胁，但如果这些物质保留在透析用水中就会对肾衰竭的患者造成伤害。因此，所有透析机构都应该假设市政供水中含有对透析患者有害的物质，并在准备透析液前使用一套净水系统来处理市政供水。

　　下述是水中含有的最常见的有害物质的名单。请参考"推荐阅读"来对其他物质进行进一步的讨论。

1. **铝**。作为絮凝剂被添加在许多市政供水系统中（硫酸铝用来去除那些不能滤过的悬浮颗粒）。铝可以导致骨病、进行性的肾性脑病及贫血。

2. **氯**。加在水中用来防止细菌繁殖。氯可以引起溶血性贫血。

3. **氟化物**。加入水中用来减少牙腐蚀。大量的氟化物能从交换树脂装置中流出，引起透析患者严重的瘙痒症、恶心及致命性的室颤。

4. **铜和锌**。这些都可以从金属的管路和设备中析出，造成溶血性贫血。铅和铝也会以相似的形式进入水中。

5. **细菌和内毒素**。无论是制备透析液的水还是最终的透析溶液，都容易受到细菌和内毒素的感染。内毒素、内毒素碎片，以及其他的细菌产物，如短菌 DNA 片段，其中的一些只有 1250Da，这些都可以穿过透析膜进入血液中，引起热源反应及其他不良结果。由于加入市政供水中用来抑制细菌增殖的物质被透析机构的水净化系统去除，所以避免透析用水细菌滋生显得尤为重要。

6. **蓝绿水藻产生的毒素**。市政供水中的另一种污染物就是由蓝绿水藻产生的微囊藻毒素，已证明这种毒素对血液透析患者有危害（Carmichael，2001）。透析机构应该特别注意这些潜在的毒素威胁，特别是这种季节性藻类易生长的区域的机构。

B. **水和透析液的质量要求**

1. **质量标准**。国际标准化组织（International Organization for Standardization，ISO）已经为制备透析用水和最终透析液制定了最严格的标准。这些标准已经被美国医疗仪器促进协会及其他国家的监管机构认可，其中美国将这一标准列为国家标准。欧洲药典已经对微生物的污染制定了更严格的指南。无论是对血液透析患者和普通人群，这些标准和指南均对有毒性作用的化学物质、细菌及内毒素制定了最高上限。

   目前 ISO 推荐，用于配制透析液的水包含的细菌数应 <100CFU（colony-forming units，集落生成单位）/ml，内毒素数量应 <0.25EU（endotoxin units，内毒素单位）/ml。最终透析液的标准分别是细菌数应 <100CFU/ml，内毒素应 <0.5EU/ml。当透析液的细菌数和内毒素水平低于标准时，就不会发生致热源反应。

2. **超纯的透析液**。透析液中低水平的内毒素和内毒素碎片不会引起发热反应，但会引起慢性炎症反应，而后者与长期透析患者的死亡率有关。在观察研究中，使用超纯透析液（指的是细菌水平小于 0.1CFU/ml，内毒素水平小于 0.03EU/ml）可以减少血浆中 C 反应蛋白和白细胞介素-6 的水平；改善红细胞生成素对贫血治疗的反应；改善营养状态，如增加血浆白蛋白水平，提高对干体重的评估准确度，增加中臂肌区的周径，提高尿素氮的清除率；减少血浆中的 β_2-微球蛋白和戊糖苷（一种羰基反应替代标志物）；延缓残余肾功能的丢失；降低心血管病的死亡率（Susantitaphong，2013）。

尽管上述使用超纯透析液带来的所有好处不是都可以得到证实，一些作者相信，超纯透析液是可以常规应用的。超纯透析液的使用效果对于血液透析来说是令人满意的，对于在线治疗，如血液滤过和血液透析滤过，是非常必要的（见第 17 章），使用超纯透析液可以减少透析液中的细菌碎片进入血液的风险。

C. **血液透析用水纯化的方法**。用于透析用水的纯化系统包括三部分：预处理系统、反渗透组件和输送管路。

1. **预处理**。这些装置通常包括一个将热水和冷水混合成恒温的真空管，初级过滤、软化及用活性炭吸附装置。这个级联设计是水初级净化过程的最佳流程。校正 pH 值（使用盐酸注射）有时候需要校正碱过剩，而碱过剩能够破坏活性炭对水中氯和氯胺的吸收能力，且容易导致反渗膜被钙盐、镁盐污染。

    a. **水软化器**。水软化器是通过钠型树脂与水中的 Ca^{2+} 和 Mg^{2+} 进行离子交换达到去除的目的。树脂交换器通过 2 个 Na^+ 交换 1 个 Ca^{2+} 或 Mg^{2+}，同样也交换其他阳离子，如铁离子和锰离子。水软化器对 RO 膜起保护作用，因为钙离子和镁离子会迅速在膜上形成鳞屑或矿物沉积。水软化树脂需要定期使用氯化钠（盐水）再生和反冲。在反冲过程中，水反向进入软化器中（反冲），用盐溶液来再生树脂，用 Na^+ 来置换 Ca^{2+} 和 Mg^{2+}。

    b. **活性炭**。活性炭用来去除反渗膜无法阻挡的氯和氯胺，还可以去除水中一些小的有机化合物。因为氯可以和水中的有机物结合形成致癌物质，所以自来水厂家使用氯胺代替氯作为自来水的消毒剂。但是氯胺离子被碳吸收的时间要比氯离子吸收的时间长。氯和氯胺对反渗膜的损伤是无法修复的。特别值得注意的是，氯胺进入血液可以导致患者发生溶血性贫血，所以水处理系统中这个环节需要密切监控。之前就有报道，当市政用水使用氯胺离子代替氯离子时发生了溶血性贫血的暴发。

    因为迫切需要消除氯胺和相关有机物，预处理系统设置了两个炭罐可以连续使用，当第一个炭罐耗竭时可以继续使用下一个，并需要尽快补充或更换活性炭。虽然氯和氯胺的水平是不同的，但检测总氯的浓度可以作为一个更为简便的方法来判断活性炭是否耗竭。如果市政供水中含有氯胺，那么在每次透析治疗之前都需要检测第一个炭罐处理后的水中总氯的浓度。如果检测结果超标，需要检测第二个炭罐处理后的水中总氯浓度。结果没有超标并反复检测结果均正常的话，透析治疗可以继续进行；结果一旦超标，透析治疗需要立即停止。

活性炭吸附去除氯和氯胺这一过程中很重要的一个条件是水与活性炭的接触时间，称为"空床接触时间"。为了确保彻底去除氯和氯胺，这一时间不能低于 10 分钟。为了保证活性炭罐的工作效率，防止活性炭隧道的形成，定期的反冲是十分重要的。为了保证活性炭能更好地去除氯胺离子，需要调节进水的 pH 值。如果水中含有缓蚀剂或阻止氯胺分子到达炭表面的其他物质，即使调整了 pH 值，活性炭仍然不能充分去除氯胺离子。在这种情况下，有必要选择其他去除氯胺离子的方法，如注射亚硫酸钠。

2. **反渗透组件**。大多数基本的纯化过程是一种反向的渗透作用。在 RO 膜的上游一般放置滤器，用来拦截各种炭颗粒和偶尔从前处理系统流出的树脂球。

a. **反渗透**。水通过加压泵将水压提升到一定程度，连续送至反渗透组件的进水口，将水中的离子截流在半透膜的一侧。反渗膜可以去除 95% 以上像葡萄糖一样小的离子物质和非离子物质。除此之外，它还能有效阻止细菌和内毒素。在临床应用中，反向的渗透作用所提供的水的质量足可以配制透析液，而不需要进一步的纯化。

b. **去离子作用**。去离子装置可以替代反向渗透作用来使用，但更多的应用是对反渗水进一步纯化。去离子装置无法去除非离子成分物质、细菌或内毒素。一个固相的去离子装置包括两种（一个为阳离子树脂而另一个为阴离子树脂）或一种（包括两种树脂的混合体）。阳离子树脂包括硫磺根和用于交换其他阳离子如钠离子、钙离子和铝离子的氢离子。阴离子树脂包括铵基团和那些用于交换其他阴离子如氯离子、磷酸离子和氟化物的羟基离子。交换出的氢和羟基离子组合成水，所以产品水中只含有微量的离子。

到那时水已达到去离子化，检测产品水的电导度可以发现结果非常低，如果发现电导度升高，表明装置内树脂耗竭需要及时再生。这里指的树脂耗竭不是指树脂失效，而是饱和。有记录表明，因为没有及时处理去离子装置内的树脂耗竭问题，大量氟化物释放到水中，导致患者死亡（Arnow，1994）。因此，当电导度升高时要及时更换去离子装置。所有的离子交换设备都需要不间断地在线监测产品水的电导度，一旦电导度超过1mS/cm（电阻为1mΩ·cm），水将被排掉。不仅如此，一旦电导度上升，一些罐配制报警灯即会点亮。

去离子装置中树脂具有较大的表面积，这使得细菌更容易生长繁殖。所有的抑菌物质如氯离子和氯胺离子已被去除，所以通过去离子装置的水的细菌水平相应有所增长。由于这个原因，去离子装置通常带有一个超滤器。也有一些中心使用紫外线照射来破坏细菌（无论是滋养型的还是孢子状态的）。但是这个过程由于细菌的死亡使处理的水中增加了脂多糖和肽聚糖成分。

3. **纯化水的输送**。用于制备透析液的纯化水必须分配到每台透析机中产生无污染物的透析液。为了避免化学污染物接触到纯化水和透析液的部件，输送管路的材料通常为惰性的物质如塑料制品。微生物的污染物则是通过合理的设计和带有常规消毒的管路系统避免。水配给系统是一个环形装置，没有过多的分支或死腔。如果输送系统包括一个储水槽（理论上说，应该避免使用储水槽），这个储水槽的体积要求尽可能的小，并有一个密闭的盖子，且容易进行消毒。

为了防止系统中细菌的繁殖及最大程度减少生物膜的形成，水的储存和输送系统要定期消毒，因为生物膜一旦形成难以去除。当使用化学杀菌剂时，一般至少一个月消毒一次。目前输送系统可以使用热水或臭氧进行消毒。因为不需要冲洗残余的消毒剂，这些系统就可以更频繁地消毒。为了证实消毒是否充分，水和透析液要定期进行细菌培养和内毒素检查。

4. 碳酸氢盐浓缩液稀释和输送系统

稀释和输送碳酸盐浓缩液的系统，包括用于个人透析机上的容器都需要经常消毒，因为碳酸盐浓缩液尤其容易造成细菌的污染。

D. **安全标准及监测**。必须认真执行并记录水净化的每一步骤。为了保证透析患者的安全，ISO 和欧洲最佳实践团已经对用于透析的纯净水制定了严格的标准。其中包括对纯化水及透析液的化学纯度监测。每日氯浓度的监测，确保供给水源中慢性毒素浓度维持在一定范围内。必须采用高敏感度方法监测纯化水及透析液中有无细菌生长和内毒素的存在。最后，还必须监测患者有无不明原因的溶血、发热或其他偶发的不良反应。

在美国，为了帮助透析单位满足"条件覆盖"的需求，终末期肾病网络医学顾问委员会的论坛已准备了医务主任工具包（DeOreo，2012）。文件不仅包括对水处理系统各个环节的监控，还包括远程报警、培训、应急预案。

Ⅱ. 血液透析液的准备

A. **配制装置**。为了减少体积和运输费用，透析液制成粉剂压缩包装，使用时置于配制装置中，按比例加入反渗水溶解制备而成。透析机的单向混合系统将定量透析溶液和定量加温的纯化水混合，或通过带有导电率辅控系统混合电解质和水，使之配成最终透析液。如上文所述，通过电导率监测离子浓度并将其控制在一个严格范围内，这样的透析溶液才能输入透析器内。一旦超标，警报将会响起，透析过程中断。

B. **碳酸氢盐透析液系统**。目前所用透析液多为碳酸盐透析液，从而产生了溶解问题。当需要制备 30mmol/L 碳酸盐透析液时，pH 接近 8.0，此时溶液中的钙和镁会发生沉淀。沉淀会降低溶解浓度，堵塞透析机管路。为了避开这个问题，碳酸盐透析液系统采用了两种浓缩物，"碱性"浓缩物和"酸性"浓缩物。"酸性"浓缩物含有少量乙酸或枸橼酸，加上钠、钾（如需要）、钙、镁、氯和葡萄糖（可选）。低 pH 值的酸性溶液可确保钙和镁溶于溶液。

特别配制的双浓度系统将两种浓缩液依次与反渗水按比例混合，最终制备出成品透析液。在混合过程中，"酸性"浓缩物中的少量有机酸（约 2 ~ 4mmol/L）与"碱性"浓缩物中的碱基结合生成二氧化碳，生成碳酸，使得最终溶液 pH 值达到约 7.0 ~ 7.4。透析液在这一 pH 值范围，钙和镁不析出。"酸性"浓缩物与反渗水的比例不是唯一的，根据不同透析机要求的配方不同而不同。一般需要稀释 35 ~ 45 倍。相应的"碱性"浓缩物也有不同的稀释比例。

许多透析机显示的碳酸氢盐水平，这个显示值是随着通过改变浓缩液稀释比例而改变的碳酸氢盐的浓度。其中不包括醋酸与碳酸氢钠反应消耗的那部分。1mol 醋酸在体内代谢产生 1mol 的碳酸氢盐。所以实际碳酸氢盐的浓度高于透析机显示的浓度（Kohn，2012）。绝大多数的酸性浓缩液中都含有醋酸，醋酸在最终混合后的透析液中的浓度大约是 4mmol/L。

C. 干粉溶质

1. 碳酸氢盐。在某些品牌的透析机上使用干粉筒来替代透析浓缩液。干粉制剂可以避免"碱性"浓缩液滋生细菌和其他次生物。

2. 酸（枸橼酸或双乙酸钠）。枸橼酸或双乙酸钠干粉可作为制备"酸性"浓缩液的干粉制剂。低浓度的枸橼酸透析溶液可以与邻近透析膜的血清钙螯合，导致凝集，从而增加透析器清洗次数和复用次数。在酸性浓缩液干粉制剂中包含 0.8mmol/L（2.4mEq/L）的枸橼酸和 0.3mmol/L 的乙酸，混合之后经过人体代谢就会产生 2.7mEq/L 的碳酸氢盐。

双乙酸钠是乙酸和乙酸钠的结合物，由其制备的酸性浓缩物比传统酸性透析液含有更高浓度的有机阴离子，会代谢生成重碳酸盐，使得最终透析溶液含有更高浓度的乙酸（Kohn，2012）。

D. 最终透析溶液成分。见表 5.1。钠、钾、钙的浓度依照选择不同浓度的酸性浓缩液或加入含有该阳离子的盐粉加以调整，另外，有些透析器允许在透析过程中个体化调整钠浓度-钠曲线，可能有助于降低透析中高血压和透析后脱水症状，但一旦透析液中钠的浓度增高，会增加口渴、过多饮水和高血压的倾向（见第 12 章）。有些透析器也允许调整浓缩液吸液泵来调整重碳酸盐水平，一般允许重碳酸盐水平变化于 20 ~ 40mmol/L，适用于频繁透析和非尿毒症患者（如解毒治疗），或碱中毒患者。碳酸氢盐浓度发生改变使钙、镁、钾的浓度也发生相应的改变。

E. **透析机的消毒。**透析机的消毒要遵循透析机厂家的建议。透析机的进水管也应同时得到消毒。目前透析机都配置有自带的细菌和内毒素超滤器，滤器在透析液进入透析器之前能及时将细菌及内毒素阻挡在外。一般在透析器使用几个月或一定次数后进行杀菌处理，这种超滤器也可以用于"超纯透析溶液"的前期处理。

表5.1 标准血液透析溶液成分

成分	浓度（mmol/L）
钠	135 ~ 145
钾	2 ~ 3
钙	1.25 ~ 1.75　　（2.5 ~ 3.5mEq/L）
镁	0.25 ~ 0.375　　（0.5 ~ 0.75mEq/L）
氯	98 ~ 124
乙酸[a]	3 ~ 8
枸橼酸[a]	0.8 ~ 1.0（2.4 ~ 3.0mEq/L）
重碳酸盐	25 ~ 35
葡萄糖	0 ~ 11
二氧化碳分压	40 ~ 110（mmHg）
pH	7.1 ~ 7.3

[a] 乙酸或枸橼酸加于酸性溶液。混于碱性溶液时，酸中的氢离子与碱液反应生成二氧化碳（如碳酸）作为缓冲液。

参考文献与推荐阅读

Arnow PM, et al. An outbreak of fatal fluoride intoxication in a long-term hemodialysis unit. *Ann Intern Med.* 1994;121:339–344.

Association for the Advancement of Medical Instrumentation. *Quality of Dialysis Fluid for Hemodialysis and Related Therapies, ANSI/AAMI/ISO 11663:2009.* Arlington, VA: Association for the Advancement of Medical Instrumentation; 2009.

Association for the Advancement of Medical Instrumentation. *Water for Hemodialysis and Related Therapies, ANSI/AAMI/ISO 13959:2009.* Arlington, VA: Association for the Advancement of Medical Instrumentation; 2009.

Association for the Advancement of Medical Instrumentation. *Water Treatment Equipment for Hemodialysis and Related Therapies, ANSI/AAMI/ISO 26722:2009.* Arlington, VA: Association for the Advancement of Medical Instrumentation; 2009.

Association for the Advancement of Medical Instrumentation. *Guidance for the Preparation and Quality Management of Fluids for Hemodialysis and Related Therapies, ANSI/AAMI/ISO 23500:2011.* Arlington, VA: Association for the Advancement of Medical Instrumentation; 2011.

Canaud B, et al. Microbiologic purity of dialysate: rationale and technical aspects. *Blood Purif.* 2000;18:200–213.

Carmichael WW, et al. Human fatalities from cyanobacteria; chemical and biological evidence for cyanotoxins. *Environ Health Perspect* 2001;109:663–668.

Damasiewicz MJ, Polkinghorne KR, Kerr PG. Water quality in conventional and home haemodialysis. *Nat Rev Nephrol.* 2012;8:725–734.

DeOreo P, et al. Medical Director Toolkit. Developed by the Forum of ESRD Networks' Medical Advisory Council (MAC). 2012. http://esrdnetworks.org/mac-toolkits/download/medical-director-toolkit-2/medical-director-toolkit/at_download/file. Accessed July 27, 2014.

European Renal Association—European Dialysis and Transplantation Association. European best practice guidelines for haemodialysis, section IV—dialysis fluid purity. *Nephrol Dial Transplant.* 2002;17(suppl 7):45–62.

Kohn OF, Kjellstrand CM, Ing TS. Dual-concentrate bicarbonate-based hemodialysis: Know your buffers. *Artif Organs.* 2012;36:765–768.

Ledebo I. Ultrapure dialysis fluid—direct and indirect benefits in dialysis therapy. *Blood Purif.* 2004;22(suppl 2):20–25.

Sam R, et al. Composition and clinical use of hemodialysates. *Hemodial Int.* 2006;10:15–28.

Schindler R, et al. Short bacterial DNA fragments: detection in dialysate and induction of cytokines. *J Am Soc Nephrol.* 2004;15:3207–3214.

Susantitaphong P, Riella C, Jaber BL. Effect of ultrapure dialysate on markers of inflammation, oxidative stress, nutrition and anemia parameters: a meta-analysis. *Nephrol Dial Transplant.* 2013;28:438–446.

Ward DM. Chloramine removal from water used in hemodialysis. *Adv Ren Replac Ther.* 1996;3:337–347.

Ward RA. Ultrapure dialysate. *Semin Dial.* 2004;17:489–497.

Ward RA. Dialysis water as a determinant of the adequacy of dialysis. *Semin Nephrol.* 2005;25:102–110.

第 6 章　动静脉内瘘和移植物内瘘：基础

Tushar J. Vachharajani, Steven Wu,
Deborah Brouwer-Maier, and Arif Asif
于玲　译，张红梅　校

I. **简介：血管通路类型**。动静脉内瘘和移植物内瘘是维持血液透析患者最常见的血管通路。动静脉内瘘是将动脉和邻近的静脉在皮下进行吻合，使动脉血直接流入静脉。动静脉吻合的位置有很多，如鼻烟窝、前臂、肘关节附近和上臂，等等。但是，传统的吻合位置是在腕部将桡动脉与头静脉吻合。采用血管移植物造瘘也一样，只不过在动静脉之间连接一段距离的人造血管桥而已。最常见的人造血管桥的材料是聚四氟乙烯聚合物。通路的第三种类型是带涤纶套的静脉插管，将在下面的章节讨论。

　　通常内瘘成熟需 6~8 周，因此动静脉内瘘不能术后立即应用。这段时间里，由于动静脉扩张，动静脉内瘘血流量逐渐增大。压力及血流诱导内瘘静脉的血管壁重塑（增厚），以供穿刺针穿刺，并且当静脉扩张穿刺针可以穿刺时，减少损伤和外渗。血管移植物的应用时间比普通动静脉瘘略早，一般在术后 1~3 周。

　　动静脉内瘘与移植物内瘘相比较，感染率较低、通畅率高、患者整体生存率好，因此，功能良好的动静脉内瘘仍是首选的通路类型。但是，动静脉内瘘也有其自身的问题，重要的一点是血管条件差的患者内瘘成熟率差，这其中包括很多老年人。对于血管细、扩张不充分的患者来说，移植物内瘘则是首选的通路类型。随着移植物内瘘的使用，其静脉下游部出现扩张，有时这些重新扩张的静脉段能够直接与动脉连接，将移植物内瘘转变成动静脉内瘘。

A. **内膜增生**。由于移植物内瘘出现内膜增生的风险大，因此与动静脉内瘘相比，移植物内瘘并非理想的血管通路。内膜增生最常见于移植物静脉吻合口的下游静脉段。增生的内膜阻碍下游静脉的内腔，导致移植物内血流速下降，以及透析穿刺针拔出后（由于移植物内压力增高）出血时间延长。最终导致移植物内血栓形成。加速移植物内瘘内膜增生的原因可能是移植物静脉吻合口的下游血液湍流且相对僵硬的人工血管与富有弹性的自身静脉之间的不匹配。虽然血管移植物处于不用状态也会造成狭窄，静脉段定期接受来自透析器的快速流动的血液也可加速内膜增生。

尽管移植物内瘘与自体动静脉内瘘相比不是最优的血管通路，但其仍优于中心静脉导管。与应用静脉导管患者相比，不论自体动静脉内瘘还是移植物内瘘，患者严重感染率低、并发症少、生存率高。近期研究显示，由于选择性偏倚（静脉导管往往是病情重的患者在使用）和感染的风险，导致应用中心静脉导管患者结局差，特别是老年患者生存率相对较低（Murea，2014）。某些特定临床情况下的讨论见下一章，静脉导管仍然是一种有用的血管通路。

II. 治疗指南提倡使用动静脉瘘。 由美国国家肾脏基金会的肾病质量治疗评价组（Kidney Disease Outcomes Quality Initiative，KDOQI）和"瘘优先小组"（见"参考网页"）倡导应用动静脉内瘘并明确提出目标——血液透析患者动静脉瘘的使用率至少达到68%。转诊至肾科医师的CKD患者在开始血液透析前拥有更多的时间建立动静脉通路，这样可以避免CKD患者在需要透析时行中心静脉插管的风险。最近，需要紧急透析的患者在初次治疗时提倡进行紧急腹膜透析。这可以使患者病情相对平稳且不用留置静脉导管。增加动静脉内瘘使用的关键因素是血管通路团队拥有非常敬业并受过专业培训的外科医师。

在过去的10年里，自从美国政府提倡内瘘优先后，美国血液透析患者的动静脉内瘘使用率从26%升至61%。许多美国和欧洲的透析中心的使用率更高（≥90%）。但是在美国，中心静脉导管的使用率仍然没有降至目标水平，致使目标从"内瘘优先"修订为"内瘘优先导管次之"。

III. 血管保护。 在预期需要透析的进展期CKD患者中，应注意保护双上肢的深静脉和浅静脉，以便其日后作为透析的血管通路。因此，前臂血管特别是双侧头静脉和肘静脉应尽量避免穿刺或留置输液管路。遇到必须输液的情况，应首选手背部静脉。为避免中心静脉狭窄，非必要情况下勿行锁骨下静脉穿刺和经皮下的中心静脉导管置入术（percutaneously inserted central catheter lines，PICC）。为了将来建立动静脉通路，应该保护桡动脉和肱动脉，心脏和其他的经皮血管内介入术不应使用上述血管。经血管内放置心脏植入式电子装置（cardiac implantable electronic device，CIED）时也应避免使用上述血管，因为会影响中心静脉的开放，并且感染风险高。需安装起搏器或类似装置的 CKD 患者应该评估经心外膜及皮下组织置入的手术方法。

A. **美国肾病护理协会"保护静脉"工程。** 美国肾病护理协会拥有一个网站，其提供关于保护上肢静脉重要性的患者手册（英语和西班牙语）。同时网站上还链接有一个为患者提供刻有"保护静脉、请勿 IV 或 LAB"标记的护腕的供应商。

IV. 静脉通路

A. 患者教育和透析时机问题

对肾小球滤过率（glomerular filtration rate，GFR）每 $1.73m^2$ 小于 30ml/min 的患者，应进行各种肾脏替代治疗方式（如：腹膜透析和肾移植）的教育。决定选择血液透析的患者，应建议患者在进入透析前至少 6 个月行动静脉瘘手术。计划做腹膜透析的患者，可选择性行动静脉瘘手术。腹膜透析患者有时需预备一个随时可用的动静脉瘘，当不得不暂停腹膜透析时，避免（如：导管功能不良时更换导管或严重的腹膜炎）进行中心静脉插管的风险。但是，现在腹膜炎的发生率比以前大大降低了，所以很多中心已不再为腹膜透析的患者预留动静脉瘘。准备在近期行活体肾移植但又要进行短期透析的患者可不做动静脉瘘手术。对这些短期透析的患者（<6 个月）来说，如果没有静脉插管禁忌证（如：心脏瓣膜病，因为其可导致心脏内膜炎），则可选用带袖套的深静脉插管。

B. 透析的预测。
正确预测何时透析并不是简单的工作。过早建立动静脉通路是不必要的，特别是在老年患者中，他们很可能在透析前就已经去世了。Tangri（2011，2013）提出了一个帮助预测何时需肾脏替代治疗的方程，可以预测患者 3 年内进展为 ESRD 的风险。Drawz（2013）基于美国男性退伍军人的研究，提出了另一类似的预测方程，其可预测患者 1 年内进展为 ESRD 的风险。

V. 术前病情评估

A. **病史**。病史力求详细、完整，特别应包括中心静脉置管史、静脉内起搏器/CIED 植入史、PICC 使用史和血管手术史等。同时要注意并发症（如充血性心力衰竭、糖尿病、外周血管病）可能限制建立血管通路的选择。严重的心力衰竭患者很难耐受通过动静脉瘘的额外的心输出量。如果患者存在由糖尿病或动脉粥样硬化造成的严重血管疾病，或者由于反复静脉穿刺导致的血管损伤，或者已闭的动静脉瘘无法提供足够的血管行动静脉瘘，可应用创新的外科手术选择上臂血管行动静脉瘘。

B. **物理检查**。评估和记录双上肢所有血管的波动情况（腋动脉、臂动脉、桡动脉、尺动脉）。测量双臂血压，双臂血压差距 < 10mmHg 为正常，在 10 ~ 20mmHg 之间为界限，> 20mmHg 为异常。Allen 试验用于检测在掌弓部位桡动脉与尺动脉的吻合情况，既可直接通过查体也可通过多普勒超声辅助评估（详见后面）。配合血氧测量可增加 Allen 试验的敏感性（Paul and Feeny，2003）。关于如何进行 Allen 试验，详见表 6.1。应该了解患者既往的深、浅静脉插管的情况，以及臂部、胸部、颈部的外伤和手术情况，包括以前的动静脉瘘手术。根据手臂水肿的情况、静脉侧支的情况及末端血管直径可以很快判断出中心静脉的状态。

C. **影像学检查**。上肢动静脉的常规术前影像学检查可以帮助我们选择最佳的静脉和最合适的手术通路位置。应用影像学检查可以提高动静脉瘘的成功率。

　　1. **多普勒超声检查**。多普勒超声检查可以测量血流速度及肱动脉、桡动脉和外周静脉的内径，以确定适合手术的动静脉。由于中心静脉影像显示不佳，因此多普勒超声检查的应用有限。在手术室内行臂部神经阻滞麻醉后，由于静脉扩张，多普勒超声检查是最适合的。在正常情况下，静脉收缩可能无法显示。

　　　　a. **造瘘动静脉的最小尺寸**。关于可以成功造瘘的动静脉究竟可以小到什么程度目前还存在争议。研究显示，成功的外科吻合术，静脉内径最小到 2.5mm（Okada and Shenoy，2014），动脉内径最小到 2.0mm。更细的临界状态的血管小到 1.5mm（包括动脉和静脉）也有成功造瘘的报道，但是这需要有经验且技术高超的外科医生。不过重要的还是成功吻合后动静脉能足够扩张，以增加动静脉瘘的血流量。

表 6.1 Allen 试验（Palmar Arch Patency 试验）

1. 让患者摆好体位，使患者面对自己，并保持手掌向上
2. 同时压迫腕部的桡动脉与尺动脉
3. 让患者反复握拳，直到手掌变白
4. 当患者手掌为白色状态时，松开压迫的尺动脉，观察手掌是否变红，然后放开所有的压迫
5. 以同样方法，重复步骤 2~4，以检查桡动脉

如果在松开相应血管后，手掌转为红色，说明此血管通畅且血流充足。若松开尺动脉后手掌恢复正常颜色的时间 >5 秒，说明尺动脉供血不足，同样松开桡动脉后手掌恢复正常颜色的时间 >5 秒，说明桡动脉供血不足

修改自 Beathard GD. A practicioner's resource guide to physical examination of the vascular access. ESRD Network of Texas. http：//www. esrdnet15. org/QI/C5D. pdf.

    b. **静脉扩张检查**。用止血钳夹闭近端静脉，通过多普勒检查记录静脉扩张的尺寸。静脉内径扩张达到 50% 可以基本保证动静脉瘘成功（Malovrh，et al. 2002）。

    c. **动脉扩张检查**。动脉的搏动轨迹可以通过多普勒检测。由于外周阻力的存在，动脉波谱正常为三相波。患者需要握拳 2 分钟，然后张开手，这时如果动脉可以正常扩张的话，迅速的充血反应可以将三相波转化成二相波。

    d. **影像**。头静脉和尺静脉都要检查，以明确血管通畅没有狭窄。有些外科医生在给患者上止血带的情况下测量静脉的影像和扩张情况，以确定是否可以造瘘。

2. **静脉造影术**。静脉造影术可以选择性应用，经静脉放置起搏器的患者、体检发现上臂水肿的患者、肩部及胸壁侧支静脉明显的患者、两侧肢体静脉大小不一致的患者应考虑应用。造影时，采用小剂量（30ml 或更少）稀释后的造影剂（低碘，低渗透造影剂再稀释至 1 : 4），以避免肾毒性。常规强度的造影剂一般不用于静脉造影。静脉造影术不能评估动脉系统。

3. **动脉造影术**。如果准备造瘘的部位动脉搏动明显减弱或消失，或是双上肢动脉平均压力（MAP）相差 20mmHg 以上，则可以考虑行动脉造影。

Ⅵ. 上肢动静脉内瘘可行的位置。综述参照表 6.2（Okada and Shenoy，2014）

A. **上肢手术部位**。动静脉内瘘根据动脉和静脉连接情况可以分为传统类和转位类。传统动静脉内瘘是连接表浅的动静脉，并且不需要动用大量血管。转位动静脉内瘘是为方便进针而利用深部静脉通过皮下隧道与动脉吻合，并需要大量血管。与传统动静脉内瘘相比，转位动静脉内瘘技术更具挑战性并需更多的恢复时间。一般来说，传统动静脉内瘘外科手术需一个手术阶段，然而转位的动静脉内瘘需一个或两个手术阶段。

　　上肢至少有 9 个动静脉瘘备选部位（表 6.2）。鼻烟窝部的内瘘是桡骨头内瘘的远端变异，位于拇长伸肌腱和拇短伸肌腱之间。非优势手腕部行经典的桡骨头瘘或自体内瘘是动静脉瘘的首选（图 6.1）。当桡骨头内瘘无法进行时，应该行尺动脉-贵要静脉内瘘等其他前臂动静脉内瘘。在考虑行上臂吻合术前，应先评估能否进行一些前臂的转位内瘘术，如头静脉近端与桡动脉或肱动脉吻合，以及转位的贵要静脉与桡动脉或肱动脉吻合。如果前臂造瘘无法实现，特别是在糖尿病患者或合并有动脉粥样硬化的老年患者中，则上臂肱动脉-头静脉内瘘（图 6.2）或转位的贵要静脉-肱动脉内瘘（图 6.3）都是不错的选择。此外不太常用的动静脉瘘有 Gracz 瘘（应用穿孔后动脉化的头静脉和贵要静脉）和双向头静脉瘘（动脉血流入前臂和上臂的头静脉）。当使用静脉内瘘时，最初的外科手术建议修改（Konner，1999）。当非优势手的所有部位都已用过或不能应用时，可以考虑选择优势手。

表6.2	上肢动静脉瘘的建立部位

传统部位

桡动脉 鼻烟壶区（最远的部位）

桡动脉或桡动脉 鼻烟壶区（腕部桡动脉与前臂头静脉）

前臂尺动脉与贵要静脉（少见）

上臂肱动脉与头静脉（肘部）

其他部位

前臂贵要静脉与腕部桡动脉

前臂贵要静脉与肱动脉（回路）

前臂头静脉与肱动脉（回路）

上臂贵要静脉与肱动脉

前臂近端静脉与近端桡动脉

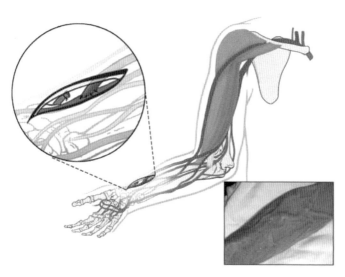

图6.1 桡动静脉瘘。摘自 Atlas of Dialysis Vascular Access——http：//www.fistulafirst.org

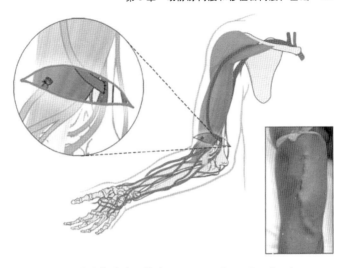

图 6.2 头臂动静脉瘘。摘自 Atlas of Dialysis Vascular Access—http：//www. fistulafirst. org

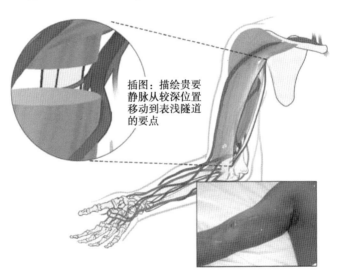

图 6.3 贵要静脉肱动脉瘘。摘自 Atlas of Dialysis Vascular Access—http：//www. fistulafirst. org

1. **老年或有并发症的患者初始选择肘部穿刺静脉瘘**。这些患者桡动脉钙化致使管腔变小、管壁变厚，这样的动脉行内瘘吻合术容易失败。研究显示，仅在腕部的桡动脉及尺动脉内径 > 2.0mm，并且无血管钙化或局限性狭窄时选择行前臂动静脉内瘘吻合术（Palmes，2011）。而且在腕部应用止血带的情况下，头静脉直径至少要达到 2.5mm。如果没有达到上述条件，肘部存在静脉分支并且肱动脉和头静脉内径达到标准，可用 Gracz 术式的 Konner 改良法（如前所述），在肘部利用交通静脉行动静脉内瘘。血管条件差的老年患者的肘部交通静脉内瘘，24 个月的内瘘通畅率可达到 78%。

- B. **腿部**。动静脉瘘由于并发症发生率高和结局差，下肢动静脉内瘘极少见，但是一旦上肢没有可用的血管时，下肢动静脉内瘘仍是一种选择。可以选择股浅动脉-股静脉或腘动脉-隐静脉行内瘘吻合术。

- C. **胸廓内动脉-冠状动脉旁路搭桥术患者同侧内瘘导致窃血**。此问题目前已被广泛报道，为避免窃血，对于这样的患者应该行对侧动静脉内瘘吻合术（Coskun，2013）。

VII. **动静脉内瘘手术**。动静脉瘘手术应在局麻下手术室内进行。吻合方式可采用侧（动脉）侧（静脉）吻合或端（静脉）侧（动脉）吻合。在这两种情况下，动脉的远端血流都可以保留。侧侧吻合时，来自动脉的高压有时会通过瘘口传至手部的静脉，造成手部肿胀，称为"肿胀手综合征"。而端（静脉）侧（动脉）吻合由于静脉远端被结扎就可以避免这种情况。本书暂不讨论手术的细节。但是这里必须强调的是，动静脉瘘手术不是一个低年资或技术不太熟练的血管外科医生就能随意完成的手术，最好由经验丰富且对这种有时很复杂很费力的手术感兴趣的外科医生来完成。

- A. **手术时桡动脉内瘘血流量的测量**。一般桡动脉血流速为 20~30ml/min，在内瘘吻合术后血流速可立即升至 200~300ml/min（Konner，1999）。一项关于前臂内瘘的研究发现，术后立即行吻合静脉的流速测量，血流速 < 120ml/min，预测内瘘手术失败率高（Saucy，2010）。

- B. **计算机评估成熟内瘘血流量**。一个研发团队已经开发了一款评估不同类型内瘘血流速的软件，其基于患者基线人体测量学指标，以及术前超声测量的血管内径和流量（Caroli，2013）。此软件尚未在临床中广泛应用。

VIII. **围术期护理与瘘的成熟**。有些中心建议准备行动静脉瘘手术的患者在术前做臂部练习数周，这样有助于静脉扩张并达到内径大于 2.5mm。术后，患肢应立即抬高且绷带不能绑得过紧。手部练习（如：握橡皮球或软手柄器械），在瘘口的上方绑一力量较轻的止血带可以帮助增加内瘘血流和压力，从而加速瘘的成熟，但未被随机试验证实。动静脉瘘绝不能用来做普通的静脉穿刺。每天都要检查动静脉瘘的血流情况，术后早期恐怕还要查得更勤一些；主要是感触瘘口的震颤和听血管杂音。检查可由内科医生、护士、透析技师，特别是已经接受过这方面训练的患者本人来完成。动静脉通路的锻炼详见本章。

A. **"6 的原则"**。动静脉瘘的成熟大致需要 4~6 周。在准备应用时，静脉的内径至少应达到 6mm。成熟的动静脉内瘘应该符合"6 的原则"——内径达到 6mm，皮下不超过 6mm，血流量至少达到 600ml/min，至少 6cm 长度的直段。一般术后 6 周能够成熟。

B. **内瘘成熟**。经验丰富、经过训练的工作人员可在临床上区分动静脉内瘘是否成熟。动静脉瘘一定要等到成熟后再使用。过早的应用会因为血管渗出、压迫而导致造瘘失败。动静脉内瘘成熟失败的主要原因是动脉的粥样硬化，吻合口流量不足或由于血管损伤所致的动脉和（或）静脉扩张不充分，例如：先前已存在的血管钙化或硬化。还有一种原因是多处静脉分支，这些动静脉瘘静脉端的分支虹吸了增加的静脉血流，从而削减了通过增加内瘘压力促进内瘘静脉段的成熟。结扎必要的静脉分支可以促进动静脉瘘成熟。如果动静脉瘘在术后 6 周或更长的时间不能穿刺或维持透析治疗，应做瘘口血流造影来明确问题所在。

IX. **新动静脉内瘘的首次穿刺**。如果物理评估显示内瘘已经充分成熟，下一步即为穿刺。

A. **时间选择**。如果可能应该在非透析日进行第一次试验性穿刺。这样就消除了与应用肝素相关的并发症。如果试验性穿刺不成功，新通路的第一次穿刺最好在患者治疗周的中间一天进行。在周中进行首次穿刺可以减少并发症，如：长的透析间隔导致的液体超负荷和化验异常。

B. **"湿针"穿刺技术**。为确保穿刺针位置适当，应在针与血泵连接及打开血泵前通过预冲的生理盐水证实穿刺针位置。仅有回血并不能表示针的位置良好。进针最佳位置的最优检查方法是使用"湿针"技术。用含有空气和生理盐水的注射器冲洗穿刺针。如果发生外渗，生理盐水对动静脉内瘘周围组织损伤较小。湿针也可以预防血液外溅，如果使用空针穿刺且未夹闭穿刺针会导致血液从穿刺针中流出。穿刺针的管帽开放会产生血液外溅的风险，可能溅到透析小组成员、患者本人及旁边的患者。

C. **有后视功能的导丝**。对于有瘘的患者应当经常使用有后视功能的导丝，去检查血管通路的通畅性，并减少导丝在血管内的翻转次数。

D. **穿刺针型号的选择**。穿刺针的型号选择对于首次穿刺是至关重要的。穿刺者通过视诊和触诊，根据血管管径大小确定穿刺针型号。将 17G 或 16G 穿刺针带着针帽放置于穿刺部位之上。在系和不系止血带的情况下，比较静脉与穿刺针是否匹配。在系止血带时穿刺针比静脉粗，此时穿刺针过粗可能会出现外渗。应该使用与静脉粗细相当或更细的穿刺针（不系止血带的情况下）。一般最小号的针是 17G 的，通常用于首次穿刺者。一定要记住应用 17G 会使血流速受限。

推荐泵前动脉压监测，以确定血泵速度小于穿刺针可以提供的血流速度。泵前动脉压应小于 -250mmHg。根据使用 17G 穿刺针时内瘘的应用情况，决定以后是否增加穿刺针的型号。通常 17G 穿刺针血流量小于 250ml/min，16G 穿刺针血流量小于 350ml/min。根据血管粗细和通路血流量，从 17G 逐渐调至更大号的穿刺针。

E. **开始穿刺步骤**

1. 用止血带结扎所选上臂。
2. 将所选部位消毒干净。
3. 准备一个 10ml 注射器，吸入 8ml 生理盐水。穿刺时备用。
4. 手持穿刺针的蝴蝶翅膀，排净空气，关闭针头，拔出安全帽，开始穿刺。
5. 慢慢地以 25° 倾斜进针，在看到回血时，平行于皮肤进针，慢慢进入血管。
6. 当穿刺针完全进入血管后，松开止血带，用胶布小心固定，如果回血明显，用 10ml 注射器推 1~5ml。
7. 用生理盐水冲洗针头并固定，注射器必须能够毫不费力地回吸，观察是否有外渗情况。通常，如果有盐水或血液外渗入组织，患者会立刻出现剧烈疼痛。
8. 第二针重复步骤 1~7，除非应用静脉插管回血（详见后文）。

F. **使用静脉插管回血的单针技术**。保留静脉插管的患者在开始透析使用新动静脉内瘘时不必穿刺两针。回血（透析器流出）的穿刺针出现外渗的风险很高。在最初的前 2 或 3 次治疗，回血应使用静脉插管。随后，可以两针均穿刺动静脉内瘘，在经过几次成功的治疗后可以拔除静脉插管。

Ⅹ.**血管移植物**。正如本章开始所述，人工血管瘘不如动静脉内瘘，主要是因为其长期通畅率不高，更需血管内介入治疗维持其通畅。但人工血管又有它特有的优点：足够的可供穿刺的位置，置管容易，成熟期短，外科操作简单。

美国应用的人工血管多为可延展的聚四氟乙烯（PTFE）制成。合成材料或生物材料的选择主要根据外科医生的习惯和经验来决定。应用冷藏的静脉移植物，特别是放置于大腿部位时，发生感染的风险较大。长度较短的移植物相对于较长的而言，在通畅率和使用寿命上没有明显优势。一端逐渐变细的人工血管、外部有支撑环的血管、弹力血管都不优于标准的 PTFE 血管。静脉端带袖的 PTFE 血管可以减少静脉狭窄发生率并增加通畅率。带有肝素涂层的新型人工血管材料目前在被使用，但没有发现其有任何长期使用的优势。

A. **移植物内瘘的位置**

　1. **常见位置**。人工血管可以采用直线、襻状、弧形植入的方式（图6.4）。血管移植物最常用的初始植入部位是连接腕部桡动脉和贵要静脉的直线形植入；前臂从肱动脉到贵要静脉的襻状植入（图6.5）；或上臂从肱动脉到腋静脉的血管搭桥（图6.6）。患者自身的特点、预计透析时间可以帮助确定最终放置部位。但是建议首选非优势手的远端植入。手臂近端的位置可留予将来备用，远端血管移植物更容易发生血栓。远端的移植血管（如：直线型前臂移植物连接桡动脉和肘窝静脉）有时可以促进将来可能再行动静脉瘘时近端静脉下游的扩张成熟。

　2. **特殊手术部位**。腋动脉可作为上肢血管搭桥的动脉端。移植物可以从上肢直接连接至颈内静脉，避开狭窄的锁骨下静脉。血管移植物还可放置在大腿部位，但是并发症发生率较高。当其他位置无法置管时，通过胸壁连接两侧腋窝血管的项链式植入也是一种选择。还有多个其他位置可以选择（例如腋动脉-股静脉移植物血管），这取决于患者个体，且要求外科医生经验丰富、技术高超。

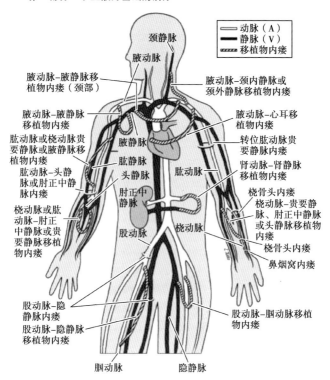

图 6.4　动静脉瘘移植物的部位。摘自 Paulson WD，Ram SJ，Zibari GB. Vascular access：anatomy，examination，management. Semin Nephrol. 2002；22：183-194.

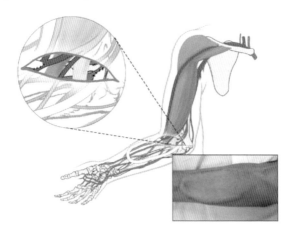

图 6.5　前臂环形动静脉。摘自 Atlas of Dialysis Vascular Access——http：//www. fistulafirst. org

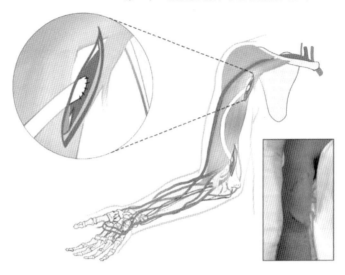

图 6.6　上臂动静脉瘘。摘自 Atlas of Dialysis Vascular Access——www. fistulafirst. org

B. **外科手术**。手术前一般可以预防性应用抗生素。吻合方式尽量采取端（人工血管）侧（动脉和静脉）吻合以减少对原来血管血流的影响。一些研究认为，无创伤的血管夹可能比传统的针线吻合更能避免对内皮的损伤。这种血管夹放置在动静脉吻合口位置还可便于将来行血管造影定位用。

C. **术后护理**。基本上与普通动静脉瘘的护理相同。患肢抬高几天，每日检查静脉端的搏动、震颤、杂音情况。上肢锻炼对促进内瘘成熟没有显著意义。

D. **人工血管瘘的成熟**。PTFE 人工血管内瘘至少在术后 2 周内是不能穿刺的。最好要等到水肿及瘀斑完全吸收，并且在皮肤表面可较清楚地触摸到移植的血管时再使用。移植物与皮下组织粘连固定以减少血肿的发生，这至少需术后 2～3 周。不能在触摸不清或水肿尚未消退时进行穿刺，这样会造成血肿或血管裂伤。对于长时间存在的水肿，且抬高患肢无效，应当及时行血管造影来评估中心静脉。

1. **可早期使用的移植血管**。为了避免中心静脉插管相关风险，有几种可以术后立即穿刺的人工血管已经应用到临床。一种具有多层、自封特性的聚氨酯人工血管就可以早期穿刺，效果与 PTFE 血管相似。植入这种血管需要更高的技术，因为出现弯曲、打折的现象会多一些。人工血管植入后 24 小时内不能穿刺，直到手术伤口肿胀消退，人工血管能够清晰触摸到时再使用。现在，更先进的具有自封特性并带有对抗肝素作用的聚碳酸酯血管已在推广中。

2. **自体组织移植**。组织工程的自体血管移植物一直被鼓励使用（Wystrychowski，2013）。但是，目前还不知如何使用这种血管才能预防长期并发症，以及如何抵抗在规律透析反复穿刺下产生的渗漏。

XI. **动静脉瘘及人工血管瘘的体格检查**。体格检查是一项非侵入性、性价比高的检查，正成为动静脉通路的一种重要评估工具。多项研究显示，在绝大部分患者中，体格检查能够对动静脉通路狭窄进行准确的发现和定位。体格检查在新建的人工血管瘘和动静脉瘘的术后监测，以及血管通路功能不良的评估中都有帮助。此内容详见第 8 章。

A. **视诊**。检查不应仅局限于血管通路的位置，还应包括手臂的其余部分、肩膀、胸部、颈部和面部。这些部位中任何一处存在肿胀都应记录，并高度怀疑其下游存在狭窄。静脉分支也提示存在下游狭窄。胸壁上的任何疤痕都应仔细检查，作为既往插管的证据。面部、颈部或胸部的肿胀多是由中心静脉狭窄所致。

B. **触诊和听诊**

1. **脉搏**。通常使用轻微压力即可触及动静脉通路处的脉搏。在下游存在狭窄时（流出狭窄），脉搏增强（水冲脉）。通常水冲脉在视诊时可见到增强的脉搏。水冲脉患者临床常出现拔出穿刺针后出血时间延长。与水冲脉相反，平脉（通路血管扁平）提示上游狭窄。平脉临床上常出现动脉穿刺针血流量不足。血管通路通常是上游狭窄血管"凸起"，下游狭窄血管"扁平"。

2. **震颤**。动静脉内瘘通过检查的手指可感到"嗡嗡"的震颤。震颤可以是持续的或间断的。一般除了动脉吻合口处为间断的震颤外，其余均为持续的震颤。震颤的程度能够评估从吻合口到胸壁的所有通路情况（头静脉弓狭窄时，肩膀前侧头静脉弓处常常是间断震颤）。存在狭窄时震颤将变为间断性。狭窄处下游能够触及收缩期震颤。

3. **听诊**。听诊能够评估动静脉通路的杂音质量。与震颤的触诊一样，通过听诊杂音是持续性还是间断性，可以发现并定位狭窄。

C. **脉搏扩张试验和上肢升高试验**。两个试验能够快速检查动静脉通路情况。脉搏扩张试验评估流入段，而上肢升高试验评估流出段。

1. **脉搏扩张试验**。完全阻断距离动脉吻合口几厘米处的血流后，评估脉搏的强度。当手指压迫的上游段脉搏扩张说明试验正常。对于动静脉内瘘，脉搏扩张试验能够验证侧支循环的存在。阻断动静脉通路的流出道通常出现以下两种情况：①震颤消失；②通路上游至检查手指的位置脉搏增强。如果通路阻断后仍存在震颤，应该怀疑流出道存在侧支。在这种情况下，由于侧支循环的存在，通路脉搏并没有像预期那样增强。向内瘘吻合口处逐渐移动阻断的手指，可以明确侧支的具体位置。当检查者的手指通过分支时，震颤消失且通路增强。当把手指移开时，震颤重新出现，这种情况可以确认侧支的位置。

2. **上臂抬高试验**。正常情况下，抬高上肢动静脉内瘘会塌陷。当抬高上肢后，内瘘仍然是饱满、没有塌陷的，这是不正常的，表明存在下游的狭窄。

XII. 普通动静脉瘘及人工血管瘘的常见问题

A. **备皮**。整个穿刺过程要严格遵守无菌技术。

B. **麻醉**。对疼痛敏感的患者，穿刺前 30 分钟可以局部应用麻醉乳剂，但是这并不是常规做法。大多数患者，特别是那些瘘刚刚长成的患者，在穿刺前应当皮下注射利多卡因。注射麻醉对于皮下进针操作很有用。反复穿刺的患者由于进针路线基本固定，所以并不需要麻醉，有些患者甚至觉得麻醉比真正穿刺时更疼痛。

C. **止血带的使用**。对于普通动静脉瘘，使用止血带或血压计袖带可以使静脉扩张，更加容易穿刺。透析过程中不宜使用止血带。如果使用止血带仍不能达到理想血流量，通常是由于血管流入道狭窄，这样的内瘘在使用前需要更长时间或需血管通路组的成员再次评估。

如果既不需要止血带，抬高肢体后内瘘也不变软，说明动静脉瘘流出道狭窄，应做血管造影来明确。

D. **穿刺针型号**。如上所述，肾病医师大多推荐在初次使用动静脉瘘时，特别是对普通动静脉瘘来说，选择细的穿刺针（16～17G）和低血流量。对于成熟的动静脉瘘，可以采用大一些的穿刺针（15G）来保证高效透析（＞350ml/min）。

E. **穿刺针位置、间距和方向**。两根穿刺针应置于动静脉内瘘的扩张静脉或移植血管中。连接透析器入口的针要放置在动脉端，且至少距离吻合口 3cm 以上。针头的方向与血流顺向、反向均可。与血流顺向的放置方法在一些国家很流行，道理是血流对拔针后可能存在的活瓣影响较小，利于血管愈合。但是还没有对照试验来证明这一观点。静脉端的穿刺针应顺着血流方向放置，与动脉穿刺针大约保持 5cm 距离防止局部小循环。一项研究显示，即使穿刺针间距离为 2.5cm 也不会发生再循环（Rothera，2011）。有些护士习惯在穿刺后将针头旋转 180°，用来避免针尖对血管后壁可能存在的损伤。不过这一点还未系统研究过，但通常并不推荐。

1. **动脉静脉穿刺针颠倒所带来的风险**。穿刺前臂袢状人工血管瘘时应特别注意。因为超过 80% 的此类血管动脉端均在尺侧，但剩下的一部分动脉端是位于桡侧的。除非透析的工作人员知道这种特殊移植物内瘘的血流方向，否则穿刺针可能发生颠倒。穿刺针方向颠倒一般增加 20% 以上的再循环，导致透析不充分。这种情况经常发生——因为患者的内瘘是在别的透析中心做的，没有通路穿刺的线路图。在不能肯定血流方向时，最好用手指暂时阻断血流来感触两侧的血管搏动，这样会对正确判断有帮助。安全起见，请医生在皮表画上线路图较为稳妥。

F. **重复穿刺：转针技术**。对于普通动静脉瘘来说，穿刺的方式与内瘘能否长期使用息息相关。阶梯样或轮换穿刺可以充分利用造瘘血管的全长，而不是固定在两点反复穿刺。固定点穿刺会使血管壁变薄，容易造成血管瘤。

G. **扣眼技术**。另一较常用的方法是"扣眼技术"。这是指在相对固定的几个位置穿刺，轮换使用。要求在每个针眼穿刺时的路径都要与上一次相同。当用非常尖的针反复穿刺形成扣眼后，就可换成钝针穿刺来避免裂伤。对扣眼技术的错误理解可能导致感染并发症的增加，以及缩短动静脉内瘘寿命（MacRae，2014；Muir，2014）。扣眼技术的成功率依赖于高超的穿刺技术。目前，这种扣眼技术还没有在人工血管中应用的报道，因此建议在没有进一步研究的基础上先不要将其应用于人工血管。

扣眼技术的应用需要严格遵守感染控制措施和技术，以预防严重感染和技术相关的并发症发生（Dinwiddie，2013）。

1. 扣眼穿刺技术的步骤（消毒皮肤，清除皮肤结痂，再次消毒皮肤，正确使用钝针）。

2. 使用针翼帮助穿刺针适度地穿刺入皮肤和血管或人工血管内——过大的压力会影响穿刺者手指对血管阻力的感觉。

3. 情况稳定可一直应用扣眼技术。如果穿刺时使用止血带则应一直使用，因为扣眼处的其他组织可能不一致。

4. 可以考虑让患者本人参与穿刺。这样做的好处包括：自主性、减轻疼痛、易于穿刺，因为患者不得不熟知他或她自己特殊的通路情况。

H. 渗血的预防和处理。 穿刺渗血可以出现在透析前，透析中血泵运转后，或透析后穿刺针拔出过程中。对于渗血患者，应密切监测症状和体征。对于穿刺针渗血做出快速反应有助于将通路损伤最小化。

1. 如果渗血发生于应用肝素后，应该注意穿刺针的血凝块，而不是内瘘。在某些情况下，决定拔出穿刺针并换位穿刺是必要的。立即用冰块冷敷有助于降低疼痛、减少渗血并降低出血时间。

2. 固定穿刺针时应特别小心。穿刺针进入静脉后应避免被翘起。不适当地翻转或固定穿刺针可导致渗血。

3. 如果内瘘渗血，最好让内瘘休息恢复至少一次。如果无法让内瘘休息，下次穿刺应该在渗血部位的下游。如果患者保留中心静脉导管，可以用内瘘引血，使用中心静脉导管回血，随后，如果通路条件允许，可以应用两根大号穿刺针，以及更大的血流速进行血液透析。

4. 正确拔出穿刺针可以避免透析后内瘘渗血。拔出穿刺针前应用纱布敷料覆盖穿刺针位置，但不能施压。接下来，按穿刺时的角度小心地拔出穿刺针。这样可以防止针在通过皮肤时拔出不畅。拔出穿刺针时，角度过陡可能会使穿刺针锐利的边缘戳穿静脉血管壁。

5. 除非穿刺针完全拔出，否则不要在穿刺部位加压。

6. 穿刺损伤发生后应尽快通知医生。在某种情况下，内瘘需充分休息。有些情况下，可能需要干预治疗。

Ⅰ. **透析后止血**。拔出穿刺针后，用一或两根手指的指尖压迫穿刺点是最好的止血方法，但注意不能太用力，以免阻断血流。要特别留意在皮表针眼处可能出现的血肿。至少压迫 10 分钟后再检查是否还有出血。在确定彻底止血前，不要使用胶带。

出血时间过长（＞20 分钟）提示可能存在由流出道狭窄导致的通路内压力增大。如果每次压迫的时间过长（＞20 分钟），可能预示有流出道狭窄。出血也常见于正在接受诸如华法林等抗凝药物治疗的患者。对于正从静脉导管过渡到动静脉内瘘的患者来说，肝素从静脉导管进入体内是出血的另外一个原因，这部分患者在最初试验性应用内瘘时是使用静脉导管回血的。

参考文献与推荐阅读

Agarwal AK. Central vein stenosis: current concepts. *Adv Chronic Kidney Dis*. 2009;16:360–370.

Agarwal R, McDougal G. Buzz in the axilla: a new physical sign in hemodialysis forearm graft evaluation. *Am J Kidney Dis*. 2001;38:853–857.

Asif A, et al. Early arteriovenous fistula failure: a logical proposal for when and how to intervene. *Clin J Am Soc Nephrol*. 2006;1:332–339.

Asif A, et al. Vascular mapping techniques: advantages and disadvantages. *J Nephrol*. 2007;20:299–303.

Asif A, et al. Accuracy of physical examination in the detection of arteriovenous graft stenosis. *Semin Dial*. 2008;21:85–88.

Beathard GA. An algorithm for the physical examination of early fistula failure. *Semin Dial*. 2005;18:331–335.

Bharat A, Jaenicke M, and Shenoy S. A novel technique of vascular anastomosis to prevent juxta-anastomotic stenosis following arteriovenous fistula creation. *J Vasc Surg*. 2012;55:274–80.

Campos PR, et al. Stenosis in hemodialysis arteriovenous fistula: evaluation and treatment. *Hemodial Int*. 2006;10:152–161.

Campos PR, et al. Accuracy of physical examination and intra-access pressure in the detection of stenosis in hemodialysis arteriovenous fistula. *Semin Dial*. 2008;21:269–273.

Caroli A, et al; for the ARCH project Consortium. Validation of a patient-specific hemodynamic computational model for surgical planning of vascular access in hemodialysis patients. *Kidney Int*. 2013;84:1237–1245.

Chemla ES, et al. Complex bypasses and fistulas for difficult hemodialysis access: a prospective, single-center experience. *Semin Dial*. 2006;19:246–250.

Coskun I, et al. Hemodynamic effects of left upper extremity arteriovenous fistula on ipsilateral internal mammary coronary artery bypass graft. *Thorac Cardiovasc Surg*. 2013;61:663–667.

Crowther MA, et al. Low-intensity warfarin is ineffective for prevention of PTFE graft failure in patients on hemodialysis: a randomized controlled trial. *Clin J Am Soc Nephrol*. 2002;13:2331–2337.

Dember LM, et al; Dialysis Access Consortium (DAC) Study Group. Effect of clopidrogrel on early failure of arteriovenous fistulas for hemodialysis: a randomized controlled trial. *JAMA*. 2008;299:2164–2171.

Dinwiddie LC, et al. What nephrologists need to know about vascular access cannulation. *Semin Dial*. 2013;26:315–322.

Drawz PE, et al. A simple tool to predict end-stage renal disease within 1 year in elderly adults with advanced chronic kidney disease. *J Am Geriatr Soc*. 2013;61:762–768.

Feldman L, et al. Effect of arteriovenous hemodialysis shunt location on cardiac events in patients having coronary artery bypass graft using an internal thoracic artery. *J Am Soc Nephrol*. 2013;24:214A (abstract).

Gradzki R, et al. Use of ACE inhibitors is associated with prolonged survival of arteriovenous grafts. *Am J Kidney Dis*. 2001;38:1240–1244.

Hoggard J, et al. ASDIN guidelines for venous access in patients with chronic kidney disease: a position statement from the American Society of Diagnostic and Interventional Nephrology Clinical Practice Committee and the Association for Vascular Access. *Semin Dial*. 2008;21:186–191.

Huijbregts HJ, Blankestijn PJ. Dialysis access—guidelines for current practice. *Eur J Vasc Endovasc Surg*. 2006;31:284–287.

Jaberi A, et al. Arteriovenous fistulas for hemodialysis: application of high-frequency US to assess vein wall morphology for cannulation readiness. *Radiology*. 2011;216:616–624.

Kaufman JS, et al. Randomized controlled trial of clopidogrel plus aspirin to prevent hemodialysis access graft thrombosis. *J Am Soc Nephrol*. 2003;14:2313–2321.

Konner K. A primer on the AV fistula—Achilles' heel, but also Cinderella of haemodialysis. *Nephrol Dial Transplant*. 1999;14:2094–2098.

Lin CC, et al. Effect of far infrared therapy on arteriovenous fistula maturation: an open-label randomized controlled trial. *Am J Kidney Dis*. 2013;62:304–311.

Lok CE, Davidson I. Optimal choice for dialysis access for chronic kidney disease patients: developing a life plan for dialysis access. *Semin Nephrol*. 2012;32:530–537.

Lok CE, et al. Cumulative patency of cotemporary fistulas versus grafts (2000–2010). *Clin J Am Soc Nephrol*. 2013;8:810–818.

MacRae JM, et al. Arteriovenous fistula survival and needling technique: long-term results from a randomized buttonhole trial. *Am J Kidney Dis*. 2014;63:636–642.

Malovrh M. Native arteriovenous fistula: preoperative evaluation. *Am J Kidney Dis*. 2002;39:1218–1225.

Maya ID, et al. Vascular access stenosis: comparison of arteriovenous grafts and fistulas. *Am J Kidney Dis*. 2004;44:859–865.

Moist LM, et al. Optimal hemodialysis vascular access in the elderly patient. *Semin Dial*. 2012;25:640–648.

Moist LM, et al. Education in vascular access. *Semin Dial*. 2013;26:148–153.

Muir CA, et al. Buttonhole cannulation and clinical outcomes in a home hemodialysis cohort and systematic review. *Clin J Am Soc Nephrol*. 2014;9:110–119.

Murea M, et al. Risk of catheter-related bloodstream infection in elderly patients on hemodialysis. *Clin J Am Soc Nephrol*. 2014;9:764–770.

National Kidney Foundation. 2006 NKF-K/DOQI clinical practice guidelines for vascular access: update 2006. *Am J Kidney Dis*. 2006;48(suppl 1):S177–S277.

Ohira S, Kon T, Imura T. Evaluation of primary failure in native AV-fistulae (early fistula failure). *Hemodial Int*. 2006;10:173–179.

Okada S, Shenoy S. Arteriovenous access for hemodialysis: preoperative assessment and planning. *J Vasc Access*. 2014;15(suppl 7):1–5.

Ortega T, et al. The timely construction of arteriovenous fistulas: a key to reducing morbidity and mortality and to improving cost management. *Nephrol Dial Transplant*. 2005;20:598–603.

Palmes D, et al. Perforating vein fistula is superior to forearm fistula in elderly haemodialysis patients with diabetes and arterial hypertension. *Nephrol Dial Transplant*. 2011;26:3309–3314.

Paul BZS, Feeny CM. Combining the modified Allen's test and pulse oximetry for evaluating ulnar collateral circulation to the hand for radial artery catheterization of the ED patient. *Calif J Emerg Med*. 2003;4:89-91.

Pirozzi N, et al. Microsurgery and preventive haemostasis for autogenous radial–cephalic direct wrist access in adult patients with radial artery internal diameter below 1.6 mm. *Nephrol Dial Transplant*. 2010;25:520–525.

Rothera C, et al. The influence of between-needle cannulation distance on the efficacy of hemodialysis treatments. *Hemodial Int*. 2011;15:546–552.

Saad TF, et al. Cardiovascular implantable device leads in CKD and ESRD patients: review and recommendations for practice. *Semin Dial*. 2013;26:114–123.

Saucy F, et al. Is intra-operative blood flow predictive for early failure of radiocephalic arteriovenous fistula? *Nephrol Dial Transplant*. 2010;25:862–867.

Shenoy S. Surgical anatomy of upper arm: what is needed for AVF planning. *J Vasc Access* 2009;10: 223–232.

Tangri N, et al. A predictive model for progression of chronic kidney disease to kidney failure. *JAMA*. 2011;305:1553–1559.

Tangri N, et al. Validation of the kidney failure risk equation in an International Consortium [abstract SA-OR055]. *J Am Soc Nephrol*. 2013;24:84A.

Vachharajani TJ. Diagnosis of arteriovenous fistula dysfunction. *Semin Dial*. 2012;25;445–450.

Vachharajani TJ, et al. Re-evaluating the fistula first initiative in octogenarians on hemodialysis. *Clin J Am Soc Nephrol*. 2011;6:1663–1667.

Vaux E. Effect of buttonhole cannulation with a polycarbonate peg on in-center hemodialysis fistula outcomes: a randomized controlled trial. *Am J Kidney Dis*. 2013;62:81–88.

Wystrychowski W, et al. First human use of an allogeneic tissue-engineered vascular graft for hemodialysis access. *J Vasc Surg*. 2014, in press.

Xue JL, et al. The association of initial hemodialysis access type with mortality outcomes in elderly Medicare ESRD patients. *Am J Kidney Dis*. 2003;42:1013–1019.

参考网页

American Nephrology Nurses' Association "Save the Vein" project. http://www.annanurse.org/resources/save-the-vein-campaign.

American Society of Diagnostic and Interventional Radiology. http://www.asdin.org/.

Atlas of Dialysis Vascular Access. http://www.theisn.org/hemodialysis/education-by-topic.

Fistula First initiative: http://www.fistulafirst.org.

Physical examination of arteriovenous fistula. http://www.youtube.com/watch?v=m1-C61AOY3Q.

第7章 血液透析的静脉导管通路：基础

Michael Allon and Arif Asif

祖源　译，张小东　校

Ⅰ. **概述**。患者应用静脉导管不同于应用动静脉通路。静脉导管
患者感染几率较高，其炎症指标（如 C 反应蛋白）较高，且
死亡率较高。目前尚不清楚这些相关的危险因素是否能反映
接受导管治疗的这个特殊患者群的情况，因为这些危险因素
需要在当动静脉建立失败必须放置导管时出现，或者完全由
于导管本身所存在的某些特性导致。也许三者都是非常重要
的因素。如果将修复后导管包括在内，应用导管 6 个月和 1
年的存活率分别是 60% 和 40%。通过静脉导管的血流量不足
仍然是一个重要问题：很少能实现额定流量 >400ml/min（实
际流量 350ml/min），且通常流动被限制在接近 300ml/min 的
范围内。这限制了静脉导管在很多患者中的应用，且导致尿
素率减少（urea reduction ration，URR）或分级尿素清除率
（Kt/V）降低。

临床上，静脉导管常被用于不易建立长期动静脉血管通
路的患者。这些患者包括儿童、某些伴有严重血管并发症的
糖尿病患者、病态肥胖，以及经历了多次 AV 通路的建立而
不再有适合建立 AV 通路部位的患者。其他适应证如患者的
心肌不能维持足够的血压或流量。起初，静脉导管受频繁透
析的"青睐"；最近，在使用 AV 瘘或移植瓣进行夜间透析和
每日短时透析方面已获得一些好的经验。目前，已有关于静
脉导管接入一些老年慢性透析患者的潜在的可接受性（特别
针对有合并症和预期寿命有限的老年患者）的重新讨论发表
（Drewand Lok，2014）。静脉导管感染率在老年患者（>75
岁）中相对较低，而有 1/3 的年轻患者会发生感染（Murea，
2014 年）。坚持洗手并遵守导管护理条例，例如由美国疾病

控制中心制定的条例，可使透析导管感染率全面减少（Patel，2013）。

II. 导管的类型与设计

A. **带涤纶套与不带涤纶套导管**。使用不带涤纶套导管的时间超过几周就会导致感染的发生率增高，因此不推荐使用。涤纶或毡制套导管可减少感染的发生率，防止导管的移位；因此，若患者要长期使用导管或患者离开医院保留导管时，必须使用这种带涤纶套导管。

B. **设计**。双腔静脉导管一般为双腔构造，或两个腔在一些地方边与边相连。共轴导管现在已很少使用了。边与边相连的设计允许导管的静脉部分在接近终点的地方分成两个部分。这样的设计导致导管本身柔软，末端光滑，出口和入口的距离较大，血液无效循环率较低。Tesio 导管系统包括两个完全分离的导管，一个是入口，一个是出口。Tesio 导管的优点是其使用柔软的硅树脂材料制成。

C. **抗菌剂浸渍**。一些透析导管或涤纶套可以浸渍抗菌剂或银被膜，以抑制细菌生长和感染的发生率。目前还没有研究报道证实这种导管能够改善预后。

III. 急诊透析

A. **适应证**。静脉导管通常在以下情况作为急诊透析通路建立的选择。①急性肾衰竭患者；②服药过量或中毒需要血液透析或血液滤过治疗的患者；③慢性肾脏病终末期需要紧急血液透析但无成熟血管通路的患者；④正在进行血液透析的永久通路无法使用，而重新修复永久通路之前需要建立临时通路的患者；⑤需要血浆置换的患者；⑥腹膜透析的患者，新的腹膜透析管放置之前（一般是出现了严重的腹膜炎而需要拔出腹膜透析管），腹膜需要时间恢复；⑦严重的排斥反应期间需要临时血液透析的移植受者。关于紧急腹膜透析，详见第 24 章中讨论；而慢性肾脏病患者的透析通路需要尽早建立，应该避免需要透析时中心静脉导管的紧急安置。

B. **穿刺部位**。可进行穿刺的部位包括左、右颈内静脉、股静脉及锁骨下静脉。这些穿刺部位选择顺序见表 7.1。理想的穿刺部位是右侧的颈内静脉，因为右颈内静脉进入右心房相对短而直。应尽量避免使用锁骨下部位，因为其易出现穿刺并发症（气胸、血胸、锁骨下动脉穿孔、臂丛损伤），更重要的是易致中心静脉狭窄的发生率增高（可达40%）。使用左颈内静脉进行急性透析不是最佳选择，因为这是一条相对长且曲折的到右心房的通路；如果需要后续长期透析，理想的情况是避开上肢中央静脉血管，减少日后狭窄几率。股静脉置管有几个潜在的优点。其安置往往简单，特别是对于没有经验的操作者而言。没有气胸、血胸或臂丛神经损伤的风险，但股静脉穿刺腹膜后易发生出血。最初，股静脉穿刺感染被认为风险较高，但是Cathedia 研究小组最近发现股静脉和颈内静脉导管的感染率及导管尖端定植时间（14 天）相当，无显著差异（Dugué，2012）。股静脉穿刺置管对急性肺水肿需要透析治疗的患者有益，因为在置管期间，患者头部和胸部可以保持抬高的状态。肥胖患者（BMI > 28kg/m^2）股静脉置管的感染风险增加，但是这种风险的程度取决于身体脂肪的分布。在使用股静脉置管时，导管长度必须（一般至少为 20cm）确保导管尖端深入下腔静脉，可保证流量减少再循环。Cathedia 研究中得到另一个发现是，交付 URR和 Kt/V 在股静脉和颈静脉导管中（Dugué，2012）相似。欧洲最佳实践团（the European Best Practices Group）不同意表 7.1 所示穿刺部位的优先顺序，认为第二优先的部位应为左颈内静脉，并认为经股静脉的结果不令人满意（Vanholder，2010）。

表7.1 透析导管不同穿刺部位的选择顺序

1. 右颈内静脉

   危重和体重指数 > 28kg/m^2 的卧床患者

   主动脉瘤修复术后

   门诊患者/以及流动的需要康复治疗的患者

2. 股静脉

   危重和体重指数 < 24kg/m^2 的卧床患者

   气管切开术后或计划近期行气管切开

   目前极有可能或计划需要建立长期血液透析通路

   插管操作经验少的医生处理紧急透析时和（或）超声探头进不去

续表

3. 左颈内静脉
　　禁忌同右颈内静脉和股静脉

4. 锁骨下静脉
　　禁忌同颈内置管
　　右侧优先

来源：Reprinted by permission from Macmillan Publishers Ltd：Clark EG，Barsuk JH. Temporary hemodialysis catheters：recent advances. *Kidney Int*. 2014. doi：10. 1038/ki. 2014. 162.

C. **带涤纶套与不带涤纶套的导管**。不带涤纶套的导管置管应用 1 周后感染率显著增加。因此，2006 版 KDOQI 指南在关于建立血管通路方面，推荐预期透析超过 1 周的患者应用带涤纶套的导管。他们还建议卧床患者股静脉导管放置时间不能超过 5 天。Cathedia 研究给出的这些建议，特别是关于股静脉导管的建议，可能有点过于严格，他们认为导管在股静脉内留置的中位时间为 14 天（Dugué，2012）。一旦需要长时间透析，于颈内静脉可能需要建立一个带套囊的套管代替没有套囊的导管。如果在刚开始透析时，预计到透析时间会较长，则如果有可能，可于透析开始时就在右侧颈内静脉置入带有套囊的导管。最近一些研究成功应用带涤纶套导管于股静脉导管内（Hingwala，2014）。出口部位远离皮肤皱褶具有容易去除的优点，插入几周内可随时拔出。放置股静脉套囊导管可以让建立通路时间更加明确，无论是腹膜透析还是血液透析。

D. **解剖变异和使用实时超声引导**。颈部的中心静脉存在着许多解剖变异（图 7.1），有时候甚至可能出现某一条静脉的缺失。不典型或扩张的颈动脉有时也是个问题。在超声的引导下，颈内静脉首次穿刺的成功率显著增加，穿到颈动脉及出现血肿的几率也大大减少了（Rabindranath，2011）。在股静脉途径，股静脉往往在股动脉的后面，这种重叠可导致整体从腹股沟韧带脱出（Beaudoin，2011）。使用超声引导有助于减少并发症的发生（Clark and Barsuk，2014）。

E. **导管插入模拟训练**。透析静脉导管插入是肾病医生必备的一种技能，但是由于缺乏培训资源而导致医护人员在这方面的训练不足使其达到所需水平。以模拟为基础的培训已经解决了这个问题，在提供这种强化模拟训练后，医生们

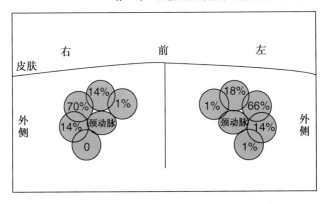

图 7.1 超声定位所见颈内静脉的解剖变异。引自 Caridi JG, et al. Sonographic guidance when using the right internal jugular vein for central vein access. Am J Roentgenol. 1998; 171: 1259-1263.

导管插入技术的水平得到了显著的改善（Clark and Barsuk, 2014）。

Ⅳ. 插管技术

A. **初次穿刺准备**。应使用无菌技术进行导管的穿刺，操作者应穿戴无菌外科手术服和手套，形成一个最大的保护屏障。在外科消毒之前，使用超声探查确认选择的部位有一支合适的静脉。应用外科方法将穿刺部位和周围区域消毒并铺上合适的布单（如果应用带涤纶套的导管穿刺，铺单范围应包括肩膀和胸壁）。超声探头应使用无菌护套罩住。

B. **颈内静脉穿刺方法**。超声探头应与血管的长轴平行放置，在邻近探头的末端或短轴用套管针进行穿刺；也可将超声探头与血管的长轴垂直放置，这种方法可呈现出静脉更典型的环状外形，但容易导致穿刺视野不够直观。在超声探头的轻轻压力下，静脉会被压瘪，但动脉不会被压瘪。此外，静脉内径会由于瓦尔萨尔瓦动作而增加，这使得静脉在超声下更容易被探及。以右侧颈内静脉穿刺套管术为例，超声探头应放置于锁骨上方、平行于锁骨，且在胸锁乳头肌胸骨头和锁骨头之间的窝内。避免导管穿过肌肉非常重要，因为这会使患者不舒服，同时，颈部活动易导致导管功能异常。

1. **初始穿刺导丝穿过 21G 穿刺针**。穿刺部位使用局部浸润麻醉。使用实时超声引导，将附带注射器的 21G 微穿刺针插入静脉。与商品化的血液透析导管包中所配置的稍大一些的 18G 穿刺针相比，21G 小针可减少因不小心穿刺到颈动脉所发生的并发症。直视下，在穿刺针穿透静脉前壁之前，可以看见静脉被轻轻地压下。拿走注射器，将 0.018 号的导丝通过穿刺针穿入。导丝在前。导丝的位置需要 X 线透视检查来确认。

2. **通过导丝插入扩张器。**将穿刺针移走后，通过导丝穿入 5 号扩张器。将导丝和 3 号内置可移动的扩张器拿走，留下 5 号的扩张器在原地。最后在扩张器上连接一个流量开关或活塞以防止发生空气栓塞。

3. **不带涤纶套的导管穿刺。**下一步要看放置的是不带涤纶套的临时导管，还是带涤纶套的隧道导管。对于临时导管的放置，将标准的 0.035 号的导丝插入静脉，然后移走 5 号扩张器，留下导丝。逐级地，扩张器通过导丝增加尺寸来扩张软组织和静脉；扩张器应当通过导丝很自由地移动。扩张器不应该被很暴力地推进，因为其可以离开长轴碰撞导丝，造成静脉和（或）纵隔穿孔。因此，没有必要把整个扩张器都推入到血管内，而只需要从皮肤推入到静脉，建立皮下隧道即可。如果对扩张器在血管中的位置有任何疑问或在扩张过程中血管内存在阻力，都应及时使用透视检查来协助放置。最后在导丝引导下将临时导管置入，并取出扩张器。如果在穿刺过程中没有使用透视检查，在导管固定好位置后，应该进行胸部的 X 线检查来确认导管是否在正确的位置，以及有无任何并发症。如果患者需要长期透析治疗，在证实不存在感染的情况下，将颈内静脉内的临时不带涤纶套的导管安全地转换为带涤纶套的导管。

4. **带涤纶套的导管穿刺**

   a. **建立皮肤外口和隧道。**应用带隧道带涤纶套的导管穿刺时，做一个小的皮肤切口，用 5 号扩张器从侧面进行延伸。皮下组织用钝性分离，建立一个皮下隧道使导管不会纽绞。进一步的分离来确认 5 号扩张器与周围的软组织是分离的。导管外部的位置就固定下来了。这些可以通过第 4 肋间隙标志技术完成，或者使用导丝测量插管的位置到右心房中部的距离，来决定导管在体内的长度。使用这种测量作为指导，可以决定隧道的长度，带涤纶套应在隧道中距外部出口 1～2cm 的地方。

5. **通过皮肤外口插入导管**。一旦导管的外部位置确认下来，对该区域进行平行于皮肤的局部浸润麻醉；使用 11 号手术刀的刀腹切开皮肤；刀进入至刀片的最宽点。这种切口适用于绝大多数双腔导管。使用长针局部浸润麻醉，从静脉切开处到外部切口的隧道进行麻醉。将导管套入隧道器尾端，将隧道器从皮肤外口经皮下由穿刺点拉出。导管的套袖被拉入隧道，将隧道器从导管上撤下来。

6. **扩张深层组织和静脉管腔**。Benson 导丝或带角度导丝穿过扩张管置入深静脉腔内。置入深静脉导丝（如大多数心导管导丝）有助于减少心律失常发生。大多数导管套装的导丝都可以应用。5 号扩张器拔出，留置导丝并沿导丝置入大号扩张器，逐渐扩张深层组织和静脉管腔。扩张器应可顺畅自导丝上取下。扩张器可以卸除管心，以便套在导丝上穿入静脉或纵隔腔内。如果怀疑扩张器位置不对或扩张器置入困难时，应行透视检查以明确导丝位置。

7. **完成导管置入**。最后一次扩张后，置入带有可以揭去鞘的扩张器。在插入软组织时，会感到阻力，插入静脉时也会有阻力。去除扩张器和鞘，导管穿入导丝而无需使用管鞘通过静脉道至目标位置。也许还需轻轻扭转一下导管，以便完全置入静脉腔内。这种操作既可减少空气栓塞的可能性，创伤又小，术后出血也少。

　　另外，如果使用可以揭去的鞘，将鞘缓慢地推进，然后去除扩张器，保留住鞘，拔出导丝确认通道是否通畅。另外，为固定住鞘，操作者应用大拇指和食指捏住鞘壁。这样可预防出血和（或）空气栓塞，同时保留足够长度的鞘以进行插管。一旦将扩张器和导丝拔出，便将导管插入开放的鞘内，这样避免导管的扭动。将导管填满鞘内。一边将导管推进鞘内，一边向皮肤撕开鞘皮。一旦导管被最大限度地推进后，从静脉开口的外部拔出鞘，以防形成过大的静脉破口。

8. **放置和固定导管的涤纶套**。一旦鞘被彻底拔出，导管就要被拽到隧道中，使涤纶套留置在隧道中距外部出口 1～2cm 的地方。现在应检验导管的功能。如果该导管每分钟血流量＞300ml，那么用 10ml 注射器可迅速地抽出血液且没有阻力。

在确认导管有充足的流量后，使用适当的缝合来关闭静脉穿刺点。使用荷包缝合外部切口以便包住导管，使导管固定于皮肤上。在套涤纶处缝合再次固定导管。用"空气结"固定导管的涤纶套，可以提高患者舒适度，减少皮肤感染。伤口和穿刺点局部涂抹抗菌油膏后敷上无菌敷料。

C. **股静脉穿刺法**。通常应用不带套囊的导管。但是也可以应用如前所述带套囊的导管。令患者平躺，膝屈曲大腿外旋外展。腹股沟备皮、清洗、消毒并盖上无菌洞巾。股静脉位于腹股沟韧带下 2 ~ 4cm。局部麻醉，应用注满肝素的 21G 针头。如前所述，在超声引导下进针可增加穿刺成功的几率。静脉周围渗入少量麻药，可防止静脉痉挛。一旦刺入静脉位置，小规格针被抽出，应用 18G 针代替。导丝通过针插入静脉。导线完全插入后可自由来回移动（向前或向后）是很重要的。如果感到导丝进入受阻紧，表明其可能已经进入了髂股静脉侧支。这种情况下不应继续尝试导管插入；相反，应完全撤回导线，可以改变一下针在静脉的角度（有时需将针头必须降低至皮肤层面，使其几乎平行于静脉），将导丝重新插入。插入的导线在达到自由往复移动后，将 18G 针移除并重新插入套管。该过程的其余部分通常遵循上文颈静脉插入的说明。

V. **穿刺相关的并发症**。列于表 7.2。用小规格针头动脉穿刺后，应不间断局部按压 15 ~ 20 分钟。插管不应该插入到动脉中。一旦透析导管插入动脉，应推迟透析并请外科医生协助判断，避免出现大血肿和气管受压。股静脉穿刺时，腹膜后出血很危险，无论刺破动脉或静脉后壁都可能危及生命。大量气胸或血胸，通常需要手术植入胸腔引流管引流。上腔静脉或心腔穿孔可危及生命，可表现为在开始透析后不久出现不明原因的胸痛、呼吸短促或血压降低。有时甚至需要外科手术进行修复。导管插入时，通过确保操作员手部卫生，穿用无菌长袍，戴面罩、手套和帽子，患者大部分体表（或全身）铺无菌单，以及应用氯己定消毒皮肤等前面准备步骤，使感染相关并发症最小化（O'Grady，2011）。

表 7.2　中心静脉导管置入术的并发症

早期并发症

　　动脉破裂（all）

　　气胸（IJ，SC）

　　血气胸（IJ，SC）

　　心律失常（IJ，SC）

　　空气栓塞（all IJ，SC ≫ F）

　　静脉或心室破裂（IJ，SC）

　　心包栓塞（IJ，SC）

　　腹膜后出血（F）

晚期并发症

　　血栓（all）

　　感染（all）

　　血管狭窄（SC ≫ IJ）

　　动静脉瘘（all）

周围脏器损伤

　　臂丛（IJ，SC）

　　喉返神经（IJ，SC）

all，所有穿刺部位；IJ，internal jugular，颈内静脉；SC，subclavian，锁骨下；F，femoral，股静脉。

VI. 护理和使用静脉导管

A. **着装**。在导管的连接和断开操作中，透析的工作人员和患者都应佩戴外科口罩。没有外科口罩时最好也不要戴面罩，因为面罩容易把患者的呼气直接集中在裸露的导管突口。管腔和管口永远不要暴露于空气中。肝素帽或注射器应一直放于管腔上或管腔内，保持导管连接部位下总是干净的区域。导管腔必须保持无菌；禁止通过导管进行透析内注射。

　　在每一次透析后，应使用聚维酮碘浸泡导管突口或管路连接器 3~5 分钟，而后晾干，再分离。氯己定消毒液（> 0.5%）与聚维酮碘相比具有更好的效果（Mimoz，2007；Onder，2009）。断开导管每一段管路后，使用氯己定擦洗导管连接器的螺纹（表 7.3）。导管应外敷无菌的干燥敷料。应该尽量避免使用不透气或密封的透明薄膜敷料，因为其比干燥敷料更容易在外口处形成细菌集落。敷料使用的类型仍然是一个有争议的话题。CDC 建议"使用无菌纱布或无菌、透明、半透性敷料覆盖导管"

（O'Grady，2011）。CDC 有很多这方面的资源提供，包括一些导管敷料更换的规范操作视频等（CDC，2014）。

B. **去除颈部血液透析导管的空气栓塞风险**。去除颈静脉导管后，出现空气栓塞致死的案例早已有报道（Boer and Hené，1999）。由于这种风险不可忽视，制定从颈部去除静脉导管的具体方案是必要的。由 Boer 和 Hené 推荐的方案（1999）如下：

①拔导管当日进行无肝素透析。若已用肝素，则给鱼精蛋白。

②患者头低位时拔除尿管；并且指示患者不要咳嗽，在拆卸过程中深吸气。

③应用一定量的惰性软膏空气闭塞敷料，以提供瞬时气密。

④需要观察患者 30 分钟后方可离开透析室。

⑤空气闭塞敷料留在原位至少 24 小时。

C. **通过导丝更换导管（技术）**。通过导丝更换导管的原因（功能障碍、感染）在第 9 章中进行了详细的讨论。颈内静脉更换导管的技术如下：消毒铺巾铺盖胸壁和旧导管消毒；且操作者需要佩戴两层手套。在旧出口部位和导管周围进行局部浸润麻醉。吸出这两个导管口的肝素。使用止血钳钝性分离导管袖口。接下来，将导丝引入导管的静脉管腔，然后导航进入下腔静脉。轻轻拉回导管，以便其位于头臂静脉。通过导管口注射造影剂以确定纤维上皮鞘的存在。如果存在的话，应考虑应用经皮血管成形术球囊，造影剂注射反复评估鞘治疗的结果。导丝位置固定后将旧的涤纶套移出。

操作者应该在去除外层手套后再拿新的导管。这个动作有助于减少传染性生物体从旧导管转移至新的导管。然后，将新的导管通过导丝推入右心房。导管功能评估如前文所描述。

表 7.3 美国疾病控制中心预防透析血液感染（blood-stream infection，BSI）的主要措施

1. 使用 NHSN 监测和反馈

使用美国 CDC 国家医疗安全网（National Healthcare Safety Network，NHSN）每月开展血液感染和其他透析事件的监测。计算设备率，并比较 NHSN 其他设备的参数。与一线医务人员积极分享成果

2. 监管操作者手部卫生

　　每月随机检查操作者手部卫生，与临床工作人员分享结果

3. 导管/血管通路的护理监督

　　评估人员进行血管和导管通路护理的季度检查。连接和断开
导管和期间换药遵守无菌技术。与医务人员分享结果

4. 工作人员的教育与能力培训

　　对工作人员进行控制感染相关问题的培训，如穿刺点的护理
和无菌技术操作等

　　每 6～12 个月进行一次技能评估，如导管的护理与穿刺技术等

5. 患者参与教育

　　提供所有患者在感染预防方面的标准化教育，例如血管穿刺
的护理、手部卫生、导管使用的风险、感染迹象的认识、透
析机离开时穿刺点的护理等

6. 减少置管

　　通过努力（例如，通过耐心教育，协调血管通路）识别并解
决永久性导管通路障碍和减少拔管

7. 氯己定皮肤消毒

　　使用酒精氯己定（＞0.5%）溶液，作为穿刺和换药时的第
一线皮肤消毒剂[a]

8. 导管中心消毒

　　在导管帽分离后及执行每一次导管连接或断开时都应用消
毒剂[b]

9. 抗菌软膏

　　拔出穿刺针时，在穿刺点应用抗生素软膏或聚维酮碘软膏[c]

[a]对于氯己定不耐受的患者，应用碘伏（最好用酒精）或 70% 酒精本身
替代。

[b]如果应用的是封闭式无针连接器装置，请按说明书操作消毒。

[c]CDC 建议在每一次血液透析时导管的出口部位使用聚维酮碘软膏或美国
杆菌肽/短杆菌肽/多黏菌素 B 软膏以防止感染。
目前美国已不再应用美国杆菌肽/短杆菌肽/多粘菌素 B 软膏预防感染。应
用三联抗生素软膏（杆菌肽/新霉素/多粘菌素 B）可能达到类似效果，但
到尚缺乏相关研究彻底评估其在预防导管的出口部位感染中的效果。其他
应用于抗感染的药物还有单一抗生素软膏（如莫匹罗星）。然而，需要考虑
使用这些药物是否会由于导致机体产生对抗菌素耐药性以及它们本身的抗
菌谱（例如，革兰氏阴性菌和革兰氏阳性菌）而造成透析患者血源性感染。
另一个需要考虑的问题是抗生素和聚维酮碘软膏中一些成分可能与某些导
管中的化学成分存在相互作用。因此，在应用这些药物之前，需要提前检
查导管材料，以确保所选用的药物和导管材料不会存在相互作用。转载自
国家人畜共患传染病中心，疾病控制与预防中心（http：//www.cdc.gov/di-
alysis/PDFs/Dialysis-Core-Interventions-5_10_13.pdf）。

D. **沐浴和淋浴**

　　导管的外口绝不能浸于浴水中。最好也避免淋浴，如果患者淋浴，可以令其在即将透析前进行，因为可以立即更换新敷料和抗菌软膏。必须在导管外部隧道长好以后才可以淋浴。最近的一项质控报告指出，中心静脉导管未处理的情况下洗澡，并未增加感染风险（Lawrence，2014）。但是不建议游泳，即使在含氯的泳池中，因为怕感染发生。

E. **封管**

1. **肝素**。在每一次透析后，都应该通过导管向每个管腔注射满 1000～5000U/ml 的肝素。任何封管液都会通过导管近端的侧孔漏出。因此使用高浓度的肝素（5000U/ml 与 1000U/ml 相比较），会造成机体处于显著的抗凝状态。在一项研究中发现，较高的肝素浓度与低需求组织纤溶酶原激活剂有关（Maya，2010）。不同厂家制造及不同长度的导管中每个导管腔的封管范围是不一样的。所需要的肝素容量一般标记于导管的突口上。重要的是要将这一信息记录在患者的表格上，以便透析工作人员很容易获取。应该避免注射过量的肝素，因为这会造成机体处于显著的抗凝状态，使患者有出血的危险。每次透析之前，抽出每一个腔内的肝素，用肝素盐水（100U/ml）冲洗导管，再开始血液透析。

2. **4% 柠檬酸**。柠檬酸盐可以用作抗凝血剂，因为其螯合钙离子，钙离子是凝血发生必不可少的。2014 年的一项荟萃分析的结论提示，使用含有抗生素或抗菌剂的柠檬酸封管的解决方案比含有肝素的方案能更好地在减少中心线连接血行感染（central line-associated bloodstream infection，CLABSI）。柠檬酸盐单独使用比肝素更有效，但主要以高浓度（30%）使用。较低浓度时，柠檬酸似乎并未优于肝素（Zhao，2014）。柠檬酸可从导管漏出自由进入血液，浓度迅速降低，低于其杀菌浓度（Schilcher，2014）。美国 2000 年统计数据显示，使用非常高浓度的柠檬酸盐封闭透析导管与患者心律失常和死亡有关，可能由于无意中将浓缩柠檬酸盐注射进左心房，急剧地降低了离子钙水平（Polaschegg and Sodemann，2003）。应该谨慎应用其最低浓度（4% 柠檬酸），但此浓度柠檬酸的药效不如肝素。在某些国家（例如美国），任何浓度柠檬酸盐的使用都存在一定的问题，比如导管体积小不方便应用封闭液。

3. **其他封管**。其他封管液体包括肝素、柠檬酸盐、乙醇，或者 EDTA 加上一种或多种抗生素或防腐剂。就目前而言，使用含抗生素封管液还未成为主流，一方面由于增加成本，另一方面，更实际的问题是减少耐药细菌的生长。例如，已有研究发现含有万古霉素和庆大霉素的封管液封闭导管，会增加金黄色葡萄球菌和抗生素耐药肠杆菌的流行（Dixon，2012）。目前，无论是疾病预防控制中心还是美国国家肾脏基金会都推荐常规使用含抗生素的封管液（Camins，2013），而欧洲最佳实践团的建议模棱两可（Vanholder，2010）。

封闭液预防导管感染是较热的研究领域。预防目标不仅是要对导管内部消毒，也要能防止生物膜的形成。含有乙醇、柠檬酸或 EDTA 的导管封闭液在理论上具有影响生物膜形成的优势。有报道称含有硝酸甘油三酯、柠檬酸盐和乙醇的导管封闭液不仅具有抗菌效果，也具有抑制生物膜形成的作用（Rosenblatt，2013）。其他导管封闭液方案正在被开发，并处于不同的测试阶段中。有大量研究发现，柠檬酸盐亚甲基蓝、对羟基苯甲酸甲酯和对羟基苯甲酸丙酯（C-MB-P）混合物，可以减少中心线连接血行感染（CLAB-SI）（Maki，2011）。对于导管封闭液牛磺罗定和柠檬酸的组合也有很多人研究。使用牛磺罗定可充当消毒剂和抑制生物膜形成，而与抗药性细菌的出现无关（Liu，2014）。

F. **预防性应用抗生素**。在带涤纶套的导管插入之前不用常规给予抗生素。

1. **导管外口软膏**。在导管外口使用莫匹罗星降低葡萄球菌的聚集，可以降低导管感染的发生率并增加导管生存率（McCann and Moore，2010；O'Grady，2011）。但是莫匹罗星没有被广泛长期用，以防其耐药菌出现。CDC 建议使用出口处药膏（见表 7.3），但非常关注有关耐药菌的出现。欧洲肾脏最佳实践团于 2010 年的讨论中建议，只有等到插入部位已经痊愈才可在出口处使用抗生素软膏（Vanholder，2010）。作为中间策略，出口软膏剂可限用于那些有证据反复感染的患者。在使用任何软膏前，一要进行检查，以确保用于溶解软膏的媒介不会与导管塑料材料产生反应。

2. **去鼻腔定植菌**。在患者的鼻子隐藏葡萄球菌属。去除鼻腔定植菌已经被证明可以减少中心线连接血行感染（CLABSI）（Abad，2013），但残留仍需使用莫匹罗星抵抗（Teo，2011）。这种结果仍然与患者的选择关系很大，但鼻腔去除定植菌（多药耐药的金黄色葡萄球菌为例）已被鼓励短期应用于透析患者（Kang，2012）。

参考文献与推荐阅读

Abad CL, et al. Does the nose know? An update on MRSE decolonization strategies. *Curr Infect Dis Rep*. 2013;15:455–464.

Allon M. Dialysis catheter-related bacteremia: treatment and prophylaxis. *Am J Kidney Dis*. 2004;44:779–791.

Beathard GA. Management of bacteremia associated with tunneled-cuffed hemodialysis catheters. *J Am Soc Nephrol*. 1999;10:1045–1049.

Beaudoin FL, et al. Bedside ultrasonography detects significant femoral vessel overlap: implications for central venous cannulation. *Can J Emerg Med*. 2011;13:245–250.

Bevilacqua JL, et al. Comparison of trisodium citrate and heparin as catheter-locking solution in hemodialysis patients. *J Bras Nefrol*. 2011;33:68–73.

Boer WH, Hené RJ. Lethal air embolism following removal of a double lumen jugular catheter. *Nephrol Dial Transplant*. 1999;14:1850–1852.

Camins BC. Preventions and treatment of hemodialysis-related bloodstream infections. *Semin Dial*. 2013;26:476–481.

Centers for Disease Control. Guidelines of the prevention of intravascular catheter-related infections. 2011. http://www.cdc.gov/hicpac/pdf/guidelines/bsi-guidelines-2011.pdf.

Centers for Disease Control. Training video and print resources for preventing bloodstream and other infections in outpatient hemodialysis patients. Best practices for dialysis staff. 2014. http://www.cdc.gov/dialysis/prevention-tools/training-video.html.

Clark EG, Barsuk JH. Temporary hemodialysis catheters: recent advances. *Kidney Int*. 2014. doi:10.1038/ki.2014.162.

Clase CM, et al. Thrombolysis for restoration of patency to hemodialysis central venous catheters: a systematic review. *J Thromb Thrombolysis*. 2001;11(2):127–136.

Dixon JJ, Steele M, Makanjuola AD. Anti-microbial locks increase the prevalence of *Staphylococcus aureus* and antibiotic-resistant *Enterobacter*: observational retrospective cohort study. *Nephrol Dial Transplant*. 2012;27:3575–3581.

Drew DA, Lok CE. Strategies for planning the optimal dialysis access for an individual patient. *Curr Opin Nephrol Hypertens*. 2014;23:314–320.

Dugué AE, et al; for the Cathedia Study Group. Vascular access sites for acute renal replacement in intensive care units. *Clin J Am Soc Nephrol*. 2012;7:70–77.

Frankel A. Temporary access and central venous catheters. *Eur J Vasc Endovasc Surg*. 2006;31:417–422.

Haymond J, et al. Efficacy of low-dose alteplase for treatment of hemodialysis catheter occlusions. *J Vasc Access*. 2005;6:76–82.

Hebert C, Robicsek A. Decolonization therapy in infection control. *Curr Opin Infect Dis*. 2010;23:340–345.

Hingwala J, Bhola C, Lok CE. Using tunneled femoral vein catheters for "urgent start" dialysis patients: a preliminary report. *J Vasc Access*. 2014;15(suppl 7):101–108.

Johnson DW, et al. A randomized controlled trial of topical exit site mupirocin application in patients with tunnelled, cuffed haemodialysis catheters. *Nephrol Dial Transplant*. 2002;17:1802–1807.

Kang YC, et al. Methicillin-resistant *Staphylococcus aureus* nasal carriage among patients receiving hemodialysis in Taiwan: prevalence rate, molecular characterization and de-colonization. *BMC Infect Dis*. 2012;12:284.

Lawrence JA, et al. Shower and no-dressing technique for tunneled central venous hemodialysis catheters: a quality improvement initiative. *Nephrol Nurs J*. 2014; 41:67–72.

Lee T, Barker J, Allon M. Tunneled catheters in hemodialysis patients: reasons and subsequent outcomes. *Am J Kidney Dis*. 2005;46:501–508.

Little MA, Walshe JJ. A longitudinal study of the repeated use of alteplase as therapy for tunneled hemodialysis dysfunction. *Am J Kidney Dis*. 2002;39:86–91.

Liu H, et al. Preventing catheter-related bacteremia with taurolidine-citrate catheter locks. A systemic review and meta-analysis. *Blood Purif*. 2014;37:179–187.

Lok CE, et al. A patient-focused approach to thrombolytic use in the management of catheter malfunction. *Semin Dial*. 2006;19:381–390.

Maki DG, et al. A novel antimicrobial and antithrombotic lock solution for hemodialysis catheters: A multi-center, controlled, randomized trial. *Crit Care Med*. 2011;39:613–620.

Maya ID, Allon M. Outcomes of tunneled femoral hemodialysis catheters: comparison with internal jugular vein catheters. *Kidney Int*. 2005;68:2886–2889.

Maya ID, et al. Does the heparin lock concentration affect hemodialysis catheter patency? *Clin J Am Soc Nephrol*. 2010;5:1458–1462.

McCann M, Moore ZE. Interventions for preventing infectious complications in haemodialysis patients with central venous catheters. *Cochrane Database Syst Rev*. 2010;(1):CD006894.

Mermel LA, et al. Guidelines for the management of intravascular catheter-related infections. *Clin Infect Dis*. 2001;32:1249–1272.

Mimoz O, et al. Chlorhexidine-based antiseptic solution vs alcohol-based povidone-iodine for central venous catheter care. *Arch Intern Med*. 2007;167: 2066–2067.

Mokrzycki MH, et al. A randomized trial of minidose warfarin for the prevention of late malfunction in tunneled, cuffed hemodialysis catheters. *Kidney Int*. 2001; 59:1935–1942.

Murea M, et al. Risk of catheter-related bloodstream infection in elderly patients on hemodialysis. *Clin J Am Soc Nephrol*. 2014;9:764–770.

O'Grady NP, et al. Guidelines for the prevention of intravascular catheter-related infections. *Am J Infect Control* 2011;39(suppl):S1–S34.

Oliver MJ, et al. Risk of bacteremia from temporary hemodialysis catheters by site of insertion and duration of use: a prospective study. *Kidney Int*. 2000;58:2543–2545.

Onder AM, et al. Chlorhexidine-based antiseptic solutions effectively reduce catheter-related bacteremia. *Pediatr Nephrol*. 2009;224:1741–1747.

Patel PR, et al. Bloodstream infection rates in outpatient hemodialysis facilities participating in a collaborative prevention effort: a quality improvement report. *Am J Kidney Dis*. 62:322–30, 2013.

Polaschegg HD, Sodemann K. Risks related to catheter locking solutions containing concentrated citrate. *Nephrol Dial Transplant*. 2003;18:2688–2690.

Rabindranath KS, et al. Ultrasound use for the placement of haemodialysis catheters. *Cochrane Database Syst Rev*. 2011;(11):CD005279.

Rosenblatt J, et al. Glyceryl trinitrate complements citrate and ethanol in a novel antimicrobial catheter lock solution to eradicate biofilm organisms. *Antimicrob Agents Chemother*. 2013;57:3555–3560.

Schilcher G, et al. Loss of antimicrobial effect of trisodium citrate due to 'lock' spillage from haemodialysis catheters. *Nephrol Dial Transplant*. 2014;29:914–919.

Silva TNV, et al. Approach to prophylactic measures for central venous catheter-related infections in hemodialysis. A critical review. *Hemodial Int*. 2014;18:15–23.

Teo BW, et al. High prevalence of mupirocin-resistant staphylococci in a dialysis unit where mupirocin and chlorhexidine are routinely used for prevention of catheter-related infections. *J Med Microbiol*. 2011;60(pt 6):865–867.

Vanholder RM, et al. Diagnosis, prevention, and treatment of haemodialysis catheter-related bloodstreams infections (CRBSI): a position statement of European Renal Best Practice (ERBP). *Nephrol Dial Transplant*. 2010;3:234–246.

Zhao Y, et al. Citrate versus heparin lock for hemodialysis catheters: a systematic review and meta-analysis of randomized controlled trials. *Am J Kidney Dis*. 2014;63:479–490.

参考网页

American Society of Diagnostic and Interventional Nephrology. http://www.asdin.org/.

CDC guidelines for prevention of intravascular catheter-related infections. http://www.cdc.gov/dialysis.

HDCN vascular access channel. http://www.hdcn.com/ch/access/.

KDOQI 2006 access guidelines. http://www.kidney.org/professionals/kdoqi/guideline_upHD_PD_VA/index.htm.

Vascular Access Society guidelines. http://www.vascularaccesssociety.com/guidelines.html.

YouTube link (11 min). https://www.youtube.com/watch?v=_0zhY0JMGCA&feature=youtu.be.

第 8 章

动静脉血管通路的监测和并发症

Alexander Yevzlin, Anil K. Agarwal,
Loay Salman, and Arif Asif
于玲 译，张红梅 校

动静脉通路应用后，影响通路生存率的主要因素是狭窄、血栓形成及感染。通常，移植物内瘘较动静脉内瘘更易出现并发症。

Ⅰ. **狭窄**。血管通路狭窄是血栓形成的先兆，可造成透析时血流速降低，透析不充分。移植血管内瘘狭窄最常见的原因是内膜增生，经常发生在静脉端吻合口或吻合口远端的部分。普通动静脉瘘狭窄的部位和原因有很多，近吻合口区域最常见。动静脉内瘘和移植物内瘘狭窄的常见位置详见图 8.1 和图 8.2。造成狭窄的可能原因包括血液湍流、穿刺损伤所致的纤维化、溃疡或假性血管瘤等。取栓后通路的通畅率要比选择性血管成形术后差，因此目前 KDOQI 指南推荐对出现血流动力学变化的明显狭窄的动静脉瘘及移植血管瘘进行预防性监测。不是所有的指南都推荐规律监测，关于通路监测问题仍存在争议（Kumbar，2012；Paulson，2012）。随机对照试验显示，监测并未提高移植物内瘘的生存率。对于动静脉内瘘，监测可以降低血栓形成的发生率，但不能延长内瘘的寿命。

有几种方法可以检测内瘘和中心静脉的狭窄，它们在多普勒超声和静脉造影术阳性前即可发现。这些早期检测方法可以直接依赖透析中内瘘的压力、流量或再循环评价。对于自体内瘘与移植物内瘘以及前臂内瘘与上臂内瘘之间，最适宜的早期检测方法有所不同。基本原则是：①当动静脉瘘的血流量大于或等于透析时的体外循环流量时，透析过的血液不可能马上再循环到透析器中。因此，除非管路接反或穿刺

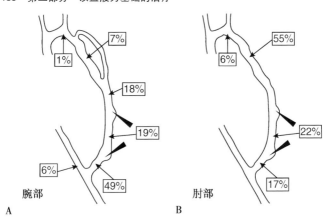

图 8.1 动静脉瘘狭窄的常见部位。A. 腕部的瘘管走行。B. 肘部的瘘管走行。摘自 Turmel-Rodrigues L，et al. Treatment of stenosis and thrombosis in haemodialysis fistulas and grafts by interventional radiology. Nephrol Dial Transplant 2000；15：2032-2036，with permission.

针位置不对，否则当瘘内血流量大于 350～500ml/min 时，基本不会出现再循环现象。当血流量处于这个区间时，对于移植血管瘘来说就很容易形成血栓，因此，如果确实发现存在再循环，则需要尽快做血管造影明确诊断，必要时纠正狭窄。另外，普通动静脉瘘流量在 350～500ml/min 范围内时，虽然存在再循环，但是内瘘可以保持长期通畅。因此对动静脉内瘘进行再循环筛查在防治血栓方面意义不大，但是对及时发现透析不充分很有意义。如果在两个穿刺针之间出现狭窄，并不会出现再循环情况，但是血流量会明显降低至容易形成血栓的程度。当动静脉内瘘流量低于透析机血泵的流量且没有再循环时，就应当怀疑是否存在上述特征的狭窄。②自体内瘘和移植物内瘘流入道的狭窄都很常见，因此检测流入道狭窄的方法对于这两种动静脉通路都很有用。③移植物内瘘较前臂动静脉内瘘发生流出道狭窄更常见，因为前臂内瘘内膜增生发生少，并且分支静脉可以补充阻塞的主要流出道。但是，上臂内瘘流出道狭窄很常见。因此，检测流出道狭窄的方法对于监测移植物内瘘和上臂内瘘功能更有意义。

A. **动静脉通路的体格检查**。详见第 6 章。常见的通路并发症阳性体征见表 8.1。体格检查对于检测单独的流入道或流出道狭窄很有用，但是对于检测流入道合并流出道狭窄效

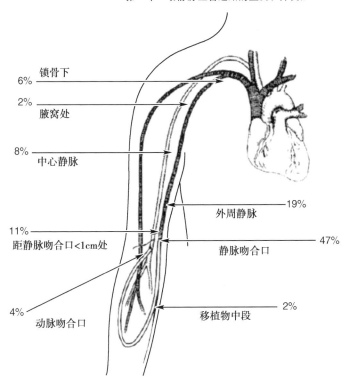

6% 锁骨下

2%

腋窝处

8% 中心静脉

19% 外周静脉

11%

距静脉吻合口<1cm处

47% 静脉吻合口

4% 动脉吻合口

2% 移植物中段

图 8.2 动静脉瘘移植中常见的狭窄部位。摘自 Roy-Chaudhury P，et al. Vascular access in hemodialysis：issues，management，and emerging concepts. Cardiol Clin. 2005；23：249-273，with permission from Elsevier.

果不佳。如果检查者经过专业培训，体格检查的准确性会提高（Coentréo，2012）。得克萨斯州的 ESRD 网站已经赞助了一些培训文件和案例，可以通过网络阅览（Beathard，2012）。

B. **每次透析中常规的信息化通路监测。** 许多透析机都可以在线监测离子清除率。所有的透析机都可以进行静脉压监测。透析过程中这些检测结果的变化趋势可以帮助监测通路狭窄情况。

1. **离子清除率。** 离子的清除率是通过测量任何一次循环中离子的电导率得到的。随着通路再循环程度的增加，体内离子清除率降低。在透析处方不变的情况下测量

表 8.1 常见的通路并发症阳性体征

参数	正常	流入道狭窄	流出道狭窄	同时存在流入道及流出道狭窄	中间通路狭窄	通路堵塞
脉搏	温和,易触及,可压迫性	微弱	宏大	温和,易触及,可压迫性	变化多样	不可触及
兴奋度	持续	非持续性(严重流入道狭窄的患者可以没有兴奋性)	较高,下降,再变为非持续性(严重流出道狭窄的患者可以没有兴奋性)	非持续性(经常没有兴奋性)	变化多样	没有兴奋性
增强实验	正常	增强实验不敏感	增强实验反应良好	增强实验不敏感	增强实验反应良好	
手臂抬高试验(只用于瘘管)	正常冲击度	正常或增强的冲击性	无	无	无	
临床特征	没有持续性出血或通路内走行不畅	通路内走行不畅或是负动脉压压力的增加	持续性出血或是血管壁压力增加		手臂,肩部,胸部,锁骨上,颈部及面部的水肿	在通路中可抽吸出血凝块
血流	正常	减少	减少	减少	变化性	无

这些参数（包括透析器 K_0A、血流速、透析液流速、肝素化）。自带计算离子清除率的透析机整合清除率计算每次透析的 Kt/V。一个病例报告显示，在 6 个应用动静脉内瘘的患者，Kt 持续下降的原因有 20% 与通路再循环相关（Fontseré，2011）。另一种方法是密切观察离子清除与血流的比例。研究显示，比例≤0.5 时通路再循环的敏感性和特异性较高（Mohan，2010）。

2. **静脉压监测**。血液透析中持续监测静脉压。静脉压与穿刺针型号、红细胞压积（影响血黏稠度）和血流速有关。在其他条件相同的情况下，静脉压持续升高一段时间（几周至几个月）通常是由于通路流出道狭窄（Zasuwa，2010）。一些大规模的透析中心的数据系统可以追踪静脉压并监测到最后。美国的一家公司（Vasc-Alert，Lafayette，IN）销售一款可以很容易监测静脉压数据的软件。此款软件也可监测血泵前动脉压，通路流入道狭窄加重将增加动脉压。

   对于发现通路狭窄，在透析开始血流速低（200～225ml/min）的情况下，透析中压力测量的敏感性增加，因为在高血流速下，大部分的阻力来自穿刺针而非血管通路。开始使用内瘘时应该记录基础压力值。静脉压阈值的评估依据穿刺针型号、血黏稠度等因素。对于 15G 的穿刺针，开始静脉压可能 >115～120mmHg。对于 16G 的穿刺针，静脉压可能 >150mmHg。治疗中超过阈值三次以上才有意义。

C. **定期测量血管通路的血流速**。血流速低到什么程度可以反映狭窄并增加血栓风险依据通路的类型。普通前臂动静脉瘘血流速通常平均为 500～800ml/min，人工血管会高一些，可以达到 1000ml/min。对于上臂的普通动静脉内瘘和移植物内瘘血流速非常高。自体动静脉瘘流量只要在 200ml/min 以上就可维持通畅。然而移植物内瘘在流量 600～800ml/min 时就有形成血栓的趋势，虽然此时可以充分透析，但是缺少通路血栓形成的临床征兆。现行的 KDOQI（2006）建议当通路流速 <600ml/min 或流速 <1000ml/min，但近 4 个月流速降低了 25% 以上时，可以参考血管通路造影检查。虽然对血管通路狭窄的定期监测相比病史的控制更能减少血栓的形成，但是最近的前瞻性研究并没有证实进行狭窄的检测再积极行血管成形术来矫

正，能够提高移植血管瘘的通畅率。

1. **盐水稀释法直接测量通路流量。**血液透析过程中通路血流速的直接监测首先在 1995 年由 Krivitski 提出。这个系统由 Transonic Systems, Inc. （Ithaca, NY）制造，其包括一个控制箱、两个匹配的血流、稀释度探测器、一台电脑、一个数据分析软件包、一个便于推动的检查台（图 8.3）。图 8.3 显示的是设备测量通路的再循环情况。因此，穿刺针不能接反。为检测通路的血流，通过在体外循环处反接动静脉管路，产生通路再循环，透析器内的血流是从通路下游供给（图 8.4）。这个系统的再循环程度依赖于通路内血流速与透析器内的血流速比值。如果已知再循环的百分比和透析器内血流速，可以计算通路内的血流速。

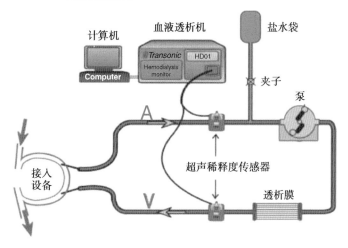

图 8.3 可以通过盐水稀释度及超声检测来测量再循环。为了评价血流情况，穿刺针必须反接。设置及方法的描述见图。摘自 Transonic Systems, Inc., Ithaca, NY.

　　将穿刺针反接，弹丸式向透析后的血液内注射稀释后的盐水，测量再循环的百分比（见图 8.4）。超声波测量下游出口处的稀释程度。声波通过血液的速度取决于血浆中蛋白质的浓度。因此，出口处盐水弹丸的稀释效应可以通过第一个传感器量化。部分盐水稀释后的血液将通过两针间的血管通路再次通过透析器。盐水稀释后的血液再次通过透析器的比例取决于通路内血流速与透析器内血流速的比值。连接透析器的第二个传感器超声波探头检测再次进入透析器的盐水稀释后血液的比例（图8.4）。在实际应用中，再循环的测量是在未将血液接反的情况下，因为在未接反的情况下，任何再循环的存在都影响计算结果。

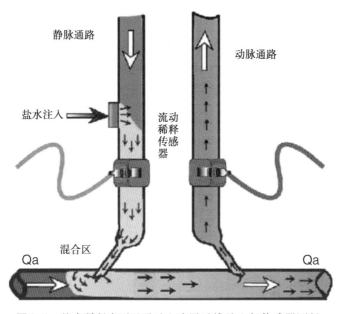

图 8.4 盐水稀释度可以通过血液展示线及血行传感器测得，从而反映出血流通畅情况。该内容详见正文。摘自于 Transonic Systems，Inc.，Ithaca，NY.

2. **使用温度变化、钠或血红蛋白的变化测量通路流速。**
费森尤斯公司血液温度监测模块能够精确地检测出透析器的血液温度变化，而离子电导度模块能够精确地检测到出透析器的血液钠离子的浓度变化。分别通过透析液温度或电导度的变化测量到的。这个通路血流速的测量方法与盐水稀释法相似。反接穿刺针，透析器出口温度或电导度的变化，以及传导到透析器入口处的微小变化产生再循环被计算在内。在没有反接的情况下，反复干预。通过使用在线血红蛋白监测仪检测血红蛋白稀释度，测量通路血流速，目前同样很流行（Jiang，2011；Roca-Tey，2012）。有证据表明，这些替代方法能相当准确的测量通路血流量，而温度测量方法效果更好（Badr，2014）。使用温度或离子清除率的优势是单独的超声稀释探测仪和笔记本电脑不再是必需的。

D. **多普勒超声测量通路血流速**。多普勒超声通常直接检测狭窄部位，也能测量血管通路的血流速。需要使用不同的仪器及各种不同血液流速的计算公式。但不同的仪器会有或高或低的系统误差。多普勒超声测量血流量要求首先精确测量血流速度和血管管径。动静脉瘘内的血液湍流和血管管径不一致会影响测量结果。由于存在这些易混淆的因素，所以最好在肱动脉处检测血流，因为肱动脉管腔光滑，无湍流。几乎所有的肱动脉血都会流经动静脉瘘（除了 60～80ml/min 的滋养血流），并且与动静脉瘘血流的相关性很好。

E. **动静脉瘘内压（P_{IA}）与瘘内血流量**。流量、压力和血管阻力具有数学关联性。在移植血管瘘中，P_{IA} 往往 < 50% MAP（mean arterial pressure，平均动脉压）。压力明显降低的位置主要在动脉吻合口，除非移植血管内还有其他狭窄部位。当动静脉瘘流出道狭窄（如移植物与静脉吻合口处及其下游部分内膜增生）时，瘘内压就会增高，流量相应减少。当 P_{IA} > 50% MAP 时，即 PIA/MAP > 0.50 时，移植血管瘘血流量就会进入容易形成血栓的区间范围 600～800ml/min，而且这时很可能已经存在狭窄。怎样通过 P_{IA} 计算这个比值详见表 8.2（EQP_{IA} = 通过监测点与压力传感器间通路长度校正的 P_{IA}）。在普通动静脉瘘中，流出道静脉有众多旁支可供血液回流。因此，P_{IA} 低于移植血管瘘内压，所以即使出现流出道狭窄，P_{IA} 也不会增高，因此，不是有价值的监测工具。如果移植血管的狭窄发生在经常穿刺置管的位置，则尽管存在狭窄，静脉针内的压力却往往正常甚至降低。如果动脉端吻合口存在狭窄，则无论是哪种动静脉瘘，其 P_{IA} 都会降低；如果吻合口很宽大，即使没有狭窄，其 P_{IA} 也会很高。

F. **通路再循环**。基于尿素变化和不基于尿素变化（如超声稀释法）的检查方法都可用于检测再循环情况。基于尿素变化的方法已在第 3 章描述。本章前一部分叙述的超声波稀释探测法可以用来发现再循环。这种情形下，透析管路不需要反接。如果动静脉瘘确实存在再循环，那么静脉端弹丸式注射的盐水很快就会被动脉端的探测仪检测到。使用血液温度检测仪通过热度稀释原理探测再循环所得出的值与上述超声稀释方法相似。当探测到的再循环血流量超过 10%（双针尿素依赖法）；5%（超声波法）和 15%（热度稀释法）时，就应当进一步检查以明确诊断。

表8.2　测定 EQP_{IA}/MAP 比值

1. 测量 MAP：假设 BP 为 190/100mmHg，MAP 是舒张压 + 脉压差的 1/3，即 130mmHg

2. 测定静息状态下动脉压

   a. 随着血泵的关闭及血流通路上游静脉滴注腔的关闭，静脉滴注腔的压力约为 60mmHg

   b. 使用公式计算偏移：偏移（mmHg） = − 1.6 + 0.74 × H（cm），H 是血管通路及静脉腔内压力的中间值。假设 H 是 35cm，可以换算为 = − 1.6 + 25.9 = 24.3mmHg

   c. 增加 EQP_{IA} 的偏移：EQP_{IA} = 60 + 24.3 = 84.3mmHg.

   d. 计算 EQP_{IA}/MAP，在这种情况下，84/130 = 0.65，是 > 0.5 的。表示通路存在狭窄的风险

EQP_{IA}，血管内压力；MAP，动脉压；BP，血压；资料来自于：Besarab A，et al. Simplified measurement of intra-access pressure. J Am Soc Nephrol. 1998；9：284-289.

Ⅱ. 血管通路的影像学检查

    A. **多普勒超声检查。**这种无创检查法可以对移植物内瘘和动静脉瘘建立血流模式影像。它对了解狭窄及血管瘤都有意义。常规行多普勒血流检测价格贵了一些。因此，主要用于评价经过其他方法筛查过的动静脉瘘的血流和局部解剖情况。

    B. **通路血管造影。**对于通过花费较低的一些检查提示可能存在动静脉瘘狭窄的患者，很多中心都建议直接做血管造影，必要时行球囊扩张，而不必同时做多普勒检查。如果可能，应使用最低剂量稀释的非渗透性对比造影剂。血管造影术对动脉系统评估同样有限。

    C. **磁共振血管造影。**2007 年欧洲最优实践指南推荐，当需查看上肢末端动静脉循环时，应行血管通路 MRA 影像检查（Tordoir，2007）。欧洲指南引用一些已成功地使用了 MRA 了解通路情况的研究。随着新型造影剂的使用，

钆相关的系统性肾纤维化的发病率降低（Coca and Pera-zella，2011）。但是透析患者多次行 MRA 的累积风险仍未量化。

Ⅲ. **对已确定的动静脉瘘狭窄的干预措施。**一旦检测到狭窄已超过 50%，在符合下述一条以上条件时，就需要行经皮血管腔内成形术（percutaneous transluminal catheter angiography，PTCA）或手术干预：①物理检查异常，②有血栓形成病史，③动静脉瘘血流量减少，④静态瘘内压（基于 MAP 的校正值）升高。下一步究竟如何处理，多家中心各有见解。如果短时间内对于同一病变部位需重复进行腔内血管成形的话，还是应当考虑外科手术更好一些。

在绝大多数中心，血管通路相关问题都是由外科医生和介入科医生完成。现在美国很多治疗中心为肾内科医生提供经皮血管球囊扩张术、取栓术的正规培训。因为肾内科医师对这类患者和与通路相关的问题有不同的临床见解，他们可以帮助患者更加及时的就医并且减少住院天数和费用，以及提高患者满意度。

A. **动静脉内瘘早期功能不良的治疗。**10%～35% 的动静脉内瘘不能维持充分的透析治疗。血管狭窄或存在一个重要的侧支静脉（组成内瘘主要静脉以外的静脉）或两者均存在是内瘘功能不良的主要问题。两个问题中，内瘘不成熟的病例中超过 70% 存在狭窄。在大部分病例中，狭窄出现在近吻合口处（吻合口旁）。经皮血管球囊扩张术能够成功地治疗上述部位病变以及绝大部分其他功能不良的内瘘。在未成熟的内瘘病例中，由于侧支循环的存在，使用三种技术（经皮结扎、静脉切开术或线圈插入）中任何一种均可改善内瘘功能不良。

B. **瘘修复后即刻测量血流量。**明显的狭窄经过处理后，虽然有时影像学提示已经纠正，但并不意味着动静脉瘘血流量能得到改善。此外，动静脉瘘血流量可能先略有增加，但一天或 1～2 次透析后就又回到了处理前的水平。因此无论采取什么方式修复动静脉瘘，术后立即开始进行流量的检测对评估其日后可以正常使用的时间很有帮助。

C. **血管内支架和血管狭窄。**血管内支架是治疗血管通路狭窄的重要手段。血管内支架主要用于治疗动静脉移植物处或移植物-静脉吻合口远端的狭窄。支架也用于治疗假性动脉瘤（详见后文）。支架内表面、外表面或两者均覆盖 PTFE 涂层。近期一项大规模多中心、随机对照研究（Haskal，2010）显示，在治疗移植物-静脉吻合口处狭窄方面，支架植入术较单一的血管成形术的内瘘开放率更好。6 个月后支架植入术（51%）的开放率优于单一的血管成形术（23%；$P < 0.001$）。

血管通路同时存在多处狭窄并不少见。对于存在多处狭窄的情况，修复主要位置的意义并不大，可能需要放置额外的支架。使用血管内支架术增加的成本必须与单一的血管成形术或外科手术的成本相平衡。

IV. **血栓形成**。血栓形成是动静脉血管通路最常见的并发症，其占通路失用的 80% ~ 85%。动静脉移植物内瘘的开放率术后 1 年为 50%，2 年为 25%。血栓形成的原因包括血流停滞、血管内皮损伤、凝血功能改变，其他因素还包括动脉狭窄、内瘘受压、血管损伤形成血肿、血容量减少、低血压以及高凝状态。体格检查可见震颤或杂音消失（表 8.1）。对于通路内取栓血管内治疗［机械和（或）药物治疗］和外科治疗均有效。一旦血栓反复发生，除了解除狭窄外，还要查找血栓形成原因。

A. **诱因**。现已认识到有越来越多的患者存在凝血作用亢进的问题，包括纤维蛋白原水平升高，蛋白 S 和 C 的水平减低，V 因子 Leiden 变异，狼疮抗凝物质或应用促红素治疗所引起的高血球压积水平等。这些因素是否与动静脉瘘血栓形成有关还存在争议。华法林的应用是存在异议的，因为患者蛋白 S 和 C 不足，甚至缺乏，这时华法林可能促进钙化防御产生皮肤坏死。应用华法林在出现狼疮抗凝物质的患者中很难监测，因为凝血酶原时间对于抗凝的监测是不太可信的。

B. **预防**。抗凝物质或抗血小板药物可能会预防动静脉通路血栓形成，但时至目前所发表的文章并不建议常规使用。对应用低剂量华法林（维持目标 INR：1.4 ~ 1.9）、氯吡格雷加阿司匹林分别与安慰剂进行随机分组临床试验（randomized clinical trials，RCTs），结果并未提示应用抗凝药物会减少 PTFE 移植血管的血栓形成问题以及并未延长其使用期限。两项研究均显示治疗组患者在出血并发症方面存在临床和统计学差异。但是另一项 RCT 却表明 PTFE 血管移植物的患者应用双嘧达莫可降低血栓形成的风险。一项关于抗血小板治疗对预防血管通路失用的有效性的荟萃分析研究，入选了 21 个试验，得出结论，抗血小板治疗在预防内瘘血栓形成或保持内瘘通畅方面有效，但在移植物内瘘通畅性方面几乎无效。

C. 治疗

1. **动静脉内瘘**。动静脉瘘术后早期或者晚期均可发生血栓形成。可能的话，患者需要每天注意内瘘的情况。由于手术操作的因素或睡觉时不注意压迫了动静脉瘘导致早期血栓形成，一般都需要再次手术。血栓形成之前往往会出现血流量降低，但低血压和高凝状态即使在没有血流量下降的情况下也可导致血栓形成。处理血栓比较困难，PTCA 和外科手术取栓都会用到，可根据不同中心的治疗常规做出选择。目前已报道的消除大部分血栓的技术成功率很高（Palmer，2006）。

2. **动静脉移植物内瘘**。血栓可通过外科手术取栓，也可用器械取栓或联用药物溶栓，选择哪种方法各中心可根据自身不同特点而定。但是要特别注意发现血栓尽快处理，以免治疗不及时，患者还需要临时插管透析。应行影像学检查对血管通路进行全面评估。当残余狭窄部分超过 85% 时需要再次处理，如腔内球囊扩张或外科手术。对于血栓复发的患者，应用抗血小板药物或华法林是否有效尚不清楚。有些患者动静脉瘘流量超过 1000ml/min，但仍有血凝发生，这时应再次向患者强调不可外压动静脉瘘，同时还要检查是否存在高凝状态和透析后低血压。对于形成血栓的移植血管经过手术处理后仍要严密监测。如果取栓和溶栓均未成功，应设法寻找位置与移植血管流出道静脉再做一个动静脉瘘。因为此时的静脉由于长时间接受动脉血，其本身已经扩张增厚，因此这样的内瘘可以早期使用。KDOQI 治疗指南推荐对每一个移植人工血管瘘失败的患者都应当做能否再次行动静脉瘘的评估。

Ⅴ. **动静脉内瘘侧肢体的缺血**。透析相关的手部缺血常被称为"窃血综合征"，1%～20% 的通路会并发窃血综合征，可以导致疼痛、功能丧失、甚至可致截肢。手部缺血的机制是远端动脉的血液逆向流入血管通路，动脉狭窄或远端小血管病变的存在常常加重缺血。其危险因素包括上臂血管通路、外周动脉疾病以及糖尿病。

A. **监测**。已行动静脉内瘘的患者应每月通过病史及查体进行评价。临床上存在肢体疼痛、发凉、肢体远端感觉异常，特别是在透析期间进展为发绀、脉搏消失、缺血性溃疡和干性坏疽几天、数周甚至数月。症状可以在术后即刻出现或隐匿数天至数周。体格检查时应与对侧肢体进行皮温、脉搏及功能对比。

　　手指压力、经皮血氧测量和动脉造影术在评估时都是有效的，但并非必须。诊断是依据临床症状和体征，以及肢体循环不良的表现。鉴别诊断包括：腕管综合征、外周血管疾病、神经病变、神经损伤或由于缺血引起的单支神经病变。

B. **处理**。较轻的缺血表现如发凉、感觉异常但无感觉运动功能丧失，可以做观察处理。但如果手臂由于"窃血"而活动时疼痛（或远端肢体静止时疼痛），或出现难愈合的溃疡，通常需要外科干预。手部运动功能丧失需急诊手术治疗，并立即进行外科手术评估。

1. **DRIL 手术**。对于常见的桡动脉-头静脉侧侧吻合的动静脉内瘘，桡动脉吻合口总要"窃取"一些尺动脉循环的血液。将动脉侧吻合改为动脉端吻合可能对由窃血造成的缺血有效。严重的病例可以通过结扎动静脉瘘来缓解症状，但远端血管重建（distal revascularization interval ligation，DRIL）在保存内瘘通畅的同时可以治疗缺血。DRIL 方法需要结扎动静脉瘘起始部远端动脉和近端动脉与结扎部位远端动脉之间的逆向血流的隐静脉旁路。研究显示如果旁路起源于内瘘吻合口上游且避开动脉上游到内瘘吻合口低血压的位置，DRIL 手术成功率很高（Kopriva，2014）。

2. **结扎**。由于内瘘流量高引起的窃血可以应用结扎方法，并运用微创手术（Miller，2010）。

3. **其他方法**。为了解决动静脉瘘术后手部肿胀，可以将吻合方式由侧侧吻合改为端（静脉）侧吻合或选择性结扎受累静脉。术后手臂周长增长 2~3cm 是较为常见的，但如果增长过多则通常预示由于中央静脉狭窄造成的静脉高压。

VI. 假性动脉瘤。动静脉通路反复穿刺同一位置的损伤可导致自体静脉或移植血管全层损伤。较大的动脉瘤限制了进针位置并且减少了潜在的穿刺部位。膨胀的动脉瘤进一步扩大，特别是如果存在下游狭窄将导致通路内压力上升。动脉瘤和假性动脉瘤易导致感染或血栓形成。关键是破裂后可导致失血和致命性出血。即将破裂的体征包括：皮肤变薄变透亮、外渗时间延长或表面溃疡产生、动脉瘤扩大。预防上述并发症，早期干预非常重要。

A. 自体动静脉内瘘。假性血管瘤远比真性血管瘤常见。其原因是通路穿刺位置不适当的旋转、不充分的止血以及透析后拔出穿刺针后血液外渗。对于假性血管瘤和真性血管瘤来说，尽管有时需外科干预，但大部分仅只需密切观察，同时避免在血管瘤位置穿刺。

B. 移植血管内瘘。对于移植物内瘘，血管腔并没有真正扩张，而是一个真正的假性动脉瘤，管壁仅由一层外部软组织构成。当出现以下情况时可以考虑切除或植入一段替代移植血管：膨胀迅速、直径大于 12mm 和（或）影响整个表面皮肤的穿刺。如果假性血管瘤已经使可穿刺部位减少或持续存在疼痛、搏动等症状，则移植血管内瘘需要手术处理。

C. 支架的临床应用。目前支架已被应用于假性动脉瘤的介入治疗（Fotiadis，2014）。尽管介入治疗可以使假性动脉瘤马上消除，但假性动脉瘤的复发以及由于反复穿刺导致的支架-移植物损伤仍是主要问题。支架结构破碎有时突出于皮肤，可构成对透析患者的损伤。假性动脉瘤应用支架存在排斥情况，这代表该内瘘无法再使用。支架感染的风险是另一并发症。支架治疗假性动脉瘤后的穿刺安全性目前仍没有前瞻性研究来最终确定。同样，外科介入治疗假性动脉瘤也没有与支架治疗进行对比研究。支架的应用确实在血管成形术导致血管破裂的情况下给予了另一种治疗。在完全破裂的情况下，支架显示清晰，可以避免外科急诊手术。

VII. 感染。通路感染通常表现为红斑、疼痛或针眼处脓性分泌物渗出。通常最初的体征为无其他感染灶的发热和血培养阳性。若存在活动性感染应暂停使用此血管通路。培养（血培养和伤口组织培养）后应用抗生素治疗。应根据病原体查找是否存在感染性心内膜炎或其他感染灶，特别是在应用抗生素治疗后培养阴性时。通路周围组织行超声检查可以发现局部液体瘀滞。已经感染的血管通路通常需外科清创术或切除。

A. **自体动静脉内瘘**。感染比较罕见，多由葡萄球菌引起，处理原则与亚急性心内膜炎相同，抗生素应用 6 周。诊断基于局部炎性症状。在出现症状和细菌培养证后迅速应用抗葡萄球菌药物一般能够治愈。治疗过程中当怀疑有脓性栓子时应考虑去除动静脉瘘。

B. **移植血管瘘**。移植血管感染的发生率为 5% ~ 20%，放置在大腿位置的移植人工血管感染发生率可能更高一些。当患者接受一些可能导致菌血症的操作时（如：拔牙、泌尿生殖系统操作等），应当预防性应用抗生素。大多数移植血管感染是葡萄球菌引起。也可培养出革兰氏阴性细菌，如大肠杆菌，特别是下肢移植物内瘘（Harish and Allon，2011）。早期抗炎方案应包括抗 G－菌，抗 G＋菌的抗生素以及抗肠球菌的药物。局部感染可以根据细菌培养结果用药，或者切开或切除感染段。广泛的感染需要全部切除移植血管。

没有局部症状也可以发生败血症。这些病例中，锝标记的白细胞扫描对发现移植血管感染有帮助，但注意在检查前一定要拿开带血的敷料，因为可能会导致假阳性结果。感染的移植血管破裂会导致大出血。刚刚植入的、小于 30 天的移植血管应当切除。

1. **血栓形成的动静脉移植物隐性感染**。血栓形成时间长的移植物内瘘感染很少存在局部体征，建议内瘘不用后尽快将移植物去除。这可能是血清 C 反应蛋白升高和 ESA 抵抗的原因。但由于外科手术切除需扩大组织范围，因此这个问题仍需进一步研究。

VIII. **充血性心力衰竭**。前臂内瘘很少发生充血性心力衰竭，但上臂内瘘和大腿内瘘却可能发生，特别是患者本身合并心脏疾病。尽管长期的心脏功能不受动静脉内瘘影响，但内瘘关闭与左心室质量下降和左室向心性和非向心性肥厚的改善有关（Movilli，2010）。肺动脉流量增加（与通路的高血流量相关）会加重肺动脉高压。

一些动静脉通路的血流量持续增加。当心输出量增加 20% 时，高输出量性心力衰竭风险增加。上臂的血管通路和血流量 > 2 000ml/min，上述风险也增加（Stern and Klemmer，

2011）。在这种情况下，可考虑行内瘘绷带加压包扎降低通路血流量（Miller，2010）。尽管理论上有效，但当短暂阻断动静脉内瘘血流就可引起心输出量出现较大变化时应行手术缩窄瘘口或绷带加压包扎。对于存在不明原因高心输出量的患者，应首先考虑和纠正可能存在的贫血。服用血管扩张剂（如：米诺地尔，盐酸肼屈嗪等）但没有同时服用 β 受体阻滞剂是另一种常见的、可纠正的原因。最后，容量超负荷在透析患者中常见，当出现心力衰竭时一定要考虑。

IX. **经皮介入治疗的并发症。**与血管成形术相关的最常见手术并发症是血管破裂而致造影剂外渗和（或）出血。这种并发症相对少见（2%），并且从临床无症状到严重并发症都可出现。血管成形术中造影剂外渗的亚临床症状通常不引起太多关注。轻微的血管破裂可出现患者无症状的血肿。较大的血肿可影响通路的血流量，非常大的血肿是由内瘘的静脉或附近的静脉破裂造成。这时置入血管内支架可有效止血。

与经皮血管成形术相关的另一个并发症是肺栓塞，特别是在血栓切除术中。明显的肺栓塞临床上罕见。动脉的远端血栓栓塞可以发生在血栓切除术中，在这种情况下，可以应用血栓切除导管立即取栓。

X. **临床结局目标和监测**
   A. **建立血管通路队伍和持续质量改进**（continuous quality improvement，CQI）。建立一支包括内科医生、外科医生、介入科医生、透析通路辅助人员和透析专业人员的队伍，对于保障血管通路质量非常重要。理想的血管通路团队应当定期集中，回顾分析数据并按照 KDOQI 指南进行必要的检查。数据收集应当包括血管通路的数量、类型、感染和血栓发生率，干预措施的次数和方式以及血管通路失败的时间。各中心应当监测血栓形成后血管通路的结局并为短期及长期内瘘开放率设定目标。应分析通路的转归趋势，并将反馈信息通报给所有团队人员。这样比重新行动静脉通路手术更积极主动，且将静脉插管降到最低，并有助于充分透析。

参考文献与推荐阅读

Agarwal AK, Asif A. *Interventional Nephrology*. Washington, DC: American Society of Nephrology, NephSAP; 2009.

Asif A, et al., eds. *Textbook of Interventional Nephrology*. New York, NY: McGraw Hill; 2012.

Ayus AC, Sheikh-Hamad D. Silent infections in clotted hemodialysis access grafts. *J Am Soc Nephrol*. 1998;9:1314–1317.

Badr B, et al. Transonic, thermodilution, or ionic dialysance to manage vascular access: which method is best? *Hemodial Int*. 2014;18:127–135.

Beathard GD. A practicioner's resource guide to physical examination of the vascular access. ESRD Network of Texas; 2012. http://www.esrdnet15.org/QI/C5D.pdf.

Besarab A, et al. Simplified measurement of intra-access pressure. *ASAIO J*. 1996;42:M682–M687.

Besarab A, et al. The utility of intra-access monitoring in detecting and correcting venous outlet stenoses prior to thrombosis. *Kidney Int*. 1995;47:1364–1373.

Besarab A, Sherman R. The relationship of recirculation to access blood flow. *Am J Kidney Dis*. 1997;29:223–229.

Campos RP, et al. Stenosis in hemodialysis arteriovenous fistula: evaluation and treatment. *Hemodial Int*. 2006;10:152–161.

Chemla ES, et al. Complex bypasses and fistulas for difficult hemodialysis access: a prospective, single-center experience. *Semin Dial*. 2006;19:246–250.

Chin AI, et al. Intra-access blood flow in patients with newly created upper-arm arteriovenous native fistulas for hemodialysis access. *Am J Kidney Dis*. 2004;44:850–858.

Coca SG, Perazella MA. Use of iodinated and gadolinium-containing contrast media. In: Daugirdas JT, ed. *Handbook of Chronic Kidney Disease Management*. Philadelphia, PA: Kluwer; 2011:363–375.

Coentrão L, Faria B, Pestana M. Physical examination of dysfunctional arteriovenous fistulae by non-interventionalists: a skill worth teaching. **Nephrol Dial Transplant**. 2012;27:1993–1996.

Crowther MA, et al. Low-intensity warfarin is ineffective for prevention of PTFE graft failure in patients on hemodialysis: a randomized controlled trial. *Am J Soc Nephrol*. 2002;13(9):2331–2337.

Depner TA, Krivitsky NM, MacGibbon D. Hemodialysis access recirculation measured by ultrasound dilution. *ASAIO J*. 1995;41:M749–M753.

Fontseré N, et al. Practical utility of on-line clearance and blood temperature monitors as noninvasive techniques to measure hemodialysis blood access flow. **Blood Purif**. 2011;31:1–8.

Fotiadis N, et al. Endovascular repair of symptomatic hemodialysis access graft pseudoaneurysms. *J Vasc Access*. 2014;15:5–11.

Gradzki R, et al. Use of ACE inhibitors is associated with prolonged survival of arteriovenous grafts. *Am J Kidney Dis*. 2001;38:1240–1244.

Harish A, Allon M. Arteriovenous graft infection: a comparison of thigh and upper extremity grafts. *Clin J Am Soc Nephrol*. 2011;6:1739–1743.

Haskal ZJ, et al. Stent graft versus balloon angioplasty for failing dialysis access grafts. *N Engl J Med*. 2010;362:494–503.

Huijbregts HJ, Blankestijn PJ. Dialysis access—guidelines for current practice. *Eur J Vasc Endovasc Surg*. 2006;31:284–287.

Jiang SH, et al. Validation of the measurement of haemodialysis access flow using a haemoglobin dilution test. *Blood Purif*. 2011;32:48–52.

Kaufman JS, et al. Randomized controlled trial of clopidogrel plus aspirin to prevent hemodialysis access graft thrombosis. *J Am Soc Nephrol*. 2003;14:2313–2321.

Kopriva D, McCarville DJ, Jacob SM. Distal revascularization and interval ligation (DRIL) procedure requires a long bypass for optimal inflow. *Can J Surg*. 2014;57:112–115.

Krivitski NM. Theory and validation of access flow measurement by dilution technique during hemodialysis. *Kidney Int*. 1995;48:244–250.

Kumbar L, Karim J, Besarab A. Surveillance and monitoring of dialysis access. *Int J Nephrol*. 2012;2012:649735.

Lok CE, et al. Reducing vascular access morbidity: a comparative trial of two vascular access monitoring strategies. *Nephrol Dial Transplant*. 2003;18:1174–1180.

Maya ID, et al. Vascular access stenosis: comparison of arteriovenous grafts and fistulas. *Am J Kidney Dis*. 2004;44:859–865.

Miller GA, et al. The MILLER banding procedure is an effective method for treating dialysis-associated steal syndrome. *Kidney Int*. 2010;77:359–366.

Mohan S, et al. Effective ionic dialysance/blood flow rate ratio: an indicator of access recirculation in arteriovenous fistulae. *ASAIO J*. 2010;56:427–433.

Movilli E, et al. Long-term effects of arteriovenous fistula closure on echocardiographic functional and structural findings in hemodialysis patients: a prospective study. *Am J Kidney Dis*. 2010;55:682–689.

National Kidney Foundation. K/DOQI clinical practice guidelines for vascular access: update 2006. *Am J Kidney Dis*. 2006;48(suppl 1):S188–S306.

Oakes DD, et al. Surgical salvage of failed radiocephalic arteriovenous fistulas: techniques and results in 29 patients. *Kidney Int*. 1998;53:480–487.

Ohira S, Kon T, Imura T. Evaluation of primary failure in native AV-fistulae (early fistula failure). *Hemodial Int*. 2006;10:173–179.

Ortega T, et al. The timely construction of arteriovenous fistulas: a key to reducing morbidity and mortality and to improving cost management. *Nephrol Dial Transplant*. 2005;20:598–603.

Palmer RM, et al. Is surgical thrombectomy to salvage failed autogenous arteriovenous fistulae worthwhile? *Am Surg*. 2006;72:1231–1233.

Palmer SC, et al. Antiplatelet therapy to prevent hemodialysis vascular access failure: systematic review and meta-analysis. *Am J Kidney Dis*. 2013;61:112–122.

Paulson WD, Moist L, Lok CE. Vascular access surveillance: an ongoing controversy. *Kidney Int*. 2012;81:132–142.

Rayner HC, et al. Vascular access results from the Dialysis Outcomes and Practice Patterns Study (DOPPS): performance against Kidney Disease Outcomes Quality Initiative (K/DOQI) Clinical Practice guidelines. *Am J Kidney Dis*. 2004;44 (5 suppl 3):22–26.

Roca-Tey R, et al. Five years of vascular access stenosis surveillance by blood flow rate measurements during hemodialysis using the Delta-H method. *J Vasc Access*. 2012;13:321–328.

Saran R, et al. Association between vascular access failures and the use of specific drugs: the Dialysis Outcomes and Practice Patterns Study (DOPPS). *Am J Kidney Dis*. 2002;40:1255–1263.

Sessa C, et al. Treatment of hand ischemia following angioaccess surgery using the distal revascularization interval-ligation technique with preservation of vascular access: description of an 18-case series. *Ann Vasc Surg*. 2004;18:685–694.

Stern AB, Klemmer PJ. High-output heart failure secondary to arteriovenous fistula. *Hemodial Int*. 2011;15:104–107.

Tessitore N, et al. Clinical access assessment. *J Vasc Access*. 2014;15(suppl 7):20–27.

Tordoir J, et al. EBPG on vascular access. *Nephrol Dial Transplant*. 2007;22(suppl 2): ii88–ii117.

White JJ, et al. Paulson relation between static venous pressure (VP), hemodialysis graft blood flow (Q), and stenosis: analysis by fluid mechanics model [Abstract]. *J Am Soc Nephrol*. 2005;16:F-PO531.

Zasuwa G, et al. Automated intravascular access pressure surveillance reduces thrombosis rates. *Semin Dial*. 2010;23:527–535.

参考网页

An excellent teaching guide, introduction to vascular access, with pictures of anatomy, etc. http://www.fistulafirst.org/atlas/index.html.

Information on interventional nephrology, annual meetings, credentialing, publications, and statement papers. http://www.asdin.org.

第 9 章

静脉导管感染和其他相关并发症

Loay Salman，Arif Asif，and Michael Allon

祖源　译，李寒　校

与静脉导管相关的主要问题是感染、流动性差、血栓形成和中心静脉狭窄。

I. **感染**。尽管在第 7 章（见表 7.3）中详述了最佳操作，但静脉导管发生感染的几率确实比动静脉（AV）瘘高。感染是导管废用的主要原因，并增加了相关疾病的发病率和死亡率。大多数情况下，感染来自于导管连接器、输注液或透析过程中的内腔的污染。患者自身皮肤的菌群也可能产生感染，通过穿刺部位迁移到导管外表面。导管有时是菌血症细菌的附着处。

　A. **出口感染**。皮肤出口部位有红斑、分泌物、结痂并有压痛，但是没有隧道压痛或脓性分泌物，可诊断为出口感染。外用抗生素软膏和口服抗生素可满足治疗。通过出口精细护理可预防感染。患者应注意鼻部定植金黄色葡萄球菌的血行感染，鼻内应用莫匹罗星霜治疗（半管，每天两次，每个鼻孔 5 天），防止可能存在的感染。对于导管出口感染，如果感染向全身症状发展（白细胞增多或温度 >38℃）、脓液沿导管流出、感染持续或抗生素治疗后复发，导管必须移除。如果血液培养阳性，导管也必须移除。

　B. **隧道感染**。是沿着隧道周围皮下组织的感染。从涤纶套附近延伸到外部切口和静脉切口。通常情况下，有典型的压痛、肿胀和红肿，并有脓液沿着外部切口流出。这可能会导致全身性菌血症。在隧道或全身感染迹象存在时，应立即除去导管，并使用抗生素治疗。

C. **导管相关血流感染**（catheter-related bloodstream infection，CRBSI）。目前患者表现为有迹象和全身感染症状，其程度可从轻微到严重。轻微的情况下表现为发热或发冷，而严重的情况下表现有血流动力学不稳定。透析开始后的患者可发展为败血症症状，这表明细菌和（或）内毒素从导管释放至全身，有转移性感染，包括心内膜炎、骨髓炎、硬膜外脓肿和化脓性关节炎症状。大多数情况下致病微生物是革兰氏阳性菌，革兰氏阴性菌感染发生的情况非常少。有关如何对待透析患者 CRBSI 的详细信息，医护人员可以参考的相关信息包括：美国疾病控制中心（the U. S. Centers of Disease Control，CDC）网页（http：// www.cdc.gov/dialysis）、NKF KDOQI 2006 年血管通路建立指南（NKF，2006 年）、欧洲肾脏最佳实践小组（the European Renal Best Practices，ERBP）接入准则（Tordoir，2007 年）、北美地区传染病学会（the Infectious Disease Society of North America，IDSA）CRBSI 管理（Mermel，2009 年）等指导方针的更新，以及 ERBP 对 IDSA 准则的评论（Vanholder，2010）。IDSA 的处理算法和技巧详见图 9.1、表 9.1 和表 9.2，ERBP 的主要建议见图 9.2。CRBSI 透析患者管理原则不同于感染疾病指南对于短期中心静脉导管感染的治疗。对于血液透析患者，静脉导管是一条生命线，有时进行更换很困难。因此，该指南包含多种导管补救方法，其中包括使用含有抗生素的导管封闭液或用一个新的导管在导丝引导下在相同的位置上更换感染导管。然而，这些导管补救技术应用是受限的。如果导管补救后短时间内患者病情恶化，导管必须立即拔出，使感染播散到全身器官的风险降低至最小。

1. **血液和导管尖端培养**。在工作中疑似 CRBSI，培养物可以在透析治疗期间从导管毂、外周静脉或含血液的导管中获得。IDSA 建议在导管毂和外周静脉采取血培养，并且当导管由于怀疑感染被移除时，需培养其尖端至远端 5cm。两次血培养，或血培养与导管尖端培养是阳性并且是相同细菌，CRBSI 可确诊。从皮肤或从导管毂培养，IDSA 建议应用酒精氯己定消毒清洗该区域而非聚维酮碘，并待消毒剂晾干后采样，避免消毒剂污染培养材料。IDSA 指南认为许多血液透析患者从透析管路获得的血标本代替外周血进行血培养是可以接受的。

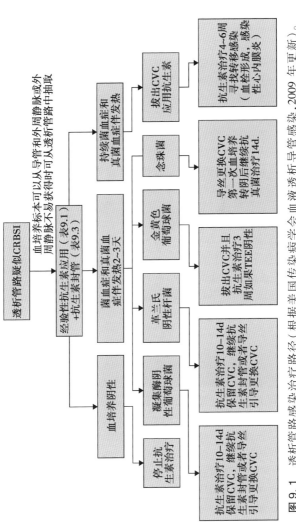

图 9.1　透析管路感染治疗路径（根据美国传染病学会血液透析导管感染，2009 年更新）。

HD：血液透析；CVC：中心静脉（血液透析）导管；TEE：食管超声心动图

表9.1 血液透析患者抗生素剂量

根据培养结果选择抗生素及用药剂量

万古霉素加覆盖革兰氏阴性杆菌的抗生素

或

万古霉素加庆大霉素

一般剂量：抗生素剂量需要根据残余肾功能以及由于频繁透析、延长透析时间、高效高通量透析或血液透析滤过造成的透析清除增加进行调整。如果有可能，监测透析前水平（在耐甲氧西林葡萄球菌较低的情况下，头孢唑啉可用于代替万古霉素）

万古霉素：在透析过程最后一个小时内输注负荷剂量 20mg/kg 体重，然后在每次透析的最后 30 分钟给予 500mg

庆大霉素（或妥布霉素）：1mg/kg 体重，但每次透析给予不超过 100mg

头孢他啶：每次透析后 1g IV

头孢唑啉：每次透析后 20mg/kg IV

对于念珠菌感染

棘白菌素类（卡泊芬净首次 70mg 负荷剂量 IV，随后每日 50mg IV；静脉注射米卡芬净每日 100mg IV，或阿尼芬净 200mg 负荷剂量 IV，然后每日 100mg IV）；氟康唑（每日 200mg 口服）；或两性霉素 B

IV：静脉注射。

ERBP 特设的咨询推荐与 IDSA 的建议相似。他们也认为血液透析患者采外周静脉血培养困难，相对比较实际的选择是从透析管路吸取血进行培养比较容易。透析期间从管路吸取的血液代表的是外周血而非局部导管血液，因此从透析管路抽取的血培养阳性可能反映的是菌血症而不仅仅是导管来源。ERBP 组建议，为了应对这种可能性，最好的办法是通过评估临床病史、查体、影像学检查，以及有针对性的实验室检验，包括尿培养等进行具体分析。

2. **拔管指征**。如果有感染性血栓、心内膜炎、骨髓炎或严重脓毒症低血压的证据，透析导管必须立即拆除。同样普遍认为导管感染伴发热需要拔管，在其他位置插入临时导管继续透析。

表9.2 透析患者导管引起感染的处理方法

血液和导管培养

进行血培养的外周血样品应由将来不预计造动静脉瘘的血管提供（例如，手静脉）。

当外周血样品不能获得，血液样品则可以在透析期间经连接透析导管的穿刺针抽取。

已获得血培养且正在接受抗生素治疗的疑似CRBSI患者，如果两次血培养结果阴性，并且确定无其他感染，可以停止抗生素治疗。

不能获得外周血样品，没有其他位置的导管可以获得血样，也不容易从穿刺点获得血样进行培养，并且没有临床证据可以证实是其他感染，从导管获得的血培养结果是阳性，并且高度怀疑血液透析患者CRBSI，应该继续抗生素治疗。

导管拔除，更改和补救与抗生素封闭

因金黄色葡萄球菌、假单胞菌属或假丝酵母感染导致血液透析患者出现CRBSI时，应拔出受感染的导管，在其他解剖位置建立临时（非通道导管）导管。如果完全没有其他位置可供插入导管，可通过导丝更换感染导管。

血液透析导管由于CRBSI被拔除后，长期血液透析导管可在血培养结果转阴后再放置。

由于其他病原体导致血液透析患者CRBSI（例如，革兰氏阴性杆菌而不是假单胞菌或凝固酶阴性葡萄球菌等），可以经验性静脉抗生素治疗，不用立即拔除导管。如果症状持续，或者出现转移性感染的证据，应拔出导管。如果起始症状（包括发热、寒战、血流动力学不稳定或精神状态改变等）在应用2～3天抗生素治疗后缓解且没有转移性感染，则被感染的导管可以在导丝引导下更换一个新的长期血液透析导管。

另外，导管拔出无明确指征的患者（即在2～3天的全身抗生素治疗后症状缓解，无转移性感染），导管可以保留，每次透析结束后抗生素封管10～14天辅助治疗。

抗生素治疗

经验性抗生素用药治疗包括万古霉素和抗菌谱覆盖革兰阴性杆菌的抗生素（例如第三代头孢菌素、碳青霉烯类或β-内酰胺/β-内酰胺酶组合）。

经验性应用万古霉素治疗后经证实是因甲氧西林敏感的金黄色葡萄球菌感染导致的CRBSI，应更换头孢唑啉治疗。头孢唑啉

续表

的推荐剂量为 20mg/kg（实际体重），透析后增加约 500mg 的补充量。

血液透析导管拔除后如果存在持久性菌血症、真菌血症、感染性心内膜炎、或化脓性血栓性静脉炎，需要 4～6 周疗程的抗生素治疗（即 172 小时的持续时间）。出现成人骨髓炎需要 6～8 周的治疗。

因万古霉素耐药的肠球菌感染出现 CRBSI 的透析患者，可用达托霉素治疗（每次透析后 6mg/kg）或口服利奈唑胺（600mg/12h）进行处理。

抗生素封闭

抗生素封闭导管适合于以补救导管为目的的长期导管 CRBSI 透析患者。且无导管出口处或隧道感染迹象。

CRBSI 不宜单独使用抗生素封管，它应与全身抗生素治疗配合使用，两种治疗需持续 7～14 天。

抗生素封管时间一次一般不超过 48 小时，不卧床患者的股静脉导管抗生素封闭液最好每 24 小时更换。对于正在接受血液透析治疗的患者，可每次透析结束后更换抗生素导管封闭液。

由于金黄色葡萄球菌和白色念珠菌属感染导致的 CRBSI，推荐立即拔出导管，而不应抗生素封管和导管保留处理，除非特殊情况下（例如无其他位置可插入导管）。

患者多次导管抽取的血液培养显示凝固酶阴性葡萄球菌或革兰氏阴性杆菌感染，外周血培养多次阴性，则可以抗生素封管治疗 10～14 天，可不全身应用抗生素治疗。

万古霉素的治疗浓度应比所涉及微生物的 MIC 高至少 1000 倍。并且很多可靠数据推荐此时 CRBSI 的治疗可选用乙醇封管。

后续培养

透析相关的 CRBSI 如果患者无症状，无需确认血培养结果阴性，可直接进行导丝引导下更换导管。

如果 CRBSI 患者保留导管，应该在抗生素疗程 1 周后检测血培养。如果血培养仍阳性，导管应拔除，血培养阴性后再置入新的长期透析导管。

3. **抗生素选择**。革兰氏阳性菌，最常见的主要是葡萄球菌属，但高达 40% 的病例分离培养出的是革兰氏阴性菌。在留取血培养后应立即开始广谱抗生素治疗。透析单位应保留所有 CRBSI 的数据库，包括致病微生物、它们的敏感性和对治疗的反应，因为这些信息是非常宝贵的经验，可用来指导新病例抗生素的治疗。如果知道血液透析患者局部感染常见的致病菌是甲氧西林葡萄球菌，那么初始治疗就应包括万古霉素，而不是第一代头孢菌素。以往的用药经验提示任何一种氨基糖苷类或第三代头孢菌素均可覆盖革兰氏阴性杆菌。但在血液透析患者氨基糖苷类导致的耳毒性高达 20%，如果治疗开始针对的是耐甲氧西林金黄色葡萄球菌而血培养结果显示甲氧西林敏感，此时治疗应改为头孢唑啉或类似的抗生素。

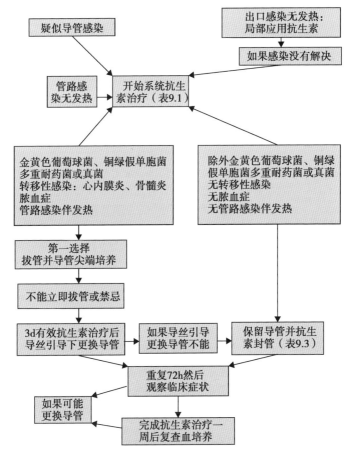

图 9.2　透析管路感染治疗途径

4. **抗生素剂量**。在每次透析结束时给予抗生素，可以维持透析间期所需的抗生素血药浓度。一些抗生素的推荐初始剂量列于表 9.1 和 9.2（IDSA，Mermel，2009）。然而，在患者残余肾功能较好或接受强化透析治疗，例如频繁透析、高强度的血液透析滤过或增加连续性肾脏替代疗法时，药物剂量需要增加。如果条件允许，透析前应进行药物水平监测，但是这通常只有住院患者才能实现。血液透析和进行连续性肾脏替代疗法的患者抗生素治疗策略在第 15 章和第 35 章节进行了更详细的讨论，并且可以在 Mermel（2009）中找到详细的给药方案。

5. **治疗时间与疗程**。如果原始血培养没有细菌生长并且患者的症状与无感染时一致，抗生素应及时停药。在培养阳性的情况下，最初选择的抗生素治疗方案应根据药敏调整。对于简单的导管相关性菌血症，全身抗生素治疗 2～3 周的疗程是足够的。如果有转移性感染，例如心内膜炎或骨髓炎，疗程应延长（4～8 周）（见图 9.1 和表 9.2）。

6. **导管拔除和导丝引导更换导管**。从控制感染的角度，只要 CRSBI 发生，不论何种病原体感染导管最好都被拔除。然而，由于患者需要继续透析治疗，所以临时导管的放置非常必要。因此，决定是否拔除导管应在败血症的严重程度和是否有其他位置置管建立静脉通路等多方面进行个体化评估。如果使用全身抗生素仍不能控制临床感染，导管应尽快拔除。通过处理感染尝试保留导管的成功率＜30% 且会有转移性感染的风险。在开始静脉注射抗生素 2～3 天后症状缓解的患者可使用导丝更换导管，相关研究报告显示会有 70%～80% 的导管补救和治愈率。因此，拔除受感染的导管（和推测其生物膜窝藏的细菌），并通过静脉切开更换一个新的导管，保留静脉接入位置同时处理感染。导丝更换仅适用于抗生素治疗 2～3 天后症状消失并且没有任何转移性感染迹象的透析患者。

   a. 当初始导管出现金黄色葡萄球菌、假单胞菌或假丝酵母感染时，IDSA 和 ERBP 两者的推荐都是只要被证实便必须立即拔管。存在这些病原菌的感染不推荐应用导丝更换导管或尝试导管补救（见下文），除非特殊情况存在。

7. **抗生素封管治疗导管感染**。导管相关性菌血症另一种治疗方法是在每次透析结束后，注入浓缩抗生素封闭液入导管腔，作为全身抗生素治疗的辅助治疗（见表9.3）。抗生素封闭仅用于全身抗生素治疗期间，之后恢复标准肝素或柠檬酸盐封管。2/3 的患者抗生素封管可成功使导管生物膜灭菌，但仍有 1/3 的患者持续发热并且血培养阳性，这种情况是更换导管的指征。抗生素封管能成功治愈表皮葡萄球菌（75%）或革兰氏阴性菌感染（87%）的导管相关性菌血症，而由于金黄色葡萄球菌感染的导管相关性菌血症较少能通过抗生素封管成功治愈（40%）（Allon，2004；Poole，2004），因此对其不推荐使用。封管液 24 小时内会有大量的漏出（Sungur，2007；Schilcher，2014），因此封管抗生素浓度必须远高于最小抑菌浓度。一般封管液还需含有 2500 或 5000IU/ml 的肝素或用 4% 枸橼酸钠混合。一些常用的抗生素封闭液浓度见表 9.3。

表 9.3　一些常用抗生素封闭液浓度[a]

阿米卡星 25mg/ml

两性霉素 B 2.5mg/ml

氨苄青霉素 10mg/ml

头孢唑啉 5mg/ml

头孢唑啉 5mg/ml 加庆大霉素 1mg/ml

头孢他啶 5mg/ml

环丙沙星 0.2mg/ml

达托霉素 5mg/ml

利奈唑胺 1mg/ml

庆大霉素 1mg/ml

庆大霉素 1mg/ml 加万古霉素 2.5mg/ml

万古霉素 2.5~5.0mg/ml[b]

[a] 与 2500 或 5000IU/ml 的肝素或用 4% 枸橼酸钠任一混合。
[b] 万古霉素 20mg/ml 与 4% 枸橼酸钠配伍禁忌。

8. **后续血培养**。治疗 72 小时后，根据患者的临床情况，需要复查血培养。此外，更重要的是治疗疗程结束后 1 周复查血培养确认没有复发感染。

D. **CRBSI 的并发症**。延误治疗或试图挽救已感染的长期导管可导致严重并发症，包括感染性心内膜炎、骨髓炎、化脓性血栓性静脉炎和脊髓硬膜外脓肿，脊髓硬膜外脓肿比较罕见，但是血液透析患者严重的会引起神经系统并发症。在一项研究中，硬脊膜外脓肿病例的 50% 均与试图补救感染的静脉导管相关（Kovalik，1996）。主诉有发热、腰酸、腰局部压痛、下肢疼痛无力、括约肌功能障碍、麻痹和（或）瘫痪。对于诊断，核磁共振成像不如断层造影扫描敏感。无造影普通计算机断层扫描灵敏度更低，易给出误导的结果（例如，椎间盘突出）。患者仅抗生素治疗很少能缓解，推荐早期（立即）减压手术。

敏感抗生素治疗且导管已被拔除，患者仍有发热和菌血症持续存在，应高度怀疑并发了感染性心内膜炎。感染性心内膜炎是最常见的金黄色葡萄球菌菌血症的并发症。症状包括心脏衰竭症状和出现新的心脏杂音。经胸或食管超声心动图检查证实有瓣膜赘生物生成和关闭不全。

E. **阿司匹林**。阿司匹林治疗已被报道可降低金黄色葡萄球菌感染相关的 CRBSI（Sedlacek，2007 年）。也有报道发现阿司匹林可以降低植入心血管系统的电子设备感染以及降低赘生物的体积（Habib，2013 年）。但仍需要进一步研究，暂不推荐应用阿司匹林预防隧道感染。

II. **导管流量低（导管功能障碍）**。导管功能障碍定义为导管血流速度低于 300ml/min，而抽泵负压力不低于 250mmHg。经重新定位或导管冲洗后，仍进行频繁气压报警，不能顺利从导管吸出血液。

A. **早期功能障碍**。近期放置导管流速差，可能由于扭结、水肿导致导管路受压、错位，导管插入到奇静脉或半奇静脉，或尖端放置不当（图 9.3）。胸部 X 射线可评估。导管隧道水肿通常在 24 小时内消退。扭结或尖端错位存在需要更换使用不同的隧道或不同长度的导管。同样重要的是在颈下部接近锁骨处有可插入导管的位置。在颈部高位点插入可导致导管变得"位置性"，血流变化受颈部位置影响显著。最终，随着颈部运动导管头向上移动，导致血

流不畅。出口部位接近乳腺组织也可以拉高导管尖端进入
上腔静脉。暴露在外的箍或隧道由于牵拉或组织的侵蚀会
增加故障和感染的风险，这些导管需要更换。如果隧道被
侵蚀或感染，必须建立新的管路或新的透析通路。左颈内
静脉导管功能障碍的发病率比右侧高，其原因尚不完全清
楚，可能与插入进右心房过程中的生理弯曲相关（Eng-
strom，2013）。

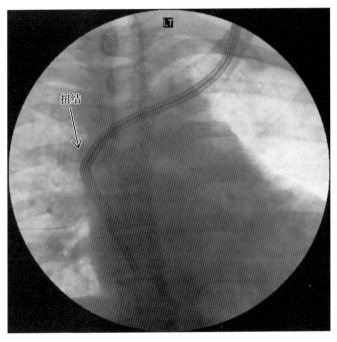

图 9.3　扭结：左颈内静脉导管扭结

1. **阿替普酶的治疗方案**。有时早期功能障碍可能是由于
   导管内血栓形成。短时间（1 小时）或延长时间（过
   夜）滴注组织纤溶酶原激活剂（tissue plasminogen acti-
   vator，tPA）治疗管腔内短期内血栓形成通常是有效
   的，尽管对长期导管的生存不利。tPA 的治疗方案如下
   （表 9.4）（Savader，2001；CLASE，2001）。短期治疗
   方案不一定优于长期的治疗方案（Vercaigne，2012）。
   对于不同的阿替普酶治疗方案的详细说明，请参见
   Renal Agency（2011）。
B. **后期功能障碍**。后期功能障碍的原因通常是形成纤维蛋白

膜或附壁血栓（图9.4）。几乎所有的导管插入中央静脉一周或两周内都会产生纤维蛋白膜。纤维蛋白膜一开始没有症状，除非堵塞了导管远端。一般应用盐水灌注，但很难达到治疗目的，因为盐水灌注形成"球形阀门"效应不易清除纤维蛋白膜。纤维蛋白膜可成为感染病灶。还没有证实华法林或其他抗凝血剂的长期使用可以降低纤维蛋白膜或导管血栓形成（Mokrzycki，2001）。

表9.4 导管内注入组织纤溶酶原激活剂（tPA）剂量

封管和抽吸技术

阿替普酶（1mg/ml）：注射2mg或相当导管体积的药物入导管腔。每个导管腔体积 > 2ml，故注射完2ml tPA后再注射足量生理盐水填满管腔，例如40cm的导管每个管腔有2.6ml体积，注射完2ml（1mg/ml）tPA后再注射0.6ml生理盐水。

初次剂量后，血栓溶解剂停留30分钟后回抽。如果没有血液回流，让血栓溶解剂再停留30分钟。如仍没有血液回流，重复同样溶栓剂量，回抽并停留30~60分钟。

如果导管堵塞，血栓溶解剂无法注入，则将堵塞导管口连接一个三通管，用20ml注射器回抽导管，向保留三通管的接口接上装满血栓溶解剂的注射器。在保持导管负压的情况下，将三通阀门扭转至导管与装满血栓溶解剂的注射器相通，使血栓溶解剂吸入导管内。

滴注技术

当药剂不能停留时可短期滴注。

向每个管腔注射2ml（1mg/ml）tPA，当官腔灌注液达到tPA 1mg/h，保持2~4小时，然后再次重复给药。

用于注射的血栓溶解剂的剂量不应引起出血并发症，应考虑到绝对和相对的禁忌症，然后比较利弊。有报道用血栓溶解剂封闭导管2~4周可有效减少导管堵塞。

1. **纤维蛋白鞘的治疗**。通常在更换导管时通过旧导管的静脉口注入放射性对比剂可测定纤维蛋白鞘的存在（图9.4）。使用血管成形术气囊导管经导丝穿过导管隧道。该气囊导管通入纤维蛋白鞘的内腔，然后被充气至分裂纤维上皮鞘。一个8mm直径的气球通常足以完成此任务。在新的导管插入后，重复放射性对比剂

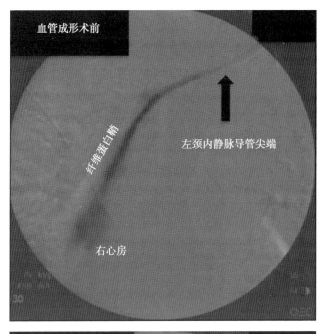

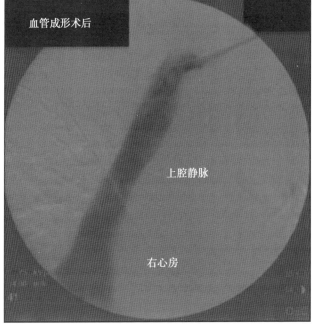

图 9.4 纤维蛋白鞘：左侧颈内静脉导管纤维蛋白鞘延伸超出已缩回的导管尖端

的注射证实鞘中断。球囊血管成形术可以使绝大多数患者恢复导管血流速度维持透析（Rasmussen，2010；Shanaah，2013）。

C. **反复导管功能障碍**。少数患者导管功能障碍即使通过更换导管或导管球囊成形术后仍出现功能障碍。这类患者需要多次更换导管（Rasmussen，2010）。这种情况没有理想的解决方案。还没有确切证明使用抗凝剂可以改善上诉情况，而最好的解决办法就是尽可能的建立动静脉内瘘。

III. 血栓形成

A. **腔内血栓形成**。导管血栓通常需要 tPA 滴注 1 小时或更长时间的治疗。一些常用的治疗方案列于表 9.4。血栓的机械刷洗已经提出，但是不被支持。预防性口服华法林抗凝并不能提高导管通畅性，除非抗凝治疗达高 INR 水平，但这会导致出血相关并发症的风险过高。此外，华法林治疗易出现钙过敏和皮肤坏死，这也限制其在透析患者中的使用。

B. **中央静脉或心腔内血栓形成**。一般发生在大的留置导管，很少能导致栓塞并发症。治疗心房内血栓需要延长全身抗凝时间（6 个月或更长的时间），并且随访。

C. **栓塞并发症**。大血块附着于导管的端部或在容器壁上可以无临床症状，也可以引起栓塞事件。大的附壁血栓可以进一步发展导致狭窄和中央静脉血栓形成。球血栓或导管相关性右心房血栓的治疗方法包括单纯拔除尿管、全身或导管辅助溶栓治疗，而开胸取栓较少应用。

IV. 中心静脉狭窄

A. **原因**。中心静脉狭窄主要由于导管接触内皮的部位造成内皮损伤释放大量生长因子。使用僵硬、非硅酮导管或锁骨下的导管（推测由于锁骨下导管角度较高）、以及前期发生导管相关感染的患者其发病率会增加。风险因素包括多个导管插入（包括小的、大的静脉导管以及外周导入中心导管的，即 PICC 管）和导管持续时间延长。侧支血管通常能开放，但可能不足以缓解末端水肿。

B. **症状和诊断**。锁骨下静脉、头臂静脉或上腔静脉狭窄或闭塞，通常有静脉高压（乳房，肩部，颈部和面部肿胀）

或血管通路功能障碍（透析时高静脉压力，透析不充分和出血时间延长）症状。狭窄可无症状或临床隐匿，可能在建立 AV 瘘时才发现。AV 瘘也可以发生栓塞。胸部多个中央静脉阻塞可导致上腔静脉综合征。仔细询问病史和检查往往会发现此类患者一般有多个中央静脉导管疤痕，或存在调节心律的装置。多侧支血管的检查可帮助鉴别。

C. **治疗**。结扎血管通路是最快速的改善方法，但会牺牲透析通道。如果存在血栓，初始应该使用抗凝剂（首选肝素，其次是华法林），然后抬高患病侧上肢可改善症状和体症。气囊血管成形术现已被用于治疗狭窄，但病灶易复发。在有弹性的（易扩张的）中心静脉或者 3 个月内复发的病变中，推荐使用支架置入术加血管成形术（图 9.5）。然而，长期观察发现支架置入后可围绕支架再次发生狭窄，所以很少能解决问题。有时锁骨下静脉狭窄可以通过颈内静脉旁路得到缓解。

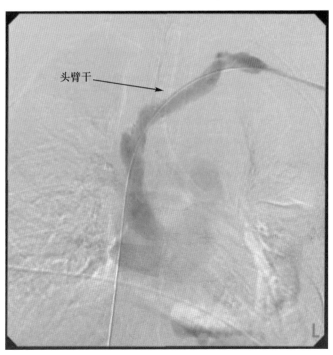

头臂干

图 9.5　中央静脉支架：血管成形术和支架置入后左头臂静脉阻塞

Ⅴ. **导管的附着力**。长期留置导管可以导致静脉或心房内皮粘连。当试图取出导管而引起剧烈疼痛或需要显著的牵引力时应怀疑粘连。在透视下可见心脏或纵隔可以被拉向一侧，此时去除附着导管是一个艰难的挑战，可能需要一些侵入性技术，包括激光剥离或开胸手术切除。现有一些新的封闭演习技术成功的报道（Hong，2011）。

Ⅵ. **端口钳断裂**。在透析导管隧道看到破碎的端口或夹子并不常见，这会导致空气吸入或透析后不能加倍锁定端口，导致出血的风险增加（Amin，2011）。通常情况下，可以替换一个或两个端口或使用试剂盒替代特定导管夹具，而无需改变整个导管。如果出现了端口断裂与空气吸入，感染的风险较高，在修复时，血培养抽取后应预防性使用抗生素。

参考文献与推荐阅读

Abad CL, Pulia MS, Safdar N. Does the nose know? An update on MRSA decolonization strategies. *Curr Infect Dis Rep*. 2013;15:455–464.

Allon M. Dialysis catheter-related bacteremia: Treatment and prophylaxis. *Am J Kidney Dis*. 2004;44:779–791.

Amin P, et al. Broken clamp on a cuffed tunneled catheter—are all catheters equal? *Semin Dial*. 2011;24:104–106.

Asif A, et al. Transvenous cardiac implantable electronic devices and hemodialysis catheters: recommendations to curtail a potentially lethal combination. *Semin Dial*. 2012;25:582–586.

BC Renal Agency. Alteplase use for occluded hemodialysis catheters. Vascular Access Guideline. Approved July 24, 2006; Updated March 4, 2011. http://www.bcrenalagency.ca/sites/default/files/documents/files/Use-of-Alteplase-FINAL-March-4-2011.pdf. Accessed May 26, 2014.

Clase CM, et al. Thrombolysis for restoration of patency to haemodialysis central venous catheters: a systematic review. *J Thromb Thrombolysis*. 2001;11:127–36.

Dotson B, et al. Physical compatibility of 4% sodium citrate with selected antimicrobial agents. *Am J Health Syst Pharm*. 2010;67:1195–1198.

Engstrom BI, et al. Tunneled internal jugular hemodialysis catheters: impact of laterality and tip position on catheter dysfunction and infection rates. *J Vasc Interv Radiol*. 2013;24:1295–1302.

Habib A, et al; for the Mayo Cardiovascular Infections Study Group. Impact of prior aspirin therapy on clinical manifestations of cardiovascular implantable electronic device infections. *Europace*. 2013;15:227–235.

Hickson LJ, et al. Clinical presentation and outcomes of cardiovascular implantable electronic device infections in hemodialysis patients. *Am J Kidney Dis*. 2014;64:104–110.

Hong JH. A breakthrough technique for the removal of a hemodialysis catheter stuck in the central vein: endoluminal balloon dilatation of the stuck catheter. *J Vasc Access*. 2011;12:381–384.

Hwang HS, et al. Comparison of the palindrome vs. step-tip tunneled hemodialysis catheter: a prospective randomized trial. *Semin Dial*. 2012;25:587–591.

Joshi AJ, Hart PD. Antibiotic catheter locks in the treatment of tunneled hemodialysis catheter-related blood stream infection. *Semin Dial*. 2013;26:223–226.

Kovalik EC, et al. A clustering of epidural abscesses in chronic hemodialysis patients: risks of salvaging access catheters in cases of infection. *J Am Soc Nephrol*. 1996;7:2264–2267.

Lok CE, et al. Trisodium citrate 4% - an alternative to heparin capping of haemodialysis catheters. *Nephrol Dial Transplant.* 2007;22:477–483.

Mandolfo S, et al. Hemodialysis tunneled central venous catheters: five-year outcome analysis. *J Vasc Access.* 2014 Apr 25. doi:10.5301/jva.5000236.

Maya ID, et al. Does the heparin lock concentration affect hemodialysis catheter patency? *Clin J Am Soc Nephrol.* 2010;5:1458–1462.

Mermel LA, et al. Clinical practice guidelines for the diagnosis and management of intravascular catheter-related infection: 2009 update by the Infectious Diseases Society of America. *Clin Infect Dis.* 2009;49:1–45.

Mokrzycki MH, et al. A randomized trial of minidose warfarin for the prevention of late malfunction in tunneled, cuffed hemodialysis catheters. *Kidney Int.* 2001; 59:1935–1942.

Poole CV, et al. Treatment of catheter-related bacteremia with an antibiotic lock protocol: effect of bacterial pathogen. *Nephrol Dial Transplant.* 2004;19:1237–1244.

Quaretti P, et al. A refinement of Hong's technique for the removal of stuck dialysis catheters: an easy solution to a complex problem. *J Vasc Access.* 2014;15:183–188.

Rasmussen RL. The catheter-challenged patient and the need to recognize the recurrently dysfunctional tunneled dialysis catheter. *Semin Dial.* 2010;23:648–652.

Sabry AA, et al. The level of C-reactive protein in chronic hemodialysis patients: a comparative study between patients with noninfected catheters and arteriovenous fistula in two large Gulf hemodialysis centers. *Hemodial Int.* 2014 ;18:674–679.

Savader SJ, et al. Treatment of hemodialysis catheter-associated fibrin sheaths by rt-PA infusion: critical analysis of 124 procedures. *J Vasc Interv Radiol.* 2001;12:711–5.

Schiller B, et al. Spurious hyperphosphatemia in patients on hemodialysis with catheters. *Am J Kidney Dis.* 2008;52:617–620.

Schilcher G, et al. Loss of antimicrobial effect of trisodium citrate due to 'lock' spillage from haemodialysis catheters. *Nephrol Dial Transplant.* 2014;29:914–919.

Sedlacek M, et al. Aspirin treatment is associated with a significantly decreased risk of Staphylococcus aureus bacteremia in hemodialysis patients with tunneled catheters. *Am J Kidney Dis.* 2007;49:401–8.

Shanaah A, Brier M, Dwyer A. Fibrin sheath and its relation to subsequent events after tunneled dialysis catheter exchange. *Semin Dial.* 2013;26:733–737.

Sungur M, et al. Exit of catheter lock solutions from double lumen acute haemodialysis catheters—an in vitro study. *Nephrol Dial Transplant.* 2007;22:3533–3537.

Tordoir J, et al. EBPG on Vascular Access. *Nephrol Dial Transplant.* 2007;22 Suppl 2: ii88–117.

Vanholder R, et al. Catheter-related blood stream infections (CRBSI): a European view. *Nephrol Dial Transplant.* 2010;25:1753–1756.

Vercaigne LM, et al. Alteplase for blood flow restoration in hemodialysis catheters: a multicenter, randomized, prospective study comparing "dwell" versus "push" administration. *Clin Nephrol.* 2012;78:287–296.

Wang AY, et al. Anticoagulant therapies for the prevention of intravascular catheters malfunction in patients undergoing haemodialysis: systematic review and meta-analysis of randomized, controlled trials. *Nephrol Dial Transplant.* 2013;28: 2875–2888.

Yaseen O, et al. Comparison of alteplase (tissue plasminogen activator) high-dose vs. low-dose protocol in restoring hemodialysis catheter function: the ALTE-DOSE study. *Hemodial Int.* 2013;17:434–440.

第 10 章 急性血液透析处方

Edward A. Ross, Allen R. Nissenson, and John T. Daugirdas

尹佳宁　译，张小东　校

Ⅰ. **血液透析的处方**。因患者的病情不同，需要紧急行血液透析的情况也非常广泛，透析处方也会随之而变。为便于说明，我们在文章中列举的典型透析处方是以体重 70kg 的成年人作为标准的。

R_X：急性血液透析（非初始治疗）

透析时间：血液透析 4 小时

血流量：350ml/min

透析器：

透析器膜：自选

透析器 K_{UF}：自选

透析器效率：通常使用 K_0A 800~1200 的透析器

透析液组成（可变）：

基本的：碳酸氢盐 25mmol/L

钠：145mmol/L

钾：3.5mmol/L

钙：1.5mmol/L（3.0mEq/L）

镁：0.375mmol/L（0.75mEq/L）

葡萄糖：5.5mmol/L（100mg/dl）

磷：无

透析液流量：500ml/min

透析液温度：35~36℃

脱水安排：

以相同速度持续 4 小时，共脱水 2.2L。

抗凝安排：

见第 14 章。

A. **决定透析时间长短和血流量**。透析时间的长短和血流速度是透析治疗最重要的数据（透析器效率也是一个影响因素）。

1. **初始透析的前 2 次应减少透析剂量**：初始治疗，尤其是当透析前 SUN 指标非常高时，如 > 125mg/dl（44mmol/L），透析时间和血流速度都应减少，血流量应在 200ml/min（低体重患者为 150ml/min），透析时间 2 小时并选用相对低效的透析器。在急性透析时，如果更长的初始透析时间或使用更高的血流速度可能导致所谓的"透析失衡综合征"，这在第 12 章将更全面地描述。这种神经综合征，包括在透析时或透析后出现的反应迟钝、或甚至癫痫发作和昏迷，与过快地去除血液中的溶质有关。当透析前血清尿素氮水平较高时，出现透析失衡综合征的风险就会增加。在最初的透析后，患者被重新评估，并通常在次日再次透析。假如透析前的血清尿素氮水平 < 100mg/dl（36mmol/L），第二次透析的时间通常增加至 3 小时。随后的透析时间可根据需要增加。除非透析治疗的目的是药物过量，否则单次透析治疗的时间极少超过 6 小时。慢速低效血液透析（slow low-efficiency hemodialysis，SLED）采用血液和透析液流速较低，治疗时间也更长，为的是更安全地去除液体。SLED 在第 13 章描述。

2. **透析频度、剂量以及透析充分性**：在急性状态下进行大剂量的透析是困难的，大多数 ICU 患者液体负荷过多，尿素氮的分布容积常超过体积的 50% ~ 60%，通过静脉导管传送血流的真正速度极少超过 350ml/min，并且通常会低得多。当导管位于股静脉时因为导管周围的静脉流速较低，此时导管内的再循环最大。治疗常因低血压而中断，而且尿素在肌肉中的隔离程度也会增加，这类患者常进行加压，以减少血流进入含有大量尿素和其他分解废物的肌肉和皮肤。急性状态的患者常同时进行静脉内输液，以稀释血液中的尿素水平、降低透析的效率。

   典型的 3 ~ 4 小时的急性透析后单室的 Kt/V 只有 0.9，平衡后 Kt/V 为 0.7，透析废液的尿素去除可能会更低（Evanson et al.，1999）。如果在慢性的稳定患者中，每周给予三次这种低水平的 Kt/V 透析，则与高死亡率相关。一种选择是对有急性肾衰竭的患者每天进行透析（每周 6 ~ 7 次），每次治疗大约持续 3 ~ 4 小时。Schiffl 等（2002）的资料提示，急性肾衰竭患者每周透析 6 次与隔日透析相比，其死亡率明显下降。如果给予隔日透析，慢性治疗时推荐治疗时间应设定为 4 ~ 6 小时，使单室 Kt/V 至少 1.2 ~ 1.3。VA/NIH（2008）研究结果是每周 3 次与 6 次透析治疗，结果没有差异，并且每周 3 次透析的治疗剂量（Kt/V 达到 1.3 或更高）与 Schiffl 的研究结果相比过于高了。因此，KDIGO 团队在急性肾损伤（2012）中推荐，如果对急性肾衰竭患者实施每周 3 次透析的安排，每次治疗 Kt/V 应达到 1.3。但会有一个担心，如果因为血管通路和透析器内血栓的问题导致实际流量与设定不一致的情况，这时可以通过抽血计算 URR 或仪器（离子电导检测或紫外光吸收技术）实时检测溶质清除情况。

在高代谢的患者中透析的剂量可能需向上调整，透析前的低 SUN（血清尿素氮）水平不应用作为减少透析量的调整理由，除非实际上的残余肾的尿素清除率是可被证实的。很多急性肾衰竭的患者因为缺少蛋白质的摄入和（或）肝脏合成尿素功能的损害，使尿素的产生减少。因此，在这种患者中低 SUN 并不能反映其他尿毒症毒素的低水平。

B. **透析器的选择**

1. **膜材料**。对于急性或慢性透析来说，一项 Cochrane 报告指出截止到 2006 年的研究都没有发现哪种现代透析膜更好。因此，对于急性透析最好的透析器目前还不清楚。在目前，仍不清楚在急性透析时使用高通量的膜是不是更好的选择，因为在任何急性透析的随机研究中，膜的流量作为一个单独的因素仍未进行相关研究。

   a. 过敏反应。可能会发生，并取决于膜的材料和消毒的方式，详细见第 1 章。

2. **超滤系数**（K_{UF}）。现在大多数的透析仪器配有超滤控制器，它们可通过特殊的泵和电路精确控制超滤速率。总之，大多数带有容量超滤控制器的透析机被设计成使用对水通透性高的透析器（$K_{UF} > 6.0$），而当使用对水相对不通透的透析器达到高的液体清除速率时，可能会失去精确性。

　　如果应用不带超滤控制器的透析机，则应选择对水通透性（K_{UF}）相对低的膜，以便使跨膜压力（transmembrane pressure，TMP）达到一相对高的水平，以清除所期望的液体量。由于无法始终保持所期望的 TMP，使用低超滤系数透析器将降低 TMP 对超滤速度的影响。当透析机不带有先进的超滤控制电路时，需严密监测液体清除的速率。在透析时可通过将患者放置于电子床或电子椅秤上，根据重量而持续监测液体清除的速率。

3. **透析机的尿素清除率**。对于最初的几次透析，虽然血流较低时可选用高效的透析器，但最好避免应用。最初的透析器推荐用 K_0A 尿素大约为 500～600ml/min 的透析器，以最大程度减少无意的过度透析和出现透析失衡综合征的风险。此外，应用无肝素透析、采用较低的血流速时，应用较小的透析器，其凝血的风险较小（理论上），因为血流通过小的纤维束管时其速度会更快。在最初的 1～2 次透析后，尤其是当采用较高的血流速时，则应选择用普通型号的透析器。

C. **透析液处方**。在我们的举例中，我们选择碳酸氢盐浓度为 25mmol/L，钠离子 145mmol/L，钾离子 3.5mmol/L，钙离子 1.5mmol/L（3.0mEq/L），镁离子 0.375mmol/L（0.75mEq/L），葡萄糖为 5.5mmol/L（100mg/dL），无磷离子。根据患者的具体情况，这个处方可有变化。对于急性患者来说，应该认识到透析液处方个体化的重要性。为酸中毒、高磷血症、高钾血症的慢性透析患者而设计的"标准"处方，在急诊状况下通常是不适用的。

1. **透析液中碳酸氢盐的浓度**。在上述举例的处方中，我们选择 25mmol/L 的碳酸氢盐浓度。ICU 的患者常有相对的碱中毒（原因将在以下描述），因此，处方中"标准"的含有 35～38mmol/L 的碳酸氢盐透析溶液，在没有认真评估患者的酸碱状况前不应使用。

　　如果透析前血浆碳酸氢盐水平是 28mmol/L 或更高，或如果患者有呼吸性碱中毒，通常采用含有较低的碳酸氢盐水平（根据碱中毒的程度，20～28mmol/L）的透析液。有一点要特别注意的是，一些透析液中的醋酸或柠檬酸会代谢产生额外的 4～8mEq/L 的碳酸氢根（见第 5 章）。一些透析机的碳酸氢盐透析液浓度是可以改变的，通过调整碳酸氢盐透析液和酸性透析液的混合稀释比例，透析机显示的碳酸氢盐浓度也随之改变。所以透析机显示的浓度数值不包含由醋酸或柠檬酸额外带来的浓度。

a. **代谢性碱中毒的危险。**存在轻度代谢性碱中毒的透析患者（如血浆碳酸氢盐 30mmol/L）需减少过度通气，因为过度通气会增加血的 pH 值至较危险的水平。在很多方面，碱中毒（血 pH > 7.5）比酸中毒更危险。碱中毒的危险包括软组织钙化和心律失常（有时出现猝死）。碱血症也与一些副反应如恶心、昏睡和头痛相关。

　　透析患者最常引起代谢性碱中毒的原因有蛋白质摄入减少、因某些原因而频繁透析（如每天透析）、呕吐或鼻饲管误吸。另外常见原因是添加了乳酸或醋酸的胃肠外营养（total parenteral nutrition，TPN）液，或枸橼酸抗凝时加入的枸橼酸。

b. **透析前的呼吸性碱中毒。**很多准备行急性透析的患者存在呼吸性碱中毒。呼吸性碱中毒的原因与具有正常肾功能的患者一样，包括肺部疾患（肺炎、水肿和栓塞）、肝功能衰竭和中枢神经系统疾病。正常情况下，对呼吸性碱中毒的代偿是双重的，因为氢离子从体内的缓冲池中释放而致血浆中碳酸氢盐水平急剧减少，对于肾功能正常的患者来说，因为尿液中排泄碳酸氢根，血浆中碳酸氢盐水平会迟发性（2~3 天）进一步代偿性下降，在透析患者中不存在肾脏分泌碳酸氢盐的情况。

　　治疗的目的应是使 pH 值正常化而不是血浆中的碳酸氢盐水平正常化。在呼吸性碱中毒的患者中，在血 pH 值正常时，血浆碳酸氢盐水平可能会低至 17~20mmol/L，所采用的透析液中应含有比通常量更少的碳酸氢盐，以达到透析后血浆碳酸氢盐水平在所期望的正常范围的下限。

c. **达到透析液中碳酸氢盐适当的低水平。**在一些机器中，浓缩液与反渗水的配比是固定的，结果透析液中碳酸氢盐水平只有在改变碳酸氢盐浓缩液时才能降低，这种透析机中碳酸氢盐不能减至低于 32mmol/L。有些透析机浓缩液与反渗水的比例可以改变，碳酸氢盐水平通过调整可以低至 20mmol/L，但不能更低，这其中不包含由醋酸和柠檬酸经体内代谢产生的 4 ~ 8Eq/L 的碳酸氢根离子的浓度。当使用低浓度的碳酸氢盐透析液，应加入浓度为 8mEq/L 双乙酸钠。

d. **透析前患者有严重的酸中毒**

(1) 过度纠正代谢性酸中毒的危险性。过度纠正严重的代谢性酸中毒（开始时血浆碳酸氢盐水平 <10mmol/L）可造成有害的后果，包括低钙、脑脊液的酸化和组织产生乳酸的速率增加。最初的治疗应只部分纠正血浆中的碳酸氢盐水平，透析后的血浆碳酸氢盐目标值在 15 ~ 20mmol/L 之间通常是合适的。对于这种严重的酸中毒患者，透析液中的碳酸氢盐通常采用 20 ~ 25mmol/L 的水平。

(2) 呼吸性酸中毒。呼吸性酸中毒的正常代偿是急性缓冲反应，血浆碳酸氢盐水平增加 2 ~ 4mmol/L，随后会迟发性（3 ~ 4 天）增加肾脏的碳酸氢盐产生。因为在透析患者中消除了这种继发性反应，所以呼吸性酸中毒对血液 pH 值的影响效应要比肾功能正常的患者更显著。对于此类患者，透析液中的碳酸氢盐水平应在更高的范围，目的是使 pH 值保持在正常范围内。

2. **透析液中钠离子水平**。在举例的处方中透析液中的钠离子水平是 145mmol/L，这种水平在透析前血浆钠浓度正常或轻度减少的患者中通常是可接受的。如果透析前存在明显的高钠或低钠血症，则透析液中的钠离子水平应作相应的调整。

a. **低钠血症**。在需要急性透析的危重患者中低钠血症是常见的，主要是由于此类患者中常有大量静脉输入低钠溶液或胃肠外营养的治疗史。低钠血症在糖尿病透析患者中常伴随着严重的高血糖。每升高 100mg/dl（5.5mmol/L）的血糖浓度，由于水从细胞内至细胞外间隙的渗透性转移，可相应地降低 1.6mmol/L 血清钠浓度。因为不能出现继发于高血糖的渗透性利尿，过多的血浆水分不能被排出，低钠血症仍持续存在。给予胰岛素纠正高血糖可逆转初始的水转运，因此可纠正低钠血症。

(1) 透析前血清钠水平 >130mmol/L。因为 ICU 患者经常静脉输入含有各种药物、5% 的葡萄糖、水的液体，所以会有轻微的低钠血症。为了保证血清钠离子浓度达到或高于 140mmol/L，此时透析液的钠浓度应该在 140 ~ 145mmol/L 范围内。Davenport 观察发现当透析液钠浓度比血清钠浓度高 10mmol/L 以内时，脑水肿或低钠血症的患者会受益。

(2) 透析前血清钠水平 < 130mmol/L。当透析前的低钠血症是中度至重度，尤其当低钠血症持续较长时间时，快速达到正常血钠水平可能是危险的。快速纠正低钠血症已证明与具有潜在致命的神经综合征，如渗透性脱髓鞘综合征相关（Huang，2007）。在严重的低钠血症患者中纠正血清钠离子浓度的最大安全速率仍存在争议，可能的范围是每 24 小时 6 ~ 8mmol/L。目前研究结论表明，当治疗重度的低钠血症时，设定透析液中的钠离子水平尽可能低（大多数透析机设定浓度不能低于 130mmol/L，贝朗 Dialog$^+$透析机可以最低调整至 123mmol/L），血流速率在 50 ~ 100ml/min 的范围内。此种治疗方式时间不能超过 1 小时，并交替进行容量控制的单超。为了保证钠离子浓度增加的速度不要过快，每治疗 30 ~ 60 分钟检测血清钠水平。一项研究结果表明，超过 3 个小时的治疗，血流量 50ml/min，血清钠增加 6mmol/L（Wendland and Kaplan，2012）。另一种方法是如果有可能推迟透析几天并使用高渗盐水治疗，通过单超方式去除多余水分。如果可以进行血液透析或者血液透析滤过，通过任何一种方法使用合适的低钠透析液或置换液进行治疗。这也是一种更好的控制血清钠增加的方法（Yessayan，2014）。

b. 高钠血症。在血液透析患者中高钠血症较低钠血症少见，但通常在脱水治疗、渗透性利尿和不能给予足够的无电解质水的状况下也会发生。通过使用低钠的透析液进行血液透析来尝试纠正高钠血症在某种程度上是危险的。无论何时透析液钠离子水平低于血浆值超过 3 ~ 5mmol/L 时，透析的三种并发症

的发生率明显增加:

(1) 因为水从被透析的血液中 (较以前含有较少的钠离子) 转移至相对高渗的间质里, 血浆容量发生渗透性缩减, 引起低血压;

(2) 倾向于发生肌肉痉挛的几率增加;

(3) 水从被透析的、相对低钠的血液中进入细胞, 引起脑水肿和加重失衡综合征。

失衡综合征是极其危险的。透析前高水平的 SUN (如 > 100mg/dl [36mmol/L]) 时通常应避免采用低钠的透析液。最安全的策略是开始透析时给予与血浆钠离子水平相近的透析液, 然后通过缓慢给予轻度的低钠液体来纠正高钠血症。

3. **透析液中钾离子水平。**急性透析时透析液中的钾离子浓度通常在 2.0～4.5mmol/L 之间。很多需急性透析的患者血浆钾离子值是正常的或低于正常, 尤其是在饮食摄入不足的无尿的急性肾衰竭或少尿患者中。低钾血症也是全胃肠外营养的并发症。在透析时纠正严重代谢性酸中毒时可引起钾进入细胞内, 进一步降低血浆中的钾离子水平, 造成低钾血症和心律失常。

透析前血清钾水平 < 4.5mmol/L, 透析液中的钾离子水平应是 4mmol/L 或更高, 尤其要注意心脏病患者容易引发心律失常。在透析前患者的钾离子水平 > 5.5mmol/L 时, 在稳定的患者中透析液中的钾 2.0mmol/L 通常是合适的, 但在有心律失常风险的、或服用洋地黄类药物的患者中, 透析液中的钾离子应升至 2.5 或 3.5mmol/L。如果钾离子水平 > 7.0mmol/L, 一些肾病学家会采用钾离子低于 2mmol/L 的透析液。但是, 必须每小时监测血浆中钾离子水平。如果血清钾离子浓度下降过快, 则发生心律失常的危险性很大。

a. **钾离子反弹。**在透析后的 1～2 小时内血清钾离子水平会有明显的反弹。除特殊情况外, 均不应在透析后的低钾血症时给予补钾治疗。

b. **急性高钾血症。**有严重高钾血症的患者中存在着心电图的改变 (低 P 波、高尖 T 波、QRS 增宽, 心脏停顿), 并伴有虚弱和昏睡。这种患者当已安排好急诊血液透析时, 应立即静脉内输入氯化钙或葡萄糖酸钙, 和 (或) 静脉内输入葡萄糖加胰岛素。在透析患者中静点碳酸氢钠反应欠佳。另一种治疗是静脉或吸入沙丁胺醇。

c. 亚急性高钾血症。最初的治疗应认真回顾高钾饮食。减少肠道的钾离子摄入，大多数患者对此有反应。如此法失败，可尝试给予口服钠-钾交换树脂（如聚磺苯乙烯钠）。这种树脂通常和山梨醇一起口服以防便秘，或与山梨醇混合后作为一种灌肠剂。但是，已有几篇关于口服山梨醇和聚磺苯乙烯钠与肠坏死相关的文献报道（Gardiner，1997）。目前，更安全有效的胃肠道钾吸附剂 ZS-9（ZS Pharma, Inc.，Coppell，TX）和 Patiromer（Relypsa, Redwood City，CA）正在进行临床试验。

d. 钾离子的清除与透析液中的葡萄糖。在透析时采用不含葡萄糖的透析液要较含 200mg/dl（11mmol/L）葡萄糖的溶液增加 30% 的钾去除，因为无葡萄糖的透析液可能会减少透析时钾离子向细胞内转移（Ward et al.，1987）。采用含 100mg/dl（5.5mmol/L）葡萄糖的透析液可能是最好的选择。

4. **透析液中钙离子水平。**急性透析时的正常水平是 1.5 ~ 1.75mmol/L（3.0 ~ 3.5Eq/L）。有一些证据表明透析液中钙离子水平 < 1.5mmol/L（3.0mEq/L）时，在透析时患者易产生低血压（van der Sande et al.，1998）。在透析前有低钙血症的患者，除非采用足够高的透析液钙离子浓度，否则在纠正酸中毒时可造成血清离子钙水平的进一步下降（可能会更易产生癫痫发作）。研究显示当采用低钙透析液时（Nappi et al.，2000），QTc 分散增加（潜在增加心律失常）。在急性状况时常规采用 1.25mmol/L（2.5mEq/L）的钙离子透析液（现已作为治疗慢性透析患者、获取含钙的磷结合剂的标准）理论上是不合适的，此时离子钙浓度的下降通常是有害的。

a. 急性高钙血症的透析治疗。血液透析是降低高钙血症患者的血清中钙离子浓度的有效方法。在大多数的商品化透析液中，钙离子浓度在 1.25 ~ 1.75mmol/L（2.5 ~ 3.5mEq/L）范围内。我们倾向于在透析液中加入至少 1.25mmol/L（2.5mEq/L）的钙离子，以最大程度减少过快降低血清离子钙水平的可能（可造成手足搐搦或癫痫发作）。在透析时应经常检测患者的血清离子钙浓度和进行体格检查，以避免这些并发症。

5. **透析液中镁离子水平。** 通常透析液中的镁离子水平在 0.25 ~ 0.75mmol/L（0.5 ~ 1.5mEq/L）范围。镁离子是血管扩张剂。初步的研究报告提示，在急性透析时，与透析液中含 0.75mmol/L（1.5mEq/L）镁离子相比，当透析液中镁离子水平为 0.375mmol/L（0.75mEq/L）时可更好保持血压（Roy and Danziger, 1996）。另有研究显示透析液中镁离子浓度为 0.25mmol/L（0.50mEq/L）时，与透析低血压相关，尤其是使用低钙透析液时（Kyriazis, 2004）。所以，在急性透析时以保持血压稳定来说，透析液中最适镁离子水平仍不清楚。

   a. **低镁血症。** 低镁血症发生于营养不良和 TPN（由于在合成代谢时镁转移入细胞内）的透析患者。低镁血症可引起心律失常、损害甲状旁腺激素的释放和作用。透析患者在 TPN 时应小心监测血清镁离子浓度，TPN 溶液中应常规补充镁离子，除非血清镁离子水平很高。

   b. **高镁血症。** 高镁血症通常是由于不小心或私自使用含镁的缓泻剂、灌肠剂或抗酸药所造成。高镁血症的临床表现包括低血压、虚弱和心律缓慢。治疗方法是停止服用含镁的化合物。血液透析也可有效降低血清镁离子水平。

6. **透析液中葡萄糖水平。** 急性透析的透析液中应含有葡萄糖（100 ~ 200mg/dl；5.5 ~ 11mmol/L）。败血症、糖尿病和接受 β 受体阻滞剂治疗的患者，在透析时发生严重低血糖的风险较高。透析液中加入葡萄糖可减少发生低血糖的风险，也使得透析相关副反应的发生率更低。透析液中的葡萄糖和钾离子之间的相互关系已在上面讨论过。

7. **透析液中磷水平。** 透析液中通常不含磷，这是因为肾衰的患者有典型的血清磷升高的情况。采用体表面积大的透析器和延长透析时间，可增加磷的清除。

   a. **低磷血症。** 营养不良和接受过度营养的患者透析前可能出现低、或正常偏低的血清磷水平。透析前低磷血症也可存在于因任何目的而密集透析的患者。在此种患者中，低磷血症可因透析的对抗"零-磷浴"而加重。严重的低磷血症可造成呼吸肌无力和血红蛋白氧亲和力的改变，这可导致透析时的呼吸停止。对于有风险的患者，可在透析液中加入磷，也可选择静脉内给予磷，但这种方法必须小心，以避免过度纠正和低钙血症。通过静脉快速纠正低磷血症与急性肾损伤相关。一项研究表明，超过平均310分钟给予20mmol是认为相对安全的，但是一些患者会伴随离子钙的降低，这时建议采用更低速率的方法（Agarwal，2014）。

　　b. 在含碳酸氢盐的透析液中加入磷。为防止低磷血症，透析液中最终的磷浓度应在1.3mmol/L（4mg/dl）左右。

　　　　因为钙-镁-磷酸根溶解性的问题，磷不能加入含醋酸的透析液的浓缩剂中。磷可加入含碳酸氢盐组分的浓缩剂中（不含有钙和镁）。一种方法是将含有磷酸钠的灌肠剂加入到碳酸氢盐浓缩液或醋酸浓缩液中都可以，这将在第16章详细描述。加入后使透析液中磷的最终浓度达到1.3mmol/L（4.0mg/L），但这并没有得到食品药品监督管理局的许可。

　　　　但实际上加入磷或其他添加成分是很困难的，尤其是在透析机将碳酸氢盐粉剂溶解混合环节中。

D. 选择透析液的流速。对于急性透析，通常透析液的流速是500ml/min。

E. 透析液温度。通常是35~37℃，在有低血压倾向的患者应采用更低的范围（见第12章）。

F. 超滤程序。每次透析时去除的液体量在0~5kg范围内。

　　1. 超滤程序的指导建议。一些精确计量需去除的全部液体量的指导建议总结以下：

　　　　a. 患者水肿严重并有肺水肿，并极少在初次透析期间去除超过4L的液体，建议剩余的过多液体最好在次日的第二次透析期间去除。

　　　　b. 如果患者没有脚肿或全身水肿，无肺充血，则在透析期间通常无需去除超过2~3L的液体。实际上，在轻度或没有颈静脉扩张的患者中，需去除的液体量可能是零。通常对于那些容量超限患者除水的速度一般设定为每小时10ml/kg。

　　　　c. 透析时去除液体的计划应增加0.2L，这其中包括最后透析结束时输回体内的预冲透析器的盐水，以及其他任何在血液透析期间摄入或输入的液体。

d. 正如上述所说的，如果是初次透析，则透析时间应限制在 2 小时；但是，如果必须去除大量的液体（如 4L），在 2 小时内去除如此大量的液体是不切实际和危险的。在这种情况下，先关闭透析液流，然后进行 1～2 小时的单独超滤（见第 15 章）、去除 2～3kg 液体；紧接着进行 2 小时的透析，去除剩余的需去除的液体量（如果存在严重的电解质异常，如高钾血症，则透析可能要先于单独超滤进行）。

e. 通常，在整个透析治疗期间最好以恒定的速度去除液体。如果透析液中钠离子水平低于血清钠值（如在治疗高钠血症时），最初的超滤速度应降低，以补偿在血浆钠离子浓度不断降低时发生的血容量渗透性缩减。

急性肾衰竭的患者，任何时候避免低血压都是十分重要的。Kelleher 等的大鼠急性肾衰竭模型（1987）显示，肾脏对低血压的自我调节反应明显受损，他们发现通过失血而出现短暂的低血压会进一步引起肾损害、延迟肾功能的恢复。

G. **透析频度对超滤需求的影响**。在急性状况下，限制患者的液体入量至 <2L/d 是困难的，接受胃肠外营养的患者每天常吸收 3L 液体。采用频繁（每周 4～7 次）血液透析的方案可减少每次透析时去除的液体量，由此降低透析中低血压、以及原有病损对肾脏造成进一步缺血损害的风险。

一个相对来说更好的超滤除水方法是使用 SLED，将在第 15 章详细论述。

II. 血液透析程序

A. **冲洗和预冲透析器（单次使用装置）**。彻底冲洗透析器是重要的，因为此举去除了可滤过的过敏原（如用环氧乙烷消毒透析器时的环氧乙烷），可减少透析器过敏反应的发生率和严重程度。

B. **建立血管通路**

1. **经皮静脉插管**。首先从每个导管腔内抽出血凝块和残留的肝素，用充满生理盐水的注射器冲洗导管，检查导管腔的通畅性。对于急性透析，无肝素透析正变得更普遍，这在一些中心中常规采用。如果应用肝素，则在静脉导管口给予肝素的负荷剂量并用生理盐水冲洗，3 分钟后（使肝素与血液混合）开始血液透析。

2. **动静脉（AV）瘘**（见第 6 章）。两个针头均放于接合口下游的静脉内，通过静脉的血流从远端流至近端，因此，动脉的针放置在远端。关于穿刺针位置的小窍门总结如下：

   a. 对于静脉扩张不明显的患者，短暂应用止血带来确定其位置是有帮助的，止血带在透析时应去掉，因为它的存在会促进再循环。

   b. 针的最佳选择将在第 6 章进行讨论。当血流速比较高时，可以使用粗针。

   c. 准备针头穿刺的部位用洗必泰消毒。

   d. **动脉针**。先插入，距 AV 接合口位置至少 3cm。针头应斜着插入，指向上游或下游。

   e. **静脉针**。斜着插入，指向下游（通常这会向着心脏）。插入点应至少在动脉针头的下游 3～5cm 以最大减少透析回血再次进入动脉针头（再循环），尽管一项研究表明动静脉针间隔距离近不会导致再循环发生（见第 6 章）。

   f. 进针角度。这取决于血管通路的深度，一般来说，动静脉瘘的进针角度在 20°～35°，人造血管为 45°（Brouwer，1995）。

3. **动静脉（AV）人造血管**。应了解移植物的解剖，若有患者的图解示意图会更好。放置针头的指导原则与 AV 瘘一样，不需要用止血带。

   放置好针头后，如果应用肝素，则通过静脉针给予肝素的负荷剂量，然后用生理盐水冲洗，3 分钟后通过血液回路开始透析。

C. **初始透析**。开始透析时，将血液流速设定为每分钟 50ml。然后，将其设定为每分钟 100ml，直至血液充满整个管路。当血液输入管路时，透析器与管内的预充液可输给患者或做排出处理。在后种情况下，直至血液通过透析器并到达静脉壶时，静脉管路才被连接。对于情况不太稳定的患者，通常会给患者输入预充液以帮助维持血容量。

血液应充满整个管路，确保静脉滴注器内的血液浓度适中后，立即将血液流速增至预定水平。流入侧（动脉）压力监测指的是血管通路至血泵间的压力，流出侧（静脉）压力监测指的是透析器与静脉壶间的压力。另外应设定压力范围，略高于或低于操作压力，以确保若发生管路脱开的情况，血泵能停止工作并发出警报。如真的出现管路脱开，则管路内的压力将迅速接近零刻度。在这种情况下，必须重新设定合适的压力范围。静脉压压力计的低压限制应设定为比操作压力低 $10\sim20mmHg$ 之间。如出现较大差异，将导致管路脱开时不能发出警报。然而，如静脉针脱出，即使设定了合适的静脉压力范围也不能够停止血泵的工作；大部分血液回流的阻力会留在注射针内。而且取出穿刺针后，静脉管路回输压力变化也不大（若想了解更多详细信息，请参看第4章的参考资料）。因此，管路应确保固定并暴露于操作者以便随时查看（Van Waeleghem，2008；Ribitsch，2013）。

此时，透析液开始流动。透析机内有超滤控制系统，预定的体液清除率能够在透机上直接设定。

D. **电子信号声，蜂音器和报警**。正如第4章介绍的一样，透析机上的监视器应包括下列几点：

血液流路	透析液流路
流入压力	电导率
流出压力	温度
空气检测器	血红蛋白

1. **血液流路**（参看图4.1）

a. **流入（泵前）压力监视器**。通常，流入压力（接近血泵）为 $-80mmHg\sim-200mmHg$，$-250mmHg$ 被认为是一般人不能达到的极限值。

若通路没有为血泵提供足够的血液，则接近血泵的吸力将会增加，接着警报响起，关掉血泵。

(1) **引起过量流入侧吸力的原因**

1) **静脉导管通路**。通常为末端位置不当或导管端上产生球瓣血栓或纤维素血栓。

2) **动静脉通路**

ⅰ. 动脉穿刺针留置位置不当（穿刺针头未扎入血管内或向上贴血管壁）。

ⅱ. 患者血压降低（因此血液顺流入通路内）。

ⅲ. 血管通路痉挛（仅为动静脉瘘）。

    iv. 动静脉瘘的动脉吻合口狭窄。

    v. 动脉穿刺针或通路存在血凝块。

    vi. 动脉管路的扭折。

    vii. 因上臂抬高造成的通路失效（如有疑义，则可以让患者坐起来以增加血压，直至通路位置低于心脏水平位置）。

    viii. 相对于血液流速来讲，穿刺针过细。

（2）对过量流入吸力的控制

  1）**静脉导管**。检查管路是否扭折。有时候可改变患者上臂或脖子的位置或稍微移动导管位置以使导管正常工作。颠倒导管的出入口是另外一种解决方法。如这些方法效果不佳，接下来的解决步骤包括输入尿激酶或纤维蛋白酶原激活剂以及在放射线下检查导管位置，或按照第 9 章所述去除纤维蛋白鞘。

  2）**动静脉通路**

    i. 将血液流速降低，直至流入吸力减少、警报停止。

    ii. 核实患者血压是否过低。如血压过低，则可通过调整液体或减少超滤率来校正血压。

    iii. 如患者血压不低，可松开动脉穿刺针，略微向上、向下移动或旋转。

    iv. 调整血液流速至之前水平。如流入吸力仍过量，重复（iii）步骤。

    v. 如果经过以上步骤情况仍未得到改善，那么低血流速状态下长时间进行持续透析或扎入第二根动脉穿刺针（拔出原来的动脉穿刺针，用肝素化生理盐水冲洗，放置在适当位置直至透析结束），然后用第二根动脉穿刺针进行透析。

    vi. 如即使更换穿刺针后，过量的流入吸力仍持续不降，则液体流入的血管通路可能狭窄。可用两根手指按住动、穿刺针间的通路提高瞬态血压。如果当扎入体内的穿刺针部分发生阻塞时，预抽泵监视器的负压力明显增加，则预示着部分流入液体来自通路下游分支，流过上游通路分支的血液流速不适合。

b. 流出（静脉）压力监视器。通常，流出压力为 +50mmHg～+250mmHg，依穿刺针尺寸、血液流速与红细胞压积而不同。

（1）引起静脉压高的原因

1）使用动静脉人工血管时，由于管内较高的动脉血压经常被输入至静脉管路内，致使静脉血压可能高达 200mmHg。

2）使用相对较细的静脉穿刺针（16G）引发较高的血液流速。

3）如静脉通路过滤器之前已被使用过，则此静脉通路过滤器内容易出现凝块。过滤器内的凝块可能会成为肝素化不当以及整个透析器出现早期凝块的首要征兆。

4）血管通路静脉分支内狭窄（或发生痉挛）。

5）静脉穿刺针扎入位置不当或静脉通路扭折。

6）静脉穿刺针或血管通路的静脉分支出现血凝块。

（2）高静脉压的控制

1）如静脉通路过滤器出现凝块，可用生理盐水清洗透析器（打开盐水输注管，迅速夹住靠近盐水输注口的血液吸入管路）。如透析器内未出现凝块（纤维明显存在于生理盐水冲洗液中），则用生理盐水迅速冲洗新的静脉管，并替换部分已被阻塞的管路。调整好肝素的剂量后可重新使用透析器。

2）可通过关闭血泵、迅速夹住静脉通路、将静脉通路与静脉穿刺针分离、通过静脉穿刺针用生理盐水灌注来鉴定静脉穿刺针或血管通路静脉分支内是否出现阻塞。

3）用两根手指轻轻向下按压，关闭动脉与静脉穿刺针的通路。如狭窄的下游引起血管通路流出被阻塞，则当关闭上游通路时，静脉监视器下测量的负压将进一步增加。

c. 空气检测器。空气进入血管通路处与压力为负压的血泵间会带来极大危险。一般空气进入的位置包括动脉穿刺针周围区域（尤其是当流入吸力过高时）、穿过出现渗漏的管道连接处、因穿过滚动泵而通过破裂的血液回路管或通过盐水灌注装置。如透析结束时回气不当，空气会进入患者体内。由于出现假报警而使空气检测器关闭后，多会产生气泡栓塞。因气泡栓塞会危及患者的生命，故应尽量避免此情况的发生。

d. 血液通路扭折与溶血。血泵与透析器间的通路扭折可能会引起严重溶血。此类情况是导致患者受伤、透析机/通路发生故障中相对普遍的原因。如血泵与透析器间的部分产生高压，那么设定的泵前压力通路将不会发出警报。即使使用配泵后压力监视器的通路，如扭折位于监视线路以上，那么将无法检测到由于扭折引起的高压。

2. **透析液流路监视器。**较高浓度、经过稀释的或高温透析液对透析造成的危险在第 4 章中讨论。

a. 电导率。透析液电导率增加的最常见的原因不是反渗水输送管路产生扭折，就是水压较低导致流入透析器内的水量不足。透析液电导率降低的最常见原因是浓缩瓶空了。否则，原因就出在配比泵内。一旦电导率偏离规定范围，就会激活透析液的旁通阀，将本应输送到透析器内的透析液排入下水道。

b. 温度。不正常的温度通常是由供热电路发生的一些故障引起的。因此，正常工作的旁通阀能够保护患者。

c. 血红蛋白（漏血）。透析液内出现气泡、黄疸患者透析液胆红素的增高或传感器不洁净都可引发假报警。肉眼觉察不到透析液的变色，因此可以用检测尿液中血红蛋白的测试条测试透析排出液，以确认漏血警报的真伪。如确认为漏血，同时应回血并中断透析。

E. **患者监测与并发症。**应经常监测患者的血压情况。但对正在进行急性透析且情况尚不稳定的患者来说，应每 15 分钟监测患者的血压情况。透析过程中，对血压过低及其他并发症的诊断与治疗将在第 12 章中讨论。

F. **透析的终止**。使用生理盐水或空气将体外回路内的血液回流。使用生理盐水时，在回血过程中，通常患者能够回体内 100 ~ 300ml 液体，相当于抵消超滤过程相应的液休量。然而，如透析结束时患者血压偏低，生理盐水推注将有助于血压迅速升高。使用空气时，首先关闭血泵，将动脉通路在靠近患者侧夹闭。然后仅断开动脉通路的远端，将其打开，注入空气。在已降低血泵流速（每分钟 20 ~ 50ml）的情况下，重新启动血泵，用空气替换透析器内的血液。当空气达到静脉空气收集器时，或首次看到静脉空气收集器中出现气泡时，固定静脉通路，关闭血泵，返回终止过程。使用空气使血液回流增加了产生空气栓塞的风险。而且当空气回流时，应更加密切监视终止过程。

G. **透析后评价**

1. **体重减轻**。只要有可能，透析结束后，患者都要称体重，并将透析后的体重与透析前的体重相比较。一般来讲，减轻的体重大于或小于以超滤率为基础计算出的预计值都是正常的。即便是使用配备有高精度容量控制的超滤系统，透前透后的体重变化与设定超滤值不一致也是不可预计的，主要是因为未考虑到患者在透析期间以生理盐水、药物治疗、静脉输入营养液或以口服形式吸收的液体。

2. **透析后血液值**。透析后应立即采取患者血样，以确认排出足够的尿素氮，纠正酸中毒。由于不同体腔内的尿素此时都将达到再平衡，因此血浆尿素水平增加 10% ~ 20% 通常发生在透析结束后 30 分钟之内。尽管如此，对于尿素氮、生理盐水及钙来说，透析后 10 秒钟至 2 分钟内就可采集血样。获取透析后血样的方法是极其重要的。如出现通路再循环，带有透析出口血液的进口血样可能被污染，就会产生错误的低血浆尿素氮数值。获取透析后血样的可靠方法在第 3 章 ~ 第 11 章中有详细叙述。

   a. **尿素氮**。第 3 章与第 11 章中叙述的方法可用于估算预计的 Kt/V 与尿素清除率。如血浆尿素氮数值降到较小程度，引起此状况的可能原因包括透析器出现部分血凝块、设定的血液速出现误差、血管通路处出现再循环。透析机在线监测的方法（离子电导率）和 Kt/V（废液紫外光吸收率）将在第 11 章详细描述。

b. 钾。因纠正酸中毒或细胞摄取的葡萄糖引起进入细胞内的钾发生伴随性改变，因此很难预测透析结果，而且血浆内钾浓度也会有所改变。因此最好在透析完毕至少 1 小时后，采取患者的血样。

参考文献与推荐阅读

Agarwal B, et al. Is parenteral phosphate replacement in the intensive care unit safe? *Ther Apher Dial*. 2014;18:31–36.

Brouwer DJ. Cannulation camp: basic needle cannulation training for dialysis staff. *Dial Transplant*. 1995;24:1-7.

Casino FG, Marshall MR. Simple and accurate quantification of dialysis in acute renal failure patients during either urea non-steady state or treatment with irregular or continuous schedules. *Nephrol Dial Transplant*. 2004;19:1454–1466.

Davenport A. Practical guidance for dialyzing a hemodialysis patient following acute brain injury. *Hemodial Int*. 2008;12:307–312.

Emmett M, et al. Effect of three laxatives and a cation exchange resin on fecal sodium and potassium excretion. *Gastroenterology*. 1995;108:752–760.

Evanson JA, et al. Measurement of the delivery of dialysis in acute renal failure. *Kidney Int*. 1999;55:1501–1508.

Gardiner GW. Kayexalate (sodium polystyrene sulphonate) in sorbitol associated with intestinal necrosis in uremic patients. *Can J Gastroenterol*. 1997;11:573–577.

Herrero JA, et al. Pulmonary diffusion capacity in chronic dialysis patients. *Respir Med*. 2002;96:487–492.

Huang WY, et al. Central pontine and extrapontine myelinolysis after rapid correction of hyponatremia by hemodialysis in a uremic patient. *Ren Fail*. 2007;29:635-8.

Hussain S, et al. Phosphorus-enriched hemodialysis during pregnancy: two case reports. *Hemodial Int*. 2005;9:147–150.

Jörres A, et al; and the ad-hoc working group of ERBP. A European Renal Best Practice (ERBP) position statement on the Kidney Disease Improving Global Outcomes (KDIGO) Clinical Practice Guidelines on Acute Kidney Injury: part 2: renal replacement therapy. *Nephrol Dial Transplant*. 2013;28:2940–2945.

Kanagasundaram NS, et al; for the Project for the Improvement of the Care of Acute Renal Dysfunction (PICARD) Study Group. Prescribing an equilibrated intermittent hemodialysis dose in intensive care unit acute renal failure. *Kidney Int*. 2003;64:2298–2310.

KDIGO. KDIGO clinical practice guidelines for acute kidney injury. *Kidney Int*. 2012;2(suppl 1):1–141.

Kelleher SP, et al. Effect of hemorrhagic reduction in blood pressure on recovery from acute renal failure. *Kidney Int*. 1987;31:725.

Ketchersid TL, Van Stone JC. Dialysate potassium. *Semin Dial*. 1991;4:46.

Kyriazis J, et al. Dialysate magnesium level and blood pressure. *Kidney Int*. 2004;66:1221–1231.

MacLeod AM, et al. Cellulose, modified cellulose and synthetic membranes in the haemodialysis of patients with end-stage renal disease. *Cochrane Database Syst Rev*. 2005;(3):CD003234.

Madias NE, Levey AS. Metabolic alkalosis due to absorption of "nonabsorbable" antacids. *Am J Med*. 1983;74:155–158.

Nappi SE, et al. QTc dispersion increases during hemodialysis with low-calcium dialysate. *Kidney Int*. 2000;57:2117–2122.

Palevsky PM, et al. KDOQI US commentary on the 2012 KDIGO clinical practice guideline for acute kidney injury. *Am J Kidney Dis*. 2013;61:649–672.

Ribitsch W, et al. Prevalence of detectable venous pressure drops expected with venous needle dislodgement. *Semin Dial*. 2013 Dec 17. doi:10.1111/sdi.12169.

Roy PS, Danziger RS. Dialysate magnesium concentration predicts the occurrence of intradialytic hypotension [Abstract]. *J Am Soc Nephrol*. 1996;7:1496.

Schiffl H, Lang SM, Fischer R. Daily hemodialysis and the outcome of acute renal failure. *N Engl J Med*. 2002;346:305–310.

Subramanian S, Venkataraman R, Kellum JA. Related articles, links influence of dialysis membranes on outcomes in acute renal failure: a meta-analysis. *Kidney Int*. 2002;62:1819–1823.

Sweet SJ, et al. Hemolytic reactions mechanically induced by kinked hemodialysis lines. *Am J Kidney Dis*. 1996;27:262–266.

van der Sande FM, et al. Effect of dialysate calcium concentrations in intradialytic blood pressure course in cardiac-compromised patients. *Am J Kidney Dis*. 1998;32:125–131.

Van Waeleghem JP, et al. Venous needle dislodgement: how to minimise the risks. *J Ren Care*. 2008;34:163–168.

VA/NIH Acute Renal Failure Trial Network, Palevsky PM, et al. Intensity of renal support in critically ill patients with acute kidney injury. *N Engl J Med*. 2008;359:7–20.

Ward RA, et al. Hemodialysate composition and intradialytic metabolic, acid–base and potassium changes. *Kidney Int*. 1987;32:129.

Wendland EM, Kaplan AA. A proposed approach to the dialysis prescription in severely hyponatremic patients with end-stage renal disease. *Semin Dial*. 2012;25:82-5.

Yessayan L, et al. Treatment of severe hyponatremia in patients with kidney failure: Role of continuous venovenous hemofiltration with low sodium replacement fluid. *Am J Kidney Dis*. 2014;64:305-310.

参考网页

Acute dialysis—recent articles and abstracts. http://www.hdcn.com/ddacut.htm.

第 11 章　慢性血液透析处方：尿素动力学方法

John T. Daugirdas
封素绢　译，李寒　校

在此请先复习第 3 章相关内容。本章内容涉及第 3 章提及的多个概念。

I. **标志性溶质：尿素**。尽管尿毒症毒素可分为小分子、中分子和大分子毒素，但是透析对小分子毒素的清除更重要。根据这个原因（也包括经验性和实验室数据），目前制定的透析处方就是建立在以尿素（分子量 60Da）为代表的小分子毒素的清除基础上的。尿素本身是一种毒性较小的毒素，但其血浆浓度水平可以反映其他毒性更强的一些尿毒症毒素血浓度。

A. **透析对尿素的清除和患者的血清尿素水平**。在评价透析充分性时，应同时监测透析对尿素的清除和患者的血清尿素水平。监测尿素清除更重要。如果尿素清除不充分，那么无论患者血清尿素水平如何，均存在透析不充分。另一方面，血清尿素水平降低并不能完全反映透析充分，因为血清尿素水平既依赖于尿素清除的速率，也依赖于体内尿素的生成速率。大部分蛋白氮以尿素的形式排出，故尿素生成的速率与体内蛋白质分解代谢的速率有关。所以，虽然有些患者存在尿素清除不充分，但同时存在尿素生成率低下时（如蛋白质摄入少），其血清尿素水平也低下。

B. **尿素清除率的测定**。尿素清除率的测定方法包括尿素下降率（urea reduction ratio，URR）、单室 Kt/V（spKt/V）、平衡 Kt/V（eKt/V）和每周标准化 Kt/V（stdKt/V）（见第 3 章）。

C. **每周透析 3 次的透析剂量**。对一项随机的全国协作透析研究进行二次分析显示，在每周透析 3 次的尿毒症患者中，与 spKt/V > 1.0 的患者相比，当 spKt/V < 0.8 时，治疗失

败率明显增加，且多项大型观察性试验也获得了类似的结果。因此，KDOQI 指南建议，每周透析 3 次的患者 sp-Kt/V 的最低限度应大于 1.2，且目标值应至少为 1.4。当使用模型或考虑体积收缩计算时，该值转换为 stdKt/V 尿素值 2.1。欧洲最佳实践指南推荐 eKt/V < 1.2，该值比 spKt/V 低 0.15 个单位，且依赖于透析率。高水平证据指南的建议依赖于随机试验，在充分透析的领域中，HEMO 试验是另一个大型随机试验，入选患者随机分为 2 组，分别接受 spKt/V 为 1.3 和 1.7 透析剂量的治疗（这项研究实际上是以 eKt/V 作为衡量标准的），结果发现：接受高透析剂量的患者生存率并无延长、住院率并未下降，也未发现明显的营养状况优势和其他方面的益处。除了上述两项研究外，几乎没有其他关于透析剂量及结果之间关系的高质量的研究，在这个领域大部分的建议和指南都是意见性的。

1. **性别的影响**。HEMO 试验的随机性分析数据显示，女性透析患者接受大剂量透析方案者的生存率明显高于接受标准透析剂量者，而接受大剂量透析方案的男性患者的生存率却轻度下降。因此，在 HEMO 研究中，剂量对于整体患者来说是负相关的，而且目前尚不明确是确实存在透析剂量 – 性别之间的相互影响，还是仅仅是统计上的偶然事件。如果女性透析患者确实如上述试验结果所示需要更大透析剂量，其原因目前仍然是不清楚的。第 3 章已详细介绍过，应该根据体表面积（body surface area，BSA）来标化透析剂量，而不是根据尿素分布容积（V）来标化。在相对健康的患者和儿童中，肾小球率过滤（glomerular filtration rate，GFR）通常和 BSA 成正比，BSA 相似的成年男性和成年女性的 GFR 也应该是相似的（Daugirdas，2009）。男性和女性的 V：BSA 有 12% ~ 15% 的差别，但根据目前透析剂量指南，如果男性患者和女性患者的 V 相同，其透析剂量就应相同；但是女性患者的 BSA 高 12% ~ 15%，故理论上根据 BSA 标化的透析剂量应比男性高 15%。如果希望根据 spKt/V 来调节透析剂量，spKt/V 需提高 2 倍以上。因此，女性最小 spKt/V 值应比男性高 25% ~ 30%。然而，最适宜用来标化透析剂量的方法目前仍不明确，而且，除了 HEMO 研究之外很少有观察性研究证实 BSA 应替代 V 来标化透析剂量。

2. **小身材患者**。根据 spKt/V 计算，身材小的患者需要更大的透析剂量。原因有四：

    a. 身材小的患者（其 V 值小）的透析剂量用 BSA 来标化时，会相应增加。

    b. KDOQI 建议的透析剂量是通过 spKt/V 计算的，而不是通过 eKt/V 计算的。另外，身材小的患者透析后尿素反弹现象更明显。

    c. 身材小的患者（女性也是如此）短时程透析（例如2.5 小时）可很快实现高 Kt/V。但透析时间短不利于中分子毒物和多余液体的充分清除，这可能导致患者长期水负荷过重。

    d. 短时程透析看似可以保持恰当的 Kt/V 水平，但在治疗期间获得大量液体的患者，短时程透析可能需要一个相对高的超滤速度，以去除这种液体，并且高超滤率与治疗效果不良密切相关。

3. **营养不良患者**。对于体重低于同龄人的患者或体重下降较多的患者，一个观点认为应该用患者最适宜的"健康"体重而不是患者的目前体重来标化透析剂量，这样有助于患者恢复到以前的健康、发病前的状态。

4. **残肾尿素清除（Kru）**。保有大量残肾功能的患者是否可以通过低剂量透析来控制病情目前仍是一个问题。在一个大型研究中发现，当患者尿量为 100ml/d，透析剂量对患者生存率影响不大（temorshuizen，2004）。对残余肾功能透析剂量的调整完全是建议性的，目前有多种基于模型的调整方法可供使用。读者可参照欧洲最佳实践建议（2002）和 NKF- KDOQI（2006）的指导建议。

D. **每周非 3 次透析人群的充分透析目标值**。到目前为止，仍没有高水平证据指导我们每周非 3 次透析人群如何调整透析剂量。方法之一是在所有的透析时间表中保持一个最低 stdKt/V 值为 2.1（根据数学建模或 FHN 方程计算）（表 11.1）。该值之所以被选用是因为它对应于每周 3 次透析的 spKt/V 值为 1.2（NKF- KDOQI，2006）。

1. **每周 4 ~ 6 次透析**。一项大型随机试验（FHN 日常试验）提示了频繁透析的优势。在这项试验中，stdKt/V 平均值为 3.7，远高于 NKF- KDOQI 建议的最小值 2.1。每周平均透析次数为 5 次，每次时长平均为 154 分钟（FHN 的试验组，2010）。

2. **每周 2 次透析**。在发展中国家，由于经济等因素，很多患者每周仅接受 2 次透析治疗，这种现象在不久之前的美国也是很常见的。利用 stdKt/V 方法建立的动力学模型认为每周 2 次透析不适合于没有一定残肾功能的患者。另一方面，有初始数据提示对于初始诊断为尿毒症的患者早期接受每周 2 次透析更有利于残肾功能的保存（Kalantar Zadeh，2014）。然而美国一项观察性研究表明，与每周 3 次透析相比较，每周 2 次透析并未显示出明显的不利之处，其结果甚至稍好。有人认为这项研究之所以没有提示每周 2 次透析的危害是因为这项研究更倾向于选择仍有残肾功能的患者作为研究对象（Hanson，1999），但也缺乏证据。

表 11.1　不同透析频率患者所需 spKT/V 的最小值[a]（实现预计 stdKt/V = 2.1）

透析方案[b]	K_r <2ml/(min·1.73m²)	K_r >2ml/(min·1.73m²)
每周 2 次	未推荐	2.0
每周 3 次	1.2	0.9
每周 4 次	0.8	0.6

假定透析时间为 3.5 ~ 4 小时；K_r = 残肾功能。

[a] spKT/V 目标值应比最小值高 15%。

[b] 频繁透析（每周透析 5 次和 6 次）的 spKt/V 值详见第 16 章。

E. **除尿素清除以外的其他透析充分性指标**

1. **透析时间**。尿素清除只是衡量透析充分性的指标之一。由于磷和中分子溶质等的存在，每周总透析时长才是毒素清除的主要决定因素。每周透析时间较短可导致多余的盐和水不能被安全有效地清除。2006 年美国 KDOQI 指南推荐，对于几乎无残肾功能且每周透析 3 次的患者，最小的透析时长为每次 3 小时。欧洲最佳实践建议（2002）推荐每次透析时间不少于 4 小时。每次透析时长大于 3.5 小时的优点目前尚不清楚，目前看来在日本效果最好，在欧洲尚可，但在美国可能是因为使用了更强效的透析方案，3.5 小时透析的优势仍难以评价（Tentori，2012）。此外，在研究剂量与结果之间关系时可能存在混杂偏倚。因为存在这样的现象，有的患者无论应用哪种目标剂量，生存率都会相对较高（Daugirdas，2013）。在美国，平均透析时间大约为 3.5 小时并且正在逐渐增加至 4 小时，与世界其他国家相似。最近正在美国进行的一项大型随机研究（TiMe trial）试图探讨对于刚开始透析的患者不论身体大小，把透析时间都调整为最短 4.25 小时，是否会产生更好的疗效。美国很多患者每次透析都需要 6 ~ 9 小时，并在透析中心过夜，该透析方案将在第 16 章细述。

另一个反对用 Kt/V 作为衡量透析充分性指标的观点认为，利用大透析器和快速血流集中于尿素清除可提高透析效率。这种处理的高效性可导致溶质失调和透析副作用。此外，要达到高血流率所需的更大孔径的穿刺针可能增加血液湍流和血小板激活的危险，以至于功能障碍。一个相关的问题是患者是否可以通过规定可持续达到的最高血流速度、使用能负担的最有效的（高 K_0A）透析器进而制定一个"最佳"透析时间。另一个可供选择的"缓慢且温和"的方法是采用低血流率并使用相对小的透析器，这个方法目前在欧洲依然很流行。目前仍然没有随机试验可帮助人们在这两个方法直接作出选择。最好的办法可能是同时根据 Kt/V（对女性和身材小的患者可能需要制定更高的最低目标值）和透析时间共同制订透析方案。将 Kt/V 目标值转换成体表面积校正值可解决对小身材患者和女性患者透析时间短的问题，因为对于这些患者基于体表面积计算的透析量更大，因此也需要更多的透析时间。

Ⅱ. 早期透析处方

A. **透析剂量：K×t**。透析处方包括两个主要组成部分：K 为透析器清除率；t 为透析时间。K 与透析器大小及血流速度有关。透析液流速也起到一定的作用，详见第 3 章。

1. **K 的范围通常在 200 ~ 260ml/min 之间**。成年患者透析血流率为 400ml/min，透析器清除率 K 通常在 230ml/min ±30ml/min 内。可通过尿素动力学公式或计算图表（如图 13.6），根据血流速度和所用透析器的效率（K_0A）值计算得到一个合理的灌流清除率估值。如果我们假设一次时长 4 小时的透析 K 值为 250ml/min，K×t 将是 250 × 240 =60 000ml 或 60L。这代表透析过程中总的清除尿素的血浆量。

2. **根据患者身材大小和期望的 Kt/V 调整 K×t。**假设尿素清除率为 250ml/min，透析时间为 4 小时，若达到 KDOQI 指南建议的充分性标准，可以选择何种身材的患者透析？指南建议使用（K×t）/V 为 1.4 的处方，以确保透析剂量达 1.2 以上。如果透析时间为 4 小时，K×t 须是 60L。若想使 Kt/V 达 1.4，V 必须为 60/1.4 = 43L，患者相应的体重为 78kg。更多举例详见表 11.2、表 11.3。

表 11.2　特殊患者达到 spKT/V 目标值所需的早期透析处方

第一步：估算患者 V

第二步：V×Kt/V = K×t

第三步：通过 t 计算得到 K，或通过 K 计算得到 t

1. **估算患者 V。**该值通过 Watson 建议的身高、体重、年龄和性别整合所得人体测量方程计算获得（详见附录 A）。若患者为非裔美国人，计算时 Watson 值加 2kg，得到 V_{ant}。此外，还可通过 Hume-Weyers 方程或计算图表得到该值（详见附录 A）。在此，假设 V = 40L

2. **计算所需 K×t。**如果目标 Kt/V 为 1.5，估计 V 值 40L，则 K×t 为 1.5×40 = 60L

3. **计算所需 t 或 K。**所需 K×t 可通过多种不同的 K（该值依赖于 K_0A、、Q_B 和 Q_D）和 t 组合而成。根据不同的尿素动力学模型程序进行计算机模拟，可得到多种 K 和 t 的可能组合。本章最后提供了一些基于网络的计算器相关网址

已知 t，如何计算 K 值

方法之一是输入透析时间 t 然后提问：预计达到所需要的 K×t，需要何种类型透析器、血流速和透析液流速？然后进行简单的代数计算。根据之前的例子：

spKt/V 目标值 = 1.5，V_{ant} = 40L，K×t = 60L

首先将 K×t 转换成毫升数得到 60 000ml。如果透析时间为 4 小时，或 240 分钟：

所需要的 t = 240min

所需要的 K =（K×t）/t = 60 000/240 = 250ml/min

续表

现在，我们知道了所需要的 K，如何选择 K_0A、Q_B 和 Q_D

那么，如何选择 K_0A、Q_B 和 Q_D？一个简单的方法是选择可靠可行的 Q_B 最大值。假设该患者的透析血泵速度能达到 400ml/min，可从 K-K_0A-Q_B 列线图（附图 13.6）找出血流速为 400ml/min，K 值为 250ml/min 时透析器的近似 K_0A 值

为了找到所需透析器的 K_0A，在横轴上先找到 400（Q_B），然后在纵轴上找到 250（目标 K），二者交点在 K_0A 值为 900 的直线上，因此所需透析器的 K_0A 值至少为 900ml/min。如果没有这样的高效率透析器，就需要将透析时间延长至 4 小时以上。提高透析液流速达 800ml/min，可使 K 值提高 5%~10%。但是目前很多透析器都配有中空纤维区间编丝设计，使纤维周围透析液流速最佳化，因此透析流速从 600ml/min 提高到 800ml/min 也影响很小（Ward，2011）

表 11.3　已知实际血流速（Q_B），根据所选择的两种透析器如何计算透析时间

通常一种情况是已知可实施的最大血流速后，经常需要选择是使用较大的透析器（比较昂贵）还是使用较小的透析器（比较便宜）。假设透析液流速为 500ml/min，那么要达到目标 sp-Kt/V = 1.5，需要多长的透析时间？设：同一患者，V = 40L，K × t = 60L（或 60 000ml）。如果设定的血流速为 400ml/min，对于大、小两种透析器，它们的 K_0A（最大清除率）值分别为：较大的透析器 K_0A = 1 400ml/min，而较小的透析器的 K_0A = 800ml/min。那么，我们使用每种透析器时患者需要的透析时间是多少？

第一步：因为 Q_D = 500ml/min，所以可使用附图 13.6，从中找到 Q_B 为 400ml/min（X 轴上的数值）时与 K_0A = 1400ml/min 和 K_0A = 800ml/min 的两条直线的相交点所对应的纵轴上透析器相应的 K 值。我们发现较大（K_0A = 1400ml/min）和较小（K_0A = 800ml/min）透析器相应的 K 值分别为 270ml/min 和 220ml/min

第二步：已知 spKt/V = 1.5，V = 40L，要使 K × t = 60L（或 60 000ml）。通过代数计算：

续表

透析器 $K_0 A = 800\text{ml/min}$，$K = 200$：$t = \dfrac{(K \times t)}{K} = \dfrac{60\,000}{220} = 273\text{min}$

透析器 $K_0 A = 1400\text{ml/min}$，$K = 270$：$t = \dfrac{(K \times t)}{K} = \dfrac{60\,000}{270} = 222\text{min}$

根据计算得知，要使 spKt/V 达到 1.5，使用较小的透析器（$K_0 A = 800\text{ml/min}$）要较使用较大的透析器延长透析时间约 50 分钟

B. **透析过程中体重的变化对透析处方的影响**。要达到设定的 URR，体重增加多的患者需要的 Kt/V 比体重增加小的患者要高（见第 3 章中图 3.14）。例如，若 URR = 70% 时，如果无液体清除，透析处方中的 Kt/V 只有 1.3，但如果在透析过程中体重减轻（UF/W）约 6% 时（见附图 3.14 中 0.06 的 UF/W 直线），则 Kt/V 就达 1.5。

Ⅲ. **检查所实施的透析剂量**。根据 KDOQI 指南，每月应检查透析前和透析后的血尿素氮（SUN）水平来对透析剂量进行监测。另外，体内透析器清除率可通过检查钠清除率进行监测，或通过透析后的透析液紫外吸收强度跟踪透析剂量（详见第 3 章）。

透析前和透析后的血尿素氮值可用来计算 URR，然后再根据 URR 和有关的 UF/W 资料及其他调节因素一起来计算已经实施的 spKt/V。注意：计算 URR 时，为确保透析后血尿素氮化验的准确性，须正确抽血。由于通路再循环，透析器出口的血液与透析后血液混合，常使透析后血尿素氮化验的数值下降。因此取透析后血样时，应将血泵泵速调低或停止透析液泵。表 11.4 列出了 KDOQI 指南建议的抽取透析后血尿素氮标本的方法，相关的解释详见第 3 章。

A. **根据透析前和透析后的 SUN 计算 spKt/V**

1. **列线图方法**。见图 3.14。假设已计算出 URR 为 70%，如果透析过程中体重下降了 0%、3% 或 6%，则 spKt/V 值分别为 1.3、1.4 或 1.5。

2. **其他精确的方法**。KDOQI 指南推荐的计算 spKt/V 的标准方法是尿素动力学模拟程序。这个程序工作的基本原理已在第 3 章讲述。此程序可通过商业获得，其中 Solute Solver 也可通过因特网获得（http://www.ureakinetics.org）。另外，也可应用 KDOQI 推荐的下列方程进行计算（Daugirdas, 1993）：

$$spKt/V = -\ln (R - 0.008 \times t) + (4 - 3.5 \times R) \times UF/W$$

方程中的 R = 1 – URR，或简化为透析后 SUN/透析前 SUN；t 是透析时间（单位为 h）；– ln 为负自然对数；UF 是体重下降值（单位为 Kg）；W 是透后体重。（有关公式的更详细的讨论见第 3 章）。

表 11.4　抽取透析后血尿素氮标本的指南

原理

通路再循环的影响起效非常迅速。当血流速减慢至 100ml/min 时，流入血液的尿素氮浓度将在 10 ~ 20 秒后升高（取决于动脉管路中无效腔的大小，一般约为 10ml）

方法

1. 停止超滤
2. 将血泵调至 100ml/min，持续 10 ~ 20 秒
3. 停泵
4. 取标本，既可通过动脉管路上的取标本端口取血，也可通过与动脉穿刺针相连的管路取血

其他方法

1. 停止超滤
2. 将透析液流改为旁路
3. 保持血流速不变，持续 3min
4. 取标本

Ⅳ. **调整最初的透析处方**。当患者使用特殊的透析处方时，即使治疗没有明显的改变，从测出的 URR 得出的 spKt/V 值每月也会发生明显变化。其原因还未完全明确，但测量标本 SUN 水平时的实验误差、透后血标本的采血方法的改变、实际透析时间的改变、平均血流速及透析器的清除率的改变等都可能是其原因。因此，可以计算每 3 个月治疗的平均 spKt/V，以判定是否达到 spKt/V = 1.2 的最低透析标准。

举例：假设目标 spKt/V 为 1.5，对患者进行每月监测，可将 URR 转换成如下的 spKt/V 值：

这些数值的平均数是 1.40。虽然是在 KDOQI 充分性的目标值范围内，但如果希望达到最初的 spKt/V = 1.5，还需要增加 Kt/V 中的分子（K×t）1.5/1.4 倍，即 1.07（7%）。

方法是将 K 值或 t 值其中之一增加 7%（或者两者的乘积增加 7%）。最简单方法是，增加透析时间（K×t 中的 t）

7%。这意味着 4 小时的透析时时间增加 17 分钟（1.07 × 240 = 257min）。另一选择是使用更高的血流速度、较大面积的透析器或加大透析液流速，以试图提高 K 值。然而，进一步增加血流速度通常较困难。如图 3.6 所示，更换更高效透析器的作用可通过 K_0A 相对清除率的列线图进行评估。提高透析液流速至 800ml/min，此时，只要血流速大于 400ml/min，就可以使清除率增加 5% ~ 10%。但对于一些比较先进的透析器而言，由于其已经具备最佳透析液流量，因此并无明显帮助（Ward，2011）。

月	spKt/V
一月	1.40
二月	1.35
三月	1.54
四月	1.30

V. 模拟 V 值的概念。使用建模程序的优势之一是计算机能计算出尿素的清除率，然后在 URR、体重改变和透析时长的基础上，计算尿素清除的体积大小。为了达到这个目标，计算机利用了第 3 章描述的"盒子里的大理石"方法。V 是评估透析充分性非常重要的指标。它通常不能反映真实的尿素分布体积。有时候计算机也并不足够智能，因为他们只能应用人们输入的信息。例如，如果由于一批坏透析器的问题导致 URR 和 spKt/V 突然降低，计算机只知道 spKt/V 突然下降，但不知道 K 值也已经改变。此外，透析时长也未改变。那么，计算机如何解释 K × t 值不变而 spKt/V 值突然下降？因为它知道的仅只是（K × t）/V 降低，且（K × t）不变。所以，计算机唯一能解决这个问题的方法是假设患者尿素分布体积（V）增加。实际上，患者真实体积发生显著改变是很少见的，因此模拟 V 升高往往意味着透析比预期减少。

A. 监测单个患者模拟 V

　　例 1　在不同的患者中，五月份 spKt/V 值设定为 1.5，计算机模拟患者尿素体积（模拟 V）为 43L。以后 4 个月的值见下表。

　　　　上表可见九月份由于 spKt/V 的意外降低导致患者 V 值暂时性升高。那接下来该怎么做呢？

第一步：回顾 9 月份的透析流程。患者 spKt/V 值降低和 V

值升高可能反映未被记录的 K 或 t 的降低。是透析时长缩短了吗？是在透析过程中血流速率降低了吗？是透析过程中透析液耗尽了吗？透析过程中有没有遇到什么问题？如果这些问题的答案都是否的话，就可以假设是计算错误导致的异常结果。

月份	spKt/V	模拟 V
五月	1.5	43
六月	1.43	45
七月	1.7	38
八月	1.8	36
九月	1.1	58

第二步：此时不用改变透析处方。方法之一是获得一个或多个额外的透析前/透析后血清尿素氮数值以确定是否低 spKt/V 值仅是偶然现象还是需要被关注的问题。9 月份的 spKt/V 值一直是 1.1，与 KDOQI 指南推荐的 1.2 相近，因此，可以根据下个月定期抽血检查再进行判断。这种情况表明为什么检测透析器清除率是非常有用的，这些清除率可以通过测量透析器钠清除率或透析液紫外吸光值来得到，他们能够提示九月份 spKt/V 值降低究竟是因为异常还是因为实验室检查出错。

spKt/V 需要重复检测，如果重复检测结果依然是降低的就意味着处方中设定的 K 值或 t 值存在错误。其中引起 spKt/V 大幅度降低的最可能的原因是，透析过程中出现了通路再循环。其他可能的原因见表 11.5。

例 2（V 持续下降）。假如一例患者的 spKt/V 无明显原因持续增加，引起模拟 V 明显下降：

这个患者的 V 值最初为 54L，随后在 11 月份左右 V 突然下降到了 44L。治疗方法没有改变。spKt/V 值则从 1.2 升高到 1.5，因此，电脑把这个现象解释成患者体积皱缩了。是什么原因导致了这个变化（表 11.5）？

第一步：明确是否 V 值真正下降了。V 值的下降既可能是因为较好地清除了患者体内长期蓄积的多余水分，也可能是由于并发疾病引起的瘦体重下降所致。如此巨大的改变是不太可能的，并且通过检查患者的体重可以很容易排除这种可能性。

月份	spKt/V	模拟 V
7 月	1.2	54
8 月	1.15	56
9 月	1.35	48
10 月	1.18	55
11 月	1.5	43
12 月	1.43	45
1 月	1.5	43
2 月	1.43	45
3 月	1.7	38
4 月	1.47	43

第二步： 检查透析记录单。假设患者的体重没有明显下降，真正的 V 值也没有减少。那么 10 月份 K × t 一定由于某种原因增加了。现在的目标是解释这种现象是如何发生的。因此需要对比 10 月份前后的透析记录单。很可能在 10 月份以前存在透析过程中透析时间或血流速等方面的问题，在 10 月份以后被纠正了。

第三步： 检查通路再循环情况和穿刺针的位置。如果在 10 月份存在通路变化，则可能导致通路再循环消失；也可能是在 10 月份前穿刺针颠倒，在 10 月份时发现并更正了。

第四步： 检查在采集血标本时是否有系统性的问题。试想：患者一直存在通路再循环情况，但是在 10 月份之前是采用正确的减慢血流速的方法采取透析后血标本。然而 10 月份来了一位新技术员，他仅在停泵后就采了透析后的血标本，而没有之前的减慢血流速的步骤（以清除血液管路中再循环的血液）。这样会导致透析后 SUN 的突然地、难以解释地下降，进而人为造成 URR 和 spKt/V 明显升高，同时伴 V 下降。

表 11.5 以 URR 为基础的实际单室 Kt/V（spKt/V）和处方 Kt/V 不同的原因

实际 Kt/V 小于处方 Kt/V 的原因（这种情况下模拟 V 将会增加）

患者的 V 大于最初的预计值（只是最初的 R_x）

实际的血流速小于血泵显示值（当泵前负压高时很常见）

血流速暂时降低（症状或其他原因所致）

实际透析时长短于处方时长

透析器的 K_0A 低于所期望的值（生产厂家的说明书错误，由于复用等造成的下降等）

通路再循环或不小心造成的穿刺针颠倒（当透析后 SUN 取血方法正确时，即在取血前减慢血流速后取标本）

反弹（利用透析后延迟的 SUN 值计算 spKt/V 和 V）

实际 Kt/V 大于处方 Kt/V 的原因（这种情况下模拟 V 将会减少）

患者的 V 小于最初预计值（只是最初的 R_x），或近来体重下降明显

透析后血尿素氮标本人为地造成减低

通路再循环或不小心造成的穿刺针颠倒，以及透析后血被透析器出口处的血污染（未采用减慢血流速的方法时）

血标本从透析器出口处的血液管路中取得

实际透析时间比记录的时间长

通路再循环或不小心造成的穿刺针颠倒现象在近期被纠正

SUN：血清尿素氮。

Ⅵ. **作为质量保证工具，在整个透析单位监测 V 的变化**。虽然对于个体患者，V 可以出现较大的波动，但作为质量保证的工具，整个透析单位平均模拟 V 十分有用，而且可以明确与透析实施相关的一些问题。在这里经常可以监测到随时间变化而出现的整个透析单位 V 的小变化。对于每个患者而言，计算人体测量方程的 V（V_{ant}）和模拟的 V 均十分有用，而且应该同时计算两者的比值。整个透析单位的 V/V_{ant} 的平均值应该接近于 0.90 ~ 1.0。比值大于 1 提示 K×t 中的一个或两个成分被过高估计。

VII. **不能达到所期望的 spKt/V**。难以达到 spKt/V≥1.2 的患者可分为 3 种类型：①患者血管通路条件差，导致透析中血流速受限和（或）通路再循环；②身材很大的患者；③经常出现低血压、心绞痛和其他不良反应的患者，导致透析中血流速经常减慢。

　　A. **每周 4 次的透析治疗**。每周透析 4 次的治疗方案适用于身材较大、高血压、容量超负荷的患者。2006 年 KDOQI 指南建议，残肾清除率 <2.0ml/min・1.73m^2 者每周透析 4 次时，其 spKt/V 最小值可从 1.2 减少至 0.8（表 11.1）。每周透析 4 次的另外一个优点是避免了透析间期较长导致的不良事件及死亡发生（Foley，2011）。

VIII. **计算并监测标准化蛋白氮的呈现率（the normalized protein nitrogen appearance rate，nPNA）**，见第 3 章，另营养状况监测参见第 31 章。

IX. **透析器选择**

　　A. **膜材料**。有关生物相容性和急性透析器反应的问题在第 4 章、第 10 章和第 12 章讨论。

　　B. **应该使用高通量透析器吗？** NIH-HEMO 研究已经部分回答了这个问题。尽管随机纳入高通量透析组的患者的生存率高 8%，但并无统计学意义。透析时间超过 3.7 年（HEMO 研究患者的中位数）的预定义亚组患者的生存率有明显的升高。而且，高通量透析组患者的心血管事件的发生率均明显下降。这些数据与欧洲 MPO 试验数据一致（Locatelli，2009）。结合上述研究结果，2006 年 KDOQI 透析充分性工作组（2015 年重申）和欧洲最佳实践建议推荐：在透析液和水处理系统符合要求的条件下，可常规进行高通量透析。使用高通量透析器可明显改善患者的 β$_2$-微球蛋白相关性淀粉样变。但目前尚不清楚使用高通量透析器的优势究竟是由于清除了 β$_2$-微球蛋白还是应用了更先进的透析技术联合高通量透析而最终减少了透析过程相关的炎症。

X. **液体清除的医嘱**

　　A. **"干体重"的概念或透析后最适体重**。干体重（更加专业的术语叫做透析后最适体重）是指患者透析后的体重，此时患者体内所有的或绝大部分的多余水分已经被清除，患者既没有水潴留又没有脱水。如果干体重设置得过高，在透析结束时患者仍处于液体负荷过多的状态，如果在透析期间再摄入过多的液体，会导致水肿或肺瘀血。如果干体重设置得偏低，患者在透析过程的后部分会经常处于低血压状态，而且透析后患者常感到乏力、水洗过的感觉以及抽筋和头晕。透析后的恢复是极其有压力并且不适的。

在临床上，每个患者的干体重须在尝试法的基础上确定。在设定透析的超滤量时，要考虑到在透析结束时血液返回程序中患者将摄入 0.2L 盐水。此外，还应该考虑到在透析期间的胃肠道液体摄入量以及胃肠道外液体摄入量。

1. **经常重新设定干体重。** 一些透析单位常见的错误是不经常重新设定干体重。如果患者的瘦体重下降，那么以前设定的干体重相对于现在来说则过高，若还保持之前的透析剂量，则会导致患者发生水过多或因容量超负荷住院。因此患者最佳透析后体重应该至少每两周进行重新评估。透析后体重渐进性减低可能是营养失衡或疾病进展的潜在线索。

    正如在第 33 章中讨论的，临床根据患者水肿和肺部罗音情况决定最适透析后体重是不可靠的。生物阻抗设备可用于鉴别虽然无明显水肿但却存在明显容量超负荷的患者。另一部分患者是体重已低于最适透析后体重（Hecking，2013）。患者为了使体重恢复到更合适的水平，可能导致透析期间体重明显增长和摄入钠量增高，也可以加速残肾功能损伤。

    生物阻抗及其他如肺部超声（"comets"）等技术在确定最适透析后体重的应用将在第 33 章中详细描述。虽然新技术是有帮助的，但使用这些设备与全身生物阻抗的经验仅仅只是开端，例如，目前尚不清楚它们估计不同身体质量指数透析患者的容量超负荷能到何种程度。

B. **液体清除率。** 在透析过程中通常是以恒定的速度清除液体。限制最大 UF 率可作为一个透析质量保证的工具。有证据表明，患者每小时 UF 率 <12ml/kg 有较高的存活率（Movilli，2007）。目前尚不清楚 UF 率范围是否应该和体重、BSA 等成比例或不成比例（例如，<800ml/h）（Lacson，2014）。有多种方法可降低液体清除率。最有效的是延长透析时间，但这也不是仅有的办法：通过限制钠的摄

入而降低透析间期的体重增长对患者而言比较容易接受也更容易实施（Burkart，2012）。对于尿量多的患者而言，可通过应用利尿剂增加每日尿量而降低 UF 率，除非患者需要摄取更多的液体来维持平衡。

目前有人主张在透析过程中以不恒定的速度来清除液体。其中一种方式是，在透析开始的 1 ~ 2 小时内加快液体的清除速度，在透析结束阶段减慢液体清除速度。在透析开始阶段，可使透析液的钠浓度升高以保持血液的渗透压。但这种方法的益处仍存在争议。

XI. 透析液（表 11.6）

A. **透析液流速**。标准的透析液流速是 500ml/min。当血流速加快（如 >400ml/min）以及使用高 K_0A 的透析器时，将透析液的流速提高到 800ml/min 则会使透析器的清除率（K）增加约 5% ~ 10%。最佳透析液流速应是血流速度的 1.5 ~ 2 倍。

B. **透析液成分**

1. **碳酸氢盐浓度**。目前绝大多数国家使用的是碳酸氢盐透析液，而不再使用醋酸盐透析液。

为了使透析前血浆碳酸氢盐的浓度在 20 ~ 23mmol/L 之间，需要调节碱的浓度。一些学者通过提高透析液的碳酸氢盐水平，或给予补充口服碳酸氢盐，来提高患者透析前 HCO_3 的水平，以纠正酸中毒。但是将患者透析前 HCO_3 水平提高到超过 20 ~ 23mmol/L 的益处尚未明确。而且，这样的患者透析后可能会出现代谢性碱中毒，理论上会增加钙磷沉淀及心律失常。

表 11.6 透析液医嘱

流速：

500ml/min

碱：

碳酸氢盐（32mmol/L）或加醋酸盐（4mmol/L）；或碳酸氢盐 28mmol/L 或加醋酸盐 8mmol/L[a]

电解质和葡萄糖：

钾 = 2.0mmol/L（3.0mmol/L 的钾适用于服用地高辛者，或透析前血钾低者）

钠 = 135 ~ 145mmol/L（138mmol/L）

续表

葡萄糖 = 100mg/dl（5.5mmol/L）

钙 = 1.25 ~ 1.5mmol/L（2.5 ~ 3.0mEq/L，取决于所用的磷结合剂的类型）

镁 = 0.50mmol/L（1.0mEq/L）

[a] 例如，当用醋酸钠（Granuflo）干酸浓缩。

在第 4 章已经提到，血液透析机可调整透析液碳酸氢盐水平，透析机读出的通常是透析液中已产生的碳酸氢盐浓度，而不考虑可以产生碳酸氢盐的醋酸盐或柠檬酸盐等阴离子。当醋酸盐，尤其是醋酸钠存在于浓缩液中，可相当于在透析液中加入 8mmol/L 碳酸氢盐产生的碱。当向透析液加入碳酸氢盐将其滴定到血清浓度时，应牢记加入的碱浓度。

美国使用的透析液碳酸氢盐水平比一些欧洲国家高，而高碳酸氢盐水平与高死亡率相关（Tentori，2013）。这种死亡率的升高主要是因为感染而不是心血管疾病。目前仍不清楚这种关联是有原因的还是由于某些混杂所致。无论透析前血清碳酸氢盐高或是低，患者死亡率都是升高的，但血清碳酸氢盐高所致死亡往往被营养不良所混淆，血清碳酸氢盐低的患者通常都是营养不良的。

透析液高碳酸氢盐与低钙和低钾可通过协同作用（Di Iorio，2012）延长心电图中的 QTc 间期，是心律失常风险增加的表现。

2. **钾**。通常透析液的钾浓度为 2.0mmol/L。如果患者透析前血浆钾浓度低于 4.5mmol/L，或患者正在接受地高辛治疗，此时所用透析液的钾浓度应为 3.0mmol/L。如果使用钾浓度为 3.0mmol/L 透析液的患者，在透析间期血清钾水平增高，则可能需要长期服用聚磺苯乙烯树脂。新型的钾结合剂也正在研发中，目前有 ZS-9（ZS Pharma，Coppell，TX）和 Partiromer（Relypsa，Redwood City，CA）可供选择。营养不良患者透析前的血清钾水平可能较低，这部分患者应使用钾浓度较高的透析液，以避免低钾血症的发生。长期使用钾浓度为 1.0mmol/L 的透析液来控制高钾血症会增加心脏停搏的危险性（Lafrance，2006）。低钾透析液只能短期应用，如果患者没有进食高钾饮食，持续应用低钾透析液可能导致不良后果。有研究表明，应用钾浓度为 3mmol/L 或以上的透析液可提高患者存活率（Jadoul，2012）。

3. **钠**。通常透析液的钠浓度为 135～145mmol/L 之间。透析液钠浓度高于 138mmol/L 时，尽管多余的液体很容易在透析过程中被清除，因此患者很少有不适感，但是患者仍会感到口渴并使透析间期体重增加。使用高钠透析液会使患者的血压增加。透析液钠浓度低于 135mmol/L 时，患者易出现低血压和抽筋。

　　一项研究显示，钠浓度应个体化设定（Keen，1997）。对于有些透析患者出现透析前低钠的原因目前知之甚少。透析前低钠血症与水负荷过多和透析间期体重增加相关。无论是非透析人群还是透析患者，低钠血症都显著增加死亡风险。这些患者可出现血管加压素非渗透性释放所致的心功能障碍，或由于钠-钾通道受损所致的"病态细胞"综合征，这些情况都反映出机体的不良健康状态。对于设定了低钠值的患者应用较低钠水平的透析液是合乎逻辑的，这样能够减少透析患者的口渴感和体重的增加。然而，一项横断面研究表明，低钠血症患者应用高钠透析液进行透析对患者提高生存率略有帮助（Hecking，2012）。

4. **葡萄糖**。在美国，透析液中常规加葡萄糖（200mg/dl 或 11mmol/L）。透析液中葡萄糖可以减少透析过程中低血糖的发生。在欧洲，透析液中葡萄糖浓度通常为 100mg/dl 或 5.5mmol/L。欧洲的执行标准可能是对的，因为一些研究建议低浓度葡萄糖可在防止低血糖发生同时更好地控制血糖浓度。而高葡萄糖透析液可促进钾（或磷）进入细胞，减少其排出。

5. **钙**。透析液中钙离子浓度通常是 1.25～1.5mmol/L（2.5～3.0mEq/L）。服用含钙的磷结合剂的患者，透析液的钙浓度为 1.25mmol/L（2.5mEq/L），但是须根据患者临床情况和甲状旁腺激素水平来上调或下调钙的浓度。服用新型的含树脂的磷结合剂的患者，由于其不含钙，故透析液中的钙浓度可能需增加以避免发生负钙平衡。对于服用含钙的磷结合剂的患者，为了防止钙超载，目前提倡透析液钙浓度低于 1.25mmol/L（2.5mEq/L），但应用这样的低钙透析液可能增加心脏骤停的风险（Pun，2013）。

6. **镁**。透析液中镁离子的浓度一般为 0.25 ~ 0.5mmol/L
   (0.5 ~ 1.0mEq/L)。通常不伴有低镁血症的透析患
   者生存率较高。同时，频繁使用蛋白泵抑制剂可使
   口服镁离子吸收率降低进而增加低镁血症的发生率
   (Alhosaini, 2014)。目前的趋势是应用 0.5mmol/L
   (1.0mEq/L)。

C. **透析液温度**。在不引起患者不适的条件下，透析液温度应
   尽可能的低，通常在 34.5 ~ 36.5℃。在第 12 章中提到，
   低温透析的个体化方案是通过测量患者耳温并将透析液
   温度设置为低于耳温 0.5℃，该温度可保持低温透析的优
   点如预防透析中低血压发生，缩短透析后恢复时间，同时
   避免透析过程中患者有发冷寒战等不适。个体化低温透
   析还可以降低心肌顿抑和透析相关性脑白质缺血等的发
   生率。一个来自中国的研究提示，低温透析可降低心血管
   疾病的发病率和死亡率（Hsu, 2012）。

XII. **抗凝剂的医嘱**。见第 14 章。

XIII. **并发症的处理**。详见第 12 章。常见的并发症有低血压、抽
   筋、不安腿、恶心、呕吐、瘙痒和胸痛，这些并发症均有相
   应的处理措施。然而，透析过程中的一些症状可能是更严重
   疾病过程的反映，需要明确诊断并且及时给予相应治疗。

XIV. **透析患者的监测**
   A. 治疗前和治疗过程中
      1. **透析前**
         a. **体重**。将患者本次透析前和上次透析后的体重进
            行比较，并与目标干体重进行比较，即可得到患
            者透析间期体重的增长量。当患者透析间期体重
            增长过多，尤其是患者出现端坐呼吸或呼吸困难
            时，应该立即行心血管系统检查，并重新评价目
            标干体重（可能干体重设定得过高）。患者透析间
            期体重增长应小于 1.0Kg/d。需建议患者限制钠的
            摄入（而不是液体的摄入），因为摄入钠后必然要
            摄入水。患者的过度口渴感可能是由于透析液中
            的钠离子水平过高所致。透析后水洗样感觉或持
            续的肌肉痉挛提示目标干体重设定的过低。之前
            已经提到，应用低温透析液可缩短透析后恢复

时间。

b. 血压。透析患者最适血压目前尚存在争议，相比透析前血压，平均透析中血压或透析后血压对容量负荷更有预测意义（详见第 33 章）。有的患者即使透析过程中清除了液体，血压仍然升高，其原因尚不明确，但可降低患者存活率。患者透析前高血压常与容量负荷过多有关。有研究表明，容量依赖型高血压患者当液体清除后，血压可适度降低，但存在几个月的延迟期（Fishbane，1996）。

高血压患者应常规在透析当天停服降压药，以减少透析中低血压的发生率。但这并不是绝对必要的，尤其是对下午透析的患者而言。高血压的治疗详见第 33 章，主要是限制钠的摄入、延长透析时间，必要时可以增加透析次数。应用全身电阻抗指导透析液体清除可降低血压。持续性应用最大 UF 率并将此作为刺激以减轻患者透析间期体重同样也能使血压降低（Burkart，2012）。

虽然研究和处理透析患者透析前高血压极为重要，但很多侵袭性的方法在降低透析前高血压的同时也增加了透析相关低血压和透析通路故障的风险（详见第 33 章）。

c. 体温。应测量患者的体温。要认真对待患者透析前体温的升高，并积极查找原因，因为透析患者感染的临床表现有时隐匿。另一方面，患者在透析过程中体温升高 0.5℃ 是正常的，而非均是感染或热源反应的征兆。

d. 血管通路位置。无论透析患者是否发热，在每次透析前都必须检查患者的血管通路位置，了解是否有感染的迹象。

2. 透析中。透析过程中应该每隔 30 ~ 60 分钟测量 1 次患者的血压和脉搏。患者如有头晕或水洗过的感觉都提示可能有低血压，应立即测量患者血压。患者的低血压症状可以不明显，有时候甚至到血压降至危险低水平之前，患者都可以无症状。

B. 实验室检查（透析前的数值）

1. 血清尿素氮（BUN）。作为 URR 的一部分，应每月测量 1 次透析患者的血清尿素氮水平。是否可以在所在单位通过使用电导率监测体内透析器清除率而免除每月透析后 BUN 测定，或通过紫外吸光度测定患者 Kt/V，是一个开放性问题。透析前尿素氮值是持续有用的，因为它可以用来计算 nPNA 值。

2. **血清白蛋白**。透析前血清白蛋白应每 3 个月测定 1 次。血清白蛋白水平是反映透析患者营养状况的一个重要指标。血清白蛋白水平低下是预示患者并发疾病或死亡的一个重要指标。血清白蛋白 < 4.0g/dl（40g/L）时，患者的死亡率开始增加；血清白蛋白 < 3.0g/dl（30g/L）时，患者的死亡率非常高，此时应积极寻找原因并及时治疗。

3. **血清肌酐**。透析前血清肌酐应每月测定 1 次。通常血液透析患者血清肌酐的平均值是 10mg/dl（884μmol/L），其范围为 5 ~ 15mg/dl（440 ~ 1330μmol/L）。矛盾之处在于，透析患者高血清肌酐水平与低的死亡风险相关，这可能是因为血清肌酐是反映机体肌肉含量和营养状况的一个指标。

   血清肌酐和尿素氮应同时检测。如果两者发生平行性变化，则应考虑透析处方的改变或由于患者的残余肾功能发生了变化所致。如果患者的血清肌酐水平稳定，而尿素氮值发生了明显的变化，最可能的原因是摄入蛋白的量发生了改变或是机体内源性蛋白分解速度发生了改变。

4. **血清总胆固醇**。血清胆固醇水平是机体营养状况的一个指标。透析患者透析前血清胆固醇水平达 200 ~ 250mg/dl（5.2 ~ 6.5mmol/L）时，死亡的危险性最低。血清胆固醇水平低，尤其是 < 150mg/dl（3.9mmol/L）时，患者的死亡的危险性就开始增高（因为这反映患者的营养状况极差）。

5. **血清钾**。透析患者透析前血清钾的水平在 5.0 ~ 5.5mmol/L 时，死亡的危险性最低。若钾离子浓度超过 6.5mmol/L 或 < 4.0mmol/L 时，死亡的危险性增加。

6. **血清磷**。血清磷应每月测定 1 次。透析前血磷 < 5.5mg/dl（1.8mmol/L）时，患者的死亡率最低。血磷 > 9.0mg/dl（2.9mmol/L）或 < 3.0mg/dl（1.0mmol/L）时，患者的死亡率将迅速增加。目前 KDOQI 指南血磷的目标值为血磷正常值。由于透析间隔 3 天，故在透析间

隔之后的周一/周二患者的血磷水平可能轻度升高。

7. **血清钙**。血清钙应每月测定 1 次（当使用的维生素 D 的剂量改变时，测定的频率应增加）。透析前血钙为 9 ~ 12mg/dl（2.25 ~ 3.0mmol/L）时，患者死亡的危险性最低。透析前血钙 > 12mg/dl（3.0mmol/L）或 < 7mg/dl（1.75mmol/L）时，患者的死亡率将迅速增加。为防止血管钙化的发生，目前不再建议将血钙的目标值定在血钙正常值的上限。

8. **血清镁**。在透析患者中，血清镁并不是常规监测指标。但是，在应用质子泵抑制剂的透析患者中，低镁血症时有发生（Alhosaini，2014），同时，血清镁降低与透析患者发生房颤等多种心血管疾病相关。目前尚无血清镁的常规定期监测相关研究。

9. **血清碱性磷酸酶**。应每 3 个月测定 1 次。其浓度增加提示甲状旁腺功能亢进或肝脏疾病。其升高与透析患者高死亡风险相关。

10. **血清碳酸氢盐**。应每月测定 1 次。血清碳酸氢盐在 20 ~ 22.5mmol/L 时，患者的死亡率最低。血清碳酸氢盐水平过低或过高时，患者的死亡率均会增加。当患者透析前血碳酸氢盐 < 15mmol/L 时，患者的死亡率将明显增加。透析前的酸中毒可服用碱制剂纠正。

11. **血红蛋白**。血红蛋白至少应该每月检查一次，大多数情况下每 2 周检查一次。目前主要应用光学传感器检测血红蛋白。慢性肾脏病相关性贫血的优化管理将在第 34 章详细讨论。自发性的高血红蛋白（未使用促红细胞生成素治疗）可能提示多囊性肾病、获得性肾囊肿、肾盂积水或肾癌的存在。血清铁蛋白、铁、总铁结合力和红细胞指数应每 3 个月测定 1 次。

12. **血清转氨酶**。血清转氨酶水平通常应每月检查 1 次。血清转氨酶升高可能提示静止性肝脏疾病，尤其是肝炎或含铁血黄素沉着症。应筛查患者的血清乙肝表面抗原及丙肝标志物（见第 35 章）。

13. **血清甲状旁腺激素水平**。血清甲状旁腺激素应每 3 ~ 6 个月检查 1 次（见第 36 章）。

参考文献与推荐阅读

Alhosaini M, et al. Hypomagnesemia in hemodialysis patients: role of proton pump inhibitors. *Am J Nephrol.* 2014;39:204–209.

Cheung AK, et al. Effects of high-flux hemodialysis on clinical outcomes: results of the HEMO study. *J Am Soc Nephrol.* 2003;14:3251–3263.

Daugirdas JT. Dialysis time, survival, and dose-targeting bias. *Kidney Int.* 2013;83:9–13.

Daugirdas JT. Dialysis dosing for chronic hemodialysis: beyond *Kt/V. Semin Dial.* 2014;27:98–107.

Daugirdas JT, et al. Relationship between apparent (single-pool) and true (double-pool) urea distribution volume. *Kidney Int.* 1999;56:1928–1933.

Daugirdas JT. Second generation logarithmic estimates of single-pool variable volume *Kt/V*: an analysis of error. *J Am Soc Nephrol.* 1993;4:1205–1213.

Depner T, et al. Dialysis dose and the effect of gender and body size on outcome in the HEMO Study. *Kidney Int.* 2004;65:1386–1394.

Di Iorio B, et al. Dialysate bath and QTc interval in patients on chronic maintenance hemodialysis: pilot study of single dialysis effects. *J Nephrol.* 2012;25:653–660.

Eknoyan G, et al. Effect of dialysis dose and membrane flux in maintenance hemodialysis. *N Engl J Med.* 2002;347:2010–2019.

European Best Practice Guidelines Expert Group. Haemodialysis. *Nephrol Dial Transplant.* 2002;17(suppl 7):S16–S31.

FHN Trial Group. In-center hemodialysis six times per week versus three times per week. *N Engl J Med.* 2010;363:2287–2300.

Fishbane S, et al. Role volume overload in dialysis-refractory hypertension. *Am J Kidney Dis.* 1996;28:257–261.

Foley RN, et al. Long interdialytic interval and mortality among patients receiving hemodialysis. *N Engl J Med.* 2011;365:1099–1107.

Hanson JA, et al. Prescription of twice-weekly hemodialysis in the USA. *Am J Nephrol.* 1999;19:625–633.

Hecking M, et al. Predialysis serum sodium level, dialysate sodium, and mortality in maintenance hemodialysis patients: the Dialysis Outcomes and Practice Patterns Study (DOPPS). *Am J Kidney Dis.* 2012;59:238–248.

Hecking M, et al. Significance of interdialytic weight gain vs. chronic volume overload: consensus opinion. *Am J Nephrol.* 2013;38:78–90.

Hsu HJ, et al. Association between cold dialysis and cardiovascular survival in hemodialysis patients. *Nephrol Dial Transplant.* 2012;27:2457–2464.

Jadoul M, et al. Modifiable practices associated with sudden death among hemodialysis patients in the Dialysis Outcomes and Practice Patterns Study. *Clin J Am Soc Nephrol.* 2012;7:765–774.

Kalantar-Zadeh K, et al. Twice-weekly and incremental hemodialysis treatment for initiation of kidney replacement therapy. *Am J Kidney Dis.* 2014;64:181–186.

Karnik JA, et al. Cardiac arrest and sudden death in dialysis units. *Kidney Int.* 2001;60:350–357.

Keen M, Janson S, Gotch F. Plasma sodium (CpNa) "set point": relationship to interdialytic weight gain (IWG) and mean arterial pressure (MAP) in hemodialysis patients (HDP) [Abstract]. *J Am Soc Nephrol.* 1997;8:241A.

Lacson, Jr, et al. Body size and gender dependent differences in mortality risks associated with ultrafiltration rates [Abstract]. *J Am Soc Nephrol.* 2013;25.

Lafrance J, et al. Predictors and outcome of cardiopulmonary resuscitation (CPR) calls in a large haemodialysis unit over a seven-year period. *Nephrol Dial Transplant.* 2006;21:1006–1012.

Locatelli F, et al. Membrane Permeability Outcome (MPO) Study Group. Effect of membrane permeability on survival of hemodialysis patients. *J Am Soc Nephrol.* 2009;20:645–654.

Movilli E, et al. Association between high ultrafiltration rates and mortality in uraemic patients on regular haemodialysis: a 5-year prospective observational multicentre study. *Nephrol Dial Transplant.* 2007;22:3547–3552.

NKF-KDOQI clinical practice guidelines; update 2006. *Am J Kidney Dis.* 2006;48(suppl 1):S2–S90.

Pirkle JL, et al. Effect of limiting maximum ultrafiltration rate in an in-center hemodialysis population [Abstract]. *J Am Soc Nephrol.* 2012;23:6A.

Pun PH, et al. Dialysate calcium concentration and the risk of sudden cardiac arrest in hemodialysis patients. *Clin J Am Soc Nephrol*. 2013;8:797–803.

Saran R, et al. Longer treatment time and slower ultrafiltration in hemodialysis: associations with reduced mortality in the DOPPS. *Kidney Int*. 2006;69:1222–1228.

Tentori F, et al. Association of dialysate bicarbonate concentration with mortality in the Dialysis Outcomes and Practice Patterns Study (DOPPS). *Am J Kidney Dis*. 2013;62:738–746.

Tentori F, et al. Longer dialysis session length is associated with better intermediate outcomes and survival among patients on in-center three times per week hemodialysis: results from the Dialysis Outcomes and Practice Patterns Study (DOPPS). *Nephrol Dial Transplant*. 2012;27:4180–4188.

Termorshuizen F, et al for the NECOSAD Study Group. Relative contribution of residual renal function and different measures of adequacy to survival in hemodialysis patients: an analysis of the Netherlands Cooperative Study on the Adequacy of Dialysis (NECOSAD)-2. *J Am Soc Nephrol* .2004;15:1061–1070.

Twardowski ZJ. Safety of high venous and arterial line pressures during hemodialysis. *Semin Dial*. 2000;13:336–337.

Ward RA, et al. Dialysate flow rate and delivered Kt/Vurea for dialyzers with enhanced dialysate flow distribution. *Clin J Am Soc Nephrol*. 2011;6:2235–2239.

参考网页

HDCN adequacy channel: http://www.hdcn.com/ch/adeq/.

NKF KDOQI guidelines for hemodialysis adequacy: http://www.kidney.org.

Urea kinetics calculators: http://www.ureakinetics.org.

第 12 章 透析中并发症

Richard A. Sherman，John T. Daug-
irdas，and Todd S. Ing

路香雪　张敬丽　译，张小东　校

按照发作频率，透析过程中最常见的并发症依次为低血压，疼挛，恶心呕吐，头痛，胸痛，背痛和瘙痒。

I. **透析期间低血压**（intradialytic hypotension，IDH）。IDH 是严重的并发症，它不仅会引起不适症状还可导致长期的预后不良。IDH 会使患者死亡率增加（Flythe，2014），而且还会增加透析期间心脏壁运动异常的频率，就是所谓的心肌顿抑（McIntyre and Odudu，2014）。IDH 有多种定义，包括收缩压最低值低于 90mmHg，或收缩压与起始血压相比降低 20~30mmHg，或下降一定百分数。为了保证质量，将 IDH 定义为收缩压最低点低于 90mmHg 是最有意义的，因为它与死亡率增加的相关性最强（Flythe，2014 年）。透析前低血压的患者 IDH 的发病率最高。透析前低血压可能是心脏疾病的标志，而心脏结构和功能的异常可能会使其对液体清除所致的血流动力学改变的代偿能力降低。同时 IDH 也使血管通路血栓形成的风险增加（Chang，2011 年）。IDH 流体力学原因详见表 12.1。

A. **血容量变化相关的 IDH**。如果透析期间没有液体清除时血压不下降（超过最初的、平常的数值），那么容量相关性 IDH 则非常重要。因此，任何可以降低超滤率的方法都可以降低 IDH 的发生率，例如增加每周透析时间、减少每周液体摄入量或者增加尿液排出量等。

1. **避免透析期间体重增加过多**。在减少透析期间体重增加值（interdialytic weight gain，IDWG）方面，强调限制盐的摄入量比强调限制液体入量更有效（Tomson，

216

2001）。有数据显示高钠摄入和较差的预后密切相关
（McCausland，2012）。

表 12.1 透析期间低血压的原因

1. 容量相关

a. 体重增加过多（高超滤率）

b. 每周透析时间不足（高超滤率）

c. 目标（"干"）体重设置过低

2. 血管收缩不良

a. 透析液温度过高

b. 自主神经病变

c. 抗高血压药物影响

d. 透析治疗期间进食

e. 贫血

3. 心脏因素

a. 心脏舒张功能不全

4. 透析期间低血压的不常见原因

a. 心包填塞

b. 心肌梗死

c. 隐匿性出血

d. 败血症

e. 透析器反应

f. 溶血

g. 空气栓塞

---

2. **增加每周透析时间。**增加每周透析时间可以降低超滤
率（在更长的时间内下降相同的体重），从而降低 IDH
的发生率。周末长时间的透析间隔与高 IDWG 密切相
关。如果周末之后的目标透析后体重与正常工作日相
同，就需要更高的超滤率来达到这个目标。透析中心
存在液体清除障碍的患者可以采取每周一-三-五-六透

析,来降低周末透析间隔时间,同时也增加了每周透析时间。

新版 KDOQI(2006)透析指南推荐,对于少尿或无尿的透析患者,无论其 Kt/V 多高,每次透析时间不得少于 3 小时(每周透析 3 次)。欧洲最佳实践指南推荐,所有每周透析 3 次的透析患者,不论身体大小,每次透析时间都应该至少为 4 小时。如果仅增加透析次数而不增加每周透析时间,IDH 发生率可能不会降低,但是也有研究表明透析时间短可能会降低心肌顿抑的程度(Jeffries,2011)。

3. **维持和增加尿量**。对于有残余肾功能的患者,在透析过程中要在需要清除的液体总量中减去尿量。可以使用利尿剂治疗增加尿量(Lemes,2011)。

4. **仔细选择患者的目标体重**。患者的目标体重或"干体重"通常是以患者的血压、水肿程度和超滤的耐受性为临床依据。还可以参考一些逐渐进入临床的辅助测试结果(例如生物阻抗器件、测量血清心钠素水平、相对血容量监测和肺超声波)。术语"目标体重"可能比"干体重"更适合,因为许多患者需要某种程度的容量超负荷以预防 IDH。这是因为随着患者接近于干体重时,周围组织间隙体液成分回吸收入血室的速率降低。接受高超滤率的患者可能无法达到其真正的干体重,因为在透析治疗末期透析进程引起了短暂的血容量过低,周围组织间隙体液成分回吸收入血室的速率越来越慢,在透析末期还经常伴有 IDH、抽筋、头晕及透析后身体不适。更严重的是心脏、脑及胃肠道的低灌注可能会导致累积的不良后果。

如能在透析期间进行红细胞比容(hematocrit,HCT)监测,可帮助发现干体重过高的情况。透析期间如果 HCT 变化曲线很平坦(比如,透析期间 HCT 没有增加),则提示不论有无液体清除,都伴有快速的血室再充填及液体超负荷。然而在一项随机试验中,这些数据被应用于临床,反而导致了住院率的增加(Reddan,2005)。确定血液浓缩(快速压积)的确切水平对于避免 IDH 并没有效果。

利用多频生物电阻抗装置调整透析后的目标体重越来越普及。减少液体超负荷可降低与不良预后强相关的左心室肥厚的发病率。还发现不正规地过度降低血压与 IDH 发生增加相关（Davenport，2008），而且也与血管通路失功及心血管疾病住院率增加相关（Curatola，2011）。使用多频生物电阻抗装置降低目标体重时，尽管尿量减少的发生率有所增加，但其与降低血压及左心室质量（Hur，2013）相关，且无明显副作用。

5. **制定适当的透析液钠浓度**。当透析液钠浓度小于血浆水平时，通过透析器返回体内的血液相对于周围组织间隙内的液体来说处于低渗状态。为了保持渗透平衡，水分从血室进入组织间隙，导致血容量迅速下降。高钠透析液伴随超滤限制了血容量下降，但是会引起 IDWG、高血压及透析后口渴。

所谓的"钠模式"（或者钠梯度透析）已经被广泛实践。它包括在透析早期应用较高钠浓度透析液（145～155mmol/L），逐渐减少钠浓度（线形的、分阶梯的、对数形式的）直至透析结束时降至较低水平（135～140mmol/L）。目的是获得高钠浓度透析液带来的好处，同时避免高钠带来的并发症。有关"钠模式"的大量文献报道对其利弊还不确定（Stiller，2001）。需要指出的是，患者透析后的血清钠浓度应是治疗中随时间变化的透析液钠浓度的平均水平，而不是透析液最后时的钠浓度。

透析液的钠水平不应该是"一刀切"，而应该是个体化的，将透析液钠浓度设定为接近于患者透析前钠浓度水平可能会减少透析期间口渴等症状（Santos，2010）。最近数据显示，使用相对较高钠浓度透析液（＞142mmol/L）可能会使体质虚弱的 IDH 高危患者获益，这是因为使用低钠透析液可能会引起反复发作的 IDH，而反复发作的 IDH 造成的后果比使用高钠透析液所造成的不良后果更严重（Marshall and Dunlop，2012）。另一方面，使用相对较低钠浓度透析液也可以降低 IDH，因为它趋向于降低 IDWH 并减少对超滤的需要（Shah and Davenport，2012）。

6. **血容量控制装置与反馈回路**。以监测透析期间血容量为基础的对超滤率进行反馈控制的软件已出现很多年了。一些随机的试验表明，这种反馈装置既可以避免正钠平衡，又能减少透析低血压的发生率（Davenport，2011）。

B. **血管收缩性缺乏相关的低血压**。低血容量状态下由于心脏充盈不足，导致心脏输出量降低。这种情况下当外周血管阻力降低或者心脏充盈不足时，将发生低血压。心脏充盈不足时，通过增加心率以增加心脏输出的效果甚微。因为静脉血容量超过总血容量的80%，改变静脉容量对提高有效循环血容量和心脏输出量非常重要。当小动脉阻力下降时动脉压向静脉的传导增加，这使静脉被动牵张和扩张，导致血管内净血容量增加。尽管在给予了血管舒张剂的正常血容量患者中这一机制并不重要（因为心脏充盈足够），低血容量状态时这一机制可导致低血压发生（Daugirdas，1991）。小动脉收缩程度，或者总的外周阻力（total peripheral resistance，TPR）也非常重要，因为不论心输出量大小，TPR决定了血压的高低。

1. **降低透析液温度**。理想情况下，透析液温度应当能够使患者的动脉血温度一直保持在开始透析时的水平。当透析液温度高于这一理想水平时，皮肤血管发生扩张散热。血管扩张降低了血管阻力，患者易于发生低血压。透析装置可以提供血液温度模式，进行增温治疗。如果没有这一模式，透析液温度的选择将是个难题，甚至轻微的温度变化（1.1℃）都会对血压产生显著影响（Sherman，1984）。最广泛应用的透析液温度为37℃，但是这几乎总是超过了最合适的温度值。35.5~36.0℃是个比较合适的初始温度选择，可根据患者的耐受性（寒战）和效果（血压）上调或者下调温度。较低的透析液温度只有在低于最佳水平（通常是未知的）时才会引起患者的不适感，增温透析很少出现寒战（Maggiore，2002）。有一个团队支持在患者水平设定个体化透析液温度，首先测量鼓膜温度，再设定透析液温度低于这个水平0.5℃。这种个性化方法可以避免在简单地降低透析液温度时普遍产生的寒冷和寒战（Odudu，2012）。个性化低温透析液可缩短透析后体温恢复时间，能更好地维持血压，减轻心肌顿抑，其与进行性的缺血相关性脑白质损害之间的关系尚缺少证据（McIntyre，2014）。

　　大量的研究发现，血液透析滤过与血液透析相比，在超滤方面有较好的耐受性，IDH的发生率也较低。然而，现在看来，血液透析滤过有利之处可能主要是由于更换溶液的冷却效果带来的体外循环温度降低。当体外回路温度不低，有持续的热量传出到血液时，血液透析滤过与血液透析相比在血压方面的优势将不再存在（Kumar，2013）。

2. **有低血压倾向的患者应避免在透析过程中进食**。透析期间进食可以促使或加重血压下降（Sherman，1988；Strong，2001）。这一效应可能是内脏血管床阻力血管扩张的结果，它可降低 TPR 和增加内脏血管容量（Barakat，1993）。"食物效应"对血压的影响可持续至少 2 个小时。透析期间有低血压倾向的患者应当避免在透析前和透析过程中进食。

3. **透析过程中使组织缺血最小化**。在任何类型的低血压应激情况下，低血压导致的组织缺血都可引起腺苷释放。腺苷阻断交感神经末梢去甲肾上腺素的释放，并且有内在血管扩张效应，因此严重低血压可自身放大：低血压→缺血→腺苷释放→去甲肾上腺素释放减少→血管扩张→低血压。

   临床观察发现，具有低 HCT（比如，< 20% ~ 25%）的患者特别容易出现透析中低血压（Sherman，1986），腺苷释放及自身放大效应可能是其原因之一。目前严重贫血导致的透析低血压极少见。这部分患者通过输血可以纠正透析低血压，但是目前的趋势是尽量减少重症监护室为急症患者输血。使用鼻导管吸氧可能改变组织缺血并减少 IDH 的发生（Jhawar，2011）。

4. **盐酸米多君**。盐酸米多君是一种口服的 α- 肾上腺素能受体激动剂，可降低 IDH 的发生率。透析前 1.5 ~ 2 小时口服 10mg 效果明显，也有口服多达 40mg 的相关报道。仰卧位高血压是主要的剂量限制因素。活动性的心肌缺血（不仅指冠状动脉硬化性心脏病）是禁忌证。同时使用 α- 肾上腺素能受体阻滞剂可使盐酸米多君无效。理论上这种药物可能会对自主神经功能紊乱的患者尤其有效（占透析人数的半数），但目前暂无相关数据证实。盐酸米多君的效应不会因低温透析而增加（Cruz，1999 年）。

5. **舍曲林**。至少有 3 个报告指出，应用选择性 5- 羟色胺再摄取抑制剂舍曲林 4 ~ 6 周可降低 IDH 的发生率。一些证据认为它提高了自主神经功能（Yalcin，2003）。和盐酸米多君类似，舍曲林对抗 IDH 的保护作用不会因应用低温透析而增加（Brewster，2003）。

6. **抗高血压药物**。透析前应用抗高血压药物不利于心血管系统对容量清除的适应。具有血管舒张特性的降压药是否比其他机制降压药更有问题目前还没有被深入研究。

7. **透析液钾水平**。低钾透析液（1mEq/L）与 IDH 发生率增高相关，可能与自主神经功能紊乱有关。如果可能的话，使用较高钾浓度的透析液对血流动力学稳定性以及减少心律失常是有益的。

8. **氟氢可的松**。一个初步报告显示，在一个由 5 位患有透析前低血压和难治性 IDH 的透析患者组成的群组中，测试随机醛固酮水平都偏低（Landry，2011）。这些患者经过氟氢可的松治疗，超滤量增加，血压有所改善，IDH 发生率降低。但是对于肾上腺素水平正常的低血压患者应用氟氢可的松则没有帮助。

9. **后叶加压素**。在低血压时后叶加压素的水平通常升高，但是在透析患者中它的升高经常是不理想的。后叶加压素优先收缩内脏血管，这种收缩可能有助于在清除液体的过程中将血容量重新再分配，维持内环境的稳定。有研究显示，后叶加压素灌注可以降低 IDH 发生率（van der Zee，2007）。

C. **与心脏因素相关的低血压**

1. **舒张功能不全**。一个僵硬的、肥厚的心脏在充盈压轻微下降时就容易出现输出量减少。透析患者由于高血压、冠状动脉疾病及尿毒症本身的影响，舒张功能不全很常见。一些有限的数据表明，使用降压药维拉帕米可减少这些透析患者 IDH 发作频率。

2. **心率和心肌收缩性**。大多数情况下，透析中低血压都与心脏充盈减少有关，这种情况下心脏代偿机制对增加心脏输出的作用很小。部分患者 TPR 可能下降（由于温度效应、食物摄入或者组织缺血）而无心脏充盈的减少。这一条件下，心脏代偿机制受损在低血压的发展中具有直接作用。

3. **透析液钙浓度**。与透析液钙离子浓度为 1.25mmol/L 相比，透析液钙离子浓度在 1.75mmol/L 时可更好地增强心肌收缩力，维持透析过程中血压稳定，特别是对于具有心脏基础疾病的患者（van der Sande，1998）。然而，在慢性门诊患者（与在加强监护病房相比），症状性 IDH 的发生率并没有随着应用较高钙离子浓度的透析液而得到改善（Sherman，1986）。使用高钙离子浓度的透析液可能会促进血管钙化，目前的趋势是不要长期使用高钙透析液。透析液镁离子浓度可能也影响透析中低血压，但是透析液镁离子浓度应该较高还是较低，目前仍有争议（见第 10 章）。

D. **透析过程中低血压的少见原因**。很少情况下，透析中低血压提示可能有潜在的严重事件发生（表 12.1）。

E. **对低血压的监测**。当发生低血压时，大多数患者感觉头晕眼花、恶心等，部分患者出现肌肉痉挛。还有些患者可能只出现非常轻微的症状，通常只能被非常熟悉这些患者的透析工作人员认识到（比如缺乏警觉性、视力变暗等）。患者本身也可能会经常意识到预示 IDH 的症状。有些患者直到血压降到很低水平时（而且非常危险），才出现症状。因此，在透析过程中必须常规监测血压。是每小时监测 1 次、半小时 1 次还是更频繁地监测，取决于个体情况。

F. **IDH 的处理**。对急性低血压的处理是简单直接的。患者应置于垂头仰卧体位（如果呼吸状况允许），并通过血管通路快速输注 0.9% 盐水（100ml 或者更多，如果需要的话）。超滤率应尽可能降至 0。仔细观察患者，当生命体征稳定后可重新进行超滤（以较慢的速度开始）。作为盐水替代品，葡萄糖、甘露醇或白蛋白等都可以用来治疗低血压。白蛋白非常昂贵，并且并不能比其他方法带来更多的好处（Knoll，2004）。甘露醇的蓄积降低了其在随后治疗中的获益。IDH 对快速补充高张钠（超过 2 分钟）的疗效反应更好，缓慢补充高张钠（5 分钟）的作用可能等同于补充 0.9% 生理盐水。张力诱导的血管加压素水平增加可能是造成这种差异效应的基础（Shimizu，2012）。然而，在使用高钠透析液时应小心谨慎。经鼻导管吸氧对透析中低血压的发作不是普遍有益的，虽然可能在某些患者中有益（Jhawar，2011）。

1. **减慢血流率**。在过去，对透析低血压的处理措施包括减慢血流率，这是在应用板型透析器和醋酸盐透析液并且超滤控制系统还没有出现的时代发展起来的。在当时这一方法被认为是有效的，因为降低血流速可使以下因素降低：（a）透析器内血量，（b）进入患者体内的醋酸盐（血管扩张剂），（c）超滤率，（d）内瘘侧支血量。最后一项认为低血流率可以减低通路血流并且使系统血流量增加，这一观点很有可能是不正确的，除非是在内通路狭窄的患者中（Trivedi，2005）。目前的透析实践中，透析过程中降低血流速以处理低血压很有可能是没有益处的。然而，如果低血压很严重，或者患者对其他治疗措施无反应［比如停止超滤和（或）输入容量扩张剂时］，血泵速率需要暂时降低。反复降低血流速会使溶质清除减少，导致透析不足。

G. **预防**。预防透析低血压的策略，见表12.2。

表 12.2 预防透析低血压的策略

1. 设置透析液温度为35.5℃，或者进行个体化设置。测量患者透析前鼓膜平均温度，将透析液温度设定为低于鼓膜平均温度0.5℃。

2. 检查日常饮食钠摄入量及其他引起液体入量过多的原因。对于无尿的患者来说，每天摄入液体量的理想值为1L。如果患者透析前血清钠浓度偏低，应对比透析液钠浓度及血清钠浓度。

3. 如果患者有残余肾功能，可以考虑使用利尿剂增加尿量。

4. 如果超滤率 >13ml/kg·h，每周透析时间应该延长。

5. 考虑适当提高患者目标体重。

6. 发生难治性透析低血压时，在患者能耐受的情况下，尤其是不存在 IDWG 时，可以考虑高钠透析（140～145mmol/L）。如果存在 IDWG，可以考虑小心地降低透析液钠浓度。

7. 透析前不服降压药物，透析后服用。尽量服用短效降压药。

8. 评估透析前血红蛋白保持在 10～11g/dl（100～110g/L）的益处。

9. 对于有低血压倾向的患者，透析前、透析中不得进食和口服葡萄糖。

10. 考虑使用血容量监测仪。

11. 可以考虑试用盐酸米多君或舍曲林。

12. 如果条件允许可以考虑可以使用高钾透析液（如3.0mmol/L）。

Ⅱ. 肌肉痉挛

A. **病因**。透析过程中肌肉痛性痉挛的发病机理不明。最重要的 4 个诱发因素是低血压、低血容量（低于干体重）、高超滤率（体重增加过大）、应用低盐透析液。这些因素使血管收缩致肌肉灌注不足，最后导致二次损伤－肌肉松弛。虽然在血压恢复足够好时，痛性痉挛仍持续存在，但是肌肉痉挛最常见的还是与低血压相关。痛性痉挛的发生率随体重丢失呈对数增长，体重丢失 2%、4%、6% 时，相应的痛性痉挛发生率分别为 2%，26%，49%。

痛性痉挛在透析第一个月更常见，在后续治疗中会相对减少。心脏指数低的患者痉挛发生率也会较高。在每月的常规实验室检查时，诊断不明的血清肌酸磷酸激酶升高可能是透析时痛性痉挛引起的。低镁血症可能导致透析过程中出现对治疗抵抗的肌肉痛性痉挛。低钙血症同样被认为是一个可能的原因，特别在应用相对低钙透析液（1.25mmol/L）和无钙的磷酸盐结合剂和（或）西那卡塞的患者。使用常规钾浓度（2mmol/L）的透析液时，透析前低钾血症将加重，也同样将促进痛性痉挛的发生。

B. **处理**。当低血压和痛性痉挛同时发生时，用 0.9% 的盐水治疗可能有效，然而治疗后肌肉痛性痉挛仍持续存在并不少见。高渗溶液（盐水、葡萄糖、甘露醇）在扩张肌肉血管床方面可能更有效，更适合用于处理急性肌肉痛性痉挛。既然高渗盐水治疗带来的钠负荷加重可能出现问题，可以应用高张葡萄糖以治疗非糖尿病患者的痛性痉挛（Sherman，1982）。甘露醇可能在透析患者中蓄积，特别是在发生痛性痉挛的晚期才使用时。硝苯地平（10mg）有时可逆转痛性痉挛。尽管报道硝苯地平并不显著降低血压，但仍建议只在血流动力学稳定的患者中用于治疗痛性痉挛。强迫受累的肌肉伸展（比如使踝关节屈曲对抗腓肠肌痛性痉挛）可解除痛苦。总之，治疗方案应当个体化。

C. **预防**。预防低血压可防止大部分痛性痉挛发生。

1. **伸展运动**。对于透析相关痛性肌肉痉挛和夜间发生痛性肌肉痉挛进行一系列针对受影响肌群的伸展运动可能有用，也是一线治疗的方法（Evans，2013）。

2. **透析液钠浓度**。透析液钠浓度与痛性肌肉痉挛发生率成反比。提高钠浓度达到比透析后出现口渴感时的钠浓度阈值稍低的水平是有益的。使用钠梯度透析可以减少痛性肌肉痉挛的发生，但是有时可能导致 IDWG 和血压升高。

3. **透析液中的镁离子**。避免透析前低镁、低钙、低钾血症也可能同样有益。在一项初步研究中，使用镁浓度为 0.5mmol/L（1mEq/L）的透析液比使用镁浓度为 0.375mmol/L（0.75mEq/L）的透析液的痛性肌肉痉挛发病率低（Movva，2011）。然而给非尿毒症患者补充镁是没有作用的，而且给透析患者补充镁需要非常谨慎。奥拉美（醋酸钙/碳酸镁）用作磷结合剂与司维拉姆比，肌肉痉挛的发生率没有明显变化。

4. **生物素**。据报道给予生物素每天 1mg，可改善透析中肌肉痉挛，尽管基线血清水平高于对照组（Oguma，2012）。这项研究需进一步确认后才可广泛地推荐生物素使用。

5. **肉碱、奥沙西泮和维生素 E**。透析患者补充肉毒碱可以减少透析中肌肉痉挛发生率（Ahmad，1990），还可以使用奥沙西泮（透析前 2 小时，5~10mg，）和维生素 E。请参阅 Evans（2013）的观点。

6. **压迫装置**。持续压迫装置也许有效（Ahsan，2004）。

7. **奎宁**。硫酸奎宁在透析前虽然可有效地防止透析中痛性肌肉痉挛的发生，但目前认为是不可取的，因为它与血小板减少症、过敏反应和 QT 间期延长有关。美国食品药品监督管理局（FDA）已经发出了大量的指导文件，旨在建议卫生专业人员停止使用奎宁治疗腿部肌肉的痛性痉挛。

III. 恶心和呕吐

A. **病因**。超过 10% 的常规透析患者会出现恶心或者呕吐。原因是多方面的。在稳定期患者，症状的发生大多数与低血压相关。恶心、呕吐也可是透析失衡综合征的早期表现，该综合征将在下文提到。A 型和 B 型透析器反应都可导致恶心和呕吐。胃轻瘫在糖尿病患者中很常见，在非糖尿病患者中也可见到，透析可加重胃轻瘫，而且在部分患者中可能很严重。透析液受污染或者成分不当（高钠，高钙）也可能导致恶心和呕吐。与其他患者（比如上呼吸道感染、使用麻醉药物、高钙血症的患者）相比，透析患者更容易出现恶心、呕吐症状，并且对于这些有呕吐倾向的患者，透析可促使其症状出现。

B. **处理**。首先是处理任何相关的低血压。当合并出现低血压诱发的意识不清时，恶心可能会带来麻烦，比如误吸的风险增加。其他原因的恶心，在必要时可予止吐药治疗。

C. **预防**。首要的问题是避免透析期间低血压。可以应用甲氧氯普胺治疗与血流动力学状态无关的持续性低血压，有时在透析前给予 5 ~ 10mg 就足够。

Ⅳ. 头痛

A. **病因**。透析期间头痛很常见，约占 70%，其原因很大程度上不明确。它可能是透析失衡综合征（见下文第七节）的轻微表现。在有饮用咖啡习惯的患者，头痛可能是由于透析时血液中咖啡因浓度急速下降引起咖啡因戒断。对于不典型或者非常剧烈的头痛，需警惕神经系统病变可能（特别是抗凝治疗诱发的出血事件）。

B. **处理**。可以在透析过程中应用对乙酰氨基酚。

C. **预防**。使用高钠浓度透析液的患者，降低透析液钠浓度可能有帮助。一杯浓咖啡可能有助于预防（或者治疗）咖啡因戒断综合征。透析期间头痛可能是由于镁缺乏所致（Goksel，2006），谨慎地试验性补充镁可能有效，需要记住给肾衰竭患者补充镁剂时可能存在风险。

Ⅴ. 胸痛和背痛

在 1% ~ 4% 的透析治疗中可出现轻微的胸痛或胸部不适（常常与后背痛相关联），原因不明。一般无特别的处理或预防措施，更换不同种类的透析膜后可能有效。透析期间心绞痛很常见，当伴随其他导致胸痛的潜在可能原因时（比如溶血、空气栓塞、心包炎），在鉴别诊断时必须考虑到心绞痛的可能。对心绞痛的处理和预防在第 38 章讨论。

Ⅵ. 瘙痒

透析患者中皮肤瘙痒很常见，并且有时候透析会促使或加重症状。当瘙痒仅在透析过程中出现，并伴有其他轻微的过敏反应症状时，提示可能是对透析器或者血液循环中某种物质轻度过敏。然而大多数情况下，瘙痒是慢性持续存在的，只是在长时间透析过程中，更容易被患者察觉。病毒性（或者药物性）肝炎及疥疮作为瘙痒的一个潜在原因，不能被忽视。

针对慢性瘙痒，推荐应用润肤剂保持皮肤水分和润滑，并将其作为一线治疗方案。同时应该保证透析充分，使 Kt/V 值至少在 1.2 以上，但没有足够的证据表明高 Kt/V 值有助于改善瘙痒。血清钙磷水平升高或甲状旁腺激素（parathyroid hormone，PTH）水平大幅度提升的患者常常出现皮肤瘙痒，需要降低血磷、血钙（到正常范围的低值）以及 PTH 水平。

标准对症治疗是使用抗组胺药，其次是使用加巴喷丁（或普瑞巴林）、UVB（紫外线 B）照射、口服活性炭或纳呋拉啡等治疗，再次是使用纳曲酮或他克莫司软膏治疗（图 12.1）（Mettang and Kremer，2014）。

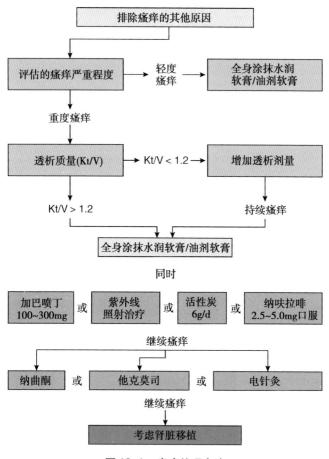

图 12.1　瘙痒处理方法

VII. 透析失衡综合征

A. **定义**。透析失衡综合征是在透析中或透析后发生的一系列系统和神经症状，常常出现特征性的脑电图表现。早期表现包括恶心、呕吐、烦躁不安以及头痛。更严重的表现包括癫痫发作、反应迟钝以及昏迷（见第 40 章）。

B. **病因**。透析失衡综合征的病因存在争议。大多认为这与脑组织内水分急剧增多有关。透析过程中血液中溶质浓度急速下降，相对脑细胞而言血液是低渗的，水分由血液进入脑组织。还有人将它归因于透析过程中脑脊液 pH 值的急速变化。

在二十年或者更多年前，当具有高尿素氮值的急性肾衰竭患者需要延长透析治疗时间时，透析综合征还是个很大的问题。然而在接受长时间透析的患者，仍可仅出现该综合征的轻微症状，表现为恶心、呕吐或者头痛。当急性尿毒症患者过于积极接受透析时，可能促使透析失衡综合征全面爆发，包括昏迷或癫痫发作。

C. **处理**

1. **轻度失衡**。恶心、呕吐、烦躁不安和头痛等是非特异性的症状，当它们发生时，很难确定是不是由透析失衡综合征引起的。一般采取对症治疗。如果急性尿毒症患者在透析过程中出现轻微的透析失衡综合征表现，应当降低血流率，以减少溶质清除速率和减慢 pH 变化，并且应当考虑提前结束透析。和治疗痛性痉挛一样，可以考虑应用高渗氯化钠和葡萄糖溶液。

2. **严重失衡**。如果在透析过程中出现癫痫发作、反应迟钝或者昏迷，需要立即停止透析。进行鉴别诊断时应当考虑严重透析失衡综合征（见第 40 章）。癫痫发作的处理在第 40 章讨论。对昏迷的处理是采用支持治疗。注意气道管理，必要时需进行机械通气。静脉使用甘露醇可能有用。如果昏迷是由失衡综合征引起的，处理后 24 小时之内患者应当好转。

D. **预防**

1. **紧急透析情况时**。当准备为急性尿毒症患者透析时，治疗不能过急（见第 10 章）。应将最初血清尿素氮浓度下降幅度限制在 40% 左右。应用低钠浓度透析液（与血液钠浓度相差超过 2~3mmol/L）可能加重脑水肿，应该避免使用。在高血钠患者，不要试图同时纠正血浆钠浓度和尿毒症本身。透析开始时应用接近血浆钠浓度的透析液是最安全的，然后在透析过程中通过给予 5% 的葡萄糖缓慢纠正高钠血症。

2. **慢性透析情况时**。通过应用钠浓度至少在 140mmol/L

的透析液，透析失衡综合征的发生率可降到最低。透析液葡萄糖浓度分别为 200mg/dl（11mmol/L）及 100mg/dl（5.5mmol/L）时，透析综合征的发生率相似（Raimann，2012）。推荐应用高钠浓度的透析液（145~150mmol/L），随治疗过程降低钠浓度。开始时透析液高钠可使血浆钠浓度升高，从而抵抗由于快速清除血浆中的尿素和其他溶质导致的渗透效应。有证据表明，应用这种方法可降低透析失衡综合征的发生，但是由于在透析治疗过程中，钠从透析液内扩散入血液中，因此可能增加 IDWG 的发生率并且升高血压。

Ⅷ. **透析器反应**。这是一大组事件，包括过敏和一些未明确定义的原因不明的不良反应（Jaber and Pereira，1997）。在过去，这些反应中的很多表现被归类于"首次使用"综合征，因为他们常常在新的透析器刚开始使用时出现（与重复使用相比）。然而，在应用重复使用的透析器透析时，相似的反应仍然会出现，这里我们用常用的分类方法讨论这些反应。主要分为两类：过敏型（A 型）和非特异型（B 型）。在过去的几年里，B 型反应发生率显著下降。

A. **A 型（过敏型）**

1. **表现**。当全面爆发严重反应时，表现出过敏反应的症状。常见症状包括呼吸困难、濒死感、瘘管部位或全身发热感等。紧接着可能发生心脏骤停，甚至死亡。轻症病例可能仅表现为瘙痒、荨麻疹、咳嗽、喷嚏、鼻卡他症状、眼睛流泪等。胃肠表现如腹部疼痉挛痛或者腹泻也可能发生。具有过敏史和（或）嗜酸粒细胞增多史的患者，易于出现这些反应。症状通常在透析开始后的最初几分钟内出现，但有时可能迟至 30 分钟甚至更长时间后爆发。

2. **病因**

a. **环氧乙烷**。过去大多数的 A 型过敏反应是由环氧乙烷造成的，这种化学物质被透析器制造商广泛用于透析材料消毒。环氧乙烷很容易沉积在用来连接透析器中空纤维的灌注混合物中，出售前用脱气方法将其清除。这种反应大多发生在透析器第一次被使用时。目前制造商们用各种各样的方法进行灭菌（伽玛辐射、蒸汽、电子束），环氧乙烷的应用逐渐减少，即便是在应用环氧乙烷时，也会尽量将其清除，使透析器内几乎没有环氧乙烷残留。因此，由环氧乙烷引起的过敏反应现在已不常见。

b. AN69 相关的反应。这种反应最早发现于使用 AN69 膜透析并且使用血管紧张素转换酶（angiotensin-converting enzyme，ACE）抑制剂的患者，被认为是由缓激肽系统介导的。带负电荷的 AN69 膜激活缓激肽系统，由于 ACE 抑制剂阻断了缓激肽的灭活，效应被放大。应用 AN69 膜透析的患者，血浆缓激肽的基线水平升高，在反应期间，缓激肽水平大幅度升高。应用血管紧张素受体阻断剂，相比于应用 ACE 抑制剂，缓激肽效应会相对减轻（Ball，2003）。目前还不清楚 ACE 抑制剂相关反应的发生与其他聚丙烯腈膜或非聚丙烯腈膜之间的相关度。

c. 透析液污染。部分 A 型透析器反应可能是由于透析液污染所致，污染的透析液中含有高水平的细菌和内毒素，尤其是在使用高通量透析器时更容易发生。这类反应最易在刚开始透析时迅速发生（2 分钟之内）。补体介导的反应发作较晚（15 ~ 30 分钟）。伴随症状包括发热和寒战。细菌和内毒素的水平越高，透析器反应的危险性越大。

d. 复用。透析器再使用时，可出现过敏型透析器反应多发的现象。这一现象常与复用过程中透析器消毒不充分相关，但许多病例原因不明。疾病预防控制中心（Centers for Disease Control and Prevention，CDC）对透析患者出现菌血症或高热反应进行长达 20 年的调查发现，约半数反应可归因于透析器复用问题（Roth and Jarvis，2000）。

e. 肝素。肝素偶尔与过敏反应有关，包括荨麻疹、鼻塞、哮鸣甚至过敏性休克。当患者对各种不同的透析器都表现出过敏，而灭菌模式、透析液污染等因素被排除在外时，需要考虑进行试验性无肝素透析，或改用柠檬酸盐抗凝。由于对肝素的交叉反应，低分子肝素在这些患者中作为替代物并不安全，也可能发生过敏反应。

f. 补体片段释放。在用纤维素膜透析器透析时，在动物和人体中都可发现肺动脉压急剧增高。然而并无证据表明补体活化可导致 A 型透析器反应。一些研究发现，使用可激活补体（铜仿膜）和不激活补体（聚砜、AN69）的透析膜时，它们的 A 型透析器反应发生率并无差别。

g. **嗜酸性粒细胞增多**。有轻到中度嗜酸性粒细胞增多症的患者，更易发生 A 型过敏反应。有报道一些有高嗜酸性粒细胞值的患者，在透析或血浆置换时发生了严重过敏反应。考虑是因为嗜酸性粒细胞突然脱颗粒，伴有收缩支气管物质以及其他介质的释放。

3. **处理**。有时不可能找出透析器反应的确切原因。最安全的方法是立即停止透析，夹闭循环管路，废弃透析器和循环管路，不回输透析器和循环管路内的血液。可能需要即刻心肺功能支持。根据反应的严重性，应用静脉抗组胺药物、激素或者肾上腺素。

4. **预防**。对所有的患者，在使用透析器前正确的冲洗以清除残存的环氧乙烷和其他可能的过敏原都是非常重要的。如果患者对环氧乙烷消毒的透析器发生 A 型反应的既往史，则应使用 γ- 照射、蒸汽或电子束消毒的透析器（见表 4.1）。当转换为其他可选择的方法消毒的透析器时，是否应同时使用非环氧乙烷灭菌的循环管路其必要性还不明确。对于换用非环氧乙烷灭菌透析器后仍有持续轻微 A 型反应的患者，透析前给予抗组胺药物可能有益。安排患者不使用新透析器或使用新透析器之前将其置于再使用模式以加强对可能的毒性物质或过敏原的清除，可能对减少透析器反应有益。更换或停用肝素，应用更少激活补体的透析膜，将 ACE 抑制剂更换为血管紧张素受体拮抗剂等方法也可以被尝试。敏感患者在最开始透析时的乳胶暴露也同样应该被考虑。

B. **非特异性 B 型透析器反应**

1. **症状**。B 型反应主要表现为胸痛，有时伴有背痛。症状常在透析开始后 20 ~ 40 分钟出现。典型 B 型反应的严重性比 A 型反应要小。

2. **病因**。原因不明。认为补体反应是原因之一，但它在这些症状发生中的病因作用不明。尽管存在争议，应用重复使用的透析器透析的患者胸痛和背痛发生率常低于应用新透析器的患者。蛋白覆盖在膜表面使膜的生物相容性增加（在漂白再处理中未见到）或是从透析器中洗脱掉可能的毒性物质是可能原因。需要排除其他原因导致的胸痛和背痛，并且 B 型透析器反应也是排除诊断之一。特别要注意排除临床表现不明显的溶血。肝素诱导的血小板减少相伴随的急性呼吸窘迫综合征已有报道（Popov，1997），该综合征表现和 B 型透析器反应相似。

3. **处理**。主要是支持治疗。予鼻导管吸氧。警惕心肌缺血、心绞痛，如果怀疑心肌缺血、心绞痛存在，可根据第 38 章中的讨论进行治疗。由于症状 1 小时后都可以缓解，因此可以继续透析，不必停止。

4. **预防**。选择不同的透析膜可能有效。

IX. **溶血**。透析期间急性溶血可能是个医疗急症。

A. **症状**。溶血症状包括背痛、胸部压迫感、呼吸短促。可能发生皮肤色素显著沉着。常见的是静脉血出现波特葡萄酒外观，离心血标本血浆出现粉红色变，红细胞比容显著下降。如果大量溶血没能在早期发现，溶血红细胞内钾将大量释放，导致高钾血症，引起肌无力、心电图异常，最终出现心脏骤停。

B. **病因**。急性溶血一般在两种情况下出现：（a）血管通路、导管或者针头阻塞或狭窄；（b）透析液问题。需要考虑到 6- 磷酸葡萄糖脱氢酶缺乏症患者在透析前接受硫酸奎宁治疗而诱发溶血的可能性。

1. **血管通路阻塞或狭窄**。动脉血管通路可能出现扭结（Sweet，1996）。已有报道由于透析器血流出道和静脉防气阀腔连接部的工艺缺陷导致的溶血流行（CDC，1998）。血流率过高以及应用相对小的穿刺针情况下也可能发生溶血（通常为临床症状不明显的）（De Wachter，1997）。常规的血管压力监测可以发现部分，而非全部问题。

2. **透析液相关问题**。包括：

   a. 透析液温度过高；

   b. 透析液低渗（溶质与水的比例不足）；

   c. 透析液被甲醛、漂白剂、氯胺（由城市供水中来）、铜（由铜质管路来）、氟化物、硝酸盐（由供水中来）、锌和过氧化氢（见第 5 章）等污染。

C. **处理**。必须立即停止血泵，夹闭住循环管路。发生溶血的血液钾浓度高，不能回输。准备治疗可能出现的高钾血症和血细胞比容降低。严密观察患者并考虑住院治疗。受损红细胞延迟溶血可能在透析后一段时间内发生。如果发生严重的高钾血症，可能需要进行额外透析或者采用其他方法（比如通过口服或直肠给予钠/钾离子交换树脂）处理。需要测定全血细胞计数、网状红细胞计数、结合珠蛋白水平、游离血红蛋白、乳酸脱氢酶（lactate dehydrogenase，LDH）、高铁血红蛋白值。透析液用水（含有氯胺、硝酸盐、金属）和复用透析器（残留的杀菌剂）也需要进行评估。

　　D. **预防**。溶血原因必须将透析液的原因考虑在其中，除非溶血是由血管通路阻塞或者泵导致的血液损伤过多所致。必须检查透析液标本以明确原因。

X. **空气栓塞**。空气栓塞是一个潜在的严重并发症，如果没有及时发现和处理，将导致死亡。

　　A. **表现**

　　　1. **症状**。一定程度上取决于患者的体位。坐位患者空气移行到大脑静脉系统而不进入心脏，导致大脑静脉系统阻塞、意识丧失、抽搐，甚至死亡。卧位患者空气进入心脏，在右心室产生泡沫，再进入肺内，导致呼吸困难、咳嗽、胸部压迫感和心律失常。空气由肺部毛细血管床流向左心室可导致大脑动脉和心脏冠脉空气栓塞，伴有急性神经和心脏功能不全。

　　　2. **体征**。在透析器静脉管路中可看见泡沫。如果空气进入心脏，听诊可听见古怪的搅拌声。

　　B. **病因**。可能的诱因和可能的空气进入途径已经在第 4 章中讨论。空气进入的最常见位置是动脉针头、泵前的动脉输液管路及不慎打开了的中央静脉导管尾帽。

　　C. **处理**。首先夹闭静脉端循环管路和停止血泵。将患者立即置于左侧卧位并使头胸部向下。进一步的治疗包括心肺支持、通过面罩或气管插管给予 100% 的氧气。如果气体量大，可能需要经皮穿刺或心脏导管术从心房或者心室抽吸空气。

　　D. **预防**。见第 4 章和第 10 章。

XI. **其他并发症**：心律失常和心脏填塞将在第 38 章中讨论。第 40 章将讨论严重失衡综合征、癫痫和颅内出血。

参考文献与推荐阅读

Ahmad S, et al. Multicenter trial of L-carnitine in maintenance hemodialysis patients. II. Clinical and biochemical effects. *Kidney Int.* 1990;38:912–918.

Ahsan M, et al. Prevention of hemodialysis-related muscle cramps by intradialytic use of sequential compression devices: a report of four cases. *Hemodial Int.* 2004;8:283–286.

Brewster UC, et al. Addition of sertraline to other therapies to reduce dialysis-associated hypotension. *Nephrology (Carlton).* 2003;8:296–301.

Brunet P, et al. Tolerance of haemodialysis: a randomized cross-over trial of 5-h versus 4-h treatment time. *Nephrol Dial Transplant.* 1996;11(suppl 8):46–51.

Centers for Disease Control and Prevention (CDC). Multistate outbreak of hemolysis in hemodialysis patients. *JAMA.* 1998;280:1299.

Chang TI, et al. Intradialytic hypotension and vascular access thrombosis. *J Am Soc Nephrol.* 2011;22:1526–1533.

Che-yi C, et al. Acupuncture in haemodialysis patients at the Quchi acupoint for refractory uremic pruritus. *Nephrol Dial Transplant.* 2005;20:1912–1915.

Cruz DN, et al. Midodrine and cool dialysis solution are effective therapies for symptomatic intradialytic hypotension. *Am J Kidney Dis.* 1999;33:920–926.

Curatola G, et al. Ultrafiltration intensification in hemodialysis patients improves hypertension but increases AV fistula complications and cardiovascular events. *J Nephrol.* 2011;24:465–473.

Davenport A. Using dialysis machine technology to reduce intradialytic hypotension. *Hemodial Int.* 2011;15:S37.

Davenport A, et al. Achieving blood pressure targets during dialysis improves control but increases intradialytic hypotension. *Kidney Int.* 2008;73:759–764.

Daugirdas JT. Dialysis hypotension: a hemodynamic analysis. *Kidney Int.* 1991; 39:233–246.

Daugirdas JT, Ing TS. First-use reactions during hemodialysis: a definition of subtypes. *Kidney Int.* 1988;24:S37–S43.

De Wachter DS, et al. Blood trauma in plastic haemodialysis cannulae. *Int J Artif Organs.* 1997;20:366–370.

Evans EC. Hemodialysis-related cramps and nocturnal leg cramps—what is best practice? *Nephrol Nurs J.* 2013;40:549–553.

Evans RD, Rosner M. Ocular abnormalities associated with advanced kidney disease and hemodialysis. *Semin Dial.* 2005;18:252–257.

Flythe J, et al. Association of mortality risk with various definitions of intradialytic hypotension. *J Am Soc Nephrol.* 2014; in press.

Franssen CFM. Adenosine and dialysis hypotension. *Kidney Int.* 2006;69:789–791.

Geller AB, et al. Increase in post-dialysis hemoglobin can be out of proportion and unrelated to ultrafiltration. *Dial Transplant.* 2010:39:57

Goksel BK, et al. Is low blood magnesium level associated with hemodialysis headache? *Headache.* 2006;46:40–45.

Gunal AL, et al. Gabapentin therapy for pruritus in hemodialysis patients: a randomized placebo-controlled, double-blind trial. *Nephrol Dial Transplant.* 2004;19:3137–3139.

Gwinner W, et al. Life-threatening complications of extracorporeal treatment in patients with severe eosinophilia. *Int J Artif Organs.* 2005;28:1224–1227.

Herrero JA, et al. Pulmonary diffusing capacity in chronic dialysis patients. *Respir Med.* 2002;96:487–492.

Huang CC, et al. Oxygen, arterial blood gases and ventilation are unchanged during dialysis in patients receiving pressure support ventilation. *Respir Med.* 1998;92:534.

Hur E, Usta M, Toz H, et al. Effect of fluid management guided by bioimpedance spectroscopy on cardiovascular parameters in hemodialysis patients: a randomized controlled trial. *Am J Kidney Dis.* 2013;61:857–965.

Jaber BL, Pereira JBG. Dialysis reactions. *Semin Dial.* 1997;10:158–165.

Jansen PH, et al. Randomised controlled trial of hydroquinine in muscle cramps. *Lancet.* 1997;349:528.

Jefferies HJ, et al. Frequent hemodialysis schedules are associated with reduced levels of dialysis-induced cardiac injury (myocardial stunning). *Clin J Am Soc Nephrol.* 2011;6:1326–1332.

Jhawar N, et al. Effect of oxygen therapy on hemodynamic stability during hemodialysis with continuous blood volume and O_2 saturation monitoring [abstract]. *J Am Soc Nephrol*. 2011;22:812A.

Kimata N, et al. Pruritus in hemodialysis patients: results from the Japanese Dialysis Outcomes and Practice Patterns Study (JDOPPS). *Hemodial Int*. 2014;18:657–67.

Kitano Y, et al. Severe coronary stenosis is an important factor for induction and lengthy persistence of ventricular arrhythmias during and after hemodialysis. *Am J Kidney Dis*. 2004;44:328–336.

Knoll GA, et al. A randomized, controlled trial of albumin versus saline for the treatment of intradialytic hypotension. *J Am Soc Nephrol*. 2004;15:487–492.

Ko MJ, et al. Narrowband ultraviolet B phototherapy for patients with refractory uraemic pruritus: a randomized controlled trial. *Br J Dermatology*. 2011;165:633.

Krieter DH, et al. Anaphylactoid reactions during hemodialysis in sheep are ACE inhibitor dose-dependent and mediated by bradykinin. *Kidney Int*. 1998;53:1026–1035.

Kumar S, et al. Haemodiafiltration results in similar changes in intracellular water and extracellular water compared to cooled haemodialysis. *Am J Nephrol*. 2013;37:320–324.

Landry DL, Hosseini SS, Osagie OJ, et al. Aldosterone deficiency as the cause of intradialytic hypotension and its successful management with fludricortisone [abstract]. *J Am Soc Nephrol*. 2011;22:94.

Lemes HP, et al. Use of small doses of furosemide in chronic kidney disease patients with residual renal function undergoing hemodialysis. *Clin Exp Nephrol*. 2011;15:554–559.

Lemke H-D, et al. Hypersensitivity reactions during haemodialysis: role of complement fragments and ethylene oxide antibodies. *Nephrol Dial Transplant*. 1990;5:264.

Locatelli F, et al.; The Italian Cooperative Dialysis Study Group. Effects of different membranes and dialysis technologies on patient treatment tolerance and nutritional parameters. *Kidney Int*. 1996;50:1293–1302.

Maggiore Q, et al. The effects of control of thermal balance on vascular stability in hemodialysis patients: results of the European randomized clinical trial. *Am J Kidney Dis*. 2002;40:280–290.

Marshall MR, Dunlop JL. Are dialysate sodium levels too high? *Semin Dial*. 2012;25:277.

McCausland FR, et al. Increased dietary sodium is independently associated with greater mortality among prevalent hemodialysis patients. *Kidney Int*. 2012;82:204–211.

McIntyre CW, Odudu A. Hemodialysis-associated cardiomyopathy: a newly defined disease entity. *Semin Dial*. 2014;27:87–97.

Mettang T, Kremer AE. Uremic pruritus. *Kidney Int*. 2014.

Movva S, Lynch PG, Wadhwa NK. Interaction of potassium, sodium with higher magnesium dialysate on muscle cramps in chronic hemodialysis patients [abstract]. *J Am Soc Nephrol*. 2011; 22:810A.

Najafabadi MM, et al. Zinc sulfate for relief of pruritus in patients on maintenance hemodialysis. *Ther Apher Dial*. 2012;16:142.

Narita I, et al. Etiology and prognostic significance of severe uremic pruritus in chronic hemodialysis patients. *Kidney Int*. 2014;69:1626–1632.

Odudu A, et al. Rationale and design of a multi-centre randomised controlled trial of individualised cooled dialysate to prevent left ventricular systolic dysfunction in haemodialysis patients. *BMC Nephrol*. 2012;13:45.

Oguma S, et al. Biotin ameliorates muscle cramps of hemodialysis patients: a prospective trial. *Tohoku J Exp Med*. 2012;227:217–223.

Parker TF, et al. Effect of the membrane biocompatibility on nutritional parameters in chronic hemodialysis patients. *Kidney Int*. 1996;49:551–556.

Parnes EL, Shapiro WB. Anaphylactoid reactions in hemodialysis patients treated with the AN69 dialyzer. *Kidney Int*. 1991;40:1148.

Pegues DA, et al. Anaphylactoid reactions associated with reuse of hollow-fiber hemodialyzers and ACE inhibitors. *Kidney Int*. 1992;42:1232.

Poldermans D, et al. Cardiac evaluation in hypotension-prone and hypotension-resistant dialysis patients. *Kidney Int*. 1999;56:1905–1911.

Popov D, et al. Pseudopulmonary embolism: acute respiratory distress in the syndrome of heparin-induced thrombocytopenia. *Am J Kidney Dis*. 1997;29:449–452.

Raimann JG, et al. Metabolic effects of dialyzate glucose in chronic hemodialysis: results from a prospective, randomized crossover trial. *Nephrol Dial Transplant*. 2012;27:1559–1568.

Reddan DN, et al. Intradialytic blood volume monitoring in ambulatory hemodialysis patients: a randomized trial. *J Am Soc Nephrol*. 2005;16:2162–2169.

Ritz E, et al. Cardiac changes in uraemia and their possible relationship to cardiovascular instability on dialysis. *Nephrol Dial Transpl*. 1990;5:93–97.

Roth VR, Jarvis WR. Outbreaks of infection and/or pyrogenic reactions in dialysis patients. *Semin Dial*. 2000;13:92–96.

Santos SFF, Peixoto AJ. Sodium balance in maintenance hemodialysis. *Semin Dial*. 2010;23:549

Sav MY, Sav T, Senocak E, et al. Hemodialysis-related headache. *Hemodial Int*. 2014.

Selby NM, McIntyre CW. A systematic review of the clinical effects of reducing dialysate fluid temperature. *Nephrol Dial Transplant*. 2006;21:1883–1898.

Seukeran D, et al. Sudden deepening of pigmentation during haemodialysis due to severe haemolysis. *Br J Dermatol*. 1997;137:997–999.

Shah A, Davenport A. Does a reduction in dialysate sodium improve blood pressure control in haemodialysis patients? *Nephrology (Carlton)*. 2012;17:358–363.

Sherman RA, et al. Effect of variations in dialysis solution temperature on blood pressure during hemodialysis. *Am J Kidney Dis*. 1984;4:66–68.

Sherman RA, et al. The effect of dialysis solution calcium levels on blood pressure during hemodialysis. *Am J Kidney Dis*. 1986;8:244–227.

Sherman RA, et al. The effect of red cell transfusion on hemodialysis-related hypotension. *Am J Kidney Dis*. 1988;11:33–35.

Sherman RA, et al. Postprandial blood pressure changes during hemodialysis. *Am J Kidney Dis*. 1988;12:37–39.

Shimizu K, et al. Vasopressin secretion by hypertonic saline infusion during hemodialysis: effect of cardiopulmonary recirculation. *Nephrol Dial Transplant*. 2012;27:796–803.

Silver SM, et al. Dialysis disequilibrium syndrome (DDS) in the rat: role of the "reverse urea effect." *Kidney Int*. 1992;42:161–166.

Steuer RR, et al. Reducing symptoms during hemodialysis by continuously monitoring the hematocrit. *Am J Kidney Dis*. 1996;27:525–532.

Stiller S, et al. A critical review of sodium profiling for hemodialysis. *Semin Dial*. 2001;14:337–347.

Straumann E, et al. Symmetric and asymmetric left ventricular hypertrophy in patients with end-stage renal failure on long-term hemodialysis. *Clin Cardiol*. 1998;21:672–678.

Sweet SJ. Hemolytic reactions mechanically induced by kinked hemodialysis lines. *Am J Kidney Dis*. 1996;27:262–266.

Tomson CRV. Advising dialysis patients to restrict fluid intake without restricting sodium intake is not based on evidence and is a waste of time. *Nephrol Dial Transplant*. 2001;16:1538–1542.

Trivedi H, et al. Effect of variation of blood flow rate on blood pressure during hemodialysis. ASN Annual Meeting, Philadelphia, PA. *J Am Soc Nephrol*. 2005;16:39A.

Van der Sande FM, et al. Effect of dialysis solution calcium concentration on intradialytic blood pressure course in cardiac-compromised patients. *Am J Kidney Dis*. 1998;32:125–131.

Van der Zee S, et al. Vasopressin administration facilitates fluid removal during hemodialysis. *Kidney Int*. 2007;71:318–324.

Wikström B, et al. Kappa-opioid system in uremic pruritus: multicenter, randomized, double-blind, placebo-controlled clinical studies. *J Am Soc Nephrol*. 2005;16:3742–3747.

Yalcin AU, et al. Effect of sertraline hydrochloride on cardiac autonomic dysfunction in patients with hemodialysis-induced hypotension. *Nephron Physiol*. 2003;93:P21–P28.

第 13 章　透析器复用

Peter B. DeOreo
张敬丽　译，王世相　校

血液透析中心对于透析患者可以用一个透析器进行多次治疗。实践证明，透析器复用是安全有效的。在美国，随着高通量、生物相容性好的透析器的成本下降，2013 年血液透析中心透析器的复用率已由 90 年代中期 78% 的下降至 50%（47% 的患者）（Upadhyay，2007；Neumann，2013）。对于中空纤维透析器，只有厂家特殊标注能够多次使用的，才可复用。

Ⅰ. **复用技术**。透析器复用必须严格按照美国医疗器械促进协会制定的复用标准（ANSI/AAMI RD47：2002/A1：2003）执行。AAMI 标准已并入美国 ESRD 设施医疗保险覆盖条件（ESRD 解释性指南 V304-V368）。医疗保险文件相关部分的内容与 AAMI 文件有所不同，然而，美国医疗保险和医疗补助服务（the Centers for Medicare and Medicaid Services，CMS）部门负责对 AAMI 文件的相关内容进行解释。

　　尽管透析器手工复用也能达到安全有效的标准，但是自动化复用设备更占优势。目前已有多种品牌的自动化复用机。一些复用机可同时处理许多透析器。复用机通过设定自动化程序，可以自动循环清洗周期并且进行多种质量控制监测，包括：透析器血室容积（纤维束容积 + 透析器端容积）监测、超滤系数监测和复用透析器的压力监测。自动化设备还能自动打印透析器标签和自动分析记录和检测的结果。

　　使用手动系统复用透析器时，须确保复用过程中每个步骤的有效性，且须设计适当的质量控制措施以保证复用过程的一致性。另一方面，任何自动化复用设备必须具备美国食品药品监督管理局（Food and Drug Administration，FDA）制定的 510（K）清除率。[510（K）是上市前提交给 FDA 的证明文件，以证明申请上市的器械与不受上市前批准影响的合法上市器械同样安全有效，即为等价器械]。使用自动化设备时必须遵循制造商的使用说明。

透析器再处理可以分为三个阶段：首次使用前、透析治疗中和透析后。

A. **首次使用前阶段**。在首次使用前，将该透析器计入透析器复用基数，在透析器上标记患者姓名（须使用不可擦除性标签，须警示透析中心是否有重名的患者）。使用前测定透析器血室容积。透析器预处理过程包括透析器冲洗、压力检测和灌注杀菌剂。

B. **透析治疗阶段**。复用前，血液透析的专业人员（the patient care provider，PCP）须严格检查透析器，确保透析器无变色、无漏血、透析器两端无凝血。透析中心主任应建立"透析器凝血"的定义，以便指导工作人员。过氧乙酸不用于蒸汽消毒，而是通过直接接触发挥消毒作用的。如果使用过氧乙酸消毒透析器，PCP 必须保证透析器中的消毒液容量足够，以确保直接接触消毒的效果。检查透析器中消毒液容量时，可以将透析器水平放置，观察透析器两端的气液面：透析器两端应至少充满 2/3 的消毒液。PCP 须确保透析器中含有消毒液，且其接触时间须超过消毒液所需的最低消毒时间，透析器须通过所需的检测实验。消毒剂残留可以通过具有适度敏感性的试纸进行检验。PCP 首先用生理盐水预冲透析器，然后进行循环冲洗，使用最小超滤率，血流量至少 200ml/min，透析液流速≥500ml/min。冲洗时间应持续 15～30min。需要注意的是，在冲洗过程中应避免空气进入动脉系统。透析器纤维束或透析液中的空气会降低杀菌剂清除的效果。冲洗时应不时旋转透析器，以促进透析液侧空气的排放。预冲洗后，PCP 必须保证透析器、体外循环通路和生理盐水袋无杀菌剂残留，可以通过具有适度敏感性的试纸进行检测。

预冲完成后，如果由于某种原因没有开始进行治疗，PCP 应在开始透析前重新检测透析器内消毒剂的残余量。由于透析器处于待机状态时，静止的透析液或生理盐水会引起消毒剂"反弹"。透析中心主任应该明确规定，一旦患者确定使用复用透析器进行透析，预冲好的透析器必须在多长时间内使用，超出该时间则需要重新预冲。

透析治疗前两名 PCP 应该执行检查流程，认真核对透析治疗处方，保证患者治疗信息及关键内容准确无误。复用透析器，关键是选择恰当的透析器设置并且专人专用，保证透析器已经充分杀菌并且无杀菌剂残留。此外，透析器上还应贴上标有再处理信息的标签以确保此透析器可以安全使用。在可能的条件下，让患者参与到这个过程中来会取得更好的效果。进行安全检查之后，两名 PCP 需要在安全核查表上签字。

C. **透析结束后**。透析治疗结束时 PCP 将患者血液回输体内，使透析器内存留的血液降低至最低水平，PCP 或复用工作人员将透析器运送到再处理区，同时必须保证透析器两个端口无脱帽，与其他同时运送的透析器没有交叉污染。然后用复用处理机进行冲洗、清洁、测试、消毒、监测、贴上标签、存储直到下一次使用。在上述复用过程中，有些步骤在 AAMI 标准或者透析器制造商"使用说明书"中没有明确描述，主任医师必须验证以上步骤。

1. **透析后清洗和反向超滤**。为了保持透析器中空纤维的通畅，减少透析器凝血，血液回输时可以用肝素生理盐水。一旦患者脱离体外循环通路，PCP 可以增加透析液压力，迫使透析器中空纤维内的残存血液进入排污系统。如果使用后的透析器不能及时进行复用处理，透析器应该在 2 小时内（AAMI RD47：2002）放入有温度监测器的容器中冷藏（避免冻结）。在透析器复用或者丢弃前可以冷藏多长时间这个标准应由医务主任设定。通常情况下，从治疗结束开始计算，最多可以冷藏 36~48 小时。复用人员用非无菌的反渗水（reverse osmosis，RO）进行冲洗的透析器可以不用冷藏处理。虽然 AAMI 标准透析器的冲洗不需要无菌，但是透析器的血室一旦受到非无菌液体的污染，透析器必须迅速进行重新处理。

2. **清洁**。通常情况下，通过两步完成：第一步包括透析器用清洁的 RO 水冲洗；第二步是将透析器放在机器上（或通过手动完成）用其中一种化学清洁剂进行进一步清洗。

   a. 水洗。用于后处理的用水必须至少符合 AAMI 的标准。当前医保"覆盖条件"（终末期肾病解释性指导，V176-V278，2008；ANSI/AAMI RD52：2004）使用的标准是 AAMI 2008 年公布的。AAMI 2008 标准指定了细菌上限 < 200cfu/ml（菌落形成单位/毫

升）和内毒素的上限 < 2eu/ml（内毒素单位/毫升）。浮动水平分别是 < 50cfu/ml 和 < 1eu/ml。这些都是医保局强制执行的标准。但是 2011 年 AAMI 规定后处理用水标准为水中的最大允许细菌计数为 < 100cfu/ml 和内毒素 < 0.25eu/ml，浮动水平分别是 < 50cfu/ml 和 < 0.125eu/ml。新的更严格的限制还要求使用更严格的微生物技术和更长时间的潜伏期评估菌落形成单位计数。截至 2014 年，内容管理系统（content management system，CMS）还没有修订医保"覆盖条件"内更加严格的标准。医务主任批准的政策和程序应当明确说明"AAMI 标准"水的具体标准。至少，使用的水必须满足医疗保险的"覆盖条件"。

b. 清洗和反向超滤。虽然当透析器连在透析机上时已经开始用盐水（肝素化或以其他方式）对其进行冲洗（见第 I.C.1 节），但最常用的做法是使用 AAMI 标准水（见上文讨论）对透析器的血液室和透析液室冲洗 20～30 分钟。在冲洗期间，维持透析液的血液隔室的正压力梯度，以帮助凝块和等离子体碎屑从血液回路清除。但是，这种压力不能超过中空纤维制造商指定的压力范围，避免造成中空纤维的破裂或毁坏。

在此清洁步骤，工作人员检查和清洁透析器两端的血脂和血凝块。对于没有可移动头帽的透析器，可以使用 RO 水辅助装置来冲洗透析器两端。如果头帽是可拆卸的，头帽和相关的"O"形圈可以拆卸，从而可以直接冲洗纤维束的端口和底座。

任何侵入血室的操作程序都有可能造成交叉污染。AAMI 的标准水在 2011 年修订中的定义并不是无菌的。如果此过程使用辅助器件，这些设备在复用透析器之前，必须经过清洗和杀菌剂浸泡消毒。如果有可移除头帽，那么这些可拆卸的头帽及相关的"O"环在处理透析器之前必须进行消毒（漂白剂或过氧乙酸）。复用人员在操作中必须注意不能破坏透析器暴露的中空纤维末端。如果不规范操作则容易导致集体性的血液污染和热源反应。

目前这一代的后处理设备不能有效地从透析器纤维束或两端取出大量血块和碎屑。有必要重新描述前面介绍的透析器预清洗步骤。一种新型的后处理设备 NJ（ClearFluxTM，Novaflux，Princeton，NJ）不需要处理前用非无菌水清洗，这种特定的透析器复用机第一步是用压缩空气以及透析器专用清洁剂的混合物通过透析器，这种混合物能有效地清除透析器两端的血凝块（Wolff，2005）。

c. 漂白剂。次氯酸钠（漂白剂）可稀释成 0.06% 或更低浓度，溶解蛋白性物质以免堵塞纤维。所用的漂白剂应该是无色无味的，而且是环保局认可的适用于清洗消毒的化学用品。

d. 过氧乙酸。过氧乙酸（乙酸、过氧化氢混合物）是最常用的清洗剂（HICPAC，2008）。过氧乙酸有专用和通用两种剂型。过氧乙酸不能完全清除透析膜上的蛋白性物质。

3. **透析器性能的测试**。这些方法用于检查透析膜完整性、清洁度（TCV）和滤过性能。可采用人工或自动检测。

a. 压力泄漏测试。血流通路完整性检测是通过产生一个跨膜压来完成的，观察是血流通路还是透析液室出现压力下降。压力梯度可采用空气或氮加压注入血液通路，或制造透析液室真空。只有极少量空气会自紧密的湿膜中泄漏，受损的透析膜会在加压时破裂。**压力泄漏测试**也可以检测到透析器 O 形环、密封物和密封盖的缺陷。

b. 血室容量。血室容量是指在设定跨膜压时，充满透析器的血液容积。该指标可以间接反映透析膜对小分子物质如尿素的清除率的变化。排空透析液室（纤维束容积 + 透析器端容积）内的气体，计算注满所需液量，即为血室容量（the blood compartment volume，TCV）。重复使用的透析器在首次投入使用前均应检测其血室容量以获得该透析器的总室容量基数，并且在每次复用结束后应重新测量 TCV 以监测 TCV 的变化情况。总室容量降低 20%，相应的尿素清除率会降低 10%，重复使用到这种程度即可废弃该透析器。对于某一患者，透析器复用达一定次数后血室容量检测失败，提示透析过程中有过多血块凝集，需要增加肝素用量。

c. 水渗透（体外 K_{UF}）。透析器的超滤系数（K_{UF}，见第 3 章）是另一个间接反映透析膜大分子物质清除率的指标，超滤系数改变可以反映膜面积的变化。体外 K_{UF} 可以通过测量在特定压力和温度下的跨膜水量确定。透析中 K_{UF} 的变化不影响透析液流量，因为如今我们用的大多数透析机都采用机器自动超滤控制，这就可以通过适当调整跨膜压来弥补水通透性的降低。然而，在 K_{UF} 减少情况下通常伴随着 β_2- 微球蛋白清除率的降低。

d. 临床确认。在线状态下的即时测量钠或其他离子清除率与尿素清除率一样，可以监测透析器状况（AAMI-RD47-202）。透析治疗过程中做这种在线测量还需要一个记录的过程，作为与复用数字或 TCV 的跟踪和比较。

   复用设备 QAPI（QAPI = 质量保证/性能改进）团队能够关联所在透析单位所有患者实验室测量的 Kt/V 值和复用数据，对特殊的患者它可以调查故障以提供充足的 Kt/V 或 URR 作为函数复用记录。该 QAPI 团队必须证明复用不会对透析效率产生不利影响。

4. **消毒/灭菌**。透析器清洁后必须采用化学（杀菌剂）或物理（加热）方法杀灭活的病原体。高级消毒与灭菌的不同之处在于前者不能杀灭芽孢。高级消毒是目前的标准要求。法律定义的灭菌很难在普通的透析设备完成。

a. 杀菌剂。透析器经过清洗、测试后，透析器的膜内和膜外必须注满杀菌剂并保证足够的消毒时间（见 I. C. 7 节）。最常用的杀菌剂是过氧乙酸，甲醛和戊二醛已基本上停止使用。可能是因为自动化复用系统没有甲醛和戊二醛处理程序，同时也由于醛类化合物用人工方法很难清除，而且工作人员存在职业暴露，又没有暴露阈值和和呼吸暴露测试的自动化监测方法，不符合美国职业安全与健康管理局（Occupational Safety and Health Administration, OS-HA）的安全处理标准。

b. 杀菌剂使用记录。透析器复用处理后及开始使用前，必须通过程序控制来核实杀菌剂的存在情况（见 I. B）。过氧乙酸可以用试纸确认。如果使用甲醛，可以将 FD&C（美国食品、药品和化妆品法）蓝色染料放置在高浓度（37%）甲醛溶液中，一旦

　　甲醛稀释，透析器变成浅蓝色。在手动复用处理系统中，每个透析器必须检查杀菌剂的存在。在自动化系统中，每天只需抽查一个样品进行测试。

 c. 高温灭菌。是替代化学消毒的方法，将 1.5% 柠檬酸酸加热到 95℃ （Levin，1995）或将水加热到 105℃ （Kaufman，1992）。实验室数据表明，高温及柠檬酸加热均可导致芽孢破坏，达到消毒效果。但是，这些方法有些繁琐，而且自动化系统中没有。另外，热消毒影响许多类型复用处理透析器的耐久性。医疗主任如果采用热力消毒必须证明它们对于血液透析设备的有效性，并且制定和实施适当的质量控制和审核程序。

5. **最终检验**。在复用程序的最后，复用处理的工作人员应对透析器的外观进行全面检查，并且在透析治疗前由 PCP 再次检查。如果透析器不符合外观检查标准（在第 I. B 所述），应重新进行复用处理（例如，如果杀菌剂体积不符合标准），透析器损坏或外观异样应该被丢弃。

6. **贴标**。透析器在通过性能测试和检查后，复用人员应该在透析器上贴上标签，标签不能遮挡患者的姓名及制造商的标签。标签的内容至少包括患者姓名，如果有重名患者，应该做特殊标记。如果可以还应该注明复用次数、基线及当前 TCV、复用日期、时间，以及是否通过性能测试。相同的信息或更加详细的信息都应该记录在复用档案里，如哪些透析器未通过测试及原因，哪些透析器被丢弃及原因，都应该记录。这些信息提供给 QAPI 团队，用来评估复用程序的质量及一致性。

7. **存储**。透析器一旦通过检查及贴好标记，必须存贮在能够进行监管的安全存储间进行统一管理。由于推荐的杀菌剂接触时间取决于存储温度，所以储藏室的温度很重要。过氧乙酸有 14~21 天的保质期，在透析器中，由于透析器中大量残留血液与过氧乙酸相互作用使其浓度降低，其保质期可能缩短。为此，使用过氧乙酸消毒的透析器每隔 14 天应重新消毒。但是现在仍然不能确定透析器应用多长时间后应被丢弃（即使是对透析器进行周期性消毒）。所以医疗主任应该明确规定透析器重新消毒以及丢弃的时间。

Ⅱ. **临床问题**。如果透析器严格执行公认标准和程序进行复用处理，风险一般是可以控制的。根据公认的标准执行并不是没有问题。后处理工作人员可能在透析器复用间缺少监督。还有一些复用处理设备异地放置，超出了监督人员的监督范围。医疗保险的调查结果表明，仍然存在很多不符合条件和标准的透析器后处理方法（Port，1995）。医疗主任和管理机构需要根据风险与效益重新做复用处理透析器的决定（Upadhyay，2007）。

A. **临床益处**

1. **成本**。这个问题见Ⅳ.B。

2. **首次反应和补体激活**。透析器反应包括症状躁动、胸痛、咳嗽、呼吸困难、低氧血症和低血压等，在经常使用复用透析器的患者是很少发生的，尽管有些患者对多次复用的透析器内膜很敏感。这些反应的其中一个原因是膜-血间的相互影响（生物的不相容性），导致肺循环中补体介导（旁路途径）白细胞封存。在透析过程中与血液接触，透析膜覆盖有大量的蛋白类物质。许多的复用处理方法，尤其是使用过氧乙酸，在清洗阶段没有去掉此蛋白质外膜，因而提高了透析膜的生物相容性。在用漂白剂处理透析器的过程中，漂白剂具有去除透析器蛋白质外膜的效果，因此降低了透析器的生物相容性。其他反应可能由于消毒透析器时残留的环氧乙烷导致免疫球蛋白 IgE 介导的过敏反应引起的，还可能是由于透析器或血液中其他的未知成分引起的。在预处理和后处理透析器时，在透析器制造过程中产生的环氧乙烷以及其他化学品都会被清除，以避免在透析过程中进入患者体内。然而，未被取代的纤维素膜的遗弃、环氧乙烷灭菌方式和多种生物相容的合成膜的发展已经显著降低这些反应在单次使用中的发生率，降低了透析器复用处理方面的优势。

3. **生物危害性的废物**。大多数的透析器提供商需要花费很高的费用来处理生物危害性废物。透析器的复用不仅减少了透析器的包装浪费，从而减少了大量的开支，而且也减少了透析器废物对环境的污染。复用处理同样也存在环境问题，复用处理需要电能和水，用于清洁消毒透析器的化学用品、排放的废物都需要污水处理设施的处理。一些环保局不允许用户排放甲醛进入污水处理系统。一些手套、胶布、口罩及复用处理过程中的包装都增加了医疗废物的处理负担（Hoenich，2005；Upadhyay，2007）。

B. 临床应用的注意事项

1. **甲醛**。甲醛在广泛应用时，有人报道患者产生抗 N 抗体（Vanholder，1988）和"急性甲醛反应"。"急性甲醛反应"表现为在透析时上臂穿刺点周边有灼热瘙痒反应发生。

2. **发病率和死亡率**。这是透析器复用的最有争议的方面。大多数透析器复用研究成果都是在开始使用生物相容性好而且价格昂贵的纤维素合成膜初期。目前，我们观察了已经发表的结论中可能潜在的偏倚和混杂。这些早期的研究是不可能被推荐到现行的复用技术中的。复用透析器和一次性使用的透析器还没有大规模的、前瞻性的、随机的对比性研究。在一项系统回顾研究中，作者提出现在并没有证据支持复用透析器相比一次性透析器使用对死亡率有不良影响（Galvao，2012）。一个最新的对 Da Vita 透析患者的大型队列研究表明复用透析器对患者死亡率没有影响（Bond，2011）。在 23 个 Fresenius 透析中心的研究中，将过氧乙酸再加工复用组与一次性透析器使用进行比较发现，一次性透析器使用的死亡率及炎性标志物均低于过氧乙酸再加工复用组（Lacson，2011）。这两项研究都没有包括在 Galvao 的系统性回顾中。

   早期的研究显示，甲醛复用透析器比过氧乙酸好（Held，1994）。甲醛依靠蒸汽压进行消毒，而过氧乙酸通过直接接触进行消毒，因此，和过氧乙酸相比，甲醛提供了更大的安全消毒范围。FDA 最初的观点是使用过氧乙酸消毒复用透析器需要提供更加明确的使用说明并进行严格的质量控制。但是后来在医疗保险数据库中的观察实验未能找到显示甲醛、过氧乙酸之间的差异的证据（Collins，2004）。这表明随着时间的推移，使用过氧乙酸消毒复用透析器的设施可能成为一种趋势。

3. **潜在的细菌/致热原污染**。透析器复用处理不彻底会导致菌血症和热原反应。群发的热原反应更多出现在使用复用透析器的血液透析中心。群发的菌血症多是由于水中的革兰氏阴性菌（嗜麦芽窄食单胞菌、洋葱伯克霍尔德菌或皮氏罗尔斯顿菌）引起的，多发生在透析器复用处理设备中，一次性使用的透析器罕见报告。这些疫情的真实发病率并不知道，除非州或联邦卫生局连续深入监控并报道。这些问题的根源通常是由冲洗和清洁透析器，和准备用于消毒杀菌剂的水引起的。因此透析治疗必须有严格的水处理设施（消毒、水循环路径、水的流速）（Hoenich, 2003）。在复用操作的任何一步，带入任何异物或未消毒的水进入透析器的中空纤维都是交叉污染的潜在来源。过氧乙酸对透析器中的残血和纤维蛋白不太有效。细菌被纤维蛋白包裹附在透析纤维上不易暴露于杀菌剂中，但是在透析过程中容易脱落。

4. **潜在过敏反应-使用过氧乙酸/过氧化氢/乙酸复用剂和血管紧张素转换酶（ACE）抑制剂。** 复用透析器过敏性反应常爆发于患者应用铜氨纤维素膜、醋酸纤维素膜和聚砜膜透析器并用过氧乙酸进行复用处理后。其中大多数患者应用 ACE 抑制剂治疗（Pegues, 1992）。氧化剂如过氧乙酸处理后的透析器会在蛋白覆盖的透析膜上产生强大的负电荷，因而激活Ⅻ因子、激肽原、激肽释放酶和缓激肽。ACEI 抑制缓激肽降解，可能也会加速过敏反应的发生。聚丙烯腈透析膜介导引起缓激肽生成增加，也会出现这种反应。在一项小样本研究中，服用 ACE 抑制剂的患者，当复用透析器使用了漂白剂时，患者即出现过敏反应，停用漂白剂后则消退（Schmitter and Sweet, 1998）。因此，患者早期出现原因不明的不良反应，应该首先检查服用药物清单，看是否有 ACE 抑制剂类药物，先不考虑复用处理环节和透析器消毒剂的原因。

5. **漂白剂清洗和透析器反应。** 在透析时透析膜覆盖蛋白类物质，提高了透析器的生物相容性。在透析器复用处理过程中使用漂白剂使这层蛋白质膜脱落，从而降低了透析器膜的生物相容性。

6. **潜在的传染性病原体的传播。** 最主要的是乙型肝炎（hepatitis B virus, HBV）、丙型肝炎（hepatitis C virus, HCV）和人类免疫缺陷病毒（human immunodeficiency virus, HIV）。目前的医疗保险"覆盖条件"明确规定

HBV 患者不允许使用复用透析器（V301），而且要在隔离的透析间进行透析（V128）。根据当前疾病控制和预防中心（Centers for Disease Control and Prevention，CDC）的建议，HIV 患者的透析器可以复用。HIV 患者不需要在隔离的透析间透析。为了减少工作人员暴露于 HIV 感染的血液，医疗主任希望 HIV 患者不使用复用透析器。目前，对于丙型肝炎患者疾病预防控制中心既不要求隔离，也不禁止透析器复用。对于 HIV 和 HCV 患者，CDC 认为普遍的预防措施可以保护医务人员和其他患者不被传染。

7. **透析器功率降低的可能**

a. 尿素清除率。重复使用的中空纤维透析器由于前次使用时残留的蛋白质或血块堵塞管腔，导致最终清除尿素率下降。但是只要纤维束容积达到基础值的 80%，尿素清除率临床上就可以确保有效。HEMO 研究证实了该结论，使用不同透析器和不同复用方法的患者，其尿素清除率至多是轻度受损，且无论用哪种复用方法，使用 20 次后尿素清除率都仅降低 1.4% ~ 2.9%（Cheung，1999）。

(1) 肝素给药。除非使用足量肝素抗凝，否则透析器的再利用价值会迅速降低。有研究发现进行个体化肝素给药可增加透析器使用次数（Ouseph，2000）。肝素剂量对于一次性使用透析器来说同样重要。

(2) 含柠檬酸的碳酸盐透析液。已证实含少量柠檬酸的碳酸盐透析液可增加重复使用透析器的尿素清除率（Ahmad，2005；Sands，2012）。这项研究可能与透析液中的钙与柠檬酸螯合形成一个保护层，抑制凝血因子和血小板的激活有关。这种抗凝作用对于一次性使用透析器也有潜在的好处。

b. β_2-微球蛋白的清除。被透析膜吸收或转运的蛋白物质没有被清除干净时，可能会降低滤过率和大分子物质清除率。随着复用透析器使用次数的增加，高通量透析器的 β_2-微球蛋白清除率变化明显，这主要取决于透析膜类型和复用处理方法（Cheung，1999）。最值得关注的是，复用使用过氧乙酸/过氧化氢/乙酸（未经漂白周期）处理的高通量纤维素透析器时，β_2-微球蛋白的清除率下降迅速。然而使用 Novaflux 回收机时，通过过氧乙酸进行复用处理，清除率不会下降。Novaflux 回收机使用的是空气-流体两相清洁系统，可以保持透水性和更高分子量分子的清除率。

8. **白蛋白损失**。随着透析器使用次数的增加，白蛋白的损失也增加，这可能与透析器的纤维膜被漂白剂作用有关。这也使透析器具有了明显的对水的渗透性。

Ⅲ. 其他问题

A. 监管方面

1. **美国联邦法规**。医疗中心主任认真回顾并仔细考虑透析器复用指南（NKF，2007）对于发展或者管理透析复用程序是非常有用的。医疗保险"覆盖条件"涵盖了 AAMI 标准（V304-V368，RD47：2002），是透析器复用的管理规则。由透析中心的医疗主任决定透析器的复用处理程序（V311），而且这个决定还应该体现在透析中心管理环节上。医疗主任应该对员工进行培训而且对复用人员的执行能力进行监管（V308 ff）。患者的主管医生必须同意患者使用复用透析器并且为患者进行预订（V311）。如果由于透析器复用程序问题引发群体性不良事件，医疗主任必须暂停使用复用透析器（V382）。透析器复用程序必须服从 QAPI 团队的检查监督（V594，V626）。

2. **制造商的一次性使用要求**。由于对标有一次性使用的透析器广泛进行重复使用，FDA 允许制造商在遵守一定消毒原则的条件下，标明透析器可重复使用，并提供使用超过 15 次的性能数据（FDA，1995）。透析器制造商也可以继续标注其产品只限使用一次。

3. **其他透析一次性用品的复用**。健康基金委员会规定不允许重复使用转换器的防护器。现在已经出版了关于重复使用血管通路的指南（血液透析器再利用的法规，AAMI，2002）。但是制造商必须通过 FDA 批准，具备特殊的消毒方法，血管通路才能被重复使用。目前，没有此类产品是可用的。

4. **知情同意**。没有规范要求透析器复用要以知情同意作为条件。但是健康基金会要求患者和家属（监护人）要充分了解对他们照顾的所有方面。例如复用透析器，需要他们了解透析器复用设备的基本原理、复用的优缺点、复用处理各个步骤的作用，而且还要应用适合患者的语言进行全面有效的沟通，并以书面的形式进行叙述。邀请患者尽可能多的参与到复用处理过程中他们感兴趣的部分，有利于确保透析器复用的安全性。

B. **费用**。支持多次使用透析器的最有利证据就是复用透析器节约了成本，因此可以使用溶质清除率更高并且生物相容性更好的透析器。随着高效率、高通量透析器成本的下降，这个优势已削弱。此外，美国是透析器可重复使用的主要市场，透析器制造商没有必要制造费用以及需求都合格的透析器来仅仅满足美国透析市场的需求。这产生了一个奇怪的效应，即减少了患者选择透析器时的矛盾心理。透析器制造商认为，复用透析器初始成本远远高于一次性透析器，但是每次复用的平均成本会很低，因此总的来说，复用透析器与一次性透析器的成本差别并不大。实际上，透析器无论使用多少次，每次使用透析器的实际花费也不会低于复用处理的费用。这些复用处理成本包括复用处理工人的工资和福利、培训记录成本、透析器储存的成本。透析器供应商必须考虑后处理设备的资本成本和折旧成本。此外，每个透析器复用处理循环会消耗电、水、清洁化学品和杀菌剂。试纸、常规的培养、再生水鲎阿米巴样细胞溶解物（Limulus amebocyte lysate，LAL）、实验的费用也都必须考虑其中。另外还有一项必须考虑的费用就是为了确保透析器有效、安全复用的付给 QAPI 团队的持续监督、管理的费用。

C. **质量保证和性能改进**。QAPI 计划的一部分就是医务主任必须对复用的程序实行问责制（V594，V626）。QAPI 记录必须跟踪员工的培训、连续评估复用处理人员执行力并进行考核、检验微生物学的结果、复用处理的平均次数、透析器丢弃的原因、不良事件类型、患者的投诉等。此外对停止使用复用透析器的事件要分析根本原因。这些要求详见 AAMI 标准。复用设施管理必须记录透析器从预处理到最终处置的所有过程。

D. **培训**。执行透析器复用处理的工作人员必须进行全面的、系统的培训。每一项内容都要进行考核。医疗主任负责培训项目并负责对复用人员的培训进行考核。

E. **人员安全和场所要求**。对于杀菌剂的挥发性妥善处理是强调使用保护眼罩和穿防护服。有杀菌剂工作区域的空气流动设计要求至少应与临床病房设计一样使用中心空气净化，如果使用甲醛消毒，污水管道应该放在病房楼的底层。杀菌剂职业暴露受美国职业安全与健康管理局（OSHA）的监管。当前（1990）允许接触甲醛时间加权平均浓度最多不超过 1ppm，短时接触不超过 3ppm。过氧化氢最多不超过 1ppm，戊二醛最多不超过 0.2ppm。OSHA 尚无规定过氧乙酸的最高接触浓度。

参考文献与推荐阅读

Ahmad S, et al. Increased dialyzer reuse with citrate dialysate. *Hemodial Int.* 2005;9:264–267.

Association for the Advancement of Medical Instrumentation. *Reuse of Hemodialyzers.* Washington, DC: American National Standards Institute; 2002. ANSI/AAMI RD47.

Association for the Advancement of Medical Instrumentation. *Dialysate for Hemodialysis.* Arlington, VA: Association for the Advancement of Medical Instrumentation; 2004. ANSI/AAMI RD52.

Association for the Advancement of Medical Instrumentation. *AAMI Standards—Dialysis.* Arlington, VA: Association for the Advancement of Medical Instrumentation; 2011.

Bond TC, et al. Dialyzer reuse with peracetic acid does not impact patient mortality. *Clin J Am Soc Nephrol.* 2011;6:1368–1374.

Charoenpanich R, et al. Effect of first and subsequent use of hemodialyzers on patient well being. *Artif Organs.* 1987;11:123.

Cheung A, et al. Effects of hemodialyzer use on clearances of urea and beta-2 microglobulin. The Hemodialysis (HEMO) Study Group. *J Am Soc Nephrol.* 1999;10:117–127.

Collins AJ, et al. Dialyzer reuse-associated mortality and hospitalization risk in incident Medicare haemodialysis patients, 1998–1999. *Nephrol Dial Transplant.* 2004;19:1245–1251.

ESRD interpretive guidance. 2008. http://www.cms.gov/Medicare/Provider-Enrollment-and-Certification/GuidanceforLawsAndRegulations/Downloads/esrdpgmguidance.pdf.

Fan Q, et al. Reuse-associated mortality in incident hemodialysis patients in the United States, 2000–2001. *Am J Kidney Dis.* 2005;46:661–668.

Food and Drug Administration (FDA). Guidance for hemodialyzer reuse labeling. U.S. Food and Drug Administration, Rockville, MD. October 6, 1995. http://www.fda.gov/downloads/MedicalDevices/DeviceRegulationandGuidance/GuidanceDocuments/UCM078470.pdf. Last accessed 08/04/2014.

Galvao F, et al. Dialyzer reuse and mortality risk in patients with end-stage renal disease: a systematic review. *Am J Nephrol.* 2012;35:249–258.

Gotch FA, et al. Effects of reuse with peracetic acid, heat and bleach on polysulfone dialyzers [Abstract]. *J Am Soc Nephrol.* 1994;5:415.

Hakim RM, Friedrich RA, Lowrie EG. Formaldehyde kinetics in reused dialyzers. *Kidney Int.* 1985;28:936.

Held PJ, et al. Analysis of the association of dialyzer reuse practices and patient outcomes. *Am J Kidney Dis.* 1994;23:692–708.

HICPAC. Guideline for disinfection and sterilization in healthcare facilities. 2008. http://www.cdc.gov/hicpac/disinfection_sterilization/13_06peraceticacidsterilization.html. Accessed March 3, 2014.

Hoenich NA, Levin R. The implications of water quality in hemodialysis. *Semin Dial.* 2003;16:492–497.

Hoenich NA, Levin R, Pearce C. Clinical waste generation from renal units: implications and solutions. *Semin Dial.* 2005;18:396–400.

Kaplan AA, et al. Dialysate protein losses with bleach processed polysulfone dialyzers.

Kidney Int. 1995;47:573–578.

Kaufman AM, et al. Clinical experience with heat sterilization for reprocessing dialyzers. *ASAIO J.* 1992;38:M338–M340.

Kliger AS. Patient safety in the dialysis facility. *Blood Purif.* 2006;24:19–21.

Lacson E, et al. Abandoning peracetic acid-based dialyzer reuse is associated with improved survival. *Clin J Am Soc Nephrol.* 2011;6:297–302.

Levin NW, et al. The use of heated citric acid for dialyzer reprocessing. *J Am Soc Nephrol.* 1995;6:1578–1585.

Lowrie EG, et al. Reprocessing dialyzers for multiple uses: recent analysis of death risks for patients. *Nephrol Dial Transplant.* 2004;19: 2823–2830.

National Kidney Foundation task force on the reuse of dialyzers. *Am J Kidney Dis.* 2007;30:859–871.

Neumann ME. Moderate growth for dialysis providers. *Nephrol News and Issues.* 2013;27:18.

Ouseph R, et al. Improved dialyzer reuse after use of a population pharmacodynamic model to determine heparin doses. *Am J Kidney Dis.* 2000;35:89–94.

Pegues DA, et al. Anaphylactoid reactions associated with reuse of hollow fiber hemodialyzers and ACE inhibitors. *Kidney Int.* 1992;42:1232–1237.

Pizziconi VB. Performance and integrity testing in reprocessed dialyzers: a QC update. In: AAMI, ed. *AAMI Standards and Recommended Practices.* Vol 3. Dialysis. Arlington, VA: AAMI; 1990:176.

Port FK. Clinical outcomes in patients with reprocessed dialyzers. Paper presented at: National Kidney Foundation Symposium on Dialyzer Reprocessing; November 3, 1995; San Diego, CA.

Rahmati MA, et al. On-line clearance: a useful tool for monitoring the effectiveness of the reuse procedure. *ASAIO J.* 2003;49:543–546.

Rancourt M, Senger K, DeOreo P. Cellulosic membrane induced leucopenia after reprocessing with sodium hypochlorite. *Trans Am Soc Artif Intern Organs.* 1984;30:49–51.

Sands JJ, et al. Effects of citrate acid concentrate (Citrasate®) on heparin requirements and hemodialysis adequacy: a multicenter, prospective noninferiority trial. *Blood Purif.* 2012;33:199–204.

Schmitter L, Sweet S. Anaphylactic reactions with the additions of hypochlorite to reuse in patients maintained on reprocessed polysulfone hemodialyzers and ACE inhibitors. Paper presented at: Annual Meeting of the American Society for Artificial Internal Organs; April 1998; New Orleans.

Vanholder R, et al. Development of anti-N-like antibodies during formaldehyde reuse in spite of adequate predialysis rinsing. *Am J Kidney Dis.* 1988;11:477–480.

Twardowski ZJ. Dialyzer reuse—part I: historical perspective. *Semin Dial.* 2006;19:41–53.

Twardowski ZJ. Dialyzer reuse—part II: advantages and disadvantages. *Semin Dial.* 2006;19:217–226.

Upadhyay A, Sosa MA, Javer BL. Single-use versus reusable dialyzers: the known and unknowns. *Clin J Am Soc Nephrol.* 2007;2:1079–1086.

US Renal Data System. *USRDS Annual Report.* Bethesda, MD: USRDS; 2004.

Verresen L, et al. Bradykinin is a mediator of anaphylactoid reactions during hemodialysis with AN69 membranes. *Kidney Int.* 1994;45:1497–1503.

Wolff, SW. *Effects of Reprocessing on Hemodialysis Membranes* [doctoral thesis in chemical engineering]. Department of Chemical Engineering, Pennsylvania State University College of Engineering; 2005.

Zaoui P, Green W, Hakim M. Hemodialysis with cuprophane membrane modulates interleukin-2 receptor expression. *Kidney Int.* 1991;39:1020.

第 14 章 抗　凝

Andrew Davenport，Kar Neng Lai，
Joachim Hertel，and Ralph J. Caruana
祖源　译，张小东　校

I. 体外循环中的凝血

在透析过程中，患者的血液暴露于静脉插管、管路、血室、管头、灌注胶和透析膜。它们表面存在不同程度的促血栓形成因子可以激发凝血，特别是在暴露于血室空气中时。血栓形成的后果是引起体外回路的阻塞和功能失常。体外回路血凝块的形成始于白细胞和血小板激活，进而促使凝血酶产生激发凝血级联反应，导致凝血酶复合物形成和纤维蛋白的沉积，这些凝血因素列于表 14.1。

表 14.1　体外循环中产生凝血的原因

低血流量

高红细胞压积

高超滤率

透析通路再循环

内部透析的血和血制品的输入

内部透析的脂质输注

使用滴灌室（暴露于空气，形成泡沫，湍流）

A. 透析中的凝血评估

1. 肉眼检查

体外回路的凝血表现列于表 14.2。通过用生理盐水冲洗管路更能明确观察。

表 14.2 　体外循环中发生凝血的征象

血颜色变深

透析器中出现阴影及条纹

在小壶和静脉管路中存在形成凝血块的泡沫

传感监视器迅速被血充填

"晃动"（由于透析器后静脉管路的血不能持续进入静脉壶而退回管路中）

动脉端出现血凝块

2. **体外回路的压力**

   血栓形成导致体外回路凝血可以引起动脉和静脉压力读数改变。泵后压力监测的优点是当泵后和静脉压力的读数不同时可以提示凝血的位置。当凝血堵塞透析器时能看到压力增加的差别（泵前压力上升，静脉压力下降）。如果凝血发生在静脉壶或其远端，泵后和静脉压力共同升高。如果凝血非常广泛，压力读数会快速升高。静脉穿刺针错位或凝血都会导致压力读数升高。

3. **透析后透析器外观**

   小的纤维蛋白凝块的出现并不少见，透析器的两端经常会有小的血凝块或发白物质的沉积（特别是有高脂血症的患者）。较严重的透析器凝血应该由透析室工作人员记录，作为临床调整肝素剂量的参数。根据肉眼判断凝血情况的百分比分级非常有用，有助于标准化数据（如纤维凝血块 <10%，1 级；<50%，2 级；>50%，3 级）。

4. **测量透析器容量**

   在透析器复用时，需用自动或人工的方法评估每一次治疗中凝血相关的纤维损失，对比透析前和透析后的纤维束容量。透析器复用的指征为每 5~10 次复用时纤维的损失 <1%。

Ⅱ. 透析过程中抗凝的使用

如果不使用抗凝剂，在 3~4 小时的透析过程中透析器凝血的发生率很高（5%~10%），发生凝血可导致透析器和血管管路损失大约 100～180ml 血液（体外循环中透析器和管路的总容量）。很多患者存在中到重度抗凝诱发的出血风险，某些患者出血可能会导致灾难性的后果，因此这类患者（后面讨论）需要使用无抗凝的透析。但大多数判定无显著出血风险的患者，必须使用不同剂型的抗凝剂。合理应用抗凝剂的剂量是可复用透析器复用次数的关键。

不同国家、地区甚至不同的透析单位使用的抗凝剂类型都有很大的差别。但无论有多少选择，肝素是最常使用的。在美国普通肝素最常用，而在欧洲，他们的最佳实践指南推荐使用低分子肝素（2002），而少数透析中心使用柠檬酸三钠。在特殊情况下，可直接应用凝血酶抑制剂如阿加曲班、类肝素（达那肝素、磺达肝癸钠）、前列腺素和萘莫司他。

马来酸可用作备选的抗凝血剂。

III. 透析过程中监测凝血

理解应用凝血实验监测肝素治疗的原理非常重要。在美国由于经济的限制，在透析过程中出血并发症相对低的患者和常规情况（地方实验室认证），肝素的治疗通常以经验为主，不需要监测。而存在出血高危因素需要进行凝血监测的患者，则用无肝素透析。

当进行凝血实验时，用于实验的血标本应从动脉血管路近端至肝素注入口采取，反映的是患者的凝血状态而不是体外循环的凝血状态。由于用肝素封管，插管中残留有肝素，很难获得静脉插管的基础凝血值，所以一般很少对其进行检测（Hemmelder，2003）。

A. 凝血实验监测肝素治疗

1. （activated partial thromboplastin time，APTT）

   这一指标只用来监测未分级肝素，也是医院最常用的方法。ATPP 的个体差异很大，因此很多中心报的是相对比值 APTTr。VIII 因子的水平升高常错误提示肝素抵抗状态。狼疮抗凝物也可以延长基础水平（Olson，1998）。

2. 全血部分凝血活酶时间（whole-blood partial thromboplastin time，WBPTT）

   这一指标与上述相似，是床旁实验。WBPTT 检测是观察 0.4ml 血液中加入 0.2ml 的活性肌动蛋白 FS 试剂（凝血酶）后促凝血过程。混合物放置在 37℃温箱中孵育 30 秒，然后每 5 秒倾斜观察一次并记录，直到血凝块形成。WBPTT 的延长与血中肝素的浓度呈线性相关（适合检测透析中的衰减）。它不能用来监测低分子肝素。

3. **活性凝血时间（activated clotting time，ACT）**

ACT 与 WBPTT 相似，只是观察使用硅藻土促凝血过程。ACT 可重复性不及 WBPTT，特别是血肝素水平较低时。自动倾斜试管和发现血凝块的设备促进了 WB-PTT 和 ACT 的标准化和可重复操作。它也只用来监测未分级肝素。

4. **李-怀氏血凝时间（Lee-White clotting time，LWCT）**

这一实验通过玻璃试管中加入 0.4ml 血液，每 30 秒钟倒置试管直到血液凝固。通常血样保持在室温下。LWCT 的缺点在于发生凝血的时间长，技师操作所需时间长，试验的标准化和可重复性相对差。在血液透析中 LWCT 监测方法目前很少使用。

5. **Xa 因子激活**

Xa 因子可以通过显色或凝血功能来检测。抗 Xa 因子活性的实验室检测不同，因为一些含有外源性纯化的抗凝血酶（antithrombin，AT），以及抗 Xa 活性测定可能存在不必然相关的生物效应（格里夫斯，2002）。虽然普通肝素可以通过 Xa 活性进行监测，但仅应用于低分子肝素及类肝素，通常抗 Xa 活性峰值目标为 0.4~0.6IU/ml，及透析末或完成后不久 <0.2IU/ml。

6. **Xa 因子激活 ACT**

在应用低分子肝素时这一实验是监测抗凝的最敏感的方法（Frank，2004），但没有被广泛使用在临床实践中。

IV. **抗凝方法**

A. **普通肝素**

1. **作用机理**

肝素可以改变抗凝血酶（AT）的结构，导致凝血因子快速失活，尤其是 IIa 因子，但同时，也刺激血小板的聚集和激活，而这一作用可被干扰血小板表面凝血因子结合和激活所平衡。肝素副作用包括瘙痒、变态反应、骨质疏松症、高脂血症、血小板减少和出血。

2. **凝血时间的目标值**

通常对于无高危出血风险因素的患者，肝素可以放心使用，不必担心蓄积引发出血。图 14.1 显示常规两种肝素用法对凝血时间的影响。目的是在透析过程中保持 WBPTT 或 ACT 基础值上增加 80%（表 14.3）。可是在透析结束时 WBPTT 或 ACT 应低于基础值上增加 40%，以减少拔针时穿刺部位的出血。

使用 Lee- White 实验时的凝血目标值列于表 14.3。相比于 WBPTT 或 ACT，在透析过程中 LWCT 应比基础值上增加高于 80%，在透析结束时也应在基础值上增加高于 40%。

全血部分凝血活酶时间

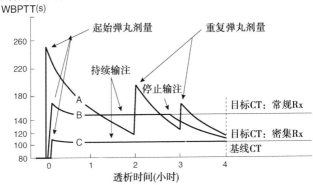

图 14.1　通过全血部分凝血活酶时间 WBPTT 反映的影响各种肝素凝血时间。凝血时间（CT）用 WBPTT 检测。A：常规肝素法，重复弹丸推注法。B：常规肝素法，持续输注法。C：密集肝素法，持续输注法

3. 常规肝素处方

有两种常用的给予肝素方法：第一种，首剂量后给予连续的肝素注入；第二种，首剂后给予必要的首剂重复给药。我们分别列出每种的典型给药方法。

Rx：常规肝素，连续注入法

给予起始剂量（例如，2000U）。起始剂量肝素最好用盐水注入静脉管路（优于通过动脉管路注入）。将肝素注入动脉管路需要新进入的非肝素化的血液泵入透析器，直到负荷量通过体外循环管路达到体内成为抗凝血。在开始透析前等待 3~5 分钟以便肝素在体内扩散。

肝素动脉管路输注（例如，1200U/h）。

Rx：常规肝素，单一剂量或重复给药法

给予起始剂量（例如，4000U），然后根据情况增加 1000U 或 2000U。

表 14.3 透析过程中的目标凝血时间

检测	试剂	基础值	常规肝素 要求范围		密集肝素 要求范围	
			透析过程	透析结束	透析过程	透析结束
APPTr		1.0	2.0~2.5	1.5~2.0	1.5~2.0	1.5~2.0
WBPTT	肌动蛋白 FS	60~85 秒	+80% (120~140)	+40% (85~105)	+40% (85~105)	+40% (85~105)
ACT[a]	白陶土	120~150 秒	+80% (200~250)	+40% (170~190)	+40% (170~190)	+40% (170~190)
LWCT[b]	无	4~8 分钟	20~30	9~16	9~16	9~16

WBPTT: 全血部分凝血活酶时间; ACT: 活性凝血时间; LWCT: 李-怀氏血凝时间。

[a] 有不同实施 ACT 的方法，有些方法的基础值更低（例如，90~120 秒）。

[b] LWCT 的基础值也依据不同的检测方法非常广泛。

在美国，肝素给药方法差别非常大，可以复用透析器的中心倾向于使用更多的肝素以求最大程度复用，一些中心仅给予单一起始剂量（例如，2000U），而不连续或追加给药，而一些中心给予相当大的起始剂量（75～100U/kg），再每小时给予 500～750U。现阶段，优化肝素用量的研究并未统一，让人难以信服（Brunet，2008）。

a. **体重对肝素剂量的影响。** 虽然在人群的药物代谢动力学研究中发现肝素的分布容积随着体重增长（Smith et al.，1998），但许多透析中心在体重 50～90kg 的人群中并不按照体重调整肝素剂量。而另一些中心则按照体重调整负荷量和维持量。

b. **口服抗凝剂对肝素剂量影响。** 越来越多的老年患者服用香豆素类口服抗凝血剂，以及新型口服抗 Xa 因子抑制剂（阿哌沙班、利伐沙班）和直接凝血酶抑制剂（达比加群）。这些药物正在处于医疗实践阶段，主要通过肾脏排泄，因此很可能会积聚在透析患者体内，从而增加出血的风险。大多数应用香豆素类抗凝的患者 INR < 2.5，透析室仍然需要抗凝透析，但那些心脏有金属支架的患者 INR > 3.0 通常不需要肝素。同样，患者口服阿司匹林等抗血小板药物也需要标准肝素量，但当患者有血小板减少症时（< 50 000 × 10^6/L）肝素剂量应该减少或停止。当前关于新型口服抗凝剂的临床数据较少，所以需要警惕，特别是直接凝血酶和抗 Xa 抑制剂。

c. **停止肝素输注时机。** 透析患者肝素的半衰期平均为 50 分钟，范围从 30 分钟到 2 小时。对一个肝素平均半衰期为 1 小时的患者，如果肝素注射延长 WBPTT 或 ACT 达到要求的基础值 + 80%，大约在透析结束前 1 小时停止肝素注入可以使透析结束时 WBPTT 或 ACT 在基础值 + 40%。静脉插管患者肝素注入通常在透析结束前终止。

d. **透析后穿刺点出血。** 发生这种情况时，除了重新评估肝素的剂量，还要评估血管通路（人造血管或内瘘）是否有出口处狭窄，因为血管通路内部的压力升高也是透析后出血的原因。穿刺技术也应评估，穿刺技术差和穿刺点旋转失败都可以导致人造血管壁的碎裂，无论怎样控制抗凝都会从针尖漏血。

4. **常规肝素治疗过程中凝血的评估**

   体外循环中轻微的凝血通常不需要调整肝素用量。当凝血发生时，评估可能的原因非常重要。下面将操作时经常发生凝血的一些原因列于表14.4，这些原因必须考虑到而且需要及时纠正，避免再次发生凝血需要个体化重新评估和调整肝素剂量。

5. **常规肝素相关的出血并发症**

   系统性抗凝会增加高危患者25%～50%的出血风险，例如出血性的胃肠损伤（胃炎、消化性溃疡、血管发育不良）、近期做过外科手术以及心包炎的患者。新发出血可能涉及中枢神经系统、腹膜后以及纵隔，尿毒症相关的血小板功能缺陷和内皮异常也是潜在的出血风险。

表 14.4　技术或操作导致的凝血因素

透析器引发

透析器中存留空气（由于引血不当或技术不过关）

首剂肝素注入不当

肝素应用

肝素泵设置错误

负荷量错误

肝素泵打开延迟

肝素管路夹子未松开

负荷量肝素持续时间未达到系统肝素化后

透析回路

透析外管路打结

血管通路

由于穿刺针或插管位置或凝血导致的血流量不足

穿刺针/止血带位置引起的过度再循环

由于循环故障或机器报警导致的反复的体外循环中断

B. **密集肝素**

1. **一般情况**

   密集肝素化方法适用于轻度出血风险的患者，出血风险为慢性和潜在性的，但无肝素透析又会导致频繁的凝血，应当使用 WBPTT 或 ACT 监测治疗，目标凝血时间（见表 14.3 和图 14.1 曲线 C）为基础值加 40%。使用 Lee-White 方法的目标凝血时间于表 14.3 给出。透析中心患者的 WBPTT 或 ACT 基础时间如果大于平均正常值的 140%，最好不要使用肝素或柠檬酸盐技术。

2. 密集肝素的推荐处方

推荐使用首剂注射后持续注入，因持续注入可以避免弹丸式重复注射导致的凝血时间的延长和降低。典型的处方如下

　　Rx：密集肝素，持续注射方法

　　测定基础凝血时间（WBPTT 或 ACT）

　　初始弹丸式注射为 750U

　　3 分钟后再次化验 WBPTT 或 ACT

　　如果需要延长 WBPTT 或 ACT 达到基础值增加 40%，则可增加弹丸式注射剂量

　　开始透析肝素以每小时 600U 的速率注入

　　每隔 30 分钟测定凝血时间

　　调整肝素注射速率以保证 WBPTT 或 ACT 维持基础值增加 40%

　　继续注射肝素直到透析结束

C. 肝素相关的并发症

除了出血，肝素的并发症还包括血脂增高、血小板减少、潜在的醛固酮减少症和高钾血症的加重，特别是对有残余肾功能的患者，一些患者使用肝素会出现脱发。

1. 脂质

肝素激活脂蛋白脂肪酶，增加血清甘油三酯的浓度。高密度脂蛋白（high density lipoprotein，HDL）水平的降低也与肝素使用相关。

2. 肝素相关的血小板减少

有两种类型肝素相关的血小板减少（heparin-induced thrombocytopenia，HIT）。在 1 型 HIT，血小板减少是时间和剂量依赖型的，肝素减量后可以改善。在 2 型 HIT，存在血小板凝集反应和动脉和（或）静脉血栓形成。2 型 HIT 是由于免疫球蛋白 IgG 或 IgM 抗体对抗肝素-血小板 4 因子复合物而产生，更常见于牛而不是猪的肝素，并释放 LMWH。与透析患者相比，非透析

患者并不常遇到 HIT。通过异常血小板凝聚实验或更敏感的酶联免疫实验（ELISA）结合肝素的血小板因子 4 复合物来诊断 2 型 HIT。

LMWH 不用来治疗 HIT，因为这些药物与肝素-血小板因子 4 抗体有交叉反应。与人工合成的类肝素物质达那肝素交叉反应较低，磺达肝素交叉反应也低（Haase et al.，2005）。在不能实施无肝素透析的患者（无肝素的预清洗）体外枸橼酸抗凝是一较好的替代选择。使用直接的凝血抑制剂如阿加曲班也是现在正在试验性应用的一种方法（Tang et al.，2005）。

当血小板计数 >150，000×10^6 时华法林可以谨慎应用，但也不是所有的 HIT 的患者都可以应用华法林，因为在疾病急性阶段可导致皮肤坏死和静脉的肢体坏疽（Srinivasan et al.，2004）。

3. 瘙痒症

肝素皮下注射时可引起局部的瘙痒，因此推测肝素在透析过程中可能引起瘙痒和过敏反应。另一方面，LMWH 用来治疗扁平苔癣相关的瘙痒，机理是抑制 T-淋巴细胞肝素酶的活性（Hodak et al.，1998）。尚没有证据证实去除体外循环回路中的肝素可以确切改善尿毒症瘙痒。

4. 过敏反应

见第 12 章。

5. 高钾血症

已经很明确肝素可以诱导抑制醛固酮合成从而导致高钾血症。现推测少尿的透析患者醛固酮可通过胃肠机制增加钾的分泌（Hottelart，1998）。

6. 骨质疏松症

长时间应用肝素能导致骨质疏松症。

D. 无肝素透析

1. 一般情况

通常患者存在活动性出血、中到重度出血危险、或有应用肝素禁忌证（如存在肝素过敏的人）进行无肝素透析。无肝素透析的指征列于表 14.5。由于简单安全，现在许多透析中心都对多数重症监护的患者常规实施无肝素透析。小心抽吸使血液与空气接触面最小，是体外循环回路防止凝血的关键。透析管路选择应尽量减少管子的长度，避免停滞区和三通连接器由于内腔直径的改变出现湍流，通过冷却透析液可以减少血小板活化。

表 14.5 抗凝策略：无肝素透析的指征

心包炎

近期的外科手术，伴有出血并发症或风险，特别是：

　血管和心脏手术

　眼部手术（视网膜和白内障）

　肾移植

　脑部手术

凝血障碍

血小板减少

颅内出血

活动性出血

许多中心常规运用于透析的急性危重患者

---

2. **无肝素处方**

　有不同的方法，但都与下述方法类似。

　Rx：无肝素透析

　a. 肝素冲洗

　　（这一步是可选择的。如存在肝素相关的血小板减少，则应避免）。用含有 3000U/L 肝素的盐水冲洗体外循环管路。以便肝素可以覆盖循环管路表面和透析器以缓解凝血反应。为防止系统内肝素进入患者体内，透析开始允许肝素泵抽吸排除体外循环管路内的患者血液或未肝素化的盐水。

　b. 高血流量

　　如果耐受，设定血流量为 300～400ml/min。如果高血流量会导致失衡的危险（例如体积小的患者且透析前血尿素氮水平很高），可考虑超短透析（例如 1 小时）并在透析间期穿插进行超滤。另外还可以考虑使用膜面积小的透析器和（或）减低透析液流量。通常，双腔插管输出的血流量可以保证有效的高血流。

　c. 定期盐水冲管

　　这一步骤的有效性是有争论的，近期的一项研究提出盐水冲管实际上促进凝血（可能通过进入循环中的微气泡产生）（Sagedal et al.，2006）。定期冲洗的目的在于检查空心纤维透析器凝血的情况以及适时中断治疗或更换透析器。也有人认为定期冲管可以减少透析器凝血的情况及干扰凝血块的形成。

步骤

夹闭血路，每 15 分钟用 250ml 的盐水迅速冲洗透析器，以后的冲洗根据需要增加或减少次数。根据盐水冲洗的量调整超滤量，两者平衡。

d. 透析膜材料

肝素带负电荷分子，可以吸附到透析器表面上，并且这已被用于开发带肝素涂层的透析膜，也有相关实践报道（Evenepoel，2007）。

e. 透析膜表面积

理论上透析膜表面积大与高凝血风险相关，尤其是在纤维束内血流较慢的情况下。因此人们设计小面积透析膜用来提高毛细纤维内血液流速，并成为优选。

f. 超滤和血液滤过

高超滤率可导致血液浓缩并增加血小板黏附透析器膜以及透析器表面形成血凝块的风险。

g. 血制品的输入和脂质注射

有报道证实通过透析管路输入上述物质会增加透析过程中凝血的危险。

E. 碳酸氢盐透析液和低浓度的柠檬酸

小剂量的柠檬酸用来替代醋酸充当酸性介质，当酸碱混合时，终末的透析液含有 0.8mmol/L（2.4mEq/L）的柠檬酸。这一小剂量的柠檬酸和钙的混合物，可以抑制凝血和透析器局部血小板的激活。可以提高透析器的清除率和再复用几率（Ahmad，2005）。这种透析液可以减少肝素的用量，或是作为无肝素透析方法的一部分，减少透析器凝血的发生率。柠檬酸的用量非常少，不需要监测离子钙。与柠檬酸钠不同，柠檬酸的剂量不会增加透析液中碱的负荷（因为柠檬酸代谢产物只有 CO_2 和水），所以没有碱化的干扰。

Ⅴ. 其他抗凝技术

A. LMWH

LMWH 片段（分子量 = 4 000 ~ 6 000D a）是天然肝素

（分子量＝2 000～25 000Da）的通过化学降解、酶消化或过筛获取。LMWH可以抑制因子Ⅹa、Ⅻa和激肽释放酶，但对凝血酶、凝血因子Ⅸ和Ⅺ的抑制非常小，因此在第1小时部分凝血活酶时间和凝血时间只升高35%，此后延长也非常细微，可减少出血的风险。

相关研究证实血液透析中长期使用LMWH作为单独的抗凝剂是安全和有效的。LMWH的半衰期较长，可以在透析开始时单剂量用药，当然分次给药可能效果更好。与普通肝素比低分子肝素有更好的生物利用度，与内皮、血浆蛋白、血小板非特异性结合率较低。低分子肝素起效更快，并且较少激活血小板和白细胞（Aggarwal，2004），并且滤器纤维蛋白原沉积少。低分子肝素分子量较小，小剂量注射到滤器容易丢失，尤其是进行血液滤过时。

目前在美国LMWH可以通过商业渠道获得，但没有广泛使用，一是价格贵，二是没有被FDA批准用于血液透析。LMWH的剂量用抗因子Ⅹa单位（aXaICU）来表示。现有许多种低分子肝素供选择，它们分子量、半衰期、以及抗Ⅹa～Ⅱa的活性均有不同。常见低分子肝素的特点和用法剂量详见表14.6。小剂量的低分子肝素可以应用于有低风险出血的患者。凝血功能的检查不作为低分子肝素治疗的常规检测，但是对于Ⅹa活性的检测不容易获得。一项前瞻性研究证实床旁抗Ⅹa分析可以评估亭扎肝素的水平（Pauwels，2014）。低分子肝素的潜在益处如上所述，包括易管理、影响可预测、减少长期使用肝素相关的肝素诱导骨质疏松症的发生（Lai et al.，2001）。欧洲实践指南指出LMWH优于普通肝素。

表14.6 常用低分子化合物

名称	分子量（Da）	抗-Ⅹa/Ⅻa 活性比值	透析平均弹丸剂
达肝素钠	6 000	2.7	5000IU
那屈肝素	4 200	3.6	70IU/kg
瑞肝素	4 000	3.5	85IU/kg
tinazaparin	4 500	1.9	1500～3 00IU
依诺肝素	4 200	3.8	0.5～0.8mg/kg

1. 弹丸式注射低分子肝素的过敏反应

   同第 12 章中所讨论，所谓"首次应用"综合征普通肝素和低分子肝素都可发生。如果存在，则患者对所有类型肝素都有反应。肝素带有大量负电荷，因此当肝素化的血液通过透析器时，产生缓激肽及过敏毒素（C3a 和 C5a），引起低血压（Kishimoto，2008）。在一病例报告中显示对肝素严重过敏的患者不能使用弹丸式注射而应用持续注射肝素进行透析（De Vos et al.，2000）。

2. 出血并发症

   有报道显示使用 LMWH 的慢性肾脏疾病患者同时应用氯吡格雷和阿司匹林可导致出血并发症（Farooq et al.，2004）。

B. 类肝素类（达那肝素和磺达肝素）

   达那肝素是 84% 的肝素，12% 的皮肤素和 4% 的软骨素硫酸盐混合物。达那肝素主要影响 Xa 因子，因此需要用抗 Xa 实验监测。在肾衰竭时期半衰期延长，因此有时检查抗 Xa 活性需要在下一次的透析前进行。体重 > 55kg 的患者，推荐负荷量为 750IU，体重小于等于 55kg 患者推荐负荷量为 500IU。然后弹丸式滴入增加剂量逐步达到抗 Xa 活性为 0.4~0.6。10% 的病例中达那肝素和 HIT 抗体有交叉反应。最近，一系列人工合成的戊多糖，例如磺达肝素等已经生产出来，它们与 HIT 抗体没有交叉反应，推荐的透析前剂量为 2.5~5.0mg。磺达肝素半衰期相对较长。检测抗 Xa 活性主要目的是防止类肝素的积累，建议透析前抗 Xa 活性目标值为 ≤0.2IU/ml。血液滤过可增加达那肝素和磺达肝素的丢失，因此需要增加剂量。

C. 局部的（高浓度）枸橼酸抗凝

   无肝素透析的另一选择是通过降低离子钙的浓度进行体外循环抗凝（钙参与凝血过程）。体外血的离子钙水平可以通过向动脉血管路内注入枸橼酸三钠（可以络合钙）和使用不含钙的透析液来降低。为防止含有低浓度离子钙的血液返回到患者体内，必须将氯化钙注入透析器的回血管路中。大约有 1/3 的枸橼酸会被透析清除而留在患者体内的 2/3 会很快被代谢。局部的枸橼酸抗凝比无肝素透析具有优势，包括：（a）血流量不需要特别高；（b）很少发生凝血。劣势在于需要注射两种药物（枸橼酸和钙），还需要监测血浆钙离子水平。因为枸橼酸代谢产生碳酸氢盐，因此使用这种方法通常会导致血浆中碳酸氢盐增多。因此，应用局部枸橼酸抗凝要注意患者碱血症的情况。当需要应用枸橼酸抗凝时间较长时，如果能避免代谢性碱中毒（van der Meulen et al.，1992），透析液中的碳酸氢盐水平应该会降低（例如减到 25mmol/L）。长期应用枸橼酸会导致铝负荷增加（铝的污染来源于玻璃容器或其他地方）。间歇透析并没有广泛应用枸橼酸，而在连续血液治疗中应用比较普遍。理论应用枸橼酸抗凝的优势是可以避免血小板激活/脱颗粒（Gritters et al.，2006）。

D. 凝血酶抑制剂

阿加曲斑是源于精氨酸的合成多肽，是直接凝血酶抑制剂，在肝脏中代谢。阿加曲斑已被批准治疗 HIT 患者。血液透析的经典负荷量是 $250\mu g/kg$，继续以 $2.0\mu g/(kg \cdot min)$ 滴注或者 $6 \sim 15mg/h$（Murray，2004），直到接近正常 APTTr 的 $2.0 \sim 2.5$ 倍。透析结束前 $20 \sim 30$ 分钟停止肝素输注，防止内瘘针尖拔出时流出过多的血。由于阿加曲斑与蛋白结合，因此高通量血透和血液滤过时不会显著被清除，但是肝病患者需要减少剂量（Greinachre，2008）。相关药物例如美拉加群可加入透析液中进行抗凝，但现阶段这一治疗仅限于试验阶段（Flanigan，2005）。

来匹卢定是重组的不可逆凝血酶抑制剂，通过肾脏清除，所以在透析患者它的生物半衰期延长。血液透析时它的负荷剂量范围为 $0.2 \sim 0.5mg/kg$（$5 \sim 30mg$）。血液透析滤过和大多数高通量透析器可清除来匹卢定（Benz，2007）。有报道称，水蛭素抗体大约在三分之一的患者中检测到，可增效抗凝作用。通过透析前测量 APPTr 调整弹丸推注剂量，目标值为 APPTr < 1.5，防止蓄积，但 APTTr 值与血浆重组水蛭素浓度不相关。来匹卢定的监测现仍没有好的方法，目标控制范围在 $0.5 \sim 0.8\mu g/ml$。出血是一个主要的风险，并且没有简单的解毒剂，所以需要新鲜冷冻血浆或Ⅶa因子浓缩物。来匹卢定偶尔会引起过敏性反应。比伐卢定是可逆的直接凝血酶抑制剂，半衰期比来匹卢定短很多。经典输注率是 $1.0 \sim 2.5mg/h$ [$0.009 \sim 0.023mg/(kg \cdot h)$]，APPTr 目标范围控制在 $1.5 \sim 2.0$。

E. 前列腺素

前列环素（PGI2）及其类似物依前列醇是有效的抗血小板药物，机制是抑制 cAMP。有出血风险的患者也可以局部抗凝应用。虽然 PGI2 有扩血管作用，但以 0.5ng/（kg·min）剂量起始注射逐渐增加至 5ng/（kg·min），可以减少低血压风险。然后接入透析回路，透析开始后约有 40% 的剂量丢失，并且它半衰期非常短，即便低血压发生，停止用药后可迅速缓解。

F. 萘莫司他马来酸

萘莫司他马来酸是蛋白酶抑制剂，半衰期较短，可以应用于局部抗凝。大多用药经验来源于日本，起始剂量为 20mg，维持剂量 40mg/h，APTTr 目标控制范围在 1.5 ～ 2.0 以及 ACT 140 ～ 180/s。

参考文献与推荐阅读

Aggarwal A. Attenuation of platelet reactivity by enoxaparin compared with unfractionated heparin in patients undergoing haemodialysis. *Nephrol Dial Transplant.* 2004;19:1559–1563.

Ahmad S, et al. Increased dialyzer reuse with citrate dialysate. *Hemodial Int.* 2005;9:264.

Apsner R, et al. Citrate for long-term hemodialysis: prospective study of 1,009 consecutive high-flux treatments in 59 patients. *Am J Kidney Dis.* 2005;45:557.

Benz K, et al. Hemofiltration of recombinant hirudin by different hemodialyzer membranes, implications for clinical use. *Clin J Am Soc Nephrol.* 2007;2:470–476.

Brunet P, et al. Pharmacodynamics of unfractionated heparin during and after a haemodialysis session. *Am J Kidney Dis.* 2008;51:789–795.

Caruana RJ, et al. Heparin-free dialysis: comparative data and results in high-risk patients. *Kidney Int.* 1987;31:1351.

De Vos JY, Marzoughi H, Hombrouckx R. Heparinisation in chronic haemodialysis treatment: bolus injection or continuous homogeneous infusion? *EDTNA ERCA J.* 2000;26(1):20–21.

European Best Practice Guidelines. V.1–V.5 Hemodialysis and prevention of system clotting (V.1 and V.2); prevention of clotting in the HD patient with elevated bleeding risk (V.3); heparin-induced thrombocytopenia (V.4); and side effects of heparin (V.5). *Nephrol Dial Transplant.* 2002;17(suppl 7):63.

Evenepoel P, et al. Heparin-coated polyacrylonitrile membrane versus regional citrate anticoagulation: a prospective randomized study of 2 anticoagulation strategies in patients at risk of bleeding. *Am J Kidney Dis.* 2007;49:642–649.

Farooq V, et al. Serious adverse incidents with the usage of low molecular weight heparins in patients with chronic kidney disease. *Am J Kidney Dis.* 2004;43:531.

Flanigan MJ. Melagatran anticoagulation during haemodialysis—'Primum non nocere.' *Nephrol Dial Transplant.* 2005;20:1789.

Frank RD, et al. Factor Xa-activated whole blood clotting time (Xa-ACT) for bedside monitoring of dalteparin anticoagulation during haemodialysis. *Nephrol Dial Transplant.* 2004;19:1552.

Gotch FA, et al. Care of the patient on hemodialysis. In: Cogan MG, Garovoy MR, (eds). *Introduction to Dialysis*, 2nd ed. New York, NY: Churchill Livingstone; 1991.

Gouin-Thibault I, et al. Safety profile of different low-molecular weight heparins used at therapeutic dose. *Drug Saf.* 2005;28:333.

Greaves M. Control of anticoagulation subcommittee of the scientific and standardization committee of the International Society of Thrombosis and Haemostasis: limitations of the laboratory monitoring of heparin therapy. Scientific and standardization committee communications on behalf of the control of anticoagulation subcommittee of the scientific and standardization committee of the International Society of Thrombosis and Haemostasis. *Thromb Haemost.* 2002;87:163–164.

Greinacher A, Warkentin TE. The direct thrombin inhibitor hirudin. *Thromb Haemost.* 2008;99:819–829.

Gritters M, et al. Citrate anticoagulation abolishes degranulation of polymorpho-nuclear cells and platelets and reduces oxidative stress during haemodialysis. *Nephrol Dial Transplant.* 2006;21:153.

Haase M, et al. Use of fondaparinux (ARIXTRA) in a dialysis patient with symptomatic heparin-induced thrombocytopaenia type II. *Nephrol Dial Transplant.* 2005;20:444.

Handschin AE, et al. Effect of low molecular weight heparin (dalteparin) and fondaparinux (Arixtra) on human osteoblasts in vitro. *Br J Surg.* 2005;92:177.

Hemmelder MH, et al. Heparin lock in hemodialysis catheters adversely affects clotting times: a comparison of three catheter sampling methods [Abstract]. *J Am Soc Nephrol.* 2003;14:729A.

Ho G, et al. Use of fondaparinux for circuit patency in hemodialysis patients. *Am J Kidney Dis.* 2013;61:525–526.

Hodak E, et al. Low-dose low-molecular-weight heparin (enoxaparin) is beneficial in lichen planus: a preliminary report. *J Am Acad Dermatol.* 1998;38:564.

Hottelart C. Heparin-induced hyperkalemia in chronic hemodialysis patients: comparison of low molecular weight and unfractionated heparin. **Artif Organs.** 1998;22:614–617.

Kishimoto TK, et al. Contaminated heparin associated with adverse clinical events and activation of the contact system. *N Engl J Med.* 2008;358:2457–2467.

Krummel T, et al. Haemodialysis in patients treated with oral anticoagulant: should we heparinize? *Nephrol Dial Transplant.* 2014;29:906–913.

Lai KN, et al. Effect of low molecular weight heparin on bone metabolism and hyperlipidemia in patients on maintenance hemodialysis. *Int J Artif Organs.* 2001;24:447.

Lim W, et al. Safety and efficacy of low molecular weight heparins for hemodialysis in patients with end-stage renal failure: a meta-analysis of randomized trials. *J Am Soc Nephrol.* 2004;15:3192.

McGill RL, et al. Clinical consequences of heparin-free hemodialysis. *Hemodial Int.* 2005;9:393.

Molino D, et al. In uremia, plasma levels of anti-protein C and anti-protein S antibodies are associated with thrombosis. *Kidney Int.* 2005;68:1223.

Murray PT, et al. A prospective comparison of three argatroban treatment regimens during hemodialysis in end-stage renal disease. *Kidney Int.* 2004;66:2446.

Olson JD, et al. College of American Pathologists Conference XXXI on laboratory monitoring of anticoagulant therapy: laboratory monitoring of unfractionated heparin therapy. *Arch Pathol Lab Med.* 1998;122:782–798.

Ouseph R, et al. Improved dialyzer reuse after use of a population pharmacodynamic model to determine heparin doses. *Am J Kidney Dis.* 2000;35:89.

Pauwels R, et al. Bedside monitoring of anticoagulation in chronic haemodialysis patients treated with tinzaparin. *Nephrol Dial Transplant.* 2014;29:1092–1096.

Sagedal S, et al. Intermittent saline flushes during haemodialysis do not alleviate coagulation and clot formation in stable patients receiving reduced doses of dalteparin. *Nephrol Dial Transplant.* 2006;21:444.

Schwab SJ, et al. Hemodialysis without anticoagulation: one year prospective trial in hospitalized patients at risk for bleeding. *Am J Med.* 1987;83:405.

Smith BP, et al. Prediction of anticoagulation during hemodialysis by population kinetics in an artificial neural network. *Artif Organs.* 1998;22:731.

Sombolos KI, et al. The anticoagulant activity of enoxaparin sodium during on-line hemodiafiltration and conventional haemodialysis. *Haemodial Int.* 2009;13:43–47.

Srinivasan AF, et al. Warfarin-induced skin necrosis and venous limb gangrene in the setting of heparin-induced thrombocytopenia. *Arch Int Med.* 2004;164:66.

Tang IY, et al. Argatroban and renal replacement therapy in patients with heparin-induced thrombocytopenia. *Ann Pharmacother.* 2005;39:231.

Van Der Meulen J, et al. Citrate anticoagulation and dialysate with reduced buffer content in chronic hemodialysis. *Clin Nephrol.* 1992;37:36–41.

Wright S, et al. Citrate anticoagulation during long term haemodialysis. *Nephrology (Carlton).* 2011;6:396–402.

Zhang W, et al. Clinical experience with nadroparin in patients undergoing dialysis for renal impairment. *Hemodial Int.* 2011;15:379–394.

第 15 章 持续肾脏替代治疗

Boon Wee Teo, Jennifer S. Messer, Horng Ruey Chua, Priscilla How, and Sevag Demirjian

熊瑞芳　尹佳宁　译，李寒　校

持续血液透析和持续血液透析滤过是危重症肾衰竭患者进行持续肾脏替代治疗（continuous renal replacement therapies，CRRT）的最常用方法。另外，两种延长的间断肾脏替代治疗（prolonged intermittent renal replacement therapies，PIRRT），即持续低效血液透析和持续低效血液透析滤过也常用。而持续血液滤过和缓慢持续超滤已很少使用。

Ⅰ. **术语**。在本手册中，无论是采用动静脉血管通路还是采用静静脉血管通路，我们均将持续血液透析缩写为 C-HD（continuous hemodialysis，C-HD）。同样，持续血液滤过缩写为（continuous hemofiltration，C-HF），缓慢持续血液透析滤过缩写为 C-HDF（slow continuous hemodiafiltration，C-HDF）。以前常在字母"C"后面插入"AV"或"VV"，来特殊说明所使用的血管通路是动静脉血管通路，还是静静脉血管通路，即 CVVHD（血液透析），CAVH 或 CVVH（血液滤过），CAVHDF 或 CVVHDF（血液透析滤过）。然而，如今以中心静脉留置导管为基础的血液通路普遍使用，再加用"VV"颇显多余。缓慢持续超滤缩写为 SCUF（slow continuous ultrafiltration，SCUF），持续低效血液透析和血液透析滤过分别缩写为 SLED（sustained low-efficiency hemodialysis，SLED）和 SLED-F（sustained low-efficiency hemodiafiltration，SLED-F）。SLED 和 SLED-F 被归入 PIRRT。常规间断血液透析治疗称为 IHD（intermittent hemodialysis，IHD），或 IRRT（intermittent renal replacement therapy，间断肾脏替代治疗），主要考虑到间断治疗并非普通血液透析。

A. C-HD、C-HF 和 C-HDF 有什区别？所有这些治疗过程均包括通过动脉或静脉血管通路缓慢而持续地将血液引出，经过滤器。表 15.1 显示了这些技术的比较。

1. **持续血液透析（C-HD）**。在持续血液透析中（图 15.1），透析液以较低的速度持续地流经透析器膜外。在持续血液透析中，弥散是清除毒素的最主要方法。通过透析膜被超滤清除的液体较少（通常每天 3~6L），故过多的液体清除受限。

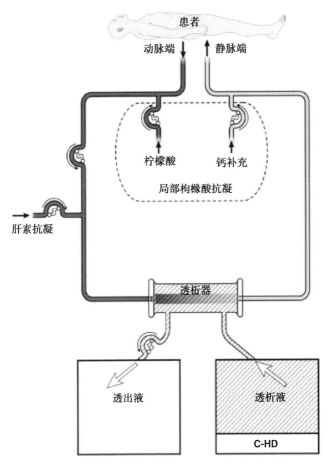

图 15.1 经典的持续血液透析循环图。使用肝素抗凝或局部柠檬酸抗凝。缓慢持续超滤的循环图同此图，除了透析器膜外无透析液

表 15.1　三种技术的比较

	IHD	SLED	SCUF	C-HF	C-HD	C-HDF
膜通透性	可变	可变	高	高	高	高
抗凝治疗	短	长	持续	持续	持续	持续
血流速 (mL/min)	250~400	100~200	100~200	200~300	100~300	200~300
透析液流速 (mL/min)	500~800	100	0	0	16~35	16~35
过滤液 L/d	0~4	0~4	0~5	24~96	0~4	24~48
置换液量 (L/d)	0	0	0	22~90	0	23~44
流出液饱和度 (%)	15~40	60~70	100	100	85~100	85~100
溶质清除机制	弥散	弥散	对流（少量）	对流	弥散	弥散 + 对流
尿素清除率 (mL/min)	180~240	75~90	1.7	17~67	22	30~60
持续时间 (h)	3~5	8~12	可变	>24	>24	>24

C-HD：缓慢持续血液透析；C-HF：缓慢持续血液滤过；C-HFD：持续血液透析滤过。IHD：间断血液透析；SCUF：缓慢持续超滤过；SLED：持续低效透析。

2. **持续血液滤过（C-HF）**。在持续血液滤过中（图 15.2），不使用透析液。取而代之的是大剂量（每天 25～50L）置换液从血液的流入道或流出道注入患者体内（前稀释或后稀释法）。在持续血液滤过中，通过滤过器膜被超滤的液体量包括置换液量和额外清除的液体量，因此持续血液滤过时的超滤总量远远大于持续血液透析时的液体超滤量。

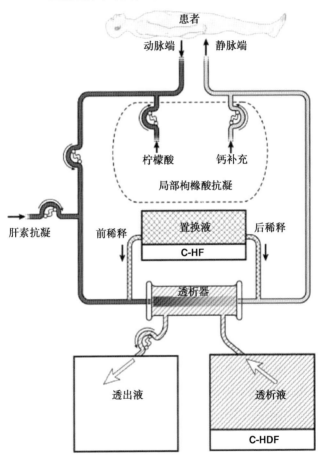

图 15.2　经典的持续血液滤过和缓慢持续血液透析滤过循环图。在缓慢持续血液滤过（C-HF）时，可选用前稀释模式、后稀释模式，或这两种模式同时使用。在缓慢持续血液透析滤过时，血液透析和血液滤过同时进行。使用肝素抗凝或局部柠檬酸抗凝

3. **持续血液透析滤过**。如图 15.2 所示，持续血液透析滤过是持续血液透析和持续血液滤过的结合。持续血液透析滤过时既使用透析液，也通过前稀释或后稀释使用置换液。每日通过膜被超滤的液体量等于置换液 + 脱水量。通常 C-HDF 时的置换液量等于 C-HF 时的一半，但 C-HDF 时的总排出量（即置换液量 + 透析液量 + 脱水量）与 C-HF 相似，C-HF 时的总排出量仅等于置换液量 + 脱水量。

4. **缓慢持续超滤**。所用设备与持续血液透析和持续血液滤过相似，但缓慢持续超滤不使用透析溶液和置换液。每日通过膜被超滤的液体量较少（每天 3~6L），与持续血液透析类似。

B. **持续低效透析和持续低效血液透析滤过（SLED and SLED-F）**。SLED 是一种延长透析时间（6~10 小时）、减少血液和透析液流速的持续血液透析。通常血流速设为 200ml/min，透析液流设为 100~300ml/min。如果支持较低的血液速和透析流速，也可以使用常规的血液透析设备。一些透析机需要软件升级才可提供低流速。日间应用的 IHD 透析机可以用于夜间的持续低效透析，血液透析护士通过培训即可容易地掌握持续低效透析技术，提供经济的人员管理。持续低效透析可应用于没有 CRRT 设备和人员配备的透析单位，持续低效透析的治疗效果能够达到 CRRT 的水平。SLED-F 需要置换液，透析机可以在线生成置换液（Marshall，2004）。

II. **CRRT 与间断肾脏替代治疗的临床适应证**。表 15.2 列出了各种 CRRT 技术和 SLED 的潜在益处。与标准的 IHD 相比，CRRT 的液体清除率较低，但氮质血症更易控制。表面上缓慢持续治疗具有明显优点，但从许多随机性临床试验数据来看，在急性肾衰竭的长期预后方面，CRRT 与 IHD 相比，并没有明显优势（Rabindranath，2007）。然而，多数实验在应用 IHD 时去除了危重症患者。2012 年 KDIGO AKI 指南（2B 证据）推荐对于血流动力学不稳定的 AKI 患者使用 CRRT 治疗，不建议使用标准的 IRRT 治疗；对于合并急性脑损伤或各种原因引起的颅内压增高或弥漫性脑水肿的 AKI 患者，均推荐使用 CRRT 治疗（KDIGO AKI，2012）。然而，指南认为，对于血流动力学不稳定的患者使用延长的 IRRT 治疗，如 SLED 或 SLED-F 可能同 CRRT 一样有效，但目前缺乏两者预后比较的临床实验。一些早期的比较试验（Van Berendoncks, 2010；Marshall, 2011）认为延长的 IRRT 治疗结果与 CRRT 治疗相似，并能节省医疗费用。

表 15.2　缓慢持续治疗的潜在优势

1. 维持血流动力学稳定；血浆渗透压变化较小

2. 更好地控制氮质血症、维持电解质和酸碱平衡；纠正电解质和酸碱紊乱；维持内环境稳定

3. 高效清除体内过多的液体（外科手术后、肺水肿、急性呼吸窘迫综合征）

4. 通过持续超滤可以建立无限的"补液空间"，以促进肠外营养和静脉药物治疗（如升压药、血管收缩药）

5. 对颅内压影响较小

6. 可使用新型透析设备

Ⅲ. **培训和设备成本**。持续肾脏替代治疗须由重症监护病房的护士进行操作，护士须熟悉操作过程。在人员轮换率较高和不经常使用持续肾脏替代治疗的透析中心，使用间断血液透析或持续低效透析可能更加切合实际。然而，在持续肾脏治疗普遍使用的透析中心，持续肾脏治疗将有助于危重症患者液体、电解质和营养的管理。

Ⅳ. **C-HD、C-HF 和 C-HDF 对小分子毒素和大分子毒素清除的区别**
   A. C-HD 对尿素的清除。在 C-HD 中，当血流速为 100～150ml/min 或更高，透析液流速为 25～30ml/min 时，尿素和其他小分子毒素的清除率主要取决于透析液流速。C-HD时血流速通常至少设定为透析液流速的 3 倍。血流速低、透析液流速高时，透析液流出液中尿素和其他小分子毒素浓度可接近 100%。尿素清除率可简单地用流出液容量评估，流出液容量等于透析液容量＋脱水量。

   目前标准的透析液流速为 20～25ml/（kg·d）。70kg 体重的患者，其透析液流速即为 23～29ml/min。若假定透析液流速为 26ml/min，流出液中溶质浓度为 100% 时，即相当于尿素清除率为 26ml/min 或 37L/d；如果患者的

脱水量为 3L/d，那么尿素清除率即为 37 + 3 = 40L。根据尿素动力学模型，40L 相当于清除率计算公式中的 K×t。若患者尿素分布容积为 40L，则其 Kt/V 等于 1.0/d 或 7.0/w。这相当于每周透析 3 次的 IHD 时的每周尿素清除率为 2.7（每周尿素清除率的计算方法见第 3 章）。

B. **C-HF 对尿素的清除**。C-HF 是以对流为基础的血液净化技术。当血液流经血滤器时，血液和超滤液间的透膜压力梯度使血浆中的水通过高通透性膜被滤出。当水通过膜时，小分子毒素（非蛋白结合类）和大分子毒素（膜孔径允许的情况下）通过对流的方式从血液中清除。超滤液被同体积的新鲜置换液替代，置换液可经血滤器前补充（前稀释）或经血滤器后补充（后稀释）。通常置换液流速为 20 ~ 25ml/min。后稀释模式滤出液中的溶质浓度可达 100%。

1. **滤过分数**。滤过分数是指流经血滤器清除的血浆部分。滤过分数等于超滤率除以血浆流速。血浆流速可简化为 BFR × (1 – Hct)。例如，如果 BFR = 150ml/min，Hct = 33%，则血浆流速 = 0.67 × 150 = 100ml/min。如果超滤速度 = 25ml/min，则滤过分数 = 25/97，约 25%。滤过分数一般为 25ml/min 或更低，这样可以防止血滤器中的红细胞和血浆蛋白过度浓缩。红细胞和血浆蛋白过度浓缩可堵塞滤器膜的侧孔，降低超滤率和筛选系数，还增加凝血的风险。为防止红细胞和血浆蛋白过度浓缩，须保持滤过分数低于 25%。若后置换时期希望补液量增大，须相应提高 BFR 超过 150ml/min。

2. **前置换模式**。防止滤过分数过高的另一种方法就是采用前置换模式。前置换时，尿素清除浓度稍减低（通常相当于血浆容积的 80% ~ 90%），但前置换时须增大置换液流速，才能提高中大分子毒素的清除率。当补液量超过 25L/d 时，推荐使用前置换模式。基线血液黏稠度过高时（如 Hct > 35% 时），亦建议使用前置换模式。也有学者倡导前置换和后置换联合使用。

3. **前置换模式稀释效果的计算**。假设置换液流速为 25ml/min，BFR 为 150ml/min。流经滤器的血液中毒素的稀释度则为 25/(150 + 25) = 14%。若置换液量为 35L，脱水量为 5L/d，则废液总量为 40L/d。后置换模式时，(K×t) t 则为 40L。前置换模式时，(K×t) 将减少 15%，即 34L。假设 V = 40L，则 C-HF 时的每日 Kt/V 等于 40/40 = 1.0（后置换）或 34/40 = 0.85（前置换）。

C. **C-HDF 对尿素的清除**。C-HDF 时透析液流量、置换液流量和脱水量的总和相当于 C-HD 或 C-HDF 后置换时的透析液出口流量。溶质清除率的计算与如上讨论的相似。若考虑每日透析废液量时，C-HDF 时小分子溶质清除率与 C-HD 和 C-HF 时相似。

D. **C-HF 和 C-HD 对小分子和大分子毒素的清除**。C-HD 时，由于大分子溶质弥散缓慢，且透过透析膜的扩散速度较低，因此透析液流出液中的大分子溶质并没有完全饱和。相反，C-HF 时，由于小分子和大分子溶质的对流清除率相似，故血浆超滤液中的中小分子溶质几乎完全饱和。因此，与 C-HD 相比，C-HF 对大分子毒素，如多肽类、抗生素和维生素 B_{12} 的清除更有效。C-HF 理论上的优势在于其技术上能够实现患者的超滤量大于 25L，能够预防 BFRs 过高而导致血液过度浓缩。另外，置换液流速过高会影响液体平衡。高容量 C-HF 时，血流速过低会导致短暂的血滤器中血液浓缩，增加凝血的风险。另一方面，C-HD 时透析液流速可达 50L/d。因此，在每日透析中，C-HD 更常用。如果需要清除中分子毒素，则可以增用置换液（C-HDF）。

1. **血滤器表面积和大分子溶质的清除**：一项使用不同膜面积（0.4 vs. 2.0m²）滤器行 C-HF 和 C-HD 对大分子毒素清除率的体外研究，得出了相反的结果：使用较大膜面积的滤器时，C-HD 和 C-HF 对大分子毒素的清除率是相同的；使用较小膜面积（0.4m²）的滤器时，C-HF 对大分子毒素的清除明显少于 C-HD（Messer，2009）。作者认为这与 C-HF 模式下使用膜面积小的滤器时蛋白凝聚有关。这些结果提示高置换液流量时使用小血滤器不能有效清除中大分子毒素。

V. **血管通路**

A. **静脉血管通路**。静脉血管通路是将双腔导管置入大静脉（颈内静脉或股静脉）获得的血管通路。锁骨下静脉也可以使用，但不是首选，见第 7 章。2012 年 KDIGO AKI 指南建议 CRRT 时使用不带 cuff 的导管（5.4.1），但证据较弱（2D）。该建议的理由是不带 cuff 的导管容易置入，置入带 cuff 的导管可能会延迟治疗启动时间，平均 CRRT 疗程仅 12 ~ 13d（KDIGO，2012）。一项研究比较了 CRRT 时使用较长的软硅胶临时导管（20 ~ 24cm，导管尖端位于右心房）和较短的导管（15 ~ 20cm，导管尖端位于上腔静脉）发现导管越长，滤器寿命越长且治疗剂量越高。另一项研究观察了股静脉置管时 CRRT 的持续时间，发现右股静脉置管时滤器的平均寿命为 15h，而左股静脉置管时滤器的平均寿命则为 10h（Kim，2011）。右侧股静脉置管优势的机制尚不清楚。

B. **动静脉血管通路**。可将导管插入大动脉，通常为股动脉，利用患者的血压推动血液进行体外循环而不用血泵。再通过大静脉回血。这种血管通路目前已不常用。这种通路有损伤股动脉、导致远端肢体缺血的风险，并且这种通路亦不能确保足够的血流量以维持目前普通使用的强化 CRRT 治疗。然而，当发生大的灾难和没有足够电力支持时（如地震中横纹肌溶解导致的急性肾损伤），由于血流依靠患者血压维持，超滤依靠废液收集器高度引起的重力作用（或钳夹作用引起压力改变），使用这种通路可以挽救生命。使用动静脉血管通路进行 CRRT 的详细介绍可见本手册的第 3 版。

C. **更换导管：按计划更换和仅根据临床需要更换**。CRRT 导管应根据临床需要更换，不应按照预先制订的计划更换导管以减少导管相关败血症的发生。常规按计划更换导管曾一度盛行，但目前，疾病控制与预防中心（CDC）和许多研究均不支持这种更换导管的方法。

VI. **CRRT 滤器**。"血滤器"和"透析器"在本章中可以互用。"血滤器"的膜外仅有一个出口，故血滤器膜外不使用透析液。透析器膜外有两个端口。CRRT 使用的透析器须具备高透水性，即高通量透析器。早期设计的 C- HF 用滤器均具有良好透水性和对流性清除溶质的性能，但 C- HD 时弥散清除溶质的性能较差，这些滤器膜与透析液间的联系未达最佳化。目前 CCRT 滤器的弥散清除溶质的性能较好，故 C- HF 和 C- HD 均适用。

A. **滤器的膜面积和体积**。选择滤器的大小须要考虑 BFR。滤器面积大而 BFR 低时，通过滤器的血流速缓慢，引起凝血的风险增加，故使用膜面积大的滤器时 BFR 需相应提高。此外，使用膜面积大的滤器时，透析液流速也需相应提高。高效 SLED 模式下使用大膜面积滤器时，提高 BFR 可以增加对中分子物质的清除。Messer 等（2009）研究发现，清除大分子毒素时需使用更大膜面积的滤器，并需要提高置换液流速。

VII. 透析液和置换液。 CRRT 置换液可以是商品化预混无菌溶液。常为每袋 2.5L 或每袋 5L。还有的双连带形式，使用前再混合。

A. **组成。** 表 15.3 列举了一些商品化的 CRRT 置换液的成分。

1. **缓冲液。** 缓冲液包含乳酸盐或碳酸盐。

   a. **乳酸盐溶液。** 乳酸盐置换液中的乳酸盐浓度常为 40 ~ 46mmol/L。乳酸盐置换液能有效纠正大部分患者的代谢性酸中毒。乳酸盐可 1∶1 代谢成碳酸氢盐。但实践中，透析液中的乳酸盐溶液浓度需要比碳酸氢盐透析液浓度更高些，才能等效纠正酸中毒。

   b. **碳酸氢盐溶液。** 碳酸氢盐溶液包装需用双联系统，类似于腹膜透析液的双联系统。碳酸氢盐是一种缓冲碱，总碱浓度通常为 22 ~ 35mmol/L。一些碳酸氢盐透析液也含有小剂量的乳酸盐（3mmol/L），乳酸剩余可致溶液酸化。目前尚无证据证实少量的乳酸能够导致高乳酸血症。当透析液流速较高 ［如 > 30ml/（kg·h）］ 时，较低浓度的碳酸氢盐可预防代谢性碱中毒。当使用局部枸橼酸抗凝时，也可使用低浓度的碳酸氢盐透析液，因为枸橼酸需经肝代谢为碳酸氢盐。

   c. **慎用高浓度的乳酸盐溶液。** 当患者存在严重的循环不稳定所致的组织低灌注、严重的肝损害时，使用乳酸盐作为产生碳酸氢盐碱基的透析液则会导致高乳酸血症。2012 年 KDIGO AKI 指南推荐 AKI 患者使用碳酸氢盐透析液，此证据级别较低（2C）；推荐肝衰竭和（或）乳酸酸中毒患者（2B）和循环性休克患者（1B）使用碳酸氢盐透析液，此证据级别较高。

   d. **枸橼酸盐溶液。** 枸橼酸透析液融合了缓冲碱和枸橼酸抗凝的特性，是局部枸橼酸抗凝方案的简化。大部分枸橼酸溶液需要在滤器前给予，这样能够使滤器充分抗凝。前置换模式时 40% ~ 60% 的枸橼酸能

表 15.3 一些肾脏持续替代治疗溶液的成分

成分 (mmol/L)	透析机 产生[a]	腹膜透 析液[b]	乳酸林 格液	B. Braun Duosol (5L/袋)	Baxter Accusol[b] (2.5L/袋)	Gambro Prismasol[c] (5L/袋)	Nxstage Pureflow[d] (5L/袋)
钠	140	132	130	136/140	140	140	140
钾	可变	—	4	0/2	0/2/4	0/2/4	0/2/4
氯	可变	96	109	107~111	109.5~116.3	106~113	110~120
碳酸氢根	可变	—	—	25/35	30/35	32	25/35
钙	可变 (3.5mEq/L)	1.75 (2.7mEq/L)	1.35	0/1.5 (0/3.0mEq/L)	1.4/1.75 (2.8/3.5mEq/L)	1.25 (2.5mEq/L)	1.5 (3.0mEq/L)
镁	0.75 (1.5mEq/L)	0.25 (0.5mEq/L)	—	0.5/0.75 (1.0/1.5mEq/L)	0.5/0.75 (1.0/1.5mEq/L)	0.5/0.75 (1.0/1.5mEq/L)	0.5/0.75 (1.0/1.5mEq/L)
乳酸	2	40	28	0	0	3	0

续表

成分 (mmol/L)	透析机产生[a]	腹膜透析液[b]	乳酸林格液	B. Braun Duosol (5L/袋)	Baxter Accusol[b] (2.5L/袋)	Gambro Prismasol[c] (5L/袋)	Nxstage Pureflow[d] (5L/袋)
葡萄糖 (mg/dl)	100	1360	—	0/110	0/110	0/110	100
葡萄糖 (mmol/L)	5.5	75.5	—	0/5.5	0/5.5	0/5.5	5.5
准备方法	6L/袋，通过膜滤过	预先混合	预先混合	双联袋	双联袋	双联袋	双联袋
无菌	否	是	是	是	是	是	是

够被清除，剩余的枸橼酸盐主要在肝脏中代谢成碳酸氢盐（1mmol 枸橼酸盐产生 3mmol 碳酸氢盐）。因此，C-HD 时透析液流与血流方向相反，慎用枸橼酸溶液。C-HF/HDF 后置换模式时亦慎用枸橼酸溶液。乳酸盐浓度 11～12mmol/L 时不能提供充分的缓冲能力（Naka，2005）。较高的乳酸浓度（14mmol/L）能够较好地纠正酸中毒并能提高滤器寿命（Egi，2005，2008）。18mmol/L 浓度的枸橼酸溶液虽可使用，但其对酸碱平衡的影响尚未有充分的研究。枸橼酸抗凝的置换液最好采用前稀释的方式输注，并用调整枸橼酸输注速度和血流速的比率至最佳状态，而溶质的清除可通过碳酸氢盐溶液作为透析液或后稀释置换液进行。另一种枸橼酸抗凝的方法及其优点将在本章之后讨论。

2. **钠**。商品化的 CRRT 置换液中钠的浓度为生理浓度或接近 140mmol/L。对于病重患者，尤其是合并长期低钠血症者，增加钠浓度时需缓慢进行，每日的补钠速度不超过 6～8mmol/L，置换液或透析液需稀释后使用，以保证透析后血钠比透析前轻度增高。详细内容请参见 Yessayan 等文章（2014）。使用枸橼酸抗凝时，为防止高钠血症，需使用较低钠浓度（100mmol/L）的透析液或置换液。

3. **钾**。无钾 CRRT 置换液适用于合并高钾血症的 AKI 患者。一旦血钾降低至安全水平，应使用 4mmol/L 钾浓度的置换液，以减少患者心律失常发生的风险和体内钾消耗。商品化的置换液所含钾浓度为 0mmol/L、2mmol/L 或 4mmol/L。低钾置换液也适用于合并高分解代谢持续高钾血症的患者。

   用这种透析液生成 2L 高张（23.4%）的氯化钠（4mmol/ml）透析液应该增加钠盐浓度达到约 140mmol/L。当用高张的柠檬酸三钠抗凝时，应使用较低钠盐浓度（117mmol/L）的置换液抵消高钠盐浓度。0.45% 的盐水 5L 加入足够的 23% 的钠盐可以调节钠盐至 117mmol/L。

4. **磷**。危重患者进行长时 CRRT 治疗后常发生低磷血症，从而导致呼吸肌无力和持续呼吸衰竭（Demirjian，2011）。严重低磷血症患者需常规补磷治疗。但必须监测患者血磷。有报告标签外使用的 1.2mmol/L 磷浓度的 CRRT 置换液具有良好的临床效果（Troyanov，2004）。与常规 CRRT 置换液相比，磷浓度 1.2mmol/L 和碳酸氢盐浓度 30mmol/L 的置换液可引起轻度的代谢性酸中毒和高磷血症（Chua，2012）。理想的磷浓度应该更低，尚需进一步的研究证实。

已有报道磷灌肠和静脉输注磷制剂可诱发 AKI。研究发现，静脉输注含有 20mmol/L 磷的磷酸钠/钾超过 5h 不增加具有残余肾功能患者的血肌酐，也不降低患者的血离子钙水平（Agarwal，2014）。

5. **钙和镁**。大部分透析液/置换液的钙浓度为 1.5 ~ 1.75mmol/L，镁浓度为 0.5 ~ 0.6mmol/L。应用局部枸橼酸抗凝时，枸橼酸可与血清中的钙离子结合，并消耗钙离子。应用局部枸橼酸抗凝时，常使用无钙 CRRT 置换液，这样可以减少滤器中的枸橼酸与钙离子结合，从而达到充分的抗凝效果。应用局部枸橼酸抗凝时，可以静脉输注钙，此时需要严格检测血镁。

6. **葡萄糖**。目前的 CRRT 置换液不含糖，或者为生理性糖浓度，通常为 5.5mmol/L（100mg/lL）。CRRT 时使用无糖置换液常导致低血糖发生，故需用含糖的 CRRT 置换液。常规监测血糖，必要时使用胰岛素可预防高血糖发生，并达到目标血糖水平，即 6 ~ 8mmol/L，该目标值与患者预后相关。另有研究反对使用无糖 CRRT 置换液，认为 CRRT 时使用无糖置换液可清除体内的糖，导致营养失衡（Stevenson，2013）。

B. **当没有商品化的置换液时，碳酸氢盐 CRRT 置换液的配制方法**。配液可在制剂室进行，或由透析机在线生成，后者仅能在某些国家使用，在这些国家进行在线血液透析滤过需获得监管部门批准。可以手工配制无菌透析液/置换液，其碳酸氢盐浓度为 30 ~ 35mmol/L。碳酸氢盐与碳酸相平衡，碳酸可以分解为 CO_2 和 H_2O，因此，碳酸氢盐溶液不稳定。碳酸氢盐遇到钙和镁可形成沉淀。因此，碳酸氢盐透析液/置换液应当在使用前再配制。

1. **单袋方式**。加入碳酸氢钠（通常在医院制剂室完成）和氯化钠至氯化钠浓度 0.45%，配成含碳酸氢盐、无乳酸的透析液或置换液。可加入少量的 $CaCl_2 \cdot 2H_2O$，必要时亦可加入镁。

公式：1.0L 0.45% NaCl ＋ 35ml 8.4% NaHCO₃

（35mmol） + 10ml 23% NaCl（40mmol） + 2.1ml 10% $CaCl_2 \cdot 2H_2O$（1.45mmol 或 2.9mEq）；总 容 积 = 1.047L。

终浓度 mmol/L：Na，145；Cl，114；HCO_3，33 和 Ca，1.35（2.7mEq/L）。

2. **双袋方式。** 一袋含钙的 0.9% 钠盐、另一袋含碳酸氢盐 的 0.45% 的钠盐。

公式：溶液 A：1.0L0.9% 钠 盐 + 4.1ml10% $CaCl_2 \cdot 2H_2O$（2.8mmol 或 5.6mEq）。溶液 B： 1.0L0.45% 钠盐 + 75ml8.4% $NaHCO_3$（75mmol）；总 容积 = 2.079L。

终浓度 mmol/L（混合在一起后）：Na，147；Cl， 114；HCO_3，36 和 Ca，1.35（2.7mEq/L）。

3. **透析机方式（仅用于 C-HD）。** C-HD 用碳酸氢盐透析 液通过一个标准透析机的透析器（除菌的）制备的超 滤透析液储存在一个腹膜透析用的 15L 无菌引流袋中。 这种溶液制备后应尽快使用。这种技术已经改良，可 储存于 6L 无菌袋。实验证实，这种方法制备的液体可 达 72 小时无菌，甚至 1 个月无菌。然而实际上，这种 制备的置换液即使 72 小时内未使用完，也应废弃。在 10 年的使用过程中，无不良事件报道，内毒素鲎实验 检测均在诊断界值以下（Teo，2006）。

C. **无菌。** 由于透析液交换缓慢、透析器长时间使用，则透 析液循环管路中易于细菌滋生，因此，C-HD 和 C-HDF 使用的透析液必须无菌。所有直接入血的置换液必须 无菌。

D. **透析液和置换液的温度。** CRRT 时透析液和置换液温度是 室温。而普通血液透析时，透析液需加温进行。使用室 温透析液透析可导致患者热量减少。实际上，CRRT 对 血流动力学的稳定性很大程度上取益于这种热冷效应。 长时间进行 CRRT 治疗，患者热量的减少可以掩盖发热 征象，因此不要把体温作为感染或炎症的标志。尚未有 研究证实这种减少热量的方法能够增强机体抵御感染的 能力。一项羊的败血症休克研究中发现体外循环时使血 液加温可以提高生存率（Rogiers，2006）。目前的 CRRT 传输系统均有加热装置。加热可引起透析液和置换液产 生气泡，特别是碳酸氢盐配方；因此加热的临床效果仍 须进一步探讨。

VIII. CRRT 处方

A. **剂量和预后**。指南推荐 AKI 的 CRRT 剂量为 20 ~ 25ml/（kg·h）（KDIGO AKI，2012）。然而，证据级别较低。没有证据证实 CRRT 剂量越低预后越差。一些随机对照实验认为大剂量可以带来更好的临床预后，但这些结果未被证实。一项机械学分析发现更大的剂量仅能较少地增加中分子毒素的清除（Hofmann，2010），研究认为增加中分子毒素清除的最佳方法则是增加血流速和滤器面积。没有证据证实对流方式（C-H 或 C-HDF）比弥散方式（C-HD）能获得更好的预后。如何确定 CRRT 的最佳剂量仍须更多的研究证实。

　　流出液剂量为 20 ~ 25ml/（kg·h）时，一般认为流入液剂量要低于此数值，因为流出液剂量还包括 2 ~ 5L/d 的超滤量。然而实际上 CRRT 过程中常发生一些技术问题，如透析器部分凝血而导致治疗中断或减低治疗的效果，因此要使流入液处方剂量稍高于目标剂量。如前所述，采用前稀释模式时，置换液速度需增加 15% ~ 20%，其取决于前稀释流入量速度与血流速的比值。稀释的效果仅取决于血浆中毒素的清除，因为稀释的效果与置换液流速/血浆流速比值有关，而不是与置换液流速/BFR 比值有关。

B. **经验剂量**。治疗的强度取决于临床效果。对于高分解代谢的患者，CRRT 强度需增大，以促进营养支持。溶瘤综合征或药物中毒的患者，CRRT 强度也需加大，此时间断治疗模式已不适用。治疗时每日评价血清尿素氮水平有助于确定 CRRT 剂量。根据 RENAL 研究和 ATN 研究，平均血清尿素氮水平应小于 45mg/dl（16mmol/L）。根据血尿素氮水平确定 CRRT 剂量的方法如表 15.4 和图 15.3 所示。

C. **SLED 和 SLED-F 剂量**。由于缺乏 SLED 或 SLED-F 相关的剂量探索研究，故目前尚无 SLED 或 SLED-F 剂量指南。KDIGO AKI 指南推荐间断 RRT（IRRT）时每周 Kt/V 不少于 3.9。每周 Kt/V 可简单地定义为每周治疗的总和。通常一次 SLED 治疗为 6 ~ 12h，每周 4 ~ 7 次，BFR200 ~ 300ml/min，透析液流速 300 ~ 400ml/min（Kumar，2000）。此处方剂量已远远超过 KDIGO 指南建议的"每周 Kt/V 3.9"。

IX. **设备**。许多先进的 CRRT 设备均具备多种治疗模式。其中也有的设备具备血浆置换模式，血浆置换不在本章讲述。本章不对所有的 CRRT 设备进行一一描述，仅列举了几款设备，但并不能表示这几款设备优于其他设备。

A. **金宝 Prismaflex ® 系统（Lakewood，CO）**。Prismaflex ® 系统有五个泵（血泵、透析液泵、废液泵、置换液泵和血泵前泵），四个带有可拆手柄的称重装置（用于称重废液、血泵前泵、透析液和置换液），这可以满足不同 CRRT 的血滤需求。血泵前泵装置可以在预稀释模式注入稀释液，也可以将抗凝剂持续注入循环中。稀释可以通过两个整体夹管阀来控制置换液进入循环装置。可以使用不同类型的透析液及置换液。使用触摸屏上的控制面板装置可以控制超滤和患者净液体清除率，调节透析液、弥散、血泵前泵和维持液的泵速。其他特色功能有预连接设备，包括过滤器、可操控的抗凝剂注射器和血液加温装置。

B. **美国 Fresenius（Walnut Creek，CA）改良的"2008K"和"2008T"透析机的使用**。虽然 C-HD 可以使用标准的透析设备，但透析设备需要将透析液流率转换到 100ml/min。血液管路和透析器每 24 小时会被更换。

表 15.4 为达到目标血尿素氮水平的 CRRT 设定

由于透析膜的堵塞，废液和血清之间的溶质平衡将随着时间的推移下降（Claure-Del Granado，2011）。此外，尿素动力学模型并没有考虑中或大分子溶质的清除，其中大分子溶质的清除目前并不清楚。

1. **评价处方的 6 步**

   a. 评价或测定患者的**尿素产生率**

   b. 决定目标**血清尿素氮水平**

   c. 计算**总的尿素清除率**，需要从第一步中获得尿素产生率保持血清尿素氮水平

   d. 测定**残余肾脏尿素清除率**。从总的尿素清除率中减去残余肾脏尿素清除率获得**体外治疗尿素清除率**是必要的

   e. 计算**需要的引流液量**。假设 100% 的饱和，其等于体外治疗尿素清除率。例外：在 C-HD 和 C-HF 的前稀释中，当透析液注入 >2L/h 时，引流液的尿素饱和度 <100%。在这些病例中，需要的引流量应该相应地增加（通常为 15% ~20%），由饱和百分率决定

f. 计算需要的透析液或置换液注入率。等于需要的引流液量减去额外的液体清除量

2. 病例分析：60kg 男性患者第一天的血清尿素氮为 40mg/dl（14mmol/L），第二天为 65mg/dl（23mmol/L）。第一、二天 24 小时尿收集液含 5g 尿素氮（178mmol）。第二天，体重增至 64kg。估计第一天水肿液为 8L，第二天为 12L。计算需要保持血清尿素氮为 40mg/dl（14mmol/L）的清除率

解决方案：

a. 评价或测定患者的尿素产生率

1 估计初始和最终的体内水量

初始的体内水量：初体重 60kg，有 8kg 水。无水肿体重为 52kg。55% 的无水肿体重估计体内水量

理论上，体内总水量为 8L + 0.55 × 52L = 8L + 28.6L = 36.6L

最终的体内水量：最终体重是 64kg，增加了 4kg，都是水，因此最终的体内水量为 36.6L + 4L = 40.6L

2 估计初始和最终的尿素氮

i 初始和最终的血清尿素氮分别为 40mg/dl 和 65mg/dl（相应的 14mmol/L 和 23mmol/L）

ii 第一天体内总的尿素氮 = 36.6L × 0.40g/L = 14.6g

用 SI 单位：第一天体内总的尿素氮 = 36.6L × 14.3mmol/L = 523mmol

iii 第二天体内总的尿素氮 = 40.6L × 0.65g/L = 26.4g

用 SI 单位：第二天体内总的尿素氮 = 40.6L × 23.2mmol/L = 942mmol

3 计算体内总尿素氮的变化

i 从时间 1 到时间 2 体内总尿素氮的变化为 26.4g − 14.6g = 11.75g 尿素氮（或使用 SI 单位，942mmo − 523mmol = 420mmol）

ii 这 11.75g 尿素氮的变化应该校正为每日的变化。如果时间 1 到时间 2 间隔了 24 小时，那么体内总尿素氮的变化为每天 11.75g（每天 420mmol）

4 计算尿丢失。观察期间，24 小时尿中排出的尿素氮为每天 5g（每天 178mmol）

5 计算尿素氮产生率

等于 11.75 + 5 = 16.75g/d（或使用 SI 单位，420mmol + 178mmol = 598mmol）

续表

b. **决定目标血清尿素氮水平**。如上讨论，它应该为 40mg/dl（14.3mmol/L）

c. **计算期望的总清除率**。假设目标血清尿素氮 = 40mg/dl = 0.4g/L

尿素氮清除 = 清除率（K_D）× 血清水平 = K_D × 0.4g/L

以稳定的水平，尿素产生 = 清除，16.75 = K_D × 0.4

K_D =（16.75g/d）/0.4g/L = 42L/d

使用 SI 单位：假设目标血清尿素氮 = 14.3mmol/L

尿素氮清除 = 清除率（K_D）× 血清水平 = K_D × 14.3mmol/L

以稳定的水平，尿素产生 = 清除，598 = K_D × 14.3

K_D =（598mmol/d）/14.3mmol/L = 42L/d

d. **调整残余肾脏功能**。实际上，这个患者有每天 10L 的尿素清除率（约每分钟 7ml），因此我们从总的需要的清除率中减去这部分。因此，体外治疗需要的清除率为 32L/d

e. **计算透析液注入率**。应为 32L/d（假设 100% 饱和）减去额外的液体清除量。例如：如果每日需要除去 3L 液体抵消高代谢和医疗补液，从 32L 中减去 3L 得到每日透析液注入量为 29L。我们通常忽视残余肾功能，因此应该每日加 10L，得到每日透析液注入量为 39L

C. **美国 Fresenius（Walnut Creek，CA）升级的"2008H/K"透析机的使用**。这种机器的进一步益处是在于使 C-HD 治疗成为一整体，而不需要机器进行转换。这一装置可以达到透析液流率 100～200ml/min，但是需要设定为服务模式，而且需要附加校正。不用超滤或可调钠程序，无需设立超滤时间和目标值。包括透析器在内的体外循环系统，需要每 48 小时更换一次。这一装置也被广泛用于 SLED，可以设定更合适的血液和透析液流速。

D. **Nxstage 医疗公司（Lawrence，MA）的 Nxstage 系统**。Nxstage 系统是一种改良装置，它带有触摸信息屏、用户循环界面、加温液体装置。是一种便携式血液透析机，也可用于 CRRT 治疗。其中一次性药液滴入筒，不管带有或不带有滤器，可以适用于多种疗法，最小化机器的污染和消毒。这个药液滴入筒有控制容量平衡的体积按钮，不用刻度，直接弥散入体内。其特色在于血液管路上没有血液

—空气的界面，这可以优化血流量，并降低凝血。

血清尿素氮稳态时g和K的功能

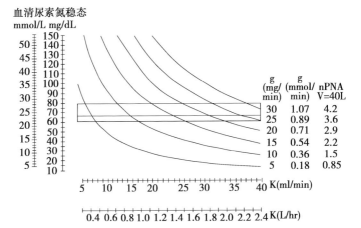

图 15.3　评估血尿素氮达到稳态时的总尿素氮清除率。表横坐标的尿素氮清除率，是从血尿素氮通常水平与稳态状态下尿素氮水平的交点开始读取

E. Braun 医疗公司（Bethlehem，PA）的 Braun Diapact 机。Diapact CRRT 系统是一个简单、完整的透析单位，为没有水净化系统的急诊使用而设计。它有三个泵（血、透析/灌注液和超滤）和一个电解承重单元。这个机器还有一个简化使用界面、一个加温液体集成单位和透析器性能选择。系统灵活的治疗方式不同于 CRRT，包括 IHD 和血液滤过。

X. **抗凝**。在许多患者中，出血的危险较低，使用廉价的和容易操作的设备时，可以常规给予肝素抗凝。患者已经实施系统的抗凝治疗（如：主动脉内球囊反搏）就不需要额外的抗凝。患者患有严重的血小板减少症或凝血系统受损时需要不使用抗凝剂的 CRRT 治疗。在术后或有出血高风险的患者中，可进行无肝素的 CRRT，或局部柠檬酸盐抗凝。在肝素引起的血小板减少的患者（Ⅰ型 HIT）中，也可使用局部柠檬酸盐抗凝。然而，系统地抗凝治疗通常用于Ⅱ型肝素引起的血小板减少的患者。这些患者有肝素引起的血小板减少合并静脉或动脉血栓。这些患者进行 CRRT 时，可以使用重组水蛭素系统抗凝。

A. **肝素**。在预冲完透析器和管路后，如果基线的凝血时间没有升高，理论上可以向患者静脉中注入 2 000 ~ 5 000 单位的肝素。最好等待 2 ~ 3 分钟，使肝素和患者的血液混合。体外循环开始后，使用静脉注入泵持续（500 ~ 1000U/h）向动脉和血流线路注入肝素。肝素治疗的监测见表 15.5。

B. **无肝素方式**。虽然滤器会出现血凝块，需要更加频繁地更换，但是有肝病的患者、手术后患者、近期有出血的患者或肝素引起的血小板减少的患者，可用无肝素 CRRT。使用肝素进行 CRRT 出现急性出血时，停用肝素后可以继续进行治疗。

　　当不给肝素时，有些步骤可以减少血凝块的发生。

1. 在 C-HD 中，透析液注入率增加 20% ~ 40%。较高的透析液流速可以弥补无肝素滤器缓慢凝固引起的清除率下降。使用无肝素的 C-HD 时，通常不向动脉血液端注入盐水，不同于在无肝素间断血液透析中的操作，后者在透析过程中会有微小气泡引入透析器，最终导致凝血的形成。

表 15.5 持续治疗的肝素抗凝方案

1. 初始治疗：如文中叙述的，在初始和预冲液中加肝素。开始时，通过静脉和其他途径加入 2000 ~ 5000 单位肝素。等待 2 ~ 3 分钟，使肝素在循环中混合。然后开始每小时500 ~ 1000 单位持续注射肝素入动脉线路。

2. 监测：每 6 小时在动脉和静脉线路测量 PTT。
   保持动脉端 PTT 为 40 ~ 45 秒。
   静脉端 PTT 大于 65 秒。
   如果动脉端 PTT 大于 45 秒，每小时减少肝素 100 单位。
   如果静脉端 PTT 小于 65 秒，动脉端 PTT 小于 45 秒，每小时增加肝素 100 单位。
   如果动脉端 PTT 小于 40 秒，每小时增加肝素 200 单位。

PTT 指的是部分凝血活酶时间。

2. 在无肝素的 C-HF 中，当血浆里的水被清除，可采用前稀释方式，置换液可减少滤器中血液浓度。血流速达到每分钟 200ml 以上或更高，可以防止早期的和额外的血凝块。

　　在没有凝血功能紊乱的患者中使用无肝素透析，透析器通常在 8 小时内凝固。透析液和血清尿素氮的比小于 0.8 时出现早期血凝征兆。小于 0.6 时，血凝将马上发生。

C. **局部枸橼酸盐抗凝**。枸橼酸可以螯合钙（和镁），这样就可以防止凝血的发生。枸橼酸钙在肝脏和骨骼肌组织参与新陈代谢被清除。通常使用肝素的 CRRT 治疗，RCA 可以降低出血的风险（Wu，2012），但循环是否通畅取决于枸橼酸的剂量（Monchi，2004）。枸橼酸抗凝主要通过降低局部离子钙的浓度，也可以导致中性粒细胞的降低和体外循环中补体的活化（Schilder，2014）。在 2012 年 KDIGO AKI 指南中提到 CRRT 治疗中 RCA 的使用是没有禁忌的。

　　一般来说，每升血液含 3mmol 的枸橼酸就可以螯合血清中 0.3～0.4mmol 的离子钙，这种浓度水平就可以有效抗凝。系统地补充钙镁丢失需要遵循严格的方案。通过测试柠檬酸总负荷可以检测其毒性，因为对于肝功能受损或多器官衰竭的患者来说，这种剂量的柠檬酸已经超过患者的新陈代谢能力，这将导致过量的柠檬酸钙的积累和不足量的离子钙再生。这反过来会导致高阴离子间隙代谢性酸中毒（柠檬酸），以及较高的总钙离子钙的比例（Meier-Kriesche，2001），研究结果要求停止 RCA 和纠正低钙血症。

　　ACD-A（葡萄糖柠檬酸抗凝剂 A）溶液含 3% 柠檬酸三钠（2.2g/ml·每 100ml）、柠檬酸（0.73g/ml·每 100ml）和葡萄糖（2.45g/ml 每 100ml）（Baxter-Fenwal 健康公司，Deerfield，IL）。当有商品化的 ACD-A 时，这种溶液比柠檬酸三钠更适合进行常规的局部柠檬酸抗凝，可以减少混合错误和过度灌注的危险。在 CRRT 中使用许多局部柠檬酸抗凝方法。局部柠檬酸抗凝最主要的并发症是血清钙离子水平和柠檬酸代谢引起的代谢性碱中毒。

　　我们倾向使用的局部柠檬酸抗凝方法为减少柠檬酸的注入量，使用无钙的透析液或置换液，因为柠檬酸注入后仅仅与患者血中的钙相互作用。局部柠檬酸抗凝的方式也在有钙的透析液或置换液中使用（Mitchell et al.，2003）。其优点是避免在钙置换液泵出现故障时，低钙的注入液返回心脏。

1. **Swartz 方式**（图 15.4）。举一个例子，Swartz 等描述了在 C-HD 中使用局部柠檬酸抗凝（2004）。

a. 取 1 000ml ACD-A 包，用注入泵注入患者的动脉端。一个负压阀插入这个管路，液体则按照血泵方向直接注入，当不直接注入时，血液泵将停止。每小时注入的 ml 数起初为每分血流率（BFR）ml 数的 1.5 倍。例如，当 BFR 设置为 200ml/min，柠檬酸注入率为 300ml/h。

b. 氯化钙（正常盐水为 20mg/ml）通过透析管路静脉端的三通阀注入。葡萄糖酸钙的注入需要通过外周静脉置管，不过这将导致更大的液体容量。初始的钙注入率应设置为 ACD-A 注入率的 10%。例如，ACD-A 的注入率为 300ml/h，那么钙的注入率为 30ml/h。

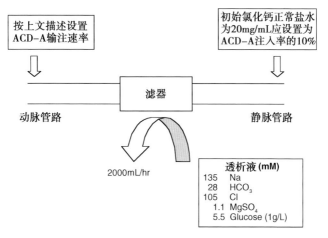

图 15.4 柠檬酸在缓慢血液透析中的循环图。硫酸镁的水平设置为 1.1mmol/L（在以前 Swartz 的出版物中为 1.3mmol/L）

c. 钙离子应每 2 小时 ×4 取样检测，第一个 24 小时每 4 小时 ×4 取样检测，之后每 6～8 小时取样检测。当注入液或管路更换时，应 1～2 小时内检测钙离子。应从两端取样并仔细标记，标有"滤过后"的样本为滤过后的静脉端样本，另一个通过患者动脉或静脉端取样。基本的生化和总钙量每 6～8 小时监测一次。ACD-A 的柠檬酸三钠和氯化钙注入见表 15.6。

d. 透析液无钙，含 135mmol/L 钠盐、镁（硫酸镁）

1.1mmol/L（2.2mEq/L）、碳酸盐 28mmol/L、氯 105mmol/L、硫酸根 1.1mmol/L 和葡萄糖 5.5mmol/L（1g/L）。较低浓度的钠盐和碳酸盐有利于不同张力的碳酸盐从 ACD-A 注入液中传递。透析液流率为每小时 2.0L。注意：透析液中镁的浓度（1.1mmol/L）比许多其他溶液高（0.5~0.75mmol/L，表 15.3）。

D. **SLED 使用局部枸橼酸方案**

很多人都对此有了研究，比如 Fiaccadori（2013）的研究和 Szamosfalvi（2010）研究的自动化系统。之后的相关组织还致力于研究测量柠檬酸和离子钙浓度水平的传感器（Yang，2011）。

E. **阿加曲班和重组水蛭素抗凝**。药物剂量见表 15.7。重组水蛭素（水蛭素重组体）和阿加曲班是直接的凝血抑制剂。重组水蛭素主要经肾代谢，剂量可以根据残余肾功能和透析液清除率调整。可持续注入或反复注入。标准剂量为每小时每公斤体重 0.005~0.025mg。抗凝效果通过测定活化部分凝血酶时间（aPTT）监测，目标值为正常的 1.5~2.0 倍，确保没有出血的抗凝效果。使用重组水蛭素超过 5 天，可以使用抗重组水蛭素抗体。这种抗体可增加重组水蛭素的抗凝效果，减少注入剂量，降低出血风险。延长使用重组水蛭素的患者，推荐每日测定 aPTT 水平。阿加曲班主要经肝和胆汁分泌代谢，因此可用于肾衰竭患者。阿加曲班的初始剂量是每分钟每公斤体重 0.5~1.0μg，肝功能衰竭的患者剂量减少。抗凝效果也用 aPTT 监测。新鲜冰冻血浆可以对抗重组水蛭素和阿加曲班引起的出血。高通量的滤过器做血液滤过可以减少血浆水蛭素浓度。

表 15.6　ACD-A 及钙滴定的使用指南（Swartz 局部抗凝）

后过滤钙离子（mmol/L）	调节 ACD-A 率
<0.20	每小时减少 5ml
0.20~0.40	不调整
0.40~0.50	每小时增加 5ml
>0.50	每小时增加 10ml

氯化钙注入用系统钙离子滴定

续表

系统钙离子（mmol/L）	调节钙注入
＞1.45	每小时减少 10ml
1.21～1.45	每小时减少 5ml
1.01～1.20	不调整
0.90～1.00	每小时增加 5ml
＜0.90	10mg/kg 氯化钙；每小时增加 10ml

ACD－A：抗凝血剂柠檬酸葡萄糖 A 型。

表 15.7 持续肾脏替代治疗中重组水蛭素和阿加曲班的药物剂量

	重组水蛭素	阿加曲班
注入率	初始每小时每公斤体重 0.005～0.01mg	初始每分钟每公斤体重 0.5～1.0mg；有肝功能衰竭的患者以低剂量开始
监测实验的目标值	aPTT 为正常的1.5～2.0 倍	aPTT 为正常的 1.5～2.0 倍

aPTT：活化部分凝血酶时间。

F. **其他抗凝**

1. **低分子肝素**。Segedal 和 Hartmann（2004）回顾了在 CRRT 中低分子肝素（low‐molecular‐weight heparins，LMWH）的使用。通过测量抗 Xa 因子活性来监测抗凝情况，但是用这种方法来指导 CRRT 中使用低分子肝素还有待确定。在 C‐HDF 中，低分子肝素不容易被鱼精蛋白抵消抗凝作用。使用初始剂量为 20U/kg，随后每小时 10U/kg 的达肝素钠可以达到没有额外出血的足够抗凝。在一项 C‐HD 的研究中，使用 35U/kg，加上每小时 13U/kg 的达肝素钠可以有较好的滤器通透性，但有出血风险。然而，使用 8U/kg，加上每小时 5U/kg 的低剂量达肝素钠，则循环较差。所以最佳剂量也许就是两者之间的一个剂量。依诺肝素和那曲肝素也可使用，但是使用经验仅限于两个研究。在 CH 中那曲肝素与 RCA 进行比较，在体重 >100kg 的患者中，那曲肝素一次性给予 3800IU 剂量，之后给予每小时 2850IU 剂量。在体重 ≤ 100kg 体重的患者中，那曲肝素一次性给予 2850IU 剂量，之后给予每小时给予 380IU 剂量的注入。这种方案没有抗 Xa 因子的监测。使用那曲肝素的患者比使用 RCA 的患者遭受更多出血风险（Oudemans-van Straaten，2009）。

2. **萘莫司他甲磺酸**。这是一种合成丝氨酸蛋白酶抑制剂，具有最小的降压活性的前列环素类似物。为改善血管通过情况和降低出血风险，其通常应用于 CRRT 治疗。初始剂量是每小时 10mg 的萘莫司他溶液（200mg 萘莫司他溶解在 20ml 的 5% 的葡萄糖溶液中）。体外循环的抗凝情况通过床旁 ACT 检测来监测，注入量根据需要调整（Baek，2012）。

G. **微气泡**。在最初和任何时候的连接或重置时，微气泡都可以逆流入滤器，被引入体外循环中。其可进入透析器的纤维束内，引起滤器中出现血凝块。应在预冲和注入中注意减少这一问题。

H. **滤器出现血凝块的征兆**。血流速度减少的明显征兆包括体外循环中血液发黑，静脉端血液温度下降，体外循环中的红细胞和血浆分离。注入盐水可以帮助诊断凝固前状态：在滤器的半透膜部分可以看到血凝块。

可以检查过滤液尿素氮和血清尿素氮的比值。如果比值小于 0.6，血液凝固将立刻发生。超声可以在使用过程中测量滤器纤维束的体积（FBV），但是 FBV 不能预测滤器的纵轴。问题是血凝块大部分发生在静脉空气网内，而不是在滤器中（Liangos，2002）。

XI. **维生素和矿物质**。当标准肠外营养液以每小时 60ml 的速度注入、废液以每小时 1L 的速度排掉时，总的氨基酸将以每 24 小时 12 克的速度流失。在 CRRT 治疗中，水溶性维生素和微量元素很容易被清除。如果要延长治疗时间，活性维生素 D、维生素 E、维生素 C、锌、硒、铜、锰、铬以及维生素 B 是需要补给的。

XII. **CRRT 治疗中药物清除的原则**。在 CRRT 治疗中，药物的清除取决于：(a) 药物的特性，比如分子量、与蛋白的结合程度、分布容积、药物经肾脏代谢比例；(b) 患者的残余肾功能、体积大小、血清白蛋白浓度、参与药物代谢/排泄等器官的功能（如肝）；（c）CRRT 参数（比如：透析液/超滤液/血液/废液的流速、透析器的尺寸）。C – HD 和 C – HF 治疗都能有效的清除小分子溶质，而 C – HF 因为其对流作用能更好地清除中大分子药物。一般来说，在相同废液排放速度下，C – HF 比 C – HD 有更好的药物清除能力，也就是 CVVH > CVVHDF > CVVHD（Churchwell，2009）。

CRRT 治疗的强度不同和患者残余肾功能的水平导致了药物清除效果明显的区别。文献中可获得对 CRRT 治疗患者的药物剂量应仅作为指导，并意识到这些患者可能并不适合采用某些患者的特殊处方。不过可以通过评估患者残余肾功能的总肌酐清除率和预期的肌酐清除率来估算出患者在接受 CRRT 治疗时的剂量（Matzke，2011）。CRRT 治疗相当于给患者增加了一个肾的功能，它的肾小球滤过率（GFR）主要取决于废液量。每天 10L 废液的排放相当于大约 7ml/min 的肾小球滤过率（7ml/min × 1440min = 10.08L）。因此当无尿的患者接受 CRRT 治疗时，医生应该按照患者 7ml/min 的肾小球滤过率来定治疗剂量。

表 15.8 列举了进行 C-HD 和 C-HDF 的肾衰竭患者抗生素的大约剂量。如可能，应该测定抗生素的血浓度，比如万古霉素、氨基糖苷类。在治疗过程中发生的任何处方和临床症状的改变（比如肾功能的改善或恶化）都需要额外的监测和剂量调整。

在 CRRT 治疗过程中，升压药的去除并不是一个问题，因为升压灌注率通常用来维持一个理想的血流动力学反应。表 15.9 为 ICU 患者在 CRRT 治疗时额外药物剂量及调整。

XIII. 单独超滤（isolated ultrafitration，IU）和缓慢持续超滤（slow continuous ultrafitration，SCUF）

IU 可以把透析液放在侧循环而使用标准的透析设备，可以进行前透析、后透析或单独透析。肾衰竭患者，IU 通常使用血液前透析。SCUF 可以使用和 C-HD 相同的循环（图 15.1），但没有透析液。

A. 单超。当做 IHD 时，经常使用 IU。IU 有利于清除多余的液体，避免急性肾衰竭患者第一、二次透析时发生失衡综合征。也用于一些清除液体较难的门诊患者透析。IU 的主要优点是比常规血液透析有较好的液体清除耐受性。今天，IU 不再是最佳的液体清除方法。历史上，清除液体

表 15.8 CRRT 治疗抗生素的剂量

药名	LD	CVVH	CVVHD 或 CVVHDF
阿昔洛韦[a,b,c] (IV)	无	5 ~ 10mg/kg q24h	HSV：5 ~ 7.5mg/kg q24h HSV 脑炎/带状疱疹：7.5 ~ 10mg/kg q12h
阿米卡星	10mg/kg	7.5mg/kg q24 ~ 48h	同上
氨苄西林 (IV)	2g	1 ~ 2g q8 ~ 12h	1 ~ 2g q6 ~ 8h 脑膜炎/心内膜炎：2g q6h
氨苄西林 – 舒巴坦	3g	1.5 ~ 3g q8 ~ 12h	1.5 ~ 3g q6 ~ 8h
阿奇霉素 (IV/PO)	无	250 ~ 500mg q24h	250 ~ 500mg q24h
氨曲南	2g	1 ~ 2g q12h	1g q8h/或 2g q12h
头孢唑啉	2g	1 ~ 2g q12h	1g q8h/或 2g q12h
头孢吡肟	2g	1 ~ 2g q12h	一般情况：1g q8h 严重情况：2g q12hr
头孢噻肟	无	1 ~ 2g q8-12h	1 ~ 2g q8h

续表

药名	LD	CVVH	CVVHD 或 CVVHDF
头孢他啶	2g	1～2g q12h	1g q8h/或 2g q12h
头孢曲松	2g	1～2g q12h	同上
		脑膜炎、肠球菌心内膜炎 2g q12h	同上
环丙沙星（IV）	无	200～400mg q12-24h	400mg q12～24h
环丙沙星（PO）	无	500mg q12～24h	
克林霉素（IV）	无	600～900mg q8h	同上
克林霉素（PO）	无	150～450mg q6h	同上
多粘菌素[b,c]（IV）	无	2.5mg/kg q24～48h	2.5mg/kg q12～24h
达托霉素[e]	无	4～6mg/kg q48h	4～8mg/kg q48h
氟康唑[a]（IV/PO）	400～800mg	200～400mg q24h	400～800mg q24h
更昔洛韦 IV[a]	2.5mg/kg	1.25mg/kg q24h	2.5mg/kg q12～24h 2.5mg/kg q24hr（维持量）

续表

药名	LD	CVVH	CVVHD 或 CVVHDF
庆大霉素	2~3mg/kg		
• 轻度尿路感染或协同效应		1mg/kg q24~36h	同上
• 中重度尿路感染		1~1.5mg/kg q24~36h	同上
• GNR 感染		1.5~2.5mg/kg q24~48h	同上
亚胺培南西司他丁	1g	250mg q6h 或 500mg q8h	500mg q8h 严重：500mg q6h
左氧氟沙星	500~750mg	250mg q24h	LD、250~750mg q24h
利奈唑胺（IV/PO）	无	600mg q12h	同上
美罗培南	1g	500mg q8h 或 1g q12h	500mg q6~8h 或 1g q8~12h 严重/CF/CNS：2g q12hr
甲硝唑（IV/PO）	无	500mg q6~12h	500mg q6~8h

300 第二部分 以血液为基础的治疗

续表

药名	LD	CVVH	CVVHD 或 CVVHDF
莫西沙星（IV/PO）	无	400mg q24h	同上
奈夫西林	无	2g q4～6h	2g q4h 一般感染：1g q4h
青霉素 G（IV）	4MU	2MU q4～6h	LD 然后 2～4MU q4～6h
哌拉西林他唑巴坦	无	2.25～3.375g 6～8h	3.375g q6h 或者进一步注射 3.375g q8h（注射超过 4h）
利福平（IV/PO）	无	300～600mg q12～24h	同上
替卡西林 - 克拉维酸	3.1g	2g q6～8h	3.1g q6h
替加环素	100mg	50mg q12h	同上
妥布霉素 a,c	2～3mg/kg		
• 轻度尿路感染或协同效应		1mg/kg q24～36h	同上
• 中重度尿路感染		1～1.5mg/kg q24～36h	同上

续表

药名	LD	CVVH	CVVHD 或 CVVHDF
●GNR 感染			
TMPSMX[a,c]	无	1.5～2.5mg/kg q24～48h	同上
		2.5～7.5mg/kg (TMP) q12h	2.5～5mg/kg (TMP) q12h PCP/嗜: 5～7.5mg/kg (TMP) Q12h
万古霉素[f] (IV)	15～25mg/kg 或 1g q48h	10～15mg/kg q24～48h 或 1g q12h	LD 然后 10～15mg/kg q24hr
伏立康唑[e] (PO)	400mg q12h×2	200mg q12h	同上

CAP: 社区获得性肺炎; CF: 囊性纤维化; CNS: 中枢神经系统; CVVH: 连续静脉血液滤过; CVVHD/CVVHDF: 连续静脉-静脉血液透析/连续静脉-静脉血液透析滤过; HSV: 单纯疱疹病毒; ICU: 重症监护室; IV: 静脉注射; LD: 负荷剂量; MD: 维持剂量; MU: 百万台; PCP: 卡氏肺囊虫肺炎; PO: 口服; TMP: 甲氧苄啶; SMX: 磺胺甲噁唑。

a 基于透析液流速/超滤速率 1-2L/hr 和最小残余肾功能。

b 用 IBW (kg); 理想 IBW (男性) =50kg + (23 * 高英寸 >60 英寸),

IBW (女性) =45kg + (23 * 高英寸 >60 英寸)。

c 肥胖患者用 IBW (kg)。

d 病态肥胖应用 BW 调整后体重 ABW (kg) = IBW + 0.4 (TBW-IBW)。

e 肥胖患者用 BW 调整。

f 用实际体重 (kg)。

表 15.9 ICU 患者常用药物成人剂量推荐

药物	提示	正常剂量	CRRT 剂量 (ml/min)	
			10 ~ 30	30 ~ 50
胺碘酮	房颤	超过 30 ~ 60min 5 ~ 7mg/kg，然后每天 1.2 ~ 1.8g 注射，或口服至 10g	相同	相同
地高辛	心脏衰竭患者房颤	负荷剂量 (LD)：0.25mg q2h，24h 内直至 1.5mg 维持剂量 (MD)：每天 0.125 ~ 0.375mg	LD 降低 50% MD 建议 25% ~ 75% 或 q36h	MD 建议 25% ~ 75% 或 q36h
氟哌啶醇	神智昏迷	初始剂量：根据情况 2 ~ 10mg，如果不足，重复给药（双倍初始剂量）q15 ~ 30min，建议 25% 最终剂量 q6h	相同（监测 ECG 和 QT 间期）	相同（监测 ECG 和 QT 间期）
劳拉西泮	癫痫持续状态躁动	每剂量 4mg（静脉缓慢注入，最快速度 2mg/min），10 ~ 15min 重复一次，最大剂量 8mg；0.02 ~ 0.06mg/kg q2 ~ 6h 或 0.01 ~ 0.1mg/(kg·h)；如果合并用丙磺舒利丙戊酸需减少 50% 剂量	相同（长时间使用高剂量需要严密监测，以防丙二醇中毒）	相同（长时间使用高剂量需要严密监测，以防丙二醇中毒）

续表

药物	提示	正常剂量	CRRT 剂量 (ml/min)	
			10~30	30~50
苯妥英钠	癫痫状态	LD: 10~20mg/kg，最大剂量 50mg/min MD: 100mg q6~8h	相同。根据反应确定滴定剂量，执行 TDM 维持苯妥英钠浓度 1~2.5μg/ml	相同。根据反应确定滴定剂量，执行 TDM 维持免费苯妥英钠浓度 1~2.5μg/ml
苯巴比妥	抗惊厥/癫痫	LD: 10~20mg/kg（体重大于 60kg 患者最大剂量小于 60mg/min），根据需要间隔 20min 重复剂量（最大总剂量） MD: 每天 1~3mg/kg 或每天 2~3 次 50~100mg	相同	相同
茶碱	COPD（急性症状）	LD: 4.6mg/kg MD: 16~60 岁的成年人 0.4ml/(kg·h)（每天最大剂量 900mg）；大于 60 岁: 0.3ml/(kg·h)（最大每天 400mg）	执行 TDM 维持茶碱浓度 5~15μg/ml	执行 TDM 维持茶碱浓度 5~15μg/ml

以上所有静脉给药剂量都假定 CRRT 的清除率为每小时每公斤（体重 25ml 废液，即每天 10L 超滤量，这与 7ml/min 的肾小球滤过率相同，即每天 10L 超滤量，这与 7ml/min 的肾小球滤过率相同（比如一个 50~70kg 体重的患者估算 GFR 是 20~30ml/min）。剂量范围的界定是为了针对不同超滤、透析液流速和不同程度的残余肾功能。

耐受性差是因为使用醋酸盐透析液、透析液过热和液体钠盐含量过低（如，比血浆中钠盐低 5～10mmol/L）。如果避免这些因素（如使用碳酸盐透析液、高钠盐和透析液略凉），那么，先前提到的 IU 对血流动力学的好处就不明显了。IU 时，产生废物的清除较少。因此，接下来的血液透析的时间不能缩短，因此 IU 和血液透析总的治疗时间应该延长。

尽管 IU 有较好的液体清除耐受性，但是如果超滤率过高，低血压仍然可以发生。如果存在明显的水肿，那么每小时 1.5L 的超滤率很少发生低血压。但超滤率不要过高，除非使用血容量传感器检测血液容量情况。IU 后可有高血钾反弹，可能因为胞内钾离子到了细胞外液体。虽然存在这种并发症与否是有争议的，但是 IU 后常规血液透析可以避免任何高血钾的发生。

B. SCUF。SCUF 最初在 ICU 中使用，用于有残余肾功能和不存在电解质和酸碱平衡失调的患者除去多余的液体。对心脏功能衰竭和肾功能中度损害的患者（见下文）也比较有效。SCUF 的缺点是酸平衡失调和电解质失调不能通过调节静脉注入液成分直接调整。

1. **充血性心力衰竭**。充血性心力衰竭的患者可以合并肾衰竭，导致液体超负荷。尽管使用最大量的利尿剂、强心剂和利钠肽积极治疗，他们仍可能有无尿、少尿或尿素排出不足（<1L/d）。这种情况下可以超滤。当门诊和住院患者使用 C-HF 间断超滤时，应该考虑 SCUF 的一些优势。缓慢地清除液体可使症状性低血压等血流动力学事件较少发生。许多这样的患者液体过多，有时超过理想体重的 10～15kg，持续治疗可以去除大量液体，减少血流动力学事件发生。可以使用 Swen-Ganz 导管监测中心容量，提高超滤技术，指导治疗终点，使用在线血液容量监测装置可以避免过多的超滤率。近来，发明了一种小的、便携式 SCUF 机。然而，一项针对急性失代偿性心脏衰竭和重度肾衰竭的住院患者开展大型随机试验，对比阶梯形药物治疗与超滤对患者的影响。结果表明药理学方法在开始治疗 96 小时后能更好地保护肾脏功能（Bart，2012）。

XIV. **间断血液滤过和血液透析滤过**。见第 17 章。

XV. 特定患者 CRRT 的指征

A. **脑水肿**。在急性肾衰竭的严重患者中，CRRT 与 IHD 相比，发生脑水肿的机会非常少。KDIGO 2012 AKI 指南特别推荐对于那些脑水肿或颅内压增高的患者，建议 CRRT 代替传统的 IHD 治疗。此外，CRRT 减少了心血管系统严重的波动，特别是血压和血容量，因此减少了脑灌注压和颅内压的变化。有肝功能衰竭的患者保持颅内血流困难，有脑水肿的危险。Davenport（1999）曾经使用 C-HD 和 C-HF 处理脑水肿和颅内压升高。在这方面有比较 CRRT 和 SLED 的数据。一项研究表明，SLED 和 CRRT 对脑出血后正在透析的患者在颅内压处理方面有相同的效果（Wu，2013）。

　　有脑水肿的患者，C-HD 和 C-HF 时应使用有严格容积控制和生物相容性膜的新一代机器。如果可能，应避免抗凝，因为注射和颅内压监测时，其可能会增加颅内出血危险。

　　透析液和置换液应该有较高的钠盐（>140mmol/L）和较低的碳酸盐浓度（30mmol/L）。较高的钠浓度可以减少血液-脑渗透梯度，减少水入脑内。血浆碳酸盐的快速升高，增加 CO_2 进入脑细胞。由于碳酸根离子的电荷，它们进入细胞比 CO_2 少，使脑内 pH 值反常下降。脑内 pH 值突然下降可以导致渗透压的产生，增加渗透梯度，利于水进入脑内。

　　在一些颅内压控制不良的病例中，透析液或置换液降温有效，也可用其他措施使患者体温控制在 32~33℃。在这样的温度，颅内氧需量减少（Davenport et al.，2001）。

B. **败血症和多器官衰竭**

1. 当炎症因子（肿瘤坏死因子 β、血栓素 B2、血小板生成因子）和抗炎因子（白介素 10）大量排出时，可导致多器官功能衰竭综合征。这种反应可由革兰氏阴性菌、内毒素、革兰氏阳性菌、病毒、内脏缺血和创伤刺激引起。许多炎症介质吸附在患者的滤器或滤器膜上，C-HF 可以从循环中清除炎症介质。这种患者可以使用高容量的 C-HF。然而，虽然这种治疗可以使炎症介质的浓度下降，但是并不能见到临床的益处，因此这种患者保持高容量（每小时 2L）的 C-HF 仍有争议。尽管如此，许多中心用 C-HDF 取代 C-HD 治疗败血症患者，增加潜在炎症介的清除，保持透析的效果。使用每小时 35ml/kg 的清除剂量和平均分配透析液和血液滤过是常用的策略。见 Joannidis（2009）对这一观点的讨论。

C. **急性肺损伤和急性呼吸窘迫综合征**（acute lung injury and acute respiratory distress syndrome，ARDS）。早期使用 CRRT 清除液体有助于提高急性肾衰竭合并 ARDS 患者的氧合和通气参数（PaO_2/FiO_2 和氧和参数）。呼吸的改善归因于液体的清除，而不是炎症因子的清除（Hoste，2002）。

D. **预防放射对照剂诱导的肾病**。尽管一些研究已经发现，CKD 患者在围手术期 CRRT 接受静脉造影剂的益处（Marenzi，2003），但在 2012 KDIGO AKI 评审组得出结论认为，在这种情况下 CRRT 使用的证据不足，不建议这种干预，直到得到更确凿的研究。

E. **可透析的或可透过滤过膜的药物和毒素中毒**。使用各种方式的 CRRT 有助于治疗各种中毒，特别是血浆水平较低时，见第 20 章。

F. **体外膜氧合作用**（extracorporeal membrane oxygenation，ECMO）。SCUF 或 C-HD 可使患者得到 ECMO，不需要 CRRT 系统。ECMO 线路可以和透析器平行连接。这样可以持续进行 SCUF 或 C-HD。因为这些患者首先有 ARDS 或容量超负荷，进一步的清除容量是有帮助的，特别是有慢性肾脏功能不全的患者。在这些患者中，当进行持续的 ARF 时，应使用无菌透析液，因为在 ECMO 循环的高压时，有较多的透析液回流。局部枸橼酸抗凝也已经使用（Shum，2014）。

XVI. **儿童和婴儿**。儿童使用 CRRT 超出了本手册的范围。见 Sutherland 的综述（2012）。

参考文献与推荐阅读

Augustine JJ, et al. A randomized controlled trial comparing intermittent with continuous dialysis in patients with ARF. *Am J Kidney Dis*. 2004;44:1000–1007.

Baek NN, et al. The role of nafamostat mesylate in continuous renal replacement therapy among patients at high risk of bleeding. *Ren Fail.* 2012;34:279–285.

Bart BA, et al.; the Heart Failure Clinical Research Network. Ultrafiltration in decompensated heart failure with cardiorenal syndrome. *N Engl J Med.* 2012;367:2296–2304.

Bunchman TE, Maxvold NJ, Brophy PD. Pediatric convective hemofiltration: normocarb replacement fluid and citrate anticoagulation. *Am J Kidney Dis.* 2003;42:1248–1252.

Chua HR, et al. Biochemical effects of phosphate-containing replacement fluid for continuous venovenous hemofiltration. *Blood Purif.* 2012;34:306–312.

Churchwell MD, et al. Drug dosing during continuous renal replacement therapy. *Semin Dial.* 2009;22:185–188.

Claure-Del Granado R, et al. Effluent volume in continuous renal replacement therapy overestimates the delivered dose of dialysis. *Clin J Am Soc Nephrol.* 2011;6:467–475.

Cole L, et al. High-volume haemofiltration in human septic shock. *Intensive Care Med.* 2001;27:978–986.

Dager WE, White RH. Argatroban for heparin-induced thrombocytopenia in hepatorenal failure and CVVHD. *Ann Pharmacother.* 2003;37:1232–1236.

Davenport A. Is there a role for continuous renal replacement therapies in patients with liver and renal failure? *Kidney Int Suppl.* 1999;72:S62–S66.

Davenport A. Renal replacement therapy in the patient with acute brain injury. *Am J Kidney Dis.* 2001;37:457–466.

Egi M, et al. A comparison of two citrate anticoagulation regimens for continuous veno-venous hemofiltration. *Int J Artif Organs.* 2005;28:1211–1218.

Egi M, et al. The acid-base effect of changing citrate solution for regional anticoagulation during continuous veno-venous hemofiltration. *Int J Artif Organs.* 2008;31:228–236.

Eichler P, et al. Antihirudin antibodies in patients with heparin-induced thrombocytopenia treated with lepirudin: incidence, effects on aPTT, and clinical relevance. *Blood.* 2000;96:2373–2378.

Fiaccadori E, et al. Efficacy and safety of a citrate-based protocol for sustained low-efficiency dialysis in AKI using standard dialysis equipment. *Clin J Am Soc Nephrol.* 2013;8:1670–1678.

Fischer KG, van de Loo A, Bohler J. Recombinant hirudin (lepirudin) as anticoagulant in intensive care patients treated with continuous hemodialysis. *Kidney Int Suppl.* 1999;72:S46–S50.

Golper TA. Update on drug sieving coefficients and dosing adjustments during continuous renal replacement therapies. *Contrib Nephrol.* 2001;132:349–353.

Heintz BH, et al. Antimicrobial dosing concepts and recommendations for critically ill adult patients receiving continuous renal replacement therapy or intermittent hemodialysis. *Pharmacotherapy.* 2009;29:562–577.

Hofmann CL, Fissell WH. Middle-molecule clearance at 20 and 35 ml/kg/h in continuous venovenous hemodiafiltration. *Blood Purif.* 2010;29:259–263.

Hoste EA, et al. No early respiratory benefit with CVVHDF in patients with acute renal failure and acute lung injury. *Nephrol Dial Transplant.* 2002;17:2153–2158.

Jacobi J et al. Clinical practice guidelines for the sustained use of sedatives and analgesics in the critically ill adult. *Crit Care Med.* 2002;30:119–141.

James M, et al. Canadian Society of Nephrology Commentary on the 2012 KDIGO Clinical Practice Guideline for Acute Kidney Injury. *Am J Kidney Dis.* 2013;61:673–685.

Jaski BE, et al. Peripherally inserted veno-venous ultrafiltration for rapid treatment of volume overloaded patients. *J Card Fail.* 2003;9:227–231.

Joannidis M. Continuous renal replacement therapy in sepsis and multisystem organ failure. *Semin Dial.* 2009;22:160–164.

Jörres A, et al.; the ad-hoc working group of ERBP. A European Renal Best Practice (ERBP) position statement on the Kidney Disease Improving Global Outcomes (KDIGO) Clinical Practice Guidelines on Acute Kidney Injury: part 2: renal replacement therapy. *Nephrol Dial Transplant.* 2013;28:2940–2945.

KDIGO. KDIGO clinical practice guideline for acute kidney injury. *Kidney Int.* 2012;2(suppl1):1–141.

Kellum JA, Bellomo R, Ronco C, (eds). *Continuous Renal Replacement Therapy.* Oxford: Oxford University Press; 2010.

Kim IB, et al. Insertion side, body position and circuit life during continuous renal replacement therapy with femoral vein access. *Blood Purif.* 2011;31:42–46.

Kumar VA, et al. Extended daily dialysis: a new approach to renal replacement for acute renal failure in the intensive care unit. *Am J Kidney Dis.* 2000;36:294–300.

Lexi-Comp, Inc. (Lexi-Drugs"). Lexi-Comp, Inc. May 22, 2013.

Liangos O, et al. Dialyzer fiber bundle volume and kinetics of solute removal in continuous venovenous hemodialysis. *Am J Kidney Dis.* 2002;39:1047–1053.

Lins RL, et al. for the SHARF investigators. Intermittent versus continuous renal replacement therapy for acute kidney injury patients admitted to the intensive care unit: results of a randomized clinical trial. *Nephrol Dial Transplant.* 2009;26:512–518.

Lowenstein DH. Treatment options for status epilepticus. *Curr Opin Pharmacol.* 2005;5:334–339.

Kalviainen R. Status epilepticus treatment guidelines. *Epilepsia.* 2007;48:99–102.

Marenzi G, et al. Interrelation of humoral factors, hemodynamics, and fluid and salt metabolism in congestive heart failure: effects of extracorporeal ultrafiltration. *Am J Med.* 1993;94:49–56.

Marenzi G, et al. The prevention of radiocontrast-agent-induced nephropathy by hemofiltration. *N Engl J Med.* 2003;349:1333–1340.

Marshall MR, et al. Sustained low-efficiency daily diafiltration (SLEDD-f) for critically ill patients requiring renal replacement therapy: towards an adequate therapy. *Nephrol Dial Transplant.* 2004;19:877–884.

Marshall MR, et al. Mortality rate comparison after switching from continuous to prolonged intermittent renal replacement for acute kidney injury in three intensive care units from different countries. *Nephrol Dial Transplant.* 2011;26: 2169–2175.

Matzke GR et al. Drug dosing consideration in patients with acute and chronic kidney disease—a clinical update from kidney disease: improving global outcomes (KDIGO). *Kidney Int.* 2011;80:1122–1137.

McLean AG, et al. Effects of lactate-buffered and lactate-free dialysate in CAVHD patients with and without liver dysfunction. *Kidney Int.* 2000;58:1765–1772.

Mehta RL. Indications for dialysis in the ICU: renal replacement vs. renal support. *Blood Purif.* 2001;19:227–232.

Meier-Kriesche HU, et al. Unexpected severe hypocalcemia during continuous venovenous hemodialysis with regional citrate anticoagulation. *Am J Kidney Dis.* 1999;33:e8.

Meier-Kriesche HU, et al. Increased total to ionized calcium ratio during continuous venovenous hemodialysis with regional citrate anticoagulation. *Crit Care Med.* 2001;29:748–752.

Messer J, et al. Middle-molecule clearance in CRRT: in vitro convection, diffusion and dialyzer area. *ASAIO J.* 2009;55:224–226.

Mitchell A, et al. A new system for regional citrate anticoagulation in continuous venovenous hemodialysis (CVVHD). *Clin Nephrol.* 2003;59:106–114.

Monchi M, et al. Citrate vs. heparin for anticoagulation in continuous venovenous hemofiltration: a prospective randomized study. *Intensive Care Med.* 2004;30:260–265.

Morgan D, et al. A randomized trial of catheters of different lengths to achieve right atrium versus superior vena cava placement for continuous renal replacement therapy. *Am J Kidney Dis.* 2012;60:272–279.

Morgera S, et al. Long-term outcomes in acute renal failure patients treated with continuous renal replacement therapies. *Am J Kidney Dis.* 2002;40:275–279.

Naka T, et al. Low-dose citrate continuous veno-venous hemofiltration (CVVH) and acid-base balance. *Int J Artif Organs.* 2005;28:222–228.

Oudemans-van Straaten HM, et al. Citrate anticoagulation for continuous venovenous hemofiltration. *Crit Care Med.* 2009;37:545–552.

Palevsky PM, et al. KDOQI US commentary on the 2012 KDIGO clinical practice guideline for acute kidney injury. *Am J Kidney Dis.* 2013;61:649–672.

RENAL Replacement Therapy Study Investigators, Bellomo R, et al. Intensity of continuous renal-replacement therapy in critically ill patients. *N Engl J Med.* 2009;361:1627–1638.

Rogiers P, et al. Blood warming during hemofiltration can improve hemodynamics and outcome in ovine septic shock. *Anesthesiology.* 2006;104:1216–1222.

Rokyta R Jr, et al. Effects of continuous venovenous haemofiltration-induced cooling on global haemodynamics, splanchnic oxygen and energy balance in critically ill patients. *Nephrol Dial Transplant.* 2004;19:623–630.

Sagedal S, Hartmann A. Low molecular weight heparins as thromboprophylaxis in patients undergoing hemodialysis/hemofiltration or continuous renal replacement therapies. *Eur J Med Res.* 2004;9:125–130.

Salvatori G, et al. First clinical trial for a new CRRT machine: the Prismaflex. *Int J Artif Organs.* 2004;27:404–409.

Schilder L, et al. Citrate confers less filter-induced complement activation and neutrophil degranulation than heparin when used for anticoagulation during CVVH in critically ill patients. *BMC Nephrol.* 2014;15:19.

Schindler R, et al. Removal of contrast media by different extracorporeal treatments. *Nephrol Dial Transplant.* 2001;16:1471–1474.

Shum HP, et al. The use of regional citrate anticoagulation continuous venovenous haemofiltration in extracorporeal membrane oxygenation. *ASAIO J.* 2014.

Splendiani G, et al. Continuous renal replacement therapy and charcoal plasmaperfusion in treatment of amanita mushroom poisoning. *Artif Organs.* 2000;24:305–308.

Stevenson JM, et al. In vitro glucose kinetics during continuous renal replacement therapy: implications for caloric balance in critically ill patients. *Int J Artif Organs.* 2013;36:861–868.

Sutherland SM, Alexander SR. Continuous renal replacement therapy in children. *Pediatr Nephrol.* 2012;27:2007–2016.

Swartz R, et al. Improving the delivery of continuous renal replacement therapy using regional citrate anticoagulation. *Clin Nephrol.* 2004;61:134–143.

Szamosfalvi B, Frinak S, Yee J. Automated regional citrate anticoagulation: technological barriers and possible solutions. *Blood Purif.* 2010;29:204–209.

Teo BW, et al. Machine generated bicarbonate dialysate for continuous therapy: a 10-year experience. *Blood Purif.* 2006;24:247–273.

Troyanov S, et al. Phosphate addition to hemodiafiltration solutions during continuous renal replacement therapy. *Intensive Care Med.* 2004;30:1662–1665.

Van Berendoncks AM, et al.; SHARF Study Group. Outcome of acute kidney injury with different treatment options: long-term follow-up. *Clin J Am Soc Nephrol.* 2010;5:1755–62.

van der Sande FM, et al. Thermal effects and blood pressure response during postdilution hemodiafiltration and hemodialysis: the effect of amount of replacement fluid and dialysate temperature. *J Am Soc Nephrol.* 2001;12:1916–1920.

Wester JP, et al. Catheter replacement in continuous arteriovenous hemodiafiltration: the balance between infectious and mechanical complications. *Crit Care Med.* 2002;30:1261–1266.

Wu MY, et al. Regional citrate versus heparin anticoagulation for continuous renal replacement therapy: a meta-analysis of randomized controlled trials. *Am J Kidney Dis.* 2012;59:810–818.

Wu VC, et al.; the NSARF Group. The hemodynamic effects during sustained low-efficiency dialysis versus continuous veno-venous hemofiltration for uremic patients with brain hemorrhage: a crossover study. *J Neurosurg.* 2013;119:1288–1295.

Yagi N, et al. Cooling effect of continuous renal replacement therapy in critically ill patients. *Am J Kidney Dis.* 1998;32:1023–1030.

Yang Y, et al. Development of an online citrate/Ca2+ sensing system for dialysis. *Analyst.* 2011;136:317–320.

Yessayan L, et al. Treatment of severe hyponatremia in patients with kidney failure: Role of continuous venovenous hemofiltration wit low sodium replacement fluid. *Am J Kidney Dis.* 2014;64:305–310.

参考网页

ADQI Initiative: http://www.adqi.org.

HDCN CRRT Channel: http://www.hdcn.com/ch/cavh/.

KDIGO Clinical Practice Guideline for Acute Kidney Injury: http://www.kdigo.org/clinical_practice_guidelines/AKI.php.

第 16 章 居家血液透析和强化血液透析

Gihad E. Nesrallah，Rita S. Suri，Robert M. Lindsay，and Andreas Pierratos

熊瑞芳　译，王世相　校

居家血液透析（home hemodialysis，HD）日益增多。供应商及患者的意愿、设备和耗材成本的减少、融资模式的更新和更加人性化的技术可能均是促进居家血液透析发展的因素。此外，尽管在透析中心也能够进行强化透析，但与在透析中心透析相比，居家能够实现更长时间和更频繁的透析（总的来说，即"强化"）。区分 HD 模式是非常有用的：（a）传统 HD（每次 3～5 小时，每周 3 次）；（b）频繁 HD（5～7 次/周），包括短时频繁 HD（1.5～3 小时）、标准频繁 HD（3～5 小时）、长时频繁 HD（>5 小时）；或（c）长时透析方案（>5 小时）每周 3 次或隔日透析。短时频繁 HD 和标准频繁 HD 也即"每日血液透析"（daily home hemodialysis，DHD），而长时频繁 HD 通常在夜间进行，被称为频繁"夜间 HD"（nocturnal home hemodialysis，NHD）。

I. **模式选择**。在缺乏循证医学实践指南的情况下，我们应遵循一般性指导原则进行透析模式的选择：（a）对于即将接受肾脏替代治疗的患者，应对其进行健康教育，告知所有可选择的治疗模式，包括非透析的保守治疗、无透析肾移植、居家血液透析、腹膜透析（peritoneal dialysis，PD），及透析中心 HD；（b）对于不需要紧急肾移植的患者，如果医学上适当且可行的话，应将家庭治疗模式（包括 PD）作为一线治疗；（c）PD 和居家血液透析之间的选择，应考虑患者的意愿、有效性、可行性及医疗因素（例如：对于有妊娠意愿的患者应首选频繁 NHD；PD 患者存在清除率不达标的风险时，应考虑进行居家血液透析）；（d）当 PD 失败或移植肾失功后，应当考虑进行居家 HD，这种治疗模式需要认真地进行定期的教育和规划，但这样可能会导致更多的患者不再依靠透析中心进行血液透析治疗；（e）更加强化的（居家或透析中心）HD 方案可以被用来改善患者的细胞外液容量（尤其是容量增长过高的患者）、血压（blood pressure，BP）、左心室（left ventricular，LV）质量、血磷和生活质量。

A. **频繁 HD 与传统 HD 的比较。**不同地域的处方模式有所不同，处方模式也会依据程序编制和供应商的喜好来选择。目前尚没有以循证医学证据为依据的指南来直接决定是进行传统的 HD 还是进行频繁（长时或短时）HD。在大多数情况下，治疗方案的选择取决于患者的意愿（如不影响工作、睡眠和社会活动的安排），以及毒素清除和超滤的需要。当选择某一特定方案进行治疗时也可以随时转换为另一种治疗方案。已有许多患者应用长时和短时 HD 相结合的方案进行治疗，以更好地适应工作和其他时间安排。如有可能，我们应建议避免间隔 3 天的透析方案，居家 HD 应最少隔天一次，而这种方案在透析中心是不可能实现的。

B. **居家血液透析**

1. **患者的选择。**有报道显示在大多数地区居家 HD 的使用率一般 <5%，但在某些地区可高达 15%。进行居家 HD 的先决条件是患者或家属的意愿，其能够学会进行安全透析的流程。无法控制的抽搐、低血糖、治疗依从性差、透析中严重的血流动力学不稳定而需经常进行护理干预者均是居家 HD 的相对禁忌证。有肝素禁忌的患者不能进行较低血流速（例如，150ml/min）的长时居家 HD，即使较高的血流速（例如，> 300ml/min）时也不能进行长时居家 HD。存在多种或严重合并症并不是居家 HD 的绝对禁忌证。对于没有能力完成自我护理的居家 HD 患者，如果没有助手帮助则会面临严重障碍。居家 HD 应当制定标准的使用程序，并制定适合进行居家 HD 的标准，包括患者或助手的活动能力、力量、视力、听力、阅读能力、积极性及依从性。当鉴定为严重功能障碍时，如果有条件可以考虑支付照顾者费用进行居家 HD。

2. **家庭环境的适宜性。**家庭环境应由肾病技师进行评估，主要包括：（a）水的数量和质量、（b）电力供应、（c）存储空间和（d）清洁度。患者必须理解为了更好地进行居家 HD 而做出这种改变的性质和程度的必要性，但这些问题很少成为家庭透析不能克服的障碍。首先应当遵循当地的建筑法规要求，在进行任何管道和电力基础设施的改动之前应当得到房东的许可。

C. **透析中心 HD**。选择在透析中心而不在家中进行 HD 的原因包括：①患者的安全、②血管通路或穿刺置管问题、③患者或助手没有能力或不意愿在家中进行血液透析操作、④家庭环境不适合（空间、电力、卫生条件或管道受限）、⑤患者的意愿。

目前传统的透析中心透析模式占主导地位，随着辖区政策的改变，透析中心的强化透析治疗也日益增多。在加拿大、澳大利亚和欧洲，DHD 有广泛的适应证，包括：①难治性容量超负荷、②难治性高磷血症和/或钙化防御、③发育迟缓、④妊娠。目前支持这些适应证的证据有限。在法国，在透析中心进行长时每周 3 次的日间 HD 非常普遍，在美国，长时每周 3 次的夜间 HD 也日益增多，长时NHD 通常不在透析中心进行。也取决于交通、离治疗中心的距离、患者的生活方式及患者家属的需求也是决定能否在透析中心进行强化 HD 的重要因素。透析中心的强化透析治疗对场地、设备、护理人员和技术人员的要求也较高。总之，需要对进行强化方案的患者制定筛选标准，从而配备足够训练有素的工作人员以实现经济效益。缺乏夜间工作人员及快速完成大量每日透析的能力，可能需要人员替代模式。

II. 居家血液透析的技术要求

A. **培训**。培训时间的长短取决于患者既往 HD 的经验，没有经验的患者需要有经验的护士进行一对一的长达 6 周的培训才能安全、熟练地进行操作，既往进行自我护理 HD 的患者比没有经验的患者培训时间短。一些自我护理血液透析单位可为等待时间较长的患者提供居家 HD 培训。教育手册是以患者的语言写的，这样比较符合患者的阅读及理解能力。培训单元每年对患者进行"重新认证"，以使患者能够准确地进行透析操作、连接管路、有效地寻查故障。

B. **血管通路**。加拿大肾病协会（the Canadian Society of Nephrology，CSN）指南指出，对于终末期肾病需要进行强化HD 的患者，推荐使用自体动静脉内瘘或移植物内瘘，而不是中心静脉导管，由于此可降低感染的风险（有条件的/弱的推荐，证据级别非常低），但是插管技术的要求会成为一些患者进行居家 HD 的障碍。

动静脉内瘘患者，可采用"扣眼"穿刺方法，即每次穿刺时使用顿针在两个（或两对）相同的穿刺点进行穿刺。由于"扣眼"穿刺法比标准的"绳梯"穿刺（轮换穿刺）法（见第 6 章）简单，所以"扣眼"穿刺方法较流行。然而"扣眼"穿刺技术可能导致金黄色葡萄球菌血症的发生率增高（Muir，2014），因此，CSN 指南推荐采用"扣眼"穿刺法时应预防性使用抗菌药物莫匹罗星（有条件的/弱的推荐，证据级别非常低）（Nerrallah，2010，2013）。人造血管内瘘的患者，穿刺时要轮换穿刺点。NHD 时可采用低血流速 200～250ml/min 和单针透析，单针透析达不到高效透析的效果。

C. **透析膜**。目前没有数据支持居家 HD 时使用某种透析膜更好。近年来，大量中心报道使用高流量透析器。长时 HD 可使用表面积小的透析器（Perratos，1999）。有报道居家透析可以透析器复用（Pierrator，2000），但随着透析膜价格的下降，透析器已不再复用。

D. **患者安全和防范措施**。合适的患者筛选、培训和持续监管是确保居家透析患者安全的重要措施。无论患者透析时处于什么位置，透析显示屏应当随时被轻易地观察到，相关操作应简单易行。其他的注意事项如下：

1. **警报与通讯**。患者（或护理者）必须能够听到透析机报警声，并且知道如何处理报警。患者手边应放置一部电话，以便及时与应急服务联系。有些程序倾向使用有线电话，以防断电及网络故障时通讯不畅。与远程监测中心联系时，患者须能够听见电话铃声。

2. **通路脱落的预防**

   a. 正确的穿刺技术。患者或护理者能够自己穿刺和维护管路是进行居家透析的先决条件。

   b. 固定管路。仔细固定透析管路与透析导管连接对于预防管路意外脱落失血是非常重要的。一种塑料翻盖保险盒被用于防止导管与管路脱离（Pierratos，1991）。一种小型的血管通路连接夹（HemaSafe，Fresenius NA，Lexington，MA）也得到了广泛使用。

3. **预防管路脱落**

   a. 闭合式接口装置。如果患者熟睡时进行血液透析，则推荐使用这种闭合式接口装置（有条件的/弱的推荐，证据级别极低）（Nesrallah，2013 年）可防止透析导管与透析管路意外脱落而导致的空气栓塞和出血。导管帽带有裂孔隔膜的导管在血管可允许血液通过。根据当地实际情况和厂商的建议，1 周至 1 个月内应更换导管。连环系统（Becton Dickinson，Franklin Lakes，NJ）仅能用于长时 HD，因为其他透析模式的血流速过高，应用此连接系统会导致动脉压和静脉压增高。TEGO（ICU Medical，CA）连接器的血流阻力较低，可在较高的血流速时使用。天鹅颈样连接器（Codan，Lensahn，Germany）目前也被使用。

b. 湿度检测器。一个遗尿报警器，如 Drisleeper（Alpha Consultants Ltd.，Nelson，New Zealand），置于导管入口，可以检测漏血的发生。一次性漏血检测器（RedSense Medical AB，Halmstad，Sweden）也可以使用。最近发布了一种可以停止血泵的无线湿度探测器（Fresenius Medical Care，Lexington，MA）。最后，湿度传感器可放置在透析机附近的地板上和水处理装置附近，以检测血液、透析液以及水的泄漏（Pierratos，2000）。

c. 双泵单针系统。一旦静脉管路意外脱落，则会发生大量失血。正如第 4 章所述，不能依靠管路脱落后静脉压的下降而停止血泵，而须依靠前面所提到的技术。单针透析可以降低因管路脱落而导致失血的风险，因为单针透析时出血仅限于内瘘或导管失血，而不是通过血泵失血。因此，单针透析可能是患者进行居家频繁 NHD 的较安全的选择。鉴于长期 HD 的长期性及频繁性，单针透析可能轻度降低清除率的作用已经不是重要问题。

4. 监控。监控通常仅使用于 NHD，一种用调制解调器或高速互联网与血液透析机相连接的特殊装置可以利用软件实现实时监测，以发现技术问题和所发生的报警（如空气报警和漏血报警）。监控也是追踪治疗依从性的一种手段。夜间进行血液透析时，很少监测患者的数据资料，如血压监测。因此，尽管监控可以增加患者的安全性，但监控是否能够有效预防致命性事件的发生目前仍不清楚。某些辖区根据相关法律要求进行实时远程监控（e.g., New York），但大部分地区仅在进行居家夜间血液透析的前 3 个月使用实时远程监控（Heidenheim，2003）；有些地区则根本不使用（Humber River Hospital，Toronto）。iCare（Fresenius Medical Care，Lexington，MA）是一款可商购的实时监控系统，自动电话回应系统也得到了成功应用。

Ⅲ. 居家血液透析的基础设施要求

A. **支持团队。**经过专业训练的护士、生物医学技术人员和医生是必需的。护士能够进行评估及培训、电话随访、故障检修、患者物资订购和家访。技术人员需要能够进行机器维修和水质监测。生物医学工程技术人员应参与当地政策管理实践、标准及设备安装和维修方案制定。居家透析方案改变应及时通知透析费用支付机构。

B. **空间。**应当有足够的能够放置管道系统的空间，以供患者培训、患者评估、医生和保健人员对患者进行随访。

C. **水供应。**无论水的来源如何，都应对水质进行评估。内毒素、矿物质和氯胺应定量评估。农村的供水应检测大肠杆菌。水质的纯度有国际标准（详见第 5 章），应按其执行。水处理系统和透析机对水压也有特殊要求。

   1. **水的净化。**反渗系统和去离子系统都已成功地用于居家血液透析。尽管可以远距离安装，但是净化系统已经越来越小巧且安静足以能够在卧室安装。应指导患者进行水处理系统的维护，包括滤器更换和管路消毒。超纯透析液（通过超滤器获得）已应用于大多数透析模式，NHD 使用超纯透析液效果更好，因 NHD 时的大量透析液暴露（~108~144L/次）会影响透析用水的质量。消毒和水采样频率（通常每月）取决于所使用的水处理系统，且必须遵循国家水质标准。

D. **透析机。**没有数据表明使用哪种透析机更好，因此，任何在透析中心使用的透析机都可以用于居家血液透析。一些透析机比较大且笨重、不易操作，目前倾向于生产更适合居家透析使用的透析机。NHD 中，机器噪音是 NHD 的影响因素。用于居家血液透析的透析机的其他因素包括简单/易于操作性、屏幕的可视性、可操作性、安装简易、维修和消毒程序简单。

   NxStage 系统（NxStage Medical Inc.，Lawrence，MA）是单独进行介绍的，与其他血液透析机不同，NxStage 系

统使用预充式透析袋且透析液流速较低，以及盒式透析器和管路装置（Clark and Turk，2004）。该系统使用 5L 袋的乳酸盐透析液，或通过 PureFlow™ 系统将透析粉配置成 15~60L 透析液以供长时治疗使用。当使用去离子装置时，透析用水的数量和透析液体积相近。NxStage 系统便于运输，可在旅行期间使用。患者在家使用这种设备时很少需要进行维修。限制 NxStage 系统使用的一个因素是其透析液流速最大为 200ml/min。系统本身没有肝素泵，但可使用低分子量肝素或外加肝素泵。低透析液流速的临床意义将在透析充分性和透析剂量章节中讨论。

1. **设备维修程序**。患者安全是极为重要的。大多数厂家提供了建议的维修计划表，这可作为机器维修的最低要求，以防止并发症和设备故障。另外严格的水净化维修计划、监测透析用水和透析液中的微生物和内毒素是非常重要的，特别是使用高通量膜时。应每月进行监测。

E. **夜间远程监测**。目前市场上可销售的设备及软件工具已在上面列出。这些程序会建立专门的中央监控站，其中包括训练有素的夜间工作人员。使用集控监测站可以节省费用。

IV. 强化血液透析处方

A. **生理学原理**

1. **增加每周透析时间对溶质清除的优势**。对于不易透析清除的中分子溶质，在透析过程中其血浆浓度不会发生较大的变化，因此，影响其清除主要取决于每周透析总时间。每周透析总时间不变的情况下，增加透析次数，并不能增加获益，如磷的清除正是如此。透析中磷的浓度在透析第一个小时内迅速下降，但随后处于平台期，因此，磷的清除主要取决于每周透析总时间。

2. **增加透析频率对溶质清除的优势**。对于溶质如尿素，作为一种理论上"隔离的"溶质可以通过使用标准的 Kt/V 公式来进行评估［标准 Kt/V（stdKt/V）的讲解详见第 3 章］，随着透析时间的延长，其血浆浓度持续下降，但一次透析时间超过 4 小时时，其清除增加并不明显，因此将每周总透析时间分成更多的透析次数时清除更多。最有效的溶质清除发生在透析起始阶段，此时其血浆浓度最高。标准 Kt/V 公式能够较好地反映对于不易通过血透清除的溶质，增加透析的频率是有益的，但是对于较易清除的溶质则不适用。

此外，增加透析频率对于磷的清除也是有利的，磷的清除在透析开始阶段高于"平台期"。当每周透析时间延长（>20 小时），每周透析总时间则是磷清除率的主要决定因素。当每周透析时间 <12 小时，将透析次数由每周 3 次增加为每周 6 次，则会降低透析前血清磷的水平，但这种作用甚微。

3. **增加每周透析时间对超滤的优势。**每周需要清除的液体量等于每周液体摄入量减去每周残余尿量。如果将每周透析时间增加一倍，若液体摄入量不变，超滤速度则会减半，此将大大减少与容量清除相关的血流动力学问题。

4. **增加透析频率对超滤的优势。**即使每周透析时间不增加，增加透析的频率也会带来一些益处，因为在透析的起始阶段，容量清除更多，由于其与中央池血容量有关。血液透析频率网络（Frequent Hemodialysis Network，FHN）进行的"每日透析"试验（Chertow，2010）指出，当每周透析时间略增加，同时每周液体摄入量也略增加时，透析相关低血压的发生率会降低，但是由于每周治疗次数增加，每周低血压发生次数则会增加。

5. **避免长透析间期的优势。**一些观察性研究表明，每周透析 3 次的患者，在一 - 三 - 五透析的患者死亡率最高发于周一，二 - 四 - 六透析的患者死亡率最高发于周二。目前尚未清楚死亡率增加是否与这种隔三日含周末的透析间期需要被清除的容量增加或各种毒素蓄积，包括钾相关。这些观察性的研究反对在居家血液透析中使用每周三次的透析方案，提倡隔日透析。

6. **频繁的夜间透析方案对残余肾功能的潜在不利影响。**FHN 夜间血液透析试验指出，每周超过 4.5 次的长时间透析（每周透析时间超过 28 小时）会引起患者残余肾功能快速丧失（Daugirdas，2013）。在每周透析次数少的患者中并没有发现这种现象。这一观点仍需被证实，但对于有大量残余肾功能的患者，强化透析（频繁和长时透析）可能并非最佳治疗方案，除了合并有须要控制的难治性容量超负荷或高磷血症。

B. **透析充分性和尿素清除率**

1. **标准 Kt/V（stdKt/V）。** 这个概念已经在第 3 章及第 11 章中描述，主要用于 DHD 和 NHD 时尿素清除率的评估。stdKt/V 是频率非依赖性的透析剂量测量值，是改良的等效每周尿素清除率（用 V 标化），即尿素产生率除以透析前血清尿素氮（SUN）峰值的均值。在 stdKt/V 中透析频率的效果可以更容易地被观察到，见图 16.1。可以看到，当每周透析 3 次时，每次透析 3.5 小时，单室（sp）Kt/V 为 1.2 时，则 stdKt/V 为 2.15（使用 FHN 公式计算得出）。在每周 3 次的透析方案中，升高 stdKt/V 仅能轻度地升高 spKt/V。也可看到：使用每周 6 次的短时每日血液透析（short daily hemidialysis，SDHD），stdKt/V 达到 2.15 时，每次透析的 spKt/V 仅为 0.5。简化的 stdKt/V 计算公式详见附录 C。

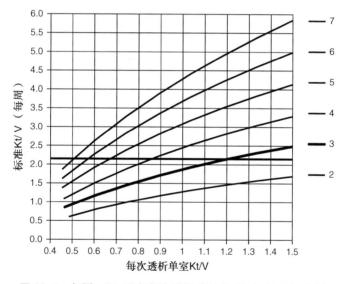

图 16.1　每周 stdKt/V 与每次透析单室 Kt/V（spKt/V）之间的关系。此数据假设患者 V 为 40L，透析器清除率为 200ml/min，透析时间为 30～270min。KDOQI 指南建议的每周 3 次血液透析时 spKt/V 最小值为 1.2 时所对应的 stdKt/V 值（通过 FHN 公式或尿素动力学模型计算得出）为水平线所处的数值 2.15。图右边的数字代表每周透析次数

2. **尿素氮清除的推荐处方**

a. **每日血液透析。** 每日血液透析患者每周透析 6 次的，每次透析 1.5～3 小时（表 16.1），相当于每周透析 9～18 小时。血流速、透析液流速及所使用的透析器通常与常规血液透析相似，在 FHN 每日透析试验中，接受每日血液透析的患者每周标准 Kt/V 为 3.6，相当于每周透析 5 次时的每次透析 eKt/V 为 1.06。使用每次透析 2 小时，每周透析 12 小时的方案是合理的。这种方案可以根据透析剂量和患者满意度进行调整，需注意每次透析时间不必相同。如下所述，某些患者可考虑进一步增加透析时间（超过 2 小时），这样有利于清除更多的磷、钠和水。每日透析每次透析 1.5 小时更适合于有大量残余肾功能的患者，但须监测每周 stdKt/V。

表 16.1 标准 SDHD 和频繁 NHD 方案

	SDHD	NHD
频率（每周次数）	6～7	5～7
透析时间（小时）	1.5～3.0	6～10
透析器（首选高通量）	任何	任何（较小的）
QB（ml/min）	400～500	200～300
QD（ml/min）	500～800	100～300
血管通路	任何	任何
远程监控	无	可选
透析器复用	可选	可选

NHD：夜间血液透析。

b. **夜间血液透析。** 如果每次透析 6～10 小时，每周透析 3 次或更多，假设每次透析的 spKt/V 至少为 1.2 时，则 stdKt/V 值将高于 2.0。stdKt/V 受透析时间的影响，对于每周 3 次的透析，尽管 spKt/V 保持不变，若每次透析时间从 3.5 小时增加到 6～10 小时时，则会导致 stdKt/V 显著增加。由于夜间血液透析患者清除率的显著增加，可以使用较大血流量的单针透析方案来保证患者安全，夜间血液透析时低透液流速可以节省水成本。推荐单针透析的 Qb 为 200～250 ml/min，Qd 为 300ml/min。在 FHN 夜间血液透析试验中，标准的透析方案是每次透析时间至少 6 小时，每周平均进行 5 次夜间透析，stdKt/V 可达 5.0。

C. **透析液成分**。目前关于频繁和长时血液透析最佳透析液成分的证据很少。当透析方式从传统透析转换为频繁或长时血液透析时，除了透析液中的 HCO_3^- 须要减少、磷须要增加外，其他透析液的成分是相同的。透析液成分应当个体化，以使患者的透析前、后离子水平达到当地实验室的正常值范围。典型的透析液成分为钠 135～145mmol/L、钾 2～3.5mmol/L、碳酸氢根 28～34mmol/L、钙 1.25～1.75mmol/L（2.5～3.5 mEq/L）、镁 0.5 mmol/L。

1. **碳酸氢盐**。调整透析液中的 HCO_3^- 浓度，**使患者透析前的 HCO_3^- 浓度维持在 22～24mmol/L**，频繁血液透析（每日血液透析或夜间血液透析）患者 HCO_3^- 浓度常维持在 28～33mmol/L。我们应当知道大部分透析机读出 HCO_3^- 浓度时没有考虑到透析液中醋酸钠或柠檬酸钠的碱化作用。尤其是对于长时频繁 HD 患者，透析液中的 HCO_3^- 浓度应当偏低些，以防止透析后发生碱中毒。

2. **磷**。正常摄入蛋白质的患者在不使用磷结合剂的情况下，为了控制血浆磷的水平，应每周透析 24～28 小时。SDHD 患者不增加每周透析时间，仅增加每周透析频率时，对血清磷的作用不大，因为患者会增加蛋白及磷的摄入量。每周 3 次夜间血液透析或隔日夜间血液透析的患者，血清磷浓度会显著降低，尽管有些患者会继续须要服用磷结合剂，一些患者将不再需要服用磷结合剂。每周透析 5～6 次的患者，可能会出现负磷平衡，除非在透析液中加入磷。虽然透析后低磷血症非常常见，但透析前低磷血症是有害的，因为其与患者的死亡率升高相关。食物摄入减少会加重低磷血症的发生，例如，发生疾病时。因此，大部分每周透析超过 30 小时的患者需要在透析液中加磷。

透析液中加入磷酸钠制剂可以防止强化透析患者低磷血症的发生。尽管一些患者须使用更高浓度磷的透析液，但通常透析液磷的浓度为 0.32～0.65mmol/L（1～2mg/dl）。该磷酸盐制剂可以加到酸或碳酸氢盐浓缩液中。含有磷酸钠的灌肠制剂（C. B. Fleet Company, Lynchburg, VA），由 $NaH_2PO_4 \cdot H_2O$ 和 $NaH_2PO_4 \cdot 7H_2O$ 组成，已被广泛使用。然而，非直肠磷酸盐灌肠剂尚未获得美国食品药品管理局（Federal Drug Administration, FDA）批准，其纯度不详。这类灌肠剂含有的少量苯扎氯铵（杀生物剂和防腐剂）和 EDTA 二钠在透析终溶液中被大量稀释。另一种补充磷的方法是加入适量的美国药典级的磷酸钠盐（Sam, 2013）。在血液透析滤过置换液中加入磷酸盐制剂静脉补充磷也可提高体内磷的浓度（Troyanov, 2004; Hussain, 2005）。由于需用大量透析液，长时夜间血液透析患者的费用将增加。

3. **钙**。频繁长时夜间血液透析患者常消耗体内的总钙，除非使用含有比常规透析液稍高浓度的钙的透析液（AlHejaili, 2003）。这些患者使用 2.5mEq/L（1.25 mmol/L）钙浓度的透析液可引起对维生素 D 类似物抵抗的甲状旁腺功能亢进，尤其当患者未服用含钙的磷结合剂时。理想的透析液钙浓度应根据膳食钙的摄入、钙剂的补充（包括含钙的磷结合剂）、维生素 D 类似物的使用、超滤量和甲状旁腺活性水平个体化调整。测定透析前、后钙的水平对于有助于确定患者理想的透析液钙浓度。CSN 临床实践指南建议长时频繁血液透析的患者使用含钙 1.5mmol/L（3.0mEq/L）或钙浓度更高的透析液。如果达不到理想的钙浓度，可以在含酸的浓缩液中加入氯化钙粉（Humber 医院使用 $CaCl_2 \cdot 2H_2O$，符合美国药典标准）。需要使用高浓度钙的透析液仅仅是进行长期频繁 NHD 的问题。SDHD 时不会引起血清钙的显著改变，因此 SDHD 时可以使用 1.25mmol/L（2.5mEq/L）标准钙浓度的透析液。

D. **抗凝**。长时血液透析的血流量较低，一般不能维持无抗凝剂透析。频繁血液透析可以使用普通肝素抗凝。有些中心脉冲式给予低分子肝素，伴或不伴透析中补充半生物效应剂量，但目前尚缺乏其安全性和有效性的证据。

E. **超滤、目标体重的调整、抗高血压药物**。血压的改善最早可发生于强化血液透析后的第一周，在最初的几个月内明显下降，之后可持续数月。长时频繁血液透析治疗后，患者的血压常常能够明显改善且不需服用降压药物。对于心脏保护药物，如血管紧张素转换酶抑制剂或 β-阻断剂，如果需要也可以使用，但需在可耐受的基础上低剂量使用。

强化血液透析患者也应如普通透析一样设定目标体重，以达到临床等容量及透析前后血压正常，避免透析中低血压及相关症状的发生。长时频繁血液透析患者，由于不限制钠及液体的摄入，会导致透析间期体重明显增加。培训患者在体重和血压的基础上，自我调整超滤目标值，使超滤量呈轻微递增性改变（例如，每次透析超滤量增加 0.3~0.5kg），直至达到预计的目标体重。

F. 随访

1. **就诊**。大部分患者应在开始居家治疗的最初 2~4 周、随后 3 个月内的每月、继之每 2~3 个月进行就诊。保证 24 小时随叫随到的护理支持。使用透析"记录单"记录体重、血压和透析中并发症。患者每次门诊就诊时应携带透析记录单。

2. **血液检查**。居家透析的患者可以配备血液离心机，接受操作和准备血液标本的培训。

V. 居家强化血液透析与其他透析方式有效性及安全性的比较

A. **传统的居家血液透析**。迄今为止，尚没有居家 HD 与透析中心 HD 比较的试验研究。观察性研究表明居家 HD 的生存率更高，但患者的特征无法测量，包括健康养素、积极性、心理健康状况、社会支持、自理能力和经济因素，这些因素可能是居家 HD 患者较高生存率的原因。患者不愿被随机分配进行居家或透析中心 HD 是进行随机试验的主要障碍。虽然不能直接测量，但患者能够自我安排透析、自我管理和较自由的饮食摄入，可能会提高居家 HD 患者的生存质量。

B. **频繁 HD**

1. **短时和标准频繁血液透析**。目前尚无居家 DHD 与其他 HD 比较的临床试验。澳大利亚的一项观察性研究显示，强化居家 HD 与传统居家 HD 相比，死亡率并无区别（Marshall，2011）。FHD 每日透析试验发现，与透析中心传统 HD 患者相比，透析中心 SDHD 患者的 SF-36（物理综合总结）评分更高和心室肥厚缓解更明显，且具有统计学和临床意义（Chertow，2010）。值得注意的是，这些患者是平均每周透析 5.2 次，每次透析 2.5 小时。初步证据表明，频繁透析患者的生存率更高

（Chertow，2013）。最近的一项多国生存率研究显示 SDHD 患者的死亡风险更高，但这项研究没有剔除残余混杂因素，因为接受 SDHD 治疗患者的基线风险（无法测定的）比可矫正的统计模型高（Suri，2013）。虽然已有一些观察性研究评价 DHD 的生理学效果，FHN 每日透析试验提供了最小偏差估计的结论。在这项研究中，进行 SDHD 治疗的患者磷和血压控制得更好，但在营养、贫血管理、心理健康和认知能力方面无明显差异。

FHD 试验发现了一个重要的安全性问题，即须要加强维护动静脉内瘘通畅。通路问题是否与监测差异性（就诊次数）或反复穿刺有关尚不清楚。DHD 患者使用"扣眼"穿刺能够减少通路并发症的发生 ［Suri，2013（JASN）］。

2. **长时频繁血液透析**。迄今已有两项关于频繁 NHD 与传统 HD 比较的随机试验研究。加拿大的一项研究证实随机分入 NHD 组的患者左室肥厚明显改善（Culleton，2007），但大规模的 FND 夜间透析研究并未发现这一现象（Rocco，2011）。在 FHD 研究人群中，NHD 对左心室质量的影响可能被残余肾功能所掩盖。这两项研究都发现 NHD 能更好地控制血压和血磷。与传统居家 HD 相比，NHD 患者生存率更高，但解释这些结论时应当考虑残余混杂因素的影响。

FHN 夜间透析试验发现，与传统居家 HD 相比，长时频繁 HD 会显著增加维持血管通路通常所需的程序，也会增加护理人员的负担。最后，与每周透析 3 次的患者相比，频繁 NHD 患者在透析 12 个月内残余肾功能丧失的风险增加。这些潜在的不利影响，应在进行频繁 NHD 前就告知患者。其对死亡率影响尚不清楚，与随机分入传统 HD 组的患者相比，随机分入每周 6 次夜间透析组患者的长期死亡率明显增加（Rocco，2013）。但治疗上的交叉率过高和样本量过小阻碍了对这些结果明确的解释。

C. **每周 3 次或隔日长时透析**。Tassin 研究发现，在透析中心每周透析 3 次、每次透析 8 小时能明显改善患者的生存率、血压和血磷控制（Charra，2004）。最近，美国一些大的透析中心已经提供每周 3 次的夜间透析。有报道显示与传统透析中心 HD 相比，每周 3 次的透析中心 NHD 能显著地提高患者的生存率和改善患者的生理状况。在澳大利亚和新西兰进行的隔日居家 HD 研究也得到了相似的结果。但是，所有这些结论均来自观察性的研究，会因为患者的选择和存在混杂因素而产生偏倚。

Ⅵ. **结论和展望**。总之，居家 HD 和强化 HD 方案一样越来越多受欢迎，尤其是在高收入国家。对这些可选择的透析方案的优势及风险的了解，仍继续依靠一些观察性研究，因为随机试验很难在这些地区开展。在有高质量的证据支持以供选择透析方案之前，患者透析方案的选择仍主要取决于在本章所述的患者个人的价值观和喜好，以及特殊的生理因素。

参考文献与推荐阅读

Al-Hejaili F, et al. Nocturnal but not short hours quotidian hemodialysis requires an elevated dialysate calcium concentration. *J Am Soc Nephrol*. 2003;14:2322-2328.

Ayus JC, et al. Effects of short daily versus conventional hemodialysis on left ventricular hypertrophy and inflammatory markers: a prospective, controlled study. *J Am Soc Nephrol*. 2005;16:2778-2788.

Blagg CR. A brief history of home hemodialysis. *Adv Ren Replace Ther*. 1996;3:99-105.

Chan CT, et al. Short-term blood pressure, noradrenergic, and vascular effects of nocturnal home hemodialysis. *Hypertension*. 2003;42:925-931.

Charra B, et al. Long thrice weekly hemodialysis: the Tassin experience. *Int J Artif Organs*. 2004;27:265-283.

Chertow GM, et al. (for the FHN Trial group). In-center hemodialysis six times per week versus three times per week. *N Engl J Med*. 2010;363:2287-2300.

Chertow GM, et al.; the FHN Group. Effects of randomization to frequent in-center hemodialysis on long-term mortality: frequent hemodialysis daily trial [abstract FR-PO342]. *J Am Soc Nephrol*. 2013;24:442A.

Clark WR, Turk JE. The NxStage system one. *Semin Dial*. 2004;17:167-170.

Culleton BF, et al. Effect of frequent nocturnal hemodialysis vs conventional hemodialysis on left ventricular mass and quality of life: a randomized controlled trial. *JAMA*. 2007;298:1291-1299.

Daugirdas JT, et al.; the FHN Trial Group. Effect of frequent hemodialysis on residual kidney function. *Kidney Int*. 2013;83:949-958.

Depner TA. Daily hemodialysis efficiency: an analysis of solute kinetics. *Adv Ren Replace Ther*. 2001;8:227-235.

Diaz-Buxo JA, Schlaeper C, VanValkenburgh D. Evolution of home hemodialysis monitoring systems. *Hemodial Int*. 2003;7:353-355.

Gotch FA. The current place of urea kinetic modelling with respect to different dialysis modalities. *Nephrol Dial Transplant*. 1998;13(suppl 6):10-14.

Heidenheim AP, et al. Patient monitoring in the London daily/nocturnal hemodialysis study. *Am J Kidney Dis*. 2003;42(1 suppl):61-65.

Hussain SA, et al. Phosphate enriched hemodialysis during pregnancy: two case series. *Hemodial Int*. 2005;9:147-152.

Ing TS, et al. Phosphorus-enriched hemodialysates: formulations and clinical use. *Hemodial Int*. 2003;7:148-155.

Muir CA, et al. Buttonhole cannulation and clinical outcomes in a home hemodialysis cohort and systematic review. *Clin J Am Soc Nephrol*. 2014;9:110-119.

Leitch R, et al. Nursing issues related to patient selection, vascular access, and education in quotidian hemodialysis. *Am J Kidney Dis*. 2003;42(1 suppl):56-60.

Marshall MR, et al. Home hemodialysis and mortality risk in Australian and New Zealand populations. *Am J Kidney Dis*. 2011;58(5):782-793.

McFarlane PA. Reducing hemodialysis costs: conventional and quotidian home hemodialysis in Canada. *Semin Dial.* 2004;17:118–124.

Mucsi I, et al. Control of serum phosphate without any phosphate binders in patients treated with nocturnal hemodialysis. *Kidney Int.* 1998;53:1399–1404.

Muir CA, et al. Buttonhole cannulation and clinical outcomes in a home hemodialysis cohort and systematic review. *Clin J Am Soc Nephrol.* 2014;9:110–119.

Mustafa RA, et al. Vascular access for intensive maintenance hemodialysis: a systematic review for a Canadian Society of Nephrology clinical practice guideline. *Am J Kidney Dis.* 2013;62:112–131.

Nesrallah GE, et al. *Staphylococcus aureus* bacteremia and buttonhole cannulation: long-term safety and efficacy of mupirocin prophylaxis. *Clin J Am Soc Nephrol.* 2010;5:1047–1053.

Nesrallah GE, et al. Canadian Society of Nephrology guidelines for the management of patients with end stage renal disease treated with intensive hemodialysis. *Am J Kidney Dis.* 2013;62:187–198.

Pierratos A. Nocturnal home haemodialysis: an update on a 5-year experience. *Nephrol Dial Tranplant.* 1999;14:2835–2840.

Pierratos A. Delayed dialyzer reprocessing for home hemodialysis. *Home Hemodial Int.* 2000;4:51–54.

Rocco MV et al., (for the FHN Trial Group). The effects of frequent nocturnal home hemodialysis: the frequent hemodialysis network nocturnal trial. *Kidney Int.* 2011;80:1080–1091.

Rocco MV, et al., the FHN Group. Effects of randomization to frequent nocturnal hemodialysis on long-term mortality: Frequent Hemodialysis Nocturnal Trial [abstract FR-PO345]. *J Am Soc Nephrol.* 2013;24:443A.

Sam R, et al. Using disodium monohydrogen phosphate to prepare a phosphate-enriched hemodialysate. *Hemodial Int.* 2013;17:667–668.

Suri RS, et al. Daily hemodialysis: a systematic review. *Clin J Am Soc Nephrol.* 2006;1:33–42.

Suri RS, et al. Risk of vascular access complications with frequent hemodialysis. *J Am Soc Nephrol.* 2013;24:498–505.

Suri RS, et al. A multinational cohort study of in-center daily hemodialysis and patient survival. *Kidney Int.* 2013;83:300–307.

Troyanov S, et al. Phosphate addition to hemodiafiltration solutions during continuous renal replacement therapy. *Intensive Care Med.* 2004;30:1662–1665.

Walsh M, et al. A systematic review of the effect of nocturnal hemodialysis on blood pressure, left ventricular hypertrophy, anemia, mineral metabolism, and health-related quality-of-life. *Kidney Int.* 2005;67:1501–1508.

参考网站

Home dialysis central: http://www.homedialysis.org.
ISHD home dialysis handbook: http://www.ishdn.net.

第 17 章　血液透析滤过

Bernard Canaud, Sudhir Bowry, and Stefano Stuard

于玲　尹佳宁　译，王世相　校

传统的以弥散为基础的透析模式，包括高通量血液透析，在清除中大分子尿毒症毒素方面的能力有限。血液透析滤过（Hemodia-filtration，HDF）是一种以对流方式清除溶质的血液净化方式，由于这种方式清除的尿毒症毒素的溶质分子量范围大（Vanholder，2003），可能为患者带来很多益处，包括改善预后。

Ⅰ. **弥散清除与对流清除**。血液透析依靠弥散转运清除毒素。溶质的弥散速度与其分子量的平方根成反比。大分子溶质的弥散速度相对较低，故其透析清除相对较慢。对流转运依靠溶剂牵引作用，溶质通过大量的液体流动进行跨膜转运，这种作用与溶质分子量无关。溶质对流的清除取决于透析器的超滤系数，其范围在 0~1.0 之间。不同溶质的筛滤系数各不相同，也取决于膜的特性。对流能够明显增加中大分子物质的清除，而弥散方式对中大分子物质的清除很少。

Ⅱ. **血液透析滤过的基础**。血液透析滤过是一种"杂合"治疗方式，即在同一透析器上结合了如前所述的两种溶质转运方式：弥散和对流。

    A. **HDF 中的弥散与对流的清除率**。总的清除率包括弥散与对流清除率的总和。详细的方程见表 17.1。超滤量和透析膜的溶质筛选系数影响着对流的清除率。超滤量指为了纠正细胞外液超负荷的容量和为了增强对流效率而注入的"替换或置换液"量的总和。

    B. **置换液注入方式：后稀释、前稀释或混合稀释**。运用后稀释方式（图 17.1）指在血液流出透析器处注入置换液。

表 17.1　血液透析滤过溶质清除公式

EUDIAL 组织（Tattersall，2013）为了描述 HDF 的清除率提出了以下公式

弥散清除率（K_D）可以通过以下公式计算：

$$K_D = \frac{1 - e^{KoA \times [(Q_b - Q_d)/(Q_b \times Q_d)]}}{(1/Q_b) - (1/Q_b) \times e^{KoA \times [(Q_b - Q_d)/(Q_b \times Q_d)]}}$$

其中 Q_b 是血流速；Q_d 是透析液流速；K_0A 是透析器面积相关溶质转运系数。

对流清除率（K_C）可以通过以下公式计算：

$$K_c = \frac{Q_b - K_D}{Q_b} \times Q_f \times S,$$

Q_f 是对流速率，S 指的是筛滤系数

总的清除率可以通过下面的公式计算两部分之和：

$$K_T = (K_D + K_C) \times DF$$

其中 DF 指稀释因子，其受置换液注入方式（后稀释、前稀释或混合稀释）的影响

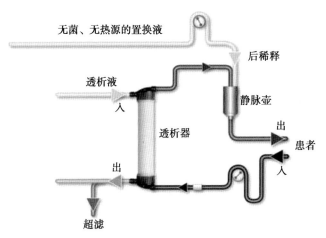

图 17.1　前稀释性血液透析滤过方式

这种方式的溶质清除效率最高（图 17.1），是因为此时透析器内的血液没有经过稀释。然而，当血流速受限或血流动力学条件不利（如血红蛋白和蛋白质浓度非常高），或者要求更高的置换液速率时，为避免透析器内血液浓缩，

通常将全部置换液在血液进入透析器前注入（前稀释模式，图 17.2）或者将一部分置换液在血液进入透析器前注入（混合稀释，图 17.3）（Pedrini，2003）。由于血液中的毒素在进入透析器之前被置换液稀释了，所以前稀释和混合稀释的方式降低了溶质的清除率。每种置换液注入模式的优缺点于表 17.2 中列出。

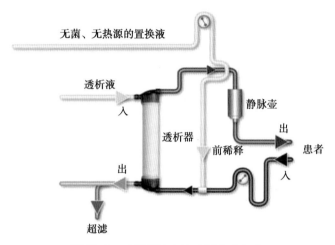

图 17.2　后稀释性血液透析滤过方式

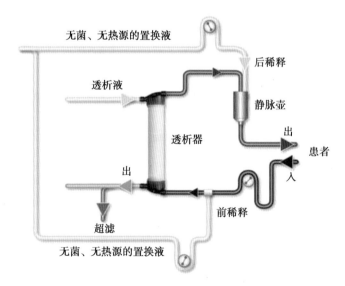

图 17.3　混合式稀释血液透析滤过

表 17.2 HDF 各种模式的优点和缺点

后稀释	前稀释	混合稀释
优点		
• 对小、中、大分子溶质清除率高	• 血液稀释	• 避免了后稀释和前稀释的缺点
• 置换液量相对其他方式较低	– 降低了蛋白质浓度和红细胞压积	• 保证了血流动力学情况不好的患者进行 HDF 治疗
	– 降低了黏度和胶体渗透压	
	– 降低了纤维束和膜污染	
	– 保证了血流动力学情况不好的患者进行 HDF 治疗	
	• 有利于蛋白结合溶质的清除	
	保留了透析膜对液体与溶质通透性（降低了膜的阻力）	
缺点		
• 血液浓缩	• 降低溶质清除率和清除小、中、大分子溶质	• 需要特定的硬件条件
– 增加了蛋白质浓度和红细胞压积	• 增加了置换液量（是后稀释置换液量的 2 倍）	– 两个注入泵
– 增加了黏度和胶体渗透压		– 特殊的血液管路
– 潜在的膜污染		• 要求特殊的软件和算法
• 降低液体和溶质的膜通透性		– 计算蛋白质浓度和红细胞压积的变化
– 增加跨膜压		– 调整前后注入比率，保证跨膜压在设定范围内
– 降低膜的筛滤系数		– 增加置换液量（只有后稀释置换液量的 1.3 倍）
– 膜纤维内凝血		
– 潜在报警		
– 增加膜的阻力		
– 潜在白蛋白的泄漏		

C. 技术事宜

1. **血管通路。**采用 HDF 治疗的患者需要外周通路能满足体外血流速至少达到 350 ~ 400ml/min，或者更高。

2. **高通透析器。**透析膜应该具有较高的水的通透性 [$K_{UF} > 50ml/(h \cdot mmHg)$]，较高的溶质的通透性 ($\beta_2$-微球蛋白的筛滤系数 >0.6)，以及比较合适的膜面积 (1.60 ~ 1.80m^2)。而且还需要较低的血流阻力 (纤维束内径 > 200μm，有足够数量的纤维束；纤维束长度 < 30cm)，这可以防止血液浓缩，并有利于超滤。

3. **在线生成置换液。**在美国以外，大多数透析机制造商提供了升级选择，可以以相对较低的花费实时制备不限量的无菌、无致热源的置换液 (Blankestijn, 2010)。临床研究显示，这一方法是安全、可靠和经济的 (Canaud, 2000)，且这种做法已经获得欧共体标签下运行的所有欧洲监管机构的批准。

   这一过程对通过专用消毒滤器获得的透析液进行"冷灭菌法"处理，生产出无菌、无致热原的透析液 (超纯透析液)。这种输注模式包括一台可调节的输注泵，输注泵可被设定为以 0 ~ 250ml/min 的速度工作。生成的超纯透析液通过输注泵再经过第二个超滤器。经过两次滤过的置换液被输注到患者的血液中。灭菌的滤器与透析液通路相连，并在透析机消毒时一同进行消毒。为了保证滤器对细菌内毒素的截流能力，需要根据微生物水平 (或使用次数、周期) 定期进行更换。

4. **水质。**以对流方式参与治疗的透析用水必须执行严格的纯化标准。如此高的对水的纯化产生了"超纯水"的概念——严格无菌和无致热原的水，这包括化学和微生物水平上的纯净。关于水处理系统和水分配管道系统的技术已在其他地方详细讨论。生产超纯水的基本技术包括预处理系统 (微孔过滤、软化器、活性炭装置、下游的微孔过滤)，再经过两次连续的反向渗透，得到的超纯水通过分配管路 (有或无微孔过滤技术) 被输送到血液透析装置，同时保证水的持续再循环。如前所述，自来水先经过化学净化，再由下游无菌滤器过滤，最终生产出微生物水平达标的透析液。

5. **质量保证和卫生规范。**对输送到所有具有 HDF 功能的透析机上的超纯水的质量控制是必要的。这就意味着对水处理系统需要定期消毒（化学、热化学或热消毒）并进行微生物水平的监测（内毒素含量的测定需要使用鲎试剂）。而且，具有 HDF 功能的透析机需要定期的消毒，更换超净滤器，并根据常见建议或常规方法监测微生物水平。

Ⅲ. **HDF 处方。**对于慢性肾脏病患者，常规 HDF 的治疗频率为每周 3 次、每次 4 小时（每周 12 小时）。有关更频繁或治疗时间更长的 HDF 治疗将不在此章节讨论。

A. **超滤量。**为使 HDF 治疗的优势最大化，如果使用后稀释，置换液量每次应达到 20 ~ 24L（每小时 85 ~ 90ml/kg）（Canaud，2006；Bowry，2013）。如果使用前稀释，置换液量将是后稀释的 2 倍。如使用混合稀释方式，置换液量是后稀释的 1.3 倍。

B. **电解质成分。**在使用较高的置换液量时，电解质处方是至关重要的。透析液的电解质成分应根据临床需求个性化调整。透析液中的钠离子浓度应根据患者透析前血钠水平来调整，防止血浆渗透压的梯度变化并促进钠流失。透析液中钾离子浓度应在 2 ~ 4mmol/L。钙离子浓度应在 1.25 ~ 1.50mmol/L（2.5 ~ 3.0Eq/L），这样才能保证钙离子轻微正或零转移。对于严重的低钙血症或特殊（如甲状旁腺功能减退症或使用钙剂）患者，高钙透析液（1.75mmol/L 或 3.5mEq/L）应严格控制使用。传统透析液镁的浓度是 0.50mmol/L（1.0mEq/L）。透析液中碳酸氢盐的浓度（与酸性透析液反应后测量的结果）最好在 28 ~ 30mmol/L 的范围内，其中也考虑到醋酸盐（4 ~ 8mmol/L）与柠檬酸（0.8 ~ 1.0mmol/L，2.4 ~ 3.0mEq/L）在体内代谢产生的碳酸氢盐的浓度。

C. **抗凝。**与标准透析相比，由于切力增加激活了血小板，HDF 导致较高的促凝血活性。由于对流方法可有效清除中分子物质，通过动脉管路给予的少量的普通肝素或低分子量肝素将显著丢失或被清除，因此肝素不应该在透析器血液侧入口给予。否则，当 HDF 治疗开始，初始剂量 >50% 的普通肝素及 >80% 的低分子肝素的大量丢失将导致抗凝血不足（这种现象发生在治疗刚开始时，肝素还未与血液中的抗凝血酶和蛋白结合，而在之后就不会发生这种情况了）。因此，需要通过静脉给予初始剂量的肝素，并在外周血流通路开通前使药物与患者血液混合至少 3~5 分钟。肝素的使用剂量范围广泛。当不能达到足够的对流清除率或者循环通路中出现凝血时，常常需要增加肝素的剂量。但剂量的调整需要评估出血风险、血管通路情况，以及对肝素种类进行综合判断。

Ⅳ. 对流治疗的临床益处

A. 溶质的清除

1. **中分子物质的清除**。一些前瞻性对照研究证实，HDF 增加了 β_2-微球蛋白的清除率（与高通量透析相比高 30%~40%），同时伴随循环血液中 β_2-微球蛋白浓度的显著降低（Ward，2000；Maduell，2002；Lornoy，2006；Pedrini，2011）。明确了 β_2-微球蛋白浓度在预测血液透析患者并发症和死亡率方面的价值后，在评估透析的充分性时，将血循环中这一尿毒症毒素浓度降低显得非常关键（Cheung，2006）。

2. **磷的清除**。在 HDF 治疗中，磷的清除增加了 15%~20%（Lornoy，2000）。一项大型研究的结果显示，通过 HDF 治疗，透析前血清磷降低 6%，同时透析前血清磷水平达标的患者百分比从 64% 增加到 74%（Penne，2010）。

3. **其他物质的清除**。已有应用 HDF 方法来清除其他可能作为尿毒症毒素物质的报道，包括补体片段 D（一种促炎症因子），瘦素（16 kDa；有效清除瘦素可能改善患者的营养状况），FGF23（30 kDa，在骨代谢紊乱和血管钙化方面起调节作用），各种细胞因子，红细胞生成抑制物如 3-羧基-4-甲基-5-丙基-2-呋喃丙酸（CMPF），免疫球蛋白轻链（κ，λ），以及高级糖基化终末产物（AGE）和 AGE 前体等（Chun-Liang，2003；Stein，2001）。

B. HDF 与 HD 的比较

1. **透析期间的症状**。研究发现与常规透析相比，HDF 的耐受性更好，特别是对有透析中低血压的患者而言。这一效应与血管调节效应相关，包括了以下几种因素：负性热平衡（由于输注相对凉的置换液），高钠置换液，和（或）血管扩张介质的清除（Van der Sande，2001）。通过减少反复的缺血性损伤，HDF 在一定程度上有保护心脏功能的作用（Ohtake，2012）。一项研究证明，与 HD 相比，HDF 拥有相似的体外热传导率，其更好的血流动力学稳定性没有被证实，但说明了温度因素的潜在重要性（Kumar，2013）。

2. **残存肾功能。**一些小规模的观察性研究（研究对象少于 60 例）认为，与传统的 HD 相比，HDF 能更好地保护及维持残余肾功能（Schiffl，2013）。在此方面，没有大规模的随机对照研究报道。如果这是事实，可能是由于微炎症的清除，以及减少了透析中低血压导致的反复肾脏缺血。

3. **较低的血清炎性标记物水平。**一些前瞻性研究通过测定急性期反应时的敏感标记物（C-反应蛋白，各种白细胞介素）显示，与传统血液透析相比，HDF 可以明显减少这些标记物（Susantitaphong，2013）。

4. **纠正贫血和红细胞生成刺激剂（erythropoiesis stimu-lating agent，ESA）的用量。**尽管去除红细胞抑制剂或减少炎症反应起到了一定的积极作用，但大量 meta 分析研究显示，HDF 不是影响 ESA 剂量的主要因素（Susantitaphong，2013）。一些研究认为 ESA 剂量的减少得益于更高质量的反渗水和透析液。

5. **营养不良。**大部分研究显示，随着患者采用对流治疗时间的延长，人体测量的一些参数和营养的标记蛋白（如白蛋白，前白蛋白）等指标未发现明显改善。另一些研究报道 HDF 能使患者食欲下降有所改善。

6. **血脂紊乱和氧化应激。**已显示常规使用对流治疗可以改善血脂，减少血清中氧化应激的标志物，降低血清 AGE 水平。这一有益效应的部分原因可能是透析器的生物相容性提高，避免了炎症反应的发生、羰基毒化及氧化尿毒症毒素的清除。

7. **β_2-微球蛋白淀粉样变。**一些大型研究显示，高通量膜和对流治疗的广泛使用对于 β_2-微球蛋白淀粉样变的进展有减轻作用，已显著降低患者腕管综合征的发生。这可能是由于超纯水和生物相容性好的材料的使用，并结合对流的治疗模式增加了 β_2-微球蛋白的清除（Schiffl，2014）。

C. **并发症和生存率改善。**三项随机试验分别对 700~900 例患者进行，比较 HDF、高通透析和低通透析在生存率、住院率方面的差异。最初的研究（Ok，2013）在生存率、住院率和透析中低血压的发生率上没有发现差异。研究中平均超滤量（指置换液量与除水量的总和）约为 19.5L，分析显示置换液量大的患者拥有更好的生存率。两项随后的前瞻性随机试验（CONTRAST 和 ESHOL）显示平均超滤量略高导致不同的结果。CONTRAST（Grooteman，2012）研究显示平均超滤量是 21L，相对于使用低通透析的对照组，血清 $β_2$-微球蛋白浓度大幅降低。然而在生存率和住院率这两项的比较中，HDF 与 HD 没有差异。ESHOL 研究（Maduell，2013）的平均超滤量是 23 ~ 24L，对照组使用高通透析。结果有很大差异，HDF 组全因死亡率下降 30%。因此，HDF 对于生存率的影响尚不确定。不过高剂量的 HDF 治疗还是改善了死亡率。以上三项研究都显示出一个趋势——应用 HDF 治疗的患者大大降低了心血管死亡率的风险（Mostovaya，2014）。

Ⅴ. 应用对流治疗模式潜在的风险和危害

A. **透析液/水质量**。血管通路存在潜在的风险，既可发生于直接输入环节（冷藏灭菌失效），也产生于回输透析液中，由于透析机消毒的不充分而含有细菌污染的产物（内毒素、肽聚糖、细菌 DNA）。当透析机被充分消毒、严格监测微生物水平、定期更换细菌过滤器后，这种风险可被降至最低。定期检测患者 C 反应蛋白水平，也是更好的监测 HDF 治疗的患者的临床症状的手段。

B. **蛋白丢失**。使用高通透性的膜在跨膜压较大的情况下会导致白蛋白的流失。但由于膜生产工艺的进步已经降低了白蛋白的筛滤系数，用于 HDF 的膜的筛滤系数已经非常低了（<0.001）。高分子截流膜对于 HDF 而言不是一个好的选择，因为其确实会造成白蛋白的泄漏或增加患者大量丢失蛋白的风险。有的观点认为，在血液透析时丢失一定的白蛋白是一件好事，因为这可以增加与白蛋白结合的毒素的清除（Niwa，2013）。但此种观点仍在讨论中。

C. **不足综合征**。营养成分的丢失是高通量模式的一个理论风险。可溶性维生素、氨基酸、微量元素、小分子肽及蛋白质可能由于高通量治疗而丢失。每次治疗期间丢失的营养成分总量很少，仅通过口服补充即可（Morena，2002；Cross and Davenport，2011）。高通治疗期间维生素的补充方法在第 31 章和第 34 章中有相关讨论。

Ⅵ. **其他对流方法**。包括单纯血液滤过、中稀释 HDF、推/拉 HDF、双高通血液透析、配对 HDF。这些方法均不在本书中描述。

参考文献与推荐阅读

Altieri P, et al. Predilution hemofiltration, the Second Sardinian Multicenter Study: comparisons between hemofiltration and haemodialysis during identical Kt/V and session times in a long-term cross-over study. *Nephrol Dial Transplant.* 2001;16:1207–1213.

Blankestijn PJ, Ledebo I, Canaud B. Hemodiafiltration: clinical evidence and remaining questions. *Kidney Int.* 2010;77:581–587.

Bowry SK, Canaud B. Achieving high convective volumes in on-line hemodiafiltration. *Blood Purif.* 2013;35(suppl 1):23–28.

Canaud B, Bowry SK. Emerging clinical evidence on online hemodiafiltration: does volume of ultrafiltration matter? *Blood Purif.* 2013;35:55–62.

Canaud B, et al. On-line haemodiafiltration: safety and efficacy in long-term clinical practice. *Nephrol Dial Transplant.* 2000;15(suppl 1):60–67.

Canaud B, et al. Mortality risk for patients receiving hemodiafiltration versus hemodialysis: European results from the DOPPS. *Kidney Int.* 2006;69:2087–2093.

Cheung AK, et al. Serum beta-2 microglobulin levels predict mortality in dialysis patients: results of the HEMO study. *J Am Soc Nephrol.* 2006;17:546–555.

Chun-Liang L, et al. Reduction of advanced glycation end products levels by on-line hemodiafiltration in long-term hemodialysis patients. *Am J Kidney Dis.* 2003;42:524.

Cross J, Davenport A. Does online hemodiafiltration lead to reduction in trace elements and vitamins? *Hemodial Int.* 2011;15:509–14.

European Best Practice Guidelines (EBPG) Expert Group on Hemodialysis, European Renal Association: Section II. Haemodialysis adequacy. *Nephrol Dial Transplant.* 2002;17(suppl 7):16.

Grooteman MP, et al; CONTRAST Investigators. Effect of online hemodiafiltration on all-cause mortality and cardiovascular outcomes. *J Am Soc Nephrol.* 2012;23:1087–1096.

Jirka T, et al. Mortality risk for patients receiving hemodiafiltration versus hemodialysis. *Kidney Int.* 2006;70:1524

Kumar S, et al. Haemodiafiltration results in similar changes in intracellular water and extracellular water compared to cooled haemodialysis. *Am J Nephrol.* 2013;37:320–324.

Locatelli F, Canaud B. Dialysis adequacy today: a European perspective. *Nephrol Dial Transplant.* 2012;27:3043–3048.

Locatelli F, et al. Hemofiltration and hemodiafiltration reduce intradialytic hypotension in ESRD. *J Am Soc Nephrol.* 2010;21:1798–1807.

Lornoy W, et al. On-line haemodiafiltration. Remarkable removal of beta2-microglobulin: long-term clinical observations. *Nephrol Dial Transplant.* 2000;15(suppl 1):49.

Lornoy W, et al. Impact of convective flow on phosphorus removal in maintenance hemodialysis patients. *J Ren Nutr.* 2006;16:47–53.

Maduell F, et al. Osteocalcin and myoglobin removal in on-line hemodiafiltration versus low- and high-flux hemodialysis. *Am J Kidney Dis.* 2002;40:582–589.

Maduell F, et al; ESHOL Study Group. High-efficiency postdilution online hemodiafiltration reduces all-cause mortality in hemodialysis patients. *J Am Soc Nephrol.* 2013;24:487–497.

Morena M, et al. Convective and diffusive losses of vitamin C during haemodiafiltration session: a contributive factor to oxidative stress in haemodialysis patients. *Nephrol Dial Transplant.* 2002;17:422.

Mostovaya IM, et al on behalf of EUDIAL—an official ERA-EDTA Working Group. Clinical evidence on hemodiafiltration: a systematic review and a meta-analysis. *Semin Dial.* 2014;27:119–127.

Nistor I, et al. Convective versus diffusive dialysis therapies for chronic kidney failure: an updated systematic review of randomized controlled trials. *Am J Kidney Dis.* 2014;63:954–67.

Niwa T. Removal of protein-bound uraemic toxins by haemodialysis. *Blood Purif.* 2013;35 Suppl 2:20–5.

Ohtake T, et al. Cardiovascular protective effects of on-line hemodiafiltration: comparison with conventional hemodialysis. *Ther Apher Dial.* 2012;16:181–188.

Ok E, et al; Turkish Online Haemodiafiltration Study. Mortality and cardiovascular events in online haemodiafiltration (OL-HDF) compared with high-flux dialysis: results from the Turkish OL-HDF Study. *Nephrol Dial Transplant.* 2013;28: 192–202.

Panichi V, et al; RISCAVID Study Group. Chronic inflammation and mortality in haemodialysis: effect of different renal replacement therapies. Results from the RISCAVID study. *Nephrol Dial Transplant.* 2008;23:2337–2343.

Pedrini LA, De Cristofaro V. On-line mixed hemodiafiltration with a feedback for ultrafiltration control: effect on middle-molecule removal. *Kidney Int.* 2003;64:1505.

Pedrini LA, et al. Long-term effects of high-efficiency on-line haemodiafiltration on uraemic toxicity: a multicentre prospective randomized study. *Nephrol Dial Transplant.* 2011;26:2617–2624.

Penne EL, et al; CONTRAST Investigators. Short-term effects of online hemodiafiltration on phosphate control: a result from the randomized controlled Convective Transport Study (CONTRAST). *Am J Kidney Dis.* 2010;55:77.

Schiffl H. Impact of advanced dialysis technology on the prevalence of dialysis-related amyloidosis in long-term maintenance dialysis patients. *Hemodial Int.* 2014;18:136–141.

Schiffl H, Lang SM, Fischer R. Effects of high efficiency post-dilution on-line hemodiafiltration or conventional hemodialysis on residual renal function and left ventricular hypertrophy. *Int Urol Nephrol.* 2013;45:1389–1396.

Stein G, et al. Influence of dialysis modalities on serum AGE levels in end-stage renal disease patients. *Nephrol Dial Transplant.* 2001;16:999.

Susantitaphong P, Siribamrungwong M, Jaber BL. Convective therapies versus low-flux hemodialysis for chronic kidney failure: a meta-analysis of randomized controlled trials. *Nephrol Dial Transplant.* 2013;28:2859–2874.

Tattersall JE, Ward RA; EUDIAL group. Online haemodiafiltration: definition, dose quantification and safety revisited. *Nephrol Dial Transplant.* 2013;28:542–550.

Van der Sande FM, et al. Thermal effects and blood pressure response during postdilution hemodiafiltration and hemodialysis: the effect of amount of replacement fluid and dialysate temperature. *J Am Soc Nephrol.* 2001;12:1916.

van der Weerd NC, et al. Haemodiafiltration: promise for the future? *Nephrol Dial Transplant.* 2008;23:438–443.

Vanholder R, et al. Back to the future: middle molecules, high flux membranes, and optimal dialysis. *Hemodial Int.* 2003;7:52.

Vilar E, et al. Long-term outcomes in online hemodiafiltration and high-flux hemodialysis: a comparative analysis. *Clin J Am Soc Nephrol.* 2009;4:1944–1953.

Wang AY, et al. Effect of hemodiafiltration or hemofiltration compared with hemodialysis on mortality and cardiovascular disease in chronic kidney failure: a systematic review and meta-analysis of randomized trials. *Am J Kidney Dis.* 2014;63:968–78.

Ward RA, et al. A comparison of on-line hemodiafiltration and high-flux hemodialysis: a prospective clinical study. *J Am Soc Nephrol.* 2000;11:2344.

第 18 章 血浆置换

Dobri D. Kiprov, Amber Sanchez, and Charles Pusey

熊瑞芳　译，王世相　校

治疗性的血浆分离术（therapeutic apheresis，TA）是指一种在体外运用血液分离技术将异常的血细胞和（或）血浆成分去除的过程。血浆置换术、白细胞置换术、红细胞置换术和血小板置换术这些名称分别描述了去除的特异性血液成分。在血浆置换、或治疗性血浆交换（therapeutic plasma exchange，TPE）中，去除大量的患者血浆，替换成新鲜冰冻血浆（fresh frozen plasma，FFP）、白蛋白生理盐水溶液。

I. **血浆置换的原理**。血浆置换产生有益效应的几种机制见表 18.1。它的主要作用模式是快速去除疾病特异性的相关因子；另一种效应是它可以去除炎症过程的高分子量蛋白（如完整的 C3、C4 补体、激活的补体产物、纤维蛋白原和细胞因子）。此外，还提出了关于 TPE 影响免疫功能效应的一些理论，包括免疫调节作用，如改变个体基因型/抗个体基因型抗体的平衡、转换抗体/抗原的比率、使形成更易溶解的免疫复合物（促进其清除）、刺激淋巴细胞克隆、增强细胞毒性治疗。治疗性血浆交换允许输注正常血浆、替换有缺陷的血浆成分，这也许是 TPE 治疗血栓性血小板减少性紫癜（thrombotic thrombocytopenic purpura，TTP）的主要机制。

A. **治疗原则**

1. **同时应用免疫抑制剂**。因为大多数应用血浆置换治疗的疾病均存在免疫学的异常，所以治疗中几乎总是同时应用免疫抑制剂。辅助性药物治疗方案通常包括高剂量的皮质类固醇激素、细胞毒性药物和生物制剂。应用这些药物将会降低病理性抗体的再合成速度，进一步调节细胞介导的免疫反应，而这恰是引起很多这类疾病的病因。

2. **早期治疗**。对血浆置换治疗有效疾病最好在早期治疗，以终止导致疾病进展的炎症反应。例如，当血清肌酐 <5mg/dl（440μmol/L）时就开始采用血浆置换治疗抗肾小球基底膜（anti-glomerular basement membrane, GBM）疾病是最有效的。

表 18.1 治疗性血浆置换的可能作用机制

去除异常的循环因子

抗体（抗-GBM病、重症肌无力、吉兰-巴雷综合征）

单克隆蛋白（瓦尔登斯特伦巨球蛋白血症、骨髓瘤蛋白）

循环免疫复合物（冷球蛋白血症、SLE）

同种异体抗体（妊娠期Rh同种异体免疫）

毒性因子

补充特异性血浆因子

TTP

对免疫系统的其他效应

改善网织内皮系统功能

去除炎症性介质（如细胞因子、补体）

转换抗体/抗原的比率、使形成更易溶解的免疫复合物

细胞免疫系统的作用

GBM：肾小球基底膜；SLE：系统性红斑狼疮；TTP：血栓性血小板减少性紫癜

II. 去除免疫球蛋白（Ig）的药物动力学

A. **血浆半衰期**。免疫球蛋白的半衰期相对较长，IgG可达21天，IgM为5天。因为免疫球蛋白的血浆半衰期相对较长，应用免疫抑制剂来减少病理性同种异体抗体的产生即使这些抗体的产生已被完全阻断，迅速降低其至血浆水平是不可能达到的，这至少需要几周时间。所以基于上诉机理通过体外方法去除这些抗体是非常必要的。

B. **血管外分布和平衡速率**。免疫球蛋白在血管外大量分布

（表18.2）。其血管内和血管外分布的程度决定了在单次血浆置换过程中它们被去除的有效性。免疫球蛋白从血管内向血管外平衡大约为每小时1%～2%，而从血管外向血管内平衡可能会更快些，因为此过程受淋巴回流的控制。然而，因为血管外向血管内的平衡相对缓慢，通过血浆交换去除免疫球蛋白的动力学可应用一级动力学通过单室（血管内空间）中的去除速率计算出来。

表 18.2 免疫球蛋白的分布容量

物质	分子量	血管内（%）	半衰期（天）	正常血清浓度（mg/dl）
白蛋白	69 000	40	19	3500～4500
IgG	180 000	50	21	640～1430
IgA	150 000	50	6	30～300
IgM	900 000	80	5	60～350
LDL-胆固醇（β-脂蛋白）	1 300 000	100	3～5	140～200

C、**大分子量物质减少速率**（macromolecule reduction ratio，MRR）**和 Ve/Vp**。在第3章中，我们描述了尿素减少速率（urea reduction ratio，URR）和 Kt/V 之间的关系，通过 TPE 去除免疫球蛋白之间的关系与之相类似。

经 TPE 去除免疫球蛋白的动力学呈指数关系：$C_t = C_0 e^{-Ve/Vp}$，此处 C_0 = 大分子物质最初的血管浓度；C_t = 在时间点 t 的浓度；Ve = 在时间点 t 的血浆交换的容量；Vp = 估计的血浆容量，当其少于很多这些大分子物质的分布容量时，鉴于血管内与血管外区室之间平衡的速度很慢，此数值可作为大分子物质从中被去除的容量。

大分子物质减少速率（MRR），以百分率表示，$100 \times (1 - C_t/C_0)$，所以 MRR = $100 \times (1 - e^{-Ve/Vp})$。如果我们将 Ve 从 1400ml 增加至 8400ml（表18.3），假定患者的 Vp 是 2800ml，则 Ve/Vp 的值从 0.5 增至 3.0。TPE 时这些不同的 Ve/Vp 比值产生不同的 MRR 值（表18.3），从 39%（当 Ve/Vp = 0.5）到 95%（当 Ve/Vp = 3.0）。注意当 Ve/Vp = 1.0 时，MRR 是 63%，所以当去除第一个血浆容量时，MRR 下降最大；在随后的同次血

浆置换中，降低需清除的大分子物质浓度的效果就逐渐减弱。当第一个血浆容量去除后，因为需清除的物质被交换液体所稀释，因此清除的效果会越来越差。因此，在血浆置换中，通常在 1.0～1.5 血浆容量当量（Ve/Vp）交换。

表 18.3 血浆容量去除与物质浓度之间的关系

交换的血浆容量[a] 比例（Ve/Vp）	交换的容量（Ve, ml）	免疫球蛋白或其他物质清除（MRR,%）
0.5	1400	39
1.0	2800	63
1.5	4200	78
2.0	5600	86
2.5	7000	92
3.0	8400	95

Ve：血浆交换容量；Vp：估计的血浆容量；MRR：大分子物质减少速率；[a] 血浆容量 =2800ml（70kg 的患者，假设红细胞压积 =45%）。

D. **重新累积**。随着大分子物质的去除，有两个来源导致其浓度在血管内重新累积：再分配及进一步的合成。血管外的大分子物质通过淋巴引流进入血管内，或从间质通过毛细血管向血管内弥散；内源性合成在肺出血肾炎综合征中已对此加以描述，给予血浆交换治疗后其抗-GBM 抗体预计将会降低，但在治疗间隙其血浆中抗体水平增长速度与单纯从血管外储存中再平衡引起的增加量并不相符。

E. **给予 TPE 时的药物动力学基础**。基于这些概念，合理的 TPE 通常是基于疾病的进展速度，推荐每天或每两天进行一个血浆容量的交换，以便有足够的时间使大分子物质通过淋巴回流重新分配。很显然，不同的特异性病理性大分子物质（如果已知的话），其 TPE 的累计率和频率应当个体化设置。例如，IgG 的半衰期大约为 21 天，而 IgM 和 IgA 要短得多（5～7 天）。因此，如要去除的大分子物质是 IgM，则可能需更长时间的 TPE，因为 IgM 的内源性合成速率较 IgG 要高得多。此外，IgM 主要分布在血管内，而 IgG 主要分布在血管外。因此如果要清除 IgM 及其副体，那么每天进行一次的 TPE 是很有必要的。另一方面，对于需要清除自身抗体 IgG 的患者，需要隔一天进行一次 TPE，因为这样可以使机体有时间完成 IgG 由血管外向血管内的重新分布。如果要去除的物质通过可靠的定量方法可以测量（如通过特异性的自身抗体），则应根据此物质的代谢动力学，设计达到显著减少此物质的治疗方案。如果在没有明确的检测下治疗，则内科医生只能依靠经验确定治疗方案。

F. **估计的血浆容量**。为达到一个合适的血浆置换，需评估患者的血浆容量。为此，有几种采用身高、体重和红细胞压积（hematocrit，Hct）的计算图和公式已整合入更新版本的血浆置换设备中。一种有效的计算方法是血浆容量约相当于 35～40ml/kg 体重，患者 Hct 正常时采用低限值（35ml/kg），而 Hct 小于正常时采用高限值（40ml/kg）。例如，一个 70kg 的患者、Hct 正常（45%），其血浆容量（Vp）是 70×40 = 2800ml。

  预测血液容量的公式已通过考虑个体身高（cm）和体重（kg）的曲线修整技术得出，与通过同位素（碘-131 标记的白蛋白）稀释技术测定的实际血液容量相类似：Vp = (1-Hct)(b+cW)，W = 去脂体重，b = 1 530（男性），864（女性），c = 41（男性），47.2（女性）。必须注意这些数值是基于去脂体重计算出的，对于肥胖患者必须选用去脂体重，以免发生不必要的大容量交换的危险。

III. **技术考虑**。通过血细胞分离器的离心或通过膜血浆分离器（membrane plasma separation，MPS）可进行 TPE。离心设备通常用于血库，因为它们除血浆置换外，还可选择性分离细胞（细胞单采法）。MPS 利用高通透性的纤维孔径的过滤器，类似于透析器，但孔径更大，适合改良的透析设备。每一种技术的优缺点总结于表 18.4。

A. **血浆的离心分离**。在离心过程中，基于血液各成分不同的密度使血细胞通过重力被分离。在血细胞分离器中应用二种离心方法：间断液流法（不持续液流法）和持续液流法。红细胞（red blood sells，RBC）被移至旋转的容器的外周，而最轻的血浆成分仍留于内层，血小板和白细胞（white blood cells，WBCs）位于红细胞和血浆层之间。这些成分均可被收集、丢弃或再输注（表 18.1）。

表 18.4 膜血浆分离置换法与离心法的比较

	优点	缺点
膜血浆分离置换法	快速有效地血浆置换 无需枸橼酸 可适合于二级过滤	去除物质受限于膜的筛析系数 不可进行细胞单采 需高血流量、中心静脉通路 需肝素抗凝，限制用于出血性疾病的患者
离心法	可进行细胞单采 不需肝素 更有效去除全部血浆组分	昂贵 需枸橼酸抗凝 丢失血小板

在**间断液流分离器**中，多个等分的血液样本被顺序抽取然后队列式地进入一个碗中，经分离过程，然后再输注；在连续液流分离法中，血液被抽吸出、离心、分离，采用一种箍状的环、以连续的方式收集患者预期要去除或保留的血浆组分（图18.1），如红细胞、白细胞和血小板。间断液流分离法需单个血管通路，而连续液流系统需两个静脉通路（一个抽吸、另一个再输注）或是使用双管强透析型静脉导管。间断液流血液分离器（Haemonetics 公司，Brain-tree，MA）现已极少用于治疗性血浆置换，多优先采用持续液流法用于治疗，因为后者抽吸出体外的血液容量较少，明显缩短治疗时间，所需的抗凝剂更少。在美国最常用的血细胞离心分离器是由 TerumoBCT（Lakewood，CO）和 Fresenius Kabi（Bad Homburg，Germany）公司生产的。

B. **膜血浆分离器（MPS）**。膜血浆分离器起初是用于透析技术，MPS 的中空纤维滤过器类似于透析滤过器，这样就很容易设想可以用 MPS 的滤过器来替换透析滤过器，那样就可以不依靠透析液来完成透析，但是去除血浆完全不同于超滤。当水从血管内移出时，血管外体液可以通过容量的缓冲得以去除。当血浆被清除时，血管内的再充盈速度会下降。因此在血浆交换过程中有出现心血管疾病的风险。备好专为膜分离仪器配套的设备来保证患者的安全是

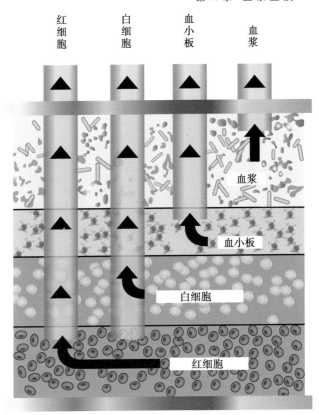

图 18.1　在血细胞分离过程中，血小板和细胞依据重力的不同被分离。每一层都可以被移除，这取决于血细胞再灌注的程序

很必要的。血浆分离器采用的膜可将分子量约 300 万的分子关闭在外，常足够允许通过免疫球复合物（MW ≈ 100万）。它们可被制成中空纤维或平行板状的构型，中空纤维血浆分离器的例子是 Asahi 制造的 Plasma-Flo（Apheresis Technologies，Palm Harbor，FL），其膜只允许血浆通过，因为它的孔径足够小从而阻挡了血液中的其他有形组分。膜的筛析系数（从血液中滤过的浓度比率）在 0.8 ~ 0.9 之间，例如白蛋白、IgG、IgA、IgM、C3、C4、纤维蛋白原、胆固醇和甘油三酯（血液流速在每分钟 100ml、跨膜压力 [TMP] 在 40mmHg 时）可以透过（图 18.2）。许多厂家提供的是改装的 CRRT 设备或膜血浆置换仪器。

MPS 必须在低 TMP（< 500mmHg）时才能进行以避

免溶血。采用中空纤维设备时，血液流速应超过每分钟 50ml 以避免凝血，理想的血液流速（Qb）通常是每分钟 100ml～150ml。当血流速度是每分钟 100ml 时，血浆去除率可望达到每分钟 30ml～50ml。因此，进行典型的膜滤过（Ve = 2 800ml）所需的时间平均小于 2 小时（40ml/min × 60min = 2 400ml /h）。

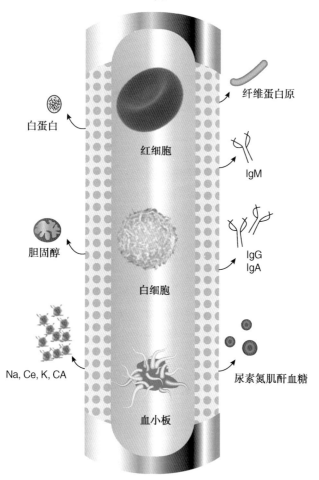

白蛋白

红细胞

纤维蛋白原

胆固醇

IgM

IgG
IgA

白细胞

Na, Ce, K, CA

尿素氮肌酐血糖

血小板

图 18.2 在血细胞分离过程中，血细胞不能够通过滤过器，但是血小板可以通过

C. **离心法与 MPS 的比较**（表 18.4）。血细胞离心分离器是美国首选的治疗性血浆置换的方法，除了血浆置换外，还可以进行细胞置换（如白细胞置换术、红细胞置换术和

血小板置换术）。离心法也可用于更低的全血或血浆流速（Qb 在 40ml～50ml/min 之间），血流可从周围静脉（肘前静脉）中得到，在很多病例中可减少与中心静脉通路相关的危险性。

采用 MPS 法进行血浆置换更有效和快速，但是它不适合治疗异常蛋白血症、具有血液高黏性综合征的患者（最常见的瓦尔登斯特伦巨球蛋白血症）、或具有冷球蛋白血症的患者，因为此类设备不能很有效地去除极巨大的分子物质。应用 MPS 时通常用肝素作为抗凝剂。当治疗出血性疾病如 TTP 时就不能用肝素，而采用以枸橼酸为基础的方法加以替代。

Ⅳ. **血管通路**。对于离心设备系统，需 Qb 在 40～50ml/min 之间，血液流速有时可从大的周围静脉（肘前静脉）中得到。相反，当采用 MPS 时需要中心静脉通路，因为此滤系系统要成功而有效地工作需血液流速在 100ml～150ml/min 之间。最好采用类似于在透析中使用的大孔径、双腔导管，尤其是专用于血浆分离置换法的。大多数可供的血管内设备可用于非透析治疗，如气囊漂浮导管和三腔导管，但对于血浆置换，其提供的血流几乎都不够，虽然它们可能适合于作血液回输。

输注枸橼酸（详见后）可引起血浆钙离子水平的急性下降（在血浆总钙水平正常的情况下），这对心脏传导系统具有局部效应，可产生有生命危险的心律失常，尤其是当血液回流接近于心脏的房室结时。应监测心脏节律和采用血液加温设备，尤其是当血液经中心静脉回输时。

当疾病的自然病程需慢性 TPE（例如高胆固醇血症、冷球蛋白血症）时，最好建立一个永久性的血管通路。患者可以使用长期放置的中心静脉导管，或采用一个动静脉瘘或聚四氟乙烯移植物来建立长期的静脉通路。

Ⅴ. **抗凝**。不管是 MPS 法或离心法，血浆置换过程中抗凝是必需的，枸橼酸溶液或肝素被用于两种方法中，通常过滤设备采用肝素，而离心机器大多采用枸橼酸。

A. **肝素**。患者对肝素的敏感性和半衰期变异很大，因此剂量的个体化调整是必要的。对大多数患者来说，患者 Hct 降低（容量分布增加）时，或当血浆滤过率较高（高血浆滤过率增加肝素的清除量，此时滤过系数可达 1.0）时，可能需增加肝素的剂量。

B. **枸橼酸盐**。大多数的 TPE 中需要使用抗凝剂枸橼酸右旋糖（anticoagulant citrate dextrose，ACD），枸橼酸可螯合钙离子（后者是凝血级联反应必需的辅助因子），抑制微血栓的形成和血小板的聚集。ACD 有两种标准的配方：配方 A（ACD-A）含有 2.2g/dl 的枸橼酸钠和 0.73g/dl 的枸橼酸；配方 B（ACD-B）含有 1.32g/dl 的枸橼酸钠和 0.44g/dl 的枸橼酸钾。ACD-A 用于连续性离心设备。

虽然应用枸橼酸后出血并不常见，但常发生血浆钙离子水平降低（约占 60%~70% 的 TPE 并发症）。因此，必须小心监测低钙血症的症状和体征（口周和（或）肢端的感觉异常；有的患者可能会有战栗、头昏眼花、抽搐、震颤，比较罕见的会出现持续性的肌肉收缩，导致不随意的手足痉挛）。如果血浆离子钙水平严重下降，症状可直接进展为手足搐搦，并有其他肌群包括威胁生命的喉痉挛。也曾有癫痫大发作的报道。这些症状和体征在碱中毒时因过度通气而更加明显。血浆离子钙值的降低也使心肌去极化的平台期延长，在心电图上表现为 QT 间期延长。极高的枸橼酸水平时相应的钙离子低，可抑制心肌收缩，后者虽然罕见，但在血浆置换患者中可引起致命的心律失常。

1. **在枸橼酸抗凝时防止钙离子水平降低**。可考虑以下措施：

   a. 限制患者枸橼酸的输入速率。输注枸橼酸的速度不能超过机体快速代谢枸橼酸的能力，代谢枸橼酸的能力在患者之间差异很大，因为输入枸橼酸的量与血流速度成比例，所以在小个的患者中不应采用较高的血流速度。大多数的离心设备通过计算图来估算患者的血液容量，随后它可自动设定血流速度来限制枸橼酸输入的速度。肝病及肾脏损害的患者代谢枸橼酸的能力受损，在这些患者中，输注枸橼酸应十分小心。单位体积的 FFP（新鲜冰冻血浆）含有 14% 的枸橼酸，在以 FFP 代替白蛋白用作替换液的病例中，枸橼酸的用量应当涵盖 FFP 中的量。

   b. 在血浆置换过程中提供额外的钙离子。可通过口服或静脉内给予钙离子，例如，可每 30 分钟口服 500mg（5.0mmol）的碳酸钙药片，另一种方法是以每升回输液中含 10ml 葡萄糖酸钙溶液的比例，连续静脉内输注 10% 的葡萄糖酸钙（Weinstein，1996）。

除此之外，无论何时当出现低钙血症的症状时，可以静脉内快速推注钙离子。

2. **在枸橼酸输注时的碱中毒**。因为枸橼酸代谢产生碳酸氢盐，所以有代谢性碱中毒的危险（虽然罕见）。有肝病的患者其代谢枸橼酸的能力受损，在血浆置换时，当应用枸橼酸抗凝时，应特别小心监测患者的酸-碱状态。

VI. **置换的液体**。在血浆置换治疗时选择置换液体的种类和量非常重要，病种及患者状况的差异性使确立统一的血浆置换液比较困难，尽管如此，某些指导方案还是有用的，当遇到特殊情况时可修改后应用。

在大多数的血浆置换过程中，以胶体作置换液对于保持血流动力学的稳定是十分必要的。在实践中，置换液仅限于白蛋白（通常以 5% 的等钠溶液形式）和血浆（以 FFP 的形式）。两种药物的优缺点分别列于表 18.5。

表 18.5 置换溶液的选择

溶液	优点	缺点
白蛋白	无肝炎的危险 可室温储藏 罕见过敏反应 无 ABO 血型的影响 排除炎症性因子	昂贵 无凝血因子 无免疫球蛋白
新鲜冰冻血浆	凝血因子 免疫球蛋白 "有益"的因子 补体	传染性肝炎、HIV 的危险 变态反应 溶血反应 用前必须解冻 ABO 血型必须相符 含枸橼酸

HIV：人类免疫缺陷病毒。

A. **FFP**。FFP 具有与从患者身上去除的滤过成分相似的优点，但也有相关的副作用，如过敏反应。在使用 FFP 时常出现荨麻疹，有时会比较严重。因被动输入白细胞凝集素导致以非心源性水肿形式出现的过敏反应较罕见。另一种引起过敏反应的原因是将含 IgA 的 FFP 输给选择性

IgA 缺乏的患者。因为 FFP 含有大量的抗-A 和抗-B 同种凝集素，所以供体和受体的 ABO 血型必须相符。正如上面提到的，FFP 含有枸橼酸，使用 FFP 可增加枸橼酸介导的低离子钙反应。此外，虽然较少，但也有通过 FFP 输注而传染乙型肝炎（0.0005%/U）、丙型肝炎（0.03%/U）和 HIV（0.0004%/U）的发生。现在献血前、后的详细检测，虽然使感染这些疾病的风险性已很小，但也应牢记。在每次血浆置换治疗时约有 3 升的血浆被 FFP 置换，这 3 升置换的 FFP 相当于 10～15 单位（U）的血浆，来自于同等数量的供者。

采用 FFP 作为置换溶液，使在某些患者中衡量血浆置换的有效性变得更为困难（如不能简单地根据血浆 IgG 和其他免疫球蛋白的水平来判断）。此外，FFP 能补充一些参与炎症过程以及在血浆置换时去除的因子。

目前，在血浆置换时采用 FFP 来替换部分或全部去除的血浆的特异性指征是：（a）血栓性血小板减少性紫癜-溶血性尿毒综合征（thrombotic thrombocytopenic purpura-hemolytic uremic syndrome，TTP/HUS）；（b）先前存在止血缺陷和（或）治疗前血清纤维蛋白原水平较低（<125mg/dl）；（c）出血高风险的患者，例如手术前或手术后。关于 TTP/HUS，采用 FFP 作为单一置换液是合理的，因为输注 FFP 本身可能有治疗作用，因为在血小板减少时，作为较少干扰凝血因子的结果，其出血的风险可能会更高。

通常，因为血浆置换也去除凝血因子，单用白蛋白和晶体类液体置换可能会去除这些因子，从而增加患者的出血风险。这在 1～2 个血浆置换后不大可能发生，尤其是当其间隔 1 天以上时，因为大多数的凝血因子的半衰期大约在 24～36 小时之间。

B. **白蛋白。** 因为使用 FFP 时有上文提及的缺点，所以我们推荐白蛋白作为初始的置换溶液。白蛋白在以 5g/dl（50g/L）溶于 130～160mmol/L 的生理盐水的浓度时，能置换同等容量去除的滤过液，这在现代化的仪器上可以与血浆去除相同的速度同时做到。但是，因为在血浆置换过程中，早期输入的白蛋白很大部分被交换掉，更经济的做法（当交换的容量等于一个机体的血浆容量并且没有低白蛋白血症时）是用晶体类液体替换最初的 20%～30% 的去除的血浆容量，如生理盐水，然后用 5% 的白蛋白平衡，这种方法最后可致血管内的白蛋白浓度大约为 3.5g/dl（35g/L），足够维持胶体压力、避免低血压。这种方法不适合用于高黏滞血症、有神经系统疾病、其他原因引起的血压偏高者。

纯化的人血清白蛋白（human serum albumin，HSA）溶液因为经长时间的热处理，不会传染病毒性疾病，适合用于作 TPE 的置换溶液，总体安全性很高，任何不良反应的发生率估计每 6 600 次输注发生 1 次，有潜在生命威胁的严重反应的发生率约为 1∶30 000。当以更高浓度的溶液配制 5% 的白蛋白时，应采用 0.9% 的生理盐水作稀释剂（需另外补充电解质），若用水作稀释剂可造成严重的低钠血症和溶血反应（Steinmuller，1998）。需给予的替换液体的量取决于患者的容量状况。可以手工或自动调整置换的液体容量，从 100% 至小于 85% 所去除的容量。通常不推荐更低的容量置换，因为这可能会缩减血容量、导致血流动力学不稳定。

Ⅶ. **并发症**。在血浆置换中所观察到的副反应通常不严重，如果发现早则处理容易，主要副反应列于表 18.5。

表 18.6　血浆置换的并发症

与血管通道有关的

血肿

气胸

腹膜后出血

局部或全身感染

与操作程序有关的

因血液在体外回流通路而外在化、出现低血压

血管内胶体渗透压降低所致低血压

血浆凝血因子的减少引起出血

血管内胶体渗透压的降低引起水肿

丢失血细胞成分（血小板）

过敏反应（环氧乙烷）

续表

与凝血功能有关的

出血，尤其是使用肝素时

低血钙症状（使用枸橼酸）

心律失常

低血压

肢体麻木和刺痛感

因使用枸橼酸而致代谢性碱中毒

与透析液相关的

低血压

并发症的发生率为 4% ~ 25%，平均为 10%。轻度并发症的发生率大约为 5%，表现为荨麻疹、感觉异常、恶心、眩晕和肢体痉挛；中度并发症（5% ~ 10%）包括低血压、胸痛和心室异位节律，这些通常都是短暂的且无后遗症；严重并发症的发生率小于 3%，主要与输注 FFP 引起的过敏反应有关。与血浆置换相关的死亡率约为 3 ~ 6/10 000 次操作。大多数的死亡病例包括：与 FFP 置换相关的过敏反应、肺栓塞和血管穿孔。最主要的并发症总结于表 18.6；如何避免和处理这些并发症的策略总结于表 18.7。

表 18.7　血浆置换时避免并发症的策略

并发症	处理
低钙血症	治疗过程中预防性输入 10% 的氯化钙
出血	操作完成时输入 2 ~ 4 单位的新鲜冰冻血浆
血小板减少	考虑膜血浆分离
容量相关的低血压	调整容量平衡
血浆置换后感染	静脉内输入免疫球蛋白（100 ~ 400mg/kg）
低钾血症	确保置换液中的钾离子浓度为 4mmol/L
膜生物相容性	换膜或考虑离心法分离血浆
低体温	加热置换液

续表

并发症	处理
ACE 抑制剂	在治疗前的 24~48 小时中止 ACE 抑制剂的治疗
对置换液过敏	考虑抗-IgA 抗体 对致敏个体的前驱给药法：①治疗前 13、7、1 小时分别口服 50mg 泼尼松；②治疗前 1 小时口服 50mg 苯海拉明；③治疗前 1 小时口服 25mg 盐酸麻黄碱。

ACE：血管紧张素转换酶；Ig：免疫球蛋白。

A. **柠檬酸**。在通过血细胞分离机进行治疗性血浆置换时最常见的并发症与柠檬酸中毒相关，这在抗凝部分章节中有讲述。

B. **血流动力学并发症**。低血压（总体发生率为 2%）主要是由于血管内容量不足所致。在离心型的细胞分离器中，大量（250~375ml）的血液在体外回流通路而外在化，更加重低血压。其他原因包括血管迷走神经兴奋、使用低胶体液作置换、液体容量置换延迟或不足、过敏反应、心律失常和心血管崩溃等。

C. **血液学并发症**。发生出血是罕见的，现有报道显示包括有股静脉插管后的出血、原先插管处的出血、呕血和鼻出血。

在单次血浆交换后，血清纤维蛋白原水平通常会下降 80%，凝血酶原和其他凝血因子水平也大约下降 50%~70%，PTT 通常增加 100%。血浆凝血因子的恢复是双相性的，表现为在血浆置换后 4 小时内一个快速的初始增加，然后在置换后 4~24 小时的缓慢增加。在治疗后的 24 小时，纤维蛋白原水平大约相当于 50%、抗凝血酶Ⅲ相当于 85% 的初始水平，两者均需要 48~72 小时才能完全恢复。当某一天凝血酶原水平达到 75%、因子 X 达到 30% 的初始水平时，此时其他凝血因子将会完全恢复至正常。当短期进行多次治疗时，凝血因子的耗竭会更明显，需几天时间才能自发恢复。正如前面叙述的，当给予多次密集的治疗时，在每次治疗结束时置换 2 个单位的 FFP 是可取的。因 TPE 引起的、设备特异性的血小板减少已有报道，这可造成在治疗如 TTP 之类的疾病时会混淆评价其反应性（Perdue，2001）。

D. **血管紧张素转换酶（ACE）抑制剂**。在血液透析、低密度脂蛋白（low-density lipoprotein，LDL）亲和性血浆置换法和其他特定成分的血浆置换法时，患者服用 ACE 抑制剂而出现过敏或非典型的过敏反应已有报道。这些反应与膜或滤过器的阴性电荷有关。实验证据显示这些反应不仅与体外的回流通路有关，据推测存在于人类白蛋白中的前激肽释放酶-激活因子片段导致内源性缓激肽释放。这些反应的严重性取决于不同的变量，包括药物类型和白蛋白的多少（可能含有不同浓度的前激肽释放酶-激活因子）。因此，理想情况下是短效 ACE 抑制剂应在血浆交换前 24 小时而长效 ACE 抑制剂应在 48 小时前给予。

E. **感染**。在 TPE 中感染发生率仍存在争议。免疫抑制剂治疗的患者行治疗性血浆置换发生机会性感染的几率较单独免疫抑制治疗无明显增多。但是如果在血浆交换后即刻发生严重感染，此时静脉内单次输注免疫球蛋白 100 ~ 400mg/kg 是必要的。

F. **电解质、维生素和药物的去除**

1. **低钾血症**。当置换液是白蛋白生理盐水时，在血浆置换后会即刻出现血清钾离子水平下降 25%，因此在置换液中加入 4mmol//L 的钾离子可减少低血钾的风险。

2. **代谢性碱中毒**。这主要是由于输注大量的枸橼酸所致。

3. **药物**。通常低容积分布和广泛结合蛋白的药物可通过血浆置换而被有效清除。有证据显示，在血浆置换后对泼尼松、地高辛、环孢霉素、头孢曲松、头孢他啶、丙戊酸和苯巴比妥不必补充剂量；相反，水杨酸盐、硫唑嘌呤和妥布霉素的剂量应予以补充。对于清除苯妥英钠的报道很多是相冲突的，所以，小心监测非结合性药物水平是十分必要的。因此，我们通常推荐在血浆置换操作后应给予药物治疗。

Ⅷ. **血浆置换的指征**。由美国社会组织（American Society of Apheresis，ASFA）制定的血浆置换指南是最全面的。ASFA 在通过对文献进行系统性的审查分析后提出了基于充分证据上的见解。此外，这些支持性证据是分等级的：Ⅰ类包括将血浆置换作为一线治疗的疾病；Ⅱ类包括将血浆置换作为二线治疗的疾病（通常经过一线治疗后效果不理想）；Ⅲ类包括血浆置换仍没被证实有效者，在这些患者中需要进行个体化治疗而进行血浆置换；Ⅳ类是指那些已被证实血浆置换是无效或是可带来危害的疾病。表 18.8 列出了将血浆置换单独或与其他方法联合作为一线治疗的疾病。对于这些疾病应当及早采取血浆置换以取得最佳的治疗效果。下面将对肾功能损害者的血浆置换进行概括。

表 18.8　急性血浆置换和血细胞单采的指南

肺出血肾炎综合征（抗肾小球基底膜病）

TTP∕ HUS

严重的冷球蛋白血症

肺肾综合征弥漫性肺泡损伤（diffuse alveolar damage，DAM）

抗体介导的肾移植物排斥

高黏滞综合征

镰状细胞贫血（RBC 交换）

急性脱髓鞘性多发性神经病（吉兰-巴雷综合征）

高白细胞血症（白血病）（白细胞去除疗法）

重症肌无力危象

血小板增多症（血小板单采）

GBM：肾小球基底膜；TTP：血栓性血小板减少性紫癜；HUS：溶血性尿毒症综合征；HIV：人类免疫缺陷病毒；ANCA：抗中性粒细胞胞质自身抗体；SLE：系统性红斑狼疮。

A. **抗- GBM 病。对于抗- GBM 病的危害性有充分的证据证明，没有及时进行治疗的患者病死率非常高**，是早期应用血浆置换的强适应证。当血清肌酐仍较低（< 500μmol/L 或是 5.7mg/dl）时其反应率最高，对于血肌酐 <500μmol/L（5.7mg/dl）的患者使用血浆置换联合免疫抑制剂几乎可以恢复肾脏功能，对于已经透析的患者则只有 8% 可恢复肾脏功能。对于严重的患者（少尿需透析），血浆置换将可能保留作为肺出血的治疗，因为即使采取积极的治疗，肾功能也不能恢复。

　　置换的频率应足够高以便快速降低循环中的抗-GBM 抗体的水平。在此类疾病中应当按照 50ml/kg 的标准进行血浆置换（大约为 1.5 倍的血浆体积）连续 14 天，或者达到血浆抗-GBM 抗体的浓度检测不到。也有专家表示应每天交换两个血浆容量连续 7 天，在随后的 1 周内每隔 1 天进行血浆置换。尽管肾脏组织活检对于诊断非常必要，对于临床上高度怀疑是抗-GBM 病或是血浆中抗-GBM 抗体阳性的患者，应当立刻进行治疗。如若仍然是临床怀疑，应当在进行 2 到 3 个交换治疗后进行肾脏组织活检，并在活组织检查后 24 小时进行血浆置换。对存在肺出血或是活组织检查后的患者进行枸橼酸抗凝。2 周后血浆置换的必要性在于临床病程和抗-GBM 抗体滴度（如果有的话）水平。

通常以 5% 白蛋白替换去除的血浆（毫升对毫升），在有肺出血或最近有过肾活检的患者，用 FFP 置换最后一升溶液。如果患者液体过度负荷，减少白蛋白溶液的输入量至 85%（但不能更少）。

B. **血栓性血小板减少性紫癜-溶血性尿毒症综合征（TTP 和 HUS）**

TTP 和 HUS 都会导致血栓性微血管病，其中 HUS 主要影响肾脏，TTP 往往影响到中枢神经系统。HUS 分为腹泻型（D＋）和偶发型（D－）。DHUS 可能与遗传性的补体调节或自身抗体（非典型 HUS）缺陷相关。TTP，可能存在遗传性的血管性血友病因子剪切酶（ADAMTS13）或自身抗体缺陷。不管病因是什么，血浆置换可取代血浆成分，除去存在的自身抗体。

对于严重的 TTP 患者，血浆置换应当尽早开始，通常至少应当每天置换 1 体积的血浆，连续 7～10 天。也可以初始 3 次治疗置换 1.5 个血浆容量，以获得更快的效果。治疗每天进行直到血小板计数正常、溶血停止（以乳酸脱氢酶水平低于 400IU/L 为依据）。在停止治疗后的几天内会出现复发，所以建议不要去除血管通路的导管，直到血小板计数稳定。对于血小板计数下降至＜100 000/mm³ 的患者应当持续进行血浆置换直到血小板计数达到稳定数值。目前有两个对照实验表明在 TTP 患者中，联合 FFP 的血浆置换与单纯 FFP 输注相比会更有效。

在小儿中，（D＋）HUS 是自限性疾病，支持治疗会起到巩固作用。目前没有关于血浆置换的随机对照研究，但是对于成人严重急性（D＋）HUS，血浆置换的好处目前是被证实的。在（D－）HUS 患者，还没有对照试验，但是目前有个别报道指出用 FFP 来置换血浆对于严重的患者是有益处的。

尽管缺乏证据，在严重的妊娠期 TTP 患者中进行血浆置换也是合理的，血浆置换可以用于继发性 TTP 的治疗。尽管有报道称在血浆置换时输注金黄色葡萄球菌 A 蛋白治疗丝裂霉素诱导的 TTP 更有效。

一般情况下，以相同体积的 FFP 来置换去除的血浆，由于 FFP 不能提供完整的血浆成分。所以 TTP 护理应当注意避免低钙血症。

艾库组单抗（是抑制膜攻击补体复合物形成的 C5 单克隆抗体）被用于治疗（D－）HUS，并且结果令人鼓舞。近日，在欧洲暴发的（D＋）HUS 疫情对艾库组单抗（Delmas，2014）和血浆置换的治疗都反应良好。

C. **冷球蛋白血症**。血浆置换用于治疗冷球蛋白症已有 20 年了，因为它可以去除血液中大量免疫复合物，虽然尚没有随机对照研究证明血浆置换治疗此病的有效性，但几乎全部的文献报道例证了如果患者有明显的症状或有进行性肾衰竭时，血浆置换治疗是有效的。血浆置换也可用于高黏滞综合征或即将接受低温手术的患者，在严重的情况下，免疫抑制药物也可使用，在丙型肝炎患者可连同抗病毒治疗。

通常每次交换 1 个血浆容量，连续进行 7 天交换，也可隔天进行血浆置换，持续 2～3 周。置换液是 5% 的白蛋白，用前必须加温以避免循环中冷球蛋白沉淀。对于少数患者，需要进行每周 1 次的长期治疗以便控制症状。使用离心设备是必要的，以免因冷球蛋白冷却和沉淀导致的离子过滤器阻塞。其他设备，如双级联过滤和冷却过滤法因为昂贵及技术的限制而没有被广泛使用。

D. **抗中性粒细胞胞浆抗体**（antineutrophil cytoplasmic antibody，ANCA）**相关性血管炎**。微量免疫快速进展性（坏死性）肾小球肾炎（RPGN）患者的小血管炎常影响到肾脏，导致免疫相关性急进性肾小球肾炎。这组疾病包括肉芽肿性血管炎（既往韦格纳肉芽肿），显微镜下多嗜酸性韦格纳肉芽肿（既往丘－施二氏血管炎）。有越来越多的证据表明 ANCA 在这些疾病中的致病作用，尽管早期的试验没有明确 ANCA 的致病作用。Pusey（1991）证明了在原先依赖透析的患者中，血浆置换用作常规免疫抑制治疗的辅助性治疗时，具有潜在的获益。一个大的欧洲多中心研究（MEPEX）证实了这一发现，并证实肌酐

>500μmol/L（5.7mg/dl）的患者，与甲基泼尼松龙的冲击治疗相比，血浆置换会更好的恢复肾功能。最近的另一项研究报道血肌酸酐>250μmol/L（2.8mg/dl）的患者，血浆置换也是有益处的。最近的一项 meta 分析证实，辅助血浆置换治疗与标准疗法相比，在防止终末期肾病的发展中能起到更好的效果。一项关于 ANCN 相关性血管炎在 GFR<50ml/min（PEXIVAS）时血液置换治疗的国际大型对照试验正在进行中。

在 MEPEX 研究的基础上，我们建议每天交换 1.5 个血浆容量连续 7 天。FFP 应当用于那些肺出血或近期肾活检的患者。有些患者可能需要更长的时间治疗，这取决于它们的临床反应。

E. **多发性骨髓瘤和异常蛋白血症。**多发性骨髓瘤可以通过多种机制造成肾脏损害，最常见的是轻链肾病。虽然血浆置换可有效去除产生的副蛋白，但早期试验却得到了相互矛盾的结论。最近的一项更大型的研究显示标准的化疗联合血浆置换并无显著获益。然而，这些患者几乎没有肾穿刺活检确诊管型肾病的。梅奥诊所进行的一项回顾性研究表明，高轻链水平和严重肾功能损害的管型肾病患者进行血浆置换是有益处的。

在一般情况下，我们将建议因轻链肾病导致急性肾损伤的患者，使用 5% 白蛋白进行连续 5 次的置换。根据临床反应和副蛋白水平，有些患者可能需要更长时间的治疗。

另一种血浆置换方法在过去的 5 年里受到了青睐，即通过采用特殊的高截止透析器有效地清除轻链。除了有或无硼替佐米的标准化疗，反复进行透析现被常常应用。在最初的研究中，因多发性骨髓瘤而继发的急性肾衰竭的患者，通过将两个高截止滤波器（Theralite，Gambro Renal Products）串联连接，在最初的 5 天进行每天 8 小时的透析，随后的 12 天里隔天进行 8 小时的滤过，随后的时间里每周进行 3 次滤过，每次持续 6 小时。在每个透析周期结束后会给患者输入含 4g 低盐白蛋白的溶液，对于透析前镁、钙水平低的患者会静脉注射镁和口服钙剂（Huctchison，2009 年）。使用免疫抑制剂可以使血浆中自由轻链水平得到很好的控制。结果是令人鼓舞的，因为血清自由轻链有了明显减少，并且相当多患者的肾功能得到恢复，欧洲的两个多中心对照试验（EULITE and MYRE）

正在进一步研究这一问题。

F. **系统性红斑狼疮**。血浆已被广泛用于在狼疮肾炎中清除自身抗体和免疫复合物。尽管有有效性报道，但是一项随机对照试验表明，通过对狼疮性肾炎患者进行 3 年的随访，发现血浆免疫抑制剂并没有带来益处，但是新月体性肾炎和那些需要透析的患者除外，并且已经证实，短期的血浆置换对于这些患者的效果更佳。一项大剂量环磷酰胺联合血浆置换进行治疗的国际性试验被搁置，因为不良反应的发生率较高，因此不推荐使用。根据我们的经验及很多相关的报道，血浆置换可在系统性红斑狼疮（SLE）危及到患者生命时进行，例如出现新月体性肾炎、肺出血、狼疮性脑病或致命性抗磷脂综合征。有报道提出对于其他方法都无效的病情较重患者，可给予含有蛋白 A 的免疫吸附剂进行治疗。

我们建议对于有危及生命的疾病，以 5% 白蛋白作为置换液交换 1~1.5 个血浆容量，连续 7 天，对于肺出血或近期肾穿刺活检术的患者在最后 1 次置换时应当使用 FFP。

G. **复发的局灶性节段性肾小球硬化**（recurrent focal segmental glomerulosclerosis，FSGS）。肾移植复发性 FSGS 是由于循环因子增加肾小球渗透性而致病的。在 FSGS 中进行血浆置换会对自身肾脏产生不同的结果，这可能是因为这些患者的肾小球滤过屏障基因存在缺陷。肾移植术后，FSGS 的复发率估计为 15%~55%，对于这些患者，血浆置换通常是有效的。

蛋白尿的起病快。这些患者中以一种分子量 < 100 000 的蛋白为特点，其可增加肾小球对白蛋白的通透性。

由于缺乏对移植后复发性 FSGS 的充分研究，目前建议每天以 5% 白蛋白作为置换液交换 1 个血浆容量，至少连续 5 天，或者是更长时间，这些取决于临床反应。

H. **过敏性紫癜**（henoch-schönlein purpura，HSP）**和 IgA 肾病**。HSP 患者和原发性 IgA 肾病可能由于新月体肾炎而发展为 RPGN，组织学上可以类似于 ANCA 相关血管炎。在小规模患者群体中得出，血浆置换单独或是经常与免疫抑制剂联合使用有效。我们已经观察到通过这一方法一些患者的肾功能得到了改善。

根据 ANCA 相关血管炎的经验，对于新月体肾炎和肾功能恶化的患者，每天以 5% 白蛋白作为置换液交换 1~

1.5 个血浆容量，连续 7 天，这种方法是合理的。

I. **高黏滞综合征**。此病最常见于瓦尔登斯特伦巨球蛋白血症（50% 病例），有时骨髓瘤和冷球蛋白血症也可出现。高黏滞综合征可以导致红细胞聚集和血流量减少，从而出现一系列器官的缺血性功能障碍，包括中枢神经系统、视网膜和肾脏。尽管没有对照试验，但是有一些报道表示血浆置换对于治疗潜在病症的临床表现是有效的。

因为缺乏充分的证据，目前推荐每天以 5% 白蛋白作为置换液交换 1 个血浆容量，连续 3~5 天，直到达到血黏度规范化和患者临床情况稳定。

J. **肾移植**。血浆置换用于治疗抗体介导的排斥反应已经 20 多年，最近也成了 ABO 血型不相容及高敏患者的脱敏治疗的一部分。血浆置换用于肾移植排斥反应的机制目前尚不明确，但一些实验表明静脉免疫球蛋白（intravenous immunoglobulin，IVIG）的使用可以使急性抗体介导的排斥得到控制，但是对于慢性抗体介导的排斥并没有明显的好处。在高敏体质患者中通过血浆置换及包含蛋白 A 的免疫吸附剂来清除体内的抗 HLA 抗体，70% 的患者得以生存 1 年。也有报道说，血浆置换的应用可以使 ABO 血型不相容的患者间的肾移植得以实现，经常与免疫抑制剂如利妥昔单抗联合使用。

对于急性抗体介导的排斥反应，目前推荐每天以 5% 白蛋白作为置换液交换 1 个血浆容量，连续 5 天，并联合使用 IVIG。通过血浆置换进行脱敏治疗的高危患者，则应当在专门的中心进行。

K. **中毒和药物过量**。目前没有 ASFA-I 类进行血浆置换的适应证。但是，有关于肾衰竭患者鹅膏蕈中毒时通过血浆置换来清除地高辛 Fab 片段的报道。在治疗毒蛇咬伤或顺铂过量以及清除注入的单克隆抗体时进行血浆置换也是必要的（Schutt，2012）。

IX. **单采程序的选择性**

A. **原理**。虽然传统的血浆置换可去除血浆中特定物质，如免疫球蛋白、冷沉淀蛋白、脂质。这样并无特异性且需要替代解决方案，如白蛋白和供体血浆，这可能价格较高，并会导致不良反应。选择性单采程序可以从血浆中删除某一特定的物质，并输回其他血浆蛋白，因而省去了替换解决方案以及避免了血浆有益成分的丢失。

B. LDL 单采。在美国，LDL 单采目前已被批准用于治疗纯
合子家族性高胆固醇血症或 LDL ≥ 300mg/dl（7.8mmol/
L）或 LDL ≥ 200mg/dl（5.2mmol/L）及冠状动脉疾病，
尽管还有其他治疗。其他的治疗并没有 LDL 单采一样严
格的标准。在一般情况下，这一治疗每周进行 1 到 2 次，
这取决于患者的 LDL 水平，尽管时间间隔可能会随着患
者对降血脂治疗的耐受而延长。LDL 血液分离应该被当
做长期的终身性治疗，因此，推荐建立外周 IV 型或动静
脉瘘的透析通道。

在全球有多种技术可以选择性清除低密度脂蛋白胆
固醇，在美国只有 Liposorber 系统（Kaneka Corporation，
Osaka，Japan）和肝素诱导体外 LDL 胆固醇沉淀（HELP）
系统（B. Braun，Bethlehem，PA）被 FDA 批准用于 LDL
单采。对于 Liposorber 系统，血液在通过 MA-03 两个硫酸
葡聚糖系免疫吸附柱（LA-15 柱）中的一个之前需要先
通过膜血浆分离器。硫酸葡聚糖是低毒性带负电荷的分
子，可以高亲和力的选择性结合带正电的含 Apo-B- 的脂
蛋白［LDL、VLDL 和 Lp（a）］，从而从循环血浆去除它
们，肝素被用来抗凝。通过 1.5 个血浆容量的交换，达到
1 次治疗后减少 73% ~ 83% 的 LDL 的目标。吸附剂表面
的负电荷可以促进缓激肽释放，进行此治疗的患者禁忌
使用 ACE 抑制剂，但可以用血管紧张素受体阻断剂来代
替。在 H. E. L. P. 系统，全血通过血浆分离器后，脂蛋白
和纤维蛋白原在 pH 为 5.12 的肝素缓冲液中被选择性地
沉淀，该沉淀物由聚碳酸酯膜从等离子体中分离，肝素
由肝素吸附剂除去，最后，等离子体通过碳酸氢盐透析
恢复到生理 pH 值。通过 1 次治疗，可以降低 45% ~ 67%
的 LDL。H. E. L. P. 系统可以更有效的除去 C3、C4、纤溶
酶、因子Ⅷ及纤维蛋白原。除去纤维蛋白原对血流动力
学有积极的作用，并已被用于对突发性耳聋的治疗，因
为它具有显著增加纤维蛋白原、红细胞聚集和等离子体
黏度（虽然这不是目前 FDA 批准的指示）的特征。这两
种技术在美国 LDL 单采应用都需要肝素进行抗凝。由于
H. E. L. P. 系统的存在，ACE 抑制剂并不再是禁忌。

在全球范围内的其他几个技术可以选择性的去除 LDL
胆固醇。在欧洲，含有抗脱辅基蛋白 B100- 抗体的免疫吸
附柱（Therasorb-LDL，Miltenyi Biotec，Germany）可用于
治疗高脂血症。由于成本高，这些吸附柱又需要特别制

造和存储，这一过程很难处理。两种全血系统不需要进行血浆分离：DALI（脂蛋白直接吸附，Fresenius，德国）和全血的 Liposorbe 系统版本（Liposorber D，Kaneka Pharma Europe N. V.）。此外，还有一个可以特定降低脂蛋白的装置，即 immunoadsorptive 装置（Lipopak，Pocard，Moscow，Russia），脂蛋白是冠心病的独立危险因素。

C. **免疫吸附柱**。目前在全球有一系列的吸附柱可以选择性结合靶分子，并从血浆中清除靶分子（图18.3）。现在可以使用的吸附柱是含特定肽的 SPA，或合成的抗原，或是在凝胶柱中将抗体共价结合的惰性和不溶性的基质（如纤维素）。SPA 对 IgG1、IgG2 和 IgG4 的 Fc 片段具有高亲和力，可以消耗血浆中的自身抗体 IgG 及含有 IgG 的循环免疫复合物。目前有一种 SPA 吸附柱（Immunosorba，费森尤斯医药）在其他国家或地区被用于治疗自身免疫性肾移植排斥反应、扩张型心肌病、系统性红斑狼疮、天疱疮及抗第八因子（anti-FⅧ）抗体。利用固定化抗体的免疫吸附柱实例很多包括在前面已讲述的用于治疗高脂血症的抗载脂蛋白 B（Therasorb-LDL）的吸附柱，以及被用于治疗自身免疫疾病如系统性红斑狼疮、重症肌无力、扩张型心肌病、ABO 血型不符肾移植的抗 IgG 吸附柱（Therasorb-Ig）。现已经研制出了很多包含固定化抗原或肽段的用于选择性的结合某种循环抗体或分子的吸附柱。其中的一个例子是 Glycosorb ABO 吸附柱，它包含固定有 A 或 B 血型抗原的糖链终末端的琼脂，可以结合循环抗 A 或抗 B 抗体，因此可用于 ABO 血型不符的器官移植。

D. **双重血浆置换（DFPP）**。DFPP 或"级联过滤"指的是使用血浆分离薄膜来分离血浆，然后依据分子体积及重量通过双重血浆分离仪来去除目标溶质。它被用于高胆固醇血症、冷球蛋白血症、巨球蛋白血症，以及微循环受损的疾病。目前有各种各样的根据不同目标溶质分子定制的双重血浆分离仪。虽然其比传统血浆分离仪更具有选择性，但是有意义的蛋白质，例如 IgM 可能会在过滤器中流失，而且系统容量的大小受滞留物的限制。

E. **Cryofiltration**。冷球蛋白可以通过常规血浆置换、DFPP 或一种被称为 cryofiltration 的技术所清除。cryofiltration 有两种基本方法：第一种方法，血浆被一种离心式或基于膜的装置分开，然后血浆以 20～30ml/min 的速度通过 4℃ 的冷却系统，最后通过 cryofilter（Versapor，Pall Medical）

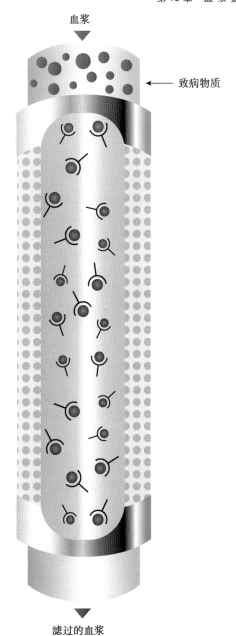

血浆

← 致病物质

滤过的血浆

图 18.3 免疫吸附柱通过中柱中的吸附剂吸附病原体

来收集冷沉淀蛋白/冷球蛋白沉淀。冷却的血浆，被加热到37℃，再混合以血细胞，再重新输回到患者体内；第二种方法的重点是冷冻凝胶祛除。冷冻凝胶沉淀的是纤维蛋白原、A段外域纤维连接蛋白、纤维蛋白裂解产物和纤连蛋白。这种技术需要使用肝素（先以2000单位推注，随后以1 000 ~ 2 000U/h注射），以形成冷冻凝胶的核心，利于其他蛋白质的凝聚，随后血浆分离机将循环血浆中的冷却蛋白清除。

X. 其他单采程序

A. 体外光泳（extracorporeal photopheresis，ECP）。ECP最初在线开发是为了治疗皮肤T细胞淋巴瘤（塞扎里综合征），它也可以用来治疗某些细胞介导的免疫性病症如移植物抗宿主病以及心脏和肺移植中的级联排斥反应。在此过程中，通过离心分离收集白细胞，然后将白细胞产物与8-甲氧基补骨脂（8-MOP）混合，再回输入患者体内前需要经过一定剂量的紫外线A（ultraviolet-A，UV-A）的照射。UV-A光可以激活8-MOP，导致DNA变性，从而诱导T-细胞和树突细胞凋亡。这被认为是通过特异性克隆改变来诱导持续性免疫应答，包括生产出可以平衡免疫耐受的T细胞。有两个Therakos（UVAR XTS and CELLEX）开发的系统。用肝素抗凝，通道一般是外围IV型或涡流管。典型的治疗方案是进行连续数天治疗，并于每2周或更多周时进行重复治疗，临床效益可逐渐显现。

XI. 干细胞移植和其他细胞疗法。造血干细胞（hematopoetic stem cells，HPSCs）通过白细胞去除法进行收集，用于治疗血液系统恶性肿瘤、再生医学以及越来越多的疾病。

HPSC可以从骨髓或外周血中提取。造血HPSCs含有很少的不成熟红细胞，主要含有的是HPSCs、淋巴细胞和其他单核细胞。这些丰富的细胞群可迅速的进行免疫重建。因为具有这些优点和较低的发病率和死亡率，大多数接受干细胞移植的患者都开始使用自体外周血造血HPSC。

细胞疗法，例如癌症疫苗（Provenge，Dendreon，Seattle，WA）和新兴细胞基因治疗采用了自体外周血单个核细胞单采技术。

参考文献与推荐阅读

Braun N, et al. Immunoadsorption onto protein A induces remission in severe systemic lupus erythematosus. *Nephrol Dial Transplant*. 2000;15:1367–1372.

Cataland SR, Wu HM. Diagnosis and management of complement mediated thrombotic microangiopathies. *Blood Rev*. 2014;28:67–74.

Clark WF, et al. Plasma exchange when myeloma presents as acute renal failure: a randomized, controlled trial. *Ann Intern Med*. 2005;143:777–784.

Colic E, et al. Management of an acute outbreak of diarrhoea-associated haemolytic uraemic syndrome with early plasma exchange in adults from southern Denmark: an observational study. *Lancet*. 2011;378:1089–1093.

Delmas Y, et al. Outbreak of *Escherichia coli* O104:H4 haemolytic uraemic syndrome in France: outcome with cculizumab. *Nephrol Dial Transplant*. 2014;29:565–572.

Hattori M, et al. Plasmapheresis as the sole therapy for rapidly progressive Henoch-Schönlein purpura nephritis in children. *Am J Kidney Dis*. 1999;33:427–433.

Hutchison CA, et al. Treatment of acute renal failure secondary to multiple myeloma with chemotherapy and extended high cut-off hemodialysis. *Clin J Am Soc Nephrol*. 2009;4:745–754.

Hutchison C, Sanders PW. Evolving strategies in the diagnosis, treatment, and monitoring of myeloma kidney. *Adv Chronic Kidney Dis*. 2012;19:279–281.

Kale-Pradhan PB, Woo MH. A review of the effects of plasmapheresis on drug clearance. *Pharmacotherapy*. 1997;17:684–695.

Kiprov DD, et al. Adverse reactions associated with mobile therapeutic apheresis: analysis of 17,940 procedures. *J Clin Apher*. 2001;16:130–133.

Kiprov DD, Hofmann J. Plasmapheresis in immunologically mediated polyneuropathies. *Ther Apher Dial*. 2003;7:189–196.

Klemmer PJ, et al. Plasmapheresis therapy for diffuse alveolar hemorrhage in patients with small-vessel vasculitis. *Am J Kidney Dis*. 2003;42:1149–1154.

Levy JB, et al. Long-term outcome of anti-glomerular basement membrane antibody disease treated with plasma exchange and immunosuppression. *Ann Intern Med*. 2001;134:1033–1042.

Linz W, et al. *Principles of Apheresis Technology*. 5th ed. American Society for Apheresis; Vancouver, BC, Canada; 2014. http://www.apheresis.org.

Maggioni S, et al. How to implement immunoadsorption in a polyvalent dialysis unit: a review. *J Ren Care*. 2014;40:164–71.

Matsuzaki M, et al. Outcome of plasma exchange therapy in thrombotic microangiopathy after renal transplantation. *Am J Transplant*. 2003;3:1289–1294.

McLeod BC, et al. *Apheresis: Principles and Practice*. 3rd ed. Bethesda, MD: AABB Press; 2010.

Menne J, et al. EHEC-HUS consortium. Validation of treatment strategies for enterohaemorrhagic *Escherichia coli* O104:H4 induced haemolytic uraemic syndrome: case-control study. *Br Med J*. 2012;345:e4565.

Montagnino G, et al. Double recurrence of FSGS after two renal transplants with complete regression after plasmapheresis and ACE inhibitors. *Transpl Int*. 2000;13:166–168.

Perdue JJ, et al. Unintentional platelet removal by plasmapheresis. *J Clin Apher*. 2001;16:55–60.

Pusey CD, et al. Plasma exchange in focal necrotizing glomerulonephritis without anti-GBM antibodies. *Kidney Int*. 1991;40:757–763.

Saddler JE, et al. Recent advances in thrombotic thrombocytopenic purpura. *Hematology*. 2004:407–423.

Sanchez AP, Cunard R, Ward DM. The selective therapeutic apheresis procedures. *J Clin Apher*. 2013;28:20–29.

Schutt RC, et al. The role of therapeutic plasma exchange in poisonings and intoxications. *Semin Dial*. 2012;25:201–206.

Schwartz J, et al. Guidelines on the use of therapeutic apheresis in clinical practice-evidence-based approach from the Writing Committee of the American Society for Apheresis: the sixth special issue. *J Clin Apher*. 2013;28:145–284.

Siami GA, Siami FS. Current topics on cryofiltration technologies. *Ther Apher*. 2001;5:283–286.

Stegmayr B, et al. Plasma exchange as rescue therapy in multiple organ failure including acute renal failure. *Crit Care Med*. 2003;31:1730–1736.

Steinmuller DR, et al. A dangerous error in the dilution of 25 percent albumin [letter]. *N Engl J Med.* 1998;38:1226–1227.

Strauss RG. Mechanisms of adverse effects during hemapheresis. *J Clin Apher.* 1996;11:160–164.

United States Centers for Disease Control. Renal insufficiency and failure associated with IGIV therapy. *Morb Mortal Wkly Rep.* 1999;48:518–521.

Ward DM. Extracorporeal photopheresis: how, when, and why. *J Clin Apher.* 2011;26(5):276–285.

Weinstein R. Prevention of citrate reactions during therapeutic plasma exchange by constant infusion of calcium gluconate with the return fluid. *J Clin Apher.* 1996;11:204–210.

Williams ME, Balogun RA. Therapeutic plasma exchange, principles of separation: indications and therapeutic targets for plasma exchange. *Clin J Am Soc Nephrol.* 2014;9:181–189.

Winters JL. Lipid apheresis, indications, and principles. *J Clin Apher.* 2011;26:269–275.

Wolf J, et al. Predictors for success of plasmapheresis on the long-term outcome of renal transplant patients with recurrent FSGS [Abstract]. *J Am Soc Nephrol.* 2005;SA-FC026.

Zucchelli P, et al. Controlled plasma exchange trial in acute renal failure due to multiple myeloma. *Kidney Int.*1988;33:1175–1180.

第 19 章 当代吸附剂相关技术

Jose A. Diaz-Buxo，Stephen A. Merchant. David Updyke，and Susan E. Bentley

祖源　译，王世相　校

透析机常规平均每小时需要 30L 至 50L 或每段透析需要 100L 至 200L 由高度纯化水制成的透析溶液。相对的，吸附剂透析整个过程仅需要 6L 自来水用于生产和再生高质量的透析液。吸附剂透析时，透析器用过的透析液不被丢弃而是通过吸附剂盒传递再生。吸附剂盒的化合物层主要利用三个主要的化学原理：炭吸附、酶转化和离子交换，除去尿毒症毒素和在透析期间处理再生高品质的碳酸氢盐透析液。

吸附剂透析的操作设备不需要连接供水或排水系统，因此另一个优点便是系统的移动性和在各种环境治疗递送的灵活性。吸附剂系统已用于重症监护病房急性透析、患者床边透析、居家血液透析、军事行动、救灾、康复中心和养老院、偏远地区，以及度假区。它无需安装管道或电气调整设备，因此潜在的可应用吸附剂系统治疗的环境有很多。吸附剂透析系统推进了创新性、便携性、灵活性和小型化透析过程。

Ⅰ. **吸附剂透析原则**。在吸附剂透析中，用过的透析液通过一个吸附剂盒传递后形成新的透析溶液这样连续被再生。在指定水罐使用干燥粉末和 6L 或更多的饮用水混合成初始透析溶液。开始透析之前，该初始溶液通过吸附剂盒先进入循环，目的是去除污染物。该初始循环微改变了起始透析溶液的电解质组合，详见下面描述。透析一旦启动，患者连接到透析系统中，"消耗"的透析液通过吸附剂盒然后从透析器出口端出来。在吸附剂盒内，溶解于透析液的代谢废物被吸附和（或）交换为钠、氢和碳酸氢根离子。吸附剂盒还可以除去钾、钙和镁离子。当钾、钙和镁加入到透析溶液通过输注泵排出吸附剂盒时透析液的再生结束。

A. **吸附剂盒**。吸附剂盒（图 19.1）由六层材料组成。其目的是为了除去污染物和尿毒症毒素，同时保持适当的透析液组分。用过的透析液从盒的底部向顶部流动。透析液进入第一和第三层接触活性炭，这两层主要吸附重金属、氯胺和其他自来水中的污染物。此外，该活性炭还可以吸附旧透析液中许多有机分子和中等大小的尿毒症毒素，例如肌酸酐和尿酸。第二层是酶固定层。目前的酶为尿素酶，催化尿素转化为碳酸氢铵。第四层含磷酸锆，是阳离子交换层，其主要功能是吸收发生在第二层尿素水解产生的铵离子。另外，这种阳离子交换材料可吸收其他带正电的物质，包括镁、钙、钾以及自来水中的重金属阳离子，如铜和铁。换来的是吸附离子磷酸锆释放的氢和钠。第五层是阴离子交换层，含氧化锆。这种材料吸附磷酸盐、氟化物和其他阴离子例如重金属含的氧阴离子以及交换后释放的氯化物和羟基阴离子。第六层含有碳酸氢钠。它不吸附任何物质，但可释放钠和碳酸氢盐。

B. **透析循环前去除吸附剂盒内的原始溶液污染物**。初始透析溶液或"原液"是干粉用 6L 或更少的自来水混合制成的。该自来水必须符合 EPA 饮用水标准。该初始混合物不适合作为透析溶液，因为它可能含污染物。但简单地将原溶液在透析前进入吸附剂盒循环便可以除去几乎存在于饮用水的全部污染物［假设它不超过美国环保局制定的饮用水允许的最大污染物限量（MACLs）达到 ANSI/AAMI RD52 所需的透析溶液的标准］。但有两个例外：通过吸附剂盒循环不会除去硫酸盐或硝酸盐至所需范围。只要初始硫酸盐和硝酸盐水平小于自来水的最大允许水平（10mg/L 硝酸盐和 250mg/L 硫酸钠）便可以进行透析，因为只使用 6 升自来水，它总的硫酸盐（或硝酸盐）负载全部转移到患者身上也是很小的。

C. **透析循环期间溶液电解质组分的改变**。碳酸氢钠和氯化钠的浓度是我们可以选择的，通过选择不同包装的化合物干粉末溶解。在吸附盒，原溶液中的一部分钠离子将通过磷酸锆层与氢离子交换。这些氢离子释放到原透析溶液形成碳酸（即 CO_2 和水）将导致最初存在于原溶液的碳酸氢盐浓度降低。但吸附盒第六层释放的碳酸氢钠用作缓冲，并防止预透析再循环期间原溶液的碳酸盐浓度下降。事实上，在透析前循环阶段结束时初始碳酸氢盐浓度往往会比

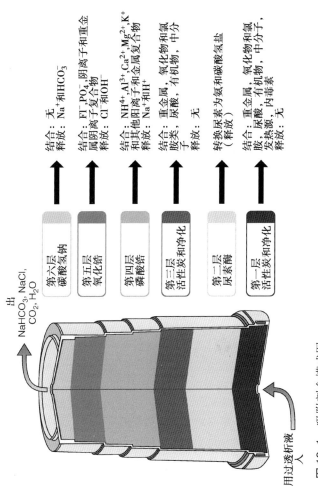

图 19.1　吸附剂盒模式图

原溶液在混合时的初始碳酸氢盐水平略高。钙、镁和钾不添加到原溶液，因为即便添加，吸附盒也会在初始循环期间清除它们。所以当开始治疗时，这些离子会以适当的速率进入循环离开吸附盒，其结果是最后的透析溶液包含这些适当浓度的离子重新进入透析器。

1. **调整透析液钠浓度。**透析液起始钠的来源有三个途径：加入到灌注溶液中的含有钠的电解质、通过从吸附盒阳离子层和碳酸氢钠层交换的钠离子，以及在透析器中患者血液扩散到透析液中的钠离子。磷酸锆层可吸附酶催化尿素产生的氨，还可以吸附镁、钙和钾离子。为了交换吸附的这些阳离子，磷酸锆层需要释放出钠和氢。透析液中的镁、钙和钾通常以恒定速率进行替换，透析液钠动力学基本上由铵吸附控制，而后者由于治疗方式和患者个体差异可以有很大变化。铵是经尿素酶消化生成，吸附盒内的尿素含量取决于患者的初始尿素浓度以及在透析器中尿素从血液转移到透析液中的速率。透析起始阶段尿素从血液中除去的量最高。因此，透析初期阶段在透析盒由尿素酶催化生成铵的速率是最高的，此时铵与钠的交换的速率也是最高的。因此，在透析起始阶段透析液中钠的增长最快。

   鉴于已预料到吸附盒的钠排除浓度会增加，特别是在吸附透析治疗的初始阶段，因此有两种方法预防患者钠负荷过重：第一种方法是设置初始透析液中的钠浓度水平低于所需要透析液的钠浓度。大多数治疗中心都会采取，但此方式呈现的低钠透析液比较短暂因为初期阶段吸附盒内透析溶液循环会很快使钠离子浓度增加（具体机制前面已描述）；吸附盒内通过铵/钠交换会持续加入钠至透析液，因此第二种防止吸附透析过程钠负荷过重的方法是透析期间持续添加少量体积的水至循环透析液。自动化控制透析期间持续向循环透析液内加水保持透析液中的钠浓度维持在一个适当的浓度，可以防止钠离子过多交换入患者体内。

2. **调整透析液碳酸氢盐浓度。**碳酸氢盐在由化合物配制成原始透析溶液时就存在，还有尿素水解生成的（碳酸氢铵）、离子交换的和通过碳酸氢钠层交换来的。

   在这个系统中，尿素水解生成铵和碳酸氢根离子。图19.2描绘了具有6层吸附层盒子的典型吸附透析过程中，碳酸氢盐在透析液和血浆中发生的变化曲线。在透析治疗初期阶段，透析液碳酸氢盐浓度是略高的。第 2 层尿素水解层产生碳酸氢铵。为了与钠离子交换，磷酸锆层释放氢离子，它与碳酸根离子结合产生碳酸和 CO_2。10g 尿素分解产生约 150mmol 的碳酸氢盐。净效果取决于可从磷酸锆层释放的氢离子的量以及患者初始血液中尿素氮（BUN）的浓度，它们驱动碳酸和碳酸氢盐之间的平衡。实际上初始阶段碳酸氢盐可能会下降，但随着治疗进程氢离子被中和，使得转移到患者体内的透析液中碳酸氢盐又增加了（图 19.2）。

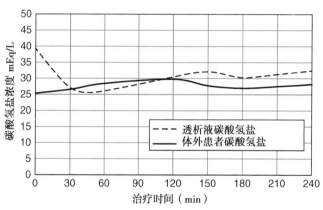

图 19.2　经 6 层吸附剂透析盒吸附透析过程患者体外和透析液碳酸氢盐趋势图

Ⅱ. 吸附剂透析设备

A. REDY 系统。 1973 第一台基于吸附剂的血液透析机，循环水透析系统（recirculating dialysate system，REDY）和吸附剂盒被引入市场。到 1975 年，每月估计有 10 000 次血液透析治疗中使用 REDY 系统。由于 REDY 系统为单通系统不具备方便移动性。但这个独立的透析系统足够小可被运输，所以主要用于急性和家庭血液透析。1994 年停止了 REDY 系统的生产。

B. Allient 系统。 2006 年 Allient 吸附剂血液透析系统（Allient 系统）由 Renal Solutions（Warrendale，PA）研究开发并获得 FDA 批准。该 Allient 系统结合吸附剂技术，配合独特的压力控制血液运行系统。与以往的吸附剂为基础的设

备一样，它是一个完全独立的、可移动的机器。该 Allient
系统从来没有完全商业化，而在 2007 年 Renal Solutions 公
司被费森尤斯医疗（Waltham，MA）购买。

C. **费森尤斯 2008 吸附剂系统** 在 2010 年 8 月费森尤斯 2008
吸附剂系统获得 FDA 批准，它由两个独立的部分组成：
改良的费森尤斯 2008K 血液透析机和 SORB 模块。该
SORB 模块是位于 2008 机台一侧的吸附剂透析液再生系
统，取代单通透析液输送系统。费森尤斯 2008 吸附剂应
用 2008 系列透析机平台的标准血管配置，并设置同一范
围内的血液流量。在 SORB 模块中，与先前描述的吸附剂
透析系统一样，废弃的透析液和超滤液排出透析器。然
而，废弃的透析液的一部分（等于超滤移出的体积）从
透析液中去除并送到漏极壶。剩余废弃的透析液中的钠
浓度通过加入氯化钠溶液或水，以自动调整保持钠离子
水平同前。钠调整后废弃的透析液可返回到吸附剂盒进
行纯化。最终的再生透析溶液保留在一次性储袋中，然后
根据需要再引进透析器。操作者通过一个集成的氨传感
器监测吸附盒的饱和。医师开处方提供达标所需要的最
终透析液碳酸氢钠范围和所需转移到患者体内的碳酸氢
钠相关信息。

D. **费森尤斯 PAK 吸附剂血液透析系统。** 目前费森尤斯医疗
正在开发 PAK 系统成为一个便携式、可运输和操作简单
的吸附剂系统，其重量不到 31kg。设备将包括两个部分：
一个泵和一个储存器。泵将位于贮存器之上，并且两个部
分将锁定在一起。当系统被关闭时，解除锁定后这两个部
分可进行分离运输。单次使用的血液/透析液盒将被安装
在泵单元。这种一次性盒子将结合血液管路和透析液回
路，并卡扣到位，简化了安装程序。透析器将连接到管道
盒，提供集成和无菌装置。一次性储袋能够容纳 11L 透析
液，并安装在储存单元的加热盘上，完成透析液回路。所
有透析液和血液接触的表面都是外部系统，因此消除了
治疗期间所需的任何内部系统的清洁或消毒处理。在治
疗过程中，废弃的透析液包括超滤液都会排出透析器
(图 19.3)。稀释水会自动被添加到透析液，以控制钠的
水平。钠调整后透析液将返回到吸附剂盒进行纯化。透析
液流速需达到 300 至 400ml/min，血液流速可在 100 到
500ml/min 范围内调整。

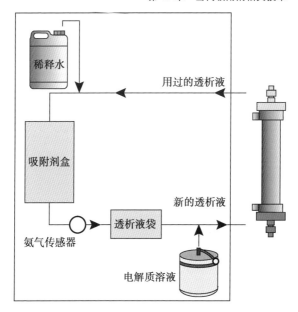

图 19.3 费森尤斯便携式吸附剂系统透析液流路
示意图

参考文献与推荐阅读

Agar JWM. Review article: understanding sorbent dialysis systems. *Nephrology*. 2010;15:406–411.

Ash SR. The allient dialysis system. *Semin Dial*. 2004;17:164–166.

Hansen SK. Advances in sorbent dialysis. *Dial Transplant*. 2005;34:648–652.

McGill RL, et al. Sorbent hemodialysis: clinical experience with new sorbent cartridges and hemodialyzers. *ASAIO J*. 2008;54:618–621.

Organon Teknika Corp. *Sorbent Dialysis Primer*. 3rd ed. Durham, NC: Organon Teknika Corp.;1991.

Roberts M. The regenerative dialysis (REDY) sorbent system. *Nephrology*. 1998;4:275–278.

Tarrass F, et al. Water conservation: an emerging but vital issue in hemodialysis therapy. *Blood Purif*. 2010;30:181–185.

Welch PG. Deployment dialysis in the U.S. Army: history and future challenges. *Military Medicine*. 165:737–741.

第 20 章 透析与血液灌流在中毒中的应用

James F. Winchester，Nikolas B. Harbord，Elliot Charen，and Marc Ghannoum

祖源　译，李寒　校

血液透析、血液滤过和腹膜透析，尤其前两者，是药物过量和中毒治疗中有效的治疗手段，但在抢救中毒患者的过程中，上述方法只是通用疗法［还包括支持疗法、净化、洗胃、解毒药（Kulig，1992）］中的一部分，故应选择性施行。根据美国中毒控制中心 2012 年数据报告所撰写的综述报道，应用 MDAC（multiple-dose activated charcoal，大剂量活性炭）和碱化处理的病例远多于血液透析治疗，而血液透析治疗的病例又远多于血液灌流治疗——仅有 61 名患者应用了血液灌流疗法，而 2324 名患者应用了透析治疗（Mowry，2013）。

I. **透析和血液滤过**

A. **适应证** 当出现如表 20.1 所示的情况时需要使用体外技术。任何中毒治疗方法的使用都要力求使药物的代谢速度比其自身速度快。如果血中药物或毒素含量水平达到致死量或造成组织严重损害时，应尽早考虑进行血液透析和血液滤过。表 20.2 中列举了几种药物的血浓度数据。表 20.1 和表 20.2 中所列举的只是一部分药物，是否进行血液透析或血液滤过治疗还应该个体化考虑。除了体外清除中毒物质，血液透析还可以为多器官损害或肾损害的中毒患者提供支持治疗。EXTRIP（extracorporeal treatment in poisoning，体外治疗中毒）工作小组目前正在起草药物过量等情况下使用血液净化的准则。他们的出版物应有助于规范管理这些复杂的患者（Lavergne，2012）。

B. **治疗选择**

1. **腹膜透析**（peritoneal dialysis，PD）。腹膜透析在清

除血液中的药物方面作用甚小，即便最人毒物清除率也很少达到 15ml/min（其作用通常是血液透析的1/10）。但是当血液透析无法尽快进行时，例如儿童，腹膜透析也是一个可选择的有效治疗手段。此外，特殊情况下例如中毒低血压的患者或者中心体温低的患者，比较适合腹膜透析。

表 20.1　中毒后应用血液透析和血液滤过的指征

1. 高级生命支持下病情继续进展

2. 严重中毒导致中脑功能抑制，引起低通气，低体温和低血压

3. 出现昏迷并发症，诸如肺炎、败血症或潜在原因诱发出并发症（例如气道梗阻性疾病）

4. 出现肝脏、心脏或肾脏损害从而导致药物正常代谢途径障碍

5. 能产生有毒代谢产物的毒物中毒（例如：甲醇、乙烯乙二醇和百草枯）

6. 可提取的药物或毒素，其清除速度超过体内肝脏或肾脏的自然代谢速度

表 20.2　常见药物浓度，超过该浓度应考虑血液透析（HD）或血液滤过（HP）

药物	血浆浓度		治疗选择
	（mg/L）	（μmol/L）	
苯巴比妥	100	430	HP，HD
苯乙哌啶酮	40	180	HP
甲喹酮	40	160	HP
水杨酸盐	800	4.4mmol/L	HD
茶碱	40	220	HP，HD
百草枯	0.1	0.4	HP＞HD
甲醇	500	16mmol/L	HD
甲丙氨酯	100	460	HP

＊建议浓度：根据临床情况可能在较低浓度就需要进行干预处理（例如：毒素混合情况下）。

2. **血液透析**。对于水溶性药物，特别是那些低分子、低蛋白结合率、能够快速弥散过透析膜的药物来说更适合，例如：乙醇、乙烯乙二醇、锂、甲醇和水杨酸盐等。分子量较大的水溶性药物（诸如两性霉素 B［MW 9 241］和万古霉素［MW 1 500］）其通过透析膜的速度就明显降低，清除率较低。清除速度可以通过应用高通过膜和血液透析滤过实现。血液透析在清除分子量大或蛋白结合率高的脂溶性药物时效果较差（例如：阿米替林）。

3. **血液灌流**。是指血液通过一个含有吸附剂微粒的容器，而吸附剂成分通常是活性炭和某些树脂盐。因为过滤器中的活性炭或树脂能完全吸附血液中与药物结合的血浆蛋白，因此血液滤过在清除蛋白结合药物方面较血液透析更有效。现代高通量透析器也以类似的方式运行。同样，血液滤过在清除脂溶性药物方面也较血液透析有效。在美国血液灌流器是比较贵的并且一些制造厂家已经停止生产，它的保质期较短，一般为 2 年，使一些城市地区无法得到供给（Shalkam，2006）。如果一个药物血液透析和血液滤过清除的效率相似，推荐血液透析首选，可以避免灌流器过饱和及灌流的并发症如血小板和白细胞的减少。另外，血液透析可以处置酸碱平衡和电解质紊乱等问题。

4. **持续血液透析滤过和血液滤过**。延长持续治疗对较大分布容积（V_D）的药物和组织间弥散时间较慢的药物可能是有益的。因为可以避免治疗后血清药物水平的反弹。对于治疗后血浆再结合药物水平，持续治疗相比传统间断治疗的优势还需要进一步证实。但是在茶碱和苯巴比妥中毒的治疗上，持续血液灌流证实有效，而在乙烯和锂中毒方面，持续血液透析滤过有效（Leblanc et al.，1996）。

C. **毒物动力学**。毒物有多种分子特性，或多或少地会影响它们的体外排泄。如果毒物可以从血浆隔室中引出，或者它的重要主体成分可以被清除，或者体外的清除率占总清除率的主要部分，毒物的透析率是可以达到的。毒物从血浆清除的效率可以用透析引出率计算，计算公式（A-V）/A，A 代表流入（透析器或灌流柱子）的浓度，V 代表流出滤器的浓度。毒物的体外清除治疗很大程度上受其体内分布的影响。体外清除与内源清除的比率主要取决于毒物的内源廓清率以及主要参与内源清除的机体器官状态（肝和（或）肾）。以下因素可以影响毒物的透析率（Lavergne，2012）。

1. **分子量**。体外清除模式有不同的分子量截止点。弥散技术例如血液透析通常大约截止点在 5 000Da，而对流和吸附技术可以清除大于 50 000Da 的毒物。血浆置换术可以清除分子量达 1 000 000Da 的毒素物质。

2. **蛋白质结合**。毒素蛋白复合物不能自由通过透析机和血滤器，所以仅是大部分的未结合（或游离）毒素可以由这些技术排除。然而高浓度（例如剂量过量）蛋白结合药物至饱和状态，此种情况下，大部分药物处于未结合或者"游离"状态，可用体外治疗清除该药物。

3. **分布容积的重要性**。分布容积（V_D）是指一种药物可分布的理论体积。例如肝素，一种分布在血液中的药物，其表观分布容积（V_D）约为 0.06L/kg。主要分布在细胞外液的药物（例如：水杨酸类）其 V_D 约为 0.2L/kg，一些药物分布容积（V_D）可超过身体水的总体积，这是由于它们广泛的结合或储存在组织中。

   对于一些具有高 V_D 值的药物来说（例如：地高辛、三环抗抑郁剂等），其血液中的分布量远少于身体负荷量。因此无论是血液透析还是血液滤过，虽然通过体外循环将血液中的绝大部分药物清除，但是一次治疗所清除的量仍是体内总蓄积量的一小部分，随后体内的药物又会进入循环系统从而引起中毒症状。从另一方面考虑，他们短时间内减少了许多药物的血液内浓度，也能在一定程度上减轻药物的毒性作用。所以尽管一些药物的 V_D 值较高，但血液透析和血液滤过还是能起到一定作用。

4. **内源清除**。通过内源代谢和清除的内源廓清超过外源清除，体外清除将不被显示。这可以解释透析不能显示一些药物像可卡因或甲苯的清除。同样当肾脏损伤肾脏排毒（例如锂）能力受损时，体外清除更加重要。

D. **技术要点**

1. **中毒患者血液透析和血液滤过的血管通路**。在没有永久性血管通路的患者中，需要在较大的静脉内经皮留置透析用导管。

2. **透析器的选择**。常规选择清除尿素氮效果好的高流量和高效能透析器。生物相容性好的透析膜理论上对不稳定患者有益。新进开发的高分子量截点透析膜（微孔大小增加到 8~10nm）可以清除分子量达 50~60kDa 的较大毒素（例如抗原结合片段）。

3. **血液滤过容器的选择**。表 20.3 中介绍了一些可供选择的容器。常用的吸收介质是活性炭、离子交换树脂或大孔的非离子树脂。吸收粒子通过表面覆被聚合物膜以达到生物相容性。容器内可容纳不同的吸收粒子，儿童可使用小号的透析器。各品牌滤器优缺点的详细对比评价现已有出版（Ghannoum，2014）。

表 20.3 一些可供选择的血液滤过器具（各国可能不同）

厂家	器具	吸收粒子	粒子量	包被聚合物
Asahi	Hemosorba	活性炭微球	170g	聚羟乙基异丁烯酸
Gambro	Absorba 150/300c	活性炭微球	150/300g	醋酸纤维素
Braun	Haemoresin	Resin XAD-4 离子交换树脂	350g	无

4. **血液滤过环路**。血液滤过环路与血液透析的血管相似，包括一个空气探测装置和静脉空气筏。经常使用标准血液透析血泵和装置（没有透析溶液）驱动血液进行循环。

5. **开始血液滤过循环**。建立和开始循环的模式因装置的不同而不同，应遵循各个厂家的产品说明进行使用。血液滤过装置必须垂直放置，且接动脉血端向下。

6. **血流的肝素化**。血液滤过开始时，需要经动脉端给予 2 000~3 000 单位的肝素，且保持容器进血端向下。由于存在颗粒吸收，因此相比血液透析，血液滤过需补加肝素（例如，对于活性炭和树脂来说，分别需要 6 000 和 10 000 单位）。肝素使用量应充足，以保持患者的活化凝血时间（activated clotting time，ACT）或部分促凝血酶原激酶时间为正常的两倍。

7. **血液滤过**。一次为期 3 小时有效的血液滤过能够明显减低绝大多数药物的血液含量。延长滤过治疗的时间并不能增加效率，因为容器内的介质已趋于饱和（特别是当容器内所容纳的可用活性炭 < 150g 时)。一般一次治疗过程中不更换新的滤过器，组织内残存的药物可以通过第二次的滤过加以清除。另一方面，可能需要进行几天的持续血液滤过以达到临床改善或血液内无毒素存在。在持续血液滤过过程中，滤过器需要每 4 小时更换一次。

E. **并发症**。所有体外技术均需要一个通往中心血管的通路，建立这个通路本身就是并发症。

  1. **血液透析**

     a. 低磷酸盐血症。与终末期肾病（end-stage renal disease，ESRD）患者相比较，进行药物中毒透析的患者不会出现血浆内磷酸盐升高，因为标准透析液不含磷酸盐。加强透析会出现严重的血浆磷酸盐水平下降，从而导致呼吸功能不全和其他并发症。透析过程中的低磷酸盐血症可以通过透析液中补充磷酸盐来治疗。详细讨论见第 10 章。

     b. 碱血症。标准性透析液中含有非生理性高浓度的碳酸氢盐，还含有碳酸氢盐生成基，以乙酸盐或柠檬酸盐的形式存在。目的是纠正代谢性酸中毒。血液透析治疗药物中毒患者时，患者存在代谢性和呼吸性碱中毒，可能会诱发或加重碱中毒，除非透析溶液中的碳酸氢盐浓度适当降低。

     c. 急性尿毒症患者的失衡综合征。对于急性中毒的尿毒症患者来说，起初使用长时间、高清除率的透析可能很危险。尿毒症患者在二甲双胍诱导的乳酸酸中毒透析治疗中，透析液中加入适量的尿素，能有效缓解失衡综合征的发生（Doorenboss et al.，2001）。

  2. **血液灌流**。会发生暂时性轻度的血小板减少和白细胞减少，但一般经过 1 次血液滤过后 24 ~ 48 小时内恢复正常水平。凝血因子的吸收和激活少见，但在肝衰竭患者中具有重要临床意义。

  3. **持续性治疗**。液体和电解质失衡是一个潜在问题，需要频繁监测。长时间的抗凝治疗会导致出血。

II. 特殊药物中毒的治疗

A. **对乙酰氨基酚**（MW 151Da）。注射 4 小时之内应活性炭治疗。计算血肌酐水平并利用 Rumack-Matthew 表进行画图比对，评估肝毒性风险以及是否应用 N-乙酰半胱氨酸（N-acetylcysteine，NAC）。伴有中等量乙醇摄入可显著增加肝损伤的风险。如果 4 小时内血清对乙酰氨基酚水平超过 150mg/L（1mmol/L），毒性较高，需要口服或静脉应用 NAC。如果静脉给药对乙酰氨基酚同时摄入乙醇，即使其血中含量较低，仍会出现肝毒性。NAC 可通过增加还原型谷胱甘肽储备，防止对乙酰氨基酚毒性副产物的积聚。如果在中毒 10 小时后给药，预防肝衰竭的疗效会降低，但是在 24 小时之内给药仍有作用。对乙酰氨基酚呈中度水溶性，其蛋白结合率较小，可通过血液透析和血液滤过进行清除，NAC 也是一种治疗选择。

B. 阿司匹林（阿司匹林，MW180Da）。成人严重的阿司匹林中毒常伴有代谢性酸中毒和呼吸性碱中毒同时存在，而在儿童中，单发代谢性酸中毒也常见。严重中毒会出现中枢神经系统症状。Done 曲线图（Done and Temple，1971），显示了相应的药物血液水平和中毒后出现症状时间之间的关系，给出儿童患者严重水杨酸盐中毒的一些想法，但很少用于成人。如果患者能有足够的尿量，则应给予 MDAC 和碱性利尿，特别是出现症状和血中水杨酸盐水平超过 50mg/dl（2.8mmol/L）时。尽管阿司匹林的 V_D 为 0.15L/kg、50% 同蛋白结合，但阿司匹林能很好地经血液透析清除。患者血清水平超过 90mg/dl（6.5mmol/L）时，或有明显的酸血症、神经系统受累（神经系统症状、高热、癫痫发作）或者非心源性水肿，应即刻进行血液透析治疗。

C. 巴比妥酸盐。苯巴比妥（MW232Da）的血浆浓度大于 3mg/dl（130mmol/L）时出现毒性反应，如果浓度超过 6mg/dl（260mmol/L），则可能发生昏迷。在长效巴比妥酸盐类，例如苯巴比妥中毒时，应该使用 MDAC 作为一线治疗，同时尿液碱化也有作用。苯巴比妥的蛋白结合率为 50%，但是其 V_D 仅为 0.5L/kg，该药可以通过血液透析和血液滤过进行清除。当昏迷时间延长时，应谨慎考虑血液透析，特别是当发生昏迷并发症时例如：肺炎，应用血液透析效果等同于血液灌流（Palmer，2000）。

D. 地高辛（MW781Da）。地高辛浓度为 2.5ng/dl 和 3.3ng/dl（3.2 和 4.2nmol/L）时可能诱导心律不齐的概率分别为 50% 和 90%。通过口服活性炭纠正低钾血症、低镁血症和碱中毒。

地高辛的 V_D 较大（正常人为 8L/kg，透析患者为 4.2L/kg），药物的蛋白结合率为 25%，因此 1 次 4 小时的血液透析治疗只能清除体内约 5% 的药量。虽然血液滤过效果更好，但是也不是常规使用，因为地高辛的 V_D 太大，其机体清除率有限。应用 Fab（地高辛特异性抗体片段）随后进行血浆置换可清除 Fab-地高辛复合物（Zdunek，2000），此时需要应用大分子透析膜（Fleig，2011）。大多数专家推荐如果中毒复发需加额外的 Fab。透析患者，Fab 治疗仍然优先选择血液灌流和血浆置换。虽然 Fab 在同时合并肾衰竭患者中应用有效，但是地高辛能从其 Fab-地高辛复合物中脱离，形成二次中毒（Ujhelyi et al.，1993）。

E. **醇类中毒**。乙二醇和甲醇是醇类中毒最常见的原因。乙二醇可以在防冻剂、去冰剂、液压制动油、泡沫稳定剂和化学溶剂中发现。而甲醇在挡风玻璃清洗剂、油漆、溶剂、复印机液以及非法的手工生产酒精中发现。甲醇和乙二醇相对无毒，但是两者在醇脱氢酶作用下分别产生有毒的蚁酸和羟基乙酸。在乙二醇中毒时，羟乙酸盐进一步代谢成乙二酸盐，后者能导致肾衰竭。

同时摄入乙醇能延缓毒性代谢产物的形成和相关临床症状的出现。对不明原因的酸中毒伴阴离子间隙和渗透压升高的患者应考虑醇类毒素中毒的可能，但是阴离子间隙和渗透压同时升高很少在醇类中毒的早期或晚期出现。如果醇类毒素尚未完全代谢，渗透间隙会升高而阴离子间隙不升高。若醇类毒素完全代谢则阴离子间隙升高而渗透间隙不升高。因此，渗透间隙或阴离子间隙正常不能除外严重醇类毒素中毒的可能。

醇类能够快速吸收，其 V_D 与水相同。在醇类中毒的治疗中，MDAC 或洗胃有一定作用。一方面乙醇或甲吡唑（4-甲基吡唑）对于醇类毒素之间存在竞争性抑制作用，另一方面同肝内的醇类脱氢酶有亲和作用。甲吡唑同乙醇相比，和醇类脱氢酶的亲和力更大。因此中毒后应尽快应用乙醇或甲吡唑类以延缓毒性产物转换，并为在尿液、代谢和透析途径中产生的毒性代谢产物治疗争取时间。目前尚没有足够证据证明乙醇和甲吡唑在醇类毒素治疗中的作用。乙醇能引起中枢神经系统抑制、静脉炎、低血糖和呼吸抑制，所以需要密切监测血乙醇水平。甲吡唑在有效性、稳定的药代动力学、给药方便性以及副作用较少等方面较乙醇为优，而乙醇在临床经验和低费用上较甲吡唑好（费用优势比为1∶100）。甲吡唑在儿童和孕妇中更安全。对于轻度中毒并且肾功能良好的患者，单独乙醇注射数天（不用体外治疗）而送重症监护室观察这很难做到。此类患者可以体外应用甲吡唑可避免长时间的重症室监护。

在有毒的醇类毒素分解产生前的轻度中毒（例如：没有代谢性酸中毒）和肾功能良好的时候，可通过应用乙醇和甲吡唑使药物从尿液中排出。当醇类毒素分解产生，在发生代谢性酸中毒且肾功能不好的情况下，由于乙醇或甲吡唑都不能将该类代谢产物从体内清除，所以只能使用血液透析和腹膜透析将毒性醇类和其代谢产物从体内清除。对于较轻病例且肾功能良好者，即使在重症室监护对于连续几天单独使用乙醇治疗（没有体外治疗）也不好控制。相反的是，肾功能良好且中毒较轻（没有酸中毒）的患者使用甲吡唑治疗可以避免进入重症监护室。血液透析能高效的清除毒性醇类及其代谢产物并且纠正其代谢异常，与甲吡唑相比还应需权衡透析的费用及住院时间问题。血液透析能够高效的清除血中的醇类毒素因此在重症监护室中长时间的使用乙醇就显得更加不必要。考虑到乙醇的价格优势，可以在发展中国家使用。酸中毒的严重程度和毒性代谢产物的浓度决定了其预后，而不是胃肠外醇类毒素的浓度。

1. **乙二醇**（MW62Da）。乙二醇引起中毒的第一阶段在给药后1小时之内发病，其神经系统抑制症状同乙醇诱发的情况类似。严重病例中会引起昏迷和癫痫发作并持续12小时。第二阶段源于其代谢产物——羟基乙酸的毒性作用，作用于心肺系统并在中毒后12小时之后发生心肺功能衰竭，通常会发生严重的酸中毒。24～48小时后会因为草酸盐在肾脏的堆积而引起肾衰竭继而引起毒素排泄障碍，表现为腹痛、低钙血症和急性肾小管坏死伴随尿中草酸盐结晶增多。

早期积极应用重碳酸盐治疗酸中毒是必要的。应用抗毒剂（乙醇或甲吡唑）的指征见表20.4，血液透析指征见表20.5。传统意义上乙二醇水平超过50mg/dl（8.1mmol/L）是透析指征。在没有肾功能不全和代谢性酸中毒的情况下，即使乙二醇水平超过50mg/dl，使用甲吡唑也可以代替血液透析。但是如果患者乙二醇水平超过50mg/dl，不透析治疗而仅使用乙醇或甲吡唑，

表 20.4　使用乙醇或甲吡唑治疗乙二醇或甲醇中毒的指征

1. 证实血浆乙二醇或甲醇的浓度 >20mg/dl

2. 证实最近几小时内曾服用过中毒剂量的乙二醇或甲醇，且渗透间隙 >10mmol/kg

3. 病史或临床高度怀疑乙二醇或甲醇中毒，至少符合以下两个条件：

（a）动脉血 pH < 7.3

（b）血重碳酸盐 <20mmol/L

（c）渗透间隙 >10mmol/kg[a]

（d）尿草酸盐结晶（乙二醇中毒）或视觉障碍（甲醇中毒）

[a] 通过凝固点降低法证实。

表 20.5　严重乙二醇或甲醇中毒患者血液透析指征

1. 严重代谢性酸中毒（pH7.25～7.30）

2. 肾衰竭

3. 视觉症状/体征

4. 加强治疗状态下生命体征进一步恶化

5. 如果不使用甲吡唑治疗，乙二醇或甲醇水平超过 50mg/dl，同时患者无症状，且 pH[a] 正常

[a] 此类患者应密切监测，若酸中毒加重则使用透析治疗。此类患者推迟使用透析治疗会导致住院时间延长。

应该密切监测酸-碱水平，如果发现酸中毒加重则应使用透析治疗。表 20.6 和表 20.7 中列举了使用乙醇或甲吡唑的用量和透析时的用药量。血液透析应一直应用到酸中毒缓解和血中乙二醇水平低于 20mg/dl（3.2mmol/L）。如果乙二醇量无法测定，应至少透析 8 小时。透析停止后 12 小时内因为乙二醇的再分布会导致乙二醇的重新结合使其血中水平升高，此时需要重复透析治疗。此外，24 小时之内应对血渗透压、电解质和酸碱水平密切监测。可以应用维生素 B_6（50mg，肌肉注射，4 次/天）和维生素 B_1（100mg，肌肉注射，4 次/天）治疗增加乙醛酸酯的代谢。此外还应

该静脉补充充足的液体，防止草酸盐结晶沉积导致急性肾衰竭。低钙血症，其严重程度可能因为使用重碳酸盐而加重，（血 pH 值升高会降低钙离子浓度），如果出现临床症状或严重低钙血症需要加以纠正。目前尚不清楚是否纠正低钙血症后会显著增加组织中草酸钙沉积。

表 20.6　有毒醇类中毒应用乙醇指南

1. 负荷用量：0.6g/kg［在 D5W 中静脉应用 10% 的乙醇（7.6ml/kg）或 43% 的口服溶液或未稀释的 86 液（乙醇 34g/dl）1.8ml/kg］

2. 维持量：
   （a）醇类中毒患者 154mg/（kg·h）
   （b）非醇类中毒 66mg/（kg·h）
   （c）血液透析时或使用含 100mg/dl 的乙醇透析液[a] 时剂量应加倍
   （d）口服给予活性炭后剂量加倍

3. 每 1～2 小时监测血乙醇浓度，调整滴定速度保持血乙醇水平为 100～150mg/dl。此后每 2～4 小时监测乙醇水平。

4. 使用乙醇直至甲醇和乙二醇水平 <20mg/dl 或患者无症状，同时动脉 pH 正常

[a] Rerom Wadgymar A，et al. Treatment of acute methanol intoxication with hemodialysis. Am J Kidney Dis. 1998；31：897.

表 20.7　乙二醇或甲醇中毒患者使用甲吡唑指征

1. 负荷剂量：30～60 分钟内，15mg/kg 甲吡唑溶于 100ml 的 0.9% 生理盐水静脉用药

2. 维持剂量：每 12 小时使用 10mg/kg，使用四次；后每 12 小时使用 15mg/kg

3. 透析过程中的剂量调节：每 4 小时使用 15mg/kg 或透析中每小时滴注 1～1.5mg/kg

4. 使用甲吡唑直至甲醇和乙二醇水平 <20mg/dl 或患者无症状，同时动脉 pH 正常

2. 甲醇（MW32Da）。甲醇中毒早期可引起短暂的

中枢神经系统症状，在经过 6 ~ 24 小时的潜伏期后会出现代谢性酸中毒和视觉症状，后者包括视力模糊、视觉精确度减低、畏光和视野缺失直至失明。早期体征还包括视神经盘充血和瞳孔对光反射减弱。

早期治疗同乙二醇中毒相似，包括静脉应用碳酸氢盐纠正酸中毒至 pH 恢复到 7. 35 ~ 7. 4 之间。根据表 20.4 提示的指征使用乙醇或甲吡唑防止形成甲酸酸中毒。当传统治疗无效出现明显的代谢性酸中毒（pH < 7. 25 ~ 7. 3）、视觉障碍、生命体征恶化、肾衰竭或电解质紊乱时（表 20.5）应采取血液透析治疗。通常将血中甲醇水平 > 50mg/dl（15.6mmol/L）作为血液透析的指征。高浓度的甲醇中毒往往需要应用乙醇或甲吡唑治疗数天。如果一个严重中毒患者未采取透析治疗，则应密切监测酸-碱水平，一旦酸中毒进展则应马上采取血液透析治疗。血液透析应持续到酸中毒缓解，血甲醇水平 < 20mg/dl（6. 3mmol/L）。当甲醇浓度极高时，则需要 18 ~ 21 小时的血液透析治疗。在肾功能正常的患者中，使用乙醇或甲吡唑治疗后，若血甲醇水平 < 50mg/dl，阴离子间隙酸中毒纠正后，不一定使用透析治疗。暂时存在或永久存在的视觉障碍不是持续透析的指征。甲醇再分布会引起甲醇水平再升高，此时需要再透析干预。在进行血液透析的患者中，在透析结束后的最初 24 ~ 36 小时内，应监测血渗透压和酸碱水平。若开始透析后，应增加乙醇或甲吡唑用量（但是在乙醇治疗的病例中，若乙醇用来补充透析液，则不用增加全身用量）（表 20. 6 和表 20. 7）。甲酸可通过 10- 甲酰四氢叶酸合成酶转换为二氧化碳和水。推荐静脉应用四氢叶酸〔IV 1mg/kg（最高达 50mg）溶于 5% 的葡萄糖后每 4 小时静点一次，每次 30 ~ 60 分钟〕增加甲酸代谢至甲醇和甲酸盐被清除。如果无法获得四氢叶酸，叶酸也可代替。

3. **异丙醇**（MW60Da）。异丙醇可存在擦洗用酒精、防冻剂和去雾剂中。异丙醇是中毒的常见原因但很少致命。异丙醇可被醇类脱氢酶氧化为丙酮。不同于乙二醇和甲醇中毒，异丙醇中毒的主要原因为母体化合物。中毒1小时内可出现胃肠道和中枢神经系统症状包括意识错乱、昏迷和共济失调。严重中毒会因为心脏抑制和血管舒张而出现低血压。也会出现低血糖。在没有严重低血压时，很少出现酸中毒。因此，无酸中毒时的血渗透压升高，伴随尿中和血中丙酮水平升高，提示异丙醇中毒。通常需要支持治疗。不用特意抑制醇类脱氢酶，因为丙酮较其母体化合物毒性小。如果血中异丙醇浓度 >400mg/dl（67mmol/L），出现明显中枢神经系统抑制，肾衰竭或低血压时，需要进行血液透析。

4. **其他醇类中毒**。在各种工业和家用产品中引起的其他醇类中毒较少。其母体化合物代谢后会形成有毒物质。丙二醇（MW 76Da）经常作为辅药用于药物制药中，例如劳拉西泮和硝酸甘油，丙二醇增加它们的可溶性。中毒后伴有乳酸酸中毒和阴离子间隙升高。2-丁氧基乙醇（MW 118Da）在一些树脂、牙科腔洞衬料和玻璃皮革清洗剂中存在，中毒后伴有代谢性酸中毒、肝损害、呼吸障碍。严重中毒者推荐血液透析，能有效清除该类毒素。二甘醇（MW 106Da）可以产生代谢性酸中毒导致急性肾损伤、高血压和心脏心律失常，推荐甲吡唑通过抑制醇类脱氢酶来抑制其代谢。毒力与代谢性酸中毒、肝损伤和呼吸窘迫程度相关。血液透析可以有效地去除这些醇类，并且可以指示中毒的严重程度。

F. **碳酸锂**（MW 7Da）。绝大多数毒性作用源于药物的慢性累积、肾衰竭、利尿剂应用、脱水、以及血管紧张素转换酶（ACE）抑制剂和非甾体类消炎药（nonsteroidal anti-inflammatory drugs，NASID）之间的相互作用。轻度（血锂水平 1.5 ~ 2.5mmol/L）和中度（血锂水平 2.5 ~ 3.5mmol/L）锂中毒的特点为神经肌肉亢进、恶心和腹泻。严重锂中毒会引起（血锂水平 >3.5mmol/L）癫痫发作、木僵和永久性神经系统损害。应停止使用脱水剂，补充半量的生理盐水使患者再水化。聚磺苯乙烯也可以促进锂清除（Ghannoum，2010）。由于锂的蛋白结合率为0%，其 V_D 为 0.8L/kg，因此血液透析能够很好地清除锂。当（a）血锂水平 >3.5mmol/L，（b）在有明显症状或肾衰竭的患者血锂水平 >2.5mmol/L，（c）无症状的患者血锂水平介于 2.5 ~ 3.5mmol/L 之间，但是血锂浓度可能升高（例如：近期大剂量摄入后）或在随后的 36 小时内预期无法降到 0.8mmol/L 以下时应使用血液透析治疗。由于血锂会从细胞内迁移至细胞外，因此血锂水平在透析后会再升高，所以需要使用高清除率的透析器透析 8 ~ 12 小时。透析应持续到血锂水平持续低于 1mmol/L 达 6 ~ 8 小时才能停止。延长持续血液透析滤过时间可以减少再复发率（Leblanc et al.，1996）。

G. **蕈中毒**。食用毒蘑菇初期会导致严重胃肠道症状，继而引起肝功能损害和心血管系统衰竭。此类毒蘑菇的毒素（α 鹅膏蕈碱和毒伞素，两者 MW 为 ~ 900Da）在体外能通过血液透析和血液滤过清除。但是毒蘑菇中毒患者进行血液透析和血液滤过效果却不好，因为缺乏对照研究无法解释其原因，但可能会得到生存率获益。活性炭吸附鹅膏蕈碱和应用水飞蓟宾 [一种水飞蓟宾从一种名为乳蓟（Milk Thistle）植物提炼而成]，对防止肝细胞吸收鹅膏蕈碱有一定的作用（Goldfrank，2006）。推荐早期转诊到中毒诊治中心和肝移植。血浆置换也是一种治疗选择。

H. **百草枯**（MW257Da）。摄入 10ml 的百草枯后会导致迟发肺纤维化、肾和多器官功能衰竭。存活率取决于摄入量和血中浓度（Proudfoot et al.，1979）。不论何时血中浓度超过 3mg/L（12μmol /dl）均是致命的。早期治疗包括洗胃以及通过胃管给予活性炭或硅藻土。当血中百草枯浓度大于等于 0.1mg/L（0.4μmol /dl）时用血液滤过可有效清除药物。由于百草枯 V_D 值大且其组织间扩散率慢，因此需要数天的重复或持续血液滤过使血浓度低于 0.1mg/L。虽然血液滤过改善生存率的证据仍有争论，但对于摄入剂量过多和肺功能受损的中毒患者来说，仍应采取该治疗。血浆置换后的生存率相关研究最近显示应用水杨酸盐类可以中断 NF-κB 活动（Dearaley et al.，1978），并可清除氧自由基（Dinis-Oliveira，2009）。其他抗氧化剂的应用也正在研究中（Blanco-Ayala，2014）。大多数专家认为中毒后第一个 24 小时内应该进行血液透析。

I. **吩噻嗪系和三环类抗抑郁药**。这些药物蛋白结合率很高且表观分布容积大（14 ~ 21L/kg），因此该类药物通过血液透析或血液滤过清除的量较少。血液滤过能暂时的减少血中浓度，减少急性毒性反应，但是此类毒素的治疗很大程度上是支持治疗，例如使用碳酸氢盐纠正酸中毒。

J. 抗惊厥药

1. 苯妥英（MW252Da）。当血浓度超过 20 和 30mg/ml（79 和 119mmol/L）时，会分别出现眼震和共济失调。苯妥英的蛋白结合率为 90%（尿毒症患者为 70%），其 V_D 值为 0.64L/kg，相比血液透析，血液滤过对苯妥英钠有较好的清除效果。

2. 丙戊酸盐（MW166Da）。丙戊酸盐的 V_D 值较小，通过肝脏代谢，蛋白结合率较高。过量摄入后，蛋白结合饱和后，游离的丙戊酸盐应排出体外。当出现昏迷、严重肝功能障碍、或器官衰竭时，应使用伴或不伴血液滤过的高流量血液透析。

3. 卡马西平（MW236Da）。血液滤过可用于治疗严重中毒。有证据证实高流量的血液透析效果也较好（Koh，2006）。

K. 镇静催眠药。老药毒性大，已很少应用。由于其发病率和死亡率较高，体外解毒早已应用于这些药物。新型药其副作用小，支持治疗足以应对药物过量。

L. 茶碱（MW180Da）。茶碱的水平超过 25mg/L（140μmol/L）［治疗水平为 10～20mg/L（56～112μmol/L）］会发生毒性反应。慢性毒性作用会在相同血浓度时出现更严重的症状。当茶碱水平超过 40mg/L（224μmol/L）时会发生典型癫痫发作，但是在低浓度如 25mg/L（139μmol/L）时也会发生。如果其浓度高于 50mg/L（278μmol/L）时会发生心血管系统衰竭。茶碱的 V_D 值为 0.5L/kg，内源性代谢差，蛋白结合率为 56%，但能被活性炭很好吸收，可以通过 MDAC 或血液灌流清除。在明显中毒或静脉使用茶碱过量时，即使患者有长期呕吐，也应该使用 MDAC 治疗。普萘洛尔（1～3mg IV）可以治疗快速型心律失常，同时应纠正低钾血症。在呕吐患者不能使用 MDAC 时，或患者出现癫痫发作、低血压以及心律失常时可使用血液灌流或高效能的血液透析。在急性中毒患者血浓度超过 100mg/L（536μmol/L），慢性中毒者超过 60mg/L（333μmol/L），老人或年龄小于半岁的小儿其浓度超过 40mg/L（222μmol/L）时应采用血液灌流/血液透析。血液透析结合血液灌流能提高清除率并防止灌流器饱和。持续血液滤过在严重中毒或低血压患者中效果较好。血浆浓度维持在 25 ~ 40mg/L（140 ~ 224μmol/L）才能停止治疗。

M. **达比加群酯**。甲磺酸酯（Pradaxa）是一种口服直接凝血酶抑制剂，用于预防非瓣膜性房颤患者血栓栓塞。自从 2010 年美国批准上市以来，达比加群相关出血已有报道，并且逆转其活性具有一定的挑战性，因为维生素 K、新鲜冷冻血浆、冷沉淀物等用于逆转华法林相关的凝血病方法对达比加群是无效的。最近证实抗凝剂导致颅内出血的患者应用透析去除抗凝剂是有效的（Chang，2013），应用两种剂量的达比加群 4 小时血液透析后显示分别可以去除 49% 和 59%（Khadzhynov，2013）。动力学显示达比加群主要在透析一阶段清除（Liesen-feld，2013）。连续静脉-静脉血液透析滤过比较有效（Chiew，2014）。

N. **"浴盐"** 该活性化合物是卡西酮，天然苯丙胺类似物，从植物 *Catha edulis* 中提取的 3，4-亚甲基二氧代-吡咯戊酮（MPDV）（分子量 275Da）和甲氧麻黄酮（分子量 177Da）混合物组成。该化合物产生交感神经过度兴奋，摄入后造成心脏（心动过速）、神经系统（高热）和精神系统（激动）等机体多系统紊乱，类似兴奋剂的效果［可卡因、安非他明、和 3，4-亚甲二氧基 N-二甲苯丙胺（MDMA）］。此化合物不受常规毒理学检测。接触到这些化合物可导致急性肾损伤，其机制可能与横纹肌溶解和肾动脉血管痉挛相关（Adebamiro and Perazella，2012；Regunath，2012）。有时可发生多器官功能衰竭和死亡，但缺乏关于该药物的数据。大多数情况按安非他明和 MDMA 中毒处置，包括支持治疗与肾脏替代治疗（Prosser and Nelson，2012；Mas-Morey，2013）。如果它的代谢与安非他明和 MDMA 类似，半衰期短，血液透析不能有效去除该组分。

O. **二甲双胍（分子量 129Da）**。二甲双胍是治疗 2 型糖尿病的口服双胍类降糖药，它可增加细胞对胰岛素敏感性。口服二甲双胍特别是合并慢性肾病的患者易出现乳酸酸中毒。即使肾功能正常，急性过量时也可发生乳酸酸中毒，严重可导致生命危险，称为二甲双胍相关的乳酸性酸中毒（metformin-associated lactic acidosis，MALA）。二甲双胍从肠道快速吸收但并不能被代谢。药物中 90% 的代谢产物通过肾小球滤过和肾小管清除，半衰期大概在

1.5 至 5 小时之间。低血糖或血糖正常的昏迷患者二甲双胍相关的乳酸酸中毒不易发现。MALA 定义为静脉血清乳酸水平 >5mmol/L 且血清碳酸氢盐水平 <22mmol/L。主要治疗方法是支持治疗，包括补充碳酸氢钠、血液透析纠正酸中毒和清除乳酸和二甲双胍。彼得教授 2008 年的研究显示二甲双胍中毒的死亡率为 30%，尤其是休克或合并症较多的患者死亡率更高，所以这表明低灌注可能是酸中毒的主要原因而不是二甲双胍药物本身。二甲双胍透析器排除率（60%）提示二甲双胍可由体外处理清除（Nguyen and Concepcion，2011）。虽然二甲双胍 V_D 值（3L/kg）较大会限制体外清除的效力，但由于血液透析可以迅速纠正二甲双胍导致的代谢性酸中毒，所以严重二甲双胍中毒时仍推荐血液透析治疗。

P. 铊 铊是一种原本用于癣治疗的高毒性金属，还可作为杀鼠剂，但由于其毒性较大现在退居工业用途。它是危险品试剂，机体内出现一般原因是谋杀，但接触污染草药或滥用药物也可暴露于铊。口服致命剂量低至 6mg/kg。铊可模拟钾，因为它们离子大小相似。铊可蓄积在神经组织、肌肉、肝脏、头发、皮肤和指甲。铊抑制关键代谢酶如丙酮酸激酶和琥珀酸脱氢酶。通常铊中毒的表现有脱发、周围神经病变疼痛加重、腹痛、呕吐、腹泻、便秘、植物神经功能紊乱和颅神经受累。重度中毒表现包括精神状态改变、昏迷、丧失呼吸道防护、呼吸麻痹和心脏骤停（Hoffman，2003）。通常应用尿液（虽然血液测试是可用的）检测铊，其正常值应低于 $5\mu g/L$。治疗包括消除暴露，支持治疗，并加强清除。MDAC 和普鲁士蓝通过胃肠道可促铊清除。血液透析和活性炭灌流每小时对铊的清除超过功能正常的肾对铊的清除。与旧技术相比，现代的透析器会加强铊去除，但由于铊 V_D 值较大，一旦接触铊便弥散至全身，当代技术暂不能清除体内过量铊负荷。有报道显示如果摄入后能尽早进行透析治疗，持续 6 小时的治疗可去除全身储存量的 1% 至 3%。根据临床特征以及暴露病史高度怀疑铊中毒推荐进行透析治疗（Ghannoum，2012）。

其他药物。其他药物的治疗不在本手册的讨论范围内。请读者参考表 20.8、表 20.9 及文献（Shannon，2007）。

表 20.8　可被血液透析清除的药物和化学物质

抗生素/抗肿瘤药	西索米星	甲氧苄啶氨曲南
头孢克洛	链霉素	西司他丁
头孢羟氨苄	妥布霉素	（氨苯砜）
头孢孟多	杆菌肽	多利培南
头孢唑林	多黏菌素 E	表霉烯
头孢克肟	阿莫西林	（氯霉素）
头孢甲肟	氨苄西林	（两性霉素 B）
头孢美唑	阿洛西林	环丙沙星
（头孢尼西）	羧苄西林	（依诺沙星）
头孢哌酮	克拉维酸	氟罗沙星
头孢雷特	（氯唑西林）	（诺氟沙星）
（头孢噻肟）	（双氯西林）	氧氟沙星
头孢替坦二钠	（氟氯西林）	异烟肼
头孢替安	美西林	（万古霉素）
头孢西丁	（美洛西林）	卷曲霉素
头孢匹罗	（甲氧西林）	对氨基水杨酸
头孢沙定	（萘夫西林）	吡嗪酰胺
头孢磺啶	青霉素	（利福平）
头孢他定	哌拉西林	（环丝氨酸）
（头孢曲松）	替莫西林	乙胺丁醇
头孢呋辛	替卡西林	5- 氟胞嘧啶
头孢氰甲	（克林霉素）	阿昔洛韦
头孢氨苄	（红霉素）	（金刚烷胺）
头孢噻吩	（阿奇霉素）	去羟肌苷
（头孢匹林）	（克拉霉素）	膦甲酸
头孢拉定	利奈唑胺	更昔洛韦
拉氧头孢	甲硝唑	（利巴韦林）
阿米卡星	呋喃妥因	阿糖腺苷
地贝卡星	奥硝唑	齐多夫定
托达霉素	磺胺异噁唑	（喷他脒）
磷霉素	氨苯磺胺	吡喹酮
庆大霉素	四环素	（氟康唑）
卡那霉素	（多西环素）	（伊曲康唑）
新霉素	（米诺环素）	（酮康唑）
奈替米星	替硝唑	（咪康唑）

续表

（氯喹）	乙氯维诺	（噻吗洛尔）
奎宁	乙琥胺	索他洛尔
硫唑嘌呤	加拉明	妥卡尼
咪唑立宾	格鲁米特	**酒精类**
白消安	（海洛因）	乙醇
环磷酰胺	甲丙氨酯	乙二醇
5-氟尿嘧啶	（甲喹酮）	异丙醇
（甲氨蝶呤）	甲琥胺	甲醇
巴比妥类药物	甲乙哌酮	**镇痛药**
异戊巴比妥	副醛	对乙酰氨基酚
阿普比妥	扑米酮	非那西丁
巴比妥	托吡酯	阿司匹林秋水
另丁巴比妥	丙戊酸	仙碱
环己巴比妥	**心血管药物**	水杨酸甲酯
戊巴比妥	醋丁洛尔	（D-丙氧芬）
苯巴比妥	（胺碘酮）	水杨酸
（司可巴比妥）	氨力农	**抗抑郁药**
为非巴比妥酸盐催眠	（地高辛）	（阿米替林）
药，镇静剂，安眠药，	依那普利	苯异丙胺
抗惊厥药，安眠药，	福辛普利	（丙米嗪）
卡马西平	赖诺普利	异卡波肼
巴氯芬	喹那普利	单胺氧化酶抑制剂
倍他洛尔	雷米普利	摩氯苯胺
（溴苄铵）	（恩卡尼）	（利血平）
可乐定	（氟卡尼）	（苯乙肼）
（钙离子拮抗剂）	（利多卡因）	反苯环丙胺
卡托普利	美托洛尔	（三环抗抑郁剂）
（二氮嗪）	甲基多巴	**溶剂，气体**
卡溴脲	（毒毛旋花苷）	丙酮
水合氯醛	N-乙酰卡尼	樟脑
（氯氮䓬）	纳多洛尔	一氧化碳
（地西泮）	（吲哚洛尔）	（四氯化碳）
（苯妥英）	普拉洛尔	（桉树油）
（盐酸二苯胺明注	普鲁卡因胺	硫醇
射液）	普萘洛尔	甲苯
ethiamate	（奎尼丁）	三氯乙烯

续表

植物，动物，除草剂	其他药物	金属无机物
杀虫剂	阿昔莫司	（铝）* 高 通 量
烷基磷酸酯盐	别嘌醇	HD 由于 HP
鹅膏菌素	氨茶碱	砷
杨桃/草酸	氨基苯	钡
内吸磷	硼酸盐	西托溴铵
乐果	硼酸	（铜）*
敌草快	（氯磺丙脲）	（铁）*
硫丹	铬酸（西咪替丁）	（铅）*
草胺磷	二硝基-邻-甲酚	锂
（草甘膦）	四氢叶酸	（镁）
二甲基汞	（甘露醇）	（水银）*
(有机磷酸酯类)	二甲双胍	钾
对草快	甲基泼尼松龙	（重铬酸钾）*
蛇咬伤	4-甲基吡唑，枸橼	磷
氯酸钠	酸盐	锶
氯酸钾	茶碱　枸橼酸钠硫氰	铊
（铁杉）	酸盐雷尼替丁	（锡）
		（锌）

（）代表清除困难。

（）* 通过螯合剂清除。

表 20.9　通过血液滤过清除的药物和化学物质

巴比妥类	卡溴脲	异丙嗪
另丁巴比妥	水合氯醛	丙戊酸
环乙烯巴比妥	氯丙嗪	**镇痛药，抗风**
戊巴比妥	（地西泮）	**湿剂**
苯巴比妥	苯海拉明	对乙酰氨基酚
quinalbital	氯乙基戊烯炔醇	阿司匹林
司可巴比妥	格鲁米特	秋水仙碱
硫喷妥钠	甲丙氨酯	D- propoxyphyene
vinalbital	甲喹酮	水杨酸甲酯
非巴比妥类安眠药	甲琥胺	保泰松
镇静剂和神经安	甲乙哌酮	水杨酸
定药	苯妥英	**抗生素/抗肿瘤药**
卡马西平	丙嗪	（多柔比星）

续表

氨苄西林	砜吸磷	氟卡尼
卡莫司汀	乐果	美托洛尔
氯霉素	杀草快	N-乙酰卡尼
磷酸氯喹宁	硫丹	普鲁卡因胺
克林霉素	草丁膦	奎尼丁
氨苯砜	甲基对硫磷	**其他药物**
阿霉素	nitrostigmine	氨茶碱
庆大霉素	（有机磷酸酯类抗胆	西咪替丁
异环磷酰胺	碱酯酶药）	氟乙酰胺
异烟肼（甲氨蝶呤）	毒伞素	苯环利定
喷他脒	多氯联苯	酚类
噻苯唑（5-氟尿嘧啶）	对草快	（鬼臼树脂）
万古霉素	对硫磷	茶碱
抗抑郁药	**心血管药物**	**溶剂，气体**
（阿米替林）	阿替洛尔	四氯化碳
（丙米嗪）	西苯唑啉	环氧乙烷
（三环类）	琥珀酸盐	三氯乙烷
植物动物类毒素	可乐定	二甲苯
除草剂和杀虫剂	地高辛	**金属**
鹅膏菌素	（地尔硫䓬）	（铝）*
氯丹	（丙吡胺）	（铁）*

（ ）代表清除困难。

（ ）* 通过螯合剂清除。

参考文献与推荐阅读

Adebamiro A, Perazella MA. Recurrent acute kidney injury following bath salts intoxication. *Am J Kidney Dis*. 2012;59:273–275.

Barceloux DG, et al. American Academy of Clinical Toxicology practice guidelines on the treatment of ethylene glycol poisoning. Ad Hoc Committee. *J Toxicol Clin Toxicol*. 1999;37:537.

Barceloux DG, et al. American Academy of Clinical Toxicology practice guidelines on the treatment of methanol poisoning. *J Toxicol Clin Toxicol*. 2002;40:415.

Blanco-Ayala T, Andérica-Romero AC, Pedraza-Chaverri J. New insights into antioxidant strategies against paraquat toxicity. *Free Radic Res*. 2014;48:623–640.

Bronstein AC, et al. 2011 Annual report of the American Association of Poison Control Centers' National Poison Data System (NPDS): 29th Annual Report. *Clin Toxicol (Phila)*. 2012;50:911–1164.

Chang DN, Dager WE, Chin AI. Removal of dabigatran by hemodialysis. *Am J Kidney Dis*. 2013;61:487–489.

Chiew AL, Khamoudes D, Chan BS. Use of continuous veno-venous haemodiafiltration therapy in dabigatran overdose. *Clin Toxicol (Phila)*. 2014;52:283–287.

Chow MT, et al. Hemodialysis-induced hypophosphatemia in a normophosphatemic patient dialyzed for ethylene glycol poisoning: treatment with phosphorus-enriched hemodialysis. *Artif Organs*. 1998;22:905.

Dearaley DP, et al. Plasmapheresis for paraquat poisoning. *Lancet*. 1978;1:162.

Dinis-Oliveira RJ, et al. An effective antidote for paraquat poisonings: the treatment with lysine acetylsalicylate. *Toxicology*. 2009 31;255:187–193.

Doorenbos CJ, et al. Use of urea containing dialysate to avoid disequilibrium syndrome, enabling intensive dialysis treatment of a diabetic patient with renal failure and severe glucophage induced lactic acidosis. *Nephrol Dial Transplant*. 2001;16:1303.

Done AK, Temple AR. Treatment of salicylate poisoning. *Modern Treat*. 1971;8:528.

Fleig SV, et al. Digoxin intoxication in acute or chronic kidney failure: elimination of digoxin bound to Fab-fragments (Digifab) with high cut-off filter dialysis. [Abstract]. *J Am Soc Nephrol*. 2011;22:317A.

Ghannoum M, et al. Successful treatment of lithium toxicity with sodium polystyrene sulfonate: a retrospective cohort study. *Clin Toxicol (Phila)*. 2010;48:34–41.

Ghannoum M, et al; Extracorporeal Treatments in Poisoning Workgroup. Extracorporeal treatment for thallium poisoning: recommendations from the EXTRIP Workgroup. *Clin J Am Soc Nephrol*. 2012;7:1682–90.

Ghannoum M, et al. Trends in toxic alcohol exposures in the United States from 2000 to 2013: a focus on the use of antidotes and extracorporeal treatments. *Semin Dial*. 2014;27:395–401.

Ghannoum M, et al. Hemoperfusion for the treatment of poisoning: technology, determinants of poison clearance, and application in clinical practice. *Semin Dial*. 2014;27:350–361.

Goldfrank LR. Mushrooms. In: Nelson LS, et al., eds. *Goldfrank's Toxicologic Emergencies*. New York, NY: McGraw Hill; 2011:1522.

Hoffman RS. Thallium toxicity and the role of Prussian Blue in therapy. *Toxicol Rev*. 2003;22:29–40.

Hussain SA, et al. Phosphate enriched hemodialysis during pregnancy: two case series. *Hemodial Int*. 2005;9:147.

Jacobsen G, et al. Antidotes for methanol and ethylene glycol poisoning. *J Toxicol Clin Toxicol*. 1997;35:127.

Khadzhynov D, et al. Effective elimination of dabigatran by haemodialysis: A phase I single-centre study in patients with end-stage renal disease. *Thromb Haemost*. 2013;109:596–605.

Koh KH, et al. High-flux haemodialysis treatment as treatment for carbamazepine intoxication. *Med J Malaysia*. 2006;61:109.

Ku Y, et al. Clinical pilot study on high-dose intra-arterial chemotherapy with direct hemoperfusion under hepatic venous isolation in patients with advanced hepatocellular carcinoma. *Surgery*. 1995;117:510.

Kulig K. Initial management of ingestions of toxic substances. *N Engl J Med*. 1992;326:1677.

Lavergne V, et al. The EXTRIP (EXtracorporeal TReatments In Poisoning) workgroup: guideline methodology. *Clin Toxicol (Phila)*. 2012;50:403–413.

Leblanc M, et al. Lithium poisoning treated by high-performance arteriovenous and venovenous hemodialfiltration. *Am J Kidney Dis*. 1996;27:365.

Liesenfeld KH, et al. Pharmacometric characterization of dabigatran hemodialysis. *Clin Pharmacokinet*. 2013;52:453–462.

Martiny S, et al. Treatment of severe digoxin intoxication with digoxin-specific antibody fragments: a clinical review. *Crit Care Med*. 1987;16:629.

Mas-Morey P, et al. Clinical toxicology and management of intoxications with synthetic cathinones ("Bath Salts"). *J Pharm Pract*. 2013;26:353–357.

Mowry J, et al. 2012 Annual Report of the American Association of Poison Control Centers' National Poison Data System (NPDS): 30th Annual Report. *Clin Toxicol*. 2013;51:949–1229.

Nguyen HL, Concepcion L. Metformin intoxication requiring dialysis. *Hemodial Int*. 2011;15(suppl 1):S68–71.

Palmer BF. Effectiveness of hemodialysis in the extracorporeal therapy of phenobarbital overdose. *Am J Kidney Dis*. 2000;36:640–643.

Proudfoot AT. Paraquat poisoning: significance of plasma paraquat concentrations. *Lancet*. 1979;2:330.

Peters N, et al. Metformin-associated lactic acidosis in an intensive care unit. *Crit Care*. 2008;12:R149.

Prosser JM, Nelson LS. The toxicology of bath salts: a review of synthetic cathinones.

J Med Toxicol. 2012;8:33–42.

Regunath H, et al. Bath salt intoxication causing acute kidney injury requiring hemo-dialysis. *Hemodial Int.* 2012;16:S47–9.

Sam R, et al. Using disodium monohydrogen phosphate to prepare a phosphate-enriched hemodialysate. *Hemodial Int.* 2013;17:667–668.

Samtleben W, et al. Plasma exchange and hemoperfusion. In: Jacobs C, et al., eds. *Replacement of renal function by dialysis.* Dordrecht: Kluwer Academic Publishers; 1996:1260.

Shalkham AS, et al. The availability and use of charcoal hemoperfusion in the treat-ment of poisoned patients. *Am J Kidney Dis.* 2006;48:239–241.

Shannon MW, Borron SW, Burns MJ, eds. *Haddad and Winchester's Clinical Management of Poisoning and Drug Overdose.* 4th ed. Philadelphia, PA: Saunders Elsevier; 2007.

Ujhelyi MR, et al. Disposition of digoxin immune Fab in patients with kidney failure. *Clin Pharmacol Ther.* 1993;54:388.

Wadgymar A, et al. Treatment of acute methanol intoxication with hemodialysis. *Am J Kidney Dis.* 1998;31:897.

Wanek MR, et al. Safe use of hemodialysis for dabigatran removal before cardiac sur-gery. *Ann Pharmacother.* 2012;46:e21.

Yates C, Galvao T, Sowinski KM, et al. Extracorporeal Treatment for Tricyclic Antidepressant Poisoning: Recommendations from the EXTRIP Workgroup. *Semin Dial.* 2014;27:381–389.

Yip L, et al. Concepts and controversies in salicylate toxicity. *Emerg Med Clin North Am.* 1994;12:351.

Zdunek M, et al. Plasma exchange for the removal of digoxin-specific antibody frag-ments in renal failure: timing is important for maximizing clearance. *Am J Kidney Dis.* 2000;36:177.

第三部分

腹 膜 透 析

第 21 章 腹膜透析生理

Peter G. Blake and John T.
Daugirdas
苏路路　译，张小东　校

目前全世界大约有 200 000 名尿毒症患者应用腹膜透析作为肾替代治疗的方案。持续性不卧床腹膜透析（continuous ambulatory peritoneal dialysis，CAPD）目前已应用于临床治疗四十余年，与自动腹膜透析（automated peritoneal dialysis，APD）相结合后，具有方法简单、应用方便的优点，并且治疗费用相对较低，临床应用率逐渐上升。最为方便的是可以由患者在家自行操作。

Ⅰ. **什么是腹膜透析?** 从本质上说，腹膜透析就是使处于两个不同腔隙内的溶液，将其中的溶质和水分通过"膜"进行转运。这两个腔隙和溶液分别是：①处于腹膜毛细血管腔内的血液。肾衰竭患者的腹膜毛细血管腔内的血液中含有过多的尿素、肌酐、钾离子和其他溶质；②在腹腔内的透析液。一般透析液含有钠、氯、乳酸盐或重碳酸盐，此外还含有高浓度的糖以维持透析液较高的渗透压。在腹膜透析过程中存在三种转运方式：弥散、超滤过和吸收。决定透析量和脱水量的因素有三个：腹腔内灌注的透析液量、透析液更换的频率、不同浓度溶质所构成的透析液渗透压。

Ⅱ. **功能解剖**

A. **腹膜腔解剖**。腹膜是被覆腹膜腔的浆膜（图 21.1）。其表面积与体表面积相似，所以对一个成人来说，其面积大约为 $1 \sim 2m^2$。腹膜分为两部分：

①脏腹膜，覆盖肠管和其他内脏。

②壁腹膜，覆盖腹腔壁。

脏腹膜占腹膜总面积的 80%，其血供来自肠系膜上动脉，其静脉回流入门静脉。相对来说，壁腹膜在腹膜透析中发挥的作用更为重要，它接受腰动脉、肋间动脉和腹上动脉的血供，静脉引流入下腔静脉。由于无法直接测量流经腹膜的血流量，通过间接估算血流量约为每分钟50～100ml。腹膜和腹膜腔的淋巴引流先通过横隔裂孔，然后通过大集合导管，最终引流入右侧淋巴导管。所以，脏层腹膜和壁腹膜同时存在血液和淋巴引流途径。

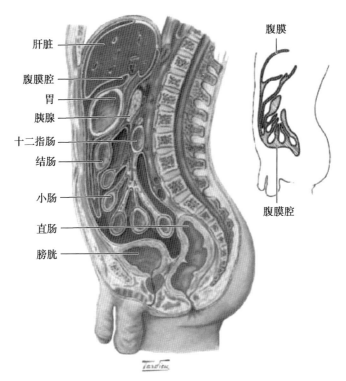

肝脏

腹膜腔

胃

胰腺

十二指肠

结肠

小肠

直肠

膀胱

腹膜

腹膜腔

图 21.1　腹膜腔的解剖示意简图，包括脏腹膜和壁腹膜

B. **腹膜组织学**。腹膜表面由单层间皮细胞覆盖，可以形成微绒毛并分泌出薄层润滑液。在间皮下是间质组织，它由包括胶原在内的凝胶样基质和其他纤维组成，腹膜毛细血管和淋巴管也在这一层中。

C. **腹膜转运方式**。简单地说，可以把腹膜看作由 6 层抗溶质转运结构层构成的复合膜：①位于腹膜毛细血管内皮细胞表面可以迟滞毛细血管内液体流动的膜、②毛细血管内皮细胞、③内皮细胞基底膜、④间质组织、⑤间皮组织和⑥覆盖间皮细胞表面可以迟滞液体流动的膜。

在它们之中，两种可以迟滞液体流动的膜和间皮细胞层抵抗溶质转运的能力很低。一般常用两种理论来解释腹膜转运，每种理论都强调了腹膜血管和间质组织的重要性。它们是"三孔"理论模型和"分配"理论模型。

1. **三孔模型**。这一理论已为临床观察所证实，根据这一理论，腹膜毛细血管是在腹膜转运过程中发挥溶质转运作用的关键屏障，溶质和水的转运可以通过三种不同直径的小孔进行调节的（图21.2）。这些孔包括：

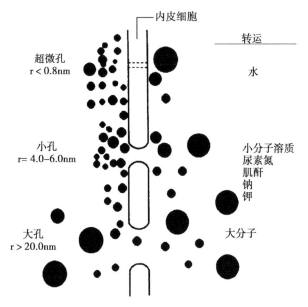

图 21.2 腹膜转运三孔模型图示

   a. 大孔。直径 20 ~ 40nm。像蛋白这种大分子可以通过对流方式由这些孔转运，相当于内皮细胞上的大裂孔。

   b. 小孔。直径 4.0 ~ 6.0nm。数量很多，可能是内皮细胞间的裂孔，负责尿素、肌酐、钠离子和钾离子等小分子溶质和水的转运。

   c. 超微孔。直径 < 0.8nm。只有水分子可以通过

其转运，可能相当于水通道蛋白，存在于腹膜毛细血管内皮细胞膜膜上。这些超微孔，或者说是水通道蛋白，解释了腹膜转运过程中对溶质的筛选原因（见后）。

2. **分配模型和有效腹膜面积。** 分配模型强调了腹膜毛细血管分布的重要性以及水和溶质分子从毛细血管穿过间质到内皮细胞的距离的作用（图21.3）。认为转运实际上是依赖于腹膜毛细血管的面积而不是腹膜本身的面积。而且，从毛细血管到内皮细胞的距离又决定了其在转运中的重要程度。所有腹膜毛细血管的累积贡献率决定了腹膜的有效面积和腹膜的抵抗转运性。在分配模型中，"有效腹膜面积"的概念得到了发展。腹膜的这一面积完全由腹膜毛细血管在转运中发挥的作用决定。所以，两个具有相同腹膜面积的患者可能由于腹膜血管分布明显不同而使其腹膜有效面积

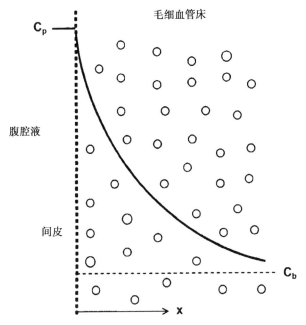

图 21.3　分配模型，应用点和直线代表了在间质中的腹膜毛细血管和它们到间皮细胞的距离。Cp，是实体曲线，显示相对于一定的毛细血管和腹膜腔距离，其转运效率随着毛细血管到间皮细胞的距离缩短而增加

不同。此外对于一个患者来说，在不同的身体状况条件下，其有效腹膜面积也会存在差异，例如当患者存在腹膜炎时，炎症可以使血管分布增加。对于如何决定一个患者的腹膜交换特性上，腹膜血管的分布程度比腹膜的面积更重要。

Ⅲ. **腹膜转运生理学**。如上所述，腹膜转运包括同时发生的三个过程：①弥散、②超滤过、③液体吸收。

A. **弥散**。透析过程中，尿毒症患者腹膜毛细血管内的溶质和钾离子从毛细血管弥散到腹腔透析液中，而糖、乳酸盐或者是重碳酸盐以及少量的钙离子由腹腔透析液弥散到毛细血管内。影响腹膜透析的重要因素包括以下几点：

1. **溶质浓度梯度**。对于某些溶质，例如尿素，相对于透析液来说是浓度梯度差最大的分子，在开始透析时透析液中的浓度为零。但在透析的过程中，浓度梯度情况会逐步变化。通过在 APD 时经常更换透析液，或者增加腹腔内透析液的容量，这两种方式都可以部分对抗有效浓度梯度的降低，这可以使腹膜透析液在更长的时间内维持较高的浓度梯度。

2. **有效腹膜面积**。可以通过增加液体量来利用更多的腹膜。但是当液体量达到 2.5~3L 即达到其效率上限。

3. **腹膜固有的抵抗转运力**。这个指标并不能良好反映腹膜透析的能力，但是它可以反映在每单位小孔数量的腹膜中，可用于腹膜转运的毛细血管数量和从毛细血管到间皮细胞间的距离。

4. **溶质的分子量**。低分子量的物质，如尿素（MW60），比高分子量的物质如（肌酐，MW113；尿酸，MW168）更容易通过弥散方式来转运。

5. **集中转运区域系数**。第 2~4 的影响因素的联合效果通常用集中转运区域系数（Mass Transfer Area Coefficient，MTAC）进行评价，它与血液透析膜的 K_0A 类似。对于给定的溶质，MTAC 等于在理想的情况下（透析液流注量无限高，使得溶质的浓度梯度一直保持最大）每单位时间溶质的弥散清除率。尿素和肌酐的典型的 MTAC 分别是 17ml/min 和 10ml/min。MTAC 一般是作为一种科研工具，而不用于临床的常规检测。

6. **腹膜血流**。需要注意到，弥散并不完全依赖于腹膜的血流，对于 50~100ml/min 的腹膜血流量来说，即使是最小的分子，也足可以让 MTAC 达到理想数值。所以与血液透析不同，腹膜透析更依赖于透析液而不是血流。血管活性药物影响腹膜转运的功能是通过增加腹壁毛细血管的利用度从而增加有效腹膜面积而起效的，而与增加腹膜血流量无关。在腹膜炎时存在同样的效果，由于炎症使腹膜血管分布增加，随之使腹膜的弥散效率增加。

B. **超滤**。其作用机制是由于相对高渗的透析液和相对低渗的腹膜毛细血管血液间的渗透梯度差引起的。这是由于透析液中含高渗糖（或其他高渗剂）以及如下因素：

1. **影响渗透压的溶质造成的渗透梯度（例如，糖）**。糖是在开始透析时透析液中的大分子，随着透析，通过超滤和弥散，糖不断进入腹膜血液中，透析液中的浓度不断降低（图 21.4）。这种由高渗液形成的浓度梯度差也会随之降低。为使这种浓度梯度保持最大化，可以应用高葡萄糖渗透液，或者是像 APD 中增加更换透析液的频率。

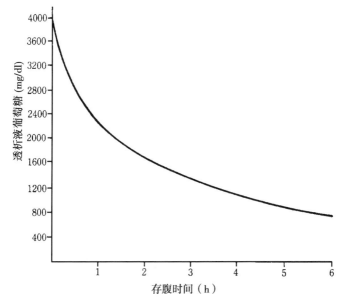

图 21.4 应用 4.25% 的葡萄糖（3.86% 糖）滴注入腹腔后透析液中的糖浓度。初始浓度约为 3860mg/dl（214mmol）

2. **有效腹膜面积**。如上所述。

3. **腹膜的水压传导**。每个患者的该项指标均不相同，这可能与毛细血管上小孔和超微孔的密度有关，并且与毛细血管在间质中的分布有关。

4. **影响渗透压溶质的反射参数（例如，糖）**。这项指标反映了影响渗透压的溶质从透析液弥散至毛细血管的能力，其区间值在 0 与 1 之间。值越低，渗透梯度下降越快，越难维持超滤。糖的反射参数相当低（约为 0.03），说明糖作为维持渗透压的溶质具有不足。而应用多聚糖艾考糊精（icodextrin），其反射参数接近 1.0。

5. **静水压梯度**。一般说来，毛细血管内的压力（约为 20mmHg）高于腹腔内压力（约为 7mmHg），这有助于超滤过。这种效果在摄入水量多的患者中强于脱水患者。如果腹腔内压增加，则不利于超滤过，这种情况一般发生在腹腔内透析液灌注过多，或者是患者采用坐位或立位时。

6. **膨胀压梯度**。膨胀压可以帮助维持液体留在血液内，对抗超滤过。在低蛋白血症的患者中，由于膨胀压降低，导致超滤过增强。

7. **筛选作用**。筛选发生在溶质和水一起通过半透膜的对流过程中，一些溶质被筛选抑制通过，而另一些溶质则可被筛选通过。所以通过半透膜的超滤液中溶质浓度低于原溶液浓度。当筛选发生时，会通过较低的溶质对流转运补偿超滤过。不同溶质的筛选参数不同，这取决于溶质的分子量和浓度。相同溶质的筛选参数也可以不同，这取决于不同的个体差异，因为不同的患者腹膜特点不同（例如，摩西血管内皮细胞的超微孔密度）。在腹膜透析中，这种筛选作用主要依赖于超微孔的存在，是一种无溶质的水转运过程，约占总超滤过量的一半。余下的一半通过内皮小孔，但是筛选作用受到了限制。这种超滤过量的溶质浓度和其在血浆中一样（La Milia, 2005）。

8. **影响渗透压的溶质的选择**。艾考糊精分子量大，具有高反射系数，所以如果在超滤过程中应用艾考糊精可以在长时间透析中维持更为稳定的浓度梯度。

C. **液体吸收**。主要通过淋巴回流，量相对稳定。在液体吸收过程中几乎没有溶质的筛选，所以具有对抗溶质和液体移动的净效果。在吸收的液体中只有少量直接进入膈下淋巴管，大部分均通过壁腹膜被吸收到腹壁组织中，在这里再被吸收入腹壁淋巴管，也可能是被毛细血管吸收。标准的腹膜吸收液体量为 1.0～2.0ml/min，其中每分钟约有 0.2～

0.4ml 被直接吸收入淋巴管。影响这一过程的因素包括：

1. **腹腔内静水压**。静水压越高，液体被吸收的量就越大。腹腔内静水压随着腹腔内容量的增加而增加，这种容量增加可能是由于超滤过增强或者是灌注容量增加引起。体位也会对此产生影响，在患者坐位时静水压高于立位时，而卧位时最低（图 21.5）。

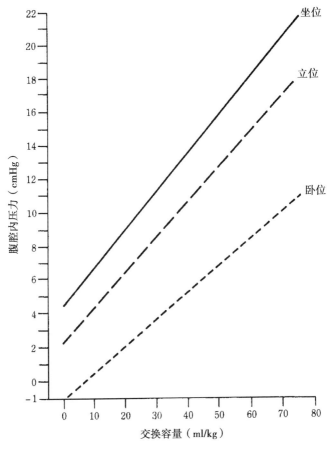

图 21.5　灌注不同容量透析液后的腹腔内压

2. **淋巴管的效力**。每个患者的淋巴管从腹腔吸收液体的效能不同，原因不清。

IV. 影响腹膜转运的因素和临床评估

A. **腹膜平衡试验**（peritoneal equilibration test，PET）。在临

床工作中，诸如 MTAC 和腹膜的水压传导等参数比较复杂，常规测量难度较大。目前腹膜的转运效率主要是通过透析液（D）和血浆（P）溶质的平衡比来进行评估，例如尿素的平衡比（D/P Ur）、肌酐的平衡比（D/P Cr）、钠离子的平衡比（D/P Na）和其他物质（图 21.6）。平衡比是计算弥散和超滤的联合效果，而不是分别计算。但是对于一定的溶质它和 MTAC 密切相关。它主要受溶质分子量的影响，同时也受膜渗透性和有效面积的影响。有趣的是，一般认为与腹膜面积相等的体表面积与平衡比的关系不大，提示实际和有效的腹膜面积与平衡比的关系不大。

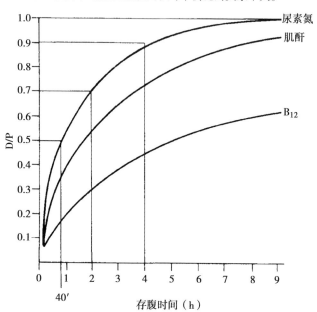

图 21.6　尿素、肌苷和维生素 B_{12} 离开腹部进入腹腔透析液的比例，结果应用透析液（D）中和血浆（P）中溶质水平的比例表达。在 40 分钟、2 小时和 4 小时典型的尿素 D/P 比例

传统上，标准的 PET 平衡比测量方法是应用 2L 2.5% 的含糖透析液，在透析的第 0、第 2 和第 4 小时采集透析液样本，在第 2 小时采取血浆样本。PET 也可以用净水转运量和透析液中第 4 小时和 0 小时的透析液糖量比（D_4/D_0 G）。根据标准，按照患者第 4 小时的肌酐平衡比（D/P Cr）将他们分为高转运、高平均转运、低平均转运

和低转运四类（图 21.7）。如何根据 PET 的结果制定腹膜透析的方法将在第 25 章中讨论。

1. **高转运者。** 由于他们具有相对较大的有效滤过面积和（或）较高的固有膜通透性（例如，低膜抗性），所以可以让肌酐和尿素最快达到完全的平衡比。但是由于超滤过，透析液中的糖通过高渗透性的膜进入血液，使高转运者的渗透梯度迅速下降。所以高转运者具有最高的 D/P Cr、D/P Ur 和 D/P Na 值，但是净超滤量和 D_4/D_0 G 低。同时他们在透析中的蛋白丢失量也较高，容易出现低白蛋白血症。

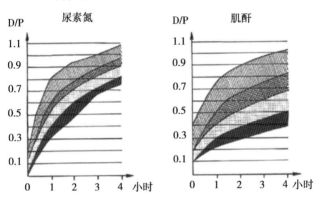

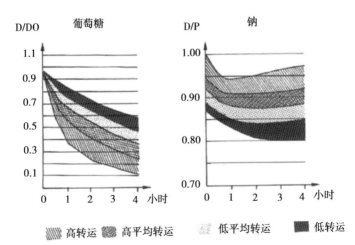

图 21.7 高转运、较高转运、较低转运和低转运者尿素、肌苷和钠离子的标准腹膜平衡比曲线以及糖吸收范围

2. **低转运者**。与前者相反，由于膜通透性低和（或）有效滤过面积低，其肌酐和尿素下降慢，平衡比不完全。所以它们的 D/P Cr、D/P Ur 和 D/P Na 值低，而 D/D_0 G 高，净超滤效果好。在透析中的蛋白丢失量少，血浆中白蛋白水平较高。

3. **较高和较低的转运者**。与上述两者相比，这类患者的平衡比、超滤过和蛋白丢失居中。

4. **影响不同转运类型患者的临床因子**。高转运者透析效果好，但是超滤过差，而低滤过者超滤过良好但透析效果差。然而在患者残存肾功能尚高的情况下这种现象一般会被掩盖。从理论上讲，高转运者最好应用短期、多次的腹膜透析方法（例如，APD），这样可以增加超滤过量。相反，低转运者最好应用长时间的、大容量透析液的透析方法，以使弥散达到最大。一些单位在临床工作中，除考虑患者的转运状态外，还将患者的生活方式和非医疗因素考虑在透析方法的选择中。一般说来，低转运者可以应用 APD，而高转运者可以在夜间应用较长时间的 CAPD。

B. **净液体移除**。净液体的移除量取决于腹膜超滤过和腹膜吸收两方面，以及影响这两个过程的主要因素。对于给定的患者，由于淋巴回流和腹膜的转运质量无法改变，所以在临床实践中可以通过以下方法来增加腹膜透析的液体移除量：

1. 增大渗透梯度
   a. 提高透析液有效渗透压（例如，4.25% 的葡萄糖）
   b. 缩短更换透析液的间隔时间（例如，APD）
   c. 增加透析液的量
2. 应用高反射系数调节渗透压的溶质（例如，艾考糊精）
3. 增加尿液排出量（例如，应用利尿剂）

如图 21.8 所示，应用 1.5% 的 2L 透析液在第 1 个小时中净液体移除最多，在 90 分钟时腹腔内液体的容量最大。此后，由于超滤过量少于重吸收量，在第 6 ~ 10 个小时，腹腔内的液体容量会低于 2L，患者会出现净液体的升高。如果应用 4.25% 的高张葡萄糖透析液，最初液体的移除量会更高，维持时间也更长，在第 3 小时腹腔内液体的容量最大，并且在多个小时后也不低于 2L。

通过增大透析液容量从而获得净液体移除的机制

复杂。一方面，由于腹腔透析液中较多的糖能够维持较长时间的渗透压梯度，并且有效腹膜面积增多可以使水转运增加，会增加净液体移除量。但是另一方面，由于腹腔内压的增加又会降低液体的移除量（见图21.5），增加腹腔内液体的吸收。减少静水压梯度有利于超滤过并促进腹膜液体吸收进入组织和淋巴系统。由于这两种不同的作用效果，很难预测其效果。

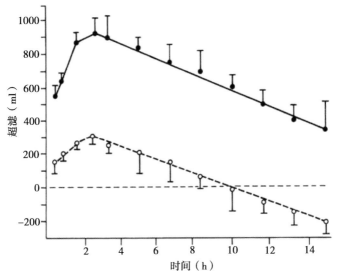

图 21.8　灌注 1.5%（1.35% 的糖，开放循环）或者是 4.25%（3.86% 的糖，关闭循环）的葡萄糖透析液后超滤过量（液体排出量减去液体灌注量）的功能时间示意图

C. **腹膜清除率**。对于一种给定溶质的清除率定义为每单位时间血浆内该溶质的清除量。清除率是弥散加上超滤过再减去吸收的净剩余值，可以通过在一段时间内溶质被移除的量除以血浆内的浓度来计算。在透析开始时，清除率最高，此时的弥散和超滤过作用也最强，但是在透析液存留腹腔一段时间后，由于尿素浓度和血糖梯度降低，清除逐渐下降。但对于腹膜透析，最好应用每天或者是每周的腹膜清除率而不是每分钟或者是每小时的腹膜清除率来评估透析效果，所以腹膜透析是一种持续维持低水平清除物质的良好治疗模式。

　　实践中可以通过下述方法提高腹膜清除率：①延长腹膜透析时间（例如"无干燥时间"）、②增大浓度梯度

（例如在 APD 中频繁更换透析液或者是增加透析液量）、③增大腹膜有效透析面积（例如增加透析液容量）、④增加腹腔内液体的移除（如上所述）。

但是通过增加透析液容量以提高清除率的方法存在相反的作用机制。由于透析液量增高可以使浓度梯度稳定的时间更长，从而提高尿素和肌酐从血液向透析液的弥散量。同时由于可以接触更多的腹膜从而增加了有效腹膜滤过面积，MTAC 也随之增高。但是如果成人应用的透析液体量超过 2.5L，可能会由于所有可用的腹膜已经被利用，导致这种作用效果降低或消失。即使在应用透析液体量较大，D/P 比值降低的情况下，以上两种作用机制也会增加弥散的清除率。但另一方面，由于应用大量增加透析液体量会降低超滤过的作用从而导致清除率降低，同时也会降低通过对流传导的溶质移除量。后两方面因素又会限制由于透析液体量增加引起的清除率增加。例如，如果透析液体量为 2.0~2.5L，会增加 25% 的灌注容量，但是可能会降低 3% 的 D/P 比和 5% 的超滤过，从而限制了清除率的增加，仅为 20%。

尿素氮与肌酐比较。应用不同的腹膜透析方法其尿素和肌酐的清除程度也不同，肌酐的清除更依赖于透析时间的长短。所以如果将长时间透析的 CAPD 方式改为 APD 方式，可能肌酐清除率的降低程度会比尿素清除率下降更明显，然而采用日间长时间 APD 方式透析可能会使肌酐清除率得到不平衡的显著增加。由于低转运者肌酐清除更依赖于时间，表现为平缓的肌酐平衡曲线图形，所以对低转运者来说延长透析时间效果会更显著。

1. **清除率的计算。**腹膜清除率简单的计算方法为总的日间透析液引流量乘以溶质的浓度，再除以透析过程中的血浆中溶质的浓度。更简单地说，清除率等于引流量乘以相关溶质的 D/P 比。

   应用 CAPD 时，由于透析是持续的，日间血浆尿素并不会发生明显的变化，因此可以在日间任何时间采取血浆和透析液的样本以供分析。应用 APD 时，夜间的透析效果优于日间，虽然血浆中尿素水平变化不大，但是无法维持恒定。所以，在非透析时间的中间点（一般是中午），也就是尿素水平在最低点（透析后清晨）和最高点之间（透析开始前夜间）时，是理想的检测血浆样本的时间。

虽然测定的是当天的清除率，但是一般用于评估患者一周以来的清除率。传统上，标准化的尿素清除率应用体内总水量（V）计算，通常应用 Watson 或者 Morgenstern 公式（见第 25 章和附录 B）评估体内总水量。肌酐清除率通常以 $1.73m^2$ 为标准，一般应用 DuBois 或者 Gehan 和 George 公式评估（见第 25 章和附录 B）。

2. 腹膜清除率的计算举例。见第 25 章。

D. **钠离子移除**。在腹膜透析中，将钠离子的移除和水的移除分开计算非常有利。如上所诉，腹膜透析的超滤过包括了钠离子的筛选，所以按比例来说，水的丢失要高于钠离子的丢失。在透析 4 小时末，透析液中钠离子的水平会从最初的 132mmol/L 下降到约 128mmol/L（图 21.7）。在透析早期，由于超滤过的存在透析液中钠离子的迅速下降至 65mmol/L。这种效应部分可以被弥散效应所抵抗，而且随着钠离子浓度梯度的增加，弥散效应的作用会更加显著。所以在透析末期，超滤过作用降低，弥散作用升高，钠离子浓度回升至 128mmol/L。总体说来，应用含 1.5% 葡萄糖的透析液 2L，4 小时钠离子的净移除率低，而应用含 4.25% 葡萄糖的透析液 2L，钠离子的移除率一般超过 70mmol。所以，钠离子的移除需要应用高渗液体。降低透析液中钠离子的浓度可以提高钠离子通过弥散的移除率，但是同时要增加透析液中的糖浓度以达到一定的渗透压。尚无这种透析液的商品，但很容易自制。

E. **蛋白丢失**。在腹膜透析中蛋白丢失不可避免，也是其特点之一，一般平均每天蛋白的丢失量为 5 ~ 10g，其中一半为白蛋白。与血液透析的患者相比，腹膜透析中这种蛋白的丢失是造成患者低白蛋白血症的主要原因。在高转运患者中，这种丢失最明显，血清中的白蛋白水平也最低。在透析期间，像白蛋白这种大分子蛋白的丢失或者说是清除率相对恒定，而对于溶菌酶这样的小分子蛋白则与肌酐类溶质相似，在透析过程中，它们清除率的下降非常迅速。

如上所述，蛋白丢失是通过内皮细胞间裂孔这类数量相对较少的大孔。腹膜对液体的吸收是一种"总体流动"，所以也包括蛋白质和其他一些溶质。这样也能减少净蛋白的丢失。

腹膜炎时，蛋白丢失会明显增加，这可能是由于血管分布增加后使有效腹膜面积增加引起的。这种效应部分是由前列腺素所介导的。而间断腹膜透析患者每日的蛋白丢失可能比持续透析者低，可能是由于间断透析期间丢失蛋白降低导致的。

目前有种学术思想认为腹透时蛋白丢失并不完全是件坏事，相反，蛋白和钠的丢失可以有效移除一些与蛋白结合的毒素，而这是通过其他手段很难去除的。这项腹膜透析的"好处"目前仍需研究。试图通过血液透析使用可透过蛋白膜来复制这种移除蛋白结合毒素的想法目前仍未取得清晰的临床效果。

Ⅴ. **残余肾功能**。大量证据证明，长期腹膜透析患者比血液透析患者残余肾功能存在的时间长，所保留的肾功能也更高，这也是目前腹膜透析成功应用于临床的部分原因。残余的肾功能可以帮助移除盐和水，并且可以清除小分子和中分子溶质，而且当肾小管的分泌功能完全用于肌酐清除时可以很大程度的提高肌酐清除率。尿素则与之相反，由于肾小管的重吸收使得尿素的清除率不高。平均肌酐和尿素清除率是用于评估功能不全的肾脏实际肾小球滤过率的有效指标，对其的评估通常用于计算腹膜透析患者残存肾功能对总肌酐清除率的作用。残存肾功能是用于评估腹膜透析患者预后的指标之一，这可能与残存肾脏可以很好保留肾脏的内分泌和代谢功能、并与超级体液动态平衡和清除大量小分子和大分子物质有关。

参考文献与推荐阅读

Cnossen TT, et al. Quantification of free water transport during the peritoneal equilibration test. *Perit Dial Int*. 2009;29:523–527.

Devuyst O, Rippe B. Water transport across the peritoneal membrane. *Kidney Int*. 2014;85:750–758.

Durand PY. Measurement of intraperitoneal pressure in peritoneal dialysis patients. *Perit Dial Int*. 2005;25:333–337.

Flessner M. Water-only pores and peritoneal dialysis. *Kidney Int*. 2006;69:1494–1495.

Flessner MF. The role of extracellular matrix in transperitoneal transport of water and solutes. *Perit Dial Int*. 2001;21(suppl 3):S24–S29.

Heimburger O. Peritoneal transport with icodextrin solution. *Contrib Nephrol*. 2006;150:97–103.

Heimburger O, et al. A quantitative description of solute and fluid transport during peritoneal dialysis. *Kidney Int*. 1992;41:1320–1332.

Krediet RT, Struijk DG. Peritoneal dialysis membrane evaluation in clinical practice. *Contrib Nephrol*. 2012;178:232–237.

La Milia V, et al. Mini-peritoneal equilibration test: a simple and fast method to assess free water and small solute transport across the peritoneal membrane. *Kidney Int*. 2005;68:840–846.

La Milia V, et al. Functional assessment of the peritoneal membrane. *J Nephrol.* 2013;26(suppl 21):120–139.

Ni J, et al. Aquaporin-1 plays an essential role in water permeability and ultrafiltration during peritoneal dialysis. *Kidney Int.* 2006;69:1518–1525.

Rippe B, et al. Fluid and electrolyte transport across the peritoneal membrane during CAPD according to the three-pore model. *Perit Dial Int.* 2004;24:10–27.

Stachowska-Pietka J, et al. Computer simulations of osmotic ultrafiltration and small solute transport in peritoneal dialysis: a spatially distributed approach. *Am J Physiol Heart Circ Physiol.* 2012;302:F1331–F1341.

Twardowski ZJ, et al. Peritoneal equilibration test. *Perit Dial Bull.* 1987;7:138.

Waniewski A, et al. Distributed modeling of osmotically driven fluid transport in peritoneal dialysis: theoretical and computational investigations. *Am J Physiol Renal Physiol.* 2009;296:1960–1968.

第 22 章 腹膜透析装置

Olof Heimbürger and Peter G. Blake
苏路路　译，张小东　校

本章将介绍不同类型的长期腹膜透析所需的溶液和装置。急性腹膜透析装置描述请参见第 24 章。

I. 持续非卧床腹膜透析 （continuous ambulatory peritoneal dialysis，CAPD）

持续非卧床腹膜透析时，透析液持续存留于患者腹腔，一般每日更换 4 次，也可根据不同患者的实际需要更换 3~5 次。利用重力原理，通过手动调节来控制透析废液的排出和新鲜透析液的输注。从技术层面来看，腹膜透析液先流入腹膜腔，再排出体外（即只有当透析开始，透析溶液才能转变成透析液，尽管通常情况下，"透析液"即可用来表示未曾使用的新鲜透析溶液，也可以表示透析废液）。在本章中，"透析液"一词仅用来表示输注到透析管腔中的腹膜透析液。

A. 透析溶液

CAPD 溶液储存于清洁、柔软的塑料包装袋中，塑料包装袋主要是由聚乙烯材料制成的。目前一些新型透析液在混合、输注之前，将不同成分的 PD （peritoneal dialysis，PD）溶液分装在 2~3 个不同的袋内。

1. **透析溶液的使用规格**。不同制造商生产的、用于成人患者的 CAPD 溶液规格可有 1.5L、2.0L、2.25L、2.5L 和 3.0L 几种。临床上多用 100ml 的透析溶液来进行透析导管的冲洗（将在后面章节加以叙述）。标准的处方用量一般为 2.0L，但 2.5L 的规格也广泛应用于临床。通常大容量可以增加清除率，但是由于可以引起腹腔静水压升高，一些患者往往不能耐受。

2. **腹膜透析溶液的葡萄糖、pH 以及葡萄糖降解产物（glucose degradation products，GDP）**。右旋糖（葡萄糖）用做 CAPD 溶液的渗透剂，与南美国家一样，其制剂包含 1.5%、2.5% 和 4.25% 右旋糖（水合葡萄糖，MW 198）几种规格。在这些溶液中，无水右旋糖或者葡萄糖（MW 180）的浓度分别为 1.36%、2.27% 和 3.86%，此与欧洲国家的规格相同。近似渗透压分别为 345mol/L，395mol/L 和 484mol/L。

　　葡萄糖经过热力灭菌导致葡萄糖降解产物（GDP）的生成，GDP 对腹膜和全身系统具有毒副作用。少量的 GDP 产生于葡萄糖在低 pH 时热力灭菌，所以为了最小化 GDP 的产生，标准 CAPD 溶液的 pH 在热力灭菌时要维持在 5.5。进一步降低 pH 可使 GDP 生成更少，但这可能导致患者在溶液输注时产生疼痛。通常情况下，pH 被控制在 5.5 左右的溶液在输注时所产生的疼痛是可以耐受的。而且，当碳酸氢盐由血浆扩散至腹膜腔内时，pH 值很快上升。但也有一些患者在透析溶液注入时觉得很痛，在注入前加入碱性制剂可中和溶液的 pH 值，从而达到减轻疼痛的目的。

　　透析溶液的 pH 值过低将抑制白细胞功能，比如抑制其吞噬、杀菌功能。还可能破坏腹膜的功能。因此，推出了一种降低 GDP 生成的方法：这就是双室溶液袋（图 22.1）。其中一室葡萄糖在热力灭菌时维持非常低的 pH（≈ 3.2），这种条件下 GDP 的生成可以大大减少。而另一室中，剩余的透析液维持碱性 pH 状态进行热力灭菌。使用时，两室溶液相混合，从而保证混合后的溶液的 pH 接近正常值。此类溶液的最大优点就在于其可在保证溶液的 pH 值正常的同时，还可避免生成较多的 GDP。

3. **透析溶液的缓冲液和 pH**。目前大多数在售的常用 PD 溶液加入了乳酸盐，并将其作为碳酸氢盐生成的基础，浓度通常为 40mmol/L，偶尔 35mmol/L。乳酸盐透过腹膜进入到血流中，并且快速代谢成为碳酸氢盐。另一种更加直接提供碳酸氢盐的方式是直接加入到透析液中。但是，透析液含有碳酸氢盐并且没有 CO_2 的话会产生较高的 pH 值，这会导致钙和镁产生沉淀。因此不可以将碳酸氢盐缓冲液存储在单室袋中。前面提到的

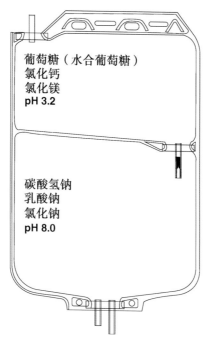

葡萄糖（水合葡萄糖）
氯化钙
氯化镁
pH 3.2

碳酸氢钠
乳酸钠
氯化钠
pH 8.0

图 22.1 腹膜透析双联袋包含正常 pH 溶液和低 pH 溶液，添加或不添加碳酸氢盐缓冲液

可以限制 GDP 生成的双室袋可以用来容纳含碳酸氢盐的透析液。一种包含钙离子、镁离子、少量酸和其他离子的透析液放在一室袋内，而碳酸氢盐透析液可以放在另一室袋内。在使用的时候，两个室袋内的溶液进行混合，含有钙和镁透析液内的酸与碳酸氢盐反应产生碳酸和 CO_2，使得最终透析液的 pH 达到生理范围，而钙和镁依然存在于透析液内没有形成沉淀。这一过程与血液透析使用的两种成分的浓缩透析液十分相似。

　　目前至少有三种双室袋腹膜透析液投入市场。Fresenius 生产的 Balance 腹透液只含有乳酸盐。其使用双室袋系统是为了限制低 pH 时热力灭菌产生 GDP。Baxter 生产的 Physioneal 透析液包含碳酸氢盐和乳酸盐，其使用双室袋的目的既有防止 GDP 的产生，又有利于碳酸氢盐的使用。Bicavera 是由 Fresenius 生产，透析液只含有碳酸氢盐，而且其使用双室袋的目的也是为了防止 GDP 的产生和有利于碳酸氢盐的使用（表 22.1）。

因为双室袋透析液 pH 在生理范围或者混合后接近生理 pH，并且大量减少了 GDP 的产生，理论上这种透析液与以往的 pH 为 5.5 的单室袋腹透液相比有更好的生物相容性。这有望保持较长时间的腹膜透析功能，包括超滤，并且有望提高腹膜的自我保护能力，减少腹膜炎的发生率，并且有更低的 GDP 水平，更好地保存了残余肾功能，这极大地改善了腹膜透析技术以及透析患者的生存率。

目前还有证据显示双室袋透析液可以有效解决注入时的疼痛。但是，只有不到 5% 的低 pH 腹膜透患者存在这种并发症。与其他更重要的结果相比，随机对照试验结果显示与之不一致。目前的 balANZ 研究显示，使用 Balance 透析液发生腹膜炎的几率明显下降。但是目前并无其他相关试验可以证明这一结果，相关的 meta 分析结果提示无差别（Johnson，2012；Cho，2014）。一些试验证明使用这种透析液可以更好地保留残余肾功能，但是对于超滤没有明显效果。目前有观点认为残余肾功能的改善只是由于血容量增加的结果（Davies，2013）。随机对照试验目前还没有得出足够的结论，关于是否可以提高患者生存率。目前这一透析液在欧洲和部分亚洲地区广泛使用，但是北美和其他地区应用较少，部分是因为目前没有足够的证据证明其有效性，部分是因为其成本较高。

4. **透析溶液的电解质浓度。**各厂家生产的 CAPD 溶液的电解质浓度基本相同。三大国际厂商提供的标准配比请参阅表 22.1。溶液中不含钾离子，钠离子浓度约为 132 ~ 134mmol/L。高浓度的钠离子不利于钠离子的扩散清除而发生潴留。

随着磷酸盐黏结剂——碳酸钙或醋酸钙的广泛应用，含有 1.0 ~ 1.25mmol/L（2.0 ~ 2.5mEq/L）钙离子的 CAPD 溶液相比 1.75mmol/L（3.5mEq/L）钙离子的 CAPD 溶液应用越来越普遍，因为其可减少高钙血症的发生。常见的透析导致的高钙血症多是由于口服钙剂或服用维生素 D 所引起。这也可以保护发生退行性骨病的透析患者，因为透析使用低钙溶液可以使甲状旁腺激素（parathyroid hormone，PTH）水平升高。透析液中的镁离子浓度为 0.5 或 0.25mmol/L（1.0 or 0.5 mEq/L），常可引起低镁血症。

表 22.1 常用腹膜透析液规格

	厂家	pH	渗透剂	钠离子 (mmol/L)	钙离子 (mmol/L)	镁离子 (mmol/L)	乳酸盐 (mmol/L)	重碳酸盐 (mmol/L)	袋
Dianeal PD1	Baxter	5.5	葡萄糖	132	1.75	0.75	35	0	1
Dianeal PD4	Baxter	5.5	葡萄糖	132	1.25	0.25	40	0	1
Stay-safe 2/3/4	FMC	5.5	葡萄糖	134	1.75	0.5	35	0	1
Stay-safe 17/19/18	FMC	5.5	葡萄糖	134	1.25	0.5	35	0	1
Nutrineal	Baxter	6.5	氨基酸	132	1.25	0.25	40	0	1

续表

	厂家	pH	渗透剂	钠离子 （mmol/L）	钙离子 （mmol/L）	镁离子 （mmol/L）	乳酸盐 （mmol/L）	重碳酸盐 （mmol/L）	袋
Extraneal	Baxter	5.5	icudextrin	132	1.75	0.25	40	0	1
Physioneal 35	Baxter	7.4	葡萄糖	132	1.75	0.25	10	25	2
Physioneal 40	Baxter	7.4	葡萄糖	132	1.25	0.25	15	25	2
平衡液	FMC	7.4	葡萄糖	134	1.25 1.75	0.5	35	2.5	2
Bicavera	FMC	7.4	葡萄糖	134	1.25 1.75	0.5	0	34	2

表中常用腹膜透析溶液的名称和配比略有差别。

所有用葡萄糖配制的溶液均包括三种浓度（分别是 1.36mg/dl、2.27mg/dl 和 3.86mg/dl，其等同于 1.5mg/dl、2.5 mg/dl 和 4.25mg/dl 葡萄糖-水合物）。

钙离子浓度乘以 4，可将其单位由 mmol/l 转换成 mg/dl。

镁离子浓度乘以 2.43，可将其单位由 mmol/l 转换成 mg/dl。

FMC 代表 Fresenius Medical Care 公司。

5. **无糖溶液**。葡萄糖作为腹膜透析的渗透剂具有简便、相对安全且经济的优点，同时也是能量来源之一。然而，葡萄糖溶液、葡萄糖降解产物和代谢产生的晚期糖基化终产物可导致患者发生高血糖症、血脂异常、肥胖和慢性腹膜损害等。此外，对于有些患者，尤其是对那些高转运型及超滤功能不足的患者，葡萄糖溶液的效果不是很明显。因此，临床上采用替代溶液治疗，而且效果不错。

a. **艾考糊精**。一种多聚葡萄糖制剂，它是一种等渗溶液，由于其具有 oncotic 效应（Mistry，1994），因此可发挥超滤过作用。多聚葡萄糖是通过淋巴吸收入血的，因此，其吸收速度要比葡萄糖慢得多。渗透压效应和超滤作用要比葡萄糖更加稳定。鉴于此特点，其主要用于夜间长时间的 CAPD 和白天长时间的 APD（automated peritoneal dialysis，APD）治疗，尤其适用于滤过功能衰竭的患者（参见第 23 章）。该溶液的应用可影响麦芽糖和麦芽三糖在血浆的正常水平，与溶液直接相关的身体毒性还未曾发现。但是，血中麦芽糖浓度升高将会干扰葡萄糖脱氢酶吡咯喹啉醌（pyrroquinolinequinone）检定，（此酶可同时与葡萄糖和麦芽糖反应），从而干扰葡萄糖的测定。因此，对于使用艾考糊精的患者，测定其血中葡萄糖水平时，应选用其他方法。另外，由于钠离子由细胞内流出到细胞外液，使用艾考糊精会导致轻度转移性低钠血症。此外，此类患者血中的淀粉酶水平也较低，部分原因是由于多聚葡萄糖代谢物和其发生交叉反应所致。

　　一些随机对照试验认为艾考糊精透析液改善了患者的超滤以及血容量状态，但是并没有降低患者的血压（Davies，2003）。艾考糊精透析液其他潜在的优点有：改善血糖水平、减轻体重、减少葡萄糖诱导所致的血脂异常发生（Cho，2013；Li，2013）。有些证据证明艾考糊精透析液更好地改善了残余肾功能（Davies，2005）。缺点是成本较高，偶尔会有皮肤反应，少见无菌性腹膜炎。

b. **氨基酸溶液**。由于氨基酸溶液在 4 ~ 6 小时的腹膜透析中被大量吸收，因此被用作营养补充。研究表明，氨基酸溶液对营养不良患者可有中等效果

（Lo，2003），而且其渗透压相当高（相当于 1.36%
的葡萄糖溶液）。但由于大量的氨基酸供给将导致
酸中毒，并且可导致血中的尿素增加，因此，每日
只能使用一次。这些副作用可分别采用口服补碱疗
法和增加透析来进行治疗。

6. **灭菌及微量金属元素**。腹膜透析溶液的制备过程是非
   常严格的，必须保证所配制的溶液是无菌、安全的，
   同时，微量金属元素不可超标。

7. **透析溶液的温度**。通常情况下，腹膜透析溶液在输注
   前先加热到体温温度，然后在室温下进行输注，但这
   样可能引起患者体温下降和寒战。因此，最好的溶液
   加温方法是用加热垫或是特制的加热箱。临床上多应
   用微波炉来加热溶液，但大多制造商并不赞成这种方
   法，他们认为在加热过程中，尤其是在输液器内可能
   产生"热点"效应。当使用微波炉加热透析溶液时，
   千万要注意溶液的温度不可过热，否则会导致葡萄糖
   发生化学改变，且在溶液输注时引起不适，甚至偶有
   溶液被加热至沸腾，引起爆炸的事故发生。另外，将
   装有透析溶液的容器浸入水中加热的方法也是不可取
   的，这样会导致溶液被污染。

B. **输液器**

  PD 溶液袋通过一个较长的塑料管和患者的腹膜导管
相连接，这个塑料管即是输液器（有时也叫给液器）。输
液器有三种型号，每种型号用于不同的 CAPD。为了便于
叙述，我们将其分别命名为直型，Y 型和双袋型输液器。
注释：有些输液器通过一个短的延长管和腹膜导管相连接
（见下）。

1. **直型输液器**。由于此类输液器易诱发腹膜炎，故很少
   使用。在此简单地描述一下，有助于了解其在腹膜透
   析中的作用原理。

   a. **结构设计**。直型输液器就是一个塑料管，其一端与
      腹膜导管相连，另一端连接在溶液袋上。通过打开
      或断开输液器和溶液袋之间的连接即可实现溶液的
      输注或停止输液。该连接由一个长钉或一把鲁尔锁
      组成。

   b. **换液步骤**。透析过程如下：
      (1) 透析溶液凭借自身重力而实现输注。
      (2) 将空的溶液袋和输液器卷好并放置入患者携带

的一个小袋内。

（3）透析时间为常规的 4~8 小时。

（4）将溶液袋展开并平放于地板上，透析液便流入溶液袋中。这时，断开其与输液器间的连接，排出透析液。

（5）然后，再通过一个长钉或一把鲁尔锁，将一个新的溶液袋连接到输液器上。

（6）透析溶液又开始输注。

每隔数月应当更换输液器。加长寿命的输液器可六个月更换一次。

2. **Y 型输液器** （图 22.2）

a. **结构设计**。在更换透析溶液时需要用到 Y 型输液器，它与患者的导管或延长管相连接。更换溶液时，其流入和流出侧支管分别连接一个装有新鲜透析溶液的溶液袋和一个排液袋。有时，排液袋可以是上次更换溶液使用过的空溶液袋。多数 Y 型输液器并不和腹膜导管直接相连，而是连接到一个短的延长管上（15~24cm），该延长管插在腹膜导管和 Y 型输液器的主导管上。由于这些延长管经常和输液器相混淆，在本章中，我们将延长管定义为"连接在溶液袋和排液袋上的延长管和导管"。延长管可有效避免多次夹持腹膜导管，从而防止相关的损害发生。

b. **换液步骤**

（1）长钉/鲁尔锁：通过一个长钉或鲁尔锁，将装有新鲜 PD 溶液的溶液袋连接到 Y 型输液器的流入侧管。

（2）连接延长管：将 Y 型输液器的主管连接到延长管上。

（3）废液排出：打开 Y 型输液器的主管和流出侧管，则废液便由腹膜腔排至排液袋。

（4）冲洗：夹闭 Y 型输液器的主管，用约 100ml 的新鲜透析溶液进行冲洗。冲洗液依次通过 Y 型输液器流入、流出侧管，最后排至废液袋。

（5）输注：夹闭 Y 型输液器流出侧管，打开主管，即可实现向腹膜腔输注透析溶液。

（6）取下 Y 型输液器：从延长管上取下 Y 型输液器。

Y 型输液器的优点在于：省去换液时，必须将输液器连接到一个空溶液袋上的麻烦。研究表明：与直型输液器相比，使用 Y 型输液器时，腹膜炎的发生率更低。这得益于溶液输注之前的输液管道的冲洗，其可将管内可能的细菌冲走并排入废液袋，从而避免细菌进入患者体内，最终减少连接过程造成污染的可能。另外，在更换溶液时，由于输液器和溶液袋从患者身上拿掉，腹膜导管出口处及其内部所承受的机械压力减小，从而减小这些部位的损害，最终减少感染和腹膜炎的发生。鉴于上述优点，从八十年代中期开始，Y 型输液器已经逐步替代直型输液器。

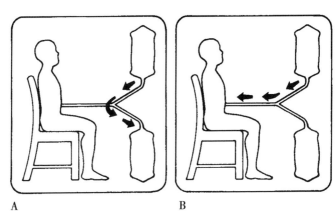

A　　　　　　　　　　B

图 22.2　透析溶液输注前，先对 Y 型输液器进行冲洗。A：直接将少量的新鲜透析溶液排入排液袋（无论在腹膜腔排出透析液之前或之后，都应冲洗），这样做可以冲走 Y 型输液器侧管中可能存在的细菌，从而避免在连接新的溶液袋时发生污染。B：将输液器抬高，则新鲜的透析溶液便可实现输注。Y 型输液器是一个双袋结构，它的不同之处在于新鲜的透析溶液袋和 Y 型管是一体的设计，省去了不必要的连接。在这种情况下，Y 型输液器进行冲洗的目的仅在于排尽管内的空气

3. 双袋 Y 型输液器

　　a. 结构设计。此类结构由 Y 型输液器演变而来，由于其溶液袋可先连接到 Y 型输液器的流入侧管上，故

无需任何连接装置如长钉或鲁尔锁。排液袋可先轻松地连接到 Y 型输液器的流出侧管上，患者只需将输液器连接到一根延长导管上，便可实现溶液的输注。在溶液输注前，仍需进行管道冲洗。由于溶液袋和输液器间无需连接装置，所以冲洗的目的不在于预防腹膜腔污染，而在于排尽管内残留的空气。

目前为止这些输液器更加易于使用，并且有证据证明这些输液器与标准的 Y 型输液器相比，可以明显降低腹膜炎的发生率（Kiernan，1995）。

b. 换液步骤

（1）连接输液器：将新的输液器与患者身体上的延长管相互连接；

（2）排液：打开 Y 型输液器的主管和排液侧管，废液即可由腹膜腔排至废液袋；

（3）管道冲洗：夹闭 Y 型输液器的主管，打开进液侧管。用 100ml 的腹膜透析溶液冲洗管道，并排至废液袋，从而排尽管内的残留空气；

（4）溶液输注：夹闭排液侧管，打开输液器的主管，新鲜的腹膜透析溶液即可输注到腹膜腔；

（5）取下 Y 型输液器：同时夹闭两个侧管后，从延长管上取下输液器。

C. 腹膜透析设备的连接部件

多年来，大量的连接部件和相应的连接装置被研制和销售，希望能在将导管连接到输液器或将输液器连接到溶液袋的过程中，尽量降低对腹膜造成污染。

1. 导液管和输液器（延长管和输液器）间的连接

a. 导液管连接件。在 CAPD 应用早期，导液管和输液器之间的连接是采用一些简易的塑料插入式连接件。碎裂或脱落的塑料连接件往往导致腹膜炎的发生，钛制的鲁尔锁可避免此类现象的发生。之所以选用钛金属材料，是由于其重量轻、可对抗电解液的腐蚀等优点。更简单、牢固的钛制的连接件表现出良好的使用性能。市场上也可买到由耐用塑料制成的、连接导液管和输液器的连接件。

b. 快速连接和拆卸装置。随着可拆式 Y 型输液器和双袋结构的出现，临床上对那些用于连接导液管和输液器（延长管和输液器）的、简便且无菌的连接件的需求就更大了。目前，此类的连接件很多，它们一般都设计了一把鲁尔锁，该锁带有一个凹孔和一个注有碘酒的帽状结构，因此可最大程度的减少污染溶液的可能。还有一种设计更精妙的连接件，这就是 Fresenius 医疗保健公司生产的"Stay Safe"装置，它可以相连接到一个调节管上，从而调节透析溶液的输注-排出循环。

2. **输液器和溶液袋间的连接**。随着双袋结构的出现，对用于连接输液器和腹膜透析溶液袋的连接件的需求就相应减少。由于此类的连接件仍在临床上使用，故在此做个简单的介绍。

a. 长钉-孔连接件。此结构是最简单，也是最早用于连接输液器和腹膜透析溶液袋的连接件。它通过设置在输液器上的一个长钉插入设置在溶液袋上对应的孔来实现二者之间的连接。

b. 易锁连接件。在使用长钉-孔连接件时，不但比较费力，还需要患者有较好的视力和敏锐的感知能力，从而判断长钉插入的位置和深度。而且，如果连接不当，还会造成溶液污染和继发性腹膜炎。因此，在实践中，针对这些问题不断的加以改进，用其他带有鲁尔锁的输液器或螺旋形型结构来取代长钉可使连接更容易。改进后的连接件带有一个凹陷的溶液通道和一个装有杀菌剂（如碘酒）的容器，从而能有效预防可能的污染；另外，该装置还带有一个 O 型硅制密封圈，起到紧密密封的作用。

Ⅱ. 自动化腹膜透析（automated peritoneal dialysis，APD）

APD 是目前发展最快的一种腹膜透析方法。包括美国在内的很多国家，主要采用此种腹膜透析方法来对患者进行治疗。尽管临床上也经常用到白天换液、晚上透析的联合疗法，但是按照传统的分类方法，只将 APD 分为两种：一种是连续循环腹膜透析（continuous cycling peritoneal dialysis，CCPD），另一种是夜间间歇式腹膜透析（nocturnal intermittent peritoneal dialysis，NIPD）（图 22.3）。接受 CCPD 治疗的患者，在白天的治疗中，腹膜透析溶液一直存留在其腹膜腔内，无需

自动化腹膜透析"白天干腹"（夜间间歇式腹膜透析）

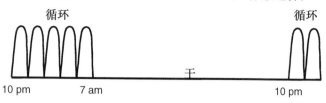

白天长时存腹的自动化腹膜透析（持续循环腹膜透析）

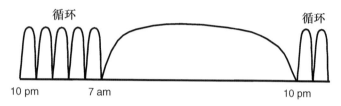

上午存腹的自动化腹膜透析（持续循环腹膜透析）

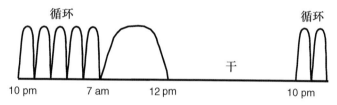

晚间存腹的自动化腹膜透析

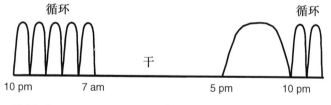

图 22.3 CAPD、APD 以及混合型透析的示意图

更换溶液，并不和输液器相连接；夜间治疗时，患者与一个透析循环仪相连，该循环仪可排掉废液并重新注入新的腹膜透析溶液到腹腔内，此步骤可重复 3 次以上。直到第二天早上，患者才可拔掉循环仪外出活动，此时患者腹腔内的溶液为新灌注的透析溶液。接受 NIPD 治疗的患者，在透析治疗后，由于所有的透析溶液全部经腹膜腔排出，白天时期患者的腹腔内是"干燥的"。因为不能维持较长时间的透析治疗，因此，NIPD 的清除率通常比 CCPD 要低。但是 NIPD 适合于

治疗那些残余肾功能较好，或是具有活动禁忌的患者（如：腹膜腔发生渗漏、疝气及背部疼痛等）。

A. 透析循环仪

该循环仪可自动排掉透析废液，同时将新的腹膜透析溶液重新注入腹腔内。目前所采用的循环仪并非利用重力原理，而是通过液压泵来提供动力。它可将透析溶液从3L、5L或6L的溶液袋中输送到一个输液袋内，最终将输液袋内经过预热的透析溶液输注到腹膜腔内。在压力报警器、夹具和定时器的配合下，其可实现对溶液的输注、存留及排出的调节。同时，还能防止透析溶液的过度输注。

目前，透析循环仪的体积和重量都很小，可装入大的手提箱中随身携带。得益于其先进的设计和电脑科技，使得透析循环仪组装简便、操作便利。患者只需预先设定好启动时间、总液量、存留时间、透析时间及停止时间等指令，循环仪便可按这些指令自动完成预定任务，诸如：自动计算溶液转换时间、测定超滤液液量、通过测定流率自动完成从排液到输注的最优化转换、自动检测溶液输送管道是否通畅等。有些透析循环仪还带有"智能卡"，它可对透析循环指令进行编程，同时记录传达给患者的指令。

透析循环仪最大的优点在于：它将透析溶液从单独的溶液袋中抽到腹膜腔内，从而在早上实现所谓的"选择最后一袋"功能。由于最后一次注入的透析溶液将在患者的腹膜腔内存留一整天，因此溶液必须含有更高的葡萄糖浓度。目前，常常使用改进的透析液，例如全天灌注艾考糊精或者氨基酸溶液。

通常患者每晚都要花8~10小时进行循环，滤出量约1.5~3L，每晚的循环次数约3~10次。与CAPD相比，使用APD常要用到更多的透析液，因为APD时采取的卧位导致腹腔内压降低。更多的透析液将会增加清除率和超滤量（因为减缓了葡萄糖的吸收）。总体使用的透析液量约为8~18L。

B. 透析液

APD使用的透析液和CAPD相同。大多数的透析循环仪都是使用一根有多个插头可以同时连接多达8袋透析液的连接管，以提供整晚需要的透析液量。如果是使用3L、5L、6L装的透析液，可以减少使用的透析液袋子的数量，降低使用成本，虽然搬运这种规格的透析液对老年体弱的患者是一大挑战。因为一些循环透析仪可以同时使用2袋以上的透析液，如何选择合适的透析液右旋糖浓度受到了关注，中等的右旋糖浓度更容易达到（比如更容易在市场上得到相关产品）。低 GDP 透析液（乳酸盐基础的以及碳酸氢盐基础的）更容易做成大容量产品以使用于 APD，但是纯碳酸氢盐透析液很难做到这一点。氨基酸溶液也偶尔应用于 APD，用于提供营养支持，降低葡萄糖暴露。但是，由于 APD 比 CAPD 的循环周期更短，导致氨基酸的吸收程度更低。艾考糊精透析液通常不用于循环透析仪，除非作为"最后一袋的选择"时。

C. **APD 连接器**

1. **转换装置**。塑料管转换装置被用来连接透析液容器与循环透析仪，并与患者相连接。目前正在不断开发新的更短、更简单、更廉价的转换装置。

2. **导管与转换装置的连接**。导管与转换装置每晚必须连接起来，白天断开。以前，许多患者都使用标准的鲁尔锁连接器连接腹透管末端。连接导管连接器的过程十分繁琐，因为连接器需要无菌操作并且要经过冗长的防腐剂擦洗处理。目前大量的新式连接器已经取代了老旧型号，快速的连接-断开系统无需手动消毒，因此使用起来也更加容易。这些连接器同样也适用于 CAPD 器械，使得 APD 患者可以随时改成 CAPD 模式（比如旅行时）。

3. **转换装置与透析液的连接**。标准的穿刺-端口连接器或者鲁尔锁连接器被用来连接透析液容器和多功能转换装置。讽刺的是，随着 APD 的使用的增加，已经在 CAPD 使用双室袋透析液后消失的这一连接步骤又再一次普遍起来。为了最小化污染风险，新的循环透析仪允许连接完成后使用冲洗模式。同样的连接技术还应用在有视力缺陷、关节炎的辅助 CAPD 患者，或者有神经异常的辅助 APD 患者。

D. **潮式腹膜透析**（tidal peritoneal dialysis，TPD）

这种由 APD 变化来的方式通过在透析时将大量透析液留在腹腔内而被用于优化透析清除率。这被认为在整个透析期内都可以发生扩散清除。开始时，腹腔内充满了大量透析液，只要无身体不适就尽可能容纳更多透析液。透析液的容量主要是根据患者的身材和习惯，但通常为 2 ～ 3L。应用潮式腹膜透析（TPD），一般选择 50% 的潮液量。比如，如果已注入 2L，则下一次的输注量（潮液量）

和排出量均为 1L。因为同等液量条件下，TPD 的清除率要比传统透析方式要低。只有当透析液量 >20L 时，TPD 才能获得较高的清除率，但由于成本过高且不方便，故临床少用。TPD 的最常用指征为：导液管功能下降所致的排液不畅、排液末期疼痛等。鉴于此，循环仪采用个人化潮液量原则，通常约为 75% ~ 85%。TPD 治疗的循环周期很短，通常不超过 1 小时，溶液存留时间仅为 10 ~ 40 分钟。透析结束时，可将腹膜腔内的透析溶液全部排出，或者每 3 ~ 4 个循环排出一次以避免累积造成液体留存量过大。因此，在下次透析前，患者的腹膜腔内并没有透析溶液，这和 NIPD 相同。或者如同 CCPD，则将透析溶液留在患者的腹膜腔。

1. **技术难题**。经典的高液量 TPD 治疗存在较多技术难题，因此不能用做常规治疗。目前，临床上多采用低液量的 TPD。

   a. 腹膜腔导液管。经典的高液量 TPD 治疗时，它的溶液量为 20 ~ 30L，要求腹膜腔导液管具备很好的输注和排出溶液的能力，在排液时，溶液流速必须达到 180 ~ 200ml/min。相比之下，当腹膜腔导液管功能下降而减慢液体流速时，应采用低液量的 TPD。

   b. 高成本。成人患者接受 TPD 治疗时，要想达到较高的清除率，一次治疗就需要 20 ~ 30L 透析溶液，因此，成本太高。

   c. 计算超滤液量。每次更换溶液时，需计算超滤液的液量，同时要加上排出的液量。否则，将会造成过多的溶液在腹膜腔内的潴留。改良后的透析循环仪可通过设定排液量来调整透析溶液注入量，从而使 TPD 治疗达到最佳效果。当达到预设的排液量（如 1.5L），则循环仪立即由排液切换为注液，并注入 1.5L 新鲜的透析溶液。与早期透析循环仪通过预设时间来调节注入、排液量不同，该循环仪通过流量来实现调节。

   d. 溢出。腹腔内溢出的风险将会随着腹内压的升高而产生一系列症状。相比于传统的 APD，TPD 的风险更为严重。这可能是由于 TPD 在使用时导管功能异常（Cizman，2014）。一些循环透析仪有安全设置可以确保在循环开始前废液已经完全排出，同时确保超滤液不会逐渐累积在腹腔里（Blake，2014）。

Ⅲ. 白天换液的 APD 治疗

一些患者一旦残余肾功能丧失，全天持续 APD 也不能提供足够的清除率。因此需要额外的交换及白天透析。通过白天的换液，不仅可维持较高的清除率达 14～16 小时，而且还能提高超滤液量，因为单纯白天 APD 在最初的 4～6 小时后就不能提供足够的清除率。对于很多患者，尤其是那些高转运率的患者来说，全天更换液量将导致大量溶液被吸收，其吸收量超出了临床可接受的限度。白天换液时，可采用标准的 CAPD 输液器，但成本相对较高，而且也不是很方便。

有一种替代换液方案利用透析溶液循环仪来实现白天换液。患者可在下午或晚上连上循环仪，利用输液器排掉腹膜腔中早上注入的透析溶液，然后从一个大容量（3～5L）的溶液袋中重新注入新鲜透析溶液，夜间换液时，仍由此溶液袋提供透析溶液。然后，拔掉输液器，当晚上需要再次换液或使用循环仪时，患者可重复使用此输液器。但是，输液器要做适当调整，其应具备多次连接和断开功能，或者在输液器断开时，直接使用防护帽盖住输液器和适配管的连接末端。这种方案被描述为将循环仪当做"中转站"，其可在任何一种新一代的透析循环仪中得以轻松实现。而且，由于本方案可节省输液器，且采用经济的大容量溶液袋，所以成本低廉。此外，本方案的另一个优点在于它可由患者的亲戚或助手来预先完成。但是，对于仍在工作的患者来说，手动的 CAPD 型交换仪也许更合适。

有些患者，由于清除率较低而不能再次输注透析溶液，但是溶液在腹膜腔内存留一整天将会导致溶液净吸收增加。这种情况，可用透析循环仪排出白天注入的溶液，但不再输注新的透析溶液（图 22.3）。目前，一种常见的治疗方案是采用艾考糊精透析液，该溶液的胶体渗透压值较大，其渗透压梯度甚至可维持 16 小时。

参考文献与推荐阅读

Blake PG. Drain pain, overfill, and how they are connected. *Perit Dial Int*. 2014;34: 342–344.

Brown EA, et al. Survival of functionally anuric patients on automated peritoneal dialysis: the European APD Outcome Study. *J Am Soc Nephrol*. 2003;14:2948–2957.

Cho Y, et al. Impact of icodextrin on clinical outcomes in peritoneal dialysis: a systematic review of randomized controlled trials. *Nephrol Dial Transplant*. 2013;28: 1899–1907.

Cho Y, et al. Biocompatible dialysis fluids for peritoneal dialysis. *Cochrane Database Syst Rev*. 2014;3:CD007554.

Cizman B, et al. The occurence of increased intraperitoneal volume events in automated peritoneal dialysis in the US: role of programming, patient user actions and ultrafiltration. *Perit Dial Int*. 2014;34:434–442.

Davies SJ. Longitudinal membrane function in functionally anuric patients treated with automated peritoneal dialysis: data from EAPOS on the effects of glucose and icodextrin prescription. *Kidney Int*. 2005;67:1609–1615.

Davies SJ. What has balANZ taught us about balancing ultrafiltration with membrane preservation? *Nephrol Dial Transplant*. 2013;28:1971–1974.

Davies SJ, et al. Icodextrin improves the fluid status of peritoneal dialysis patients: results of a double-blind randomized controlled trial. *J Am Soc Nephrol*. 2003;14:2338–2344.

Feriani M, et al. Individualized bicarbonate concentrations in the peritoneal dialysis fluid to optimize acid-base status in CAPD patients. *Nephrol Dial Transplant*. 2004;19:195–202.

Johnson DW, et al. Effects of biocompatible versus standard fluid on peritoneal dialysis outcomes. *J Am Soc Nephrol*. 2012;23:1097–1107.

Jones M, et al. Treatment of malnutrition with 1.1% amino acid peritoneal dialysis solution: results of a multicenter outpatient study. *Am J Kidney Dis*. 1998;32:761–767.

Kiernan L, et al. Comparison of continuous ambulatory peritoneal dialysis-related infections with different "Y-tubing" exchange systems. *J Am Soc Nephrol*. 1995;5:1835–1838.

Li PK, et al. Randomized, controlled trial of glucose-sparing peritoneal dialysis in diabetic patients. *J Am Soc Nephrol*. 2013;24:1889–1900.

Li PK, et al. Comparison of double-bag and Y-set disconnect systems in continuous ambulatory peritoneal dialysis: a randomized prospective multicenter study. *Am J Kidney Dis*. 1999;33:535–540.

Lo WK, et al. A 3-year, prospective, randomized, controlled study on amino acid dialysate in patients on CAPD. *Am J Kidney Dis*. 2003;42:173–183.

Mistry CD, et al. A randomized multicenter clinical trial comparing isosmolar icodextrin with hyperosmolar glucose solutions in CAPD. *Kidney Int*. 1994;46:496–503.

Rippe B, et al. Long-term clinical effects of a peritoneal dialysis fluid with less glucose degradation products. *Kidney Int*. 2001;59:348–357.

Rodriguez AM, et al. Automated peritoneal dialysis: a Spanish multicentre study. *Nephrol Dial Transplant*. 1998;13:2335–2340.

Tranaeus A; for Bicarbonate/Lactate Study Group. A long-term study of a bicarbonate/lactate-based peritoneal dialysis solution—clinical benefits. *Perit Dial Int*. 2000;20:516–523.

Williams JD, et al. The Euro-Balance Trial: the effect of a new biocompatible peritoneal dialysis fluid (balance) on the peritoneal membrane. *Kidney Int*. 2004;66:408–418.

第 23 章

腹膜透析导管放置和护理

John H. Crabtree and Arsh Jain
苏路路　译，张小东　校

腹膜透析作为肾替代疗法能否成功，关键在于患者是否拥有一套有效的透析通路。目前，腹膜透析通路的建立主要依靠放置在腹壁的导管，可以作为可控的皮肤腹膜瘘管。与血液透析的动静脉管路原则相似，腹膜透析管路必须考虑一系列的患者因素，例如流通性能、耐久性和并发症的预防。

I. 急性和慢性腹透导管

根据设计和使用目的，腹透导管可分为急性和慢性两种。

A. 急性腹透导管

1. **硬性无 cuff 式导管**。由相对硬性的塑料构成，是一段直的或稍弯曲且相对较硬的导管，该段导管的末端管壁上设有很多小孔。通过穿刺针在腹壁穿刺来置入这种腹膜透析导管。由于面临感染的风险，通常最长使用时间是 3 天。如果行短期腹膜透析或在慢性腹膜透析导管置入前必须行早期治疗时，可以选择临时使用硬性导管。硬性无袖套式导管目前有专用套装，里面包含导管、连接管和穿刺针。

2. **软性 cuff 式导管**。大多数慢性腹膜透析导管都可以作为急性腹膜透析导管使用，可放在独立套装内，可以在床旁通过皮肤穿刺针引导后使用剥离分开鞘置入。如果腹膜透析的时间需要超过数天时，最好放置慢性腹膜透析导管。虽然目前慢性腹透导管的趋势是使用双 cuff 导管，但是仍然使用单 cuff 导管的一个原因是为了建立急性腹透通路。与刚性导管相比，单 cuff 软导管的置入位置没有限制，而且比双 cuff 导管更容易置入和拔除。假如需要长期行腹膜透析并且患者的身体状况许可，最好还是应该考虑使用双 cuff 的慢性腹透导管。

B. 慢性腹透导管

目前几乎所有的慢性腹膜透析导管都是硅胶管，这种材质有很好的生物相容性和耐用性。一小部分导管使用聚氨酯橡胶，但是自 2010 年之后已经不再商业化生产。虽然聚氨酯橡胶导管的应用越来越少，但仍然需要在使用前确认导管的材质，因为聚氨酯橡胶导管一旦遇到含有聚酯二醇或者聚酯乙醇的药物药膏时，存在发生断裂或者变软的风险，需要避免。聚氨酯橡胶导管有一个永久导管接头，长时间使用后接头的颜色会变暗。

图 23.1 描述了慢性腹透导管与腹壁结构的关系。慢性腹透导管通常会有两个 Dacron（polyester）cuff，在两部分导管中有时候有多达 3 个 cuff。有两个以上的 cuff 可以更好地将导管固定在腹壁上。深处的 cuff 更倾向于固定在肌肉内，以使 cuff 能够牢固地卡在肌肉内。表面的 cuff 通常固定在皮下组织2 ~ 4cm 的位置。如果固定良好，表面的 cuff 可以抵御细菌入侵，防止皮下组织内的液体渗出。

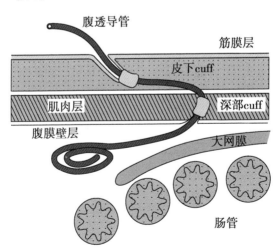

图 23.1　弯型导管与周围组织关系示意图

腹膜内的导管部分可以弯曲或者笔直，上面顶端和侧壁有许多引流用的小洞。目前没有证据证明弯型导管或者直型导管在功能上有明显差别，但是，前期有少量随机试验结果认为两者结果相似，而近期的一篇 meta 分析则认为直型导管效果更好，这引起了争议。由于导管尾部的孔洞导致的透析液喷射效应使得直型导管更容易在透析液流入时出现疼痛。弯型导管在透析液流入时可以提供更好的分散。

现在制造的慢性腹膜透析导管都有沿着导管纵轴分布的白色放射状条纹。条纹可以充当标记，可以在置入导管时防止意外扭曲或导管弯折。大多数的成年人使用的是 2.6mm 孔径的导管。有一种导管是 3.5mm 孔径，其蓝色条纹很容易辨认。虽然体外试验时导管孔越大流速越快，但是体内情况并非如此。需要意识到导管孔大小的重要性，因为其可以防止在更换导管调节器时的交叉不足，这会导致导管松动或者偶然脱落。

1. **标准腹腔导管**。弯型和直型的 Tenckhoff 导管和它们的"鹅颈"变形见图 23.2A、B。这四种导管构成了目前世界上的主流导管结构。这些导管的主要区别是导管弯曲的结构和弧度不同会增加使用成本。标准腹腔导管可以通过任何方式置入腹腔。

2. **扩展型分离导管**。最初被设计用来做胸骨柄导管。在鹅颈导管上加上一段皮下延长管就构成了一个扩展型分离导管（图 23.2C）。该延长管沿皮下走行，并越过胸骨，最后到达导管插入部位。这种导管可以放置在腹部远端或者背部。可以通过各种方式置入。导管的皮下部分可以使用血管穿刺针置入或者导管厂商提供的相似设备。

3. **导管设计的改变**。基础型 Tenckhoff 导管的改进型已经解决了组织附着、尖端位移、管周渗漏这些问题。直头导管采用了 Oreopoulos-Zellerman（Toronto Western）设计，在导管的末端附加了两个硅胶盘，这两个硅胶盘可以使肠管和大网膜远离导管的侧孔（图 23.2D）。Di Paolo 导管的设计目的是通过在导管尾端增加钨制配重来增加重量，使导管自己沉到盆腔里，从而防止导管尖端在腹腔内移动（图 23.2E）。Oreopoulos-Zellerman 和 Missouri 导管有一个涤纶法兰制的连接器用来连接下方的硅胶管和留置的深部 cuff（图 23.2F）。Missouri 导管上的法兰与硅胶管的夹角为 45°。在法兰和导管间缝合固定腹膜，并将法兰固定在腹直肌后鞘上，这样可以减少管周漏的发生率。如果将法兰与导管的夹角设定为 45°，可以保持导管头一直指向盆腔方向。虽然目前大多数改进都是源自标准型 Tenckhoff 导管的设计，但是这些改进反而增加了置管成本和难度。

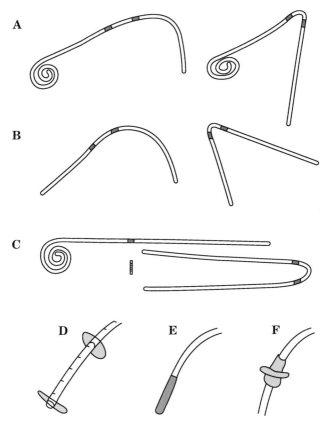

图 23.2　主要的腹透导管和其变形结构。A：弯型、双 cuff Tenckhoff 导管；B：直型、双 cuff Tenckhoff 导管；C：弯型单 cuff 扩展型导管、双 cuff 延长管、钛金属连接器；D：有硅胶盘的直型导管；E：有钨配重的直型导管；F：涤纶法兰硅胶

Ⅱ. 导管选择

A. 影响导管选择的患者因素

由于情况不同，患者需要不同的规格和外形的导管。因此，期望一种导管能满足所有需要的想法是不现实的。

需要根据患者腰线的位置、胖瘦、皮下脂肪、瘢痕、慢性皮肤病变、是否耐受、生理限制、洗澡习惯以及其他因素考虑使用导管的类型。几种导管基本可以满足不同的腹透导管位置和位置变动。图 23.3 介绍如何放置基础型导管。腰带线位于脐上方的患者建议最好选用鹅颈导管。腰带线位于脐下方的患者建议最好选择直型内置 cuff 导管。如果患者腹部肥厚、严重肥胖、皮肤褶皱下垂、肠积气、留置饲管、尿和大便失禁，皮肤糜烂或者希望泡浴，理想的选择应该是选用上腹部或者胸骨扩张型导管。

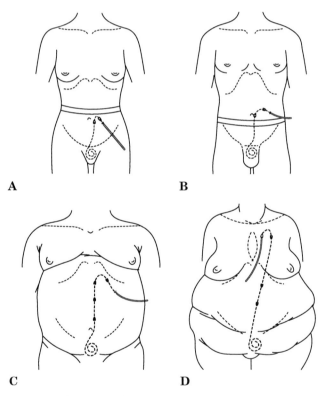

A **B**

C **D**

图 23.3　常见导管的实际应用。A：鹅颈导管应用于高位腰带线；B：直型内置 cuff 导管应用于低位腰带线；C：扩展型导管应用于过度肥胖或者有尿失禁患者的上腹部；D：扩展型导管应用于严重肥胖、腹部褶皱过多或者尿失禁患者的胸壁置管

B. 模板术前定位

有些透析管厂商为应用最广泛的几种导管生产了一些标记模板用于术前定位。术前标记模板可以提供导管设计信息，包括深部 cuff 与导管弯曲部分的距离、穿刺后皮下留置长度、浅表 cuff 的留置位置范围。设计良好的术前定位模板的其他优点体现在其根据人体躯干的解剖标志可以获得精准定位，例如耻骨联合（表示盆腔的上部边界）和躯干的正中线。这些模板可以精确地重复定位解剖标志，以此来判定最好的置管位置以及腹膜透析管的流入和流出口的位置。

图 23.4 显示如何将模板应用于下腹部、上腹部及胸导管的置管位置。这个模板可以在患者不同体位的情况下

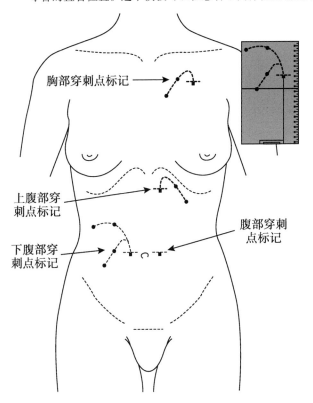

胸部穿刺点标记

上腹部穿刺点标记

下腹部穿刺点标记

腹部穿刺点标记

图 23.4　标准腹部扩展型导管术前应用模板进行定位。这适用于大多数导管类型，通过患者特定的解剖标志可以确定最佳的置管位置，以及导管头的盆腔位置和引流口的位置

进行术前评估，例如仰卧位、坐位或站立位。也可以在置管过程中使用，和（或）术前检查时用于纠正已有的标记。大多数导管术前都可以选择性标记，只有流出管的位置是必须标记出来的。在手术过程中，整个过程包括穿刺点标记，管路的路线标记，cuff 和流出口的切点标记。

在术前检测中，模版常用来标记采用标准腹部置管患者仰卧位时的引流口位置。如果患者采取坐位或者站立位，需要检查引流口的位置是否与腰带的位置、腹部皮肤的褶皱和凸起相冲突。如果位置都不满意，那就需要使用上腹部或者胸部模版以确定引流口的位置。需要注意的是，有些厂商生产的模版只适用于鹅颈导管，并不适用于常见的腹部或者胸壁导管。

Ⅲ. 导管置入步骤

A. 最佳步骤

根据经验，最佳步骤可以取得理想结果。术前准备和腹膜管置入的最佳步骤可见表 23.1 和表 23.2。严格遵守置管步骤是提高置管成功率的保证。忽略任何一个步骤都有可能导致置管失败。但是目前一些置管技术并不是十分可靠，比如沿中线经皮置入穿刺针，或者将深部 cuff 放置在深筋膜以上的位置。目前已有相当多的手术医师意识到所谓标准置管步骤中的不足，并且观察到了由此引发的潜在并发症。另外，列出的最佳步骤并不适用于无 cuff 临时导管的置管。

B. 急性无 cuff 导管置入

半硬性导管通过内置的穿刺针行皮肤穿刺置入。在脐水平线下 2.5cm 的中线或距离中线 1cm 的腹部皮肤做穿刺。应用止血钳钝性分离至深筋膜，导管内套入穿刺针芯，然后透过穿刺点。穿刺深度通过拇指与食指进行调节。要求患者逐渐收紧腹部肌肉，同时穿刺针和导管逐渐深入肌肉层，注意此时要旋转进入，直到听到"波"的一声或者感觉到明显的突破感，说明穿刺针和导管已经进入到腹腔内。此时患者可以放松腹部肌肉，然后用手指固定住导管，同时将穿刺针芯向后退几厘米，将穿刺针芯尖锐的头端隐藏在导管末端内。然后轻柔地逐渐向内插入透析导管，同时保证穿刺针芯不动，直到导管达到理想深度，再将穿刺针芯拔出。然后将相关引流管与导管连接，同时将导管与皮肤固定。在置入导管之前，需要提前在腹腔内注入 1~2L 透析液。可以通过气腹针（气腹针是腹腔镜手术中用来做气腹的带弹簧的穿刺针）或者采用 16G~18G 的静脉留置针向腹腔内注入透析液。

表 23.1　透析管置入术前准备最佳步骤

- 术前评估，选择最合适的导管类型和出口位置
- 术前一天肠道准备：使用 2L 的聚乙二醇溶液灌肠或泻药
- 使用洗必泰肥皂清洁手术区域
- 术前备皮
- 排空膀胱，必要时可留置尿管
- 预防性使用抗生素

表 23.2　透析管置入术最佳步骤

- 术者穿戴手术帽、口罩、无菌手术衣和手套
- 手术区消毒，使用氯己定或者碘伏消毒，也可以选用其他合适的消毒剂
- 冲洗腹透导管，用手指挤出涤纶 cuff 内的空气
- 在腹直肌内插入导管
- 深部导管留置在内直肌内或内直肌下
- 导管尖端放置在盆腔位
- 进行导管流量测试以确定导管功能是否正常
- 皮肤流出道应朝向侧面或者下方（不可以朝上）
- 皮肤穿刺孔不应超过导管的直径
- 皮肤出口应该是允许导管通过的最小直径
- 皮下 cuff 应距离皮肤出口 2~4cm
- 皮肤出口处不应有固定导管缝线
- 同时连接附带的转换器
- 出口需要妥善保护，导管应用辅料固定

C. 慢性腹透导管置入

慢性腹透导管的置入方法包括以下几种：导丝引导下经皮穿刺术（可以盲穿，也可以在影像检查引导下穿刺）、YTEC 腹腔镜辅助置管手术、切开式置管手术和腹腔镜置管手术。各种置管方法将在下文进行总结。

1. **导丝引导下经皮穿刺术。**这种置管术是由经股动脉穿刺术改良而来。这种置管术的优势在于可以在床旁通

过局部麻醉使用准备好的穿刺置管套装来进行。使用 18G 穿刺针在脐下 1.5~2cm 处或腹部正中线穿刺,提前向腹腔内灌注 1.5~2L 透析液。或者,也可以使用气腹针。导丝通过穿刺针进入腹腔,直接到达膀胱后退出穿刺针。然后沿导丝使用扩张器和可剥离鞘通过筋膜层后,退出扩张器和导丝。套上穿刺针芯,将腹透导管经过可剥离鞘伸入到盆腔。当深部 cuff 到头后,将鞘剥离。然后将深部 cuff 固定在筋膜层上。

可以通过提前注入的透析液流出来判断穿刺针是否成功进入腹腔。因为液体常积聚在膀胱后,含造影剂的透析液在 X 线下可以判定正确的膀胱后位置。膀胱后的腹腔是导丝和透析导管的目的地。也可以使用超声来进行定位。其余的过程可以进行盲操。虽然有荧光条的导管可以在 X 线下显影,但是 X 线并不能显示周围大网膜和组织粘连的情况。经皮穿刺导丝可以将深部 cuff 留置在深筋膜。在测试了排液功能后,可以将导管通过皮下通道和流出口后固定。

2. **YTEC 腹腔镜辅助置管手术**。YTEC 是一种腹腔镜辅助置管术。沿腹部正中线定位穿刺点,使用直径为 2.5mm 的套管针和可扩张塑料管鞘经皮穿刺进入腹腔。拔出套管针芯,伸入直径为 2.2mm 的腹腔镜查看是否已进入腹腔。退镜,机器或手动泵入 0.6~1.5L 空气进入腹腔。再次进镜观察,镜下将套管和可扩张塑料管鞘指向腹腔内的放管区域。退镜,移除套管,留下可扩张塑料管鞘以方便带穿刺针的透析导管盲穿。穿刺后,退出塑料管鞘,将深部 cuff 推到腹直肌鞘。在测试了排液功能后,将导管通过皮下通道和流出口后固定。

3. **切开式置管手术**。沿正中线逐层切开皮肤、皮下组织、腹直肌前鞘。切开肌肉层暴露腹直肌后鞘,于腹直肌后鞘切开一小孔,穿过腹膜进入腹腔。将切口周围的腹膜进行荷包缝针。穿刺针可以使导管保持伸直状态,将伸直的导管经过腹膜伸向盆腔。尽管是开放手术,但是置管的过程依然靠手中的感觉来将导管头端成功放入盆腔。当深部 cuff 触到腹直肌筋膜时,腹透导管已经进入足够深度,此时可以将导管内的穿刺针向后退。当穿刺针完全退出时,将荷包缝针收紧打结。固定导管,使导管始终保持头端指向盆腔的位置。然后将导管向外拔出至少 2.5cm,使腹直肌筋膜和腹膜荷包还有深部 cuff 贴紧。加强荷包缝合，修复腹直肌前鞘，以防止管周漏和管周疝的形成。在测试了排液功能后，将导管通过皮下通道和流出口后固定。

4. **腹腔镜置管手术。**腹腔镜手术可以在置管的时候给予一个完整的可视视野，同时对人体的损伤最小。与其他方法相比，腹腔镜手术的最大优点在于可以通过使用辅助通道调整透析导管，使其位置最佳，置管效果最好。腹腔镜指引下行腹直肌前鞘穿刺，可以使透析导管经历一段较长的肌肉筋膜通道指向盆腔，消除导管尖端位移。可以观察腹腔内的腹膜，并可以将过长的腹膜固定在腹腔壁，防止影响导管排液。广泛的腹腔粘连会在腹腔内形成多个小室，影响腹膜透析液的完全排出。术中进行试注实验可以观察到哪些结构因为导管尖端的虹吸效应而影响排液，腹腔镜下可以直接将这些结构切除，比如乙状结肠的脂肪垂以及输卵管。腹腔内无症状的腹壁疝也可以镜下确认后直接修复。

通过远离腹透导管置入点的侧腹壁穿刺点，使用气腹针向腹腔内注入气体创造可供操作的气腹空间。然后依次置入腹腔镜和操作杆。在腹腔镜的指引下，导管经穿刺点和肌肉筋膜层通道进入腹腔。有时可以通过另一个腹腔镜操作孔辅助导管进入腹腔。直视下将导管的头端放置在盆腔的位置。深部 cuff 与腹直肌和腹直肌筋膜前鞘紧密结合。在导管管周的腹膜上做荷包缝合，以减少管周漏和管周疝的形成。测试排液功能正常之后才可以撤除腹腔镜。完成其他相关操作后，再将导管通过皮下通道和流出口后固定。

5. **特定的置管手术**
    a. 扩展型导管。两件式扩展型腹膜透析导管可以用上述任一方式置入腹腔。辅助穿刺点可以位于已经计划好的上腹部、胸骨柄或者流出口穿刺点周围。定位模版在确定辅助穿刺点和流出口的位置时可以起到重要作用。测量腹部置管穿刺点和辅助穿刺点之间的距离可以判定需要留置多长的导管才可以使两部分导管的长度合适。这两部分导管通过钛质连接器连接，两根导管连接后通过腹直肌筋膜表面沿皮下通道从腹部置管穿刺点到达辅助穿刺点。将扩展的导管在穿刺针的辅助下从辅助穿刺点穿出皮肤，手术过程基本完成。

b. 导管嵌入。导管嵌入目前被称之为"动静脉瘘腹膜
透析"。腹膜透析导管在患者出现透析可能性时提
前嵌入，到患者需要进行透析治疗时建立皮下通道
（图23.5）。包埋在皮下的导管可以在无菌环境下保
留，而皮下空间不会受到流出口切口的污染。周围
组织将cuff包裹，由于没有形成间隙可以减少腹膜
炎的发生率。另一个优点是将导管包埋在皮下不会
使患者在开始正式透析之前在维护导管上有太多负
担，不会影响其正常生活，利于被多数患者接受。
对于进行血液透析和临时血液透析的患者，这种导
管并不适用。当需要的时候，患者只需要再行一次
成形术即可开始全容量腹膜透析，避免了进行试注
阶段。嵌入手术提前预留了足够多的时间，因此可

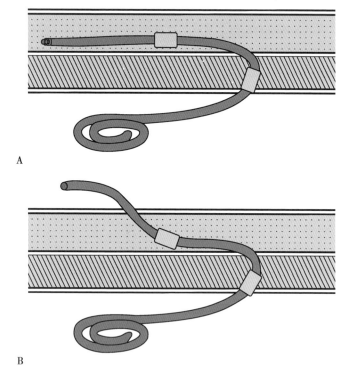

图23.5 嵌入式导管说明。A：腹膜透析导管体外部分包埋在
皮肤下；B：需要进行腹膜透析时，通过成形术将透析导管体
外部分暴露

以进行择期手术，有利于减轻手术室的准备压力。其不足之处在于需要两次手术（嵌入置管术和成形术）。而随着患者病情的变化，这一手术可能最终并未发挥作用。

目前的各种手术方式都可以成功将导管嵌入。可以在预留的皮肤流出口将导管暂时成形。流出口的瘢痕可以作为下次成形术的标记。测试了排液功能正常后，可以用肝素进行冲管，堵塞开口，然后将导管包埋于皮下。为了防止皮下形成血肿或积液，并且为了方便以后的成形术，导管需要摆成直线后嵌入皮下，如果将导管卷曲的话将会在皮下形成一个空腔。如果计划 4 周内进行腹膜透析，则不适用于进行导管嵌入。嵌入导管成形术是一种计划手术。导管可以嵌入几个月到几年，大约 85% ~ 93% 的患者需要进行嵌入导管成形术。总体上，94% ~99% 的患者在进行了放射性介入或腹腔镜介入后，成功进行了腹膜透析。

Ⅳ. 导管试注程序

A. 急性腹膜透析导管

急性腹膜透析导管不用试注。因为它们常被紧急使用，常常没有试注的机会。但是目前一些专家认为应该增加这一过程以增加腹腔容量。

B. 慢性腹膜透析导管

目前没有确切的方法应用于初次腹膜透析的患者。下面是一些建议：

1. **导管冲洗**。术后立即导管冲洗见Ⅶ. A。
2. **慢性非紧急透析**。当情况允许时，首次透析应当在术后 2 周以后开始，这将有利于患者的术后恢复，防止透析管漏的形成。每次透析的透析液容量可以随着训练次数的增加而逐渐增加。对于使用 APD 的患者，术后推迟透析几周时间可以明显降低管周漏的发生几率。建议患者术后限制体育活动 4 ~ 6 周，尤其是那些可以增加腹压的运动。
3. **慢性紧急透析**。越来越多的病例证明立即开始透析（置管术后时间 <2 周）是可行的。在一些研究中，紧急透析与非紧急透析的患者相比，管周漏的发生率并没有明显的升高。而且，紧急腹膜透析可以对那些留

置中心静脉导管的患者提供一项新的选择。手术置管采用了密封性更好的方法，可以立即开始透析。经皮穿刺导管也可以立即透析。但是，经皮穿刺导管立即透析有增加管周漏的可能性，是否采用这一策略需要根据患者的情况以及医院的经验进行分析。

目前没有标准的透析方案适用于立即开始腹膜透析的患者。但是，目前应用最多的方案还是递增法，比如开始透析时采用 1L 的透析液，然后每周增加 250 ~ 500ml。目前的方案是如果患者采用仰卧位，将会使腹压的增加最小化，从而降低管周漏的风险。目前已经证明，如果手术置管进展顺利，术后可以立即进行全容量透析。对于慢性腹膜透析置管患者，建议患者限制体育活动 4 ~ 6 周以利于术后恢复。

V. 急性腹膜透析导管并发症

A. 导管未插入腹膜腔引起的并发症

在置入急性非 cuff 导管时，如果穿刺针没有成功进入腹腔，那么导管也将不能进入腹腔。同样，在采用导丝引导进行经皮穿刺时，穿刺针或者气腹针可能进入到其他位置。这会使透析液的流入变慢，而且出现疼痛。流出量微小，并且流出液中可能出现淡血色。如果出现上述情况，需要尽可能排净透析液，然后撤除导管另选位置重新置管。

B. 透析液带淡血色

除了导管未插入腹膜腔以外，腹壁或肠系膜血管破裂也可出现淡血色透析液，而正常情况下，连续透析的透析液应为清澈的液体。使用常温透析溶液可使毛细血管出血减慢或停止。

C. 严重并发症

包括透析液含大量血液；红细胞压积降低；出现休克症状（由于大量腹内血管发生破裂所致，通常需要紧急实施腹部探查术）；不明原因的多尿和糖尿（提示导管误插入膀胱）；透析液含粪便、气体或出现含较高浓度葡萄糖的水样腹泻（提示肠穿孔；一旦发生肠道穿孔，则需拔除导管、细心观察患者情况，同时行静滴抗生素治疗。如造成腹膜腔严重污染，则需实施肠道修补手术。在肠道穿孔甚至是实施肠道修补手术后的数日内，不得进行腹膜透析）。如果确定实施开腹探查手术，这将有利于将透析管留置在正确的位置。

VI. 慢性腹透导管并发症

机械性和感染性并发症是导致透析中断和透析管丢失的两大因素。早期恰当干预可以保证透析的成功进行，避免拔除透析管，减少透析管丢失，缩短恢复透析的时间。

A. 机械并发症

机械性并发症主要包括管周漏、输入痛、排液痛、流出管堵塞、导管尖端位移。

1. **管周漏**。该并发症常常与置管技术以及透析的时间、腹壁组织的强度有关。开始透析时，皮下漏可能发生在导管的穿刺点。漏点可以通过葡萄糖试验来确定，因为漏出点的液体葡萄糖浓度比较高。在置管后推迟 10 ~ 14 天进行透析可以明显降低管周漏的发生率。对于早期出现的管周漏可以暂停透析 1 ~ 3 周。早期管周漏说明管周的缝合出现了问题，或者在伤口修复上出现了失误，需要直接进行探查。如果漏液发生在流出口或者穿刺点，这将增加患者出现腹膜炎和通道感染的几率。此时应预防性使用抗生素。持续漏液需替换导管。

   迟发的管周漏常由管周疝引起，或者由隐匿的通道感染引起。这会使 cuff 和周围的组织脱离。管周疝的发生与置管的位置和深部 cuff 的修复程度有很大关系。在部分管周皮肤，炎症反应从表皮一直到腹膜。如果深部 cuff 放置在肌肉层外或者 cuff 移动到腹膜中线这些比较薄弱的地方，管周漏将会扩展到筋膜层，导致管周漏和假疝的形成。如果腹壁薄弱，那么通道将会进一步扩大，真疝就会形成。大多数迟发的管周漏和管周疝都可以通过导管替代治疗治愈。

2. **灌注痛**。指在透析液开始注入的时候发生的疼痛。常常发生在刚开始腹膜透析的患者身上，但过程短暂，透析几周后就会逐渐消失。持续出现的透析液灌注痛常和透析液的乳酸缓冲液（pH 5.2 ~ 5.5）有关。如果使用碳酸缓冲液透析液（pH 7.0 ~ 7.4）的话，这种疼痛则可以消失。如果这种疼痛不可避免，可以手动将碳酸缓冲液添加进每一袋透析液（4 ~ 5mmol/L）中，或者在透析液中添加利多卡因来缓解疼痛。

   导致透析液注入疼痛的其他原因还包括透析液中

葡萄糖浓度过高、透析液过期、腹部过度膨胀、透析时温度过高。与卷曲型导管相比，直型导管的透析液灌注痛发生率更高，这可能和透析液在腹腔内注入时的喷射效应有关。导管头相对于腹壁位置不正或者卡在周围组织中可能会导致注入和流出时均发生疼痛。降低注入速度和不完全排出透析液可以缓解疼痛。但是，如果疼痛持续存在，伴或不伴导管异常导致的透析液压力异常时，开腹或者腹腔镜探查术都是需要考虑的处理方案。

3. **排液痛**。透析液流出时出现疼痛很常见，尤其是在流出末期，而且在开始透析的早期阶段极为常见。这是由于透析液流出时，导管头产生的虹吸效应，使腹膜壁被牵拉引发疼痛。这种疼痛常出现在会阴区。APD患者更常出现排液痛。如果导管置入过低，将会使导管进入到盆腔深处，导致导管尖端周围的盆腔脏器产生疼痛。同时，便秘会加重这种疼痛。但是疼痛会随着时间以及便秘的缓解而逐渐消失。如果仍然持续，那可以通过不完全排出透析液，在腹腔内保留一部分透析液的方法来缓解。在循环透析的患者中，潮汐式透析可以缓解这种疼痛。在一些持续存在排液痛的病例中，需要尝试重新放置导管，但是有时即使更换了导管位置也不能解决所有问题。

4. **排液不畅**。排液不畅通常是在排液量远远少于注入液量，且并未发生导管泄漏的情况下被发现的。最多见于导管植入后不久，但也可在发生腹膜炎期间或其后，以及导管植入后的任何时间皆可发生。其主要原因是未能定期排放腹膜透析溶液、透析液内的纤维素增多或发生便秘等。根据患者存在腹膜液与否，其治疗方法也有所不同，主要包括以下几种：

   a. 治疗便秘和尿潴留。便秘是引起导管排液不畅最常见的原因，主要是由肠道运动能力下降所致。扩张的直肠乙状结肠可以堵塞导管的侧孔或者将导管头挤到流出不畅的位置。尿潴留导致的膀胱过度膨胀也会导致相同的效果，但不常见。腹部平片有助于判断直肠状态和导管位移。因此早期合理的治疗方法就是灌肠，例如70%山梨醇，以每2小时30ml的速度进行灌注，直到达到满意的排便效果；或者聚乙二醇2L灌肠，每4~6小时1次；或者使用比沙可啶栓，必要时可重复使用；也可使用生理盐水灌肠。由于泻剂中含有镁而灌肠剂含有磷酸盐（如快速灌肠剂），故对于肾衰患者应避免使用。当肠道恢复动力后，导管的排液功能也就有望恢复。便秘的合理纠正可使一半的导管恢复排液功能。

b. 解除导管扭结。机械性的导管打结常会导致导管的双向梗阻。腹部平片有助于进行确定诊断。调节导管或者更换导管都可以起到作用。

c. 纤维蛋白堵塞。当排出的透析液中纤维蛋白凝块增多或明显带血，此时应向透析溶液中加入肝素以对抗凝血。预防性的加用肝素，可以防止纤维蛋白凝块和血凝块的形成。一旦导管发生阻塞，再用肝素抗凝常不能恢复其功能。

当肝素未能达到理想的抗凝效果时，可采用溶栓剂（tPA）进行治疗。如果生理盐水没有把管腔内的附着物冲洗干净，也可以加入 tPA，具体用药方案见表23.3。如果导管梗阻是由于絮状纤维引起的，那么 tPA 的清除有效率几乎可以达到100%。但是考虑到成本原因，tPA（通常剂量为 1mg/ml）的使用剂量需要通过计算导管的容积。但是，目前没有证据表明过量使用或者重复用药会导致明显的副作用。

d. 排液不畅的导管处理。如果前述几种方案的效果均不理想，很可能是由于网膜贴附或部分组织堵塞了导管口所致。目前最常用的处理方案是腹部平片和腹腔镜技术。

1）放射介入法。在荧光屏下可以使用导丝重新调整位置或者确定梗阻的导管位置。但用硬性导丝处理带鹅颈的透析导管将十分困难。用力伸直皮下通道将会导致皮下通道产生瘢痕和感染。有些导管管腔过长，但调整管腔并不能解决问题。

建议使用预防剂量的抗生素，因为置管过程中需要严格遵守无菌术。透析导管转换器不能离断也不能打折。导管处理完成后，可以通过注射器冲洗来判断是否恢复通畅。频繁多次独立进行透析导管的处理很有必要，因为长期留置管的通畅率在大多数情况下只能达到45% ~73%。

而放射性荧光屏下，如果患者既往有腹腔镜手术史，90% 的堵塞导管不能得到良好解决。这意味着周围组织的粘连是导致排液不畅的主要原因。

表 23.3 腹膜透析导管阻塞的 tPA 溶栓方案

导管和装换器的总容量

成人导管规格		导管容量（ml）[a]	连接 Baxter 转换器后的总容量（ml）[b]	连接 Fresenius 转换器后的总容量（ml）[b]
导管直径（cm）	长度（cm）			
0.26[c]	42	2.2	4.2	4.7
0.26[c]	57	3.0	5.0	5.5
0.26[c]	62	3.3	5.3	5.8
0.35[d]	62	6.0	8.0	8.5

方案：

1. 将导管内的碘伏和其他内容物全部抽出
2. 缓慢而稳定地往导管内注入是计算体积 110% 的量的 tPA（1mg/ml）
3. 将 tPA 在导管内留置 60 分钟
4. 将 tPA 从导管内抽出
5. 用 60ml 注射器快速注入生理盐水以确定开放导管，冲开堵塞的纤维蛋白凝块
6. 如果导管仍堵塞，重复上述步骤

[a] 体积 $= \pi r^2 h$，$\pi = 3.14$，r = 导管管腔半径，h = 导管长度。
[b] Baxter 6 英寸转换器 $= 2ml$；Fresenius 12 英寸转换器 $= 2.5ml$。
[c] 普通型 tenckhoff 导管的内径。
[d] Flex- neck 导管的内径。

2）**腹腔镜介入法。**腹腔镜已经成为评估和解决腹膜透析导管排出不畅问题的重要方法。因为腹腔镜可以准确区分排出不畅的原因，并且提供完善的处理方案，目前已被用作其他方法无效后的进一步治疗方案。腹透导管可以用来做气腹导管向腹腔内注气，因为大多数情况下导管是排出不畅，并不影响其流入。或者，也可以

使用气腹针注气，腹腔镜通过端口可以直接穿透腹膜。使用腹腔镜可以明确梗阻的原因。至于如何处理，需要根据观察到的梗阻情况进行具体分析。

网膜堵塞透析导管以及导管尾端移出盆腔是排出不畅的常见原因。腹腔镜检时的气腹状态会使网膜堵塞透析导管。而导管的尾端也可以通过腹腔镜将残留的组织清除。可以通过腹腔镜将网膜固定在上腹区域，使其远离导管以防再次堵塞。但是乙状结肠系膜和子宫伞可能会因为虹吸效应而堵塞导管。通过腹腔镜切除这些部分可以防止堵塞的发生。

如果是因为周围的瘢痕组织堵塞导管，可以通过腹腔镜将粘连分离，或者将导管移动到没有粘连的区域。粘连也可以引起排出不畅，尤其是在有腹膜炎的情况下，至少有 30% 的失败率是由粘连引起的。

如果导管尖端移动到不利于透析液排出的位置，常常是因为导管的形状记忆效应导致导管完全变直，由结构原因导致导管受到额外的压力。再次位移的比例很高，往往需要再次调整导管的位置。腹腔镜可以将导管尖端缝合固定在盆腔壁上，但是由于缝合部位受到侵蚀，失败率较高。更加有效的办法是通过腹腔镜将一个固定在耻骨上的缝合线通过腹壁将导管固定。一个缝合线就可以将导管固定在盆腔，并且如果后期需要移动导管也不会产生影响。

5. **腹壁脱出**。受腐蚀的浅表 cuff 脱出的原因多是由于 cuff 放置的位置离皮肤切口过近（<2cm）。另外，透析导管上附加一个直型内置 cuff 将会产生一个向下的机械应力，使 cuff 更易脱出。因为 cuff 极为贴近流出口，导管的形状记忆效应将会使导管过度伸直，使浅表 cuff 向流出口靠近。另外由于浅表 cuff 对周围的腐蚀，最终导致导管周围完全暴露，影响导管的固定，同时也使深部的 cuff 松动。由于流出口的感染浸润到浅表 cuff 也会导致 cuff 与周围组织分离，然后被挤出流出口。

被挤出的 cuff 逐渐成为了流出口周围细菌的繁殖基地。这使 cuff 周围的敷料常常被浸湿，不利于保持流出口周围的清洁。用解剖刀片将 cuff 周围的组织刮除，直到完全暴露出浅表 cuff，将 cuff 周围的材料组织完全剔除。需要小心使用刀片，以免损伤透析导管。剔除周围材料时需要注意距离 cuff 3.5mm 的透析管孔（有蓝色放射状条纹），因为此处管壁薄，容易损伤。此外，导管和被挤出的 cuff 可以通过重新拼接再次放置在适当的位置，这将在下面的文章中进行阐述。

B. 导管感染和管控

关于如何使用抗生素治疗导管感染，我们将在第 27 章进行阐述。慢性流出口感染伴随浅表 cuff 腐蚀的最终结果是导致皮下通道炎症或者经过皮下通道感染腹腔，导致持续存在的慢性腹膜炎。早期识别相关的感染，及时采取治疗措施可以有效保护腹透导管。针对导管感染的干预措施见下文：

1. **流出口和通道感染**。流出口感染常见的症状是红、肿、波动感。如果皮下通道受到影响，这些感染的症状将会沿着皮下导管出现。大多数病例中，流出口和皮下通道感染常常伴随脓液的分泌。对于慢性炎症，流出口的皮肤会松弛，流出口形成窦道，周围有肉芽组织增生。脓液可以使皮下通道压力增加，导致导管与周围组织分离。只要感染未侵袭深部 cuff，就可以在不松解导管和不中断透析的情况下进行针对性治疗。导管的超声影像可以有效评估深部 cuff 的侵袭情况，尤其是那些肥胖患者，因为其感染体征往往并不可靠。如果超声检测显示深部 cuff 已经出现感染，需要对导管行松解术。如果患者存在持续慢性腹膜炎，那么导管很难保留，因为感染已经通过皮下通道进行播散。

   a. 去顶修整。将覆盖感染导管的皮肤和皮下组织去顶，有利于脓液的排出，进行肉芽组织的刮除，并且可以修整浅表 cuff。将导管，包括已经修理过的部分，从切口向外拉，然后用无菌胶布将其固定在皮肤合适的位置上。伤口保持敞开，用生理盐水纱布湿敷，一旦纱布变干就再次重新更换湿纱布（大概每天 1~2 次）。直到愈合。

      根据感染程度的不同，可以选择治疗室或者手术室进行上述处理，同时选择不同的麻醉方式。去顶修整的优点在于进行治疗的同时不会影响腹膜透析的正常进行。

b. **导管剪接**。慢性流出口感染的一个可行的治疗方案是将已经感染的外部导管部分进行剪接，前提是感染未侵犯浅表 cuff 以下的导管位置。这对于那些容易发生皮肤感染，比如皮肤多褶皱、皮肤松弛、导管位于腰带以下的患者而言，可以作为治疗的首选方案。这种患者如果只是单纯进行去顶修整，可能仍然会导致流出口感染的再次发生。对于剪接的导管，可以转接到一个更加稳定的位置，比如上腹部或者胸壁。因为这一治疗方案需要广泛切开，最好在手术室局麻或者全麻情况下进行。

做好皮肤消毒之后，手术铺巾需要覆盖已经感染的流出口部分，将流出口污染区与手术区隔离，防止无菌的导管和切口受到污染。在以前手术瘢痕上做切口，暴露未受污染的皮下导管部分，然后向深部导管进行分离，在深部 cuff 前保留至少 2.5cm 的导管，然后将导管离断。将已经准备好的单 cuff 或者双 cuff 鹅颈或非鹅颈新导管与未离断的旧透析管相连接。然后将新导管进行处理，保留足够的长度，与旧透析管用钛质连接器进行连接。再为新透析管做新的皮下通道，固定在新的流出口。将新的流出口切口缝合后覆盖敷料。最后，已经切下的旧导管弃之不用，对旧的流出口进行清创，敞开切口并用盐水纱布湿敷。应持续应用抗生素治疗 2 ~ 4 周，直到感染切口愈合。手术之后可以立即进行腹膜透析，不会影响正常的腹透治疗。

2. **导管感染相关性腹膜炎**。当流出口和皮下通道的感染进展到深部 cuff 的时候，可以导致反复发作的腹膜炎。极少情况下，腹膜炎会反过来导致深部 cuff 的感染，然后逆向导致皮下通道的感染。超声影像检查可以用来评估深部 cuff 是否感染。导管感染相关性腹膜炎的最佳治疗方案是拔除腹膜透析管。对于如何使用抗生素治疗我们将在第 27 章进行阐述。在完成腹膜炎的抗生素治疗 4 ~ 6 周后，可以再次行腹膜透析导管置入术。

VII. 慢性腹膜透析导管的护理

术后透析导管的护理首要原则是尽量不要立即使用导管进行透析。如果术后 2 周后再开始腹膜透析，可以有效促进伤口愈合，并且使深部 cuff 与周围组织紧密固定在一起。

A. 导管冲洗

如果不是立即使用腹透导管进行透析，那么应在术后 72 小时内进行导管冲洗，注入 1L 生理盐水或腹透液将血块和纤维蛋白凝块冲洗出导管。如果冲出的液体都是血色，那么需要重复冲洗直到冲洗液变得清澈。为了确保导管未堵塞，每周应重复进行冲洗直到开始进行正常腹膜透析。在透析液中加入肝素（1000U/L）将有效阻止术后早期出现纤维蛋白堵塞导管。

B. 置管术后的固定和敷料

自从停止使用缝合针固定腹膜透析导管后，如何使用医疗敷贴和无菌胶粘带将导管固定在腹壁上变得越发重要。宽松透气的敷料有利于保护导管的流出管部分和手术切口。另外，转接器需要确保固定在腹壁上，以防止流出管发生位移。只要敷料整洁，可以保证切口敷料清洁，流出管固定良好，那么可以不用更换敷料，直到下次按医嘱就诊做腹膜透析管护理。如果一旦出现流出管路松动，那么腹膜透析管的护理频率就需要做出相应的调整和改变。

C. 长期腹透导管和流出管路的护理

患者需要限制自身体育锻炼 4~6 周，尤其是那些增加腹压的活动，直到导管切口完全愈合。如果切口愈合无异常，多数患者可以在术后 3~4 周进行淋浴。这通常与常规的术后护理能否良好执行有关。常规护理包括每日预防性应用无刺激性的、无毒的、不含防腐剂的抗生素软膏，比如莫匹罗星或庆大霉素等进行清洁。鼓励使用无菌敷料。未保护管路的浴缸洗澡和游泳需要禁止。透析中心允许在严格消毒的私人泳池和清洁海水中游泳。但是建议在流出管路上做好保护。患者需要将腹膜透析管路看作是个人的"生命线"，在将个人的健康暴露在可能导致管路污染的游泳活动前，患者需要做出谨慎判断。

D. 嵌入式管路护理

置入了嵌入式管路的患者可以在手术 48 小时之后进行淋浴。避免进行腹压升高的运动 4~6 周，直到手术切口完全愈合。

嵌入式导管的置入手术应在合适的治疗室内进行，同时手术需要局部麻醉。如果手术进展顺利，嵌入式导管的显露部分将暂时显露在手术切口外部。如果不能确定是否置管成功，可以使用超声进行定位。需要注意的是麻醉皮肤和做切口时不要损伤到腹透导管。止血钳被用来将导管固定以及通过皮下通道。将导管末端的塞子切掉，连接上导管转换器，固定导管，测试管路是否通畅。可以使用 60ml 注射器向导管内灌入生理盐水。如果流出不畅，请参考 VI. A。嵌入式管路的外部护理和之前提到的其他管路护理一致。

VII. 导管的拔除以及二次置管

A. 急性非 cuff 导管的拔除

为了防止腹膜炎发生，急性非 cuff 透析管常于 3 日内拔除。当腹腔内透析液排干后，去除固定缝合线，就可以将导管缓慢拔除。在下一次置管前，建议中间休息几天以利于腹膜的恢复。下一次的置管位置应该与前一次的位置至少距离 2 ~ 3cm。

B. 慢性腹透导管的拔除

由于涤纶 cuff 导管会在置管后 2 ~ 3 周促使管周组织向腹腔内生长，长期放置的慢性腹膜透析导管需要在手术室或处置室内进行拔除，尤其是深部 cuff 被固定在肌肉层。拔出后的筋膜需要手术缝合以降低腹壁疝的发生风险。

C. 慢性腹膜透析导管的二次置管

偶尔会出现患者的部分肾功能能够满足自身需要而不需要持续透析，这时就会拔除导管。但是这种情况往往并不持久，当患者状态恶化时，往往需要二次置管。虽然保留导管可以在患者需要腹膜透析时直接发挥作用，但是这种优势很容易被维护留置导管的成本和不便所抵消。二次置管往往是个不错的选择。

置管过程与拼接导管十分相似，只不过拼接的外部部分已经提前嵌入在腹壁上。在做完皮肤消毒之后，已经准备好的引流装置和导管需要用铺巾与之前的嵌入拼接部分和伤口隔离，以免受到污染。在之前的置管穿刺点疤痕上做切口，暴露导管的皮下 cuff。然后分离透析管，直到距离深部 cuff 段至少 2.5cm 的时候，离断透析管。将已经准备好的单 cuff 或者双 cuff 鹅颈或非鹅颈新导管与未离断的旧透析管相连接。然后将新导管进行处理，保留足够的长度，与旧透析管用钛质连接器进行连接。然后为新透析管做新的皮下通道，固定在新的流出口。将新的流出口切口缝合后覆盖敷料。将已经切除的旧透析管丢弃，将旧的流出口伤口连带周围感染组织进行切除，重新缝合切口。

参考文献与推荐阅读

Attaluri V, et al. Advanced laparoscopic techniques significantly improve function of peritoneal dialysis catheters. *J Am Coll Surg*. 2010;211:699–704.

Brown PA, et al. Complications and catheter survival with prolonged embedding of peritoneal dialysis catheters. *Nephrol Dial Transplant*. 2008;23:2299–2303.

Brunier G, et al. A change to radiological peritoneal dialysis catheter insertion: three-month outcomes. *Perit Dial Int*. 2010;30:528–533.

Crabtree JH. Rescue and salvage procedures for mechanical and infectious complications of peritoneal dialysis. *Int J Artif Organs*. 2006;29:67–84.

Crabtree JH, Burchette RJ. Effective use of laparoscopy for long-term peritoneal dialysis access. *Am J Surg*. 2009;198:135–141.

Crabtree JH, Burchette RJ. Comparative analysis of two-piece extended peritoneal dialysis catheters with remote exit-site locations and conventional abdominal catheters. *Perit Dial Int*. 2010;30:46–55.

Crabtree JH, Burchette RJ. Peritoneal dialysis catheter embedment: surgical considerations, expectations, and complications. *Am J Surg*. 2013;206:464–471.

Flanigan M, Gokal R. Peritoneal catheters and exit-site practices toward optimum peritoneal access: a review of current developments. *Perit Dial Int*. 2005;25:132–139.

Gadallah MF, et al. Peritoneoscopic versus surgical placement of peritoneal dialysis catheters: a prospective randomized study on outcome. *Am J Kidney Dis*. 1999;33:118–122.

Ghaffari A. Urgent-start peritoneal dialysis: a quality improvement report. *Am J Kidney Dis*. 2012;59:400–408.

Gokal R, et al. Peritoneal catheters and exit-site practices toward optimum peritoneal access: 1998 update. *Perit Dial Int*. 1998;18:11–33.

Hagen SM, et al. A systematic review and meta-analysis of the influence of peritoneal dialysis catheter type on complication rate and catheter survival. *Kidney Int*. 2014;85:920–932.

McCormick BB, et al. Use of the embedded peritoneal dialysis catheter: experience and results from a North American center. *Kidney Int*. 2006;70:538–543.

Miller M, et al. Fluoroscopic manipulation of peritoneal dialysis catheters: outcomes and factors associated with successful manipulation. *Clin J Am Soc Nephrol*. 2012;7:795–800.

Penner T, Crabtree JH. Peritoneal dialysis catheters with back exit sites. *Perit Dial Int*. 2013;33:93–96.

Simons ME, et al. Fluoroscopically-guided manipulation of malfunctioning peritoneal dialysis catheters. *Perit Dial Int*. 1999;19:544–549.

Twardowski ZJ, et al. Six-year experience with swan neck presternal peritoneal dialysis catheter. *Perit Dial Int*. 1998;18:598–602.

Vaux EC, et al. Percutaneous fluoroscopically guided placement of peritoneal dialysis catheters—a 10-year experience. *Semin Dial*. 2008;21:459–465.

Xie J, et al. Coiled versus straight peritoneal dialysis catheters: a randomized controlled trial and meta-analysis. *Am J Kidney Dis*. 2011;58:946–955.

参考网页

PD catheter placement using ultrasound and fluoroscopic guidance. http://www.homebybaxter.com/how/home-therapies-institute/webinars-on-demand/pd-catheter-placement-ultrasound.html

Percutaneous insertion of peritoneal dialysis catheters with radiological guidance (buried & not buried). http://ukidney.com/nephrology-videos/item/170-video-percutaneous-insertion-of-pd-catheter

Peritoneal dialysis access—catheters and placement. http://www.homebybaxter.com/how/home-therapies-institute/webinars-on-demand/peritoneal-dialysis-access-catheters.html

Peritoneal dialysis catheter insertion at the bedside. http://ukidney.com/nephrology-videos/item/1214-peritoneal-dialysis-catheter-insertion-at-the-bedside

第 24 章 急性肾损伤的腹膜透析

Daniela Ponce，André Luis Balbi，
and Fredric O. Finkelstein
封素娟　译，李寒　校

腹膜透析（peritoneal dialysis，PD）是第一个成功用于急性肾损伤（acute kidney injury，AKI）患者的肾脏替代治疗方式。然而，由于急性血液透析带来的极大便利，从 20 世纪 70 年代后 PD 在急性肾损伤中的应用日愈减少，目前 PD 因其成本低和对透析设施要求少等特点，主要在发展中国家开展。近来，人们使用 PD 管理选定的 AKI 患者的兴趣也与日俱增（Ghaffari，2013b），一项荟萃分析结果也表明 PD 的疗效与 HD 相同（Chionh，2010）。

Ⅰ. 适应证

A. 优点

应用 PD 治疗 AKI 比 HD 更有优势，因其具有技术简单，对透析设施要求低及成本低等优点，对于血管通路难以建立的患者不失为更好的选择。由于其对溶质和水的清除是循序渐进的过程，也降低了平衡失调综合征、心血管应激和血压突然下降的发生可能。这些优势反过来还可以降低肾脏和心脏缺血、电解质失衡和颅内液体转移的风险。由于 PD 不需建立体外循环，从而也减少了由于血液暴露在人工合成的各种管道和膜时不可避免的潜在的炎症反应。综上所述，这些因素对于肾功能更快、更好地恢复都是有益的。

除了常规的适应证（容量负荷过重、电解质紊乱、尿毒症综合征或酸碱平衡失调），急性 PD 也可以用于充血性心力衰竭（congestive heart failure，CHF）、心功能Ⅳ级患者的容量控制以及控制体温过高或低体温，并可以用腹腔灌洗治疗坏死性胰腺炎。急性 PD 已经被越来越多地

应用于晚期慢性肾病（chronic kidney disease，CKD），其表现为尿毒症或容量超负荷，用一个场景描述为"紧急启动 PD。"

在一些自然灾害如地震等发生时，当一些受害者发生急性肾损伤，但由于基础设施的破坏使接入电源、洁净水和水处理设施使用有困难时，PD 可作为一个重要的、拯救生命的肾脏替代方式。表 24.1 概述了 PD 治疗 AKI 患者的优点和缺点。

表 24.1　PD 治疗 AKI 患者的优点和缺点

优点	缺点
开展简单	需要腹腔完整且具有充分的清除能力
不受地方限制	在高分解代谢型患者中其透析充分性需要评估
无需高技能人才	不适用于严重急性肺水肿或危及生命的高钾血症患者
无需血管通路	不能准确预测超滤和清除率
无需昂贵的设备	感染（腹膜炎）
血液无需暴露在塑料管道中	标准缓冲液是乳酸盐
无需抗凝	蛋白流失
失血量少	加重高血糖
可能减少对肾功能恢复的负面影响	损伤呼吸功能
对特定人群有特殊优势（儿童、心衰患者、血流动力学不稳定患者、易出血患者）	
是一种连续性肾脏替代疗法	

B. 局限性

PD 的相对禁忌证是近期接受过腹部手术、巨大腹壁疝、麻痹性肠梗阻、腹腔粘连、腹膜纤维化或腹膜炎的患者。由于体积和溶质的去除缓慢，时间不可预测，所以 PD 用于治疗某些紧急情况，如急性肺水肿、危及生命的高钾血症、药物过量等时不如体外血液净化技术安全有效。PD 在治疗高分解代谢型 AKI 时所能达到的透析充分性一直存在争议。一些作者认为 PD 过度充分性值得关注（Phu，2002）。然而，也有 PD 治疗高分解代谢型 AKI 患者的正面报道，尤其是使用强化的 PD 透析方案（Chitalia，2002；Ponce，2012b）。

PD 可使腹内压力增加，这可能会导致受损的横膈膜上移，减少肺顺应性和通气，导致或加重呼吸衰竭。然而，PD 患者通常都能保持其肺活量和呼吸量，所以在没有肺部疾病的患者中，PD 很少引起患者通气障碍。PD 在治疗 AKI 的另一个可能的局限性是相关的蛋白质流失可能加剧营养不良。因此，对于 PD 治疗 AKI 患者，都推荐肠内或肠外每日 1.5g/kg 补充蛋白质。

即使在非糖尿病患者中，腹膜透析液中葡萄糖浓度过高也可能导致患者发生高血糖。这通过静脉、皮下或腹腔注射胰岛素很容易纠正。腹膜炎也是一个潜在的问题。以前的研究报道了腹膜炎的高发生率。然而，随着导管植入技术进步，连接技术和自动化方法的提高，腹膜炎发病率减少，在治疗 AKI 中其发生感染的风险与体外血液净化类似（Ponce，2011a）。

Ⅱ. 技术方面

A. 腹膜通道

安全、有效地进入腹膜腔是 PD 成功的一个重要因素。多年来，床旁使用套管针外插入一个刚性导管到腹膜腔一直是急性腹膜透析的标准技术。这种技术目前虽然在许多地方使用，但随着柔韧，套袖的 Tenckhoff 导管的应用已经下降，Tenckhoff 导管的应用为 PD 提供了一个理想通路。根据实用性，单或双袖 Tenckhoff 导管（直或鹅颈）均可用于 AKI 患者。Tenckhoff 导管与刚性导管比较其优点包括具有渗漏发生率低，管腔内径大，侧孔所致的高透析液流量及肠梗阻及腹膜炎的发生率降低。此外，刚性导管需要 3～5 天移除，而柔韧，套袖的 Tenckhoff 导管可以一直留置。因此，如果患者没有恢复肾功能，导管可用于慢性透析。当然，在资源贫乏的情况下无法使用柔韧、套袖的 Tenckhoff 导管或使用这类管费用太高时，使用替代导管与刚性针，甚至临时选择如鼻胃管或外科引流管都是必要的。

Tenckhoff 导管可以在特定的治疗室或外科病房的床旁局麻下植入腹膜腔。对于以前做过腹部手术的患者,目前认为首选腹腔镜或开放性手术,这需要一个手术间和一位外科医生。对于以前没有做过腹部手术的患者,目前尚没有证据表明植入哪种方法更优越。而且,植入方法应根据当地医院的技术、设备和耗材决定。床边植入使用改良 Seldinger 方法用导丝和"剥离"鞘是已经被许多肾病学家实践的方法。导管植入是一个盲目的过程,因此对于那些有中线外科手术瘢痕或历史、存在腹腔粘连的患者应该避免这种方法。对于导管植入的细节见 23 章。

B. **腹膜透析液**

商业化的腹膜透析液是比较理想的选择,因为它们最大限度地减少透析液配方和浓度错误的风险,并具备合并规范和普遍接受的连接技术。但由于物流或费用问题,只有当地生产腹膜透析液。但无菌生产和混合透析液,以及使用无菌连接设备都是十分必要的。腹膜透析液可以通过往生理性静脉注射液中加入葡萄糖和碳酸氢盐获得。

标准腹膜透析液的成分见表 22.1。其他商业化的静脉用注射液可以相对容易地被转换成透析液包括 Ringer 乳酸盐、Hartmann 液、半盐水和 PlasmaLyte B 液。标准的腹膜透析液一般使用乳酸作为缓冲液,它主要通过肝和肌肉内丙酮酸脱氢酶转化为碳酸氢盐。而危重 AKI 患者(如有休克、组织灌注不良、肝衰竭等)该功能可能受损,进而加重代谢性酸中毒。因此,对于这类患者应选择含碳酸氢盐的腹膜透析液更为合适。然而,一个纳入了 20 名 AKI 患者小型随机研究显示,虽然应用碳酸氢盐溶液可以更好地纠正代谢性酸中毒并使血流动力学稳定性更好,但无论使用乳酸还是碳酸氢盐,其预后无显著差异(Thongboonkerd,2001)。

C. **腹膜透析形式**

透析液灌注和去除过程可以由腹膜透析循环仪自动完成。这个系统的优点是,它可以由一个训练有素的工作人员设置而减少并发症的风险。因为所有的周期都是自动完成,所以减少了护理时间,有些迹象还表明腹膜炎发生率也下降了。自动循环仪目前已被广泛应用于进行腹膜透析的 AKI 患者,特别是当应用大容量腹膜透析(high-volume peritoneal dialysis,HVPD)时更是如此。然而,对于资源贫乏的地区，腹膜透析循环仪可能难以获得或费用昂贵。

应用何种方式的腹膜透析主要取决于医生和护理团队的经验、可利用的资源、透析技术的安全性和有效性以及患者的需求。AKI 患者可用的腹膜透析方法见图 24.1 和表 24.2。

1. **间歇性腹膜透析（intermittent PD，IPD）。** 这是应用于 AKI 患者腹膜透析历史最悠久的方法，并且到目前为止它仍然是最常见的，在世界各地还被常规使用。患者透析时长为 48~72 小时，或偶尔更长的时间。腹膜液快速进入和排除，在腹膜腔内停留时间 30~60 分钟。传统使用一个套管式导管并在透析结束后去除。由于导管被去除时透析被中断，会导致高分解代谢型和危重 AKI 患者每周小溶质清除有限和不充分。目前没有大型研究解决这个问题，但建模表明根据患者残余肾功能的情况，IPD 可以在相当宽的临床范围内提供适当透析量（Guest，2012）。所以 Tenckhoff 导管是更好的选择，并且应用越来越多。

2. **连续性平衡腹膜透析（continuous equilibrated PD，CEPD）。** 这种类型的腹膜透析与 CAPD 相似。透析液在腹膜腔中停留 2~6 小时是 CEPD 的典型特征，可以人工操作或使用腹膜透析循环仪。有关这种透析方法

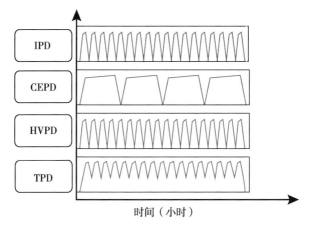

时间（小时）

图 24.1 AKI 患者腹膜透析方法图解。IPD：间歇性腹膜透析；CEPD：连续性平衡腹膜透析；HVPD：高容量腹膜透析；TPD：潮式腹膜透析

表 24.2 不同类型的腹膜透析方式及其特征

腹膜透析类型	尿素清除率 (ml/min)	腹膜腔内停留时间 (min)	体积/循环	总体积 (L)	透析时长 (h)	每周透析次数	每周 Kt/V 值
间歇性腹膜透析	12~20	30~60	2 L	30~48	24	2~5	—
连续性平衡腹膜透析	10~15	180~300	2L 填充	8~16	24	7	1.8~2.1
潮式腹膜透析	10~15	10~30	2L	12~30	18~24	7/连续	可变周期容量
高容量腹膜透析	15~20	35~60	2L	36~44	24	7	3.5~3.8

治疗数量有限的患者成功的几个报告可以追溯到上世纪 80 年代。这种方法对小分子毒物和液体的清除率取决于交换器的频率和体积，同时需要根据患者的临床表现决定。

3. 潮式腹膜透析（tidal PD，TPD）。TPD 需要特定的透析循环仪。在 TPD 中，第一次先灌入大量腹膜透析液，放腹时只放出部分透析液，一般放出量为 50% ~ 75% 的起始存腹量，然后再灌入与放出量相同容量的新鲜透析液，以此循环。部分研究表明 TDP 对小分子毒素的清除率比 CEPD 高，同时 TDP 也可能减少透析液从腹膜腔排出时的疼痛频率。

4. 高容量腹膜透析（high-volume PD，HVPD）。HVPD 是一种为了达到对小分子溶质高清除率的连续性腹膜透析方式。它需要有一个自动循环仪和一个 Tenckhoff 导管。每天总透析液量保持在 36 ~ 44L，在腹膜腔内停留时间一共为 30 ~ 50 分钟。已经有很多关于 HVPD 的疗效的前瞻性研究，包括巴西患有严重疾病的 AKI 患者。通过 HVPD，每周的 Kt/V 值可保持在 3.8 ± 0.6，而死亡率类似于间歇或延长每日血液透析治疗的 AKI 患者（Gabriel，2008）。

Ⅲ. 急性腹膜透析的处方和剂量

AKI 患者腹膜透析的最佳处方和剂量很难确定，因为到目前为止对各种透析方式进行比较的研究仍然很少。已有的相关研究在方法上也存在缺陷，并且各个研究中的透析剂量也差别很大（Chionh，2010）。

在条件允许的地方可以放置导管，与每日血液透析相比，使用 HVPD 时将每日尿素 Kt/V 值控制在 0.5（每周 3.5）时，患者预后相似。但更高的目标值并不会改善预后（Gabriel，2008）。文献综述建议，这样的 Kt/V 值并不适用于所有 AKI 患者，而每日 Kt/V 值控制在 0.3（每周 2.1）可能更适用于大多数患者（Cionh，2010；Ivarsen，2013）。这对于一些发展中国家尤其有帮助，因为他们资源有限，医疗费用少，AKI 主要由感染、低血容量以及分娩等原因导致，而不是由于多器官衰竭后复杂的术后并发症所导致。

在腹膜透析的最初 24 小时内，该循环在腹膜腔内停留时间需要由患者的临床情况决定。循环周期短（每 1 ~ 2 小时循环 1 次）而存腹体积为 1.5 或 2L 可能对纠正高钾血症、容量超负荷或代谢性酸中毒有帮助。此后，循环时间可以增加，但一般不超过 4~6 小时。超滤可通过调整溶液的葡萄糖浓度和缩短循环停留时间来调节。

A. **急性腹膜透析处方**

考虑到同一个患者每天的透析处方可能都不一样，比较明智的做法是每天只开当天的透析处方，并每天都重新评估并更改透析处方。一份标准化的急性腹膜透析处方是有助于确保程序的规范和完整，也可使护理人员的职责明确（表 24.3）。

1. **透析液交换容量**。透析液交换容量的选择通常取决于腹膜腔的大小。成人的平均腹膜腔大小通常能耐受 2L 的液体交换量，但对于身材矮小的患者、伴有肺部疾病的患者以及有腹壁或腹股沟疝的患者，透析液交换体积应该相应减少。尽管腹膜透析诱导阶段的标准交换容量是 2L，但有肾病学家建议在开始诱导时使用 1~1.5L 交换量以减少漏液的风险。否则，不应减少首次透析液交换容量，因为这样会导致对毒素的清除率下降。对于身材高大或高分解代谢的患者，应将透析液交换容量增加到 2.5~3L 以提高透析的充分性。

2. **透析液交换时间**。这需要结合透析液入腹，存腹和放腹时间。如果透析的目标是最大限度地提高小分子物质清除率，透析液交换时间应相对缩短到 1~2 小时，但在 CEPD 中，常规采用长时间透析。

   a. 入腹时间。透析液依靠重力或循环仪压力泵入腹通常需要约 5~10 分钟（200~300ml/min）。入腹时间是根据灌注量、人工系统、透析液距患者腹部上方的高度等因素决定的。可能会由于接近腹腔内组织的导管尖端扭曲或流入阻力增加而导致时间延长。在急性腹膜透析的诱导阶段，一些患者可能因为透析液的入腹而出现疼痛或抽筋。这可能是由于透析液的高渗状态或酸性导致，疼痛往往会随着透析时间的延迟而改善，但如果症状加重，在几次液体交换中减慢透析液入腹流速可能会缓解。否则，入腹时间应保持在最低限度，以最大程度地提高透析效率。冷透析液会导致患者不适和体温过低，所以溶液应该在透析前预热到 37℃。

表 24.3　急性腹膜透析处方示例

A. 护嘱单

1. 透析时间设置_____小时
2. 透析液交换容量：_____ L
3. 将透析液预热到 37℃
4. 透析液交换时间：进腹 10 分钟，存腹_____分钟，出腹 20 分钟直至液体自然流干（注意：不能让液体存留在腹膜腔中）
5. 严格控制液体进腹量和出腹量，保留液体进出记录
6. 腹膜透析记录上记录透析液平衡情况
7. 透析液达到动态平衡时液体维持在：_____ L
8. 透析溶液浓度：_____%
9. 透析液中添加的物质：

   用药剂量频率

   _____/2L 每次交换或 × _____交换次数

   _____/2L 每次交换或 × _____交换次数
10. 肝素：1000U/2L 每次交换：是或否
11. 必要时变换患者姿势和位置以保证透析液顺利流出
12. 生命体征每_____小时
13. 每天进行导管护理和更换辅料
14. 透析期间每天早晨取 15ml 透析液透析，并送检鉴别细胞计数，培养和敏感性：是/否

B. 抽血医嘱

1. 透析期间每天上午 8 点和下午 6 点抽血查尿素氮、肌酐、HCO_3^-、Na、K、Cl 和血糖。

C. 出现以下情况及时通知医生：

1. 透析液流量低
2. 出现严重腹痛或腹胀
3. 出现血性透析液
4. 引流导管出口部位周围透析液渗漏或脓性分泌物
5. 收缩压 < _____ mmHg
6. 呼吸频率 > _____次/分，或出现严重气促
7. 体温 > _____℃
8. 两次连续的正性交换
9. 单次正性交换平衡（透析液进-透析液出）≥1000ml
10. 负性平衡超过_____ L 超过_____小时

b. 存腹时间。所谓的存腹时间是指所有透析液交换容量在腹膜腔存留的时间（即从透析液入腹末到出腹开始）。当一个急性病或高分解代谢患者开始腹膜透析时，存腹时间通常是 30 分钟，以实现交换时间为 60 分钟。若每次交换容量为 2L，每天可达到 48L 的液体交换量。考虑到腹膜具有运输平衡的特性，排除液中尿素浓度约占血浆中的 50% ~ 60%（每小时 D/P 率为 0.5 ~ 0.6）。因此，若透析交换率为 2L/h，血浆尿素清除率可以达到约 24 ~ 29L/d（每天 0.5 ~ 0.6 × 48L）或每周 168 ~ 202L。如果患者分解代谢不高，可以设置更长的存腹时间（例如 1.5 ~ 6 小时）。一次 4 小时的透析液交换时间（存腹时间为 3.5 小时），透析液中平均尿素浓度占血浆中的 90%（即 4 小时 D/P 率为 0.9）。这将导致每日血浆尿素清除至少为 11L（每天 0.9 × 12L），或每周 77L。假设超滤率为每天 1L，则每星期可增加 6.3L 的清除率，即每周总清除率为 83L。依照每周尿素 Kt/V 值，每周清除率 83L 为（K × t）项。一个 70kg 的男性患者 V 为 42L，每周（K × t）/V 为 83/42 或 2.0。

c. 放腹时间。透析液主要依靠重力流出腹膜腔，通常需要 20 ~ 30 分钟。流出时间取决于透析液排出的总体积、流出阻力、所采用的人工方法以及患者腹部和引流袋之间的高度。对于大部分患者，特别是那些腹腔比较大的患者，由于初始填充的腹部排水不好，第一次放腹不要太过完全（通常只放 1 ~ 1.5L）。只要不再有明显腹胀等情况，第二次透析时就可以谨慎地放 2L，若未出现不适以后就可以正常放腹。

3. **选择透析液葡萄糖浓度**

a. 标准应用 1.5% 葡萄糖。在一般情况下，在使用 2L 交换容量和 60 分钟交换时间的透析时，这种浓度的葡萄糖［约 1360mg/dl（75mmol/L）］所产生的渗透力足以除去 50 ~ 150ml/h（虽然每个患者之间可能会有所不同）。这个超滤率可以转化为每天 1.2 ~ 3.6L 的液体清除率。

b. 使用更高浓度的葡萄糖。当需要清除更多的液体时，可使用更高浓度的葡萄糖。4.25% 的葡萄糖浓度可使超滤率达到 300～400ml/h。这个清除率可以迅速扭转充血性心力衰竭或显著的容量负荷过重。但是，如果持续使用 4.25% 的葡萄糖，理论上每天可清除 7.2～9.6L 液体而导致高钠血症。在实践中，很少需要这种程度的液体清除率。可以通过调节有效葡萄糖浓度（即 1.5%、2.5% 或 4.25%）来提供所需的超滤水平。一旦患者血容量正常，可以恢复常规使用 1.5% 的葡萄糖浓度。

4. **透析液药物添加**。当在腹膜透析液袋中加入任何药物时，必须遵循无菌操作原则，以防止透析液细菌污染和发生腹膜炎。

   a. 钾。标准的腹膜透析液中不含钾（K）。一般来说，除非患者处于高分解状态，否则透析开始阶段，血清钾浓度都维持在正常范围。事实上，在急性腹膜透析中，钾丢失可能很多。这样的清除可能会导致严重的钾丢失和心血管系统不稳定。此时可以通过在透析液中加入钾来防止或纠正钾丢失。当血清钾低于 4mmol/L，可在透析液中加入 4～5mmol/L 钾以尽量减少发生低钾血症的风险。

   b. 肝素。在急性腹膜透析中，可能发生纤维蛋白或血凝块阻塞导管导致透析液流量缓慢，这往往是由于轻微出血，可能伴随导管插入或导管刺激腹膜所致。透析液中加入肝素（500～1000U/L）可以帮助预防或解决这个问题。因为腹膜对肝素的吸收很少，所以不增加出血风险。

   c. 胰岛素。由于透析液中的葡萄糖可被腹膜吸收，对急性腹膜透析的糖尿病患者应补充胰岛素。胰岛素可以皮下或静脉注射，若长期给予胰岛素可在透析前将其加入透析液中。同时密切监测血糖水平，并根据患者的需要量调整胰岛素用量。

   d. 抗生素。腹腔注射抗生素是治疗腹膜炎的有效方法。但一般不通过腹腔注射抗生素治疗全身性感染。

B. **如何计算急性透析处方剂量**

   对 AKI 患者而言，确保其透析方案的充分性非常重要。充分性一般通过计算腹膜透析的尿素氮 Kt/V 值评估。通过测量透析液样品和血浆中尿素浓度，计算出尿素 D/P 比值。再乘以每日总排水量，然后除以利用人体全身尿素分布方程（如 Watson 方程，见第 25 章）估算得到的尿素分布量。然而，AKI 患者往往容量超负荷，并且尿素分布量也往往高于通过这些方程的预测值。

Kt/V 值计算方程

$$Kt/V = 尿素清除率 \times \frac{时间}{尿素分布量}$$

$$= \frac{平均透析液尿素氮（mg/dl）}{平均血清尿素氮（mg/dl）}$$

$$\times \frac{实际 24 小时放腹体积（ml）}{估算的尿素分布量（ml）}$$

这个公式 ×7，便得到每周的尿素 Kt/V 值。

Ⅳ. 并发症

在急性腹膜透析过程中可能会出现很多问题。包括机械动力学、感染、技术以及代谢等。

A. 机械动力学并发症

放腹不完全可能导致"过度填充，"这是指透析液在腹腔内进行性积聚，随之引起不适，腹胀，甚至呼吸困难。虽然腹腔粘连或肠腹胀可导致这些问题，但导管相关问题造成的透析液排出困难是主要原因。患者透析过程中应该观察排水循环，确保患者在允许的放腹期间完全排空。机械动力学问题在急性腹膜透析患者中高达 10%。

B. 腹膜炎

不同的研究表明，在急性腹膜透析患者中，腹膜炎的发生率从 4%～41% 不等。这种情况经常发生在透析 48 小时后，而且开放式放腹系统比封闭式放腹系统更常见。虽然革兰氏阳性菌感染占主导地位，但是革兰氏阴性菌感染或真菌性腹膜炎的发病率也很高。这可能是反映需要急性腹膜透析患者病情严重程度的一个指标，或是其诱发因素，如长期使用多种抗生素。

C. 高糖血症

腹膜透析过程中不同患者葡萄糖的吸收量因其腹膜通透性及所使用葡萄糖浓度不同而差别很大。快速转运体能更快地吸收葡萄糖。每天接受 4 次透析液交换的 CAPD 患者，灌流液中 60%～80% 的葡萄糖可被吸收。随着交换速度的加快，如自动腹膜透析，葡萄糖吸收随着循环次数增加和存腹时间缩短而减少。在对 31 个进行 HVPD 的 AKI 患者的研究中发现，在透析过程中葡萄糖的吸收率约为 35%（Goes，2013）。为了减少腹膜透析患者高糖血症的发生率，当计算其总能量摄入时必须考虑到透析液中葡萄糖的吸收率。此外，当发现有高糖血症时，必须密切监测血糖浓度（每 6 小时测 1 次），并考虑是否静脉、皮下或腹腔给予胰岛素。在对 HVPD 患者的研究中发现，静脉或腹腔给予胰岛素可使血糖维持在比较稳定的水平（130～170mg/dl，7.2～9.4mmol/L）。

D. **高钠血症**

由于水通道蛋白的存在，钠离子的筛漏系数较低，腹膜透析过程中超滤能产生的钠浓度约为 70mmol/L。因此，腹膜透析过程中随着水分排出增加及频繁的高渗性液体交换，会导致高渗性高钠血症。通过低渗液静脉注射或将一半液体更换为 5% 的葡萄糖水可防止高钠血症的发生。

E. **低蛋白血症**

由于急性腹膜透析过程中液体的频繁交换，患者蛋白损失可高达每天 10～20g，如果发生腹膜炎时，蛋白损失量高达该值的两倍。营养不良的患者应考虑口服或静脉输入营养液。一般情况下，蛋白质损失不应该成为 AKI 患者进行腹膜透析的限制。

V. "紧急启动" 腹膜透析所需基础设施

一个紧急启动腹膜透析计划需要很多组成部分（Ghaffari，2013a）。首先，需要由外科或肾病科或放射科医生及时放置 Tenckhoff 导管。其次，需要透析中心的医生愿意改变他们以前的治疗习惯并在 CKD 患者出现急性尿毒症或液体超负荷时考虑选择紧急启动腹膜透析。第三，需要有实行一些低容量急性腹膜透析的能力，通常能让患者在病房住院几天，并能卧位连接一个透析仪，以控制急性尿毒症和液体超负荷。第四，一旦患者接受了稳定的腹膜透析治疗，要有在腹膜透析单元及时培养患者自己操作的意愿和能力。否则，会导致住院患者等待很长时间。这些要求意味着紧急腹膜透析计划需要医院病房和腹膜透析单元以及医生在热心的各级专家领导带动下的灵活工作与配合。

参考文献与推荐阅读

Arramreddy R, et al. Urgent start peritoneal dialysis: a chance for a new beginning. *Am J Kidney Dis*. 2014;63:390–395.

Asif A. Peritoneal dialysis access: related procedures by nephrologists. *Semin Dial*. 2004;17:398–406.

Bai ZG, et al. Bicarbonate versus lactate solutions for acute peritoneal dialysis. *Cochrane Database Syst Rev*. 2010;8:CD007034.

Burdmann EA, Chakravarthi R. Peritoneal dialysis in acute kidney injury: lessons learned and applied. *Semin Dial*. 2011;24:149–156.

Chionh CY, et al. Acute peritoneal dialysis: what is the 'adequate' dose for acute kidney injury? *Nephrol Dial Transplant*. 2010;25:3155–3160.

Chionh CY, et al. Use of peritoneal dialysis in AKI: a systematic review. *Clin J Am Soc Nephrol*. 2013;8:1649–1660.

Chitalia VC, et al. Is peritoneal dialysis adequate for hypercatabolic acute renal failure in developing countries? *Kidney Int*. 2002;61:747–757.

Gabriel DP, et al. High volume peritoneal dialysis for acute renal failure. *Perit Dial Int*. 2007;27:277–282.

Gabriel DP, et al. High volume peritoneal dialysis vs daily hemodialysis: a randomized, controlled trial in patients with acute kidney injury. *Kidney Int*. 2008;73:87–93.

George J, et al. Comparing continuous venovenous hemodiafiltration and peritoneal dialysis in critically ill patients with acute kidney injury: a pilot study. *Perit Dial Int*. 2012;31:422–429.

Ghaffari A, Kumar V, Guest S. Infrastructure requirements for an urgent-start peritoneal dialysis program. *Perit Dial Int*. 2013a;33:611–617.

Ghaffari A, et al. PD first: peritoneal dialysis as the default transition to dialysis therapy. *Semin Dial*. 2013b;26:706–713.

Goes CR, et al. Metabolic implications of peritoneal dialysis in patients with acute kidney injury. *Perit Dial Int*. 2013;33:635–645.

Guest S, et al. Intermittent peritoneal dialysis: urea kinetic modeling and implications of residual kidney function. *Perit Dial Int*. 2012;32:142–148.

ISPD Guidelines: peritoneal dialysis for acute kidney injury. *Perit Dial Int*. 2014;34:494–517.

Ivarsen P, Povlsen JV. Can peritoneal dialysis be applied for unplanned initiation of chronic dialysis? *Nephrol Dial Transplant*. 2014, in press.

Phu NH, et al. Hemofiltration and peritoneal dialysis in infection-associated acute renal failure in Vietnam. *N Engl J Med*. 2002;347:895–902.

Ponce D, Balbi AL. Peritoneal dialysis for acute kidney injury: a viable alternative. *Perit Dial Int*. 2011a;31:387–389.

Ponce D, et al. Different prescribed doses of high-volume peritoneal dialysis and outcome of patients with acute kidney injury. *Adv Perit Dial*. 2011b;27:118–124.

Ponce D, Balbi AL, Amerling R. Advances in peritoneal dialysis in acute kidney injury. *Blood Purif*. 2012a;34:107–116.

Ponce D, et al. High volume peritoneal dialysis in acute kidney injury: indications and limitations. *Clin J Am Soc Nephrol*. 2012b;7:887–894.

Ponce D, et al. A randomized clinical trial of high volume peritoneal dialysis versus extended daily hemodialysis for acute kidney injury patients. *Int Urol Nephrol*. 2013;45:869–879.

Thongboonkerd V, Lumlertgul D, Supajatura V. Better correction of metabolic acidosis, blood pressure control, and phagocytosis with bicarbonate compared to lactate solution in acute peritoneal dialysis. *Artif Organs*. 2001;25:99–108.

第 25 章 腹膜透析充分性和慢性腹膜透析处方

Peter G. Blake and John T. Daugirdas

封素娟　译，李寒　校

慢性腹膜透析处方包括很多内容：首先是腹膜透析模式的选择，是选择手工操作的持续不卧床腹膜透析（continuous ambulatory peritoneal dialysis，CAPD），还是选择机器操作的自动化腹膜透析（automated peritoneal dialysis，APD）；其次，制定透析处方时，须考虑溶质清除、超滤和营养/代谢需要。本章中出现了"透析充分性"的概念，一方面它能反映透析溶质清除的量，另一方面它也是反映透析处方制定的质量。有关腹膜透析处方的生理机制和设备等问题，已经在第 21 章和第 22 章讲述，本章不再赘述。

I. 腹膜透析治疗模式的选择（表 25.1 和图 25.1）

A. 腹膜透析治疗模式

1. CAPD。由于 CAPD 具有简便、相对成本低和患者的自由度较高的优点，成为历史以来慢性腹膜透析治疗中应用最广泛的治疗模式。CAPD 是一种连续性的治疗，它能有效维持患者生理状态的稳定。CAPD 能有效控制患者的液体容量，使大多数患者血压维持正常。

   对于大部分患者来说，CAPD 的缺点主要是操作过多（通常是每天 4 次），每次交换需花费患者 30~40 分钟的时间。虽然腹膜透析可以不在家中进行，但鉴于无菌操作的概念和透析用品存放的问题，患者不得不再返回家中进行透析，从这点看，CAPD 在一定程度上限制了患者的日常活动。频繁的腹膜透析操作给不能自理的患者的家属或其护工带来了困难。为避免腹腔压力增大，存腹剂量是有限的。这也限制了溶质的清除效果。在过去，CAPD 每年发作一次腹膜炎。近年

表 25.1 CAPD 与 APD 的比较

	CAPD	CCPD	NIPD
所用的腹透液（L/W）	56~72	70~120	84~120
透析时间（h/W）	168	168	70
腹透机工作时间（h/W）	0	63~70	63~70
每周操作次数	28	14	14
每周 Kt/V	1.5~2.4	1.5~2.6	1.2~2.0
CrCl（L/W）	40~70	40~70	25~50

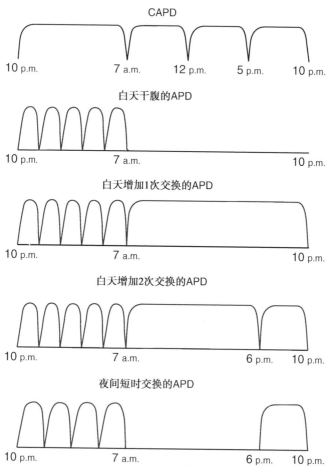

图 25.1 CAPD 和 APD 治疗模式的图解

来随着连接系统和管路的改善，腹膜炎的发生率明显下降，目前报道，平均 3 年或更长的时间才发生一次腹膜炎。

2. APD。近 10 到 15 年来，APD 应用较为广泛。在经济发达国家，大部分腹膜透析患者选择 APD 治疗。APD 与 CAPD 相比较，其主要优点是不需白天进行频繁操作，所有连接装置的操作均在夜间于患者卧室中进行。这样，一方面患者心理上容易接受；另一方面，也减少了患者操作的疲劳感。对于白天需要日常活动的患者来说，APD 是一种相对于 CAPD 更理想的治疗方式。APD 也适用于需要特殊帮助的患者（例如：儿童、老年人、不能自理者）。

　　与 CAPD 相比，APD 的主要缺点是需要腹膜透析机、操作相对复杂、成本高和白天长时间存腹所产生的并发症——腹透液的吸收。

　　APD 可分为持续循环腹膜透析（continuous cycling peritoneal dialysis，CCPD）和夜间间歇性腹膜透析（nocturnal intermittent peritoneal dialysis，NIPD）（图 25.1）。这些治疗模式已经在第 21 章和第 22 章阐述。

　　APD 的另外一种形式是潮式腹膜透析（tidal peritoneal dialysis，TPD）。TPD 即在开始透析时透析液灌满腹腔，在随后的透析间期放液时不完全放空（Fernando，2006）。TPD 的主要目的是通过减少与透析时间有关的透析液入腹和放腹时的损失，从而增加对小分子物质的清除。就溶质清除率方面，TPD 不如标准的 APD 效果好，除非应用大剂量的腹膜透析液，但这样，就会进一步增加患者的费用，且增加了操作的复杂性。目前 TPD 主要用于夜间循环时减少排液后腹痛的发生。

B. CAPD 或 APD：选择哪种治疗方式？

选择 CAPD 还是 APD，需要综合考虑患者的喜好和最佳的透析处方这两方面的内容。患者方面的因素包括生活方式、职业、居住环境、对不同腹膜透析方式知识的掌握、循环透析的舒适度以及家庭和社会的支持。

　　在过去，透析处方的制定须考虑溶质清除的充分性和超滤这两方面的问题，患者腹膜转运特性也是决定透析方式选择的主要因素，但近年来，多把患者的生活方式作为首要考虑的因素。

既往多认为在容量平衡管理方面 APD 优于 CAPD。然而，APD 时存腹时间短，APD 的钠筛现象（第 26 章）较明显，故当其白天长时间存腹时腹膜透析液重吸收的危险性较大。因此 APD 时须关注钠清除的充分性。近来一项研究显示，与 CAPD 相比，APD 患者钠清除明显减少，收缩压明显增高。但是这项研究不是随机研究，其研究结果也未得到普遍认同（Rodriguez-Carmona，2004）。CAPD 和 APD 均须密切关注盐和水清除的问题。开始腹膜透析时选择何种方式，目前尚没有充分的证据。

罹患腹透炎的危险性是选择 CAPD 还是 APD 时需考虑的另一个医学因素。一项长达 20 年的随机研究证实 APD 患者腹膜炎的发生率较低。但是这两种透析方式均有改良，故哪种透析方式更易发生腹膜炎目前尚无统一结论。

除了患者的喜好和医学因素外，费用也是另一需要考虑的因素。一般来说，CAPD 的费用比 APD 要少一些。一些地区的患者需承担部分或全部医疗费用。

II. 透析处方的选择

A. 溶质清除率的目标值

1. **每周尿素 Kt/V 值**。腹膜透析的清除目标是建立在每周尿素清除量（Kt）与患者的估计尿素分布容积（V）比值基础上的。现行指南的目标尿素 Kt/V 值至少为 1.7。在此之前，这一目标设定得更高，大约为 2 或在非连续性腹膜透析中值更大，但目前的指南根据进一步试验证据降低了该值。随机 ADEMEX 研究（Paniagua，2002）也发现接受高剂量和低剂量的腹膜透析患者预后之间无差异。在 ADEMEX 研究中，低剂量腹膜透析患者的平均每周尿素 Kt/V 值为 1.6，而高剂量腹膜透析患者的平均每周尿素 Kt/V 值为 2.1。现行指南并未为连续性和非连续性腹膜透析设定不同的目标值（例如夜间间歇式腹膜透析），也未根据腹膜转运状态设定不同的目标值。香港一个类似的研究也未发现高剂量腹膜透析的益处（Lo，2003）。

2. **每周每 1.73m² 肌酐清除率**（creatinine clearance，CrCl）。以前的指南除 Kt/V 外也设定过每周 CrCl 值。肌酐值除以 1.73m² 人体表面积，其值在每周 60/1.73m²L 范围内。设置一个单独的肌酐目标值的目的是

为了建立一个尿毒症毒素模型,其分子量比尿素高
(113 vs. 60 Da),且不能通过扩散快速清除。现行的指
南不再推荐每周 CrCl 最小值。然而,它们确实反映了
比尿素分子量更大的物质的清除率,因此在欧洲而不是
在美国,指南建议设定额外的每周 CrCl 目标值为 45/
1.73m² L(Dombros,2005)。

3. **残肾功能是否计入充分性指标?** 多个研究均已证实残
肾清除率越高,患者的生存率越高。事实上,在典型
的临床应用处方中,很难显示出腹膜清除率相似的生
存效果(Churchill,1995)。有些专家建议每周 Kt/V
目标值为 1.7 应该针对于单纯腹膜透析的患者,其残
肾功能清除率只是一个比较珍贵的补偿。然而,
KDOQI,加拿大和欧洲指南都推荐腹膜腔和肾 Kt/V 相
加以达到目标值。

4. **CAPD 和 APD 均设置同一个 Kt/V 目标值。**以前的看
法都是 APD 的目标清除率应该比 CAPD 高,因为 APD
是一种更加间歇性的透析方法,而现在都认为这种设
置是不合理的并会导致很多不必要的并发症。

B. **溶质清除率的测量方法(表 25.2)**
Kt/V 和 CrCl/1.73m² 是评价腹膜透析溶质清除充分性的
两个指标。二者均包括腹膜的清除和残肾的清除。后者在
腹膜透析中更为重要,因为残余肾功能在总的溶质清除方
面占有相当大的比重。

1. **每周 Kt/V 的检测方法。**腹膜 Kt/V 是通过收集 24 小时
腹膜透析流出液并测定其中的尿素氮含量,除以血尿
素氮所得(表 25.3)。CAPD 患者一天中腹腔持续有腹
透液,取血化验血尿素氮的时间没有严格的限制。而
APD 患者,其血尿素氮浓度在一天内不是恒定的。因
此最好在白天不进行透析的中间时刻抽取血样,一般
在下午 1 点至下午 5 点,以代表一天中的平均尿素氮
水平。

残肾 Kt 的计算是通过收集 24 小时尿液测量尿素
氮浓度计算得出的。腹膜和残肾 Kt 相加得到总 Kt。V
为机体的总水量。V 有两种计算方法:Watson 公式和
Hume-Weyers 公式。这两个公式均是基于患者的年龄、
性别、身高和体重计算得出的(表 25.2)。每天 Kt/V
乘以 7 得出每周 Kt/V,腹膜透析患者溶质清除率常用
每周 Kt/V 表示。推荐使用理想体重(见附件 B)而不

是患者的实际体重进行计算。但如果按理想体重计算的话，肥胖的患者 Kt/V 很容易达标，而营养不良的患者需要多次交换才能使 Kt/V 达标。理想体重是基于一些人体测量学指标计算得出的，如：年龄、性别、身高和体型（附录 B）。

2. **每周 CrCl/1.73m²**。CrCl 的计算方法与 Kt/V 相似（表 25.2，表 25.3）。腹膜 CrCl 是通过收集 24 小时腹膜透析流出液并测定其中的肌酐含量，除以血中的肌酐值所得。大部分肾衰竭患者残肾 CrCl 可能高估其实际的肾小球滤过率。一般取肌酐清除率和尿素氮清除率之和的平均值作为总的残肾 CrCl，再用 1.73m² 体表面积标准化（BSA），BSA 通过 DuBois 或 Gehan 和 George 公式估算（见附录 B）。每日的清除率乘以 7 便得到每周 CrCl/1.73m²。标准化体重或理想体重也可以通过相同的方式获得尿素 Kt/V 值，其中附录 B 中的体重是用来计算校正后的 BSA 值。

表 25.2 腹膜透析溶质清除指数的计算公式

Kt/V：

Kt = 总 Kt = 腹膜 Kt + 残肾 Kt

腹膜 Kt = 24h 腹透液 BUN/血 BUN

残肾 Kt = 24h 尿 BUN/血 BUN

V（通过 Watson 公式计算）：

$V = 2.447 - 0.09516A + 0.1074H + 0.3362W$（男）

$V = -2.097 + 0.1069H + 0.2466W$（女）

其中 A 为年龄（岁）；H 为身高（cm）；W 为体重（Kg）[a]

CrCl（肌酐清除率）

CrCl = 用 1.73m² 体表面积标化的总 CrCl

总 CrCl = 腹膜 CrCl + 残肾 CrCl

腹膜 CrCl = 24h 腹透液肌酐/血肌酐

残肾 CrCl [b] = 0.5 [24h 尿肌酐/血肌酐 + 24h 尿 BUN/血 BUN]

体表面积（DuBois 公式）：

$BSA (m^2) = 0.007184 \times W^{0.425} \times H^{0.725}$

其中 BSA = 体表面积（m²），W = 体重（Kg）[a]，H = 身高（cm）

[a] 代表实际体重，用于计算 V 或 BSA。

[b] 为了计算腹膜透析充分性，残肾 CrCl 是肌酐和尿素氮的平均值。

表 25.3　CAPD 和 APD 患者充分性计算举例

例 1：男性，50 岁，体重 66kg，没有残余肾功能。CAPD 2.5L × 4/d，净超滤 1.5L。V = 36L（Watson 公式），BSA = 1.66m^2（DuBois 公式）；血尿素氮（P urea）为 70mg/dl（25mmol/L），血肌酐（Pcr）为 10mg/dl（884μmol/L），24 小时腹膜透析流出液中尿素氮（D urea）和肌酐（Dcr）值（血糖矫正后）分别为 63mg/dl（22.5mmol/L）和 6.5mg/dl（575μmol/L）。计算每周 Kt/V 和 CrCl

使用 mg 单位计算：

Kt = 24 小时腹膜透析引流液量 × D/P urea = 11.5 × 6.5/10 = 10.35L/d

每天 Kt/V = 10.35L/36L = 0.288；

每周 Kt/V = 0.288 × 7 = 2.02

每天 CrCl = 24 小时腹膜透析引流液量 × D/P cr = 11.5 × 6.5/10 = 7.48L

用体表面积校正后为：7.48 × 1.73/1.66 = 7.80L/d

每周 CrCl = 7.80 × 7 = 55L

例 2：女性，48 岁，体重 63kg。APD 夜间 2.4L × 5，白天 2L × 1，保留 6 小时。24 小时腹膜透析流出液量为 15L，净超滤 1L。V = 32L（Watson 公式），BSA = 1.60m^2（DuBois 公式）；24 小时腹膜透析流出液中尿素氮（D urea）和肌酐（Dcr）值（血糖矫正后）分别为 48mg/dl（17.1mmol/L）和 4.5mg/dl（398μmol/L）。中午测定的血尿素氮 65mg/dl（23.2mmol/L），血肌酐 9mg/dl（796μmol/L）。尿尿素氮和肌酐清除率分别为 2ml/min 和 4ml/min。计算每周总的 Kt/V 和 CrCl

使用 mg 单位计算：

腹膜 Kt = 24 小时腹膜透析引流液量 × D/P urea = 15 × 48/65 = 11.1L/d

每周腹膜 Kt/V = 11.1/32 = 0.35/d = 2.45

残肾尿素氮清除率 = 残肾 Kt = 2ml/min = 20L/w；每周残肾 Kt/V = 20/32 = 0.63

每周总 Kt/V = 每周腹膜 Kt/V + 每周残肾 Kt/V = 2.45 + 0.63 = 3.08

腹膜 CrCl = 24 小时腹膜透析引流液量 × D/P cr = 15L × 4.5/9 = 7.5L；用体表面积校正后为：7.5 × 1.73/1.60 = 8.1L/d = 57L/w

残肾 CrCl = 残肾尿素氮和肌酐的清除率的算术平均数 =（2 + 4）/2 = 3ml/min，即每周 30L；用体表面积校正后为：30 × 1.73/1.60 = 32.4L

总的每周 CrCl = 57 + 32.4 = 89.4L

CAPD：持续不卧床腹膜透析；APD：自动化腹膜透析；BSA：体表面积；D/P：透析液/血浆。

a. 在测量含糖透析液肌酐分析问题。使用高浓度葡萄糖透析液会造成透出液中肌酐的检测结果升高,因此每个实验室均应按照各自的经验进行校正。在未使用过的不同葡萄糖浓度的透析液中加入各种被检浓度的肌酐粉后进行肌酐浓度的测定,从而计算出肌酐的校正系数。目前没有证据证明 CrCl 比 Kt/V 更能反映溶质清除的充分性,故将来有可能不普遍使用 CrCl 作为评价溶质清除充分性的指标。因为肌酐的分子量比尿素氮大,腹膜对肌酐的弥散作用较小,所以腹膜 CrCl 比腹膜 Kt/V 小。

3. **清除率测定的频率**

   KDOQI 建议在腹膜透析开始的 1 个月内测定 Kt/V,以后每 4 个月测定 1 次,当腹膜透析处方有大的变动或患者的临床状况有改变时需重复测定。如果增加了腹膜透析频率或透析量应每隔 2 个月测 1 次。有人认为测量过于频繁,所以对于稳定的达到靶值的患者可以每隔 6 个月测定 1 次。

C. **清除率的决定因素**

   见表 25.4。给予标准的腹膜透析处方,患者总的每周 Kt/V 值在 1.2 ~ 3.0 之间。同样 CrCl 也从每周 30 ~ 150L 不等。这种差异的主要原因是残余肾功能的大小。现在讨论一下残余肾功能和其他影响患者溶质清除率的因素。

   1. **残余肾功能**。在腹膜透析的起始阶段,残肾清除率可占总清除率的50%,尤其是提倡早透析以后。研究表明,残余肾功能与总清除率达标和患者的预后密切相关。本质上,残余肾功能比腹膜清除率更能预测患者的预后。有证据表明,CAPD 患者给予 ACEI 或 ARB 药物可保护其残余肾功能 (Li, 2003b)。腹膜透析患者还应避免接触肾毒性物质,如氨基糖苷类药物、造影剂和非甾体类消炎药。有研究指出 CAPD 保护残余肾功能优于 APD,但目前尚未统一。

   2. **腹膜溶质转运特性**。腹膜溶质转运特性是腹膜透析清除率的重要的决定因素,尤其对于 APD 患者。APD 患者相比 CAPC 存腹时间短,从而限制了血和透析液之间的溶质平衡 (Blake, 1996)。腹膜溶质转运特性是通过腹膜平衡试验 (PET) 测定的,这部分内容已在第 21 章讲述。低转运的患者最好选用存腹容量大、时间长的透析方案;高转运的患者适宜于选用交换频率多、存腹时间短的透析方案。然而，与肌酐比较，尿素氮的分子量相对小，故尿素氮的弥散相对快。即使在腹膜溶质低转运者中也是这样。除了溶质清除之外，腹膜转运特性对 CAPD 患者生存率和技术存活率都有明显影响。低转运患者虽然清除率不及高转运患者，但其生存率却优于高转运患者。这可能是由于低转运患者有较好的超滤，从而导致心脑血管并发症较少。

3. 身材

清除率指标最后都用体表面积或总体水量进行校正，因此身材是影响清除率的重要因素。如果应用理想体重而不是实际体重进行校正，身材对清除率的影响作用就会减小。身材高大的患者很难达到高的清除率指标，但身材高大的患者是否预后就差，目前尚有争议。

表 25.4　决定腹膜透析清除率的因素

1. **非处方因素**

   残余肾功能

   身材

   腹膜转运特性

2. **处方因素**

   (a) CAPD

   　　交换频率

   　　存腹容量

   　　透析液浓度

   (b) APD

   　　白天存腹次数

   　　白天存腹容量

   　　白天存腹的透析液浓度

   　　循环时间

   　　循环次数

   　　循环存腹容量

   　　循环透析液浓度

CAPD：持续不卧床腹膜透析；APD：自动化腹膜透析。

D. **处方**

1. **CAPD**。标准的 CAPD 处方是每天 4 × 2L。对于身材高大而残余肾功能少的患者，一些中心采用每天 4 ×

2.5L 的透析方案。身材小而残余肾功能较好的患者可采用 $3 \times 2L$ 的透析方案。在香港，平均患者的体重小于西方国家，故大部分相关患者使用的透析处方为 $3 \times 2L$。一些中心对于夜间存腹的患者常规使用葡聚糖透析液以增加超滤，但葡聚糖透析液价钱昂贵，许多单位未使用或仅用于腹膜高转运的患者或夜间存腹超滤较少的患者。有三种方法可以增加 CAPD 患者的腹膜 Kt/V（见表 25.4）：增加存腹容量；增加每天交换次数；和/或增加透析液浓度，从而增加超滤。

a. 增加存腹容量。增加交换容量可以提高溶质清除率。存腹容量增加可以导致尿素氮和肌酐平衡轻度下降。例如，对于身材高大的患者 CAPD 每天 $4 \times 2L$ 转换成每天 $4 \times 2.5L$ 的透析方案，超滤可增加 25%，腹膜 Kt/V 可升高 18% ~ 20%。然而，对于体重较小的患者，尤其是当存腹容量提高到 3L 时，会出现更大的平衡下降和清除率增加的百分比下降。体重超过 75kg 的无尿患者为达到充分透析，常需要采用至少 2.5L 的透析液存腹（Virga，2014）。也有些透析方案提倡开始透析时就使用较大的存腹量，但一些透析方案还是坚持用 2L 的初始存腹量，直到残肾功能丧失再更改透析处方。增加存腹容量的主要缺点是部分患者有背痛、腹胀，甚至出现气短。在患者习惯于小的存腹容量之前，在腹膜透析一开始时就给予较大的容量，就会减少上述症状的出现。有研究显示因腹腔内压增加出现疝气和渗漏的危险性仅在少部分患者中增加。增加存腹容量导致的腹腔内压增高可能会使超滤受到影响，但较大的容量能更长时间地保持渗透压梯度，超滤最终将不会受到影响。

b. 增加每天的交换次数。大多数 CAPD 患者每天交换 4 次。对于身材较小、残余肾功能较好的患者推荐每天交换 3 次。由于 85% ~ 90% 的患者的腹膜转运特性属于平衡转运，故增加每天次数，从每天 4 次增加到每天 5 次时，一般尿素氮的平衡没有太大变化。但并不是说如果患者不能保证每天 5 次交换间期足够长，每次交换不能保持至少 4 个小时的存腹时间，放腹液中的肌酐浓度就会显著下降。因为肌酐清除曲线在存腹 4 小时时仍在上升，因此增加交换次数对肌酐清除率的增加是有限的。因此增加交换次数不如增加存腹容量有效，尤其对肌酐的清除。

增加交换次数至每天五次的另一缺点是干扰了患者的生活方式，导致患者的不顺应和对腹膜透析的厌倦感。而且每天交换 5 次比每天交换 4 次多花费 25%，而使用每袋 2.5L 的透析液与每袋 2L 的透析液价钱一样。

c. 增加透析液浓度。增加透析液浓度既可增加超滤，也可增加对溶质的清除率。一些透析中心采用这种方法，但会增加高血糖、高血脂、肥胖的危险，长期使用会破坏腹膜。葡聚糖透析液可在长时间存腹中保持较好的超滤和清除率（见第 19 章），但长期使用后的安全性还有待于进一步观察。

2. APD。不同透析中心采用的 APD 处方不同。典型的 APD 处方是开始容量为每天 10～12L，对于身材高大的患者，透析剂量可提高到每天 15L。标准的透析机循环时间为 8～10 小时，白天一般存腹容量为 2L，身材高大的患者可增加到 2.5L。

对于残余肾功能好且（或）身材小的患者开始行 APD 时可采用白天干腹处方。从一开始进行腹膜透析就白天存腹的患者，应缩短存腹时间以减少液体的重吸收。尤其是对于腹膜高转运的患者，白天可干腹或再增加一袋存腹。一些透析中心对于白天存腹的患者常规使用葡聚糖透析液；也有一些透析中心仅对腹膜高转运的患者或合并由于过多的糖吸收引起的代谢性问题（如糖尿病或肥胖）者才予使用葡聚糖透析液。

有许多策略可以增加 APD 患者的腹膜溶质清除率（表 25.4）（Durand，2003）。

a. 增加白天存腹。白天干腹患者增加溶质清除率的最好方法是白天增加透析液腹腔保留。这种方法能够有效地提高 Kt/V 和 CrCl。其中 CrCl 提高尤为明显，因为，肌酐从血中分布到透析液中是时间依赖的，因此增加一袋保留时间长的透析液后则肌酐的清除更为彻底。一般来说，NIPD 患者白天增加一袋透析液后每天腹膜 Kt/V 和 CrCl 分别可以提高 25%～50%，对于患者而言这是很划算的（Blake，1996）。为了进一步增加溶质的清除，可以增加白天交换次数至 2～3 次。另外，也可以使用腹透机"对接"方式或者使用人工腹膜透析管道的传统方式使其更适合患者。可通过滴定法测量每天存腹液滴定体积以达到最大清除率而减少透析机械性并发症。这种方法的缺点是增加了患者的操作步骤和透析液长时间地留在患者腹腔。

b. 增加循环次数。因为增加循环次数能维持血液和透析液之间的最大浓度梯度，所以 APD 患者增加循环次数可以提高溶质清除率（Perez，2000；Demetriou，2006）。但是当每次 9 个小时透析的过程中循环次数超过 6～9 次时，透析液灌入和排出所需时间也增加，而清除量却减少。增加透析次数的优点对于腹膜高转运患者更有利，且对尿素氮的清除也比肌酐好。此外，由于导管功能也会影响此类透析的效果。因此，一直保持腹膜腔中有少量透析液存在（即 TPD）有助于在快速透析液循环过程中保证透析充分性。

c. 增加循环的存腹容量。就像 CAPD 患者一样，增加循环的存腹容量也可以增加 APD 患者的溶质清除。由于 APD 患者夜间交换时处于卧床状态，故其更容易耐受高容量的透析。在同样的透析剂量下，增加存腹容量能更有效地提高清除率（如每天 4×2.5L 比每天 5×2L 的效果更佳）。

d. 循环时间。一般来说，APD 患者循环时间越长，由于其存腹时间越长，溶质在血液和透析液之间交换的时间就越长，故其溶质的清除就越充分。

e. 增加透析液浓度。与 CAPD 相似，可以通过增加白天和夜晚的超滤而提高 APD 的清除率，但和高血糖相关的并发症也会增多。

E. **逐步增加透析剂量的透析方法和最大透析剂量的方法**

要使患者达到预定的清除率靶值，可以采取两种方法：逐步增加透析剂量的方法和最大透析剂量的方法。逐步增加透析剂量的方法特别适合于刚开始进行腹膜透析的患者，腹膜的清除仅是弥补残肾的清除与清除率总目标值之间的差值（Viglino，2008）。这样，患者可以采用 CAPD 每天交换 2～3 次，或采用低剂量，白天干腹的 APD 处方。另外一种被称为最大透析剂量的方法是在透析一开始时就给予一个单靠腹膜清除就足以达到清除率靶值的透析剂量。

这种方法是考虑到残余肾功能是暂时的,随着时间的延长必然会丧失。

逐步增加透析剂量的优点是开始透析时花费少和患者不感到麻烦,并且可以减少总糖的吸收;由于所需的操作次数减少,故可相应减少腹膜炎的发生率。逐步增加透析剂量的缺点是需要定期常规监测残余肾功能和清除率,以免残余肾功能减少而致总清除率下降。

F. 经验性方法和模式性方法

制定透析处方时另一需要考虑的问题是根据商业性计算机软件程序设定透析方案还是根据医生的经验制定透析方案。模式性方法的制定需要收集患者的一般资料、用 PET 方法测定患者腹膜转运功能、评价残余肾功能、收集 24 小时腹膜透析流出液以计算透析液对溶质的清除和对葡萄糖的重吸收。计算机软件可以通过这些资料精确地计算出患者溶质率,并根据计算出的结果列出许多种透析方案。程序可以告诉医生哪种透析方案清除溶质最佳。临床上应用计算机提供的方案进行透析后,仍须测量实际的溶质清除率。因为模式性清除率和实际性清除率之间可能存在差异。

另外一种方法就是医生根据患者的身材、残余肾功能情况和腹膜转运特性,凭借经验制定一种合理的透析方案。这种方案是试验性的,医生根据测定的清除率结果,随时调整方案。模式性方法的优点是试验次数少、错误率低、适合患者的透析方案制定快,从而减少了其花费和麻烦。然而,即便是选用模式性方法,由于患者的腹膜溶质转运特性尚未确定,在透析刚开始仍需依靠医生的经验制定透析处方。经验性方法具有推想性的特点,它完全依靠医生对患者病情掌握的经验制定,而不是纯粹地依靠实验室数据。实际上,临床上常需这两种方式的合理结合。对于复杂病例或 APD 患者常选用模式性方法制定透析方案。

G. 腹膜透析处方中的一些误区

为使腹膜透析患者达到溶质清除和水分超滤的充分性,医生在制定透析处方时存在一些误区。

1. **残余肾功能丧失**。常见的问题是对残余肾功能的监测不够,以致患者残余肾功能已显著下降而未引起临床医生的重视,使患者较长时期地存在透析不充分地情况。避免这种情况的最好方法使每 2 ~ 3 个月检查一次残余肾功能,或采用最大剂量的透析方法,单靠腹膜清除达到清除率靶值。

2. **不顺应性**。有的维持性透析患者会出现清除率测定已经超过推荐的标准而临床上却有尿毒症、血尿素氮升高、血钾升高的现象。出现这种情况，最大的可能是患者的不顺应性。即患者平时没有按照医嘱进行规律透析交换，而到检查当天才完全按照医嘱收集透析液和尿液，这样测定的当天的清除率非常好。临床无单一的化验检查能鉴别患者是否存在不顺应。如果怀疑患者存在不顺应的情况，可测定其尿和透析液中的肌酐排泄值。如果测定的肌酐排泄值明显高于透析开始时的基础值，即考虑为不顺应。其原理是平时交换次数减少或交换时间不够而逐渐聚集的肌酐到检查当天一起排出，因此肌酐排泄值异常升高。引起肌酐增多的另一个原因是肌肉含量的增加，而在维持性透析的尿毒症患者中很少有这种情况发生。患者的不顺应性可表现为以下几个方面（Bernardini，2000）：

   a. CAPD 患者减少交换次数；
   b. CAPD 患者缩短交换时间；
   c. CAPD 患者减少交换存腹剂量，而将新鲜透析液直接引流至废液袋；
   d. 减少循环处理；
   e. APD 患者缩短循环时间；
   f. APD 患者减少或缩短白天存腹时间。

3. **清除率指标良好但血肌酐升高**。这种现象非常常见。患者每周 Kt/V 超过 1.7，但其血肌酐水平却在 12～16mg/dl（1000～1500μmol/L）以上。这种现象的发生有许多可能性：①患者不顺应性。如果是这种可能，患者血尿素氮和血钾也会同时升高；②Kt/V 和 CrCl 之间的不一致性。Kt/V 高而 CrCl 低，常发生于无残余肾功能的腹膜低转运患者或 APD 白天不存腹的患者。这种情况可通过测定 CrCl 来判定。③第三种情况是非常常见的。血肌酐明显升高不是由于肌酐清除率下降，而是由于肌酐产生增加。肌酐产生增加预示着患者肌肉含量增加。这种情况可以通过测定 CrCl 来判定，此时 CrCl 往往大于每周 45～50L/1.73m²，提示患者肌肉含量增多高于肌酐排泄量。有时患者表面上并无明显肌肉，显得身材较瘦。腹膜透析患者肌酐产生增多、肌肉含量增多提示预后良好。这种情况的鉴别尤为重要。血肌酐升高误诊为溶质清除不充分，而将这部分患者转为血液透析。这种错误在临床时有发生。

4. **透析处方中的干腹时间。** 一些患者处方中有干腹时间或其白天完全干腹，即使残余肾功能已丧失，其每周 Kt/V 仍然可以达到 1.7 以上。这部分患者可能身材小或其属于腹膜溶质高转运或高平均转运。这时虽然 Kt/V 达标，但由于中分子物质的清除是时间依赖性的，故中分子物质的清除可能不充分。无论是腹膜透析，还是血液透析，中分子物质清除率目前尚无推荐的目标值；目前也无高水平的临床证据证实中分子物质清除的重要性。然而，目前普遍的观点认为，白天存腹的 CAPD 或 APD 能更好地清除中分子物质。因此，当制定干腹的 APD 处方时应想到可能会不利于中分子物质的清除。

5. **CAPD 向 APD 转换不当。** 有人认为 APD 是解决 CAPD 不充分的万能药。但事实上，如果处方不合适，患者转变为 CAPD 后情况会更糟。腹膜低转运的患者使用 APD 时溶质清除率要低于使用 CAPD 时，除非其白天增加两次存腹。此外，这种转换会造成 CAPD 转换为 APD 后虽然 Kt/V 不变，但 CrCl 却明显下降。

6. **对液体清除重视不够。** 腹膜透析处方中经常忽略水分的清除。制定的处方能保证溶质清除充分，但不能产生足够超滤以维持液体平衡和血压正常。尤其在高转运或高平均转运患者中使用保留时间长的透析方案常导致液体的重吸收。在 CAPD 和 APD 患者长时间存腹时应用葡聚糖透析液和缩短 APD 白天存腹时间是两种有效的办法。

III. 葡萄糖减量方案

在过去的十多年中，腹膜透析液中高葡萄糖产生的危害越来越受到人们的关注（Holmes，2006）。有确凿的证据表明长时间使用高葡萄糖可导致透析膜功能受损以至于超滤下降。人们也意识到全身性的葡萄糖吸收可加剧或诱发高血糖症、高胰岛素血症、肥胖及高脂血症。葡萄糖减量方案可分为以下两种类型：

A. 一般方案

有很多种方法用于减少超滤量以减少高渗性葡萄糖的需求。包括：①限盐限水；②应用高剂量的髓袢利尿剂以维持高尿量；③任何能保留残肾功能的方法（血管紧张素转化酶抑制剂和血管紧张素受体阻断剂，避免使用肾毒性药物，避免有效血容量不足）；④当患者体重增加是由于脂肪增多导致时上调校正目标体重以减少高葡萄糖的不恰当应用。

B. 非葡萄糖透析液方案

该方案可用含艾考糊精或氨基酸的透析液替代含葡萄糖的透析液（Paniagua，2009；Li，2013）。由于避免高渗性葡萄糖的应用是葡萄糖减量方案的关键，因此应注意在葡萄糖过量及避免高血容量之间保持平衡。

Ⅳ. 腹膜透析患者的营养指标

监测腹膜透析患者的营养指标非常重要，因为营养状况与透析患者的生存率和预后相关。建议定期评价患者的营养状况，筛选出高危患者以干预治疗。

A. 营养指标

1. 蛋白氮呈现率（normalized protein nitrogen appearance，nPNA）。nPNA 可以像计算 Kt/V 一样，通过收集患者 24 小时腹膜透析流出液和尿液进行计算得出。理论上，在氮平衡个体，氮排泄率能够反映蛋白摄入量。通过氮和蛋白排泄率可以衍生出许多种计算 nPNA 的公式，但应用最多的是 Bergström 公式（表 25.5 和计算举例）。以前 PNA 用实际体重校正，往往导致对营养不良的患者高估其 nPNA，而对肥胖的患者低估其 nPNA（Harty，1994）。目前常用理想体重校正，理想体重是通过患者一般人体学资料得出的。腹膜透析患者推荐的 nPNA 目标值为每日 1.2g/kg，但对于在较低水平维持氮平衡的患者来说，这一目标值是不实际的。但当 nPNA 下降低于 0.8 g/(kg·d) 时，临床上应注意患者有无营养不良。

2. 能量摄入。腹膜透析患者经常忽视能量摄入的问题，可能是由于能量摄入不像蛋白摄入那样容易计算。腹膜透析患者能量的摄入包括从饮食中的摄入和从透析液中吸收的葡萄糖产生的能量。

　　腹膜透析患者能量摄入推荐的目标值为 35kcal/(kg·d)；其中 10% ~30% 来自于腹透液葡萄糖的吸收。其吸收的能量取决于腹透液葡萄糖浓度、存腹时间、存腹容量、交换次数和腹膜转运特性，患者的腹膜转运特性影响腹膜对葡萄糖吸收的量。摄入的总能量等于饮食中的能量与吸收的葡萄糖产生的能量之和，葡萄糖吸收的量等于灌入液中葡萄糖的量减去流出液中葡萄糖的量。

表 25.5　蛋白氮呈现率计算示例

Bergström 公式

（1）PNA（g/d）= 20.1 + 7.5 UNA（g/d）或

（2）PNA（g/d）= 15.1 + 6.95 UNA（g/d）+ 透析液丢失的蛋白量（g/d）

　　UNA（g/d）= 尿尿素氮（g/d）+ 腹透液尿素氮（g/d）

公式（1）适用于透析液中蛋白量不明者；公式（2）适用于透析液中蛋白量已知者。PNA 经体重校正得到 nPNA。若用实际体重校正，往往导致对营养不良的患者高估其 nPNA，而对肥胖的患者低估其 nPNA。目前常用理想体重校正，理想体重是通过患者一般人体学资料得出的。

举例：

男性，体重 60kg。CAPD 2.5L × 4/d。24h 透析液流出量为 12L，透析液尿素氮浓度为 58.3mg/dl。尿素氮量 = 12 × 58.3 × 10 = 7000mg = 7g。24h 尿量为 500ml，尿尿素氮浓度为 560mg/dl = 2800mg = 2.8g。总 UNA = 7 + 2.8 = 9.8g/d。

透析液中蛋白质丢失量为 8/d。PNA = 15.1 + 6.95（9.8）+ 8 = 91.2g/d。

经实际体重校正的 nPNA = 91.2/60 = 1.52g/（kg·d）。

该患者目前消瘦，经人体测量学指标计算的标准体重为 72kg。则经标准体重校正的 nPNA = 91.2/72 = 1.27g/（kg·d）。

UNA：尿素氮呈现率；PNA：蛋白氮呈现率。

3. **血白蛋白。**血白蛋白是腹膜透析患者较强的生存率预测指标之一。腹膜转运状态能通过影响腹透液中蛋白的丢失而影响血白蛋白水平。系统性疾病或炎症状态也能影响血白蛋白水平，其中炎症状态可通过血中急性期反应物质，如 C-反应蛋白水平检测（Yeun，1997）。与这些因素相比，饮食中蛋白质的摄入量对血白蛋白水平的影响相对较小。因此，血白蛋白不仅仅是营养状态的评价指标。

4. **主观综合性营养评价**（subjective global assessment，

SGA)。SGA 在临床应用较广泛。SGA 操作简便，在床旁通过询问病史和体格检查即可获得。SGA 与腹膜透析患者预后相关。SGA 在第 31 章有详细描述。

5. 肌酐排泄量。通过收集患者 24h 腹膜透析流出液和尿液，像计算肌酐清除率一样可以计算出总的肌酐含量。通过计算的肌酐含量可根据 Keshaviah 等所提出的方法计算患者的去脂体重（Keshaviah，1995）。肌酐排泄量与患者的预后相关。去脂体重呈现低值或下降值提示患者高危。

B. 营养不良的治疗

营养不良的治疗在第 31 章详细讲述。

1. 氨基酸。腹腔内补充氨基酸治疗已经经过很长的研究，并已经在除了美国以外的其他许多国家应用。通常在 CAPD 或 APD 白天存腹的最后 1 袋 2L 的透析液中补充氨基酸。如果存腹 6 小时，则有 85% 的氨基酸被吸收。此时可以进行食物摄入以最大程度地利用所吸收的氨基酸。这种方法可以改善患者的氮平衡，但基本上无证据证实腹腔内补充氨基酸能很大程度改善患者预后。已有一项随机研究证实腹腔内补充氨基酸治疗与腹膜透析患者长期维持良好的营养指标相关，尤其对于女性患者。但目前尚无资料证实腹腔内补充氨基酸治疗能提高患者的生活质量和生存率（Li，2003a）。

参考文献与推荐阅读

Bergström J, et al. Calculation of the protein equivalent of total nitrogen appearance from urea appearance: which formulas should be used? *Perit Dial Int.* 1998;18: 467–473.

Bernardini J, et al. Pattern of noncompliance with dialysis exchanges in peritoneal dialysis patients. *Am J Kidney Dis.* 2000;35:1104–1110.

Blake PG, et al. Recommended clinical practices for maximizing peritoneal clearances. *Perit Dial Int.* 1996;16:448–456.

Blake PG, et al; CSN Workgroup on Peritoneal Dialysis Adequacy. Clinical practice guidelines and recommendations on peritoneal dialysis adequacy 2011. *Perit Dial Int.* 2011;31:218–239.

Churchill DN, et al. Adequacy of dialysis and nutrition in continuous peritoneal dialysis [The CANUSA study]. *J Am Soc Nephrol.* 1995;7:198–207.

De Fijter CW, et al. Clinical efficacy and morbidity associated with CCPD rather than CAPD. *Ann Intern Med.* 1994;120:264–271.

Demetriou D, et al. Adequacy of automated peritoneal dialysis with and without manual daytime exchange. *Kidney Int.* 2006;70:1649–1655.

Diaz-Buxo JA. Enhancement of peritoneal dialysis: the "PD Plus" concept. *Am J Kidney Dis.* 1996;27:92–98.

Dombros N, et al. European Best Practice Guidelines for Peritoneal Dialysis. 7. Adequacy of peritoneal dialysis. *Nephrol Dial Transplant.* 2005;20(suppl 9):24–27.

Durand PY. APD schedules and clinical results. *Contrib Nephrol*. 2003;140:272–277.

Fernando SK, et al. Tidal PD: its role in the current practice of peritoneal dialysis. *Kidney Int Suppl*. 2006;103:S91–S95.

Guest S. Intermittent peritoneal dialysis: urea kinetic modeling and implications of residual kidney function. *Perit Dial Int*. 2012;32:142–148.

Harty JC, et al. The normalized protein catabolic rate is a flawed marker of nutrition in CAPD patients. *Kidney Int*. 1994;45:103–109.

Holmes C, et al. Glucose sparing in peritoneal dialysis: implications and metrics. *Kidney Int Suppl*. 2006;103:S104–S109.

Johansen KL, et al. Anabolic effects of nandrolone decanoate in patients receiving dialysis: a randomized controlled trial. *JAMA*. 1999;281:1275–1281.

Keshaviah PR, et al. The peak concentration hypothesis: a urea kinetic approach to comparing the adequacy of continuous ambulatory peritoneal dialysis and hemodialysis. *Perit Dial Int*. 1989;9:257–260.

Keshaviah PR, et al. Lean body mass estimation by creatinine kinetics. *J Am Soc Nephrol*. 1995;4:1475–1485.

Li FK, et al. A 3 year prospective randomized controlled study on amino acid dialysate in patients on CAPD. *Am J Kidney Dis*. 2003a;42:173–183.

Li PK, et al. Effects of an ACEI on residual renal function in patients receiving CAPD: a randomized controlled trial. *Ann Intern Med*. 2003b;139:105–112.

Li PK, et al. Randomized controlled trial of glucose sparing peritoneal dialysis in diabetic patients. *J Am Soc Nephrol*. 2013;24:1889–1900.

Lo WK, et al. Effect of Kt/V on survival and clinical outcome in CAPD patients in a randomized prospective study. *Kidney Int*. 2003;64:649–656.

Paniagua R, et al. Effect of increased peritoneal clearance on mortality rates in peritoneal dialysis: ADEMEX, a prospective randomized controlled trial. *J Am Soc Nephrol*. 2002;13:1307–1320.

Paniagua R, et al. Icodextrin improves fluid and metabolic management in high and high-average transport patients. *Perit Dial Int*. 2009;29:42–32.

Paniagua R, et al. Ultrafiltration and dialysis adequacy with various daily schedules of dialysis fluids. *Perit Dial Int*. 2012;32:545–551.

Perez RA, et al. What is the optimal frequency of cycling in APD? *Perit Dial Int*. 2000;20:548–556.

Sarkar S, et al. Tolerance of large exchange volumes by peritoneal dialysis patients. *Am J Kidney Dis*. 1999;33:1136–1141.

Rodriguez-Carmona A, et al. Compared time profiles of ultrafiltration, sodium removal and renal function in incident CAPD and APD patients. *Am J Kidney Dis*. 2004;44:132–145.

Viglino G, et al. Incremental peritoneal dialysis: effects on the choice of dialysis modality, residual renal function and adequacy. *Kidney Int Suppl*. 2008;108:S52–S55.

Virga G, et al. A load volume suitable for reaching dialysis adequacy targets in anuric patients on 4-exchange CAPD. *J Nephrol*. 2014;27:209–215.

Woodrow G, et al. Comparison of icodextrin and glucose solutions for daytime dwell in APD. *Nephrol Dial Transplant*. 1999;14:1530–1535.

Yeun JY, et al. Acute phase proteins and peritoneal dialysate albumin loss are the main determinants of serum albumin in peritoneal dialysis patients. *Am J Kidney Dis*. 1997;30:923–927.

第 26 章　腹膜透析中的容量状态和容量超负荷

Neil Boudville and Peter G. Blake
封素娟　译，李寒　校

腹膜透析患者在容量超负荷时可有明显的临床表现，如全身性水肿、肺水肿和高血压。容量超负荷可引起左心室肥厚，是腹膜透析患者发生心血管疾病的主要危险因素，导致患者发病率和死亡率增高。同时，容量超负荷也与低蛋白血症、营养不良、感染及动脉粥样硬化密切相关（Demirci，2011）。另外，容量超负荷是长期腹膜透析技术失败的重要原因（Woodrow，2011）。

Ⅰ. 容量状态的评估

容量状态的评估主要依靠临床检查，通过临床检查可提供一个初步判断。判断容量状态所使用的实验室检查目前还未在临床应用。腹膜透析患者的干体重是指患者血压正常、无水肿状态时的体重，就像血液透析患者一样需要反复试验才能确定。腹膜透析患者评估干体重的频率远远低于血液透析患者。容量状态评估不及时或评估不正确，腹膜透析患者发生容量超负荷的危险性就增大。因此腹膜透析患者需要反复进行容量状态评估。

另一个评估容量状态的方法是利用生物阻抗、血清脑钠肽水平（brain natriuretic peptide，BNP）和下腔静脉或肺部超声。生物阻抗分析需要的设备相对简单，即电极与低压电流。这需要评估细胞外和细胞内液体量。这种方法已在一些透析中心使用，但目前仍缺乏确凿的证据证明其有效性（John，2010）。血清脑钠肽水平在临床也广泛应用并且可提示患者预后，但不能很好地区分容量负荷和心肌损伤（Granja，2007；Wang，2007）。

Ⅱ. 容量超负荷的机制

有许多原因可导致患者发生容量超负荷，如透析处方不合适、患者不顺应、残余肾功能丧失、机械性问题和腹膜功能不良。临床上应意识到任何一个因素单独出现可能无法解释腹膜透析患者容量超负荷的现象，这一点是很重要的，同时避免发生一出现容量超负荷，就仅仅考虑是由腹膜超滤衰竭（ultra-filtration failure，UFF）引起的。

Ⅲ. 腹膜功能障碍和超滤衰竭的诊断

超滤衰竭是指使用改良的腹膜平衡试验（peritoneal equilibration test，PET），（Ho-dac-Pannakeet et al.，1977）时超滤量少于 400ml，且患者伴有容量超负荷。改良的 PET 是用 4.25% 葡萄糖透析液代替常规的 2.5% 葡萄糖透析液存腹（已在第 21 章讲述）。如果超滤量超过 400ml 或临床无明显容量超负荷表现时，不能诊断超滤衰竭。最后，诊断超滤衰竭前必须首先排除导管功能不良和渗漏。如果患者存在容量超负荷但修正 PET 中的超滤量大于 400ml，则提示腹膜功能正常，需应考虑表 26.1 中列出的除腹膜问题外的其他原因。

一旦确诊为超滤衰竭，下一步则应根据改良（4.25%）PET 或标准 PET 确定患者腹膜溶质转运特性。这两种检测结果是相似的。

A. 腹膜高转运的超滤衰竭（Ⅰ型）

这种类型的超滤衰竭的机制是透析液中的葡萄糖浓度迅速下降导致产生超滤的渗透压梯度下降。这是最常见的原因，这种超滤衰竭称为Ⅰ型超滤衰竭。Ⅰ型超滤衰竭常发生于腹膜透析 3 年或 3 年以上时。目前认为Ⅰ型超滤衰竭的原因是随着腹膜透析时间的延长，腹膜有效表面积增加继之发生腹膜血管化。间质纤维化及后续的腹膜增厚已越来越得到公认（Davies，2005）。腹膜有效表面积增加的原因可能包括腹膜长期接触高浓度葡萄糖（Davies，2001）；透析液的生物不相容性，如低 pH 值、乳酸盐和葡萄糖降解产物的毒性作用；反复发生的腹膜炎或尿毒症系统性炎症反应。腹膜炎发生后，由于腹膜的急性炎症导致腹膜的高转运状态，一些患者可能由此会发生短暂的Ⅰ型超滤衰竭。

B. 腹膜低转运的超滤衰竭（Ⅱ型超滤衰竭）

这组患者经 PET 试验显示小分子溶质清除减少，葡萄糖吸收率正常或减少，液体清除减少。这种超滤衰竭被称为

Ⅱ型超滤衰竭，较少见。Ⅱ型超滤衰竭反映腹膜表面积减少，这大多是由于严重的腹膜炎或腹腔内并发症引起的腹膜粘连或瘢痕所致。腹膜硬化也是导致Ⅱ型超滤衰竭的原因。除非患者有良好的残余肾功能，否则很难继续行腹膜透析治疗。

表 26.1	腹膜透析患者容量超负荷的原因

透析液选择不合适

透析处方不符合患者的腹膜转运特性

　　葡萄糖透析液白天或夜间存腹时间过长

　　未根据患者的腹膜转运特性制定最优化的 APD 处方

　　未使用葡聚糖透析液

患者对腹膜透析处方不依从

患者对水盐限制不依从

残余肾功能丧失

腹膜渗漏

导管功能丧失

腹膜功能不良

 C. **腹膜转运正常（通常是高平均或低平均转运）的超滤衰竭** 对于这样的患者应再次仔细考虑以排除机械因素导致的液体清除障碍。

  1. **淋巴系统重吸收增加**。淋巴系统对腹膜透析液重吸收增加是这种类型超滤衰竭的主要原因，现被称为Ⅲ型超滤衰竭。淋巴系统重吸收的数量可以通过测定腹腔右旋糖酐 70 的消失量来检测，但这在临床实践中很少应用。

  2. **水孔蛋白的缺失**。腹膜上的水孔蛋白缺失是腹膜溶质转运正常的患者发生超滤衰竭的原因。水孔蛋白的缺失可以通过腹透液中钠浓度的减少进行诊断。一般用4.25% 腹透液 2L 存腹 30~60 分钟时测定钠浓度。将1.5% 腹透液 2L 存腹 30~60 分钟时测定的钠浓度作为对照，计算两种钠浓度的差值。腹膜透析交换早期为什么钠浓度会降低？因为腹膜透析液中的葡萄糖浓度高，腹膜渗透性超滤主要是通过水孔蛋白起作用的。水孔蛋白在转运水的同时不转运钠，这就造成了4.25% 透析液存腹时透析液中的钠浓度暂时下降 5~10mmol/L。随着存腹时间的延长，钠就会从血液中向相对低浓度的透析液中弥散，结果造成透析液中的钠含量反而较血液中的高（图 21.7）。4.25% 和 1.5% 的腹透液存腹 30～60 分钟后透析液中钠浓度的差值小于 5mmol/L 时，提示水孔蛋白介导的对流转运作用减少，水孔蛋白介导的水转运受损（Smit，2004；Ni，2006）。

Ⅳ. 容量超负荷的预防和治疗

患者往往同时存在多种引起容量超负荷的因素。例如，一个超滤衰竭的患者经常同时存在高钠摄入和血糖控制不良。综合性治疗和预防是解决容量超负荷的最佳方法。

A. 一般性治疗

1. **限制钠的摄入**。对患者进行限制钠和水的教育是至关重要的，尤其是当患者残肾功能降低时。严重高血压和容量超负荷的患者每天钠的摄入应 < 100mmol（2.3g）（Ates，2001）。

2. **教育患者关于何时选择高浓度葡萄糖透析液**。患者通常都被告知选择或滴定透析液中葡萄糖浓度以达到目标体重。使用高渗溶液不当可能导致容量负荷增加。然而，一般患者愿意使用高浓度葡萄糖腹透液加强超滤，而不愿意接受限制水和钠的摄入。但过多的高浓度葡萄糖腹透液的使用，有可能损伤腹膜功能，增加葡萄糖吸收，影响血糖和血脂的控制以及促进肥胖。

3. **频繁的临床评估**。需要常规评估患者的状态并回顾他们的目标体重。在腹膜透析患者中，由于葡萄糖吸收可能存在早期体重增长，因此需要时常校正其目标体重以避免为了达到不真实的目标体重而过度应用高渗性葡萄糖。其次，在腹膜透析过程中，随着尿素降低而容量负荷可能增加，此时临床医师要意识到这个问题并予以纠正。至今还没有一个单独的测试可用来检测这些问题的存在，临床检查加上试验以及错误的发生是最好的方法。

4. **控制血糖**。血糖水平的良好控制有助于更好地保持腹透液与血液中的渗透压梯度，从而有利于超滤的进行。

5. **保护残余肾功能**。保护残余肾功能对于溶质和水分的清除均是重要的。已有临床证据证实 ACEI 和 ARB 类药物有助于残余肾功能的保护，由于更多尿量的维持，故能清除更多的溶质和水分。有残余肾功能的患者应用髓袢类利尿剂，合用或不合用美托拉宗（药理作用同噻嗪类利尿剂），均可增加患者的尿量，同时增加钠和水的清除。避免使用肾毒性药物和有效循环血容量降低，这些均有损于残余肾功能。基于多袋技术的生物相容的腹膜透析液具有比较低的葡萄糖降解产物，并且一些随机试验认为这类透析液有利于患者残肾功能的保存（Johnson，2012）。然而，也有观点认为，这类透析液至少可能部分降低了超滤作用（Blake，2012）。

6. **腹膜渗漏**。见第 28 章。

7. **导管功能不良**。见第 23 章。

8. **保护腹膜功能**。减少腹膜炎的发生率和避免高浓度葡萄糖腹膜透析液的使用有助于腹膜透析功能的长期保护。随机试验通过检测低葡萄糖降解产物水平的生物相容性的腹膜透析液并未证实其在保护腹膜功能上的优势。

B. **针对超滤衰竭类型的治疗措施**

1. **腹膜高转运状态的超滤衰竭（Ⅰ型超滤衰竭）**。缩短存腹时间能够维持腹透液葡萄糖的渗透压梯度使腹膜透析自动化，对于 APD 患者可将存腹时间设定为 1~1.5 小时。无论是 CAPD 还是 APD 患者，均应避免应用葡萄糖腹透液长时间存腹。APD 患者应缩短葡萄糖腹透液白天存腹的时间。然而，无论是 CAPD 还是 APD 患者，最好的方法是使用艾考糊精透析液进行长时间的存腹。

   a. **艾考糊精透析液**。艾考糊精是一种大分子碳水聚合物，它被用来代替葡萄糖产生渗透压梯度。艾考糊精可经淋巴系统缓慢吸收，但不被腹膜吸收。即使存腹时间长仍能保持良好的浓度梯度，故能产生更好的超滤。APD 患者可用艾考糊精透析液进行白天 14~16 小时的存腹，CAPD 患者也可使用艾考糊精透析液进行长时间的夜间存腹。使用艾考糊精透析液可以改善患者的容量状态（Davies，2003）并延长Ⅰ型超滤衰竭患者的技术生存率（Takatori，2011）。通过生物电阻抗分析，艾考糊精透析液可以减少细胞外溶液向细胞内转移的速率（Woodrow，2004）。

   b. **腹膜"休息"**。有研究发现Ⅰ型超滤衰竭患者停止腹膜透析一段时间可改善其腹膜功能。机制不明。推测腹膜"休息"可能改善腹膜血管化。

2. **低转运状态的超滤衰竭。** 低转运状态的超滤衰竭患者改为 APD 或使用艾考糊精透析液也不能很好地维持溶质的充分清除。一般建议将这部分患者转为血液透析治疗。

3. **腹膜平均转运的超滤衰竭。** 既能减少淋巴吸收又能纠正由于水孔蛋白功能受损所致的转运障碍的方法目前尚没有。这种超滤衰竭的治疗包括限制水钠摄入、应用利尿剂、增加总超滤量以弥补液体重吸收的一般性措施，如缩短存腹时间和长时间存腹时使用艾考糊精透析液。当水孔蛋白缺乏时应用艾考糊精透析液进行超滤是比较有效的方法，因为这种方法不依赖于水孔蛋白的存在（La Milia，2006）。

V. 少用葡萄糖透析液的方法

实验室研究发现，高浓度葡萄糖可导致腹膜新生血管形成，最后可形成 I 型超滤衰竭模型。临床试验也显示葡萄糖透析液使用多的患者发生 I 型超滤衰竭的几率高于葡萄糖透析液使用少的患者（Davies，2001）。葡萄糖超负荷的危害将在第 29 章进行详细讲述。这些危害使多种减少葡萄糖暴露的策略成为重点。从本质上来说，这些方法就是减少每天的高浓度葡萄糖应用（Johnson，2012；Li，2013）。首先，这种方法可导致超滤减少及容量负荷增加。在减少葡萄糖用量和控制容量负荷之间找到平衡是非常可能的。比较有效的方法是限盐限水，利用髓袢利尿剂控制液体量，应用肾素血管紧张素系统抑制剂保护残肾功能。艾考糊精透析液的普遍使用可以减少每天对葡萄糖的接触，已有研究显示使用艾考糊精透析液可以长期保护患者腹膜功能（Davies，2005）。也可以使用一袋氨基酸透析液替代一次白天的交换。

VI. 腹膜透析中的高血压和低血压

A. 高血压

由于腹膜透析是一种持续性的治疗，所以一般认为腹膜透析比血液透析能更好地控制血压。早期的研究普遍认为腹膜透析患者血压的控制比血液透析患者好。近年来，有研究显示腹膜透析患者，尤其是残肾功能丧失的患者需要服用的降压药物比血液透析患者多（Ortega，2011）。

1. **APD 中的钠筛滤、清除和高血压。**因为 APD 时透析液存腹时间短，这意味着钠筛选和钠扩散之前这个问题已经得到更正而使透析液放空时钠浓度仍然很低，所以 APD 时钠的清除减少（Rodriguez-Carmona，2004）。然而，目前对于 CAPD 和 APD 患者血压控制的差异尚没有一致的结论（Boudville，2007）。

2. **治疗。**首先是容量控制，如果单纯容量控制效果欠佳，可使用降压药物（而不是心血管保护药物）。目前认为一些降压药物有助于残余肾功能的保护，如祥利尿剂、ACEI 和 ARB 类药物。但患者同时合并有缺血性心脏病时，降压药物的选择可能会受到影响。

B. **低血压**

腹膜透析患者低血压并不少见。一项研究（Malliara，2002）显示，腹膜透析患者低血压的发生率为 13%。低血压的原因有时不十分清楚，但 20% 是由心衰、40% 是由低血容量引起。需特别重视患者的低血容量问题，因为正常的容量状态有助于保护残余肾功能。患者合并低血压往往是由心脏因素所致。无明显诱因的低血压预示其预后较差，早期死亡率高。目前已应用米多君（调节血脂药及抗动脉粥样硬化药）和氟氢可的松治疗患者的低血压，但无充分证据证实其长期有效。当然，新出现的低血压也可能是败血症或急性心肌损伤的早期表现。

参考文献与推荐阅读

Ates K, et al. Effect of fluid and sodium removal on mortality in peritoneal dialysis patients. *Kidney Int.* 2001;60:767–776.

Blake PG. Balance about balANZ. *Perit Dial Int.* 2012;32:493–496.

Boudville NC, et al. Blood pressure, volume, and sodium control in an automated peritoneal dialysis population. *Perit Dial Int.* 2007;27:537–543.

Davies SJ, et al. Peritoneal glucose exposure and changes in membrane solute transport with time on peritoneal dialysis. *J Am Soc Nephrol.* 2001;12:1046–1051.

Davies SJ, et al. Icodextrin improves the fluid status of peritoneal dialysis patients: results of a double-blind randomized controlled trial. *J Am Soc Nephrol.* 2003;14:2338–2344.

Davies SJ, et al. Longitudinal membrane function in functionally anuric patients treated with APD: data from EAPOS on the effects of glucose and icodextrin prescription. *Kidney Int.* 2005;67:1609–1615.

Demirci MS, et al. Relation between malnutrition inflammation atherosclerosis and volume status: the usefulness of bioimpedance in peritoneal dialysis patients. *Nephrol Dial Transplant.* 2011;26:1708–1716.

Granja CA, et al. Brain natriuretic peptide and impedance cardiography to assess volume status in peritoneal dialysis patients. *Adv Perit Dial.* 2007;23:155–160.

Ho-dac-Pannakeet MM, et al. Analysis of ultrafiltration failure in peritoneal dialysis patients by means of standard peritoneal permeability analysis. *Perit Dial Int.* 1997;17:144–150.

John B, et al. Plasma volume, albumin and fluid status in peritoneal dialysis patients. *Clin J Am Soc Nephrol.* 2010;5:1463–1470.

Johnson DW, et al. Effects of biocompatible versus standard fluid on peritoneal dialysis outcomes. *J Am Soc Nephrol*. 2012;23:1097–1107.

La Milia V. Sodium kinetics in peritoneal dialysis: from theory to clinical practice. *G Ital Nefrol*. 2006;23:37–48.

Lee JA, et al. Association between serum n-terminal pro-brain natriuretic peptide concentration and left ventricular dysfunction and extracellular water in continuous ambulatory peritoneal dialysis patients. *Perit Dial Int*. 2006;26:360–365.

Li PK, et al. Effects of an angiotensin-converting enzyme inhibitor on residual renal function in patients receiving peritoneal dialysis: a randomized, controlled study. *Ann Int Med*. 2003;139:105–112.

Li PK, et al. Randomized controlled trial of glucose-sparing peritoneal dialysis in diabetic patients. *J Am Soc Nephrol*. 2013;24:1889–1900.

Malliara M, et al. Hypotension in patients on chronic peritoneal dialysis: etiology, management, and outcome. *Adv Perit Dial*. 2002;18:49–54.

Mujais S, et al. Evaluation and management of ultrafiltration problems in peritoneal dialysis. International Society for Peritoneal Dialysis Ad Hoc Committee on Ultrafiltration Management in Peritoneal Dialysis. *Perit Dial Int*. 2000;20(suppl 4):S5–S21.

Ni J, et al. Aquaporin-1 plays an essential role in water permeability and ultrafiltration during peritoneal dialysis. *Kidney Int*. 2006;69:1518–1525.

Ortega LM, Materson BJ. Hypertension in peritoneal dialysis patients: epidemiology, pathogenesis and treatment. *J Am Soc Hypertens*. 2011;5:128–136.

Paunuccio V, et al. Chest ultrasound and hidden lung congestion in peritoneal dialysis patients. *Nephrol Dial Transplant*. 2012;27:3601–3605.

Rodriguez-Carmona A, et al. Compared time profiles of ultrafiltration, sodium removal and renal function in CAPD and APD patients. *Am J Kidney Dis*. 2004;44:132–145.

Sharma AP, Blake PG. Should fluid removal be used as an index of adequacy in PD? *Perit Dial Int*. 2003;23:107–108.

Smit W, et al. Quantification of free water transport in peritoneal dialysis. *Kidney Int*. 2004;66:849–854.

Takatori Y, et al. Icodextrin increases technique survival rate in peritoneal dialysis patients with diabetic nephropathy by improving body fluid management: a randomized controlled trial. *Clin J Am Soc Nephrol*. 2011;6:1337–1344.

Wang AY, et al. N-terminal pro-brain natriuretic peptide: an independent risk predictor of cardiovascular congestion, mortality, and adverse cardiovascular outcomes in chronic peritoneal dialysis patients. *J Am Soc Nephrol*. 2007;18:321–330.

Woodrow G. Volume status in peritoneal dialysis patients. *Perit Dial Int*. 2011;31 (suppl 2):S77–S82.

Woodrow G, et al. Abnormalities of body composition in peritoneal dialysis patients. *Perit Dial Int*. 2004;24:169–175.

第 27 章 腹膜炎和造瘘口部位感染

Cheuk-Chun Szeto, Philip K.-T. Li, and David J. Leehey

熊瑞芳 译，王世相 校

I. 腹膜炎

A. 发病率

腹膜炎是腹膜透析（peritoneal dialysis，PD）的致命弱点。PD 的死亡原因中腹膜炎占 16%，腹膜透析患者中约 30% 的患者会出现腹膜炎，腹膜炎是治疗失败的主要原因。在美国，20 世纪 80 ~ 90 年代持续性非卧床腹膜透析（continuous ambulatory peritoneal dialysis，CAPD）的患者腹膜炎的发生率平均为每年 1.1 ~ 1.3 次/人，随着患者的教育、PD 设备、预防性措施的加强，腹膜炎的发生率普遍下降。许多研究中心报道每个 PD 患者每年腹膜炎的患病率为 0.2 ~ 0.6，或是每月 20 ~ 60 患者中有 1 个发病的几率（Piaino，2011）。Y 形接头和双袋断开式装置的应用降低了腹膜炎的发生率，特别是革兰氏阳性菌的感染（Monteon，1998；Li，2002）。在 CAPD 患者中用到的冲洗前填充的 Y 形装置已被用于自动腹膜透析（automated peritoneal dialysis，APD）的患者，CAPD 患者腹膜炎的发生率与自动腹膜透析（APD）患者腹膜炎的发生率相似。白天处于"干腹"状态的行 APD 的患者（例如白天不留置导管）与持续性非卧床腹膜透析（CAPD）的患者相比感染亦下降了。国际腹膜透析学会有关腹膜透析相关感染咨询委员会（Piraino et al，2005）建议所有中心统计跟踪腹膜炎的发生率，通常应每月 1 次，且不应少于 1 年时间。

B. 病因

1. 潜在感染途径

a. 管腔内。连接和断开引流管到透析液袋或腹透管到引流管的不当操作是引起腹膜炎的最常见原因，这使得细菌经过腹透管进入腹膜腔，这更多见于凝固酶阴性葡萄球菌或类白喉杆菌。

b. 腹腔。皮肤表面存在的细菌能经过腹透管进入腹膜腔，多见于金黄色葡萄球菌或绿脓杆菌。

c. 经黏膜。肠道来源的细菌通过结肠壁的迁移进入腹腔，这是腹泻和（或）结肠仪器操作，亦是绞窄性疝引起腹膜炎的原因，常见微生物有大肠杆菌和克雷伯氏杆菌。

d. 血源性。少见，由于远处血源性细菌种植于腹膜，常见的是链球菌和葡萄球菌。

e. 经子宫。少见，细菌通过子宫经输卵管到达腹膜腔，念珠菌感染的腹膜炎可由此发生。

2. **宿主的防御作用**。腹膜白细胞是抗击以上所提及的进入腹膜腔细菌的关键所在，现在已知有一些细胞因子在吞噬和杀灭细菌中的作用。

a. **透析液 pH 和渗透压**。一些腹膜透析液的 pH 接近5.0，渗透压几乎是血浆的 1.3~1.8 倍，它有赖于所用的葡萄糖的浓度。这些非生理性条件极大抑制了腹腔白细胞吞噬和杀死细菌的能力。对超氧化的抑制作用与高渗透压、低 pH 值和乳酸阴离子的存在有关。有证据表明，新型 pH 及生物相容性腹膜透析液的使用可以减少腹膜炎的发生，但是这一结论在已公布的研究中没有得到充分的证实（Cho，2014）。

b. **腹膜透析液的钙水平**。钙及钙离子能提高腹膜吞噬细胞的抗微生物作用。据报道，维生素 D 可以降低腹膜炎的发生率（Kerschbaum，2013）。1.25mmol（2.5mEq/L）钙浓度的透析液的应用备受认可，因为其可减少骨病和血管钙化的发生。低浓度钙的透析液与表皮葡萄球菌腹膜炎的发生有关（Piraino，1992），但是目前没有确切的报道。

C. **病原学**

在有腹膜炎症状的患者及腹水中嗜中性粒细胞增加的患者中，应用适当的培养技术，大约有 90% 的此类患者腹水中可分离出微生物，病原菌几乎都是细菌，真菌感染偶有发生（表 27.1）。

表 27.1 腹膜炎患者中分离出的微生物的种类

微生物	百分比 %
革兰氏阳性菌	40 ~ 50
金黄色葡萄球菌	11 ~ 12
凝固酶阴性的葡萄球菌属	12 ~ 30
革兰氏阴性菌	20 ~ 30
假单胞菌	12 ~ 15
大肠杆菌	6 ~ 10
真菌	2 ~ 4
分枝杆菌	< 1
其他	< 10
阴性	5 ~ 20

D. 腹膜炎的诊断标准

下列三个条件中至少有两个条件存在：①腹膜炎的临床表现；②腹水中性粒细胞计数（大于 $100/\mu l$）明显增高（大于 50%）；③腹水中通过革兰氏染色找到或培养出细菌。

1. **症状和体征**。腹膜炎最常见的症状是腹痛，部分腹痛表现较轻。其他症状还包括恶心、呕吐和腹泻（表 27.2），尤其是老年患者，还可表现为肾功减退或直立性高血压。腹痛可以发生在透析患者，是由一些非腹膜炎相关性腹部因素引起。对于因移植失败后需要进行透析的患者，存在停用的激素，其腹痛被证实是由于肾上腺功能不全引起。

2. **腹水**

   a. **腹水混浊**。一般当腹水内细胞数超过 50 ~ 100 个/μl（$50 ~ 100 \times 10^6/L$）时，腹水就会变得浑浊。大多数患者突发腹水混浊伴腹部症状是应当进行抗生素治疗腹膜炎的充分依据。腹水混浊除了由升高的血细胞（白细胞）引起外，也可由其他一些原因引起（例如纤维蛋白、血液、少见的恶性肿瘤或乳糜）。通常，即使没有腹膜炎，腹膜透析管在腹水中长时间的浸泡，腹水也会变得混浊（例如在 APD 时白天留置透析管），另一方面相对透明的腹水也不能完全排除腹膜炎的可能性。据报道，腹水浑浊可能与使用钙通道阻滞剂有关，因为可以引起腹水中甘油三酯的升高（Ram，2012）。

表 27.2　腹膜炎的症状及体征

临床表现	百分比%
症状	
腹疼	95
恶心和呕吐	30
发热	30
寒战	20
便秘或腹泻	15
体征	
腹水混浊	99
压痛	80
反跳痛	10 ~ 50[a]
体温升高	33
白细胞升高	25

[a] 变化性大，取决于感染的严重性和从感染到治疗的时间。

  b. 腹水中不同细胞的计数的重要性。一般来说，腹膜炎时腹水中中性粒细胞的数量及百分比一定会升高。但某种情况下，腹水中单核细胞或嗜酸性粒细胞数量增加也会引起腹水混浊（详见下文），多数这种病例与腹膜炎无关，不需要抗生素的治疗。由于这个原因，必须进行腹水标本不同细胞分类计数，在原先计数的基础上对腹水进行特殊离心处理（例如 Cytospin，Shandon，Inc.，Pittsburgh，PA）和进行 Wright 沉淀物染色。

  c. 标本的获得

   1）CAPD 的患者。在断开腹透管与腹透液袋的连接后，腹透液袋里充满腹水，上下颠倒使腹透液袋中的腹水混匀，从中抽取 7ml 的标本，放入含有乙二胺四乙酸（ethylenediamine tetraacetic acid，EDTA）的试管中。

2）**APD 的患者**。可以从首次腹腔引流液和腹透液袋中获得较为典型的细菌。夜间透析的患者腹腔中可有腹透液的残留，可直接从腹透管中获得标本。用碘酒仔细消毒腹透管后以无菌操作连接注射器，抽取 2～3ml 液体丢弃，再用第二个注射器抽取 7ml 腹水标本，注入加有 EDTA 的试管中。如果以这种方式获得标本不足，可注入 1 升或更多透析液冲洗腹腔，从流出液中获得标本。虽然经过稀释后得到的绝对腹水细胞计数要比以上的标本低，但是细胞分类与从腹透管直接获得的标本相似。

3）**存储时间**。与含 EDTA 的试管相比，经普通试管中存储 3～5 小时的腹水标本，细胞的形态特征将很难辨认。

d. **腹膜炎患者的腹水细胞计数**。CAPD 的患者腹水绝对细胞计数一般 <50 个/μl，正常 <10 个/μl。

NIPD 的患者白天未注入腹透液时，特别是当残留腹水少的时候从腹透管中获得的标本腹水绝对细胞计数一般要高。通常腹水中的白细胞主要是单个核细胞（巨噬细胞、单核细胞和少量淋巴细胞），中性粒细胞百分率通常不超过 15%，显著超过 50%，即确诊为腹膜炎。>35% 应当怀疑腹膜炎。中性粒细胞百分比升高见于细菌性和真菌性腹膜炎，甚至是结核性腹膜炎。

在没有腹膜炎时腹水中中性粒细胞百分比是很少升高的，但也有例外，在痢疾或活动性肠炎（阑尾炎或憩室炎）、盆腔感染性疾病、女性月经失调或闭经或最近有盆腔检查的患者可见。

e. **腹水中单核细胞增多**。腹水中单核细胞或淋巴细胞持续增多时，需要考虑结核性腹膜炎的可能性，腹水中单核细胞增多常常伴随嗜酸性细胞增多。

f. **嗜酸性细胞增多**。腹膜透析的患者中嗜酸性细胞数的升高，可引起腹水混浊，通常伴随有单核细胞增多，这提示腹膜炎的可能（Humayun et. 1981）。在初始使用葡聚糖腹透液治疗的患者中，在置入腹膜透析管不久后即可出现腹水嗜酸性细胞增多，这可能是由于腹腔气体（例如腹腔镜手术注入）和从腹透管/袋进入腹腔的塑形剂的刺激引起，这种情况下嗜酸性细胞一般在 2~6 周内可自发消失。腹水中嗜酸性细胞增多亦可发生在腹膜炎症治疗过程中（不常见），有报道真菌和腹腔间质感染也可引起嗜酸性细胞增多。

g. 腹水培养。腹膜炎患者腹透液病原体的阳性检出率取决于培养的技术，假阴性不应该超过实际结果的 20%。

1) 储存。腹水标本应及时送检培养，感染性腹水经常温或冷藏保存一段时间更易培养出致病菌。若标本不能及时送检，应当保存于 37℃ 以下。

2) 标本量。送检培养的腹水量至少应 > 50ml，这将增加阳性检出率。

3) 标本准备。液体经离心（3000 转/分，15 分钟）后，弃去上清液，抽取沉淀物注入 3~5ml 无菌盐液中，再注入标准血液培养液中（厌氧和需氧），应用快速培养技术（例如 Septi-chek，BACTEC）进行孵化。

4) 培养结果阳性。临床中发现约 70%~90% 腹膜炎患者的腹透液标本，在经 24~48 小时培养后可以发现微生物，延长培养时间可增加少见的微生物的检出率。

5) 增加培养的检出。通过低渗溶解可增加阳性培养结果的检出，在离心液体中注入 100ml 无菌液体，可致细胞的渗透溶解，这样即使是一些应用了抗生素的患者，其腹水中白细胞内的细菌也可以释放，增加细菌的发现率。

6) 假阳性率。使用敏感的培养方法，约 7% 的无症状的腹膜透析患者可以检出腹膜炎，这一结果的意义目前仍不确定。

h. 革兰氏染色。革兰氏染色应用于腹水沉淀检测，但阳性率小于确诊腹膜炎的 1/2。革兰氏染色亦可用于真菌腹膜炎的诊断，据报道用橙色荧光染料可增加细菌微生物的可见性。

i. 血培养的必要性。常规血培养是没有必要的，除非患者出现败血症或者外科急腹症。

E. 治疗

1. 腹膜炎初治

a. 抗菌治疗的选择。经验性抗生素治疗必须覆盖革兰氏阴性和革兰氏阳性细菌,万古霉素或一代头孢霉素(如头孢唑林或头孢噻吩),可以和抗生素如头孢他啶或氨基糖苷类联合应用。一般而言,抗生素的选择取决于当地细菌流行病学史,即既往引起腹膜炎的主要病原体类型。

1)革兰氏阳性菌感染。因为抗万古霉素微生物的出现,一代头孢(如头孢唑林)比万古霉素常用。腹腔内注射头孢唑林 15mg/kg·d,对于有残余肾功能的患者可增加 25% 的药量(manley et al. 1999)。可替代万古霉素的药物还包括奈夫西林、林可霉素。万古霉素可用于一线治疗或被用于隐匿性抗 β-内酰胺酶细菌感染,特别是耐甲氧西林金黄色葡萄球菌(methicillin-resistant S. aureus,MRSA)或青霉素/头孢霉素过敏者,不单独使用环丙沙星治疗革兰氏阳性菌感染。

2)革兰氏阴性菌感染。在许多病例中进行腹水的迅速革兰氏染色是不实际或不可取的,革兰染色阴性的病原菌需要用第三代头孢菌素或氨基糖苷类治疗。尽管短期应用氨基糖苷类不会对肾功能有损害作用(Lui,2005),对于有残余肾功能的患者应避免使用氨基糖苷类,因为其肾毒性(Shemin,1999)。氨基糖苷类可能会被用到没有残余肾功能的患者,尽管可能也存在毒性。表 27.3 列出头孢唑林和头孢他啶联合治疗的处方。

b. 处置方法和抗生素列表

1)IP 和 PO 或 IV 抗生素治疗。对于腹膜炎的患者,与 IV 或 PO 给予抗生素相比,应尽量选择 IP 抗生素用药,有临床依据提示败血症的患者应使用 IV。

2)负荷用药量(表 27.4)。CAPD 患者抗菌负荷用药量通常是 IP 方式给与。如果患者出现中毒,建议 IV 用药,例如:庆大霉素或妥布霉素

1.5mg/kg，或卡那霉素 5mg/kg 静脉注射。如果腹膜炎的患者因为疼痛而不能忍受液体交换负荷，可以将负荷剂量溶于较小的腹透液中（例如，1L）都有确定的疼痛，因不能忍受疼痛而减少腹透液的用量，灌入的腹透液量仅 1L。APD 患者的腹膜炎时可以 IV 给予负荷剂量，也可以通过腹透管进行至少4～6 小时的持续给药。

表 27.3　未知病原菌类型感染的腹膜炎初始治疗方案

CAPD（持续给药方案）

1. 抽取腹水，获得细胞计数，细菌培养，更换透析管路
2. 负荷用药配方：2L 透析液含：1g 头孢他啶、1g 头孢唑林、1000U/L 肝素
3. 存腹 3～4 小时，败血症患者 IV 给药比 IP 给药效果好
4. 规律 CAPD，若耐受，用一般容量交换，每袋透析液中加入 125mg/L 头孢他啶，125mg/L 头孢唑林，500～1000U/L 肝素

CAPD（间断给药方案）

1. 抽取腹水，获得细胞计数，细菌培养，更换透析管路
负荷用药配方：同 CAPD 方案
3. 规律 CAPD，若耐受，用一般容量交换，每次透析液中加入 1g 头孢他啶、1g 头孢唑林，透析液里出现纤维素或血液时，增加肝素至常规量

APD：见正文。

　3）**维持抗菌治疗**　给予负荷用药量后，需要继续行 CAPD 或 CAPD 治疗的患者在每次更换腹透液时应当给予维持量的抗生素（表 27.4）。一些中心将患者的治疗方案由 APD 调整为 CAPD，但这不是常规方案。CAPD 患者抗生素可采用每日一次的间歇给药方法。对于 APD 治疗的患者，抗生素可以通过白天存腹给药。白天处于干腹状态的 APD 患者可以临时转换为 CAPD 方案，因为可以减少抗生素用药，或者临时给予低容量日间腹透（例如，1L）。因为抗生素存在经腹膜清除，对于进行腹膜炎治疗的 APD 患者，抗生素应适当加量（Manley and Bailie，2002）（示例见表 27.5）。

表 27.4　腹膜炎抗生素负荷剂量和维持剂量（CAPD）[a]

	间歇方案（每次更换，每日 1 次）	持续方案（mg/L，所有更换）
氨基糖苷类		
阿米卡星	2mg/kg	LD 25，MD 12
庆大霉素、奈替米星，或托普霉素	0.6mg/kg	LD 8，MD 4
头孢菌素类		
氨苄西林、苯唑西林、或萘夫西林	15mg/kg	LD 500，MD 125
头孢唑肟	1000mg	LD 500，MD 125
头孢他啶	1000~1 500mg	LD 500，MD 125
青霉素类		
氨苄西林、苯甲基噁唑青霉素，或萘夫西林	ND	MD 125
阿莫西林	ND	LD 250~500，MD 50
青霉素	ND	LD 50 000U，MD 25 000U
喹诺酮		
环丙沙星	ND	LD50，MD 25
其他		
万古霉素	15~30mg/kg q5~7d	LD 1000，MD 25
达托霉素	ND	LD 1000，MD 20
利萘唑氨	口服 200~300mg q. d.	
抗真菌药		
氟康唑	200mg IP q24~48h	
两性霉素 B	NA	1.5
联合用药		
氨苄西林-舒巴坦	2g q12h	LD 1000，MD 100
复方磺胺甲噁唑	160mg/800mg 口服 b. i. d	
亚胺培南/西司他丁	1g b. i. d	LD 250，MD 50

b. i. d：每日两次；LD：负荷剂量，单位 mg；MD：维持剂量，单位 mg；NA：不适用；ND：无资料。

[a] 500mg 联合给药，每日两次。有残余肾功能的患者（定义为每日尿量超过 100ml）存在经肾清除，给药剂量应当增加 25%。

表 27.5　腹膜炎抗生素负荷剂量和维持剂量（APD）

药物	腹腔内给药
万古霉素	负荷用量，长留置 30mg/kg IP；重复用量，15mg/kg IP，每 3～5 天（目的：控制血清浓度 <15μg/ml）
头孢唑林	20mg/kg IP，每天，长留置
妥布霉素	负荷用量，1.5mg/kg IP，长留置，然后 0.5mg/(kg·d) IP 长留置
氟康唑	200mg IP，每次更换，每 24～48 小时
头孢吡肟	1g IP，每天更换 1 次

4）**抗生素用法指导**　负荷用药和维持治疗的抗生素用法列于表 27.4。对于将维持剂量加入到透析液，持续或间歇抗生素给药有同效。对于持续给药，相同剂量的抗生素被加入到每袋透析液中，或者每 12～24 小时将更大剂量的抗生素加入到 1 袋透析液中（对于万古霉素，则是每 4～5 天）。最近一项关于儿童的随机调查显示间歇万古霉素用法比持续用法更有效（Schaefer et al，1999）。氨基糖苷类白天给药的方案有较大优点，包括处理容易、增加疗效、较小的毒性，可得到与延长抗菌治疗相同的效果，白天一次性用药可得到高细菌杀伤率。然而，抗生素的谷浓度（例如用药 24 小时后）是低的，精确的抗生素后效应持续的效果还不清楚，它可能与患者身体状况有关系，特别是有残余肾功能的患者（Low，1996）。

　　每日一次的头孢唑林用法曾受到关注，用量为 1.0～2.0g IP/d（Lai，1997；Troidle，1997）。然而腹水中头孢菌素的浓度将低于大多数细菌的最低抑制浓度（minimum inhibitory concentration，MIC），因为头孢菌素与氨基糖苷类相比较没有抗菌滞后效应，因此 1 天 1 次的用法比间歇性应法的失败率高（Fielding，2002）。因此持续性头孢菌素的用法是首选用法，同时间歇性用法也得到了广泛应用。

    5）**透析液中抗生素的稳定性**。万古霉素，氨基糖苷类和头孢菌素可以混合在一透析袋中使用，然而氨基糖苷类不能与青霉素混用，万古霉素（25mg/L）混合在透析液中室温下可以保存28天，高于室温将减低其稳定性。庆大霉素（8mg/L）可以保存14天，加用肝素，稳定性也会降低。头孢唑林（500mg/L）室温下至少可以保存8天，冷藏可以达到14天，加用肝素不影响其稳定性。头孢他啶不稳定，室温下浓度为125mg/L可以保存4天，冷藏可以达到7天，200mg/L浓度冷藏条件下可以保存10天。

c. **肝素**。腹膜炎时在腹水中常常形成纤维素，因此管路堵塞几率高，多数情况下在透析液里加入肝素（500~1000U/L），直到腹膜炎症状消失和腹水纤维素凝块消失。

d. **抗真菌药**。因为大多数真菌性腹膜炎是在使用抗生素后发生的，因此在抗生素治疗期间做好抗真菌感染的防备工作可以预防真菌性腹膜炎的发生，其中较为常见的是 Candida 腹膜炎。大量的研究表明，在抗生素治疗期间口服预防真菌感染的药物，得到的结果通常是不统一的。我们相信预防性抗真菌治疗是真菌性腹膜炎的高基线方案。

e. **CAPD 和 APD 转化**。CAPD 患者通常可继续他们常规的腹透液更换方案，除非滤出液变浑浊。某些医师建议，CAPD 和 APD 患者中、重度腹膜炎首次24~48 小时透析过程中，应该每3~4 小时更换腹透液并在透析液中加入抗生素。APD 患者中轻、中度腹膜炎者，无论是持续（更换所有）或间断（只在白天）加入抗生素可持续不更换。部分将 APD 方案改为 CAPD 方案，但是这对于患者来说存在问题，特别是在家进行治疗者。APD 的患者在腹膜炎的治疗过程中选择抗生素的剂量见表 27.5，治疗患者是否留院取决于许多因素，包括患者的一般情况、腹膜炎的程度和选择的治疗类型，大多数中心的多数患者都是院外治疗。

f. **继发性腹膜炎的考虑**。在少数但占有很大比例的腹膜炎患者中，严重的、位于腹腔内的疾病（例如胃十二指肠溃疡穿孔、胰腺炎、阑尾炎和憩室炎）存在时，腹水的表现可以掩盖这些疾病存在的局部压痛。如果有证据提示存在潜在的腹腔内感染，则应当进行胸部 X 片检查。CAPD 患者胸部 X 线腹腔游离气体是不常见的表现，如果排除了腹腔镜手术或更换腹透液装置操作的因素，则可能是内脏穿孔造成的。而腹腔游离气体的发生也常见于正在进行循环透析的患者。

g. 淀粉酶和脂肪酶。对于怀疑为胰腺炎的透析患者，血清总淀粉酶超过正常值上线的三倍，则提示胰腺炎的发生。透析患者中的部分重症胰腺炎可能表现轻微且没有血清总淀粉酶升高。对于进行 PD 的患者，滤过液中淀粉酶浓度可以较容易获得，但是并不是胰腺炎的敏感指标，因为重症胰腺炎患者滤过液中的淀粉酶可以仅轻度升高。因此可认为，滤过液中淀粉酶浓度 > 100U/dl，提示胰腺炎或其他腹腔内疾病。

血清脂肪酶在大约 50% 进行透析的胰腺炎患者中升高（高达正常值上限的两倍），对于使用艾考糊精透析的 PD 患者，其急性胰腺炎的诊断，脂肪酶的测定比淀粉酶的测定更有优势。

h. 腹膜渗透改变的结果。腹膜炎时腹膜对水、糖和蛋白的渗透性增加，糖的快速吸收降低了超滤，导致液体超负荷，腹透液中较高的糖水平和较短的更换时间才能维持充足的超滤。因为腹膜炎时糖的吸收加快，高血糖症将导致和加重糖尿病，除非血糖水平被检测并以适当的胰岛素剂量加以调整。腹膜炎时还会导致蛋白的丢失增加。

i. 便秘。腹膜炎时便秘是常见的症状，且便秘自身就是腹膜炎的危险因素，便秘可以影响渗透液的排出。假如存在便秘，将暂停使用含钙的磷酸盐复合物（引起便秘）。

2. **非腹膜炎腹膜污染的处理**。腹腔被细菌污染后，多数微生物的潜伏期是 12 ~ 48 小时。假如无菌技术被破坏，建议应用抗生素以防止腹膜炎的发生。更换透析管路，用含有抗葡萄球菌抗生素的林格式乳酸液冲洗腹腔，短期（1 ~ 2 天）口服抗生素（例如，环丙沙星），然而这些处理是否有效预防腹膜炎还没有报道。

3. **根据患者的情况和最初培养结果更换腹膜炎的治疗。** 通过有效的治疗，12～48 小时内患者的症状会有所改善，腹水细胞计数和中性粒细胞百分比降低，肉眼可看到腹水性状可，假如 48 小时内患者情况仍不改善，必须再次做细胞计数和培养，2～3 天内得出致病菌和药敏结果。一些微生物可能需要更长的生长期（如耐庆大霉素和耐甲氧西林金黄色葡萄球菌），70%～90%病例是单一细菌感染（表 27.1）。

a. 革兰氏阳性培养。假如培养结果是金葡菌和链球菌，建议用单一抗生素，首选氨基糖苷类抗生素，可终止感染。据报道许多腹腔表皮样葡萄球菌对一代头孢菌素耐药。如果患者对治疗有效，通常不需要更换抗生素。假如培养结果是粪肠球菌时，通常氨苄西林或万古霉素加氨基糖苷类抗生素治疗是有效的，除非测试表明有万古霉素耐药性，否则利奈唑胺或奎奴普丁/达福普汀没有必要使用。

1）**持续治疗。** 对于凝固酶阴性的葡萄球菌和肠球菌腹膜炎患者，如果患者迅速改善，应当继续抗菌治疗，总疗程为 14 天。金葡菌感染需要抗菌治疗 3 周，建议用抗球菌抗生素加口服利福平，以防止严重金葡菌腹膜炎的复发及再发。利福平可以诱导细胞色素 P450（CYP3A4），当患者接受通过这种途径代谢的药物治疗时，其应该维持在低值。金黄色葡萄球菌性腹膜炎并发出口处或导管感染如果不拔去导管，抗生素治疗无效。

2）**鼻腔携带和金葡菌感染。** 金葡菌感染性腹膜炎的患者常在鼻部携带金葡菌，用抗生素根除鼻部携带有助于预防进一步的腹膜感染。这可用莫匹罗星滴鼻（bid，5d，每 4 周）或口服利福平（300mg，bid，5d，每 3 月）。此外，莫匹罗星和利福平耐药性越来越常见，在抗菌治疗过程中，应反复细菌培养，以根除鼻部携带金葡菌。

b. 革兰氏阴性培养。已经治愈的革兰氏阴性菌，或是临床症状已改善的患者，可存在并发症：①革兰氏阴性菌感染（特别是假单胞菌）很难根除，且复发风险较高；②革兰氏阴性菌感染腹膜炎是怀疑腹腔内病变的征象；③氨基糖苷类的持续治疗有产生前庭神经毒性的危险。

如果非假单胞菌属感染被确认，腹膜炎的常规治疗首选头孢三代抗生素或氨基糖苷类或其他适当的抗生素，有些人倾向于两种抗生素联用。如果确认假单胞菌属感染，应联用两种抗生素。腹腔用氨基糖苷类加三代头孢抗生素，或半合成青霉素加抗假单胞菌抗生素（如哌拉西林）静脉点滴。体外半合成青霉素可灭活氨基糖苷类抗生素，因此二者不能在腹腔中联合应用，其他替代抗生素有环丙沙星（或其他喹诺酮类）、氨曲南、亚胺培南、甲氧苄啶-磺胺甲噁唑。2/3 以上的假单胞菌属感染腹膜炎需要拔除透析管（Bunke et al.，1995）。口服喹诺酮类（如环丙沙星、氧氟沙星）可以达到有效的透析液药物浓度，现在所用的磷酸盐平衡液可避免从胃肠道的吸收。

1) **持续治疗。**无并发症的革兰氏阴性菌感染的病例需维持治疗至少 2 周，最好 3 周。如果腹透管拔除，抗生素应继续使用 2 周（口服或静脉），尤其是假单胞菌感染。

2) **腹腔用氨基糖苷类的毒性。**治疗革兰氏阴性菌腹膜炎，氨基糖苷类应延长疗程（2 周）。加入腹透液中的庆大霉素、妥布霉素、乃替米星常用剂量（负荷剂量后）为 4 ~ 6mg/L。这将导致血清药物持续高水平，可引起听神经中毒。每 24 小时加入一次较大剂量药物于每袋透析液中（例如 20mg/L 的庆大霉素或妥布霉素）可以避免其血清浓度超过 2mg/L，这可减低氨基糖苷类的毒性。

3) **替代治疗。**许多革兰氏阴性菌对氨曲南、新型头孢菌素、喹诺酮类、亚胺培南或半合成青霉素敏感。使用这些替代抗生素要考虑到首选药物和什么时候需要延长革兰氏阴性菌腹膜炎治疗。

4) **寡养单胞菌感染（原称黄单胞菌属）。**广谱抗生素的使用时感染寡养单胞菌的主要危险因素，它们通常为耐药性很强的微生物，治疗需要两种抗生素同时应用，其中包括复方磺胺甲噁唑，而且至少用药 3 ~ 4 周，并且要拔除腹透管（Szeto，1997）。

c. 多种微生物感染的腹膜炎。通常由多种革兰氏阳性细菌引起的腹膜炎对抗生素治疗是有效的，大约60%的感染不需拔除腹透管而治愈（Holly et al.，1992）。

当多种微生物感染时，若发现有厌氧菌，提示有腹膜内脓肿或溃疡穿孔。憩室穿孔、输卵管脓肿、胆囊炎、阑尾炎、溃疡穿孔和胰腺炎都可能是原发病，腹膜透析的患者发生以上这些腹腔病变，其病死率是很高的（Kern et al.，2002）。继发性腹膜炎的处理首先使用三联抗菌治疗，目的是能覆盖革兰氏阳性菌、革兰氏阴性菌和厌氧菌。腹腔内使用氨基糖苷类、万古霉素和口服甲硝唑是可行的方案。也应进行适当的外科干预，同时治疗应该做到个体化。

d. 培养阴性的腹膜炎。如果 24 小时培养结果是阴性，那么最有可能解释是细菌感染存在，但是感染的微生物在培养样本中没有生长。有时生长可能出现在5 ~ 7 天之后，因此需要延长培养时间。处理方式有赖于患者的临床症状是否有改善。虽然一些患者要氨基糖苷类和头孢菌素合用 14 天（Li，2010），但是不建议持续使用革兰阴性菌抗生素（如，头孢他啶或氨基糖苷类），但如果患者有改善，应继续使用 3 天后停止用药。对于治疗后症状没有改善的培养阴性的患者，应当用特殊培养基进行再次培养，以寻找不常见微生物，如酵母、分枝杆菌和真菌。如果在透析过程中，其培养阴性结果 > 20%，则需要对培养的方法进行审查。

结核杆菌或非结核分枝杆菌感染性腹膜炎有时培养结果是阴性的，当怀疑是分枝杆菌腹膜炎，特别要注意培养技术。抽取腹水量要大（50 ~ 100ml），并进行离心，分别用固体培养基（例如罗氏琼脂）和液体培养基（Speti-chek、BACTEC 等）培养，诊断的敏感性可提高。通常需要拔除腹透管，但不是强制性的提供及时的治疗。通畅需要联合药物治疗（通常异烟肼，利福平，氧氟沙星和吡嗪酰胺），链霉素和乙胺丁醇不建议用于透析的患者。

e. **真菌性腹膜炎**。真菌性腹膜炎通常比较复杂，当近期进行细菌性腹膜炎的抗生素治疗时应强烈怀疑并发真菌性腹膜炎的可能。其他易罹患真菌性腹膜炎的因素包括糖尿病、免疫抑制（免疫抑制治疗、HIV 感染）和恶病质特别是低蛋白血症。念珠菌是最常见的，但很多真菌类型都能培养出。ISPD 建议，只要革兰氏染色和培养证实真菌，立即拔除透析管（Li，2010），而且治疗不少于 10 天，患者改换为血液透析。某些患者新透析管植入后 4 ~ 6 周，所有腹膜炎的症状消失还需要至少 1 周的时间。

为了避免粘连形成，除了拔除透析管外，还需延长口服抗真菌药物，例如氟胞嘧啶、咪康唑、氟康唑、酮康唑、伊曲康唑、伏立康唑。如果培养出了丝状真菌，伏立康唑或泊沙康唑可以替代两性霉素 B，但它们都不可单独用于念珠菌性腹膜炎（即使拔除导管）。建议这些抗真菌药的剂量与肾功能正常者相同，只有氟胞嘧啶例外，其用量应减少（见第 35 章）。因口服氟胞嘧啶在许多国家不易买到且价格高，这会影响其在当地的应用。

4. **难治性腹膜炎和拔除腹透管的指征**。难治性腹膜炎的定义是以适当的抗生素治疗 5 天未治愈。这些患者腹透管的拔除目的是减少病死率和保护腹膜。假如怀疑腹腔内脓肿，B 超、CT 或镓扫描可给予提示。在这种情况下，可能需要立即手术探查及引流或在拔除腹透管后进行。通常应用抗生素后没有迅速反应的患者要比长期应用抗生素的患者（严重感染和病死率增加）和腹膜的损害影响腹透的患者更倾向于拔除腹透管。拔除腹透管后新腹透管置入前的安全期是存在争议的，这可能有赖于腹膜炎的严重程度，是真菌性腹膜炎还是导管感染。保护性处置是要等待 4 ~ 6 周，可能大约只有 1/2 的患者能恢复腹膜透析，但是必须做到充分的透析和超滤（Szeto，2002）。

5. **复发性、反复发作性、再发性腹膜炎**。复发性腹膜炎是指停止抗生素治疗 4 周后同一微生物感染的腹膜炎，表皮葡萄球菌或革兰氏阴性菌感染者常见，但是"复发性"培养阴性腹膜炎亦较常见。在复发性革兰氏阴性菌腹膜炎患者中，伴或不伴外科暴露的腹透管拔除的患者首先要考虑到，特别是假单胞菌感染的患者。如果要进行药物治疗，则应该考虑是间歇性氨基糖苷类用药还是替代性用药。对于感染不太严重的患者，拔除旧的透析管置入新的透析管，避免血液透析。只要有可能，置入的新透析管可从原皮肤造瘘口置入，这样的处理对凝血酶阴性链球菌性复发性腹膜炎是特别有效的。

近期的研究表明，复发性和反复发作性腹膜炎可由不同谱的细菌引起，并且可能代表两个不同的临床实体（Szeto，2009）。值得注意的是，反复发作性腹膜炎比复发腹膜炎的预后差。虽然反复发作的腹膜炎通常抗生素治疗效果尚可，但是它有进一步发展或复发腹膜炎的风险（Szeto，2011B），并且需要复发、反复发作的治疗

a. 纤溶酶。链激酶和尿激酶已被用于一些难治性或复发性腹膜炎的治疗。使用这些是为了释放出包被于腹腔内和附着于透析管纤维素中的细菌，消除感染。研究并没有证实这种方法与拔出或置换腹透管相比有优势（Williams，1989）。

6. 腹膜炎伴腹透管堵塞。腹透管堵塞常伴有腹膜炎，处理将在第23章讨论。

7. 预防性抗生素的应用。预防性抗生素的应用不能预防腹膜炎，对造瘘口感染是有预防作用。然而短期的预防性应用抗生素有利于下列情况：①换管前（万古霉素或头孢菌素）；②预防细菌侵入性操作，例如牙医的处理（阿莫西林2.0g）或结肠镜检查、结肠镜息肉切除、宫腔镜检查或胆囊切除术（氨苄西林加氨基糖苷类）；③意外污染。

8. 预防。预防性应用抗生素上面已经讨论过。透析袋是污染的高风险因素，填充前冲洗可能会降低污染的风险，双套囊导管可以减少金黄色葡萄球菌进入腹膜的可能，很显然在降低腹膜炎风险方面，双套囊导管优于单套囊导管。

许多围手术期的措施可能有助于减少腹膜炎的发生率（Crabtree，2005）。皮肤出口部位应该向下

或横向。皮下隧道切口不应超过透析导管的直径，皮下袖带的位置应距离出口部位 2 ~ 3 cm。导管出口应该尽可能做到最小。不应在导管出口部位进行缝线。

低钾血症与肠腔相关性腹膜炎的风险增加有关，因此如果存在低钾血症，应当治疗。由于肠道微生物的存在，在便秘，肠炎，腹膜炎之间存在着联系。最近的一项观察性研究表明，乳果糖治疗可降低腹膜炎的风险（Afsar，2010）。

训练方法对 PD 感染的风险有大幅影响，因此培训应该遵循标准指南（Bernardini，2006 年）。每一个 PD 方案都应该遵循 ISPD 指南去培训先关工作人员，同时开设专门的课程。每个项目应当规划好何时何地对患者进行再教育。还没有在这方面发表的研究报告。再培训应着眼于腹膜炎或导管感染，以及如何提高灵活度，视觉或精神敏锐度。处理好一位腹膜炎患者后，应当对此案例进行分析，以便下一步做计划去预防相似病例的发生。

II. 造瘘口感染

大约 1/5 的腹膜炎患者与造瘘口和造瘘管感染有关（Piraino et al. 2005）。脓液从出口部位流出通常指示感染的存在，而红斑单独存在并不代表感染。

A. 发生率

造瘘口感染的发病率大约为每月 1 例/24 ~ 48 例，既往有感染病史的发病率更高。

B. 病因和发病机理

造瘘口感染主要由金葡菌或革兰氏阴性杆菌，相反表皮葡萄球菌性腹膜炎 < 20%。金葡菌感染有明显的发病机理，因为大约 45% 的患者是鼻咽部金葡菌的携带者，鼻咽部携带者与腹腔管出口感染及腹膜炎相关（Luzar，1990a、1990b），因此根除携带状态这一处置是很有帮助的。

C. 治疗

治疗有赖于是否有红斑或红斑伴有腹透管有脓液，前者用高张盐、过氧化物、2% 莫匹罗星药膏就可以，莫匹罗星不用于聚亚胺酯透析管（许多腹透管是由 Vas-Cath 或 Cruz 制造），因为莫匹罗星中的聚乙二醇降解聚亚胺酯和损坏腹透管。乳酸环丙沙星滴耳液用于聚亚胺酯透析管，但治疗造瘘口感染的效果不确定（Montenegro，2000）。

当造瘘口出现感染，治疗就更困难和更易导致治疗的失败，因为造瘘口感染可延伸至皮下腹透管内，应用 B 超检查即可确诊（Vychytil，1999）。化脓性造瘘口感染的治疗有赖于革兰氏染色和培养结果，引流物的革兰氏染色和微生物培养可以指导初始治疗。如果培养革兰氏阳性菌，口服头孢菌素或抗链球菌青霉素是一线治疗。如果经过 1 周的培养和药敏指定的治疗后，病情未出现改善则应该加用利福平 600mg/d。假如两周感染没控制，外科处理（去顶，外部接口剔除，或拔除腹透管）是必要的。如果隧道感染存在，早期接口切除，联合抗生素治疗可提高腹透管保留率（Suh，1997），然而腹透管拔除有时是必要的，特别是合并存在腹膜炎。

如果革兰氏阴性杆菌感染，应当在药物敏感性的基础上进行治疗，口服喹诺酮类是有效的，要注意避免在服用药物 2 小时内一些离子药物的摄入（钙、铁、锌、制酸剂）。严重的假单胞菌感染腹腔内用头孢菌素或氨基糖苷类抗生素是必要的，治疗应持续到造瘘口感染消失。治疗最短时间是 2 周，对于腹腔管出口是假单胞菌感染的患者治疗要达到 3 周。假单胞菌感染常须拔除腹透管。在其他位置替代置管通常也是可取的，表 27.6 列出了治疗造瘘口感染的抗生素。

D. **预防**

抗金黄色葡萄球菌的抗生素对于预防鼻部金黄色葡萄球菌所导致的造瘘口感染是很有效的。可使用的抗生素包括利福平（600mg/次，口服 5 天）、莫匹罗星（2% 软膏，每 4 周使用 5 天，2 次/天）、复方新诺明（每周使用 3 次）。一项随机试验发现，利福平 600mg/次，每个月服用 5 天，并使用 3 个月，可以显著降低导管相关感染（Zimmerman，1991）。一项多中心的随机试验发现（Mupirocin Study Group，1996）于携带鼻部金黄色葡萄球菌的患者通过鼻部使用莫匹罗星软膏，可以降低腹透管出口感染的几率。但总的来说，造瘘口部位感染的发病率并没有降低，因为革兰氏阴性菌的感染增加，且未能降低管内感染及腹膜炎的发病。

表27.6　造瘘口和管内感染口服抗生素

阿莫西林	250~500mg 每日 2 次
头孢氨苄	500mg 每日 2 次
环丙沙星	250~500mg 每日 2 次
克拉仙霉素	250~500mg 每日 2 次
双氯西林	250~500mg 每日 2 次
氟康唑	200mg 每日 1 次
氟氯西林	500mg 每日 2 次
氟胞嘧啶	负荷剂量2g，随后每日1g 口服
异烟肼	每日 300mg
利奈唑胺	600mg 每日 2 次
甲硝唑	体重<50kg 400mg 每日 2 次
	体重>50kg 400~500mg 每日 2 次
氧氟沙星	第一天 400mg，随后每日 200mg
吡嗪酰胺	每日 35mg/kg（每日 2 次或 1 次给予）
利福平	体重<50kg 450mg 每日 1 次
	体重>50kg 600mg 每日 1 次
甲氧苄啶/磺胺甲唑	每日 80/400mg

　　腹透管出口的护理的首要目的就是防止腹腔管感染。有足够的数据来支持，在所有患者腹透管出口处应用抗生素乳膏（莫匹罗星或庆大霉素）。两项临床试验与历史对照组（Thodis，1998；Thodis，1996）相比，发现每天使用莫匹罗星软膏涂布出口部位可降低出口处感染和腹膜炎的发生率。在另一研究（Bernardini，2005）中，庆大霉素乳膏与莫匹罗星对于预防金黄色葡萄球菌感染和降低绿脓杆菌等革兰氏阴性导管感染是一样有效的。腹膜炎减少了35%，特别是革兰氏阴性菌感染引起的，因为其对革兰氏阳性和革兰氏阴性感染均有效。因此对于PD 患者倡导庆大霉素乳膏每日涂抹于出口部位。然而，

氨基糖苷类长时间使用的耐药风险一直没有评估。

双袖口导管与出口部位感染的发病率较低是否相关，目前仍存在争议（Nessim，2010；Segal，2013）。导管置换可能比较重要。包埋于皮下腹透管的 Moncrief 技术（见第 23 章），即使在置管几周后造瘘口部位的感染的发生率都有减少。在儿童中，用氯己定与聚乙烯吡酮磺相比，造瘘口部位的感染的发生率有显著减低（Jones，1995），聚盐酸己双胍方案似乎比聚维酮碘更好（Núñez-Moral，2014）。

参考文献与推荐阅读

Afsar B, et al. Regular lactulose use is associated with lower peritonitis rates: an observational study. *Perit Dial Int*. 2010;30:243–246.

Ballinger AE, et al. Treatment for peritoneal dialysis-associated peritonitis. *Cochrane Database Syst Rev*. 2014;26:CD005284.

Bernardini J, Price V, Figueiredo A; International Society for Peritoneal Dialysis (ISPD) Nursing Liaison Committee. Peritoneal dialysis patient training, 2006. *Perit Dial Int*. 2006;26:625–632.

Bernardini J, et al. A randomized trial of *Staphylococcus aureus* prophylaxis in peritoneal dialysis patients: mupirocin calcium ointment 2% applied to the exit site versus cyclic oral rifampin. *Am J Kidney Dis*. 1996;27:695–700.

Bernardini J, et al. Randomized, double-blind trial of antibiotic exit site cream for prevention of exit site infection in peritoneal dialysis patients. *J Am Soc Nephrol*. 2005;16:539–545.

Bunke M, et al. *Pseudomonas* peritonitis in peritoneal dialysis patients: the Network 9 Peritonitis Study. *Am J Kidney Dis*. 1995;25:769–774.

Cho Y, Johnson DW. Peritoneal dialysis-related peritonitis: towards improving evidence, practices, and outcomes. *Am J Kidney Dis*. 2014;64:278–289.

Cho Y, et al. Biocompatible dialysis fluids for peritoneal dialysis. *Cochrane Database Syst Rev*. 2014;27:CD007554.

Choi P, et al. Peritoneal dialysis catheter removal for acute peritonitis: a retrospective analysis of factors associated with catheter removal and prolonged postoperative hospitalization. *Am J Kidney Dis*. 2004;43:103–111.

Crabtree JH, et al. A laparoscopic method for optimal peritoneal dialysis access. *Am Surg*. 2005;71:135–143.

Daugirdas JT, et al. Induction of peritoneal fluid eosinophilia and/or monocytosis by intraperitoneal air injection. *Am J Nephrol*. 1987;7:116–120.

Elamin S, et al. Low sensitivity of the exit site scoring system in detecting exit site infections in peritoneal dialysis patients. *Clin Nephrol*. 2014;81:100–104.

Fielding RE, et al. Treatment and outcome of peritonitis in automated peritoneal dialysis, using a once-daily cefazolin-based regimen. *Perit Dial Int*. 2002;22:345–349.

Gadallah M, et al. Role of preoperative antibiotic prophylaxis in preventing postoperative peritonitis in newly placed peritoneal dialysis catheters. *Am J Kidney Dis*. 2000;36:1014–1019.

Humayun HM, et al. Peritoneal fluid eosinophilia in patients undergoing maintenance peritoneal dialysis. *Arch Intern Med*. 1981;141:1172–1173.

Jones LL, et al. The impact of exit-site care and catheter design on the incidence of catheter-related infections. *Adv Perit Dial*. 1995;11:302–305.

Kern EO, et al. Abdominal catastrophe revisited: the risk and outcome of enteric peritoneal contamination. *Perit Dial Int*. 2002;22:323–324.

Kerschbaum J, et al. Treatment with oral active vitamin D is associated with decreased risk of peritonitis and improved survival in patients on peritoneal dialysis. *PLoS One*. 2013;8:e67836.

Lai MN, et al. Intraperitoneal once-daily dosing of cefazolin and gentamicin for treating CAPD peritonitis. *Perit Dial Int*. 1997;17:87–89.

Li PK, et al. Use of intraperitoneal cefepime as monotherapy in treatment of CAPD peritonitis. *Perit Dial Int.* 2000;20:232–234.

Li PK, et al. Comparison of clinical outcome and ease of handling in two double-bag systems in continuous ambulatory peritoneal dialysis—a prospective randomized controlled multi-center study. *Am J Kidney Dis.* 2002;40:373–380.

Li PK, et al. Peritoneal dialysis-related infections recommendations: 2010 update. *Perit Dial Int.* 2010;30:393–423.

Li PK, et al. Infectious complications in dialysis—epidemiology and outcomes. *Nat Rev Nephrol.* 2012;8:77–88.

Low CL, et al. Pharmacokinetics on once-daily IP gentamicin in CAPD patients. *Perit Dial Int.* 1996;16:379–384.

Lui SL, et al. Cefazolin plus netilmicin versus cefazolin plus ceftazidime for treating CAPD peritonitis: effect on residual renal function. *Kidney Int.* 2005;68:2375–2380.

Luzar MA, et al. Exit-site care and exit-site infection in continuous ambulatory peritoneal dialysis (CAPD): results of a randomized multicenter trial. *Perit Dial Int.* 1990a;10:25–29.

Luzar MA, et al. *Staphylococcus aureus* nasal carriage and infection in patients on continuous ambulatory peritoneal dialysis. *N Engl J Med.* 1990b;322:505–509.

Manley HJ, et al. Pharmacokinetics of intermittent intraperitoneal cefazolin in continuous ambulatory peritoneal dialysis patients. *Perit Dial Int.* 1999;19:67–70.

Manley HJ, Bailie GR. Treatment of peritonitis in APD: pharmacokinetic principles. *Semin Dial.* 2002;15:418–21.

Montenegro J, et al. Exit-site care with ciprofloxacin otologic solution prevents polyurethane catheter infection in peritoneal dialysis patients. *Perit Dial Int.* 2000;20:209–214.

Monteon F, et al. Prevention of peritonitis with disconnect systems in CAPD: a randomized controlled trial. The Mexican Nephrology Collaborative Study Group. *Kidney Int.* 1998;54:2123–2138.

Mupirocin Study Group. Nasal mupirocin prevents *Staphylococcus aureus* exit-site infection during peritoneal dialysis. *J Am Soc Nephrol.* 1996;7:2403–2408.

Nessim SJ, Bargman JM, Jassal SV. Relationship between double-cuff versus single-cuff peritoneal dialysis catheters and risk of peritonitis. *Nephrol Dial Transplant.* 2010;25:2310–2314.

Núñez-Moral M, et al. Exit-site infection of peritoneal catheter is reduced by the use of polyhexanide: results of a prospective randomized trial. *Perit Dial Int.* 2014;34:271–277.

Piraino B, et al. A five-year study of the microbiologic results of exit site infections and peritonitis in continuous ambulatory peritoneal dialysis. *Am J Kidney Dis.* 1987;4:281–286.

Piraino B, et al. Increased risk of *Staphylococcus epidermidis* peritonitis in patients on dialysate containing 1.25 mmol/L calcium. *Am J Kidney Dis.* 1992;19:371–374.

Piraino B, et al. Peritoneal dialysis-related infections recommendations: 2005 update. *Perit Dial Int.* 2005;25:107–131.

Piraino B, et al. ISPD position statement on reducing the risks of peritoneal dialysis-related infections. *Perit Dial Int.* 2011;31:614–630.

Ram R, et al. Cloudy peritoneal fluid attributable to non-dihydropyridine calcium channel blocker. *Perit Dial Int.* 2012;32:110–111.

Schaefer F, et al. Intermittent versus continuous intraperitoneal glycopeptide/ceftazidime treatment in children with peritoneal dialysis-associated peritonitis. The Mid-European Pediatric Peritoneal Dialysis Study Group (MEPPS). *J Am Soc Nephrol.* 1999;10:136–45.

Segal JH, Messana JM. Prevention of peritonitis in peritoneal dialysis. *Semin Dial.* 2013;26:494–502.

Shemin D, et al. Effect of aminoglycoside use on residual renal function in peritoneal dialysis patients. *Am J Kidney Dis.* 1999;34:14–20.

Suh H, et al. Persistent exit-site/tunnel infection and subcutaneous cuff removal in PD patients. *Adv Perit Dial.* 1997;13:233–236.

Szeto CC, et al. *Xanthomonas maltophilia* peritonitis in uremic patients receiving continuous ambulatory peritoneal dialysis. *Am J Kidney Dis.* 1997;29:91–96.

Szeto CC, et al. Feasibility of resuming peritoneal dialysis after severe peritonitis and Tenckhoff catheter removal. *J Am Soc Nephrol.* 2002a;13:1040–1045.

Szeto CC, et al. Conservative management of polymicrobial peritonitis complicating peritoneal dialysis—a series of 140 consecutive cases. *Am J Med*. 2002b;113:728–733.

Szeto CC, et al. Recurrent and relapsing peritonitis: causative organisms and response to treatment. *Am J Kidney Dis*. 2009;54:702–710.

Szeto CC, et al. Persistent symptomatic intra-abdominal collection after catheter removal for PD-related peritonitis. *Perit Dial Int*. 2011a;31:34–38.

Szeto CC, et al. Repeat peritonitis in peritoneal dialysis: retrospective review of 181 consecutive cases. *Clin J Am Soc Nephrol*. 2011b;6:827–833.

Thodis E, et al. Decrease in *Staphylococcus aureus* exit-site infections and peritonitis in CAPD patients by local application of mupirocin ointment at the catheter exit site. *Perit Dial Int*. 1998;18:261–270.

Troidle L, et al. Two gram intraperitoneal cefazolin for the treatment of peritonitis. *Perit Dial Int*. 1997;17(suppl 1):S40.

Vychytil A, et al. Ultrasonography of the catheter tunnel in peritoneal dialysis patients: what are the indications? *Am J Kidney Dis*. 1999;33:722–727.

Williams AJ, et al. Tenckhoff catheter replacement or intraperitoneal urokinase: a randomized trial in the management of recurrent continuous ambulatory peritoneal dialysis (CAPD) peritonitis. *Perit Dial Int*. 1989;9:65–67.

Yu AW, et al. Neutrophilic intracellular acidosis induced by conventional lactate-containing peritoneal dialysis solutions. *Int J Artif Organs*. 1992;15:661–665.

Zimmerman SW, et al. Randomized controlled trial of prophylactic rifampin for wwperitoneal dialysis-related infections. *Am J Kidney Dis*. 1991;18:225–231.

第28章 疝、漏液和包裹性腹膜硬化

Joanne M. Bargman
苏路路 译，张小东 校

腹膜腔内灌注透析液必然伴随腹内压（intra-abdominal pressure, IAP）升高。决定腹内压升高强度的两个主要因素是透析液的体积和患者所处的体位。在透析液体积一定的情况下，患者处于仰卧位时腹内压最低，坐位时最高，而且，诸如咳嗽、弯腰、用力排便等动作可导致腹内压一过性剧烈升高。腹膜透析患者的腹内压升高可引起多种机械性并发症。

I. 疝形成

A. **发病率和发病因素**。疝的发病率和患病率很难估计。疝可以无任何症状，不仔细检查很难确定诊断，腹膜透析患者最终罹患疝的比例可达 10% ~20% 。

　　潜在的危险因素如表 28.1 所列，包括透析液容量过大和进行屏气收腹动作，即 Valsalva 动作。此外，腹壁肌肉组织的去适应会增加腹壁张力而易于疝的形成。

表28.1　疝形成的潜在危险因素

透析液容量过高
坐位
Valsalva 动作（例如咳嗽、用力排便）
近期的腹部手术
管周渗漏或血肿
肥胖
去适应
经产
先天性解剖缺陷

B. **疝的类型**。在腹膜透析患者中，已报道了多种不同类型的疝，列于表 28.2。

表 28.2 腹膜透析患者疝的类型

侧腹疝

上腹疝

管周疝

脐疝

腹股沟疝（直疝和斜疝）

股疝

Morgagni 孔疝（膈疝）

膀胱疝

Spigelian 疝（半月线疝）

Richter 疝（肠壁疝）

肠疝

腹股沟斜疝是肠管和（或）透析液通过未闭锁的腹膜鞘突向下突出的结果，常见于男性患者。对于男孩来说，如果一侧鞘突未闭锁（导致腹股沟疝），另一侧也多处于开放状态，因而需要进行双侧修补（见下文）。

C. **诊断**。如上所述，在临床上，疝可能处于隐蔽状态。让患者站立并用力鼓腹是一种有效的检查方法，这可增加腹内压，使疝更加明显。

管周疝需要与血肿、血清肿、脓肿等肿块鉴别，超声可以区别固态表现的疝和液态包裹表现的其他情况。腹股沟斜疝充塞阴囊时需要与鞘膜积液（只有液体/透析液漏到未闭锁的鞘突形成）和阴囊或睾丸自身的病变鉴别。

染料辅助的计算机断层扫描（computed tomography, CT）可以辅助描绘疝的轮廓。首先在 2L 透析液中加入 100ml 碘海醇 300（Omnipaque 300），然后注入患者腹腔，重要的是注药后患者要尽可能活动 2 小时，以利于造影剂进入疝囊，然后进行 CT 扫描。对于腹股沟疝病例，扫描外生殖器很重要，CT 扫描可以确定阴囊水肿是由于透析液通过未闭锁的鞘突还是通过前腹壁形成的（见下文）。这种方法还可以帮助区别前腹壁疝和孤立的渗漏。对于脐疝等其他类型的疝，通常由于诊断明确，不需要进行 CT 扫描。

初步的经验表明，磁共振成像有助于区别诊断腹壁和生殖器渗漏，透析液自身作为造影剂，可用于对普通造影剂过敏的患者。在核磁共振（magnetic resonance imaging，MRI）图像中，透析液呈明亮的白色影像。

D. **治疗**。小疝，尤其是脐疝，发生肠管嵌顿和绞窄的风险最大，需要手术修补。必须告诫患者，如果疝不能还纳，尤其是当疝有触痛时，应该立即就诊。对于任何一个出现腹膜炎的患者，都应检查是否有小的绞窄性疝，因为绞窄性疝可导致细菌的透壁渗漏而引起腹膜炎。大疝也应该手术修补，因为可能有膀胱和肠管疝出。子宫脱垂（不是真正的疝）有时可以用子宫托处理，但是最终需要进行子宫切除术。

手术修补疝以后，必须尽可能保持低的腹内压来巩固疗效。如果患者有显著的残存肾功能（例如 10ml/min 或更多），可以完全停止透析 1 周，然后重新开始低容量（例如 1L）透析。这时必须密切注意患者有无尿毒症症状或高钾血症。如果有条件进行自动腹膜透析（automated peritoneal dialysis，APD），那么患者可以仰卧位透析而保持较低的腹内压。很少或没有残存肾功能的患者，术后应立即开始低容量腹膜透析。另一种方法是进行血液透析直至伤口完全愈合（2～3 周）。

对于复发疝患者，可以减少体力劳动，在低容量透析基础上增加透析液更换频率或改用血液透析。

如果患者一般情况太差或拒绝手术，使用束腹或疝带等机械支撑物可能有效，同时应告诫患者注意嵌顿和绞窄的症状。

Ⅱ. 腹壁和透析导管周围渗漏

这类并发症的发病率也不明确，但是比疝少见。其危险因素与表 28.1 所列类似，手术技巧可能是导致管周渗漏的重要因素。

A. **诊断**。腹壁渗漏在临床上很难做出诊断。当流出的透析液量小于注入透析液量时，容易误认为是超滤故障所致（见第 21 章）。当透析液积聚在腹壁组织内时患者常有体重增加。诊断应综合考虑流出透析液量减少、体重增加、腹部膨隆而没有全身性水肿等症状。患者站立检查可以表现腹部不对称，腹壁潮湿，可以有"沼泽"样外观，腰带和透析导管等压迫处有深的压痕等。

管周渗漏常表现为腹壁插管口敷料和衣着潮湿（透析液）。将尿液试纸放在漏液内将显示葡萄糖阳性。在疝形成章节（见 I . C 部分）描述的增强 CT 扫描可以证实诊断。

B. **治疗**。管周渗漏是透析导管置入时经常发生的术后并发症。术后患者应持续引流并停止腹膜透析至少 24 ~ 48 小时。患者不接触透析液时间越长，渗漏愈合的机会就越大。如果需要，患者应接受血液透析，腹膜透析则应该在数日后重新开始。在大多数患者，渗漏可以自愈，如果渗漏持续，应该取出透析导管并在另外的位置重新留置。管周渗漏一般不需要预防性使用抗生素，除非有明确的感染征象。

与管周渗漏对比，腹壁渗漏可以更早或更晚发生。仰卧位自动腹膜透析往往可以解决透析液积聚的问题。如果渗漏是腹壁完整性中断的结果，患者应该改用白天干腹自动腹膜透析疗法或血液透析。有时，患者腹壁损害在接受短期的白天干腹自动腹膜透析后痊愈，这时，可以恢复持续不卧床腹膜透析（continuous ambulatory peritoneal dialysis，CAPD），必要时行手术修补。

阴道渗漏也可能发生，有些可能是透析液沿输卵管流出的结果，这类患者需要改用白天干腹自动腹膜透析或血液透析。

III. 生殖器水肿

A. **发病机理**。透析液可以通过两条途径到达外生殖器：第一，通过未闭锁的鞘突到达鞘膜，导致鞘膜积液。通过这一途径，透析液也可以透过鞘膜，导致阴囊壁水肿（或阴唇水肿，少见）；第二，通过腹壁缺损区，通常是透析管周。在这种情况下，透析液沿着腹壁流向低垂部位，导致包皮和阴囊水肿，或者阴阜水肿。

B. **诊断**。这种并发症通常伴有疼痛不适感，患者会很快就诊。可以进行 CT 腹膜造影术来鉴别通过哪条途径导致生殖器肿胀（即通过腹前壁还是鞘突）。另一种方法是将 11 . 1 ~ 18 . 5MBq 锝标记的白蛋白胶体掺入透析液注入患者腹腔，然后用 γ 照相的方法检测渗漏途径。

C. **治疗**。需要暂停腹膜透析，卧床休息、抬高阴囊对治疗也有帮助。根据患者需要，可以暂时选用仰卧位低容量 APD 疗法，生殖器水肿通常不会复发。如果需要，也可以暂时进行血液透析。

通过未闭锁的鞘突发生的渗漏可以手术修补，通过腹前壁的渗漏可以重新放置透析导管，患者需要血液透析支持，以利缺损愈合。仰卧位低容量 APD 或无白天存腹透析可以维持较低的腹内压，从而减少渗漏复发的机会。

Ⅳ. 呼吸系统并发症

A. **胸腔积液**。在腹内压升高的影响下，透析液可以从腹腔转移到胸膜腔，引起透析液在胸膜腔积聚，这一并发症称为胸腔积液。

1. **发病率和发病因素**。胸腔积液的发病率不明确，因为积液可以很少而没有症状。胸腔积液比疝少见。

   隔膜具有可以允许透析液通过的缺损。这些缺损可能是先天性的，在这些病例中，胸腔积液可以发生在初次透析时；缺损也可能是后天性的，因此，胸腔积液也可以是迟发的并发症。胸腔积液几乎都发生在右侧，可能由于左侧隔膜大部分被心脏和心包覆盖。

2. **诊断**。胸腔积液可以无症状，严重的可以出现呼吸急促。急促呼吸出现在灌注液进入腹腔后有助于确定诊断。胸腔穿刺术可以用来诊断和（或）缓解症状。最具诊断意义的特征是胸腔液含有较高浓度的葡萄糖，虽然不会总是如此。另外，胸腔液属于典型的漏出液，含有数量不等的白细胞。

   用镓进行的放射性核素扫描也有助于诊断。将用镓标记的白蛋白胶体（18.5MBq）加入透析液，注入患者腹腔，分别在 0、10、20 和 30 分时摄后位像，并在 30 分时摄前位像。患者需要活动，这时腹内压升高，注入的示踪剂易于流入胸膜腔。如果早期的 γ 照相不能探测到进入胸膜腔的示踪剂，这时需要进行延迟摄像（2~3 小时）。使用造影剂的 CT 扫描也有助于确定诊断。

3. **治疗**。如果有呼吸系统症状，应立即停止腹膜透析，并进行胸腔穿刺术，通过检测胸腔液葡萄糖水平可以作出诊断。

   彻底治疗需要修补隔膜的缺损或者闭塞胸膜腔间隙（胸膜闭塞术）。偶尔，透析液本身在胸膜腔充当刺激物引起胸膜腔闭塞，这样，1~2 周后可以恢复腹膜透析。有时可以使用低腹内压的自动腹膜透析（低容量，仰卧位）而不会引起复发。因为透析液流入胸腔是由于压力引起的，所以仰卧位有利于降低压力。胸腔积液的外科手术疗法列于表28.3。

表 28.3　胸腔积液的手术疗法

胸膜闭塞术
　滑石粉
　土霉素
　自体血
　抑肽酶-纤维蛋白胶
隔膜修补
　缝合缺损
　补片加强

B. **呼吸力学改变**。除了功能残气量轻度减少外，腹膜透析不会改变肺功能。动脉氧合作用在 CAPD 开始时轻微、短暂减退。

　　腹膜透析不会使呼吸道阻塞性疾病患者的呼吸症状恶化。事实上，腹内压升高使隔膜过于拉伸对这些患者的呼吸力学有利。

V. 背痛

A. **发病机理**。透析液进入腹膜腔，在升高腹内压的同时，使得重心前移，对腰椎和椎旁肌产生前凸应力，在有前置易患因素的个体，脊柱力学的改变可以引起坐骨神经痛或后平面症状，腹前部肌肉组织过于松弛可加重这一作用。

B. **治疗**。症状急剧的患者需要卧床休息和止痛，施行频繁交换透析液的低容量腹膜透析对部分患者有益。如果条件允许，建议进行小剂量或无白天存腹的 APD，以便仰卧位透析，去除对腰椎的前凸应力。理论上，患者应该接受强化腹背的锻炼，但是常因为患者的病情而受到限制。

VI. 溢出

溢出定义为一种因灌入容量大于流出容量导致的腹膜内压力急剧升高而引发的一系列临床症状。当这一比例达到 2.0 以上时，将引发严重后果。例如，将 4L 透析液注入一个腹透容量为 2L 的患者。症状主要表现为急性腹部不适或急促呼吸。

大多数原因是由于透析时引流不畅。这可能是偶然因素导致的，但也可能是由于引流管的引流功能不佳。大容量超滤液也是可能因素之一。严重的溢出更多见于儿童、自动透析的患者，尤其是使用潮汐式透析模式和当最小流出量警告关闭时。新的透析循环使得在白天注入的透析液没有完全排除时透析的启动更加困难，并且需要提前选好位置以排出累积的超滤液。无症状的溢出很常见。偶然情况下，严重的溢出将导致患者死亡。

VII. 包裹性腹膜硬化症

A. **发病率和发病因素**。包裹性腹膜硬化症（encapsulating peritoneal sclerosis，EPS）发生率很低，但是它是长期腹膜透析患者的严重并发症，发生率为 1% ~ 3%。早期炎症阶段可出现全腹部不适、腹透液交换过快、血性腹透液和一些炎症感染症状：（erythropoietin，EPO）抵抗性贫血、C-反应蛋白升高。炎症阶段持续进展，无论伴或不伴随腹膜炎等的"二次打击"，都将进入纤维硬化阶段，小肠逐渐形成纤维化包裹的囊腔。在这一阶段，患者将出现体重下降和反复发作的肠梗阻。

包裹性腹膜硬化症的最危险因素是持续性腹膜透析。虽然整体发病率较低，但透析 5 年后发病率和透析 10 年后发病率不断升高。腹膜透析的年龄较轻也是独立危险因素。即使患者改为血液透析或肾移植依然属于高危人群。

没有明确的相关性表明腹膜透析的类型、频率或透析方案的选择、强度与包裹性腹膜硬化症有关。如果患者存在自身免疫/炎症疾病需要提前预防，例如红斑狼疮或者血管炎。

B. **诊断和治疗**。当长期腹膜透析的患者出现血性腹透液、流入和流出痛、或广泛性腹痛时需要考虑包裹性腹膜硬化症炎症期的可能性。当出现反复发作的肠梗阻时需要考虑包裹性腹膜硬化症硬化期。需要注意的是，出现包裹性腹膜硬化症的患者需要停止腹膜透析并检测炎症标记物。

影像学检查有助于包裹性腹膜硬化症硬化期的诊断，此期可以观察到肠道的纤维囊周围出现增厚、粘连、扩张、腹膜钙化。腹膜增厚可见于任何长期腹膜透析的患者，其本身不是包裹性腹膜硬化症纤维化期的诊断条件。常规 CT 检查并不能提供有效诊断。

包裹性腹膜硬化症炎症期最好使用适当剂量的糖皮质

激素治疗。在治疗前需要控制感染。治疗周期的长短无法预测，需要根据病情进行调整。一些研究建议使用泰莫西芬或 mTor 阻滞剂治疗，因其有抗纤维化作用。最好在炎症期就进行干预，其效果好于出现瘢痕形成的硬化期。

目前尚不清楚患者是否需要改为血液透析。一方面，这减少了持续暴露可以导致包裹性腹膜硬化症的危险因素。另一方面腹膜干燥可以阻止导致包裹性腹膜硬化症的炎症介质。

对于已经形成包裹性硬囊并反复出现肠梗阻的患者，可以考虑手术治疗。对这类疾病熟悉的手术医师是手术成功的关键，因为肠壁撕裂、粪便污染、手术的死亡率都非常高。

参考文献与推荐阅读

Balda S, et al. Impact of hernias on peritoneal dialysis technique survival and residual renal function. *Perit Dial Int*. 2013;33:629–634.

Chow KM, et al. Management options for hydrothorax complicating peritoneal dialysis. *Semin Dial*. 2003;16:389–394.

Cizman B, et al. The occurrence of increased intraperitoneal volume events in automated peritoneal dialysis in the U.S.: role of programming, patient/user actions and ultrafiltration. *Perit Dial Int*. 2014;34:434–442.

Davis ID, et al. Relationship between drain volume /fill volume ratio and clinical outcomes associated with overfill complaints in peritoneal dialysis episodes. *Perit Dial Int*. 2011;31:148–155.

Dimitriadis CA, Bargman JM. Gynecologic issues in peritoneal dialysis. *Adv Perit Dial*. 2011;27:101–105.

Goldstein M, et al. Continuous ambulatory peritoneal dialysis: a guide to imaging appearances and complications. *Insights Imaging*. 2013;4:85–92.

Goodlad C, et al. Screening for encapsulating peritoneal sclerosis in patients on peritoneal dialysis: role of CT scanning. *Nephrol Dial Transplant*. 2011;26:1374–1379.

Lew SQ. Hydrothorax: pleural effusion associated with peritoneal dialysis. *Perit Dial Int*. 2010;30:13–18.

Martinez-Mier G, et al. Abdominal wall hernias in end-stage renal disease patients on peritoneal dialysis. *Perit Dial Int*. 2008;28:391–396.

Prischl F, et al. Magnetic resonance imaging of the peritoneal cavity among peritoneal dialysis patients, using the dialysate as "contrast medium." *J Am Soc Nephrol*. 2002;13:197–203.

Shah H, Chu M, Bargman JM. Perioperative management of peritoneal dialysis patients undergoing hernia surgery repair without the use of interim hemodialysis. *Perit Dial Int*. 2006;26:684–687.

第 29 章 腹膜透析的代谢、酸碱平衡和电解质方面的问题

Rajnish Mehrotra

孙泽家　译，张小东　校

随着腹膜透析对尿毒症严重结果的有效控制，治疗本身也会对代谢指标造成一些独特影响，而这些对肾脏终末期患者的健康起到重要作用。

Ⅰ. **高血糖**。在 PD 中，超滤通过穿越腹膜屏障的晶体或胶体渗透压诱导完成。这是通过包含葡萄糖的超生理浓聚的 PD 溶解液完成的。一些处方还包括 1 天 1 次的艾考糊精腹透液或以氨基酸为基础的透析方案。每一种物质都是在 PD 过程中被吸收，导致全身代谢受到影响。以艾考糊精或葡萄糖为基础的 PD 方案使得每天吸收 50～150g 碳水化合物。这种碳水化合物的吸收在高渗溶液方案中或高腹膜溶质转移率的人群中更加常见。被吸收的艾考糊精会被代谢成多种低聚糖或者双糖，而非转化为葡萄糖（Moberley，2002）。

在一些糖尿病个体中，这种强制性的吸收导致了血糖控制更加糟糕并且需要在治疗中做出重要的调整。这些手段包括增加每日胰岛素用量或开始胰岛素使用或其他的降糖手段来治疗这些原来不需要这些手段干预的患者。因此，糖尿病患者在开始 PD 后的几个星期内或者当葡萄糖基的规定张力提高时，加强家庭胰岛素管理势在必行。血糖控制不佳与 PD 患者预后不良密切相关，但是两者间是因果关系还是相关关系尚不明确。至于 PD 在多大程度上促进了糖尿病的发生，目前证据还十分有限，但是一项来自中国的研究表明，大约 8% 的非糖尿病患者发展为糖尿病。因此，在非糖尿病患者中，应每 1～3 个月监测一次血糖水平。

正如以葡萄糖为基础的透析方案可能使血糖控制恶化，

而不用葡萄糖的方案可以改善血糖控制。这种无葡萄糖的方案通常是由艾考糊精代替葡萄糖。在长期 dwell 期间艾考糊精更强的超滤能力可能准许在其他 dwell 时使用更低浓度的葡萄糖,使用氨基酸代替葡萄糖的方案可以进一步减少全身葡糖糖吸收。在 IMPENDIA,一个刚刚完成的随机对照试验中,使用 1 袋艾考糊精加 1 袋氨基酸代替原来两袋葡萄糖的透析液,患者的 HbA1c 要比以葡萄糖为基础的方案低 0.6%(Li,2013)。可以认为,无葡萄糖方案可以用来治疗血糖控制困难的糖尿病 PD 患者。

Ⅱ. **体重增加**。在 PD 中,体重增加造成的影响很复杂。在血液透析中,体重增加与生存率相关,但是在 PD 患者中,证据尚有争论,并且担心肥胖会更易发生导管问题及出口处感染(Johnson,2012)。患者常常在透析开始后体重增加,与方式无关,这通常说明体重增加是脂肪增加的结果,而非瘦肉组织。这种体重增加至少部分可以归咎于透析后尿毒症性厌食好转导致的每日能量和蛋白摄入的增加。在 PD 治疗的患者中,体重增加的部分原因是由于强制性的全身碳水化合物吸收。然而,多数直接比较结果并不支持 PD 患者比血液透析患者体重增加更明显这个结论(Lievense,2012)。对于长时间白天机械 PD 或夜晚持续非卧床 PD 的患者,使用艾考糊精代替葡萄糖会使体重的增加减少,但这反映的是全身水含量的不同,而非脂肪含量。有限的证据表明,额外脂肪堆积的部位依透析方式的不同而存在差异,PD 患者内脏脂肪增加更多。这其中的临床关联尚不明确。尽管这存在不确定性,限制过多的应用高渗葡萄糖透析方案以避免体重过度增加仍是明智的选择。

Ⅲ. **腹膜蛋白丢失**。PD 期间,血中蛋白质尤其是白蛋白会顺浓度梯度跨过腹膜屏障进入透析液并且随着透析液的消耗而丢失。腹膜蛋白质平均每天丢失 6～8g,而且随着腹膜炎的发作明显增加。由于这种不可避免的每日丢失,白蛋白从 PD 开始就会下降,而且常常比血液透析患者更低。

这种日常的蛋白质丢失是不可缓解的,且临床关联仍不明确。更高的腹膜蛋白质丢失与各种原因导致的死亡、心血管事件、蛋白质能量浪费之间的关系,目前的证据尚不一致(Balafa,2011)。此外,低血清白蛋白水平并不会导致相关风险比血液透析高。这些分析说明,PD 在那些血清白蛋白水平轻度降低但是其他方面良好的患者中仍然可以继续安全使用。

Ⅳ. **血脂异常**

血脂异常在进行持续透析的患者中普遍存在，而且反映了尿毒症的一系列净效应、肾脏疾病的潜在原因（如糖尿病肾病，其他蛋白尿性肾病）及透析治疗的潜在影响。这种与 PD 相关的不可避免的碳水化合物吸收及腹膜蛋白质丢失反过来也影响了 PD 患者的血脂情况。PD 患者出现血脂异常包括：总胆固醇、低密度胆固醇、甘油三酯、脂蛋白（a）和载脂蛋白 B 升高。

　　血脂异常在 PD 患者中对高心血管风险的影响尚不明确。心脏与肾脏保护（the Study of Heart and Renal Protection，SHARP）的研究是唯一对 PD 患者中血脂会影响心血管事件及死亡率进行检验的研究。在 9270 名纳入的受试者中，496 名在纳入时就接受 PD 治疗。尽管在这项研究中辛伐他汀/依折麦布治疗与降低心血管事件发生率有关，但是对各种原因或心血管导致的死亡并没有显著效果。尤其是，在 PD 治疗亚组中结局没有显著差异。这项实验表明降低血脂所带来的临床收益可能没有在肾脏疾病患者中那么明显，包括进行 PD 的患者和一般患者。注意到严重高甘油三酯血症在 PD 患者中的高胰腺炎风险相关是很重要的，这样才能保证有治疗手段来减低此风险。

　　有限的资料显示，在 PD 人群中使用药物治疗可以像正常人群一样改善血脂异常。一些研究也在检验改变 PD 患者的处方能否改善血脂异常。使用艾考糊精取代葡萄糖已经证明对血清总胆固醇有轻度影响。在一项试验中，使用艾考糊精和氨基酸替代的无葡萄糖方案明显降低了甘油三酯和载脂蛋白 B（Li，2013）。PD 患者中的这些改变可能被选作血脂异常的个体化治疗。

Ⅴ. **低钾血症/高钾血症**

据报道，10% ~ 30% 的 PD 患者血清钾水平较低，主要有以下几个潜在原因，包括：大多数 PD 方案不添加钾、膳食摄入量不足、胰岛素释放及葡萄糖吸收引起的钾跨细胞运输、患者使用利尿剂的损失、服用通便药物导致的胃肠道损失等等（Zanger，2010）。

　　观察性研究表明，在进行 PD 的患者中，低钾血症会导致革兰氏阴性细菌性腹膜炎风险增加，并且引起心血管、感染及各种原因相关的死亡率上升。口服补钾可能是最简单、最安全的纠正低钾血症的方式。腹腔内注射氯化钾也可以纠正低钾血症，但是可能会导致污染相关的腹膜炎。盐皮质激素受体拮抗剂如螺内酯，也不能显著影响 PD 患者的血清钾水平。在 PD 患者中，高钾血症比较罕见，通常是患者不依从处方引起的。

Ⅵ. **代谢性酸中毒**。在慢性肾病中，进行性的排泄功能丧失与酸排出减少有关。代谢性酸中毒经常在透析开始时在患者身上出现。传统的以葡萄糖和艾考糊精为基础的方案是以乳酸作为缓冲剂，在治疗期间，碳酸氢钠进入腹膜腔并且随着每次交换被去除，而乳酸被全身吸收。吸收的乳酸被代谢成为碳酸氢盐，这就纠正了尿毒症代谢性酸中毒。碳酸氢盐的 PD方案在世界一些地区是商业许可的，使用这些方案治疗的患者中，碳酸氢盐的全身吸收对纠正代谢性酸中毒起了重要作用。

　　除了缓冲剂的应用，PD 能够比每周 3 次的血液透析更加彻底的纠正代谢性酸中毒。然而，对于不少 PD 患者来说这种纠正仍然不够。有证据表明，未纠正的代谢性酸中毒易促使蛋白能量浪费和骨量减少。最近的观察性研究也证明低血清碳酸氢钠水平导致各种原因或心血管事件死亡率更高（Vasishta，2013）。这些数据坚决支持持续性代谢性酸中毒的 PD 患者进行治疗。

　　诸多临床试验验证了 PD 患者代谢性酸中毒治疗的临床获益（Mehrotra，2009；Stein，1997）。这些研究提示这种治疗方案与正氮平衡、明显的体重增加、上臂围增加和住院率降低相关。在持续透析的患者中，针对代谢性酸中毒的治疗与患者死亡风险的关系尚不明确。在进行 PD 的患者中，口服碳酸氢钠是纠正代谢性酸中毒最有效的方式，至少使血清碳酸氢钠达到 22mmol/L。

Ⅶ. **低/高钠血症**。高钠血症在 PD 患者十分常见，一个中心最近的报道显示 15% 的患者存在高钠血症。异位性低钠血症（由于低渗液体由细胞内向细胞外转移）会由于高血糖症而出现，血钠会随着血糖每升高 6mmol/L 而降低 1.3mmol/L。艾考糊精可引起 2～3mmol/L 的血钠降低也是由于同样的机制。透析患者中的稀释性低钠血症通常被认为反映了水摄入过量，但是最近的研究表明，这种表现更常见于细胞质的减少并且与体重减少、钾耗竭和营养不良有关（Cherney，2001；Dimitriais，2014）。因此，它应该是患者营养状况评估的重要指标。很少情况下，低钠血症由人为造成。出现严重的高甘油三酯血症时，应使用火焰光谱法进行血清钠测定。

相反，PD 的治疗可能诱发高钠血症。在 PD 治疗的患者中，液体通过水通道蛋白和腹膜毛细血管内皮细胞空隙去除（见第 21 章）。在 PD 过程中，水通道蛋白对除水作用在早期最为重要，与相伴的钠或其他溶质的去除无关。APD 方案的停留时间短，尤其是高渗透析液，可以除去比钠更多的水，导致高钠血症。随着高钠血症的普遍发生，相应的解决方案仍不明朗。超过 10% 的患者应用每小时交换的高渗 PD 方案时会出现高钠血症。高钠血症可引起口渴，刺激饮水，进行 PD 时避免频繁的高渗液交换是明智的。

Ⅷ. **矿物质代谢异常**。各种程度的矿物质代谢异常，详见第 36 章。此处的讨论仅注重 PD 的特殊性。20 年来的研究显示，PD 治疗的患者较血液透析患者明显更容易发生无力性骨病，小样本、相对低质量的研究显示可以通过低钙的透析液［1.25mmol/L（2.5meq/L）］方案来改善。目前，绝大多数的患者低钙 PD 方案治疗，不含钙的磷酸盐结合剂应用越来越多，所以情况改变了。目前没有当代研究对 PD 患者的骨组织学进行检验，因此无力性骨病的普遍性尚不明确。

参考文献与推荐阅读

Baigent C, et al. The effects of lowering LDL cholesterol with simvastatin plus ezetimibe in patients with chronic kidney disease (Study of Heart and Renal protection): a randomized placebo-controlled trial. *Lancet*. 2011;377:2181–2192.

Balafa O, et al. Peritoneal albumin and protein losses do not predict outcomes in peritoneal dialysis patients. *Clin J Am Soc Nephrol*. 2011;6:561–566.

Cherney DZ, et al. A physiological analysis of hyponatremia: implications for patients on peritoneal dialysis. *Perit Dial Int*. 2001;21:7–13.

Choi SJ et al. Changes in body fat mass after starting peritoneal dialysis. *Perit Dial Int*. 2011;31:67–73.

Dimitriadis C, et al. Hyponatremia in peritoneal dialysis: epidemiology in a single center and correlation with clinical and biochemical parameters. *Perit Dial Int*. 2014;34:260–270.

Duong U, et al. Glycemic control and survival in peritoneal dialysis patients with diabetes mellitus. *Clin J Am Soc Nephrol*. 2011;6:1041–1048.

Fried L, et al. Recommendations for the treatment of lipid disorders in patients on peritoneal dialysis. ISPD guidelines/recommendations. *Perit Dial Int*. 1999;19:7–16.

Johnson DW. What is the optimal fat mass in peritoneal dialysis patients? *Perit Dial Int*. 2007;27(suppl 2):S250–S254.

Li PK, et al Randomized controlled trial of glucose sparing peritoneal dialysis in diabetic patients. *J Am Soc Nephrol*. 2013;24:1889–1900.

Lievense H, et al. Relationship of body size and initial dialysis modality on subsequent transplantation, mortality and weight gain of ESRD patients. *Nephrol Dial Transplant*. 2012;27:3631–3638.

Mehrotra R, et al. Effect of high-normal compared with low-normal arterial pH on protein balances in automated peritoneal dialysis patients. *Am J Clin Nutr.* 2009;90:1532–1540.

Mehrotra R, et al. Adverse effects of systemic glucose absorption with peritoneal dialysis: How good is the evidence? *Curr Opin Nephrol Hypertens.* 2013;22:663–668.

Moberley JB, et al. Pharmacokinetics of icodextrin in peritoneal dialysis patients. *Kidney Int Suppl.* 2002;81:S23–S33.

National Kidney Foundation. K/DOQI Clinical Practice Guidelines for managing dyslipidemias in chronic kidney disease. http:www.kidney.org/professionals/KDOQI?guidelines_lipids/toc.htm (Last accessed, August 25, 2014).

Paniagua R, et al. Icodextrin improves fluid and metabolic management in high and high-average transport patients. *Perit Dial Int.* 2009;29:422–432.

Prichard SS. Management of hyperlipidemia in patients on peritoneal dialysis: current approaches. *Kidney Int Suppl.* 2006;103:S115–S117.

Stein A, et al. Role of an improvement in acid base status and nutrition in CAPD patients. *Kidney Int.* 1997;52:1089–1095.

Szeto CC, et al. Oral sodium bicarbonate for the treatment of metabolic acidosis in peritoneal dialysis patients: a randomized placebo-control trial. *J Am Soc Nephrol.* 2003;14:2119–2126.

Szeto CC, et al. New onset hyperglycemia in nondiabetic chinese patients started on peritoneal dialysis. *Am J Kidney Dis.* 2007;49:524–532.

Torlen K, et al. Serum potassium and cause-specific mortality in a large peritoneal dialysis cohort. *Clin J Am Soc Nephrol.* 2012;7:1272–1284.

Vashishta T, et al. Dialysis modality and correction of metabolic acidosis: relationship with all-cause and cause-specific mortality. *Clin J Am Soc Nephrol.* 2013;8:254–264.

Zanger R. Hyponatremia and hypokealemia in pateints on peritoneal dialysis. *Semin Dial.* 2010;23:575–580.

第四部分

临 床 问 题

第 30 章 社会心理问题

Scott D. Cohen, Daniel Cukor, and Paul L. Kimmel

孙泽家　译，张小东　校

终末期肾病患者（end stage kidney disease，ESKD）受到很多社会心理方面的压力的影响，这其中包括疾病与治疗的结果、功能缺陷、性功能不全、饮食限制、时间上受到约束以及对死亡的恐惧等。另外，婚姻的矛盾、与家庭成员、上级领导及医护工作者之间紧张的人际关系以及对治疗费用和失业的担忧也会对患者产生影响。

住院治疗的终末期肾病（ESKD）患者大约有 10% 存在潜在的精神异常。相较于其他慢性疾病，终末期肾病患者因精神异常而住院的比率较高。较普遍的精神异常包括抑郁、痴呆、谵妄、精神错乱、人格障碍、焦虑综合征以及滥用药物。

Ⅰ. **抑郁**。抑郁是最常见的问题，同时也是最为重要的问题。因为抑郁会导致患者对透析和（或）药物治疗的依从性降低，并且会增加患者自杀的风险。很大程度上，抑郁并未被诊断以及治疗。以下情况下应当诊断抑郁：在不少于两周的时间内患者情绪低落，对日常的活动失去兴趣并且存在以下症状中的四项者：①明显的体重减轻或增加，或是食欲减退；②睡眠的改变：失眠或过度睡眠；③精神运动过激或阻滞；④疲劳；⑤无意义的感觉或是过度自责；⑥注意力下降；⑦反复产生死亡与自杀的念头。可能最后一条标准⑦最具有特异性，而其他诊断标准在本质上与尿毒症相关。

有些学者估计 10%～50% 的透析患者存在抑郁。筛查工具包括贝克抑郁问卷（the Beck Depression Inventory，BDI）和汉密尔顿抑郁评定量表（the Hamilton Rating Scale for Depression）。对于无潜在疾病的患者，BDI 积分 <9 分提示无抑郁或极轻的抑郁，10 ~ 18 分提示轻或中度抑郁，19 ~ 29 分提示重度抑郁，积分 ≥30 分提示极重度抑郁。在 ESKD 患者中，推荐的抑郁评分临界值更高，BDI ≥14 ~ 16 提示病情严重。

对透析患者进行潜在抑郁的筛查是整个治疗计划的重要一环。抑郁在多个方面影响治疗的效果。除了增加自杀的风险外，还能降低患者对透析治疗的依从性，导致免疫机能异常以及厌食症和营养不良。同时，抑郁与腹膜炎发生率增高相关。抑郁是否导致死亡率升高仍存在争议。一些研究提示，即使在分析中对多重医学风险因素做出解释，基线抑郁症状仍然与死亡率增高相关。

ESKD 患者与其他慢性病患者自杀行为的表现不同。在美国，与一般人群相比，ESKD 患者具有更高的自杀率。重要的危险因素包括：精神疾病病史、近期住院史、年龄 >75 岁、男性、白种人或是亚洲人种以及酒精或药物依赖。ESKD 患者实施或尝试自杀最有可能通过抵制药物治疗或是对透析通路"做手脚"。

A. **治疗选择**。针对抑郁的治疗包括药物疗法、精神疗法、含认知行为治疗及电休克疗法（electroconvulsive therapy，ECT）。不幸的是，在 ESKD 患者中，这些抗抑郁疗法的疗效资料有限，因为患者经常在大型临床试验中被排除。

1. **药物治疗**

   a. 选择性 5- 羟色胺再摄取抑制剂（selective serotonin reuptake inhibitors，SSRI）和三环类抗抑郁药（tricyclic antidepressants，TCA）。

      SSRI 需服用至少 4 ~ 6 周才能确定其疗效。如果未达到预期疗效，则推荐转换为同一类的其他药物或另一类抗抑郁药物继续治疗。较之 TCA，SSRI 对患者更为有益，因为此类药物较少引起抗胆碱能症候群，而且不会导致心脏传导系统功能异常。此外，摄入大剂量 TCA 能够导致死亡，这无形中增加了患者自杀的风险。然而，使用 SSRI 的患者会存在潜在增高的出血风险，这可能与患者的 ESKD 以及尿毒症导致的血小板变质有关。SSRI 也可能加重恶心和呕吐，这些都是透析人群的常见症状。

SSRI 一般在肝脏清除，而且具有高蛋白结合率。尽管如此，ESKD 患者服用 SSRI 的推荐剂量为常量的 2/3。此外，SSRI 的另一益处是其对血管紧张度的影响可能减少患者体位性及透析中低血压的发生。第一个可用的 SSRI 制剂氟西汀（Fluoxetine），同时也是此类药物中研究最为广泛的。尽管可供参考的数据仅是短期资料，然而氟西汀每日 20mg 的用量一般可以耐受。此类药物还包括帕罗西汀、舍曲林和西酞普兰。

b. 选择性去甲肾上腺素再摄取抑制剂（selective norepinephrine reuptake inhibitors，SNRI）。另一类的抗抑郁药 SNRI 的代表药物是文拉法辛和安非他酮。ESKD 患者服用 SNRI 类药物须谨慎，因为此类药物首先通过肾脏排泄。安非他酮的代谢产物具有活性且几乎全部通过肾脏排泄。这些代谢产物能够在透析患者体内蓄积，从而导致癫痫发作。

c. 单胺氧化酶抑制剂（monoamine oxidase inhibitors，MAOI）。MAOI 副作用多，ESRD 患者需避免使用，因为此类药物可能导致低血压。

2. **非药物治疗**。某些形式的精神疗法可能对心理压力有效，包括认知-行为治疗（cognitive behavioral therapy，CBT）、人际关系治疗、精神支持疗法以及团体心理治疗。关于精神疗法治疗 CKD 患者的资料不多。当患者确定存在心理方面的问题并且患者按医生的建议自愿接受治疗时，个体精神疗法（认知-行为疗法、人际关系治疗和精神支持治疗）是有效的。一项近期的 65 名血液透析患者的临床交叉试验在贝克抑郁问卷 II（BDI II）和汉密尔顿抑郁评定量表评定中接受了认知行为治疗（CBT）后的患者体现出了明显的改善。CBT 治疗后，生活质量评分上升，透析期间的体重增加减少。"否认"是一种常见的方式处理透析患者不舒服的心理感受或成为一名透析患者的不适感。当患者不依从治疗时，"否认"可能对患者的这一行为有效。此类患者可因精神干预而获益。然而，此类患者抵制治疗，这暗示他们可能存在一些问题。说服患者接受此类治疗可能困难。诱导疗法作为缓解 ESKD 患者精神压力的一种方法也可能使患者更易于接受适当的治疗。精神支持疗法联合药物治疗对降低病情恶化几率具有重要意义。团体心理治疗也有积极意义。一项非对照研究表明透析患者接受团体心理治疗与患者生存率提高相关联。最后，假如没有禁忌证，电惊厥治疗（electro-convulsive therapy，ECT）可能对严重的难治性抑郁有效果。

Ⅱ. **痴呆/谵妄。**ESKD 患者神经认知障碍常见。认知缺陷可能与潜在的尿毒症或其他潜在的并发症相关，在 40 章详细地描述了这一问题。对于进行性痴呆的透析患者，医生应当与家属讨论停止透析治疗。退出透析并不少见，尤其是高龄的或无法挽救的患者。在患者选择肾移植治疗时，医生应当预先向患者提供指导，最理想的做法是在任何疾病影响患者的决策能力之前就给予患者建议。由美国肾病医师协会认证的共享决策指南是一个有用的资源。

Ⅲ. **焦虑和行为错乱。**焦虑症在 ESKD 患者中很常见，与患者对生活质量的低认知有关。在一项单中心研究中，70 名患者中焦虑症的发病率高达 45%。有很少一部分患者有针对透析医护人员的破坏性行为，但这仍然会扰乱透析单位所有工作者的工作。试图了解患者发怒的原因并寻找可能的解决方法很重要。应当通过心理及行为疗法治疗焦虑状态。当敌对或攻击性行为对患者或其他人带来伤害威胁时，有必要对患者进行约束。敌对或攻击性行为可能表明某种潜在的精神症状，如妄想、象征性思维、或者甚至是与谵妄有关的疾病。如果怀疑有类似的患者，须向精神科医师咨询。

　　如果心理或行为疗法无效，则可在短期内尝试使用短效的苯二氮䓬类药物如劳拉西泮或阿普唑仑。上述药物通过肝脏代谢。然而，当与选择性 5- 羟色胺再摄取抑制剂合用时，应谨慎的从小剂量开始。透析患者应避免使用地西泮和氯氮䓬，因为它们的代谢产物具有药理活性。巴比妥酸盐类不能替代苯二氮䓬类，前者为长效制剂且通过血液透析清除。对于剧烈躁动的患者，有时可以使用类似氟哌啶醇的抗紧张类药物。氟哌啶醇不经肾脏排泄，因此无需调整使用剂量。对于诸如利培酮或奥氮平等非经典的抗紧张类药物对患者的疗效，我们知之甚少。加巴喷丁目前应用于焦虑的治疗，但尚未通过美国食物与药物管理局的批准。加巴喷丁以原型通过肾脏排泄。对于 ESKD 患者，加巴喷丁通过血浆的清除减少。患有双相情感障碍的 ESKD 和 CKD 患者需要使用锂剂时，需监测血清锂水平。锂剂通过透析清除，因此，需在每次透析后给药。丙戊酸是另一种情绪稳定剂，有时也用来治疗双相情感障碍。经观察，肾功能损害的患者此药的血清游离药物浓度升高。对于准备肾移植且有精神疾病病史的患者使用糖皮质激素需谨慎，因为此类药物有导致类固醇诱导性精神病的风险。如果具备适应证，类固醇类可以使用。

Ⅳ. ESKD 患者的其他精神社会问题

A. **婚姻问题**。目前针对 ESKD 患者的婚姻关系进行特殊评估的研究不多，一项研究发现超过 50% 的其中一方是 ESKD 患者的夫妻婚姻不和。婚姻冲突可能是 ESKD 患者的一项重要的压力。而婚姻冲突可能与患者来自疾病的负担以及患者对透析治疗的依从程度相关联。婚姻的满意程度及冲突对女性患者尤为显著。一项研究表明：接受血液透析的女性 ESKD 患者，如果婚姻满意，能够提高生存率。对于男性患者而言，婚姻的满意程度并不与特定的预后结果相关。

B. **性功能障碍**。ESKD 患者性功能障碍发生率很高，这是尿毒症、神经病变、自主功能障碍、血管疾病、抑郁以及药物治疗的伴发症所致。ESKD 患者也经常出现下丘脑-垂体-性腺轴功能紊乱。这类患者的性功能紊乱包括性欲减退、勃起功能障碍、月经紊乱以及不孕。透析治疗的男性约有 70% 发生阳痿。因此，所有准备透析的男性患者均应对可能发生的勃起功能障碍进行咨询。这有助于更好地与医师交流并因此降低抑郁的发生率。女性透析患者一般会有生育功能障碍及月经紊乱。血液透析后月经周期不规律常见。ESKD 患者最常见的月经紊乱是无排卵。具体治疗信息见第 39 章。

C. **社会经济问题**。一半以上的 ESKD 患者在开始肾替代治疗后不再工作。那些具有专业性职业的患者可以灵活的安排自己的工作时间并且更易于保住工作。失业会对患者产生显著的心理影响，可能会导致患者的抑郁发生几率升高。

D. **康复**。锻炼身体对提高患者幸福感具有重要作用。针对机体受损的患者制定特殊的锻炼计划，在透析中心治疗或定期复查时，推广实施。其他可以尝试的治疗方式包括减压/放松练习和生物反馈，这些疗法有成功的应用经验，尤其是处理分裂症患者和不稳定的患者。

E. **生活质量（quality of life，QOL）**。患者及其家属有必要参与 QOL 问卷调查，尤其是在决定开始透析或放弃透析治疗时特别重要。那些 QOL 问卷评分高的以及幸福感提升的患者可能对透析的依从性更好。评价 ESKD 患者的 QOL 应用了几种不同的标准，包括 SF-36、疾病副作用问卷、Karnofsky 标准、活满意度标准以及 KD-QOL 或是肾病生活质量标准。这些标准首先采用的是主观的评分方法。采用促红细胞生成素治疗能够提高透析患者的 QOL。肾移植获得成功的 ESKD 患者的 QOL 评分较之失败者及透析者要高。近期有几项临床研究评价了强化透析方案对透析患者生存质量的影响。规律透析网络（the Frequent Hemodialysis Network，FNH）评估了每周 6 次透析对比传统 3 次透析对患者生活质量和抑郁评分的影响。尽管在 QOL 的子项目中有一些更改，在 SF-36 和 BDI 评分中使用 6 次透析组均有一些改善。医生应当慎重考虑医疗决策对患者 QOL 的影响，并且与患者及其家属就此问题进行深入讨论。另外，患者对治疗的满意程度是 QOL 的一个重要方面，应当加入评估当中。

推荐阅读

American Psychiatric Association. *Diagnostic and Statistical Manual of Mental Disorders* 5th ed. Arlington, VA: American Psychiatric Publishing; 2013.

Atalay H, et al: Sertraline treatment is associated with an improvement in depression and health-related quality of life in chronic peritoneal dialysis patients. *Int Urol Nephrol.* 2010;42:527–536.

Blumenfield M, et al. Fluoxetine in depressed patients on dialysis. *Int J Psychiatry Med.* 1997;27:71–78.

Castaneda C, et al. Resistance training to reduce the malnutrition-inflammation complex syndrome of chronic kidney disease. *Am J Kidney Dis.* 2004;43:607–616.

Chertow GM, et al. In-center hemodialysis six times per week versus three times per week. *N Engl J Med.* 2010;363:2287–2300.

Cohen SD, et al. Screening, diagnosis, and treatment of depression in patients with end-stage renal disease. *Clin J Am Soc Nephrol.* 2007;2:1332–1342.

Cukor D, et al. Psychosocial aspects of chronic disease: ESRD as a paradigmatic illness. *J Am Soc Nephrol.* 2007;18:3042–3055.

Cukor D, et al. Anxiety disorders in adults treated by hemodialysis: a single-center study. *Am J Kidney Dis.* 2008;52:128–136.

Cukor D, et al. Psychosocial intervention improves depression, quality of life, and fluid adherence in hemodialysis. *J Am Soc Nephrol.* 2014;25:196–206.

Daneker B, et al. Depression and marital dissatisfaction in patients with end-stage renal disease and in their spouses. *Am J Kidney Dis.* 2001;38:839–846.

Dheenan S, et al. Effect of sertraline hydrochloride on dialysis hypotension. *Am J Kidney Dis.* 1998;31:624–630.

Dogan E, et al. Relation between depression, some laboratory parameters, and quality-of-life in hemodialysis patients. *Ren Fail.* 2005;27:695–699.

Finkelstein FO, et al. Depression in chronic dialysis patients: assessment and treatment. *Nephrol Dial Transplant*. 2000;15:1911–1913.

Friend R, et al. Group participation and survival among end-stage renal disease. *Am J Public Health*. 1986;76:670–672.

Gee CB, et al. Couples coping in response to kidney disease: a developmental perspective. *Semin Dial*. 2005;18:103–108.

Hedayati SS, et al. A practical approach to the treatment of depression in patients with chronic kidney disease and end-stage renal disease. *Kidney Int*. 2012;81:247–255.

Holley JL. Palliative care in end-stage renal disease: focus on advance care planning, hospice referral, and bereavement [Review]. *Semin Dial*. 2005;18:154–156.

Kimmel PL. Just whose quality-of-life is it anyway? Controversies and consistencies in measurements of quality-of-life. *Kidney Int*. 2000;57(suppl 74):113–120.

Kimmel PL, et al. Marital conflict, gender and survival in urban hemodialysis patients. *J Am Soc Nephrol*. 2000;11:1518–1525.

Kimmel PL, et al. Multiple measurements of depression predict mortality in a longitudinal study of chronic hemodialysis patients. *Kidney Int*. 2000;57:2093–2098.

Kimmel PL, et al. Depression in end-stage renal disease patients treated with hemodialysis: tools, correlates, outcomes, and needs. *Semin Dial*. 2005;18:73–79.

King K, et al. The frequency and significance of the "difficult" patient: the nephrology community's perceptions. *Adv Chronic Kidney Dis*. 2004;11:234–239.

Kolewaski CD, et al. Quality-of-life and exercise rehabilitation in end stage renal disease. *CANNT J*. 2005;15:22–29.

Kouidi E, et al. Exercise renal rehabilitation program: psychosocial effects. *Nephron*. 1997;77:152–158.

Kurella M, et al. Chronic kidney disease and cognitive impairment in the elderly: the Health, Aging and Body Composition Study. *J Am Soc Nephrol*. 2005;16:2127–2133.

Kurella M, et al. Suicide in the end-stage renal disease program. *J Am Soc Nephrol*. 2005;16:774–781.

Lopes AA. Depression as a predictor of mortality and hospitalization among hemodialysis patients in the United States and Europe. *Kidney Int*. 2002;62:199–207.

Moss AH, et al. Palliative care [Review]. *Am J Kidney Dis*. 2004;43:172–173.

Painter P. Physical functioning in end-stage renal disease patients: update 2005 [Review]. *Hemodial Int*. 2005;9:218–235.

Patel SS, et al. Psychosocial variables, quality of life and religious beliefs in end-stage renal disease patients treated with hemodialysis. *Am J Kidney Dis*. 2002;40:1013–1022.

Patel S, et al. The impact of social support on end-stage renal disease. *Semin Dial*. 2005;18:89–93.

Renal Physicians Association. *Shared decision making (guideline regarding withdrawal from dialysis and palliative care)*. Available at http://www.renalmd.org/. Accessed September 12, 2006.

Shidler NR, et al. Quality-of-life and psychosocial relationships in patients with chronic renal insufficiency. *Am J Kidney Dis*. 1998;32:557–566.

Snow V, et al. Pharmacologic treatment of acute major depression and dysthymia. American College of Physicians-American Society of Internal Medicine. *Ann Intern Med*. 2000;132:738–742.

Tawney K. Developing a dialysis rehabilitation program. *Nephrol Nurs J*. 2000;27:524–539.

Turk S, et al. Treatment with antidepressive drugs improved quality-of-life in chronic hemodialysis patients. *Clin Nephrol*. 2006;65:113–118.

Unruh ML, et al. Health-related quality-of-life in nephrology research and clinical practice. *Semin Dial*. 2005;18:82–90.

Watnick S, et al. The prevalence and treatment of depression among patients starting dialysis. *Am J Kidney Dis*. 2003;41:105–110.

Wilson B, et al. Screening for depression in chronic hemodialysis patients: comparison of the Beck Depression Inventory, primary nurse, and nephrology team. *Hemodial Int*. 2006;10:35–41.

Wu AW, et al. Changes in quality-of-life during hemodialysis and peritoneal dialysis treatment: generic and disease specific measures. *J Am Soc Nephrol*. 2004;15:743–753.

Wuerth D, et al. Chronic peritoneal dialysis patients diagnosed with clinical depression: results of pharmacologic therapy. *Semin Dial*. 2003;16:424–427.

Wuerth D, et al. The identification and treatment of depression in patients maintained on dialysis. *Semin Dial*. 2005;18:142–146.

第31章 营 养

Michael V. Rocco and T. Alp Ikizler
于玲、祖源 译，张红梅 校

I. **导致慢性肾脏病患者蛋白能量消耗（protein energy wasting，PEW）的原因。** 慢性肾脏病（chronic kidney disease，CKD）患者，尤其是维持性透析患者普遍存在代谢和营养紊乱（Ikizler，2013）。这些代谢和营养紊乱被定义为 CKD 患者蛋白能量消耗（PEW）。蛋白能量消耗（PEW）的患者住院率和死亡率增加（Kalantar-Zadeh，2004）。PEW 存在多种病因（表31.1），包括摄入减少、代谢紊乱（如：代谢性酸中毒、透析相关的分解代谢和尿毒症毒素）以及合并症（如：糖尿病和心血管疾病）（Carrero，2013）。约 1/3 的血液透析和腹膜透析患者存在 PEW（Pupim，2006）。PEW 的并发症众多，包括全身乏力、疲劳、康复慢、伤口愈合差、易于感染、心血管疾病发生风险增加及住院率和病死率升高。同时，炎症标志物血清水平升高，存在众多导致慢性炎症的诱因（Kaysen，2001）。促炎细胞因子能够导致厌食症从而引起营养摄入障碍（Kaizu，2003）。同时，慢性炎症与细胞因子介导的高代谢及胰岛素抵抗共同导致蛋白分解代谢增加（Siew，2010）。生长激素（growth hormone，GH）及胰岛素样生长因子-1（insulin-link growth factor-1，IGF-1）轴的破坏导致蛋白合成减少。瘦素水平升高后，通过中枢的作用机制进一步加重厌食症。

A. **肥胖。** 对慢性肾脏病（CKD）患者的关注更多地集中在其自身消耗上，因为伴随着骨骼肌损耗、体重低于同等人群或体重指数等问题，死亡率急剧地升高。然而，刚进入血液透析治疗的患者肥胖的发生率升高（Kramer，2006）。尽管传统意义上的肥胖是由体重指数定义的，但是体重指数正常或升高的部分透析患者用体脂率来定义时即存在肥胖（Gracia-Iguacel，2013）。由于在透析患者中进行的多为观察性研究，以及分析软件和肥胖的定义不同，致使肥胖对生存影响的研究很难解释（Stenvinkel，2013）。

表 31.1　蛋白能量消耗的病因

营养摄入减少
过度节食
胃排空延迟及腹泻
间歇发病及住院治疗
透析当天饮食摄入减少
药物所致消化不良（磷结合剂、铁剂）
腹膜透析液葡萄糖负荷抑制经口摄入
透析不充分
经济受限
由于身体原因无法准备或进食
牙列不良或严重的牙龈疾病
神经系统疾病导致的无法进食/吞咽
抑郁
口味改变

丢失增加
胃肠道失血（100ml 血液 = 14 ~ 17g 蛋白）
透析中氮的损失（血液透析每次损失 6 ~ 8g 氨基酸；腹膜透析每日损失 8 ~ 10g 蛋白）
严重的蛋白尿（ > 8 ~ 10g/d）

蛋白分解代谢增加
间歇发病及住院治疗
其他并发症，包括：糖尿病、心血管疾病、感染
代谢性酸中毒（促进蛋白质分解代谢）
血液透析相关的分解代谢（由于促炎细胞因子激活）
生长激素（GH）-胰岛素样生成因子-1（IGF-1）内分泌轴功能障碍
胰岛素抵抗
其他激素的促分解代谢效应（甲状旁腺激素、皮质醇、胰高血糖素）

Ⅱ. 营养评估

A. 患者访视和体检

当患者出现恶心、呕吐及厌食,同时近期体重变化时,应当详细评估并确定病因。需谨记非尿毒症性的体重变化和(或)饮食摄入变化的原因,其中包括严重的充血性心力衰竭、糖尿病、各种胃肠疾病及抑郁症。磷结合剂或口服铁剂能导致消化不良及其他消化道症状。

B. 饮食摄入评估

患者每半年应进行饮食摄入的回顾,这包括透析日和非透析日(Kopple,2001);一般情况下患者透析当日摄取量降低 20% (Burrowes,2003)。进食频次调查问卷也能够提供有效信息(Kalantar-Zadeh,2002)。

C. 营养评估工具。可以用于评估的工具很多,例如营养不良筛查工具(Malnutrition Universal Screening Tool,MUST)、微型营养评估简表(Mini Nutritional Assessment,MNA)等等。这些评估工具都需要与患者进行简短的面谈。评估问卷中的问题都很常见,包括:特定时间内体重变化、进食量或食欲。由于营养不良评估工具(Malnutrition Screening Tool,MST)简单可靠,较 MUST 更易接受,因此作为首选。MST 包括体重下降和食欲两个问题。将问题得分相加后超过 2 时,患者即存在营养不良/PEW 的风险,并将获得营养指导。

D. 营养评估工具

1. **身体成分**

   a. **体重和体重指数**。患者应当将实际体重与理想或平均标准体重做比较(附录 B)。对于血液透析患者,将体重降低值与初始值做比较具有重要意义(DiFilippo,2006;Rocco,2006)。尽管 BMI 计算简单并用于大量营养指南中,但需要强调的是它无法评估体内脂肪量及脂肪分布情况,特别是在 CKD 患者中。

   b. **人体测量学**。在 CKD 患者的横断面研究中,腰臀比(waist-hip ratio,WHR)和皮褶厚度优于 BMI。肱二头肌或肱三头肌皮褶厚度测量能大概估计身体脂肪量,上臂围可以用来估计肌肉量。这些测量数据可以与营养正常的透析患者的正常参考值进行比较(Chumlea,2003)。如果某一患者的任意一侧的上臂围和肱三头肌皮褶厚度低于正常值的 25%,就可以认为是营养不良。

   c. 生物阻抗。生物阻抗分析的原理是患者接受一个持续的交流电刺激时测定其电阻及电抗。通过公式可以由电阻测知机体总水量，由电抗电阻比或几何导数、相位角能够推知机体总质量。相位角与营养状况的测量及血清白蛋白水平密切相关。为了增加检测的可重复性，生物阻抗检测应当在透析治疗结束后的120分钟内进行（Di Iorio，2004）。低相位角与死亡风险增加相关（Mushnick，2003）。一项应用生物电阻抗频谱的国际性研究证实透析患者均存在肌肉组织指数受损，血液透析患者较腹膜透析患者更加严重（van Biesen，2013）。

   d. 双能 X-线吸收仪（dual energy x-ray absorptiometry，DEXA）。此项检查最初用来检测骨密度，但后来也用来定量检测软组织构成，包括脂肪组织和非脂肪组织。此检查耗时仅 6～15 分钟，射线量极低，因此能够用于定期随访。目前，DEXA 多用于研究。然而，其缺点是费用较高，并且缺少进展性肾病患者相关的 DEXA 数据结果。DEXA 的结果也必须考虑到水合的影响。

2. **综合评价指数**。主观总体评价（subjective global assessment，SGA）是一种评价营养状态的临床方法，其中包括病史、症状、身体指标。病史调查包括五个方面：（a）最近6个月内体重减轻的百分比；（b）膳食营养摄入；（c）是否存在厌食、恶心、呕吐、腹泻及腹痛等症状；（d）机体功能；（e）潜在疾病状态下的代谢需求。身体指标调查需注意皮下脂肪评估；颞部肌肉、三角肌及股四头肌肌肉消耗量；踝部及骶部有无水肿以及有无腹水等。对于终末期肾脏病（ESKD）患者，SGA 有良好的可重复性并与最终结果密切相关（Duerksen，2000）。同时推荐使用其他评分系统，包括校正的 SGA（Churchill，1996）、透析营养不良评分以及营养不良炎症积分（Kalantar-Zadeh，2001），这些评分系统综合了主观和客观因素。老年人营养风险指标（geriatric nutritional risk index，GNRI）仅由体重、身高和血清白蛋白水平 3 个客观参数组成，其积分可预测死亡率（Kobayashi，2010）。

E. **实验室检查**

1. **血清白蛋白**。白蛋白水平低是死亡及住院治疗的有力预测因子，当其降至 4.0g/dl（40g/L）以下时，风险呈对数增高。不同检验方法的结果具有 20% 的差别。血清白蛋白水平与其他营养措施关系不大，低蛋白血症可能是由于摄入减少、蛋白丢失、分解代谢增多或综合以上机制造成。此外评估还包括体格检查、饮食情况、急性期反应物测量（如血浆 C 反应蛋白水平），但不限于此，这些评估对于患者的管理是必需的。

2. **透析前血清尿素氮（serum urea nitrogen，SUN）**。透析前尿素氮水平反映尿素生成与清除间的平衡。因此，低血清尿素氮水平可能发生在透析状态良好且蛋白摄入充足的患者，也可能发生在透析不充分且蛋白摄入不足的患者。血清尿素氮水平低反映患者存在大量残余肾功能或处于明显的合成代谢状态（例如某种并发症的快速恢复期）。因此，很难直接通过 SUN 推断蛋白摄入量。

3. **尿素氮出现（g）**。此项检查能够用来估计蛋白摄入量。由于在无明显分解代谢或合成代谢的状态下，尿素氮出现率反映了蛋白质的摄入量。处于分解代谢或是合成代谢状态下的患者，蛋白质摄入的推测可能相应的过高或过低。如第 3 章讨论的，对于血液透析患者，通过测定透析前后 SUN 即能计算 g。对于 AKI 患者，通常在 24 小时后进行身体的总水量评估，通过测量两个时间点间的 SUN 值计算 g。另外一种既适用于血液透析患者也可用于腹膜透析患者的计算 g 的方法是收集废透析液和尿样，分别测量尿素氮含量。

4. **总氮出现的蛋白当量（PNA）**。一般来讲，如果知道最终转化为尿素的蛋白的含氮比例，有几个公式可以通过 g 计算 PNA。透析模拟程序通常将 PNA 标准化为"动态"体重；后者估算值为尿素分布容积除以 0.58。动态体重（通常为一不显示的内部值）一般与真实体重接近，但不总是如此。用 PNA 除以动态体重得到以每天 g/kg 为单位的"标准"PNA 或是 nPNA。

5. **nPNA 的临床应用**。利用 PNA 预测愈后受到质疑。在 HEMO 试验以及观测数据集中，一旦血清白蛋白及肌酐水平得到控制，PNA 预测结果的能力变小。在 HEMO 试验中，PNA 预测膳食蛋白摄入能力有限。据估计可能是所采用的膳食测定方法不够敏感而不能显示两者间的关系，但也可换一种解释。

6. **其他实验室检查**。几乎所有透析患者血清转铁蛋白水平均低，并受铁贮存的变化、炎症状态及容量情况的影响，它并不是一个良好的营养状态指标。血清前白蛋白水平应根据前白蛋白与视黄醇结合蛋白的相互作用及降低的肾脏清除功能进行评价。C 反应蛋白（C-reactive protein，CRP）是一种急性期反应蛋白，与白蛋白及其他内脏蛋白浓度负相关。当血清白蛋白或前白蛋白降低，推荐检查 CRP 水平，这有助于发现潜在的隐性炎症。尽管 ESKD 患者 CRP 水平变化很大，削弱了其实际应用价值，但连续检测 CRP 水平是有价值的。

Ⅲ. 膳食需求

营养摄入的推荐量如表 31.2 所示，其中所推荐的与美国肾脏病基金会（the national kidney Foundation，NKF）2001 版的慢性肾脏病及透析临床实践指南（Kidney Disease Outcome Quality Initiative，KDOQI）中的营养部分及 2005 版欧洲营养最佳实践指南相一致（Dombros，2005）。

表 31.2 透析患者每日膳食推荐量[a]

营养物质	血液透析	腹膜透析
蛋白质（g/kg）	>1.2	>1.2；腹膜炎患者 >1.5
热卡（静息态，Kcal/kg）	30~35[b]	30~35[b,c]
蛋白值（%）	15~25	
碳水化合物（%）	50~60[d]	50~60[c,d]
脂肪（%）	25~35	
胆固醇	<200mg（0.52mmol）	
饱和脂肪（%）	<7	
粗纤维（g）	20~30	
钠	80~100mmol[e]	
钾	假如升高应 <1mmol/kg 通常不是问题	
钙	2.0g（50mmol）[f]	
磷	0.8~1.0g（26~32mmol）[g]	

续表

营养物质	血液透析	腹膜透析
镁	0.2~0.3g（8~12mmol）	
铁	见34章	
维生素 A	无	
β-胡萝卜素	无	
维生素 A	无	
维生素 B_1（mg）	1.5	
核黄素（mg）	1.7	
维生素 B_6（mg）	10	
维生素 B_{12}（mg）	0.006	
烟酸（mg）	20	
叶酸（mg）	>1.0	
泛酸（mg）	10	
生物素（mg）	0.3	
维生素 C（mg）	60~100	
维生素 E	无	
维生素 D	见第36章	
维生素 K	见文章	

[a] 所有的摄入量均基于标准化的体重（如与患者同年龄、身高、及性别的正常人群的平均体重）。

[b] 年龄小于60岁者每日35kcal/kg体重；年龄大于60岁者每日30~35kcal/kg体重。

[c] 包括透析液中吸收的葡萄糖。

[d] 高甘油三酯血症患者碳水化合物的摄入需减量。

[e] 1.0~1.5g（43~65mmol）范围内较低的钠摄入，能够使腹膜透析患者更好地控制血压及减少透析液的葡萄糖负荷量，如果能够确保患者的能量摄入，值得推荐。

[f] 每日含钙的磷结合剂提供的游离钙的总量不应超过1500mg（37mmol），并且每日摄入的游离钙总量（包括膳食中的钙）不能超过2000mg（50mmol）。

[g] 血清磷高于5.5mg/dl（1.8mmol/L）的患者。如超出应使用磷结合剂。

A. **个性化的需求。**"肾病"饮食有很多限制，因此坚持这一饮食很困难。限定饮食需个性化，以帮助每个患者适应独特的状况，如口味、消费、合并症及饮食文化习惯等。糖尿病透析患者特殊的营养问题在第 32 章论述。需注意避免能够导致摄入不足的一些限制。所有医疗护理小组成员都应该强化执行营养指导。应当定期评价患者的治疗依从性，在透析开始阶段或对依从性差的患者，甚至可以每月评价。

B. **按同等人群的水平限定饮食，而不是以实际体重限制饮食。**对于存在 PEW 的透析患者的饮食摄入建议存在一个问题，即选择体重作为标准。例如，如果一个患者体重减轻，现在体重为 50kg，而发病前为 90kg，根据实际体重摄取的"足够"的蛋白及热卡可能致使患者体重仍然不高，但假如患者想恢复先前的体重，这样并不理想。蛋白及热卡的推荐摄入量应根据与患者性别、身高、年龄及体型相同的健康人群的标准体重中位数来确定（参见附录 B 表 B. 1 和表 B. 2）。

举例：一个严重营养不良的 35 岁男性血液透析患者，体重 60kg。利用附录 B 中理想体重的表格，可以得到身高 183cm 中等体型（假定是健康的状态）人群的理想体重大概是 84kg。再利用尿素动态模拟程序测定每日的 nP-NA 为 1.2g/kg。如上所述，此值是基于患者的动态体重测定得出的。那么这个患者是否摄入了足够量的蛋白？

从程序中我们能够重新获得模型 V 的值，并将其除以 0.58 以计算出程序中用到的动态体重。假定计算所得的值为 60kg，那么每日 1.2g/kg = 1.2 × 60 = 72g 每日 PNA，这意味着每日蛋白摄入估计量是 72g。进一步计算此患者理想体重的标准化 PNA，我们用 72 除以 84kg，得到他的 PNA/理想体重仅为每日 0.86g/kg，这样的结果并不理想。

C. **透析的充分性。**透析不充分对食欲、营养摄入及营养评价都产生不利的影响。充分透析能够充分纠正尿毒症，减轻尿毒症相关的厌食以及改善高分解代谢状态。在 HEMO 研究中已述及，随机高剂量（spKt/V ~ 1.65）透析患者与随机标准剂量（spKt/V ~ 1.25）透析患者比较，其蛋白及能量摄入并无改善。尽管采用高剂量透析患者的人体测量学参数减低的较少，但两组患者体重减轻的程度相似（Rocco，2004）。高通量透析组患者在营养方面未获得可以监测到的益处。尽管有报道从每周 3 次的血液透析频率增加至更多可明显改善营养状态，但两项频繁血液透析网络随机试验发现超过每周 3 次的短时透析或长时夜间透析治疗不能改善血清白蛋白或患者瘦体重（Kaysen，2012）。有报道接受间歇血液滤过或血液透析滤过的患者，营养状态能够得以改善，但尚无强有力的证据支持。

D. **蛋白质。**KDOQI 指南推荐血液透析及腹膜透析患者每日应摄入蛋白 1.2g/kg（按同等人群体重计算），其中至少 50% 为高生物效价蛋白。然而这样的蛋白摄入量很难实现，据报道 30% ~ 50% 的血液透析患者每日摄入的蛋白量 < 1.0g/kg（Rocco，2004）。

E. **能量。**KDOQI 指南推荐所有 61 岁以下透析患者每日能量摄入量为 35kcal/kg。60 岁以上患者，推荐量为 30 ~ 35kcal/kg，久坐不动的患者推荐剂量更低。以上推荐量包括透析过程提供的所有热卡。从事重体力劳动患者、低于理想体重患者、住院患者、腹膜炎患者或存在其他原因导致分解代谢活跃的患者，热卡摄入量需相应提高。实际上，如此水平的热卡推荐量很难达到，举例来说，在 HEMO 研究中，饮食中摄入的热卡平均为 23 ~ 27kcal/kg。这一数据与日本血液透析患者的一项观察研究得出的平均静息能量消耗量 24.6kcal/(kg·d) 相关（Kogirima，2006）。这通常可能与低估膳食回顾的观察数据有关。血液透析频次多的患者能够达到 KDOQI 推荐的膳食蛋白及能量摄入量（Rocco，2013）。

　　腹膜透析患者每日都从透析液中吸收大量葡萄糖，这也是总能量摄入的一部分（表 31.3），具体吸收的量依赖于透析液中葡萄糖浓度、每次透析时长、透析量、透析频次以及腹膜通透性。

1. **碳水化合物比例。**传统观念认为，膳食中摄入的碳水化合物比例为 50% ~ 60%，这其中包括经透析液吸收的葡萄糖，见表 31.2。换句话说，每 2000kcal 的膳食中应包括 1000kcal 或 250g 的碳水化合物。对于腹膜透析患者，假定经腹膜透析液吸收的葡萄糖一般为 300 ~ 400kcal，则食物中摄入的碳水化合物的量应相应减少。腹膜透析患者多见高甘油三酯血症及糖耐量减低（见 26 章），血液透析患者亦不少见。对于这类患者，碳水化合物的比例需进一步减少，相应减少的能量主要由增加蛋白质及单不饱和脂肪酸来补偿（Arora，2005）。

表 31.3	CAPD 与 APD 患者不同灌输量时葡萄糖热量摄入评估		
灌输量	%D 日间	%D 夜间	热卡吸收
CAPD			
4×2.0 L	1.5% D	2.5% D	332
4×2.5 L	1.5% D	7.5% 艾考糊精	187
4×2.5 L	1.5% D	2.5% D	386
4×3.0 L	1.5% D	2.5% D	432
APD[a]			
3×2.0&2.0	2.5% D	1.5% D	299
3×2.5&2.5	2.5% D	1.5% D	350
3×3.0&3.0	2.5% D	1.5% D	396
3×2.5&2.5 + 2.5	均 1.5% D	1.5% D	342
3×2.5&Ico	7.5% D 艾考糊精	1.5% D	144

D，% 葡萄糖灌输液；APD，自动腹膜透析。

[a] APD 每晚使用 9 小时，交换 3 次，最后一袋灌注执行 APD 方案 1、2、3 及 5。APD 方案 4 包括最后一袋及日间更换。

此评估表未将艾考糊精存留时葡萄糖的损失量或多聚葡萄糖代谢产生的热卡计算在内。

F. **脂肪。**血液透析患者的治疗目标是低密度脂蛋白（low-density lipoprotein，LDL）胆固醇 <100mg/dl（2.6mmol/L）及空腹状态下甘油三酯 <500mg/dl（5.7mmol/L）。有治疗意义的生活方式改变包括改善饮食、控制体重、增加体力活动、戒酒及对高血糖患者的降糖治疗。但是，在血液透析患者中低的低密度脂蛋白胆固醇水平与改善心血管健康状况或生存无关。因此，以上建议没有证据证明而是挪用肾功能正常患者的指南。关于饮食成分，一般推荐膳食总热卡中应包含 <7% 的饱和脂肪，<10% 的多不饱和脂肪以及 <20% 的单不饱和脂肪，并且脂肪总量占总热量的 25%～35%。但是，关于饱和脂肪的心血管不良影响目前仍有大量争议（Chowdhury，2014）。血液透析患者摄入的碳水化合物占总热量的比例不应超过 50%～60%，腹膜透析患者摄入碳水化合物的比例应该更低。由于已有研究

证明在一般人群中，高纤维饮食与低心血管死亡率相关。因此，所有透析患者都应该保证 20~30g 纤维，这有助于减少血脂异常的发生及降低胃肠通过时间。硫酸吲哚酚和对甲酚硫酸盐等许多尿毒症毒素可能是由肠道内细菌产生的。降低胃肠道通过时间可以限制肠道细菌产生这些毒素的时间。血脂管理详见 38 章。

G. **钠及水**。水摄入过多大部分是由于摄入了过多钠，饮食建议需教育患者及其家属限钠的重要性。在一些患者中，也存在大量的非盐类导致的液体摄入，这些原因应找出并给予纠正。过去建议健康人群（非 CKD 患者）每日钠摄入限制在 2.3g（100mmol），老年人、美籍非裔以及肾病患者，建议每日钠摄入限制在 1.5g（65mmol）以内（Institute of Medicine，2004）；但是，降低钠摄入对于心血管的获益目前存在争议（Institute of Medicine，2013）。对于腹膜透析患者，尽管患者可以使用高糖的透析液从而清除由高钠导致的过多水分，但这是以高糖负荷为代价，并伴随腹膜、脂质及甘油三酯水平方面的潜在不利影响，因此低钠摄入对腹膜透析患者也是可取的。低钠摄入有助于患者限制液体入量。对于无尿的 ESKD 患者，每日的液体入量应该限制在 1.0~1.5L。有残余肾功能的患者可以根据每日尿量额外增加液体摄入。

H. **钾**。中等残余肾功能患者需要适度的限制钾摄入（每天 4g 或 100mmol）。在酸中毒、醛固酮减少症或服用非甾体抗炎药（nonsteroidal anti-inflammatory drugs，NSAIDs）、保钾利尿药、血管紧张素转换酶抑制剂、血管紧张素阻滞剂、醛固酮受体拮抗剂或 β-受体阻滞剂时，有时会出现高钾血症。

　　由于腹透液不含钾，高钾血症在无尿的腹膜透析患者并不常见。腹膜透析患者通常仅需适当限制钾（每日 4g 或 100mmol），或无需限制钾摄入。血液透析患者残余肾功能有限，钾摄入量要求更低（每日 2g 或 50mmol），以防高钾血症。需要注意的是透析液中钾不能过低（0K 或 1K），因为这样会导致心律失常并增加猝死风险。

I. **钙和磷**。钙、磷的摄入及高磷血症的治疗将在 36 章讨论。需要注意的非常重要的一点是膳食蛋白建议不仅需考虑来自蛋白质的磷，还需考虑食品加工中大量的添加剂和防腐剂（Kalantar-Zadeh，2010）。

J. 维生素

1. **水溶性维生素**。如果透析患者不补充水溶性维生素，则会出现水溶性维生素缺乏。维生素缺乏的原因见于：摄入不足、药物或尿毒症影响吸收、代谢改变以及透析时的丢失。所有的透析患者均应按表 31.2 的剂量补充叶酸和 B 族维生素。接受高通量透析的患者，丢失量增加，因此更应注意补充 B 族维生素（Kasama，1996）。然而，大剂量的补充叶酸并不能够显著降低同型半胱氨酸水平（Ghandour，2002）。维生素 C 的摄入量需控制在每日 60 ~ 100mg，大剂量的摄入能导致其代谢物草酸盐蓄积。对于血清维生素 B_{12} 低的患者注射维生素 B_{12} 从而降低促红细胞生成素用量的讨论详见第 34 章。

2. **脂溶性维生素**。血液透析及腹膜透析均不能有效清除脂溶性维生素。补充多种维生素时不应包括脂溶性维生素。维生素 D 的补充剂量将在 36 章中讨论。虽然维生素 E 的补充治疗并未改变炎症和氧化应激的标记物水平，但作为抗氧化剂已在维持性血液透析患者中推广（Himmelfarb，2014）。应该认真核对 ESKD 患者的维生素处方，确保不含维生素 A。非尿毒症患者高水平的维生素 A 会导致多种严重不良反应。透析患者维生素 A 过多能导致贫血和脂质及钙代谢异常。近期人们关注 ESKD 患者的低维生素 K 水平及受损的维生素 K 循环，因为其是潜在加速血管钙化的原因。维生素 K 有两种形式：叶绿醌（K_1）存在于绿叶蔬菜中；甲基萘醌类（K_2）存在于发酵乳制品中。叶绿醌能够转换为甲基萘醌类。膳食中甲基萘醌类的摄入与钙离子拮抗剂、去磷酸化-非羧化-MGP（dp-uc-MGP；Calluwe，2014）的灭活形式负相关。近期有两项随机试验正在进行中（Calluwe，2014；Krueger，2014），其结果将证实对于透析患者分别给予叶绿醌（K_1）或甲基萘醌类（K_2），能否阻止血管钙化的进展。

IV. 肾病患者住院时的营养需求

A. **住院透析患者的能量需求**。一般来讲，大多数急性肾损伤需要透析的患者能量需求为 30 ~ 40kcal/kg。从营养学角度看，过高能量摄入对患者无益，加重净氮平衡，可能导致高碳酸血症，尤其是伴有肺功能受损的患者。一个简单的方法是：当患者出现高代谢状态时，采用每日 30 或 35kcal/kg 作为基础需要量，然后乘以一个或多个校正因子（这些系数范围在 1.1 ~ 1.7）得出实际热卡需要量（表 31.4）。消除了这些校正因，伴有急性肾损伤的急性疾病患者不比肾功能正常的同类患者的能量消耗高（Soop et al, 1989）。

表 31.4　决定能量需求的校正因素

临床情况	校正因素
机械通气	
无脓毒症	1. 10 ~ 1. 20
伴脓毒症	1. 25 ~ 1. 35
腹膜炎	1. 15
感染	
轻度	1. 00 ~ 1. 10
中度	1. 10 ~ 1. 20
脓毒症	1. 20 ~ 1. 30
软组织损伤	1. 10
骨折	1. 15
烧伤（烧伤的体表面积比例）	
0% ~ 20%	1. 15
20% ~ 40%	1. 50
40% ~ 100%	1. 70

B. **蛋白需求**。危重症时输注氨基酸能够阻止蛋白质分解，但不能提供热卡。因此，不能将氨基酸计入每日的能量摄入中。急性肾损伤或慢性肾衰竭在住院期间接受维持性透析或持续肾脏替代治疗的患者氨基酸的每日摄入量应在 1.1 ~ 2.0g/kg。更多的蛋白摄入，尤其在那些氮丢失很高的患者中，并无益处。较高水平的蛋白摄入也不能改善氮平衡，反而会增加尿素及其他含氮废物的产生。

C. **脂肪需求**。一般来讲，能量供应不应该仅靠输注葡萄糖。每日葡萄糖摄入量每公斤体重不应超过 5g，超过此水平，葡萄糖将氧化不完全并转化为脂肪。脂质可以平衡能量供应。脂质为高能低渗物质。每日供应 1.0g/kg 或更少量的脂质通常能够抑制必需脂肪酸缺乏，同时降低高甘油三酯血症的风险。

V. 治疗

A. **概论**。需仔细寻找和纠正 CKD 患者导致 PEW 的可逆性因素（图 31.1）。蛋白及能量摄入不足为 CKD 患者 PEW 的首要原因（Wang，2003），其次是厌食。厌食有许多原因。充分透析是改善营养状态关键性的一步，但是关于增加透析剂量在改善营养指标方面，频繁血液透析的相关数据不明确（Rocco，2013）。合并其他疾病，特别是感染、炎症、酸中毒、心血管疾病时应该尽可能给予鉴别和治疗。代谢性酸中毒能够通过增加肌肉蛋白分解代谢和刺激必需氨基酸氧化而促进 PEW。因此，合并 PEW 的血液透析患者二氧化碳结合力应22～24mmol/L，合并 PEW 的腹膜透析患者应 >22mmol/L（Stein，1997）。包括血液透析用中心静脉导管在内导致炎症的原因应尽可能给予治疗或消除。免疫失调的纠正包括糖尿病胃轻瘫、结肠炎、胰岛功能不全，也可改善营养状况。其他因素包括：经济条件、种族、个人饮食偏好以及对义齿和/或牙桥的需求及修补的评估。一旦导致营养状态差的可逆性因素得到确诊及纠正，应该考虑肠内或胃肠外的干预措施。

B. **何时开始营养支持**。国际肾脏营养及代谢学会近期发布了关于 CKD 患者的营养支持指南（Ikizler，2013）。一旦预防及初步治疗方法不奏效，出现以下适应证应给予营养处方（表 31.1）：

1. 食欲缺乏和（或）口服困难；
2. 每日蛋白摄入（dietary protein intake，DPI）< 1.2g/kg；每日能量摄入（dietary energy intake，DEI）< 30kcal/kg；
3. 血清白蛋白 < 3.8g/dl 或血清前白蛋白 < 28mg/dl（若患者无尿）；
4. 无意识的体重下降 > 5% 的理想体重（ideal body weight，IBW）或透析后体重（end-dialysis weight，EDW）超过 3 个月；
5. 营养指标进行性恶化；
6. PEW 范围内的 SGA。

CKD 患者营养补充的最初目标具有特殊性：对于终

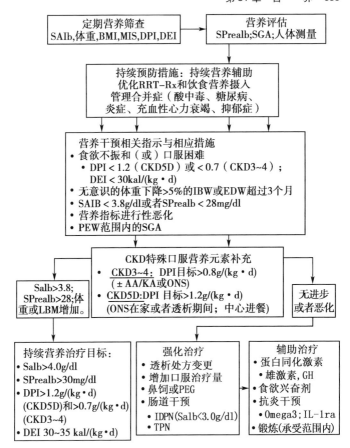

图 31.1 慢性肾脏疾病营养管理和支持。BMI：体重指数；DEI：膳食能量摄入；DPI：膳食蛋白质的摄入；EDW：末次透析体重；GH：生长激素；IBW：理想体重；IDPN：透析中肠外营养；MIS：营养不良炎症评分；ONS：口服营养补充剂；PEW：蛋白质的能量消耗；RRT：肾脏替代治疗；Salb：血清白蛋白；SPrealb：前白蛋白；SGA：主观全面评估；TPN：全胃肠外营养

末期肾病患者每日蛋白摄入 >1.2g/kg；CKD 非透析患者每日 >0.8g/kg；能量摄入每日 30~35Kcal/Kg；最初白蛋白达到 3.8g/dl（38g/L）；长期目标达到 >4.0g/dl（40g/L）。

经口营养补充未改善的患者应给予强化治疗，其中包括增加口服营养摄入量、如果有手术指征可行经皮内镜下胃造瘘术或空肠造口术（Cano，2009）及药物干预。胃肠外营养（intradialytic parenteral nutrition，IDPN）只适用于不能耐受或对经口或胃管摄入效果不佳的患者（Cano；2006）。合成激素、促食欲药物、抗感染治疗及锻炼可作为辅助治疗手段。

C. **经口补充**。血液透析期间（Kalantar-Zadah，2013）或一日 2～3 次（主食后 1 小时较为合适）口服补充氨基酸已被证实短期内能够改善整体的蛋白质代谢，远期可改善 SGA、血清白蛋白蛋白及前白蛋白水平（Stratton，2005）以及患者预后（Weiner，2014）。

对于长期透析患者有许多不同的专门为其配制的肠内营养配方。选择肠内营养时需要考虑的因素还包括费用、口味以及乳糖耐受性。

D. **血液透析患者全胃肠外营养（IDPN）**

1. **适应证及疗效**。IDPN 适用于营养不良且不能经胃肠道摄入吸收足够食物的透析充分的血液透析患者。IDPN 促进蛋白质在急性期的合成代谢。对于 IDPN 是否有益仍存在争论，机体对营养补充的反应似乎与蛋白能量消耗的严重程度和营养供应量相关（Cano，2007）。

2. **配方、输注及并发症**。IDPN 营养液通常由混合 250ml 50% 右旋糖的 8.5% 的氨基酸组成。在整个血液透析期间通过静脉输液器静脉点滴。额外的能量可通过静点脂肪乳来提供。输注脂肪乳需密切监测以防高甘油三酯血症、肝功能损害或网状内皮系统受损。经典的 IDPN 配方见表 31.5。

当高渗透压的 IDPN 溶液输注的速度过快时（透析时间需延长），会发生痉挛性臂痛。突然停止本来快速输注的含糖 IDPN 溶液可诱发低血糖。在输注 IDPN 溶液的最后 30 分钟内，患者应补充碳水化合物以防低血糖发生。同样的，如果患者以无糖透析液透析，IDPN 也不能在血液透析结束前停止。

3. **IDPN 的潜在风险**。尤其对于糖尿病患者应该预先考虑并正确处理低血糖症或高血糖症。长期胃肠外营养可导致感染风险增加、血脂异常以及脂肪组织堆积。当 IDPN 中添加氨基酸时，通常致使 Kt/V 下降约 0.2（McCann；1999）。这是由于输注氨基酸后尿素产生突然增加使得透析后尿素氮水平升高，最终导致 Kt/V 水平下降。

表 31.5　胃肠外营养的经典配方

成分	数量
50% 右旋糖（D-葡萄糖）	125g（250ml）
8.5% 晶状氨基酸（必需及非必需氨基酸）	42.5g（500ml）
20% 脂肪	50g（250ml）
电解质	钠、磷、钾、硫酸盐、氯化物及镁：根据血清电解质水平调整 IDPN 的量
维生素	见文内及表 31.2
胰岛素	根据血葡萄糖水平调节
热量成分	
50% 右旋糖	425kcal/每次治疗
20% 脂肪乳液	500kcal/每次治疗
总计	925kcal/每次治疗

IDPN：胃肠外营养。

E. **全胃肠外营养**（total parenteral nutrition，TPN）。TPN 适用于不能从胃肠道、腹膜内氨基酸或 IDPN 获得足够营养的严重营养缺乏患者。指南中标准的 TPN 溶液配方见表 31.6。

1. **碳水化合物**。TPN 中大约 50%～70% 的非蛋白热卡由葡萄糖提供，其中一般包括 70% 右旋糖以减少液体量。根据每个患者所需能量计算右旋糖的精确量。每 ml70% 的右旋糖提供 2.38kcal 热量。

2. **氨基酸**。TPN 中必需氨基酸与非必需氨基酸理想的混合比例存在很大争议。一些学者认为仅给予必需氨基酸比大剂量的必需氨基酸和非必需氨基酸配方更为有效。而另外一些学者认为只给予必需氨基酸能导致恶心、呕吐及代谢性酸中毒。大多数商品化的晶状氨基酸溶液为必需氨基酸与非必需氨基酸的混合液。

3. **脂质**。TPN 中脂质可以提供多达 50% 的非蛋白热卡。脂肪乳通常为 10% 或 20% 的溶液，可提供 2.0kcal/ml 的热量。脂质需至少滴注 12～24 小时以减少网状内皮

表31.6	适用于肾脏病住院患者的全胃肠外营养的经典配方

成分	数量	
70% 右旋糖（D- 葡萄糖）	350g（500ml）	
8.5% 晶状氨基酸（必需及非必需氨基酸）	42.5g（500ml）	
20% 脂肪乳或10% 脂肪乳	100g 或50g（500ml）	
电解质（指南）[a]		
钠	见后	
氯化物	见后	
钾	<35mmol/d	
醋酸盐	35～40mmol/d	
钙	5mmol/d	
磷	5～10mmol/d	
镁	2～4mmol/d	
铁	2mg/d	
维生素	见文内及表31.2	
热量成分		
输液速度	40ml/h 或960ml/d	60ml/h 或1440ml/d
70% 右旋糖	762kcal/d	1142kcal/d
20% 脂肪乳（LE）	640kcal/d	960kcal/d
总计	1402kcal/d	2102kcal/d
70% 右旋糖	762kcal/d	1142kcal/d
10% 脂肪乳	352kcal/d	528kcal/d
总计	1114kcal/d	1670kcal/d

[a] 电解质的量需要根据患者的临床表现及血清离子浓度调节。指南中所列的量包括氨基酸内所含的电解质。全胃肠外营养中钠浓度约140mmol/L 可防止低钠血症，但无论每日透析或持续肾脏替代治疗均需控制容量负荷。

系统功能损害的风险。有些学者建议脓毒症患者或脓毒症高危患者的脂肪乳量应减少50%。关于多不饱和脂肪酸与饱和脂肪酸的比例，大多数学者推荐急症透析患者为 1.0～2.0，但目前这个比例仍有争议。如果患者出现严重的高甘油三酯血症，脂质可以每周静点一次或两次，而不是每天一次。

4. **电解质**。钠离子及氯化物为两大主要离子，其量取决于采用连续肾脏替代治疗（continuous renal replacement therapy，CRRT）还是间歇血液透析（intermittent hemo-dialysis，IHD）治疗。如果为 CRRT，则 TPN 溶液以及其他大多数输注液体的钠离子浓度应接近 140mmol/L。而对于 IHD，则 TPN 中钠水平（40～80mmol/L）较低，从而减少容量过多及肺水肿的风险。对于每日缓慢低效血液透析，TPN 中高钠可阻止低钠血症发生。当需要碱化血清时，一般是向 TPN 溶液中添加能够代谢为碳酸氢盐的醋酸盐。由 TPN 溶液诱导的高糖负荷及合成代谢可能导致低钾血症、低磷血症以及低镁血症，这是由于离子发生了胞内转移。因此，需密切监测这些离子的血液浓度，如果需要，应在 TPN 溶液中添加相应离子或单独输注。

5. **维生素**。关于急性肾损伤患者维生素需求量的研究很少。一般来说，TPN 治疗期间，维生素补充量与长期透析患者所需量相似（表 31.2）。

6. **矿物质及微量元素**。补充铁有助于红细胞生成。有证据表明锌有助于促进伤口愈合。除非患者接受 TPN 治疗超过 3 周，否则其他微量元素可能不需要额外添加。

F. **腹膜透析患者腹膜内氨基酸输注**

1. **适应证及疗效**。对于合并 PEW 但无法耐受或不适合口服营养补充的腹膜透析患者应考虑应用氨基酸透析液。关于氨基酸透析液的益处证据是不一致的。如果存在严重的低蛋白血症可能更受益（Jones，1998）。

2. **配方、输注及并发症**。氨基酸透析液一般既包括必需氨基酸也包括非必需氨基酸。为了最大程度的吸收蛋白，更换氨基酸透析液在 CAPD 患者存腹过夜，或在连续不间断腹膜透析患者中白天使用。1.0% 的氨基酸透析液的渗透效果与 2.0% 的右旋糖溶液相似。并发症包括厌食、恶心、呕吐及增加 SUN 水平，在 1 天接受 2 次氨基酸透析液透析的患者较 1 天 1 次的患者上述并发症更为常见。

G. **辅助治疗和锻炼**。其他治疗包括生长激素、合成代谢激素、锻炼、食欲刺激和抗感染治疗。这些治疗的证据很弱。在维持性血液透析患者中，耐力锻炼与改善葡萄糖消失速度及降低空腹血浆胰岛素水平有关。此外，锻炼可降低血浆甘油三酯水平，提高高密度脂蛋白胆固醇水平。锻炼还可以增加肌肉量及力量，改善耐力。

参考文献与推荐阅读

Arora SK, McFarlane SI. The case for low carbohydrate diets in diabetes management. *Nutr Metab.* (Lond). 2005;2:16.

Burrowes JD, et al. Effects of dietary intake, appetite, and eating habits on dialysis and non-dialysis treatment days in hemodialysis patients: cross-sectional results from the HEMO study. *J Ren Nutr.* 2003;13:191–198.

Caluwé R, et al. Vitamin K2 supplementation in haemodialysis patients: a randomized dose-finding study. *Nephrol Dial Transplant.* 2014;29:1385-90.

Cano N, et al. ESPEN guidelines on enteral nutrition: adult renal failure. *Clin Nutr.* 2006;25:295–310.

Cano NJ, et al. Intradialytic parenteral nutrition does not improve survival in malnourished hemodialysis patients: a 2-year multicenter, prospective, randomized study. *J Am Soc Nephrol* 2007;18:2583–2591.

Cano NJ, et al. ESPEN Guidelines on Parenteral Nutrition: adult renal failure. *Clin Nutr.* 2009;28:401–414.

Carrero JJ, et al. Etiology of the protein-energy wasting syndrome in chronic kidney disease: a consensus statement From the International Society of Renal Nutrition and Metabolism (ISRNM). *J Ren Nutr.* 2013;23:77–90.

Chowdhury R, et al. Association of dietary, circulating, and supplement fatty acids with coronary risk: a systematic review and meta-analysis. *Ann Intern Med.* 2014;160:398–406.

Chumlea WC, et al; Nutritional status assessed from anthropometric measures in the HEMO study. *J Ren Nutr.* 2003;13:31–38.

Churchill DN, Taylor W, Keshaviah PR. Adequacy of dialysis and nutrition in continuous peritoneal dialysis: association with clinical outcomes. Canada-USA (CANUSA) Peritoneal Dialysis Study Group. *J Am Soc Nephrol.* 1996;7:198–207.

Di Filippo S, et al. Reduction in urea distribution volume over time in clinically stable dialysis patients. *Kidney Int.* 2006;69:754–759.

Di Iorio BR, et al. A systematic evaluation of bioelectrical impedance measurement after hemodialysis session. *Kidney Int.* 2004;65:2435–2440.

Dombros N, et al. for the EBPG Expert Group on Peritoneal Dialysis. European best practice guidelines for peritoneal dialysis. 8 Nutrition in peritoneal dialysis. *Nephrol Dial Transplant.* 2005;20(suppl 9):ix28–ix33.

Duerksen DR, et al. The validity and reproducibility of clinical assessment of nutritional status in the elderly. *Nutrition.* 2000;16:740–744.

Ghandour H, et al. Distribution of plasma folate forms in hemodialysis patients receiving high daily doses of L-folinic or folic acid. *Kidney Int.* 2002;62:2246–2249.

Gracia-Iguacel C, et al. Subclinical versus overt obesity in dialysis patients: more than meets the eye. *Nephrol Dial Transplant.* 2013;28(suppl 4):iv175–iv181.

Himmelfarb J, et al. Provision of antioxidant therapy in hemodialysis (PATH): a randomized clinical trial. *J Am Soc Nephrol.* 2014;25:623–633.

Ikizler TA, Cano NJ, Franch H et al. Prevention and treatment of protein energy wasting in chronic kidney disease patients: a consensus statement by the International Society of Renal Nutrition and Metabolism. *Kidney Int.* 2013;84:1096–1107.

Institute of Medicine. *Dietary reference intakes: water, potassium, sodium, chloride, and sulfate.* Washington, DC, National Academy Press, 2004.

Jones M, et al. Treatment of malnutrition with 1.1% amino acid peritoneal dialysis solution: results of a multicenter outpatient study. *Am J Kidney Dis.* 1998;32:761–769.

Kaizu Y, et al. Association between inflammatory mediators and muscle mass in long-term hemodialysis patients. *Am J Kidney Dis.* 2003;42:295–302.

Kalantar-Zadeh K, et al. A malnutrition-inflammation score is correlated with morbidity and mortality in maintenance hemodialysis patients. *Am J Kidney Dis.* 2001;38:1251–1263.

Kalantar-Zadeh K, et al. Food intake characteristics of hemodialysis patients as obtained by food frequency questionnaire. *J Ren Nutr.* 2002;12:17–31.

Kalantar-Zadeh K, et al. Appetite and inflammation, nutrition, anemia, and clinical outcome in hemodialysis patients. *Am J Clin Nutr.* 2004;80:299–307.

Kalantar-Zadeh K, et al. Understanding sources of dietary phosphorus in the treatment of patients with chronic kidney disease. *Clin J Am Soc Nephrol.* 2010;5: 519–530.

Kalantar-Zadeh K, Ikizler TA. Let them eat during dialysis: an overlooked opportunity to improve outcomes in maintenance hemodialysis patients. *J Ren Nutr.* 2013;23:157–163.

Kasama R, et al. Vitamin B6 and hemodialysis: the impact of high flux/high-efficiency dialysis and review of the literature. *Am J Kidney Dis.* 1996;8:680–686.

Kaysen GA. The microinflammatory state in uremia: causes and potential consequences. *J Am Soc Nephrol.* 2001;12:1549–1557.

Kaysen GA, et al; and the FHN Trial Group. The effect of frequent hemodialysis on nutrition and body composition: frequent Hemodialysis Network Trial. *Kidney Int.* 2012;82:90–99.

Kobayashi I, et al. Geriatric Nutritional Risk Index, a simplified nutritional screening index, is a significant predictor of mortality in chronic dialysis patients. *Nephrol Dial Transplant.* 2010;25:3361–3365.

Kogirima M, et al. Low resting energy expenditure in middle-aged and elderly hemodialysis patients with poor nutritional status. *J Med Invest.* 2006;53:34–41.

Kopple JD. National kidney foundation K/DOQI clinical practice guidelines for nutrition in chronic renal failure. *Am J Kidney Dis.* 2001; 37(suppl 2):S66–S70.

Kramer HJ, et al. Increasing body mass index and obesity in the incident ESRD population. *J Am Soc Nephrol.* 2006;17:1453–1459.

Krueger T, et al. Vitamin K1 to slow vascular calcification in haemodialysis patients (VitaVasK trial): a rationale and study protocol. *Nephrol Dial Transplant.* 2014;29:1633-1638.

McCann L, et al. Effect of intradialytic parenteral nutrition on delivered Kt/V. *Am J Kidney Dis.* 1999;33:1131–1135.

Mushnick R, et al. Relationship of bioelectrical impedance parameters to nutrition and survival in peritoneal dialysis patients. *Kidney Int.* 2003;87(suppl):S53–S56.

National Kidney Foundation. *K/DOQI clinical practice guidelines for nutrition in chronic renal failure.* New York, NY: National Kidney Foundation, 2001.

Pupim LB, Cuppari L, Ikizler TA. Nutrition and metabolism in kidney disease. *Semin Nephrol.* 2006;26:134–157.

Rocco MV, et al; for the HEMO Study Group. The effect of dialysis dose and membrane flux on nutritional parameters in hemodialysis patients: results of the HEMO study. *Kidney Int.* 2004;65:2321–2334.

Rocco MV. Does more frequent hemodialysis provide dietary freedom? *J Ren Nutr.* 2013;23:259–262.

Siew ED, Ikizler TA. Insulin resistance and protein energy metabolism in patients with advanced chronic kidney disease. *Semin Dial.* 2010;23:378–382.

Soop M, et al. Energy expenditure in postoperative multiple organ failure with acute renal failure. *Clin Nephrol.* 1989;31:139–145.

Stein A, et al. Role of an improvement in acid-base status and nutrition in CAPD patients. *Kidney Int.* 1997;52:1089–1095.

Stenvinkel P, Zoccali C, Ikizler TA. Obesity in CKD—What Should Nephrologists Know? *J Am Soc Nephrol.* 2013;24:1727–1736.

Stratton RJ, et al. Multinutrient oral supplements and tube feeding in maintenance dialysis: a systematic review and meta-analysis. *Am J Kidney Dis.* 2005;46:387–405.

van Biesen W, et al. A multicentric, international matched pair analysis of body composition in peritoneal dialysis versus haemodialysis patients. *Nephrol Dial Transplant.* 2013;28:2620–2628.

Wang AY, et al. Important factors other than dialysis adequacy associated with inadequate dietary protein and energy intakes in patients receiving maintenance peritoneal dialysis. *Am J Clin Nutr.* 2003;77:834–841.

Wang W, et al. Outcomes associated with intradialytic oral nutritional supplements in patients undergoing maintenance hemodialysis: a quality improvement report. *Am J Kidney Dis.* 2012;60:591–600.

Weiner DE. Oral intradialytic nutritional supplement use and mortality in hemodialysis patients. *Am J Kidney Dis.* 2014;63:276–285.

第32章 糖尿病

David J. Leehey, Mary Ann Eman-
uele, and Nicholas Emanuele
祖源 译，李寒 校

新增透析患者中超过 40% 患有糖尿病。维持糖尿病患者的良好透析状态是一项艰巨的任务。在维持透析患者中，糖尿病患者的发病率和死亡率明显高于非糖尿病患者，并与心血管疾病和感染并列成为死亡的首要原因。2013 年美国肾脏病数据系统（The United States Renal Data System，USRDS）报道糖尿病透析患者 3 年生存率仅 50%（USRDS，2013）。

Ⅰ. **开始透析时机**。据报道肾病专家早期干预治疗糖尿病患者肾功能不全可明显改善预后。以前的指南强调在出现明显的尿毒症临床表现前开始透析治疗［估算肾小球滤过率（estimated glomerular filtration rate，eGFR）< 15ml/（min·1.73m²）］。最近 Cooper 教授设计了一项检测死亡率对比透析时间的随机对照试验，在此项 IDEAL（Individualized Dosing Efficacy vs. flat dosing to Assess optimaL pegylated inter-feron therapy）研究中显示开始透析时机早或晚对患者存活时间无影响，而纳入此项研究的患者接近 1/3 都患有糖尿病（Cooper，2010）。

Ⅱ. **血液透析与腹膜透析比较**。不同透析方式的比较列于表 32.1。长期腹膜透析患者，由于腹膜透析液中有大量的葡萄糖，进一步刺激了已经紊乱的糖代谢，使长期腹膜透析的糖尿病患者血糖控制更加复杂。此外，葡萄糖经腹部导管吸收可降低患者食欲。许多腹膜透析患者蛋白质摄入达不到推荐标准［1.2g/（kg·d）］，易出现营养不良。另一方面，与血液透析患者相比，由于持续不卧床腹膜透析（continuous ambulatory peritoneal dialysis，CAPD）或自动化腹膜透析（auto-mated peritoneal dialysis，APD）患者腹腔内持续或接近持续存在葡萄糖，因此他们低血糖事件的发生率和严重程度相对降低。糖尿病和非糖尿病患者腹膜透析的感染发生率（腹膜炎、外出口及隧道感染）和导管更换率无明显差别。从生理学角度分析，腹膜透析患者腹腔内给予胰岛素治疗可能轻度增加腹膜炎发生风险，但此观点现不被普遍认同。糖尿病血管病变常妨碍建立能够满足血液透析所需流量及可长期使用的血管通路。糖尿病患者动静脉内瘘和移植物存活率均显著降低。少部分糖尿病患者在行动静脉内瘘术后，同侧手部发生严重缺血，可能导致坏疽而需要截肢，此情况应立即结扎动静脉内瘘。由于自主神经系统紊乱或者心脏舒张功能不全，糖尿病患者血液透析过程中发生低血压风险增加。与非糖尿病透析患者相比，血管条件差、发生低血压风险高等限制因素导致糖尿病透析患者的透析次数减少［按照尿素清除标准（Kt/V）分级］。

无论是接受血液透析还是腹膜透析的糖尿病患者，下肢末端截肢都很常见。血液透析和腹膜透析患者视网膜病变进展也相似。尽管视力受损影响 CAPD 培训，正确进行操作的难度加大，但糖尿病致盲患者仍可以通过训练进行 CAPD 操作而无需特殊帮助。经正确指导，糖尿病致盲患者发生腹膜炎的风险相比未致盲糖尿病患者仅轻微增加。有许多辅助装置可以帮助视力受损患者将透析液容器和腹膜液转换设备相连接（见第 22 章）。对致盲的糖尿病患者而言，自动化腹膜透析（APD）是个较好的选择。因为它每天只需要进行一次开启和关闭操作。

来自于美国肾脏资料系统（U. S. Renal Data System，USRDS）的报告认为，糖尿病人群，特别是女性腹膜透析比血液透析死亡率高。但患者的选择偏倚和（或）腹膜透析的不充分等都可能影响观察结果。随后一项大规模研究分析发现，实际上年轻无合并症的糖尿病患者血液透析死亡风险较腹膜透析风险高。而老年糖尿病患者血液透析的死亡风险较腹透透析相比低，尤其合并并发症的老年糖尿病患者人群（Voensh，2004）。这些结果无疑也受到了一定的选择偏倚影响。与选择透析模式相比，合并症以及营养不良对死亡率的影响更大。但通过细心管理以及心血管疾病和感染的预防，患者的生存率可得到显著提高。

表32.1 糖尿病患者不同透析模式比较

透析方式	优点	缺点
血液透析	效率高 集中治疗，有利随访 无蛋白质从透析液中丢失	对心脏疾病耐受性差 可能需要多次建立动静脉通路 有手部严重缺血风险 透析期间低血压发生率高 透析前易高血钾 容易发生低血糖
持续不卧床腹膜透析（CAPD）	心血管耐受性好 无需动静脉通路 血钾控制好 较少发生低血糖	增加发生腹膜炎、出口感染、隧道感染的风险程度和无糖尿病透析患者相似 蛋白质通过透析液丢失 腹膜内压力增高易导致疝气，液体漏出等 对于致盲患者需要助手帮助
自动化腹膜透析（APD）	心血管耐受性良好 无需动静脉通路 血钾控制好 较少发生低血糖 致盲的糖尿病患者更方便 腹膜炎发生风险较CAPD少	蛋白质通过透析液丢失

Ⅲ. **饮食**。不管采用何种透析方法，糖尿病患者都常出现消耗体质和营养不良。导致这一问题的因素很多，包括慢性炎症、食物摄入不足、糖尿病性胃轻瘫、肠病、以及并发症相关的分解代谢加快等。发生严重疾病时，糖尿病透析患者常需得到早期和细致的营养支持。

A. **常规食谱**。在31章中针对非糖尿病患者血液透析和腹膜透析推荐的食谱，同样适用于糖尿病患者。对无尿的糖尿病血液透析患者，同样需要执行31章节对盐、钾、水分摄入的限制。还需限制单糖及饱和脂肪酸的摄入。

1. **碳水化合物百分比**。一般推荐碳水化合物占糖尿病患者摄入量的 50%～60%。人们正在关注糖尿病患者中应用更低比重碳水化合物的饮食方法（Arora，2005）。腹膜透析患者由腹膜透析液中葡萄糖吸收获得的热量（通常为 400kcal 左右）应从需摄入的碳水化合物中减去，对于高甘油三酯血症患者，避免摄入高血糖指数的碳水化合物可能有益。

2. **饮食中的"糖毒素"即糖基化终末产物（advanced glycosylation end products，AGE）**。高温烹调的食物中 AGE 的水平升高，特别是当食物中含有高比例脂肪时。糖尿病患者饮食中 AGE 摄入与有害的脂质水平和炎性因子释放相关（Uribarri，2005）。ESKD 患者血清中 AGE 含量增加可导致通路血栓形成风险增加，以及由于饮食限制容易导致营养不良高发，所以任何额外限制 ESKD 患者食物摄入的理由都需要谨慎考虑。对可能含有高 AGE 的食物（过度油煎、加热的食物）都需要提高警惕。

B. **糖尿病胃轻瘫和肠病**。糖尿病胃轻瘫的诊断常基于恶心、呕吐、早饱感、餐后腹胀等症状。然而，其他一些可治愈的疾病也有类似的症状，因此在胃轻瘫症状出现时，首先应进行食道、胃、十二指肠镜检查（esophagogastroduodenoscopy，EGD）。传统的诊断胃轻瘫金标准是胃排空闪烁法测定。然而，闪烁法检查使患者暴露于放射线中，因此不能反复应用以评估患者对治疗的反应。通过 ^{13}C 标记的醋酸和辛酮酸呼气试验检测可解决这一问题。糖尿病胃轻瘫易出现食欲下降和未预料的营养吸收障碍，其结果可能导致高血糖和低血糖交替出现。

这些患者，少食多餐（每天 6 次）可改善症状。糖尿病透析患者胃轻瘫的药物治疗并不满意。甲氧氯普胺是最常使用的药物，以低剂量开始（5mg，餐前），逐渐增大剂量至效果出现。然而，这一药物与透析患者锥体外系症状高发生相关，特别是高剂量时，并且它的作用短暂。其他促胃肠动力药物，比如多潘立酮、胃动素受体激动剂或者奥坦西隆等都可试用。

糖尿病肠病。因肠道自主神经功能受损，导致小肠和结肠的活动紊乱，从而使肠道蠕动减慢或加速。糖尿病肠病引起的腹泻使饮食疗法复杂化，并导致虚弱、食欲不振和低血糖发生。严重的糖尿病肠病可试用广谱抗生素（多西环素 50mg/d 或 100mg/d）抑制肠道内细菌过度滋生。洛哌丁胺（10mg/d）对减少肠蠕动也有效。

Ⅳ. 血糖的控制

A. **胰岛素代谢改变**。尿毒症患者（糖尿病患者和非糖尿病患者）胰岛 β 细胞分泌的胰岛素减少并且外周组织（肌肉）对胰岛素的反应受到抑制，胰岛素抵抗增加。胰岛素抵抗几乎在所有的尿毒症患者身上都可以发生并导致血糖升高。有学者提出尿毒症患者肝糖原的生成和摄取是正常的，骨骼肌糖原代谢异常是胰岛素抵抗的主要表现，这可能是由于胰岛素受体后缺陷导致（Castellino，1992）。但是肾衰竭的患者胰岛素的许多功能可以维持，其中包括促进钾离子进入胞内，抑制蛋白质分解等。

　　肾脏是健康个体胰岛素代谢的重要器官。胰岛素可被肾小球自由滤过，约 60% 通过肾小球滤除，40% 通过肾小管重吸收，不到 1% 的滤过的胰岛素由尿液排出。肾脏每天降解大约 6～8U 的胰岛素，大约占胰腺每日产生胰岛素的 25%。接受外源性胰岛素治疗的糖尿病患者肾脏代谢增强，因为注射的外源胰岛素不经肝脏而直接进入体循环。肾脏缩小使胰岛素代谢率减慢，因此所有进入体循环的胰岛素半衰期都延长。胰岛素的清除率降低一部分也是由于肝脏代谢功能降低造成的。维持透析对这些代谢异常改善效果甚微。

1. **透析患者的糖耐量异常试验**。透析患者不能通过葡萄糖耐量试验诊断糖尿病。由尿毒症导致的胰岛素抵抗，使所有透析患者的血糖水平显著升高并长时间维持。然而，非糖尿病血液透析患者的空腹血糖水平是正常的，空腹血糖增高提示存在糖尿病。对 CAPD 患者而言，由于从透析液中不断吸收葡萄糖，从来没有真正意义上的空腹血糖测定。在这组人群中，即使在应用 4.25% 的葡萄糖透析溶液时，除非腹膜炎存在，"空腹"血糖测定一般很少超过 160mg/dl（8.9mmol/L），血糖浓度过高提示存在糖尿病。在应用艾考糊精的 CAPD 患者，由于自动分析仪通过标本的葡萄糖脱氢酶进行葡萄糖浓度测定，血糖水平可能被高估（Tsai，2010）。

2. **胰岛素敏感性增加**。对应用外源性胰岛素治疗的糖尿病透析患者来说，胰岛素代谢减慢的效应超过了胰岛素抵抗的影响。给予外源性胰岛素治疗时，胰岛素的作用可能被加强并且维持时间延长。因此，一般需给予较常规剂量少的胰岛素。快速大剂量推注胰岛素（例如 15U 普通胰岛素），即使存在酮症，也可以导致严重低血糖。在给予长效胰岛素如 NPH 和甘精胰岛素后也可发生低血糖。

3. **高血糖症**。肾衰竭时，高血糖症的临床表现将发生改变。糖尿的安全阈效应缺乏可能导致严重的高血糖症［血糖浓度 > 1000mg/dl（56mmol/L）］。渗透性利尿导致的水分丢失并不存在，因此严重高渗状态并不常伴随精神改变。透析患者即使高血糖症非常严重也常毫无症状（Al-Kudsi，1982）。尿毒症患者高血糖症的临床表现包括口渴、体重增加，偶尔出现肺水肿或者昏迷（Tzamaloukas，2004）。胰岛素依赖的透析患者同样可以发生糖尿病酮症酸中毒，常伴随严重的高钾血症和昏迷。对透析患者来说，合并或不合并酮症酸中毒的高血糖症的处理与非肾衰竭患者不同，给予大量液体输入是无益和禁忌的。高血糖症所有的临床和化验异常都可以通过胰岛素纠正，这也常常是唯一的治疗方法。对于严重的高血糖症，可以持续注入低剂量胰岛素（以 2U/h 开始），同时密切进行临床监护并每 2～3 小时间隔进行血糖、血钾测定。如果存在严重的高钾血症，需要监测心电图。在高血糖症合并严重肺水肿或者威胁生命的高钾血症时，需要进行紧急血液透析。

4. **低血糖症**。避免低血糖的发生是透析患者获得良好的血糖控制的关键步骤。对低血糖的纠正可能导致高血糖及血糖波动。许多因素可以导致低血糖的发生，包括厌食引起的热量摄入减少、胰岛素的清除率减少、肾脏功能障碍导致肾脏糖异生降低、肾衰竭自主神经病变导致肾上腺素拮抗激素释放减少、肝脏胰岛素代谢障碍、药物代谢障碍导致血浆血糖浓度降低例如酒精、普萘洛尔，以及其他肾上腺素受体阻滞剂。低血糖导致的昏迷以及胃轻瘫进一步加重低血糖风险。糖尿病患者的血液透析液推荐含 90mg/dl（5mmol/L）葡萄糖。如果不含葡萄糖，在透析过程中或透析后很快就会出现严重低血糖（Burmeister，2012）。含较高浓度葡萄糖［200mg/dl，（11mmol/L）］的透析液常导致高血糖发生，而且并没有较含 90mg/dl 葡萄糖更好地预防低血糖发生。

B. **胰岛素治疗**。对于糖尿病透析患者把血糖控制在合理水平而不发生低血糖是一项艰巨任务。理想的治疗目标是空腹血糖 < 140mg/dl（7.8mmol/L），一小时餐后血糖 < 200mg/dl（11mmol/L），糖化血红蛋白控制在 7% ~ 8% 之间。几项大型研究显示血糖控制与生存率之间无相关性，严格控制血糖更增加了低血糖的风险（Williams，2010）。糖化血红蛋白达标对糖尿病透析患者有益暂没有明确证据（KDOQI 临床实践指南，2005）。糖化白蛋白因为不受血红蛋白的影响，所以更能准确反映糖尿病透析患者的血糖水平，但是这个检测实用性差。

糖化血红蛋白检测存在的另一个问题是受促红细胞生成素类制剂和铁剂的影响（主要是减少其含量）。

AGE 是一种缓慢形成的不可逆复合物，作为非酶糖基化终产物蛋白，其可改变血管基底膜的结构和功能，刺激生成生长因子，改变细胞内蛋白质的功能。腹膜透析患者 AGE 易沉积在腹膜内，并且它与腹膜透析液的电导性以及蛋白过度流失密切相关（Nakamoto，2002）。

1. **胰岛素用法**。肾脏功能不全的糖尿病患者胰岛素用量推荐（Snyder，2004）

   肾小球滤过率 GFR > 50ml/min 胰岛素剂量不需调整。
   肾小球滤过率 GFR 10 ~ 50ml/min 胰岛素剂量减少 25%。
   肾小球滤过率 GFR < 10ml/min 胰岛素剂量减少 50%。

2. **甘精胰岛素和速效胰岛素联用**。常规胰岛素全天使用剂量为 0.6U/kg 体重（Murphy，2009），终末期肾病患者胰岛素用量减少 50% 为 0.3U/kg 体重（Baldwin，2012）。总剂量的一半为基础胰岛素，另一半分配给餐前大剂量。所以 0.15 U/kg 体重的胰岛素用于补充早晨基础胰岛素，剩余的也是 0.15U/kg 体重的速效胰岛素分配给餐食胰岛素。一般情况可按 0.05U/kg 体重分配给早、中、晚三餐。例如一位 70kg 重的患者，计算胰岛素总量应为 70kg×0.3U/kg = 21U。总量的一半大约 10U 应用甘精胰岛素作为一天基础胰岛素总量的补充，其余的 11U，按每餐 3 ~ 4U 速效胰岛素作为餐食胰岛素分配到三餐时注射。

3. **中效胰岛素与速效胰岛素联用**。中效胰岛素与速效胰岛素的联用总量计算也一样（21U）。中效胰岛素应占胰岛素总量的 2/3（约 14U），其中的 2/3（约 9U）于清晨时注射，剩余的 5U 中效胰岛素于睡前注射。除去中效胰岛素量剩余的 7U 胰岛素应用速效胰岛素，早餐注射 3U，晚餐注射 4U。午餐无需给予胰岛素，因为清晨中效胰岛素在此时段会达高峰，可覆盖午餐时段。

4. **其他胰岛素应用。**新合成的基础胰岛素以及速效胰岛素类似物虽于 2015 年广泛应用于临床，但针对终末期肾病患者此类胰岛素的相关研究仍然缺乏（Danne，2011）。

5. **餐食胰岛素注射时间。**常规餐食胰岛素注射为进餐前 5 分钟皮下注射，一些患者倾向进餐后注射胰岛素。在某种意义上讲这种做法比较安全，因为如果患者此顿饭只进食了原进餐量的 50%，此时餐后胰岛素注射量可以只注射原剂量的 50%。更好的选择餐食胰岛素剂量应将所有食物按比例转化为碳水化合物，然后按个人胰岛素应用系数加减每餐胰岛素的量。

6. **血糖检测。**胰岛素个体化治疗以及胰岛素剂量的调整、密切监测血糖都非常重要。在家接受胰岛素治疗的患者每天至少检测两次血糖，清晨一次，睡前一次。全面考虑多种因素基础上，胰岛素合理的调整依据为每高于达标血糖浓度 50mg/dl 需要增加 1U 胰岛素注射量（例如达标血糖为 150mg/dl）。

7. **血液透析对胰岛素剂量的影响。**血液透析既可以改善组织对胰岛素的敏感性，也可以增高胰岛素对血糖的反应（DeFronzo，1978）。但其中机制并没有明确，酸中毒的纠正可能促进了上述改善。由于透析促进糖尿病患者组织胰岛素敏感性以及肝脏胰岛素代谢改善等一系列效应，使得糖尿病患者开始血液透析后胰岛素的用量都需要调整。由于这些效应对外源胰岛素用量的影响不可预知，因此严密的血糖检测是非常必要的。

   多种胰岛素治疗方案都可以很好地控制糖尿病透析患者的血糖。上述甘精胰岛素（长效）和精蛋白锌重组人胰岛素（中效）也可以作为起始胰岛素应用。一些专家认为糖尿病透析患者应避免应用长时间起效的胰岛素，但也有不同意见。现仍缺少糖尿病透析患者应用不同胰岛素剂型疗效的头对头比较研究。

8. **腹膜透析对胰岛素剂量的影响。**腹膜透析液含有葡萄糖，因此腹膜透析的糖尿病患者更迫切需要降糖治疗，并且由于高渗透析液中的糖负荷以及胰岛素抵抗，患者需要增加胰岛素用量。例如 1.5% 葡萄糖（一水葡萄糖 $C_6H_{12}O_6 \cdot H_2O$，分子量 198）透析液含葡萄糖（分子量 180）为 $1500 \times (180/198) = 1364mg$（76mmol/L），远超过血清葡萄糖水平。另一方面也有某些腹膜透析患者胰岛素用量比预期减少，可能是由于他们碳水化合物摄入减少，和肝肾对胰岛素代谢清除降低导致胰岛素有效持续时间延长。

CAPD 和 APD 糖尿病腹膜透析患者可以腹腔内给予胰岛素，其有助于腹膜透析患者维持接近正常的血糖水平，尽管现在应用的比较少。腹腔应用胰岛素具有胰岛素可持续或接近可持续供给、不用皮下注射、直接经门静脉到肝等优势（Tzamaloukas，1991）。腹腔注射胰岛素有它的缺点，包括由于胰岛素需要注入袋中增加了腹膜炎发生的风险、由于腹透消耗胰岛素，因此需要胰岛素的总量可能会增多、腹膜纤维增生、以及肝脏脂肪沉积的风险增加（Maxwell，1991）。腹膜注射胰岛素需要使用相对长的针头［3.8cm（1.5in）］以保证胰岛素被全量注射到透析容器中，而不是被吸入透析通道中。注射完成后，需要颠倒透析液容器数次以保证适当的混合。腹腔注射胰岛素的具体操作，请参考本书前面章节。

特别注意含艾考糊精和麦芽糖的某些腹膜透析液，由于其自身的代谢特点反而可能干扰糖代谢使血糖升高，导致不适当治疗。（Tsai，2010；Firanek，2013）

9. **胰岛素泵的应用**。脆性 1 型糖尿病胰岛素治疗容易频繁出现低血糖，持续皮下输注胰岛素治疗对脆性 1 型糖尿病患者有益。患者血液透析前 1 小时左右停用胰岛素泵，透析结束后打开胰岛素泵（Atherton，2004）。

C. **口服降糖药和非胰岛素注射针剂应用**。肾内科医生也常用这些方式控制糖尿病透析患者血糖。推荐用药剂型剂量见表 32.2。2010 年美国调查显示，糖尿病透析患者 80% 接受不同方式的降糖治疗。其中 49/80 的比例仅应用胰岛素治疗，8/80 的患者胰岛素加口服药物治疗，23/80 比例的患者仅口服降糖药治疗。2010 年数据显示大多数患者应用磺脲类或噻唑烷二酮类口服药物，随着新药物信息及用药经验的丰富可能会改变此情况。

表32.2 慢性肾病患者糖尿病的药物治疗

药物	常规非尿毒症剂量	透析患者的剂量（%非尿毒症剂量）
胰岛素		
短效		
普通	0.2~1U/(kg·d) SC bid~qid	减量（25%~50%）
赖脯胰岛素	0.2~1U/(kg·d) SC bid~qid	减量（25%~50%）
门冬胰岛素	0.2~1U/(kg·d) SC bid~qid	减量（无确定指南）
中效		
低精蛋白胰岛素	0.2~1U/(kg·d) 每天 SC q24h~bid	减量（无确定指南未定义的）
长效		
甘精胰岛素	0.1~1U/(kg·d) SC q24h	减量（无确定指南未定义的）
地特胰岛素	0.1~1U/(kg·d) SC q24h	减量（无确定指南未定义的）
磺脲类		
格列吡嗪	2.5~20mg PO q24h~bid	2.5~20mg PO q24h~bid（50%）
格列美脲	1~8mg PO q24h	1~4mg PO q24h（50%）
甲苯磺丁脲	250~3000mg PO q24h	相同剂量（100%）
格列本脲	1.25~10mg PO q24h	肾衰竭时避免使用

续表

药物	常规非尿毒症剂量	透析患者的剂量（%非尿毒症剂量）
噻唑烷类[a]		
罗格列酮	4~8mg PO q24h~bid	相同剂量（100%）
吡格列酮	15~30mg PO q24h	相同剂量（100%）
α-葡萄糖苷酶抑制剂		
阿卡波糖	50~100mg PO tid	肾衰竭时不推荐使用
米格列醇	50~100mg PO tid	肾衰竭时不推荐使用
氯茴苯酸类		
瑞格列奈	0.5~8mg PO tid	0.5~4mg PO tid（50%）
那格列奈	60~12mg PO tid	肾衰竭时避免使用
双胍类		
二甲双胍	850~2550mg PO q24h~bid	肾衰竭时避免使用
糊精类似物		
普兰林肽	30~120mcg SC q. a. c	相同剂量？
钠葡萄糖协同转运蛋白-2抑制剂		
卡格列净	100mg~300mg q24h	$45 < eGFR < 60ml/(min \cdot 1.73m^2)$，100mg $eGFR < 45ml/(min \cdot 1.73m^2)$ 禁用

续表

药物	常规非尿毒症剂量	透析患者的剂量（%非尿毒症剂量）
DPP-4 抑制剂		
西他列汀	100mg q24h	30≤eGFR <50ml/（min・1.73m^2），25mg（25%）
		50mg（50%）
沙格列汀	2.5~5mg q24h	eGFR <30ml/（min・1.73m^2），2.5mg（50%）
利格利汀	5mg q24h	eGFR <50L/（min・1.73m^2），2.5mg（50%）
阿格列汀	25mg q24h	同上
		30≤eGFR <50ml/（min・1.73m^2），12.5mg（50%）
		eGFR <30ml/（min・1.73m^2），6.25mg（25%）
肠降血糖素类似物：类胰高血糖肽-1（GLP-1）		
艾塞那肽	2mg 每周最大剂量 10mcg SC b.i.d	eGFR <30ml（/min・1.73m^2）避免使用
利拉鲁肽	最大剂量 1.8mg q24h SC	相关肾病前瞻性研究依据经验有限，谨慎应用

SC：皮下注射；b.i.d：2 次/日；q.i.d：4 次/日；q24h：每天 1 次；PO：口服；t.i.d：3 次/日；q.a.c：餐前。

a. 可能导致患慢性肾脏疾病尚未接受透析的患者出现体液潴留。

1. **磺脲类**。磺脲类药物与胰岛 β 细胞磺脲类受体结合促进胰岛素分泌。磺脲类药物受体是钾通道的一部分组分，它使钾离子通道关闭，从而细胞膜除极，触发电压依赖的 Ca^{2+} 通道开放，使胞内钙离子浓度迅速升高，刺激胰岛素分泌颗粒向胞外分泌。第一代磺脲类药物（醋酸己脲、氯磺丙脲、妥拉磺脲和甲苯磺丁脲）已不再应用，第二代磺脲类药物现仍广泛应用（格列吡嗪、格列本脲、格列美脲）。所有的第二代磺脲类药物都经肝脏代谢及不定比例的肾脏代谢（Spiller，2006）。格列本脲和格列美脲代谢半衰期长并且经肾脏排泄，不推荐终末期肾病患者使用。格列吡嗪很少或不发生低血糖，半衰期短约 2 ~ 4 小时，即使 80% ~ 85% 经肾脏排泄，格列吡嗪也可以是透析患者磺脲类降糖药物的选择。磺脲类降糖药容易导致低血糖的发生，并且容易对抗透析患者服用的许多药物（苯妥英钠、烟酸、利尿剂）。还有一些药物（水杨酸盐、华法林、乙醇）加重磺脲类降糖药的低血糖风险。另一个磺脲类药物不推荐应用于糖尿病终末期肾病患者的原因是它的降糖机制是促进内生胰岛素的释放，所以患者能够产生内源胰岛素是其用药的基础。2 型糖尿病患者诊断初期通过 C-肽检测的内生胰岛素水平是最高的，随着病情进展内生胰岛素逐渐减少（Duckworth，2011）。大多数透析患者患有糖尿病相当长一段时间，许多患者可能很少产生或不产生内源胰岛素，因此磺脲类药物对其不能起效。

2. **二甲双胍**。二甲双胍是双胍类药物的一种，可能是肾功正常的 2 型糖尿病患者应用最广泛的药物，并且拥有多项显著获益。二甲双胍低血糖发生风险非常低，可以减轻体重而不是增重，对血脂的控制也有益处。它的作用机制还包括通过短暂抑制线粒体呼吸链酶反应抑制肝糖原的产生。但是二甲双胍与少见但是威胁生命的并发症乳酸酸中毒发生相关，其中的相关机制仍没有完全清楚，酸中毒在合并多种疾病的患者身上常见。肾功能显著下降的患者应用二甲双胍酸中毒风险增加。二甲双胍不被代谢分解，90% 通过肾脏排泄（Spiller，2006），因此肌酐清除率低的患者血清二甲双胍水平持续升高（Lipska，2011）。二甲双胍用在非透析的慢性肾脏病患者身上的安全性现仍存在争论。美国对于肌酐清除率男性大于 1.5mg/dl（130μmol/L）或女性大于 1.4mg/dl（124μmol/L）时建议可慎用二甲双胍。也有一些研究认为肾小球滤过率降至 45ml/min 前应用二甲双胍相对安全。透析患者避免使用二甲双胍。

3. α-葡萄糖苷酶抑制剂。美国现有两种 α 葡萄糖苷酶抑制剂，为阿卡波糖和米格列醇。它可以竞争并可逆的抑制小肠刷状缘 α-葡萄糖苷酶从而抑制小肠寡糖分解为单糖，使小肠葡萄糖吸收减慢。因此它可以在不刺激内源胰岛素产生的情况下降低餐后血糖，低血糖发生风险相对降低。仅少量的阿卡波糖被吸收，大部分在小肠代谢，大约 1/3 代谢产物被吸收（Spiller，2006；Reilly，2010）。在肾功能降低的患者，阿卡波糖及其代谢物血浆含量会升高。米格列醇较阿卡波糖吸收的多。米格列醇几乎不被代谢分解，全部吸收，尿液中检查米格列醇几乎含量不变（Spiller，2006；Reilly，2010）。还没有阿卡波糖和米格列醇对于 eGFR <25ml/（min·1.73m²）的患者应用的相关研究，因此普遍不推荐透析患者应用 α 葡萄糖苷酶抑制剂。

4. 过氧化物酶体增生物激活受体（peroxisome proliferator-activated receptor，PPAR）增效剂。PPAR-γ 激动剂包括罗格列酮和吡格列酮。这类药物可以增加胰岛素靶组织的敏感性，增加肌肉和脂肪组织的葡萄糖摄取，减少肝糖原合成。它们也可能具有抗炎、保护血管和改善代谢（降脂效应）的作用。吡格列酮主要经肝脏代谢。经过 96 周随访试验研究显示吡格列酮在透析患者单药或联合其他降糖药应用都是安全有效的（Abe，2010），不需要减少用量。吡格列酮可能与膀胱癌发生相关。在美国，有活动性膀胱癌患者避免应用，有膀胱癌病史患者认真考虑获益风险比后再谨慎应用。与吡格列酮一样，罗格列酮也主要经肝脏代谢，可以应用于不同程度肾功能不全的患者（Chapelsky，2003）。有一项研究发现罗格列酮增加透析间体重增长，但是此研究缺乏有效对照组（Chiang，2007）。罗格列酮在透析患者中的药代动力学没有显著改变，血清含量水平与患者不透析时没有不同（Thompson-Culkin，2002），因此对于肾功能不全患者不需要无需调整剂量。但是也有一项相关研究显示 CAPD 患者罗格列酮半衰期相比健康正常人群有所延长（Aramwit，

2008）。2007 年美国一项回顾性研究多种数据显示罗格列酮增加心肌梗死和心血管疾病死亡风险，因此美国开始禁用罗格列酮（Nissen，2007）。2013 年 10 月美国食品药物管理协会（Food and Drug Administration，FDA）已经将此限制部分解禁，但是在欧洲和一些其他国家仍然禁用。罗格列酮和吡格列酮在非尿毒症患者中与体重增加、浮肿、充血性心力衰竭密切相关，机制可能是其增加了肾脏钠水潴留。有报道显示格列酮类与贝特类药物联用导致严重肌病。

5. **氯茴苯酸**。瑞格列奈是氯茴苯酸类药物的一种，有促进胰岛素分泌作用。它同样与磺脲类受体结合，与磺脲类降糖药物功能相似，但是它在胰岛 β 细胞还有另一个结合位点，因此它有些方面与磺脲类降糖药物不同（Hatorp，2002）：首先它半衰期短，为 1～1.5 小时，此种意义上讲它发生低血糖的概率低；其次它几乎全部通过胆管由肝脏代谢，代谢产物从粪便排泄。仅有 8% 由尿液排泄。与磺脲类相似，它与蛋白质结合率高。也有一些研究探讨了肾脏疾病对瑞格列奈药代动力学影响（Marbury，2000；Schumacher，2001；Hatorp，2002）。一般肾脏损害对其代谢没有明显影响，但是严重肾脏疾病（GFR < 30ml/min）时，由于半衰期延长导致血清药物浓度升高，但并没有增加低血糖风险。肾脏疾病患者应用瑞格列奈建议小剂量（0.5mg）起始（GFR < 30ml/min），逐渐缓慢加量。但对于 eGFR < 20ml/min per 1.73m^2 以及维持性透析患者仍没有相关研究指导用药。与磺脲类药物一样，对于不产生内源性胰岛素的个体无效。

与瑞格列奈主要由粪便排泄不同，那格列奈 90% 由肾脏排泄和代谢（Spiller，2006；Reilly，2010），因此透析患者应避免应用那格列奈，或者谨慎应用。

6. **胰高血糖素样肽-1（glucagon-like peptide-1，GLP-1）受体激动剂**。现有两种胰高血糖素样肽-1（GLP-1）受体激动剂：艾塞那肽（有一日两次和一周一次两种剂型）和利拉鲁肽。GLP-1 是进食后回肠末端 L 细胞分泌的一种肠肽类激素。它有许多作用，包括促内源胰岛素分泌、抑制糖异生、延迟肠排空以及抑制食欲。GLP-1 对胰岛素和胰高血糖素的效应是葡萄糖依赖性的，这意味着只有在高糖血症时才会发挥作用，因此它可以良好的控制血糖而较少发生低血糖（单药治疗），并且可以减重。GLP-1 体内分泌后很快被二肽基肽酶-4 （dipeptidyl peptidas 4，DPP-4）降解。但艾塞那肽和利拉鲁肽可抵抗分解，仅少量被其分解。

艾塞那肽主要由肾脏排泄，其半衰期随着肾功能下降而延长。中等程度以下的肾功能损伤，艾塞那肽的剂量无需调整，但由于副作用致恶心呕吐。没有终末期肾病患者试用（Linnebjerg，2007）。肾功能 eGFR <30ml/（min·1.73m^2）患者不推荐使用。肾移植患者使用需要密切观察。相关实验显示注射艾塞那肽的大鼠相比对照组甲状腺 C 细胞腺瘤发生率增加，但是在人体是否也导致甲状腺 C 细胞腺瘤包括甲状腺髓样癌发生仍不清楚。因此具有甲状腺髓样癌家族病史以及多发性内分泌综合腺瘤 2 型家族史的患者禁用艾塞那肽。艾塞那上市应用后发现增加胰腺炎的发生，是其应用的不利因素。

与艾塞那肽相比，利拉鲁肽仅 6% 经肾脏排泄，因此肾脏对其药代动力学影响相对减少（Jacobsen，2009）。一个小规模研究显示，eGFR < 60ml/（min·1.73m^2）患者应用出现恶心频率增加（Davidson，2011）。虽然美国推荐用药剂量不用调整，但是由于现有的用药经验有限，需要小心应用于可能具有潜在肾脏疾病风险的患者。对于甲状腺髓样癌、多发性内分泌综合腺瘤 2 型以及胰腺炎，利拉鲁肽与艾塞那肽有一样的风险。

7. **二肽基肽酶-4 （DPP-4） 抑制剂。**在美国有四种 DPP-4 抑制剂：西他列汀、沙格列汀、利拉利汀和阿格列汀。他们的作用机制是抑制 DPP-4 酶对肠促胰岛素的降解作用。主要的肠促胰岛素是胰高血糖素样肽-1（GLP-1），它可以刺激胰岛素分泌，抑制胰高血糖素，延缓胃排空以及降低食欲。

几乎 75% ~ 80% 的口服的西他列汀以原型随尿液排泄，因此肾功能损坏，其药物浓度明显升高（Bergman，2007）。因此西他列汀的用药剂量需要根据 eGFR 调整：eGFR > 50ml/（min·1.73m^2）每日 100mg；30 < eGFR < 50ml/（min·1.73m^2）每日 50mg；eGFR < 30ml/（min·1.73m^2）和维持透析患者每日 25mg（Arjona Ferreira，2013）。在这些减量

范围内应用,透析患者应用西他列汀能较有效的控制血糖并且相比格列吡嗪类较少发生严重低血糖(0% vs. 7.7%)。随后的一些研究进一步证实了此结论,西他列汀相比格列吡嗪较少发生低血糖(西他列汀治疗4.6%发生低血糖而格列吡嗪治疗23%发生低血糖)(Chan,2008)。血液透析只可以清除一小部分西他列汀,分别于给药4小时和48小时后开始透析,西他列汀清除率分别为13%和4%,因此,西他列汀的给药可以不考虑透析时间的影响(Bergman,2007)。

沙格列汀是市面上第二代DPP-4抑制剂,其主要活性代谢产物是5-羟基沙格列汀,约占一半比例(Boulton,2011)。大约75%由尿液排泄;24%是沙格列汀,36%是5-羟基沙格列汀及其少量代谢产物。肾功能不全患者沙格列汀和5-羟基沙格列汀血清含量会升高,其代谢产物升高更显著,因此用药剂量需要根据肾功调整。eGFR > 50ml/(min・1.73m²)可每天应用全量5mg,eGFR降低需要剂量减半即每天2.5mg。有趣的是血液透析患者沙格列汀血清含量较正常人群稍低而5-羟基沙格列汀含量显著升高。这可能是由于血液透析对沙格列汀的有效清除。血液透析4小时后沙格列汀清除23%。在中度或重度肾功能损害的患者沙格列汀对血糖的控制优于安慰剂,但是在终末期肾病患者中并不优于安慰剂(Nowicki,2011)。沙格列汀出现低血糖的比率(28%)与安慰剂(29%)相似(Nowicki,2011)。

第三代DPP-4抑制剂利拉利汀不依赖肾脏代谢,肾脏对其的排泄不到7%,肾功能损害不影响其含量。肾病患者每日应用5mg,不需要调整剂量(Graefe-Mody,2011)。但是此药用于肾病患者的前瞻性研究有限。

大约10%~20%的阿格列汀由肝脏代谢灭活,约63%完整化合物由肾脏排泄。肾功能(每1.73m²)30 < eGFR < 50ml/min的患者推荐每日常规剂量减半(12.5mg/d),eGFR < 30ml/min和终末期肾病血液透析患者用量减四分之三(6.25mg/d)(Golightly,2012)。

越来越多的人开始关注肠促胰岛素在治疗糖尿病过程中对胰腺功能安全性的影响。美国FDA和欧洲药品管理局(the European Medicines Agency,EMA)已经针对此类药物进行了回顾非临床毒理学研究，临床试验数据和流行病学数据调查。两个机构根据他们的研究均发表声明一致认为肠促胰岛素代谢与胰腺炎或胰腺癌间的因果关系不明确（Egan，2014）。

8. **钠葡萄糖转换酶-2 抑制剂**。卡格列净和达格列净是钠葡萄糖转换酶-2 抑制剂药物。这些药物降低肾糖阈，通过渗透性利尿增加尿葡萄糖排泄，由此降低高血糖患者的血糖。由于他们发挥作用要依赖尿液排泄，因此这些药物不能有效治疗重度肾功损害的患者。

9. **普兰林肽**。普兰林肽是合成的胰淀素（amylin）类似物，胰淀素在进食后伴随胰岛素一起由胰岛 β 细胞自然分泌的。普兰林肽作用类似胰淀素，可降低餐后血糖以及增加饱腹感，减少卡路里的摄入。主要由肾脏代谢，代谢产物仍具有活性。eGFR > 20ml/（min · 1.73m²）肾功能损害患者剂量无需调整。但是暂没有透析患者应用普兰林肽相关数据和经验。

V. **高钾血症**。长期血液透析的糖尿病患者，高钾血症很常见。原因包括胰岛素不足和抵抗（导致钾离子进入细胞障碍）、醛固酮分泌减少（导致结肠和残余肾排泄障碍）、代谢性酸中毒（导致 H^+-K^+ 交换增加）、服用能引起高钾的药物、无尿、伴随高血糖发生的细胞内向细胞外液体转移（导致水伴随着钾离子一起向细胞外转移）、饮食中钾摄入过多。规律血液透析的患者中严重的高钾血症并不常见。糖尿病透析患者高钾血症的治疗与其他透析患者没有不同，详见第 10 章和第 11 章。

VI. **高血压和外周血管疾病**

A. **高血压的控制**。糖尿病透析患者的高血压发生率很高。控制高血压对于预防心血管并发症和视力恶化很重要。大部分糖尿病患者具有容量敏感性高血压，可通过适当限盐、液体限制、透析去除多余的细胞外水分而得到控制。糖尿病透析患者高血压的治疗与其他透析患者类似，参照第 33 章。

B. **冠状动脉疾病**。尽管糖尿病现已被普遍认识，透析患者的冠状动脉旁路移植术技术不断完善，但糖尿病透析患者冠状动脉疾病死亡率仍是非终末期肾病糖尿病患者的三倍以上（Parikh，2010）。详见第 38 章。

C. **外周血管疾病**。糖尿病透析患者的截肢率很高（O'Hare et al，2003）。经常由手足医师对糖尿病透析患者进行足部体检非常重要；同时进行预防溃疡发展的常规护理，可使截肢风险降到最低。

VII. **脑血管疾病**。与非糖尿病透析患者相比，糖尿病透析患者脑卒中的发生率增加。尽管在非尿毒症患者中使用阿司匹林已显示出可以降低脑卒中的风险，在糖尿病透析患者中使用阿司匹林的益处还不确定。并且理论上讲，使用阿司匹林增加眼内出血的风险。同样相比非尿毒症糖尿病患者，香豆素类抗凝药增加糖尿病透析患者出血风险，并且增加血管钙沉积和钙过敏风险。

VIII. **糖尿病透析患者的眼部问题**

A. **糖尿病视网膜病变**。几乎所有 1 型糖尿病导致 ESRD 的患者，都存在视网膜病变。如果这些患者眼底血管检查（包括荧光素血管造影）是正常的，需要考虑其他导致肾脏疾病的原因。2 型糖尿病视网膜病变具体情况还不清楚。在一项研究中 2 型糖尿病患者病理显示肾小球硬化的 27 例患者中只有 15 例有糖尿病视网膜病变（56%）（Parving，1992）。另一项活检检查发现严重视网膜病变与肾脏基-威结节（Kimmelstiel-Wilson nodules，K-W 结节）密切相关，没有出现视网膜病变时一般仅并发肾小球系膜硬化而不伴有结节性硬化。因此出现视网膜病变预示着可能伴有更加严重的肾脏损害（Schwartz，1998）。

高血压在大多数透析患者中常见，并加速了糖尿病视网膜病变的进展，并且可能导致视网膜和玻璃体出血。继发于高血压性视网膜病变的血管事件（由于动静脉交叉部位的梗阻致视网膜静脉分支闭塞等）可能导致视力突然减退。控制高血压也许可以预防该并发症，同样可以预防更少见的中央静脉和动脉的闭塞。

视网膜病变发展到增生阶段，认为是对局部缺氧的反应，并且以视网膜中新生血管的高密度增殖为特征。这些血管位于视网膜表层，导致玻璃体出血、黄斑变形或者脱离而使视力受损。发现增生性视网膜病变是激光治疗的指征之一，通过激光治疗，可以降低脱落风险和对氧气的需求（通过损毁非必须的部分视网膜）。增生性视网膜病变导致玻璃体出血阻挡光线进入，并可能导致视网膜脱落和致盲。玻璃体切除和其他微创手术技术（去除视网膜，视网膜复位）可以提高 1/3 至 1/2 患者的视力。越来越多的证据显示血管生长因子抑制剂对糖尿病视网膜病变可能有益（Osaadon，2014）。积极与眼科医生沟通进行激光凝固术治疗非常必要，大多糖尿病终末期肾病患者在开始接受透析治疗前就有视网膜病变。激光治疗以及常规青光眼检查是糖尿病透析患者综合护理的重要组成部分。

B. **其他眼部疾病**。糖尿病透析患者与所有透析患者一样易患其他眼部并发症。结膜炎和角膜炎应用抗生素、抗真菌、抗病毒药物与眼科常规制剂一样。抗生素的剂量需要根据透析调整。带状角膜病变（角膜-结膜钙化）困扰所有糖尿病和非糖尿病血磷控制不好的患者。"红眼症"是由于钙磷酸盐沉积刺激结膜使带状角膜病变复杂。表层角膜切除术和局部应用乙二胺四乙酸（ethylenediamine tetraacetic，EDTA）螯合钙离子现已被应用于此种疾病顽固病例。青光眼和白内障透析患者的处理与普通人群一致。积极进行眼部检查和干预已被证明是有效的，可以使糖尿病透析患者保持一定的视力，至少不影响行走。

IX. **阳痿**。糖尿病透析患者中阳痿很常见。与糖尿病相关的自主神经病变和外周血管疾病可以通过手术治疗，也是常见的尿毒症原因。

X. **移植工作准备**。对于那些无移植禁忌证的糖尿病患者，肾脏移植是解决终末期肾衰竭的较好方法，移植可以提高糖尿病终末期肾病患者的生存率（肾移植 3 年生存率为 80% VS. 透析 3 年生存率 50%）。糖尿病合并慢性肾脏疾病具备肾移植条件患者推荐优先进行肾移植而不是先透析再肾移植。相对逝者捐献，优先选择配套移植活体供给的肾脏。使用扩展供体肾脏可增加糖尿病肾移植成功的例数。肾移植前准备工作进行冠状动脉造影筛选是非常必要的，多巴酚丁胺超声心动图筛查结果是阴性，患者才有足够条件进行移植（尤其是尚未透析，有造影剂肾病的风险患者）

XI. **骨病**。处于终末期肾衰竭阶段的糖尿病患者动力缺乏性骨病很常见（见第36章）。

XII. **贫血**。接受血液透析或腹膜透析的糖尿病贫血患者，对 EPO

的反应令人满意（见第 34 章）。

XIII. 结论。糖尿病终末期肾病患者的治疗有许多工作要做。这需要从多方面注意。除了透析组成员，还需要其他学科的医师（比如血管外科、足病科、眼科学、神经病学、移植学科）参与。糖尿病终末期肾病团队小组需要所有其他亚专科人员在肾病医师和糖尿病专科护士的协调下开展工作，努力提供最好的照顾。需要肾病医师作为提供初级保健的内科医师，糖尿病专科医师和其他专科医师在肾病医师的协调下开展工作。需要一位糖尿病专科护士进行连续的患者教育。对越发庞大的透析人群来说，这些非常需要。

参考文献与推荐阅读

Abe M, et al. Clinical effectiveness and safety evaluation of long-term pioglitazone treatment for erythropoietin responsiveness and insulin resistance in type 2 diabetic patients on hemodialysis. *Expert Opin Pharmacother*. 2010;11:1611–1620.

Adamis AP, et al. Changes in retinal neovascularization after pegaptanib (Macugen) therapy in diabetic individuals. *Ophthalmology*. 2006;113:23–28.

Agrawal A, Sautter M, Jones N. Effects of rosiglitazone maleate when added to a sulfonylurea regimen in patients with type 2 diabetes mellitus and mild to moderate renal impairment: a post hoc analysis. *Clin Therap*. 2003;25:2754–2764.

Al-Kudsi RR, et al. Extreme hyperglycemia in dialysis patients. *Clin Nephrol*. 1982;17:228–231.

Aramwit P, Supasyndh O, Sriboonruang T. Pharmacokinetics of single-dose rosiglitazone in chronic ambulatory peritoneal dialysis patients. *J Clin Pharm Therap*. 2008;33:685–690.

Arjona Ferreira JC, et al. Efficacy and safety of sitagliptin in patients with type 2 diabetes and ESRD receiving dialysis: a 54-week randomized trial. *Am J Kidney Dis*. 2013;61:579–587.

Arora SK, McFarlane SI. The case for low carbohydrate diets in diabetes management. *Nutr Metab (Lond)*. 2005;2:16.

Atherton G. Renal replacement and diabetes care: the role of a specialist nurse. *J Diab Nursing* 2004;8:70–72.

Baldwin D, et al. A randomized trial of two weight-based doses of insulin glargine and glulisine in hospitalized subjects with type 2 diabetes and renal insufficiency *Diabetes Care*. 2012;35:1970–1974.

Beardsworth SF, et al. Intraperitoneal insulin: a protocol for administration during CAPD and review of published protocols. *Perit Dial Int*. 1988;8:145

Bergman AJ, et al. Effect of renal insufficiency on the pharmacokinetics of sitagliptin, a dipeptidyl peptidase-4 inhibitor. *Diabetes Care*. 2007;30:1862–1864.

Boulton DW, et al. Influence of renal or hepatic impairment on the pharmacokinetics of saxagliptin. *Clin Pharmacokinet*. 2011;50: 253–265.

Burmeister JE, Campos JF, Miltersteiner DR. Effect of different levels of glucose in the dialysate on the risk of hypoglycaemia during hemodialysis in diabetic patients. *J Bras Nefrol*. 2012;34:323–327.

Castellino P, et al. Glucose and amino acid metabolism in chronic renal failure: effect of insulin and amino acids. *Am J Physiol*. 1992;262:F168–F176.

Chan JCN, et al. Safety and efficacy of sitagliptin in patients with type 2 diabetes and chronic renal insufficiency. *Diabetes Obes Metab*. 2008;10:545–555.

Chapelsky M, et al. Pharmacokinetics of rosiglitazone in patients with varying degrees of renal insufficiency. *J Clin Pharmacol*. 2003;43:252–259.

Charpentier G, Riveline JP, Varroud-Vial M. Management of drugs affecting blood glucose in diabetic patients with renal failure. *Diabet Metab*. 2000;26(suppl 4):73–85.

Chiang C, et al. Rosiglitazone in diabetes control in hemodialysis patients with and without viral hepatitis infection effectiveness and side effects. *Diabetes Care*. 2007;30:3–7.

Cooper BA, et al. The IDEAL Study: a randomized, controlled trial of early versus late initiation of dialysis. *N Engl J Med*. 2010;363:609–619.

Czock D, et al. Pharmacokinetics and pharmacodynamics of lispro-insulin in hemodialysis patients with diabetes mellitus. *Int J Clin Pharmacol Ther*. 2003;41:492–497.

Daniels ID, Markell MS. Blood glucose control in diabetics: II. *Semin Dial*. 1993;6:394.

Danne T, Bolinder J. New insulins and insulin therapy. *Diabetes Care*. 2011;34:661–665.

Dasgupta MK. Management of patients with type 2 diabetes on peritoneal dialysis. *Adv Perit Dial*. 2005;21:120–122.

Davidson J, et al. Mild renal impairment has no effect on the efficacy and safety of liraglutide. *Endocr Pract*. 2011;17:345–355.

DeFronzo RA, et al. Glucose intolerance in uremia. Quantification of pancreatic beta cell sensitivity to glucose and tissue sensitivity to insulin. *J Clin Invest*. 1978;62:425–435.

Duckworth W, et al; for the VADT Investigators. The duration of diabetes affects the response to intensive glucose control in type 2 subjects: the VA Diabetes Trial. *J Diabetes Complications*. 2011;25:355–361.

Egan AG, et al. Pancreatic safety of incretin-based drugs—FDA and EMA assessment *N Engl J Med*. 2014;370:794–797.

Firanek CA, Jacob DT, Sloand JA. Avoidable iatrogenic hypoglycemia in patients on peritoneal dialysis: the risks of nonspecific glucose monitoring devices and drug-device interaction. *J Patient Saf*. 2013 Sep 27.

Flynn CT. The Iowa Lutheran protocol. *Perit Dial Bull*. 1981;1:100.

Goldberg T, et al. Advanced glycoxidation end products in commonly consumed foods. *J Am Diet Assoc*. 2004;104:1287–1291.

Golightly LK, Drayna CC, McDermott MT. Comparative clinical pharmacokinetics of dipeptidyl peptidase-4 inhibitors. *Clin Pharmacokinet*. 2012;5:501–514.

Graefe-Mody U, Diez JJ. Effect of renal impairment on the pharmacokinetics of the dipeptidyl peptidase-4 inhibitor linagliptin. *Diabetes Obes Metab*. 2011;13:939–946.

Graham GG, et al. Clinical pharmacokinetics of metformin. *Clin Pharmacokinet*. 2011;50:81–98.

Hatorp V. Clinical pharmacokinetics and pharmacodynamics of repaglinide [Review]. *Clin Pharmacokinet*. 2002;41:471–483.

Iglesias P, Diez JJ. Peroxisome proliferator-activated receptor gamma agonists in renal disease. *Eur J Endocrinol*. 2006;154:613–621.

Jackson MA, et al. Hemodialysis-induced hypoglycemia in diabetic patients. *Clin Nephrol*. 2000;54:30–34.

Jacobsen L, et al. Effect of renal impairment on the pharmacokinetics of the GLP-1 analogue liraglutide. *Br J Clin Pharm*. 2009;68:898–905.

K/DOQI Workgroup. K/DOQI clinical practice guidelines for cardiovascular disease in dialysis patients. *Am J Kidney Dis* 2005;45(suppl 3):S1.

Khanna R, et al. The Toronto Western Hospital protocol. *Perit Dial Bull*. 1981;1:101.

Legrain M, Rottembourg J. The "Pitie-Salpetriere" protocol. *Perit Dial Bull*. 1981;1:101.

Lin CL, et al. Improvement of clinical outcomes by early nephrology referral in type II diabetics on hemodialysis. *Ren Fail*. 2003;25:455–464.

Linnebjerg H, et al. Effect of renal impairment on the pharmacokinetics of exenatide. *Br J Clin Pharm*. 2007;64:317–327.

Lipska KJ, Bailey CJ, Inzucchi SE. Use of metformin in the setting of mild-to-moderate renal insufficiency. *Diabetes Care*. 2011;34:1431–1437.

List JF, et al. Sodium-glucose co-transport inhibition with dapagliflozin in type 2 diabetes mellitus. *Diabetes Care*. 2009;32:650–657.

Little R, et al. Can glycohemoglobin be used to assess glycemic control in patients with chronic renal failure? *Clin Chem*. 2002;48:784–785.

Locatelli F, Pozzoni P, Del Vecchio L. Renal replacement therapy in patients with diabetes and end-stage renal disease. *J Am Soc Nephrol*. 2004;(suppl 1):S25–S29.

Marbury T, Ruckle J, Hatorp V. Pharmacokinetics of repaglinide in subjects with renal impairment. *Clin Pharmacol Therap*. 2000;67:7–15.

Maxwell R, et al. Insulin influence on the mitogenic-induced effect of the peritoneal effluent in CAPD patients. In: Khanna R, et al., eds. *Advances in Peritoneal Dialysis*. Toronto, Canada: University of Toronto Press; 1991:161–164.

McCormack J, Johns K, Tildesley H. Metformin's contraindications should be contraindicated. *CMAJ*. 2005;173:502–504.

Murphy DM, et al. Reducing hyperglycemia hospitalwide: the basal-bolus concept. *Jt Comm J Qual Patient Saf.* 2009;35:216–23.

Nakamoto H, et al. Effect of diabetes on peritoneal function assessed by peritoneal dialysis capacity test in patients undergoing CAPD. *Am J Kidney Dis.* 2002;40:1045–1054.

Ng JM, et al. The effect of iron and erythropoietin treatment on the A1C of patients with diabetes and chronic kidney disease. *Diabetes Care.* 2010;33:2310–2313.

Nissen S, Wolsky K. Effect of rosiglitazone on the risk of myocardial infarction and death from cardiovascular causes. *N Eng J Med.* 2007;356:2457–2471.

Nowicki M, et al. Long-term treatment with the dipeptidyl peptidase-4 inhibitor saxagliptin in patients with type 2 diabetes mellitus and renal impairment: a randomised controlled 52-week efficacy and safety study. *Int J Clin Pract.* 2011;65:1232–1239.

O'Hare AM, et al. Factors associated with future amputation among patients undergoing hemodialysis: results from the Dialysis Morbidity and Mortality Study Waves 3 and 4. *Am J Kidney Dis.* 2003;41:162–170.

Oomichi T, et al. Impact of glycemic control on survival of diabetic patients on chronic regular hemodialysis: a 7-year observational study. *Diabetes Care.* 2006;29:1496–1500.

Osaadon P, et al. A review of anti-VEGF agents forproliferative diabetic retinopathy. *Eye (Lond)* 2014;28:510–520.

Parikh DS, et al. Perioperative outcomes among patients with end-stage renal disease following coronary artery bypass surgery in the USA. *Nephrol Dial Transplant.* 2010;25:2275–2283.

Parving HH, et al. Prevalence and causes of albuminuria in non-insulin-dependent diabetic patients. *Kidney Int.* 1992;41:758–762.

Phakdeekitcharoen B, Leelasa-nguan P. Effects of an ACE inhibitor or angiotensin receptor blocker on potassium in CAPD patients. *Am J Kidney Dis.* 2004;44:738–746.

Quellhorst E. Insulin therapy during peritoneal dialysis: pros and cons of various forms of administration. *J Am Soc Nephrol.* 2002;13(suppl 1):S92–S96.

Raimann JG, et al. Metabolic effects of dialyzate glucose in chronic hemodialysis: results from a prospective, randomized crossover trial. *Nephrol Dial Transplant.* 2012;27:1559–1568.

Reilly JB, Berns JS. Selection and dosing of medications for management of diabetes in patients with advanced kidney disease. *Semin Dial.* 2010;23:163–168.

Schomig M, et al. The diabetic foot in the dialyzed patient. *J Am Soc Nephrol.* 2000;11:1153–1159.

Schumacher S, et al. Single- and multiple-dose pharmacokinetics of repaglinide in patients with type 2 diabetes and renal impairment. *Eur J Clin Pharmacol.* 2001;52:147–152.

Schwartz MM, et al. Renal pathology patterns in type II diabetes mellitus: relationship with retinopathy. The Collaborative Study Group. *Nephrol Dial Transplant.* 1998;13:2547–52.

Shurraw S, et al. Glycemic control and the risk of death in 1,484 patients receiving maintenance hemodialysis. *Am J Kidney Dis.* 2010;55:875–884.

Sloan L, et al. Efficacy and safety of sitagliptin in patients with type 2 diabetes and ESRD receiving dialysis: a 54-week randomized trial. *Am J Kidney Dis.* 2013;61:579–587.

Snyder RW, Berns JS. Use of insulin and oral hypoglycemic medications in patients with diabetes mellitus and advanced kidney disease. *Semin Dial.* 2004;17:365–370.

Spiller HA, Sawyer TS. Toxicology of oral antidiabetic medications. *Am J Health-Syst Pharm.* 2006;63:929–938.

St Peter W, Weinhandl ED, Flessner MF. Sitagliptin—another option for managing type 2 diabetes in dialysis patients? *Am J Kidney Dis.* 2013;61:532–535.

Thompson-Culkin K, et al. Pharmacokinetics of rosiglitazone in patients with end-stage renal disease. *J Int Med Res.* 2002;30:391–399.

Tsai CY, et al. False elevation of blood glucose levels measured by GDH-PQQ-based glucometers occurs during all daily dwells in peritoneal dialysis patients using icodextrin. *Perit Dial Int.* 2010;30:329–335.

Tzamaloukas AH, Oreopoulos DG. Subcutaneous versus intraperitoneal insulin in the management of diabetics on CAPD: a review. *Adv Perit Dial.* 1991;7:81–85.

Tzamaloukas AH, et al. Serum tonicity, extracellular volume and clinical manifestations in symptomatic dialysis-associated hyperglycemia treated only with insulin. *Int J Artif Organs*. 2004;27:751–758.

Uribarri J, et al. Diet-derived advanced glycation end products are major contributors to the body's AGE pool and induce inflammation in healthy subjects [Review]. *Ann N Y Acad Sci*. 2005;1043:461–466.

U.S. Renal Data System. *USRDS 2013 Annual Data Report: Atlas of Chronic Kidney Disease and End-Stage Renal Disease in the United States*. Bethesda, MD: National Institutes of Health, National Institute of Diabetes and Digestive and Kidney Diseases; 2013.

Vonesh EF, et al. The differential impact of risk factors on mortality in hemodialysis and peritoneal dialysis. *Kidney Int*. 2004;66:2389–2401.

Williams ME, et al. Glycemic control and extended hemodialysis survival in patients with diabetes mellitus: comparative results of traditional and time-dependent Cox model analyses. *Clin J Am Soc Nephrol*. 2010;5:1595–1601.

Windus DW, et al. Prosthetic fistula survival and complications in hemodialysis patients: effects of diabetes and age. *Am J Kidney Dis*. 1992;19:448–452.

Yale JF. Oral antihyperglycemic agents and renal disease: new agents, new concepts [Review]. *J Am Soc Nephrol*. 2005;16(suppl 1):S7–S10.

Yale JF, et al. Efficacy and safety of canagliflozin in subjects with type 2 diabetes and chronic kidney disease. *Diabetes Obes Metab*. 2013;15:463–473.

第 33 章 高 血 压

Carmine Zoccali and Francesca
Mallamaci
祖源　译，李寒　校

对于透析患者高血压的治疗已经成为其降低心血管疾病风险
的重要内容。

I. **定义与评估**。透析过程常规进行血压（blood pressure，BP）
监测，但仅对透析前后血压监测不能够全面反映患者血压负
荷的具体情况。透析前血压会较真实血压平均值高，而透析
后血压正好相反。因此患者透析间期院外血压监测对于高血
压诊断和控制更有意义。应进行家庭血压监测和 24 小时动态
血压监测（ambulatory BP monitoring，ABPM），但是 24 小时
动态血压监测现很少用于常规维持血液透析患者的血压监
测，除非是出现血压异常的疑难状况。基于家庭血压监测的
基础上对于血压情况的评估优于透析前后的血压监测，同样
24 小时动态血压监测优于围透析期血压测量（Agarwal，
2012）。家庭血压监测较透析前后血压测量能更好地反映靶
器官损伤［左心室肥厚（left ventricular hypertrophy，LVH）］
及心血管疾病预后（Agarwal，2009）。一日两次的家庭血压
监测，清晨和睡前各一次，选择一周中间透析后的日子监测，
并且监测 4 周以上的平均血压方可作为诊断高血压依据
（Agarwal，2009）。血压波动较大时需要提高监测频率。周中
间透析后血压能更好地反映血压负荷（例如动脉血压监测平
均值），家庭血压监测不能实施时，可以选择此方案（Agarwal
and Light，2010）。实施动态血压监测最理想的是应该覆盖整
个透析期间（一周透析三次的患者应该从周中间开始连续监
测 44 小时）。虽然长时间动态血压监测很难耐受，但动态血压
监测可以描绘血压变化频繁的透析患者夜间血压情况。但是对

于有效正确降低这些患者夜间血压的具体细则现仍没有明确。

高血压的定义（表33.1）依赖于不同的测量方式（家庭血压监测平均值 BP：>135/85mmHg；动态血压监测 ABPM >130/80mmHg；周中间透析血压 BP >140/90mmHg））。平均家庭血压 BP >135/85mmHg 定义腹膜透析和血液透析患者高血压被认为是有效合理的。在终末期肾病患者中常见随诊血压变异性大，而随诊血压变异性大是影响死亡率的重要因素（Rossignol，2012）。而降低这些患者血压变异的具体细则和方法暂没有制定。

表33.1 透析患者高血压定义与药物治疗

定义

透析患者高血压定义是基于周中间透析间期24小时动态血压监测基础上。采取欧洲高血压协会和欧洲心脏病协会界定的高血压值（Mancia 2013）

家庭血压：收缩压 >135mmHg 并且（或）舒张压 >85mmHg

24小时动态血压（周中透析间期）：收缩压 >130mmHg 并且（或）舒张压 >80mmHg

如果家庭或24小时动态血压监测不能实施，患者在干体重状态下**周中透析血压平均值**可以用于高血压诊断，收缩压 >140mmHg 并且（或）舒张压 >90mmHg（见正文）

药物治疗目标

动脉血压控制目标应该根据患者的个体情况制定，应该考虑到患者的年龄、同时并存的疾病情况、心功能以及神经系统状况

降压目标：家庭血压 <135/85mmHg 或24小时动态血压 <130/80mmHg 或平均透析血压 <140/90mmHg

BP：血压。

II. 病理生理

A. **细胞外液的增加和钠潴留**。这是导致高血压的主要原因。长期容量扩增与死亡率关系密切（Wizemann，2009）。透析患者细胞外液扩增与心脏舒张功能不全密切相关（Joseph，2006），现仍不清楚如何区分容量负荷至何种程度是严重血管疾病的原因而不是它的标记物。最近提倡重视非渗透性皮下或其他组织器官钠蓄积。高血压患者已发现肌肉存在非渗透性钠蓄积（Kopp，2013），30年前在透析

患者中发现有同样的记录（Montanari，1978）。各组织中非渗透性钠蓄积的原因仍不清楚，但是钠可能影响炎症反应以及通过血管内皮生长因子 C（Mallamaci，2008；Machnik，2010）或其他机制影响心肌纤维化。

B. **高血管张力**。钠蓄积在动脉血管平滑肌会增加血管僵硬度。睡眠呼吸暂停、交感神经兴奋等在透析患者中很常见，他们都与收缩压升高以及夜间高血压密切相关。肾脏疾病多种因素可引起交感神经过度兴奋继而激活肾素系统，这是影响终末期肾病外周血管抵抗的重要因素。有报道显示透析患者双肾切除后血压和交感神经兴奋性均显著降低（Converse，1992），对双肾神经纤维进行射频消融术得到同样的效果（Schlaich，2013）。不对称二甲基精氨酸（asymmetric dimethyl-arginine，ADMA）为内源一氧化氮合酶抑制剂，其血清含量水平增高与交感神经系统兴奋性增强相关（Mallamaci，2004）。

C. **高血压与左心室肥厚**。控制血压的主要原因是减少卒中和心血管疾病发生风险。出现左心室肥厚也是与心血管事件和死亡率相似的评估心血管疾病的指标，现在许多研究开始关注透析患者减少容量负荷以及降压治疗对左心室质量的影响。并意识到透析患者即使血压正常也有出现左心室肥厚的现象（Mominadam，2008）。细胞外液的有效控制，不仅可以控制血压，而且可以达到改善心脏结构和功能的目的。

Ⅲ. 治疗

A. 预防

1. **钠与液体的限制**。大多数水是随着盐的摄入而进入体内的，详见第 31 章关于营养推荐标准的讨论。鼓励患者将盐的摄入限制在每日 5g 的标准内（2g 或 87mmol）。当透析液中的钠高于透析前血清钠时，通过弥散作用钠离子进入血液，使得体内钠离子升高。某些机构对于所有透析患者应用含钠离子水平一样的透析液，忽视了患者透析前钠离子含量水平。透析患者钠离子含量水平一般在 130～145mmol/L。透析液中含钠离子较高，有助于改善血流动力学，促进水分析出。但是会增加患者口渴感和摄入水量。这导致透析间期体重增长过多，因此下次透析就需要更高速率的超滤。一些肾病专家擅长应用高智能透析机进行调钠透析，即开始应用的钠离子水平高于血清钠离子水平，透析过程中逐渐降低透析液钠浓度，所以透析结束时透析液钠浓度低于透析开始时血清钠浓度。调钠透析可以提供高钠透析血流动力学稳定等获益同时还可最小程度控制透析间期体重增长，但是这些获益只有在透析时间内平均钠离子浓度不能超过透析起始时血清钠离子浓度才可获得（Lacson，2011）。

初步研究显示降低透析液钠离子浓度范围（140～137mmol/L）可以减少透析间期体重增加以及水容量相关疾病的住院率（Lacson，2011）。

2. **延长透析时间或增加透析频率**。具体见第16章详细论述。增加透析频率、延长透析时间以及夜间透析可以改善透析患者高血压和左心室肥厚情况。除了增加透析频率还可以延长透析减小超滤速度，条件允许范围内增加可用透析时间达到透析后理想体重。

B. **纠正盐与水的超负荷**

1. **对干体重的临床评估**。事实上，透析可以使患者的细胞外液水平恢复到正常状态。在临床实践中，干体重一般被定义为：如果再增加脱水，患者可能会出现低血压、肌肉痉挛，恶心、呕吐。但是，上述情况的发生还可能由于：脱水速度过快，透析策略选择不当，透析前的血容量状态、或者是由于药物的原因（许多抗高血压药物会对患者心血管系统的应对容量变化的能力产生影响）。

   a. **在纠正体液超负荷后血压下降的延迟**。在体液下降和血压下降之间会有一个时间上的延迟（Charra，1998）。由于这个原因，如果血压在达到干体重后不能立即下降，这就不能排除高血容量是高血压的一个诱因。滞后现象非常适合解释透析患者发生非渗透性钠蓄积的假说。虽然钠从各个组织中转移出需要一定的时间（现仍未被研究清楚），在长时间的液体容量超负荷纠正后，出现血压改善延迟，这主要可能是由于血管重塑导致的。

   b. **需要经常评估**。应经常重新评估干体重及营养状况，因为营养不良或者并发其他疾病都可以使肌肉质量丢失导致水潴留。例如，当患者住院治疗后，回归常规透析时需要重新评估"干体重"，通常由于并发去脂体重的损失，需要降低干体重。

2. **技术**

a. **生物阻抗（bioimpedance analysis，BIA）分析。** 干体重的评估需要建立在临床评估基础上。凭一般临床标准（水肿、颈静脉怒张、肺啰音）追踪最适干体重可能会非常困难。并且直到组织间质较正常情况增多三分之一以上时（例如大约5L）才出现水肿。多频生物阻抗探测仪的出现提供了可靠的方法检测体液。体征测试仪（Body Composition Monitor BCM，费森尤斯医疗，德国）已经很好的应用到透析患者中（Moissl，2006）。以体征测试仪（BCM）为基础，最大程度的减少水负荷的治疗策略已被用于控制透析患者血压（Moissl，2013）。在一个随机对照试验中，以BCM为指导的体液管理策略能明确改善左室质量指数和血管硬度（Hur，2013）。但是还没有相关的证据表明通过BCM指导干体重管理策略可以增加生存率或减少与容量相关的疾病住院率。

b. **其他技术。** 透析期间监测血红细胞压积被认为是一种有效的方法（Crit-line Monitor），但是，在一个假设基于此系统应用可以改善临床结局基础的试验显示：相比传统监测，非血管和血管相关的住院率和死亡率均升高而不是降低。（Reddan，2005）。超声检测次级血管和左心房直径均可以灵敏的反映血容量变化，但是不能反映透析间期血压变化（Agarwal，2011），因此对于干体重的评估价值有限。血清脑钠肽（brain natriuretic peptide，BNP）水平可以反映左心室质量（Zoccali，2001），但是不适用于容量监测（Agarwal，2013）。肺淤血可以通过超声技术很容易的检测和监测，几乎所有的超声仪器和探头都能做到（Mallamaci，2010）。肺淤血是死亡和心血管事件的强预测因子（Zoccali，2013）。应用肺部超声帮助合并心血管疾病的透析患者检测干体重理论上应该非常有效，但是应用是否能改善某些棘手问题例如住院率或者死亡率现仍没有发现。

C. **常见临床问题**

1. **过度超滤。** 过度超滤可以导致突发的严重低血压，也会引起严重的心血管系统并发症，例如：心肌或脑梗死或肠系膜缺血。经常发生的透析间期低血压同死亡率的增加相关，尽管还不清楚这种联系是否有本质上的因果关系（Shoji，2004）。透析间期低血压还与"心肌抑顿"（主要表现为室壁运动异常）以及与情绪认知功能相关的脑白质细微缺血改变有关（Selby，2014）。在没有延长透析时间的情况下过度超滤控制血压，可能增加患者心血管并发症住院率以及增加动静脉瘘血凝风险（Curatola，2011）。还可能会出现突发的低血压。加快超滤速度增加透析低血压风险，在一项研究中发现超滤速度大于 12.4ml/（kg·h）与死亡率增加相关（Movilli，2007）。降低透析间期低血压发生风险的方法见第 12 章。与血液透析和腹膜透析患者细胞外液水容量减少相关的另一个问题是残余尿量下降。残余尿量对于避免细胞外水容量出现峰波动非常重要，也与磷的排泄、中分子物质排泄、以及与蛋白结合的尿毒素排泄密切相关。有一定残余尿量在多大程度上可调控最适细胞外液水平同时维持残余肾功能仍不清楚。这种情况下残余肾功能丢失可能是不可避免的代价。

2. **透析后的血压上升。**大约 15% 患者在透析后会发生动脉血压的上升，并且与高死亡率密切相关（Inrig，2009）。这种紊乱是多因素的，并且可能反映了亚临床水容量超负荷。交感神经和肾素-血管紧张素过度兴奋以及内皮功能障碍可能都与这种情况相关。目前为止，仍没有办法应对这种情况，降低达标干体重在某些患者可能有效，但这不表明这些患者都存在体液超负荷。

3. **复发的高血压。**如果患者通过血容量减少达到了良好的血压状态，而后高血压又再次发生，这通常意味着患者的血容量又回到了超负荷状态。

D. **抗高血压药物的应用。**左心室肥大的患者，水容量的减少相比应用降压药物能更有效的减少左心室肥厚和降低血压（Ozkahya，2006）。但是大部分患者仍需要降压药物治疗，并且观察数据显示降压药的治疗可以降低全因死亡率，并且肾素-血管紧张素-醛固酮系统（renin-angiotension-aldosterone system，RASS 系统）抑制剂和 β 受体阻滞剂的应用会有更多获益。在透析治疗的第六个月，血液透析和腹膜透析患者平均降压药物数量为 2.5。根据透析方式不同，降压药物的处方也会有变化，β 受体阻滞剂、肾素血管紧张素抑制剂以及钙拮抗剂处方的改变一般从第六个月起。降压药物根据患者其他并发疾病、种族以及年龄而有所变化，但是性别影响较少（St Peter，2013）。

1. **血管紧张素转换酶（angiotensin- converting enzyme，ACE）抑制剂和血管紧张素 II 受体阻滞剂（angiotensin II receptor blockers，ARB）**。这类药物对于透析患者有着较好的耐受性。事实上某些透析患者肾素血管紧张素活性是过度增高的，以及有些患者不适当的抑制了体液容量。因此这些患者为此类药物应用提供了病理生理基础，因为血管紧张素 II 是左心室肥大的强危险因子甚至独立于高血压。理论上透析患者应用这类降压药是非常有益的，因为许多开始透析的患者都伴随有左室肥大。然而一项在血压正常的透析患者中应用雷米普利的随机安慰剂对照试验（Yu，2006）以及另一项在左心室肥厚伴随血压正常或高血压的患者应用雷米普利的观察中（Zannad，2006）均没发现有左心室肥厚的改善。在高血压透析患者应用坎地沙坦的一项开放随机实验（Takahashi，2006）以及其他应用各种血管紧张素抑制剂（坎地沙坦，氯沙坦，缬沙坦；Suzuki，2008）对比安慰剂的观察发现 ARB 能显著降低死亡率及心血管事件（约30%），即使对照组的血压控制与 ARB 组的一致。在另一项无心血管并发症的高血压透析患者应用奥美沙坦的开放式试验中没有发现对死亡率以及心血管事件有有益影响（Iseki，2013）。

a. **副反应和剂量调整**。ACEI 类药物通过影响缓激肽类药物的降解，可能会导致透析过程中过敏反应发生的几率。ACEI 类药物已经被证实与肾衰患者的高血钾症相关，但也同时被用于微调透析患者饮食中的钾含量。其他副反应有：咳嗽、皮疹、味觉改变、以及较少出现的粒细胞缺乏症和血管性水肿。ARB 类药物的优点之一便是血管性水肿和咳嗽的发生率较低。ACEI 类药物的一个所谓的副作用是会加重贫血和促红素抵抗。这种效应与 N-乙酰基-丝氨酰-天门冬酰-赖氨酰-脯氨酸的累积有关，这种物质是红细胞生成的自然的抑制因素，通过血管紧张素来降解。因为肾衰时许多 ACEI 类药物（或其活性代谢产物）在血浆中的半衰期会延长，所以应用时应该降低剂量。ARB 主要经肝脏代谢不需要调整剂量。

2. **β-受体拮抗剂，α/β-受体拮抗剂及 α-受体拮抗剂。**β-受体拮抗剂可以降低高交感神经活动对心血管系统的影响，并且可以减少血浆中的肾素活性（plasma rennin activity，PRA）和血管紧张素 II。这些因素均影响透析患者的高血压。这些药物均表现出对于心肌的保护性作用，可以使其缺血和梗死的几率减少。终末期肾病患者高血浆去甲肾上腺素水平与高心血管系统疾病死亡率相关（Zoccali，2002）。卡维地洛，一种 α/β-受体拮抗剂，可以减少透析患者心肌收缩功能不全的发病率和死亡率（Cice，2003）。在最近一项 HDPAL 试验显示 β 受体阻滞剂阿替洛尔对比 ACE 抑制剂赖诺普利有更好的心血管获益（Agarwal，2014）。在这个试验中 200 名透析患者随机接受赖诺普利或阿替洛尔治疗，监测 44 小时非卧床血压，两组患者降压效果相似（尽管透析后体重有显著下降以及雷诺普利组患者同时也增加应用其他降压药），重要的是阿替洛尔组的心血管事件发生风险相比赖诺普利组降低一半。考虑到用药安全，试验观察提早终止。

   a. 副反应与剂量的调整。α-受体拮抗剂可以导致体位性低血压。哌唑嗪首剂应用易导致晕厥，故初次服用应该在睡前。β-受体阻滞剂发生副反应的几率较大，这些副反应包括：困倦、嗜睡及抑郁。在有肺水肿或是哮喘的患者或是已经应用了钙通道阻滞剂的患者应更加谨慎。β-受体阻滞剂对血清脂类有负面影响，同时对细胞摄取钾的能力也会有影响，进而使患者的血清钾水平上升。它还会掩盖低血糖的症状，并且促进胰岛素介导的低血糖。这些都会导致心动过缓并影响容量降低所导致的反应性心动过速。

   阿替洛尔、纳多洛尔及比索洛尔等水溶性的 β-受体阻滞剂在血液透析中可以被清除，因此应优选透析后服用。

3. **钙通道阻滞剂。**在透析患者，这种药物最常被用来进行治疗容量抵抗性的高血压。一项大规模针对高血压和（或）心血管疾病患者口服降压药治疗的荟萃分析结果显示钙拮抗剂较其他类降压药包括 β 受体抑制剂、

ACEI 类、ARB 类能更好地减少脑卒中风险，但心血管事件的保护作用类似（Law，2009）。一项经 19 个月随访的双盲随机试验观察发现，透析合并高血压患者应用氨氯地平可以降低 9mmHg 收缩压但没有改变舒张压。在这项试验中发现联合应用氨氯地平可以减少第二终点事件的发生率约 47%（任何死亡原因和心血管事件），同时降低（约 35%）死亡率（主要终点事件），但没有达到统计学意义（Tepel，2008）。

a. 副反应和剂量的调整。维拉帕米会导致心脏传导的异常、心动过缓及便秘。钙通道与 β 受体阻滞剂连用时应小心，因为会导致充血性心力衰竭的出现。其他副反应还包括足踝水肿、头痛、面色发红、心悸及低血压。应该做好长期应用的准备。钙通道抑制剂是主要通过肝脏来代谢，在慢性肾衰及透析的患者其药代动力学未有明显改变（表 33.2），其剂量也无需调整。

4. **交感神经系统药物（如：甲基多巴、可乐定、胍那苄）。** 如上所述，它们可以通过刺激补充透析患者的交感神经系统活动，可以在脑干刺激 α 受体以减少交感神经的兴奋，这在理论上是非常吸引人的。可乐定另一个有益用处是其可以通过影响自主神经从而治疗腹泻。另外甲基多巴及可乐定相对较为廉价，这也是一个重要因素。在一项研究中，莫索尼定配以其他抗高血压药物在治疗慢性肾衰的过程中表现出了良好的耐受性，其对于尼群地平而言疗效相近（Vonend et al.，2003）。低的非降压剂量莫索尼定直接记录到可持续降低透析患者交感神经兴奋性（Hausberg，2010）。

a. 副反应和剂量调整。这种药物存在不可避免的副反应。例如可乐定的副反应包括镇静、口干、抑郁和体位性低血压。最后一项并发症在糖尿病患者尤其常见。可乐定如果突然停药会引起血压的撤退性反弹。当通过经皮途径给药时副反应会相应减少。胍那苄和胍法辛导致反跳性高血压的可能性较小，但同时也较昂贵。一个在心衰患者服用莫索尼定的大型的临床研究中（MOXCON），因为应用莫索尼定组相比相同条件下应用 β 受体阻滞剂组患者出现过量的死亡事件而被迫终止研究，所以在透析伴有心衰的患者中应用这种药物缺乏相应的依据。甲基多

表33.2 透析患者所使用的抗高血压药物：剂量及透析清除

药物	剂型（mg）	透析患者的初始剂量（mg）	透析患者的维持剂量（mg）	透析可否清除
钙拮抗剂				
氨氯地平	5	5 q24h	5 q24h	不可以
地尔硫䓬缓释剂	120，180，240，300，360	120 q24h	120～300 q24h	不可以
非洛地平	5，10	5 q24h	5～10 q24h	不可以
伊拉地平	5	5 q24h	5～10 q24h	不可以
尼卡地平（缓释）	30	30 b. i. d.	30～60 b. i. d.	不可以
大剂量硝苯地平	30，60	30 q24h	30～60 q24h	不可以
维拉帕米	40，80，120	40 b. i. d.	40～120 b. i. d.	不可以
ACEI类药物				
贝那普利	5，10，20，40	5	5～20 q24h	可以（*）
卡托普利	25，50	12. 5 q24h	25～50 q24h	可以（*）
依那普利	2. 5，5，10，20	2. 5 q24h 或 q48h	2. 5 q24h 或 q48h	可以（*）
福辛普利	10，20	10 q24h	10～20 q24h	可以（*）
赖诺普利	5，10，20，40	2. 5 q24h 或 q48h	2. 5～10 q24h 或 q48h	可以（*）
培哚普利	4	2 q. o. d.	2 q. o. d.	可以（*）

续表

药物	剂型（mg）	透析患者的初始剂量（mg）	透析患者的维持剂量（mg）	透析可否清除
喹那普利	5、10、20、40	2.5	10～20 q24h	不可以
雷米普利	1、25、2.5、5、10	2.5～5 q24h	2.5～10 q24h	可以（*）
β-受体阻滞剂				
醋丁洛尔	200、400	200 q24h	200～300 q24h	可以（*）
阿替洛尔	50、100	25 q48h	25～50 q48h	可以（*）
卡维地洛	5	5 q24h	5 q24h	可以（*）
美托洛尔	50、100	50 b.i.d.	50～100 b.i.d.	可以（*）
纳多洛尔	20、40、80、120、160	40 q48h	40～120 q48h	可以（*）
吲哚洛尔	5、10	5 b.i.d.	5～30 b.i.d.	可以（*）
普萘洛尔	10、40、80	40 b.i.d.	40～80 b.i.d.	可以（*）
比索洛尔	2.5	2.5 q24h	2.5 q24h	可以
肾上腺素能调节剂				
可乐定	0.1、0.2、0.3、TTS0.2	0.1 b.i.d.	0.1～0.3 b.i.d. 或 TTS 每周1次	不可以
胍那苄	4、8	4 b.i.d.	4～8 b.i.d.	不可以
胍法辛	1、2	1 q48h	1～2 q24h	不可以
拉贝洛尔	100、200、300	200 b.i.d.	200～400 b.i.d.	不可以

续表

药物	剂型 (mg)	透析患者的初始剂量 (mg)	透析患者的维持剂量 (mg)	透析可否清除
哌唑嗪	1, 2, 5	1 b. i. d.	1 ~ 10 b. i. d.	不可以
特拉唑嗪	1, 2, 5	1 b. i. d.	1 ~ 10 b. i. d.	不可以
血管舒张剂				
肼屈嗪	10, 25, 50, 100	25 b. i. d.	50 b. i. d.	不可以
米诺地尔	2.5, 10	2.5 b. i. d.	2.5 ~ 10 b. i. d.	可以 (*)
血管紧张素Ⅱ受体抑制剂				
坎地沙坦	4, 8, 16, 32	4 q24h	8 ~ 31	不可以
依普罗沙坦	400, 600	400 q24h	400 ~ 600	不可以
厄贝沙坦	75, 150, 300	75 ~ 150 q24h	150 ~ 300	不可以
氯沙坦	50	50 q24h	50 ~ 100 q24h	不可以
替米沙坦	40, 80	40 q24h	20 ~ 80	不可以
缬沙坦	80, 160	80 q24h	80 ~ 160	不可以
奥美沙坦	10 ~ 40	10q24h	10 ~ 40 q24h	不可以

q24h: 每日一次; b. i. d.: 每日两次; q48h: 隔日一次; ACE: 血管紧张素转换酶。

带有 (*) 标记的药物在透析时可以被清除, 所以应该在透析后给药。在表中的所有药物均不能在持续性非卧床腹膜透析中被清除。

巴具有肝毒性并且会对 Coombs 试验有正性或负性的影响，同时也会对血型的匹配有影响。甲基多巴、可乐定及胍法辛的类似物质均可由肾脏排泄，故而其应用剂量应该相应减少。甲基多巴在血液透析时可以被清除很大一部分。胍那苄是通过肝脏代谢的，肾衰患者无需调整剂量。

5. **血管舒张剂（例如肼屈嗪、米诺地尔）**。这些是三线用药。其通常需要与交感神经抑制剂或 β-受体阻滞剂联合用，因为其会发生反应性的心动过速。这类药物的副反应均有反射性的心动过速、心悸、头晕及心绞痛。肼屈嗪有效同时也较廉价，但是它在每日服用剂量大于 200mg 时会发生狼疮样症状。因为其活性代谢产物在肾脏无法排泄，故而在透析患者中其剂量应该减少。米诺地尔被认为与心包炎有关，同时妇女避免应用，因为会导致多毛症的发生。米诺地尔通常用于顽固性高血压的治疗。

IV. 高血压的紧急事件和危象

A. **高血压紧急事件**。高血压紧急事件是指患者在数天内处于一个严重的高血压发生的危险中而又未作治疗。

1. **治疗**。寻找高血压患者理想的血压降低速度就是在过快降压和降压不充分之间寻找平衡。由于慢性高血压患者脑部的自动调节机制已经适应了血压较高的情况，故而患者对于血压的骤降会有不适应，这会导致患者脑梗死和失明发生。所以应该避免过于激进的治疗。过去短效硝苯地平经常被当做治疗严重的高血压的一线用药，但是现在有大量的报道在其使用后会导致心肌、大脑、视网膜的缺血，故而现在已经不再提倡使用。长效的硝苯地平或其他长效的钙通道阻滞剂或可乐定应该被当做一线用药。如果患者已经在使用这类药物，还应该加用一种 β-受体阻滞剂或一种 ACEI 类药物，或二者联合。如果口服给药不见效的话，应该使用非胃肠给药方式（见下文）。

B. **高血压危象**。这种情况的定义为：在数小时内动脉血压持续增高，并会导致器官不可逆性损伤，包括高血压脑病、高血压性左心衰、与高血压相关的不稳定性心绞痛或心肌梗死、高血压导致的主动脉壁夹层形成、脑出血和脑梗死。高血压危象应该采用非口服给药治疗。在心衰及动脉瘤夹层的患者应用硝普酸盐是有用的，应该予以维持静点（初始剂量为每分钟 0.3~0.8μg/kg 体重直至到达极量每分钟 8μg/kg 体重），同时应该对患者密切监测。在肾衰的患者其代谢产物硫氰酸会发生聚集，应该每 48 小时监测一次氰化物，其最大值不应该超过 10mg/dl。硫氰酸盐中毒的表现包括：恶心、呕吐、肌阵挛和癫痫。通常注射维持时间应该不超过 48 小时。硝普酸盐及其代谢产物均可以通过透析清除。在没有合并哮喘、心衰或心脏传导阻滞的患者可以考虑使用静脉拉贝洛尔（2mg/min 直至总剂量达到 2mg/kg）。肼屈嗪 10~20mg 缓慢静推也可以作为选择，但是在缺血性心脏病的患者应该避免使用此药。

参考文献与推荐阅读

Agarwal R. The controversies of diagnosing and treating hypertension among hemodialysis patients. *Semin Dial*. 2012;25:370–376.

Agarwal R. B-type natriuretic peptide is not a volume marker among patients on hemodialysis. *Nephrol Dial Transplant*. 2013;28:3082–3089.

Agarwal R, Light RP. Median intradialytic blood pressure can track changes evoked by probing dry-weight. *Clin J Am Soc Nephrol*. 2010;5:897–904.

Agarwal R, et al. Home blood pressure measurements for managing hypertension in hemodialysis patients. *Am J Nephrol*. 2009;30:126–134.

Agarwal R, et al. Inferior vena cava diameter and left atrial diameter measure volume but not dry weight. *Clin J Am Soc Nephrol*. 2011;6:1066–1072.

Agarwal R, et al. Hypertension in hemodialysis patients treated with atenolol or lisino-pril (HDPAL): a randomized controlled trial. *Nephrol Dial Transplant*. 2014;29:672–681.

Charra B, Bergstrom J, Scribner BH. Blood pressure control in dialysis patients: importance of the lag phenomenon. *Am J Kidney Dis*. 1998;32:720–724.

Cice G, et al. Carvedilol increases two-year survivalin dialysis patients with dilated cardiomyopathy: a prospective, placebo-controlled trial. *J Am Coll Cardiol*. 2003;41:1438–1444.

Cohn JN, et al. Adverse mortality effect of central sympathetic inhibition with sustained-release moxonidine in patients with heart failure (MOXCON). *Eur J Heart Fail*. 2003;5:659–667.

Converse RL Jr, et al. Sympathetic overactivity in patients with chronic renal failure. *N Engl J Med*. 1992;327:1912–1918.

Curatola G, et al. Ultrafiltration intensification in hemodialysis patients improves hypertension but increases AV fistula complications and cardiovascular events. *J Nephrol*. 2011;24:465–473.

Grassi G, et al. Sympathetic nerve traffic and asymmetric dimethylarginine in chronic kidney disease. *Clin J Am Soc Nephrol*. 2011;6:2620–2627.

Hausberg M, et al. Effects of moxonidine on sympathetic nerve activity in patients with end-stage renal disease. *J Hypertens*. 2010;28:1920–1927.

Hur E, et al. Effect of fluid management guided by bioimpedance spectroscopy on cardiovascular parameters in hemodialysis patients: a randomized controlled trial. *Am J Kidney Dis*. 2013;61:957–965.

Inrig JK, et al. Association of blood pressure increases during hemodialysis with 2-year mortality in incident hemodialysis patients: a secondary analysis of the Dialysis Morbidity and Mortality Wave 2 Study. *Am J Kidney Dis*. 2009;54:881–890.

Iseki K, et al. Effects of angiotensin receptor blockade (ARB) on mortality and cardio-vascular outcomes in patients with long-term haemodialysis: a randomized controlled trial. *Nephrol Dial Transplant*. 2013;28:1579–1589.

Joseph G, et al. Extravascular lung water and peripheral volume status in hemodialysis patients with and without a history of heart failure. *ASAIO J*. 2006;52:423–429.

Klassen PS, et al. Association between pulse pressure and mortality in patients undergoing maintenance hemodialysis. *JAMA*. 2002;287:1548–1555.

Kopp C, et al. Na magnetic resonance imaging-determined tissue sodium in healthy subjects and hypertensive patients. *Hypertension*. 2013;61:635–640.

Lacson EK, et al. Lower dialysate sodium impacts weight gain and fluid overload hospitalizations [abstract]. *J Am Soc Nephrol*. 2011;22:93A.

Law MR, Morris JK, Wald NJ. Use of blood pressure lowering drugs in the prevention of cardiovascular disease: meta-analysis of 147 randomised trials in the context of expectations from prospective epidemiological studies. *BMJ*. 2009;338:b1665.

Machnik A, et al. Mononuclear phagocyte system depletion blocks interstitial tonicity-responsive enhancer binding protein/vascular endothelial growth factor C expression and induces salt-sensitive hypertension in rats. *Hypertension*. 2010;55:755–761.

Mallamaci F, et al. Analysis of the relationship between norepinephrine and asymmetric dimethyl arginine levels among patients with end-stage renal disease. *J Am Soc Nephrol*. 2004;15:435–441.

Mallamaci F, et al. Vascular endothelial growth factor, left ventricular dysfunction and mortality in hemodialysis patients. *J Hypertens*. 2008;26:1875–1882.

Mallamaci F, et al. Detection of pulmonary congestion by chest ultrasound in dialysis patients. *JACC Cardiovasc Imaging*. 2010;3:586–594.

Mancia G, et al. 2013 ESH/ESC Guidelines for the management of arterial hypertension: the Task Force for the Management of Arterial Hypertension of the European Society of Hypertension (ESH) and of the European Society of Cardiology (ESC). *J Hypertens*. 2013;31:1281–1357.

Moissl U, et al. Bioimpedance-guided fluid management in hemodialysis patients. *Clin J Am Soc Nephrol*. 2013;8:1575–1582.

Moissl UM, et al. Body fluid volume determination via body composition spectroscopy in health and disease. *Physiol Meas*. 2006;27:921–933.

Mominadam S, et al. Interdialytic blood pressure obtained by ambulatory blood pressure measurement and left ventricular structure in hypertensive hemodialysis patients. *Hemodial Int*. 2008;12:322–327.

Montanari A, et al. Studies on cell water and electrolytes in chronic renal failure. *Clin Nephrol*. 1978;9:200–204.

Movilli E, et al. Association between high ultrafiltration rates and mortality in uraemic patients on regular haemodialysis: a 5-year prospective observational multicenter study. *Nephrol Dial Transplant*. 2007;22:3547–3552.

Ozkahya M, et al. Long-term survival rates in haemodialysis patients treated with strict volume control. *Nephrol Dial Transplant*. 2006;21:3506–3513.

Reddan DN, et al. Intradialytic blood volume monitoring in ambulatory hemodialysis patients: a randomized trial. *J Am Soc Nephrol*. 2005;16:2162–2169.

Rossignol P, et al. Visit-to-visit blood pressure variability is a strong predictor of cardiovascular events in hemodialysis: insights from FOSIDIAL. *Hypertension*. 2012;60:339–346.

Schlaich MP, et al. Feasibility of catheter-based renal nerve ablation and effects on sympathetic nerve activity and blood pressure in patients with end-stage renal disease. *Int J Cardiol*. 2013;168:2214–2220.

Selby NM, McIntyre CW. How is the heart best protected in chronic dialysis patients? Protecting the heart in dialysis patients—intradialytic issues. *Semin Dial*. 2014;27:332–335.

Shoji T, et al. Hemodialysis-associated hypotension as an independent risk factor for two-year mortality in hemodialysis patients. *Kidney Int*. 2004;66:1212–1220.

St Peter WL, et al. Patterns in blood pressure medication use in US incident dialysis patients over the first 6 months. *BMC Nephrol*. 2013;14:249.

Suzuki H, et al. Effect of angiotensin receptor blockers on cardiovascular events in patients undergoing hemodialysis: an open-label randomized controlled trial. *Am J Kidney Dis*. 2008;52:501–506.

Takahashi A, et al. Candesartan, an angiotensin II type-1 receptor blocker, reduces cardiovascular events in patients on chronic haemodialysis—a randomized study.

Nephrol Dial Transplant. 2006;21:2507–2512.

Tepel M, et al. Effect of amlodipine on cardiovascular events in hypertensive haemo-dialysis patients. *Nephrol Dial Transplant.* 2008;23:3605–3612.

Vonend O, et al. Moxonidine treatment of hypertensive patients with advanced renal failure. *J Hypertens.* 2003;21:1709–1717.

Wizemann V, et al. The mortality risk of overhydration in haemodialysis patients. *Nephrol Dial Transplant.* 2009;24:1574–1579.

Yu WC, et al. Effect of ramipril on left ventricular mass in normotensive hemodialysis patients. *Am J Kidney Dis.* 2006;47:478–484.

Zannad F, et al. Prevention of cardiovascular events in end-stage renal disease: results of a randomized trial of fosinopril and implications for future studies. *Kidney Int.* 2006;70:1318–1324.

Zoccali C, et al. Cardiac natriuretic peptides are related to left ventricular mass and function and predict mortality in dialysis patients. *J Am Soc Nephrol.* 2001;12:1508–1515.

Zoccali C, et al. Plasma norepinephrine predicts survival and incident cardiovas-cular events in patients with end-stage renal disease. *Circulation.* 2002;105:1354–1359.

Zoccali C, et al. Pulmonary congestion predicts cardiac events and mortality in ESRD. *J Am Soc Nephrol.* 2013;24:639–646.

第34章 血液系统异常

Steven Fishbane and Hitesh H. Shah
祖源 译，李寒 校

I. 贫血

A. **病因**。慢性肾脏疾病（chronic kidney disease，CKD）贫血主要是由于促红细胞生成素（erythropoietin，EPO）生成不足导致。尽管 EPO 可以在身体其他多部位生成，但是其主要的生成场所还是在肾小管内皮细胞中。随着肾脏的排泄功能丧失，肾脏产生 EPO 的能力随着肾小球滤过率的降低而相应降低。其导致的贫血程度不尽相同，但是如果不加干预，终末期肾病（end-stage kidney disease，ESKD）红细胞压积常为 18%～24%。虽然 EPO 缺乏是贫血的首要原因不容置疑，但仍有许多其他因素对贫血的发生发挥重要的作用。同时，ESKD 的患者也会产生其他常见的非尿毒症因素的贫血。

B. **贫血的后果**

1. **症状**。贫血症状的产生主要由于两个方面的原因：①向组织输氧能力下降；②心脏代偿功能改变。其最主要的症状是呼吸困难和疲劳。症状发展缓慢有利于患者逐渐代偿。患者体力逐渐下降。其他症状包括精力难以集中、头晕、睡眠障碍、畏寒以及头痛等。心脏对于血液携氧能力降低的适应性反应是通过增加心排出量和左心室肥厚来维持全身的氧气输送。患者在此时可以感觉到逐渐明显的疲劳感和心悸。其他影响包括凝血功能的紊乱、免疫功能缺陷以及认知功能和性功能的减退，还会出现心绞痛、短暂性脑缺血发作跛行等症状。

2. **体格检查**。最主要的阳性体征为苍白，这种苍白可以在手掌、甲床和口腔黏膜中发现。在心前区可以闻及由于心脏血流增加所导致的收缩期射血杂音。

C. 治疗

1. **药物疗法**。CKD 患者贫血的主要原因是缺乏 EPO，因此 EPO 药物替代治疗是主要的治疗方法。上一版透析手册将这一类药物称为促红细胞生成刺激剂（eryhropoiesis stimulating agent ESA），这些药物可以是促红细胞生成素或者是通过其他方式刺激红细胞生成。在美国或其他地方通常有多种重组人红细胞生成素已经面市。Epoetin alfa（Epogen，Procrit）和 darbepoetin alfa（Aeanesp）在美国应用普遍。甲氧基聚乙二醇 β 促红细胞生成素（Mircera）在欧洲广泛应用，不久也会在美国面市。一种合成的聚乙二醇肽 Peginesatide（Omontys）由于使用后出现一些严重的过敏反应在美国已经停止销售，其中的原因正在调查。Epotin alfa 是一种与天然促红细胞生成素很难区分的糖蛋白，它是人工重组 DNA 技术产生的分子量为 30 400Da 的蛋白质。经静脉用药的半衰期大约为 8 小时。Darbepoetin alfa 是一种人造促红素模拟物，其分子结构比促红素增加了一些碳水化合物，并且其分子量增加了近 20%。由于此药物的结构改变，其药代动力学也发生了改变，其血浆半衰期达到了 epoetin alfa 的三倍，即 24 小时。Mircera 半衰期长，约 5.5 天。Peginesatide 是附连到聚乙烯的合成肽乙二醇模仿促红细胞生成素的结构，但是不具有与 EPO 同源的氨基酸序列。ESA 的生物类似物，所谓的生物仿制药，一直在生产并在美国境外使用。这些药物的安全性仍不确定，但一直在美国 FDA 观察下，EPO 类似物很有可能在美国上市使用。

目前正在开发一个新的药物，功能是稳定缺氧诱导因子 1（HIF）。在缺氧条件下 HIF 的合成增加，HIF 起到增加 EPO 转录的作用。正常有氧条件下 HIF 功能迅速退化，如果药物能稳定 HIF 则可以增加内源性促红细胞生成素的生成，即便是患者肾缺如。这类药物如果被证明安全和有效，将是一类重要的新型 ESA。

2. **ESA 治疗贫血的受益**

a. 对输出量产生影响。许多横断性及回顾性研究表明透析患者贫血与死亡率增加有密切关系，尤其是当血红蛋白 < 10g/dl（100g/L）时。通过对许多管理性和临床性数据库进行分析发现，当血红蛋白浓度 > 11g/dl（110g/L）时，患者死亡风险、住院治疗几率及住院治疗天数均持续降低。与之相反，通过促红素进行的干预性研究并没有发现对降低患者的死亡率有所帮助。另外这些患者心血管疾病的结局更差。（见下文）

b. 减少输血相关的并发症。采用 ESA 治疗前，有大约 20% 的透析患者需要经常输血，而输血常常伴随着急性输血反应和病毒感染、铁负荷超载、以及免疫致敏。自从使用 ESA 治疗后输血已经明显减少。

c. 改善生活质量和提高生活幸福感。多种评估工具都发现 ESKD 患者使用 ESA 后生活质量和功能状态有所改善。患者感觉疲倦感减少，运动能力增加。在 ESA 问世之前一些难处理的症状，现都很容易改善。然而，血红蛋白对生活质量优化的达标水平不是完全清楚。较高的血红蛋白目标是否能进一步提高生活质量是不确定的。一些研究表明血红蛋白朝正常范围内升高可以使患者持续受益，而另一些研究则没有发现较高的血红蛋白目标可继续改善生活质量。

3. **ESA 治疗风险。** 多项随机对照试验检测了 CKD 患者应用 ESA 治疗使血红蛋白的达标水平维持在较高（13 ~ 15g/dl，或 130 ~ 150g/L）水平的安全性。在这些研究中，对照组为 ESA 治疗使血红蛋白维持在一个相对较低的水平，其中也有一个试验对照组给予安慰剂治疗。这四个试验值得注意：the Normal Hematocrit Trial（Besarab，1998）、CREATE（Drueke，2006）、CHOIR（Singh，2006）和 TREAT（Pfeffer，2009）。其中只有一个试验的研究对象是透析患者（Besarab，1998），其他三个试验的招募对象是 CKD 患者，他们校正 1.73m² 的 eGFR 或 CrCl 分别为 15 ~ 35ml/min（CREATE）、15 ~ 50ml/min（CHOIR）、20 ~ 60ml/min（TREAT）。尽管试验结果不一致，但是有一个共同的趋势，即应用 ESA 治疗达到高水平血红蛋白时，会增加患者心血管疾病和死亡风险。

以血红蛋白 >13g/dl 为目标的 ESA 治疗的不利机制现仍不清楚。较低水平的血红蛋白目标的受益与风险比较目前仍没有正式的随机对照研究。Post hoc 研究分析，这些高血红蛋白达标患者的致病风险也许不是高血红蛋白导致的。在这些试验中，接受高剂量的

ESA 治疗患者死亡率升高是否是高血红蛋白的原因，仍不完全清楚。需要大剂量 ESA 的患者，即所谓的 ESA 抵抗的患者，显示有许多致严重疾病的风险因素，例如恶病质状态、血清炎症因子升高等，因此 ESA 抵抗的患者表现为生存愈后差。在 TREAT 试验中，血红蛋白达标水平高的患者脑卒中风险升高两倍，癌症的患病风险也增加。这些研究结果迫使美国食品药品管理局将 ESA 产品的使用列入"黑匣子"，各种指南要求降低血红蛋白的达标水平，由此产生保守应用 ESA 以及仅部分纠正贫血的想法。

4. **促红素治疗的指征和血红蛋白目标浓度**。在终末期肾病的患者中，当其血红蛋白水平降到低于 10g/dl（100g/L）时开始促红素治疗。终末期肾病的患者较为适宜的血红蛋白水平仍不清楚。（the Kidney Disease：Improving Global Outcomes，KDIGO）2012 年指南推荐透析患者血红蛋白含量不应超过 11.5g/dl（115g/L）。而这个推荐与 FDA 给的处方建议血红蛋白 > 11g/dl（110g/L）时维持 ESA 剂量有些冲突。因此对于透析患者血红蛋白达标范围在 9.5～11.5g/dl（95～115g/L）比较合理。

   a. 达标血红蛋白对容量的影响。当透析前评估血红蛋白时，体液容量较多，由于稀释作用，血红蛋白可能是这一周的较低水平。周一/周二透析前的血红蛋白水平是这一周的低点，大概比透析周中间透析前低 0.3g/dl（3g/L）。透析后立即检测的血红蛋白含量水平较透析前高很多。所以一周的平均血红蛋白水平通过透析前的数据评估可能被大大低估。透析患者水容量超负荷的大幅度波动，相比红细胞计数的变化，透析前的血红蛋白含量水平的波动更能反映这一情况的改变。因此在检测血红蛋白含量，并且根据检测结果调整 ESA 剂量时，一定要考虑到这个潜在的稀释问题。同样这个原因，每周 3 次的透析频率改变成更高的透析频率，可以导致一定程度的血红蛋白含量水平升高。同样，血红蛋白含量水平的改变更能明显地反映一天透析间期的血容量变化，而不是红细胞计数。最后，如果想剖析一个非透析的 CKD 患者转变成接受透析的患者血红蛋白含量的达标水平，建议一个 CKD 患者血红蛋白含量的达标水平是 11g/dl（110g/L）。由于稀释因素的存在，可能在接受透析治疗后相对降低透析前血红蛋白的含量。

5. 常规给药

a. 皮下与静脉给 ESA。皮下常规给药可以提高治疗效率，减少短效 ESA 的需求剂量（约 25%），尤其是 epoetin alfa。（Kaufman，1998）。但是，epoetin 静脉给药时，由于半衰期短，导致一些药物还没有与红细胞生成素受体结合，促红细胞生成素就被血液循环清除。皮下给药后，epoetin 的血液半衰期延长，使更多受体有效结合，生成较多的红细胞。尽管皮下注射可以减少 epoetin 的剂量，但美国绝大部分血液透析患者是通过静脉通路接受 ESA 治疗的，其主要原因是皮下注射所造成的不适感，而 ESA 的剂量减少对患者产生的益处并不直接而常常被忽略。ESA 在血清中有较长的半衰期，可以在血液循环中提供更多的机会促进药物与促红细胞生成素受体结合。皮下注射甲氧基聚乙二醇 - 红细胞生成素 β、peginesatide 及 darbepoetin alfa 没有剂量受益或减少需求现象。因此血液透析患者静脉使用这些药物相比皮下注射 epoetin alfa 是更好的选择。在腹膜透析的患者中，皮下给药方式占主导地位。

6. 剂量

a. 初始剂量。如果需要应用 ESA，其最理想的时机是在终末期肾病（ESRD）前。如果患者已经开始透析，那么 epoetin alfa 的使用剂量是每周 3 次，2000 ~ 3000U/次，腹膜透析患者使用剂量为 6000U/次，每周 1 次。如果使用 darbepoetin alfa，血液透析患者的剂量为 25μg/w，腹膜透析患者为 60μg/2w。Mircera 的常规剂量为 150mcg 每月 1 次。而具体应用剂量的选择应该视患者治疗开始时的症状和血红蛋白的量而定。应该尽量避免使患者血红蛋白急剧升高，那样会增加患者恶性血压风险。

b. 初始反应和平台效应。在治疗的初始阶段，应该每 1 ~ 2 周检测一次血红蛋白水平，ESA 的剂量根据需要随时调整。在此阶段，ESA 治疗的平台效应经常出现，表现为：血红蛋白停止增加，或是需要提高剂量来达到治疗所需目标值。这个"迟钝反应"时期是由铁缺乏导致的。血红蛋白目标值达标后，仍需每2~4周复查一次。在治疗维持期，ESA的剂量需要据血红蛋白的量进行相应调整（图34.1）。

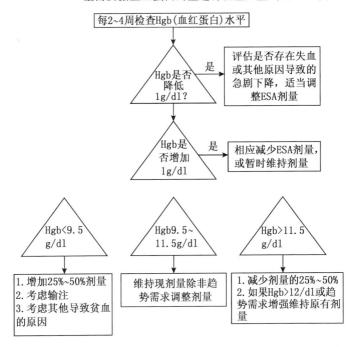

每2~4周检查Hgb（血红蛋白）水平

Hgb是否降低1g/dl？ —是→ 评估是否存在失血或其他原因导致的急剧下降，适当调整ESA剂量

Hgb是否增加1g/dl —是→ 相应减少ESA剂量，或暂时维持剂量

Hgb<9.5 g/dl
1. 增加25%~50%剂量
2. 考虑输注
3. 考虑其他导致贫血的原因

Hgb9.5~11.5g/dl
维持现剂量除非趋势需求调整剂量

Hgb>11.5 g/dl
1. 减少剂的25%~50%
2. 如果Hgb>12/dl或趋势需求增强维持现有剂量

图34.1 根据血红蛋白（Hgb）含量调整透析患者促红素（ESA）剂量的流程图

患者对于ESA反应的评估应该基于一个较长期的依据。大部分患者对ESA具有较高的反应性，其血红蛋白含量经常大于10g/dl（100g/L），并且其epoetin使用剂量<5000U，每周3次。与之相反，有许多患者对这种治疗有某种程度的抵抗作用，对于促红素治疗非常不敏感。这些患者的促红素抵抗的原因应该被加以全面的考量。所有患者对于ESA的反应性评价应该基于进展性的基础，因为这种反应性随时在变化。经验分析，这种抵抗性的发展标志着铁的缺乏或感染。

美国ESA应用相关数据分析推荐，每周周中间静脉给予7000U EPO，对于darbepoetin是25μg/w（Coritsidis，2014）。应用高剂量ESA类药物的副反应已经有报道。ESA 抵抗的患者愈后差。本身高剂量 ESA 应用可能就与副作用的增加密切相关。应用高剂量 ESA 药物的经济效益也不划算。由于这些原因，2012 年 KDIGO 指南推荐：EPO 抵抗的患者，EPO 的用量不能超过患者体重对应量的 4 倍（KDIGO Anemia，2012）。

 c. **贫血治疗个体化**。ESA 药代动力学比较复杂，Hgb 的含量水平不仅依赖于 ESA 药物的敏感性，还取决于患者红细胞（red blood cells，RBC）的平均生命周期。已经开发出一些算法帮助精确计算血红蛋白持续保持在所期望目标范围内的最长时间。在每次透析过程通过使用光或超声波传感器测量血红蛋白可以提高这些计算的准确性。已经有报道使用这样的算法可以降低血红蛋白的变应性以及整体 ESA 剂量（Lines，2012；Gaweda，2014）。

D. 促红素疗法的副反应。参见上文，ESA 治疗关于心血管疾病的风险讨论。

 1. **高血压恶化**。在使用 ESA 进行纠正贫血的治疗中，一部分患者会有血压增高，需要加大治疗高血压药物的剂量。但是，极少有患者因为难以控制的高血压而放弃 ESA 治疗。血压升高的危险因素包括原本就存在的高血压、血红蛋白量的急剧增加。原肾的功能损伤，在开始治疗之前就存在的严重的贫血。高血压的原因至今尚不完全明了。这些因素可以导致：血红蛋白升高时部分患者可发生低氧性血管舒张障碍、一氧化氮含量减少、胞质钙水平升高、血浆内皮缩血管素增加、激活肾素-血管紧张素-醛固酮系统等。多种抗高血压药物包括长效钙离子通道拮抗剂对于 ESA 治疗所引起的高血压均有效。

 2. **癫痫发作**。这种情况发生于较少数患者，其高血压随着血红蛋白量的急剧增加而恶化。在现行的治疗指导剂量下，癫痫发生的危险性是非常小的。

 3. **移植物血管凝集**。因为使用 ESA 治疗或其他原因而使血红蛋白量增加所导致血液黏滞度升高，这种情况在理论上可以使透析器和动静脉血管移植物易于凝结。直到最近，研究仍未能有一致的证据证实当血红蛋白量增加到 $11 \sim 12g/dl$（$110 \sim 120g/L$）时凝血的风险增加。高血红蛋白水平的影响至今仍有争论。我们应该清楚：一部分患者事实上在血液透析中和血液透析后存在着血液浓缩，而这时就应该对患者血液凝集性的增加加以考虑。

4. **脑卒中**。在一些应用 ESA 随机对照研究中发现高 Hgb 含量水平增加脑卒中风险。但不是在所有研究中都显著。

5. **对 Kt/V 的影响**。透析过程中，红细胞和血浆中的尿素都可以排除，所以尿素的清除率和 Kt/V-尿素不受血红蛋白增加的影响。而血液经过透析器时肌酐和磷仅从血浆排除，所以当血红蛋白升高，给予任何血流速度，血浆流速以及肌酐和磷的清除都会有一定比例的降低。

E. **ESA 治疗与恶性肿瘤**。一项关于 ESA 治疗贫血与化疗或恶性肿瘤的关系的研究发现 ESA 治疗可能降低全部或非进展期的生存率。因此对于恶性肿瘤患者 ESA 的治疗发生了巨大改变。由于终末期肾病患者常合并活动期恶性肿瘤或者以前患有恶性肿瘤，因此患者的个体情况，影响治疗的决策（Hazzan，2014）。

但是相关研究数据的结果也不完全一致。例如五篇公开发表的 meta 分析研究并没有发现 ESA 治疗产生完全不利的反应，以及对疾病进展或非进展期生存率的不利影响。然而确实对某些特殊类型的癌症产生不利影响，例如头部和颈部接受放疗治疗的癌症患者。应当指出的是研究表明当 ESA 治疗达到较高的血红蛋白水平时（16g/dl）存在潜在的危险。所以 meta 分析提供了一些信息，鉴于 ESA 治疗的某些不利影响，应该保守应用 ESA 类药物，直到相关问题完全清楚。

我们建议有恶性肿瘤病史的终末期肾病患者应用 ESA 治疗时，需谨慎应用上述对于一般终末期肾病患者的标准。如果患者伴有活动期恶性肿瘤无论是否接受化疗治疗，我们都建议更加保守的应用 ESA 治疗。主要考虑到我们现有研究对于非进展期的生存率和血栓风险影响仍不确定。因此我们推荐更低的血红蛋白达标水平为 9 ~ 10g/dl（90 ~ 100g/L）。对于症状明显，需紧急纠正贫血，应该给予输血治疗。

F. **对 ESA 治疗反应性下降的原因**

1. **铁缺乏**。对 ESA 治疗反应性下降的一个最重要的原因就是铁缺乏。铁缺乏可表现在促红素治疗的初期阶段，通常会随着治疗而进展，可能是通过快速消耗铁来促进血红蛋白升高，或是失血时铁流失（表 34.1）。

a. 失血。透析患者铁缺乏主要是由于慢性失血。透析管路和透析器的血液存留、手术所导致的失血、意外事故所导致的失血、检验采血、隐性的胃肠出血均可以导致铁丢失。由于血液丢失负担较重，所以仅凭口服补铁是不能够满足需求的，而在腹膜透析患者中，铁丢失较少，这部分患者可以维持口服补铁。

b. 功能性铁缺乏。除了铁的供应减少以外，在进行 ESA 治疗的过程中铁的需要增加也会导致铁储备减少。注射 ESA 后，机体在血红蛋白生成增加的过程中所需要的铁会有明显增加。在这个过程中，即便是正常人也会有铁的缺乏。这种现象被称之为"功能性铁缺乏"。

c. 炎症（网状内皮组织的封闭）。隐匿性炎症反应一般发生在终末期肾病患者。可造成血清铁调素聚集，从而导致肠道吸收铁减少以及组织中可用的贮存铁减少。

表 34.1　透析患者铁缺乏的原因

- 铁储备的耗竭
- 慢性失血
  1. 血液残留于透析管路和透析器中
  2. 检验采血
  3. 意外情况所导致的失血
  4. 手术所导致的失血
  5. 隐性的胃肠失血
- 食欲减退所导致的铁摄入减少
  1. 磷抑制铁的吸收
  2. H-2 受体拮抗剂，质子泵拮抗剂和功能性的胃酸减少削弱铁的吸收
  3. 尿毒症患者的肠道不能很好地吸收铁
- 铁需求增加
  1. 使用促红素所导致的血红蛋白生成增加
  2. 铁从储存组织中释放减少（网状内皮组织封闭）

d. 从饮食中吸收的铁减少。透析患者的铁缺乏还可能由以下原因而加重：从饮食或药物中获得的铁吸收减少。但是，这种现象是有争论的，其研究所得到的结论也有争议。

2. 诊断

a. 血清铁蛋白。铁蛋白是细胞用来储存铁的一种无毒形式。游离铁离子是有毒的，因为它可以产生自由基。虽然大多数铁蛋白在细胞内，但也有一部分在血液循环中，可以反映铁的储存，尽管铁蛋白的功能是储存铁而不是将铁释放入血液循环。由于血清铁蛋白是由肝脏清除，肝功能不全时血清铁蛋白水平可显著增加。另一个血清铁蛋白增加的更常见的原因是各种炎症反应，因为铁蛋白是一种急性期炎症反应指标。某些癌症和营养不良情况下，血清铁蛋白水平也可以升高。血清铁蛋白水平 <200μg/L，铁缺乏的可能性比较大。然而，绝对铁缺乏可以出现在血清铁蛋白水平很高的炎症反应时。

b. 转铁蛋白饱和。转铁蛋白是一种糖蛋白，通常转运血液中的铁。转铁蛋白水平不直接用于诊断贫血。但是血清中携带铁的蛋白可以检测总铁结合力（total iron binding capacity，TIBC）。这个检测可以估量血液中可以携带多少非血红蛋白形式的铁，可间接反映转铁蛋白水平。总铁结合力正常值是 240 ~ 450μg/L（43 ~ 81μmol/L）。转铁蛋白饱和度（transferrin saturation，TSAT）是通过血清铁蛋白与血清铁的比值计算得出的，并且通常 TSAT 值在 20% ~ 50% 范围内，约为 30%。

c. 应用血清铁蛋白和 TSAT 诊断贫血和 ESA 抵抗。血清铁蛋白和转铁蛋白饱和度（TSAT）一直是最广泛用于评价透析患者铁营养状况的两个指标。然而这两种指标均不能较为精确地反映透析患者铁缺乏的情况，（这两种指标）仅可以粗略估算铁的情况。美国国家肾脏病基金会 KDOQI 贫血治疗指南指出：铁的检测应该基于患者的临床状况、血红蛋白含量和对 ESA 的反应基础上。2012 年 KDOQI 指南针对 CKD 患者贫血治疗建议 ESA 治疗期间至少每 3 个月评估一次铁的状态（TSAT 和血清铁蛋白）。同时，这些指南还指出，在初次使用 ESA 或增加 ESA 剂量、失血、静脉补铁及其他可动员铁储备的情况下，应当更频繁地监测这些指标。

我们认为，血液透析患者强化铁剂治疗应当在血清铁 < 200ng/ml 或转铁蛋白饱和度（TSAT）< 20% 时进行。我们推荐腹膜透析患者维持转铁蛋白饱和度（TSAT）> 20%，血清铁蛋白 > 100ng/ml。通常静脉补铁一周后进行铁检测。功能性铁缺乏可表现为低 TSAT 伴正常或升高的铁蛋白水平。炎症和网状内皮系统封闭条件下，铁蛋白水平显著升高，但 TSAT 可正常，因为血清铁水平可能低，但炎症也降低血清转铁蛋白，所以 TSAT 往往不会降低。

d. 网织红细胞血红蛋白含量（Reticulocyte hemoglobin content，CHr）。另一个用来评估铁含量的指标，可根据相应红细胞水平更加直接的反应可利用铁的含量（Brugnara，2003）。许多研究表明这个指标可以准确地做出诊断，且其费用也较为经济。这较其他检测铁的状况的化验指标而言更加稳定（变异性更小）（Fishbane，2001）。当 CHr 的值 < 29 ~ 30pg，患者通常处于铁缺乏状态，这时进行静脉补铁较为有利。

3. 铁治疗

a. 总原则。终末期肾病患者铁剂的补充是纠正贫血治疗的一部分。静脉补铁应该是铁缺乏进展情况下间断进行的，或是用于维持铁平衡而多次小剂量给药。

b. 口服补铁。口服补铁安全且经济。但是，这种补充方式效率低下并同时还会有一些副反应如：消化不良、嗳气、便秘和腹泻。对血液透析患者进行的三个随机对照研究发现，对比口服补铁或是安慰剂和不含铁剂的治疗后显示：所有的研究结果均没有显示口服补铁更有效。所以对于大多数血液透析患者来讲，不需要进行口服补铁。

对于腹膜透析的患者而言，口服补铁较静脉补铁更方便。因为这部分患者的慢性失血较少，所以口服铁剂足够维持铁储备。这部分患者静脉使用铁剂的指征为：ESA 抵抗和血清铁蛋白 < 100ng/ml，转铁蛋白饱和度（TSAT）< 20%。

（1）给药剂量和方法。口服补铁通常是以硫酸亚铁、延胡索酸盐或葡萄糖酸盐形式出现，通常每日给予 200mg 铁为宜。服用铁剂的时间很重要，空腹服用较为有效。最早吸收铁的部位是十二指肠和邻近的空肠，胃肠道症状与单一时间内十二指肠铁离子含量成正比。减少胃肠反应可能需要改变服药前准备，应用儿童计量多次间歇给药，或是进食时服药。另一些人则建议在透析期间给予一定的治疗以增加患者的顺应性（例如在透析初始和结束阶段）。另一种方法是仅在睡前服药。口服铁剂所引起的一个常见问题就是便秘，这种情况可以用软化粪便或使用缓泻剂来缓解。一些铁剂会含有少量维生素 C 以利于铁的吸收，但是增加维生素的益处尚未被证明。磷的结合、抗酸剂、H-2 受体阻滞剂以及质子泵拮抗剂均会影响口服铁的吸收。另一方面，一些新的磷结合剂例如柠檬酸铁含有铁，应用这类药物不仅可以降低透析患者血清中的磷，还可以通过胃肠吸收提供一定数量的铁，从而降低对 IV-铁以及 ESA 的需求（Umanath，2013）。

c. 静脉补铁。美国有四种常用的铁剂形式：右旋糖酐铁、葡萄糖酸铁蛋白、纳米氧化铁和蔗糖铁。通过静脉途径补铁较通过口服途径更加可行及有效。在血液透析患者中，如果不通过静脉途径补铁，则很难使血红蛋白达标。所以大多数血液透析患者进行规律静脉补铁。但是，静脉补铁较口服途径费用更高，同时其安全性的证据较口服途径少。通常有两种静脉补铁的方法：一种是铁缺乏，一次给予 1000mg 铁同时连续给予 8 ~ 10 次以上的血液透析；另一种方法是由于铁缺乏常见，所以每周 25 ~ 100mg 维持给药。最近一项研究观察到大剂量给药比维持剂量给药效果更好（Kshirsagar，2013a），并且心血管疾病风险增加不明显（Kshirsagar，2013b）。但大剂量给药方式较维持给铁剂治疗感染风险增加（Brookhart，2013）。当腹膜透析患者需要进行静脉补铁时，应该给予 250mg 铁，同时给药时间应该维持在 1 ~ 2 小时以上。

(1) 静脉补铁的安全性：整体思考。对于静脉补铁的安全性这一重要问题仍没有完善的研究。没有足够的剂型、剂量以及给药持续时间的相关研究。由于铁的氧化性，直接注射铁进入血液循环有重要的潜在安全隐患。如果没有足够的研究数据，难以平衡静脉给予铁剂的受益和风险。

(2) **静脉补铁的安全性：过敏症**。静脉补铁最易理解的并发症就是过敏性反应，但极少出现。这种并发症的特点是突发的低血压、面色发红、呼吸困难和背痛。在使用右旋糖酐铁的患者中，有0.7%的人会出现这种情况。而在使用其他形式的铁的患者中，出现这种副反应的几率更少，程度更轻微。

(3) **静脉补铁的安全性：注射**。铁对于微生物来讲是一种重要的生长因子，而对于微生物而言静脉补铁则意味着它们可以更加容易的获得铁。另外，体外研究也表明补铁治疗会影响白细胞的吞噬功能。早期的回顾性研究表明：在透析患者中，如果血清铁蛋白水平较高，则其感染的危险性也较高。与此相反，一个大型的、前瞻性、多中心的研究（Hoen，2002）表明，血清铁蛋白水平或静脉补铁与细菌感染并无关联。目前文献中关于这一问题仍无定论（Brookhart，2013）。但是急性感染发作时谨慎静脉应用铁剂是非常必要的。

(4) **静脉补铁的安全性：氧化作用**。铁是一种氧化性较高的物质，而静脉补铁则会潜在的增加机体抗氧化系统的负荷，尽管相关的重要临床调查结果不明显，但是氧化可损伤组织和分子已经被证实（Fishbane，2014）。对于脉管系统的潜在损害可能会加速动脉硬化的进程。

d. 静脉补铁的药物

1) **静脉用右旋糖酐铁**。因为对其高过敏性的顾虑，右旋糖酐铁通常用于之前有过长时间安全应用此制剂的患者。现所有形式的右旋糖酐铁都适用这种方式，尤其高分子制剂（Chertow，2006）。非尿毒症患者中，静脉注射右旋糖酐铁引起的急性过敏反应也曾有过报道。这种过敏反应常发生在注射铁剂后 5 分钟内，也可以发生于 45 分钟甚至更长时间以后。因此当使用右旋糖酐铁时应该准备好肾上腺素和其他抗过敏的药物。应当加以重视的是：据 Walters 和 Van Wyck（2005）报道，几乎所有的严重反应均发生于试验剂量或首次治疗剂量。静脉注射右旋糖酐铁较轻的急性高敏反应包括瘙痒和荨麻疹。迟发的过敏反应可表现为：淋巴结病、肌肉疼痛、关节疼痛、发热和头痛。

2) **葡萄糖酸钠铁**。注射用葡萄糖酸钠铁是一种非右旋糖酐形式的铁制剂，这种制剂在美国于 1999 年开始使用，在欧洲已经使用了数十年了。这种药物的副反应较右旋糖酐铁少并且程度也较轻。单剂量所导致的副反应的发生率仅为 0.04%，在 1321 名患者中使用 13，151 次并未观察到严重的副反应（Michael，2002，Michael，2004）。静脉使用这种药物的剂量应在每 8 次连续的血液透析期间总量保持在 1000mg（例如每次 125mg）。

3) **蔗糖铁**。美国于 2000 年开始批准使用静脉注射蔗糖铁，这种方法在欧洲已经进行了很多年了。就像葡萄糖酸钠铁一样，这种非右旋糖酐铁制剂已经被证明有效且安全。在一项试验中，有 665 名透析患者使用了 8583 次的蔗糖铁而未发生严重的副反应（Aronoff，2004）。这种药物可以在铁替代治疗中应用，方法为：连续使用 10 次，共 100mg；或每周 1 次，剂量为 25～100mg。

4) **透析液中添加铁剂**。焦磷酸铁柠檬酸盐（ferric pyrophosphate citrate，Triferic）是为添加到透析液而设计的铁剂化合物，为了在每次透析过程中给患者提供少量的铁剂补充。这个药物的临床 3 期试验结果是令人鼓舞的（Lin，2013），尤其可以减少 ESA 的剂量。2014 年 Triferic 新药的应用已在美国提交申请，但尚未应用于临床。

e. 其他导致 ESA 抵抗的原因

1) **出血**。出血是导致 ESA 明显低反应性的一个重要原因。有时出血是非常隐匿的，例如胃肠道失血。通常情况下出血是显而易见的，如接受手术的患者、月经期的女性或涉及血管的事故。首先无论以任何手段限制失血都是极其重要的。另外无法解释的 ESA 抵抗时应该进行便潜血试验检查。

2）**红细胞寿命**。已经公认和接受的是血液透析和腹膜透析的患者的红细胞寿命较正常人群短20%～30%。最近相关研究发现红细胞寿命缩短程度与 ESA 抵抗相关，但是对于红细胞寿命短的这些患者还没有治疗方法延长红细胞寿命（Dou，2012）。

3）**炎症和感染**。感染会导致对 ESA 治疗的抵抗。透析患者中，感染原因不是特别清晰。炎症因子的释放导致前体红细胞上红细胞生成素受体表达减少。另外慢性炎症和感染增加铁调素（hepcidin）的产生，它可以降低铁利用率、通过减少肠道铁吸收以及从网状内皮组织细胞的释放（D'Angelo，2013）。隐匿炎症反应没有较好的检测指标，但 C-反应蛋白（C-reactive protein，CRP）对炎症引起的 ESA 低反应是一个有价值的检测指标（Kalantar-Zadeh，2003）。一个存留的无功能移植肾组织也可以增加 CRP 水平，同时也是促红素抵抗的一个原因（Lopez-Gomez，2004）。已被证实巨细胞病毒（cytomegalovirus，CMV）感染时，ESA 抵抗增加（Betjest，2009），但是不可思议的是丙肝感染的患者 ESA 抵抗降低（Seong，2013）。非裔美国镰刀细胞或血红蛋白 C 异常的患者需要适度增加 ESA 的平均需求剂量（约12%，Derebail，2014）。

应该对不明原因的 ESA 抵抗进行隐匿感染的寻找。如果处于感染状态，大剂量 ESA 可能暂时克服部分抵抗。如果感染位于陈旧的、无功能的动静脉瘘内，对这个感染的治疗会逆转 ESA 抵抗（Nassar，2002）。

4）**甲状旁腺功能亢进**。甲状旁腺功能亢进也可能是 ESA 抵抗的原因之一。iPTH 水平增高与 ESA 反应性降低有明确关系，并且甲状旁腺切除术后，反应性明显改善（Al-Hilali，2007）。但不是甲状旁腺激素本身抑制红细胞生成，其发病机理不完全清楚，但似乎是多种因素参与的复杂致病过程。但是在发现有甲状旁腺激素水平升高的 ESA 抵抗患者中，加强对甲状旁腺功能亢进的治疗是明确的。

5) **维生素 D**。相关数据显示透析患者血红蛋白水平相对低的患者伴有血 25- 羟维生素 D 水平低。维生素 D 是人铁调素（hepcidin）较强的抑制剂，维生素 D 治疗可以改善贫血。初步研究数据表明，维生素 D 治疗可能会有一定的作用，但仍需进行大规模随机对照试验进一步证实。

6) **维生素 B_{12} 缺乏**。出现不明原因的 ESA 抵抗应该检测维生素 B_{12} 以及叶酸的水平，并且推荐此种情况应常规筛查维生素 B_{12} 和叶酸。许多透析患者服用质子泵抑制剂，此种情况与低维生素 B_{12} 水平相关。高通量的血液透析和血液透析滤过治疗均显示降低维生素 B_{12}。澳大利亚一项研究（Killen，2014）发现 142 名透析患者中有 91 名血清维生素 B_{12} 的含量水平低于 300pmol/L，这个数据提示缺乏维生素 B_{12}，有 5 位患者低于 150pmol/L，表示明显缺乏。可给予短期每周注射 3 次羟钴胺共 1000μg 治疗，如果维生素 B_{12} 仍低于 300pmol/L，继续重复上述治疗。羟甲胺酸的治疗可以降低平均 EPO 需求的 50%，可以从每周 11 000U 减少至 5000U 注射。铁的需求量也降低一半。作者建议氰钴胺（口服维生素 B_{12} 的一种制剂）不能应用于 ESKD 患者，因为可出现氰化物积累，但羟钴胺可以使用。在这项研究中，B_{12} 是通过肌内注射。目前尚不清楚是否皮下给药会导致类似的结果。

7) **透析不充分**。尿素清除率（urea reduction ration，URR）在 60%～75% 范围，红细胞比容的增加与高 URR 有微弱的相关性（Ifudu，2000）。另外设计周密的随机研究（例如 FHN 试验）显示无论是在住院或夜间增加透析次数，在增加 ESA 反应性方面没有显示出受益。

8) **铝中毒**。尽管铝的问题在透析患者中已经不常见，但是某些问题仍然会发生，特别是透析多年的患者。其对于红细胞生成的影响是造成小细胞性贫血伴铁利用能力损伤。有趣的是，铁缺乏时，肠道内铝的吸收却是增加的。血清铝的水平可以大致提示机体铝的状态。如果发现血清铝上升，则需要警惕性的进行去铁胺刺激试验或骨髓活检排查。

9) **血管紧张素转换酶（Angiotensin-converting enzyme，ACE）抑制剂**。在慢性肾衰和进行过肾移植的患者，血管紧张素转换酶抑制剂可以导致其促红细胞生成素（EPO）生成减少。而在透析患者中，ESA反应性降低并不与这类药物具有明显关联性。

10) **单纯红细胞发育不全**。在欧洲首先报道了与ESA治疗相关的免疫性单纯红细胞发育不全。ESA使用的最初十年里，在超过100万使用的患者中仅仅有3例发生过这种情况。随后，这种情况的发生率急剧增高，在1998～2003年中，报道了至少184例。ESA相关的单纯红细胞发育不全表现为依赖网织红细胞计数水平减少的血红蛋白持续下降。患者依赖输血，骨髓中严重缺乏红细胞前体。主要原因是抗促红细胞生成素的抗体产生，导致治疗给予的和内源性的红细胞生成素失效。大部分病例发生在欧洲，他们使用商品名为Eprex的epoetin alfa。2002年发病高峰过后，病例数量大幅度下降，但散发病例继续发展。该综合征的原因（为什么持续产生抗红细胞生成素抗体）仍没有完全阐明。一些形式的ESA生物制剂已被证实与抗红细胞生成素抗体生成相关。因此需要更加小心警惕的应用ESA生物工程制剂。

11) **其他血液学疾病**。透析患者和非尿毒症患者一样也存在发生血液疾病的风险。由于对促红素缺乏特别重视，反而忽视其他血液疾病。这些潜在的血液系统疾病包括恶性肿瘤、骨髓增生异常综合征以及溶血等，这些疾病的原因是潜在的常不被发现的。当出现无法解释原因的

ESA 抵抗时，应该进行血液学检查和骨髓活检以排除容易忽视的血液系统疾病。

G. **输注红细胞**。对严重贫血伴有显著症状的患者应该输注悬浮红细胞。没有一致的出血原因评估，不应该进行输血治疗。

H. **卡泥汀**。有证据表明**卡尼汀**可以提高对 ESA 的反应性。最近一项多中心、随机、双盲、安慰剂对照试验证实应用**卡尼汀**不能提高 ESA 的治疗疗效（Mercadal，2012）。2012 年 KDIGO 关于 CKD 指南针对贫血的治疗不建议使用**卡尼汀**作为佐剂来辅助 ESA 治疗。

I. **维生素 C**。尽管资料混杂，许多研究却已经发现静脉使用维生素 C 可以提高血液透析患者对促红素的反应性。一项 meta 分析指出经典的使用方法是在透析过程中每周静脉使用维生素 C3 次（Deved，2009）。规避存在样本量的不足和研究质量缺陷等因素，研究人员仍发现维生素 C 通常可增加血红蛋白，降低 ESA 的需求剂量。因为维生素 C 可以增加草酸盐的产生，所以在患者选择和治疗的过程中必须加以注意。

II. 溶血

A. **综述**。血管内或血管外的血细胞破坏均可以使透析患者产生贫血。一般来讲，慢性肾衰状态下的红细胞存活时间缩短［大约较正常状态要减少 30% 的存活时间（Ly，2004）］。这种情况的原因并不像是红细胞的内在因素，而像是尿毒症血液环境影响的结果。

B. **诊断**。当 ESA 抵抗的患者表现出血清乳酸脱氢酶（lactic dehydrogenase，LDH）、游离胆红素增高，或血清结合珠蛋白降低时，就应该考虑到有慢性溶血。溶血的鉴别诊断范围很广（表 34.2），包括所有非尿毒症患者溶血的原因，其中有几种原因仅在血液透析的患者中出现。有时在透析过程中可能非常严重，并伴随着低血压或有时伴随高血压，腹部、胸部和（或）背部疼痛，呼吸急促，恶心、呕吐或腹泻以及透析过程中脑病进展的出现（Duffy，2000）。

C. **病因**。溶血最常见的病因是血液透析系统中出现的某些问题所导致的。血液管路的错误及扭结可以导致溶血，通过机械损伤红细胞。透析液中的氯胺、低渗或过热的透析液、水中的铜、锌、硝酸盐、复用处理后未冲洗干净的甲

醛均可以导致溶血。在第 4、5 章中讨论了机器/透析液所
导致的问题。

D. **治疗**。如果认为急性严重溶血已经发生，血液透析就应该
立即停止。必要时进行体外循环支持，同时应该立即进行
心电图检查以明确是否出现高血钾（可能会延迟出现）
以及是否存在急性心肌缺血。应该送检一份患者血样进
行血红蛋白、血细胞比容、及其他生化检查（尤其是钾
离子）。

表 34.2　透析患者溶血的原因

与透析过程有关的
　透析液
　污染
　氯胺
　铜、锌
　硝酸盐、亚硝酸盐
　过度加热
　低渗透压
复用使用后的消毒剂（甲醛）
扭曲的或有缺陷的管路——对红细胞可以造成损伤
对红细胞的针刺损伤
锁骨下穿刺（盔形红细胞，裂红细胞）
心脏瓣膜功能障碍
透析不充分
脾功能亢进
相关的疾病
　镰状红细胞性贫血
　其他的血红蛋白病
　伴有血管炎症的结缔组织病
药物导致的原因
低磷血症

III. 止血功能异常

A. **介绍**。在哺乳类动物中，对于血管的损伤进行反应而形成
血块是一种复杂和高度保护的过程。血小板数量及功能的
异常可以导致机体表面例如皮肤和黏膜的出血。凝血功能
的异常可以导致诸如肌肉和关节等深部组织的出血。在透

析出现之前，尿毒症患者的出血倾向就被注意到了。透析可以部分缓解止血功能的异常，但是瘀斑、严重的穿刺出血，以及偶尔的严重出血还是会经常发生。

B. **病理生理**。许多因素均作用于尿毒症患者的止血功能异常，其中血小板的功能异常（血小板功能不全）为最重要的因素。维持良好的规律透析的患者血小板略有减少是常见的，通常是正常的，但是重度血小板减少症是罕见的。血小板聚集是非正常现象，可能是由于血小板颗粒的磷酸腺苷和五羟色胺水平的下降以及血栓素 A_2 的缺陷。尿毒症患者的血小板功能也可能因为血管内皮的一氧化氮水平升高而受到抑制（Remuzzi，1990）。一种名为糖蛋白（glycoprotein，GP）IIb-IIIa 的黏附受体在血小板血栓形成的过程中发挥了重要作用。尿毒症患者 GP IIb-IIIa 的活化受到了影响，但是透析可以使这种蛋白的活化部分恢复。有种假设提出：von Willebrand 因子（其对血小板在快速血流中维持聚集有重要意义）对尿毒症患者的凝血功能异常发挥了一定作用，但是研究结果却对此推论有不同意见。贫血也会加重尿毒症患者的失血，只有当红细胞压积在增加 30% 以上时出血时间的异常才会得到明显改善。血液透析过程自身就对血小板的数量和功能有影响。有报道指出通过电子束灭菌聚砜血液透析器可减少血小板数量，但是由于透析器膜制作过程因素很多，这个影响变数很大，所以没有得到一致的结论。抗血小板药物可能会进一步损害终末期肾病患者的血小板功能。透析患者应用这类药物较正常人群有更高的出血风险（Hiremath，2009）。

C. **评价**。止血功能的异常应该通过临床表现和检验皮肤出血时间来评价。如果患者出现瘀斑、较多的穿刺出血、或者任何的临床显著出血（包括出血性心包炎）事件，就应该进行血小板计数、凝血酶原时间、部分凝血激酶时间以及出血时间的检测。当血小板计数显著减少、血小板功能异常或血管壁损伤时，出血时间均会延长。当出血时间延长超过 10 分钟，出血风险就会大大增加。

D. **治疗**。对于正处在出血阶段的透析患者，①应该对其失血的严重程度进行评估，②维持其血流动力学的稳定性，③必要时输注血液制品，④确定出血的来源，⑤改善血小板功能以及对其他对出血产生影响的因素进行治疗。加强透析可能对有出血倾向的透析患者有改善。给予冷沉淀物（一种富含高浓度的 von Willebrand 因子的血浆）并不能持续改善血小板功能。在一项研究中只有 2/5 的接受这项治疗的患者，其出血时间恢复了正常或改善（Triulzi，1990）。去氨加压素（一种人工合成的模拟抗利尿激素）可以增加 von Willebrand 因子多聚体的释放。其使用剂量为 0.3μg/kg，以 50ml 盐水稀释，30 分钟内缓慢静点。在一项精心设计的实验中，这种方法使出血时间减少了 1 小时，其效果维持 8 小时之久。这种药物很少产生缩血管反应，所以不会引起终末期肾病患者低血钠。最后，经常静脉注射聚合雌激素也可以显著降低出血时间。更常用的是：一次口服 25mg 聚合雌激素（Premarin 倍美力）可以保持正常出血时间的最长时间达 10 日之久。这种效果与冷沉淀物及去氨加压素的效果形成明显对比。我们建议，只有在患者有严重血液系统疾病出血时才使用去氨加压素。相反，在毛细血管扩张合并慢性胃肠道出血的患者，应该口服聚合雌激素先于外科手术治疗。单纯雌激素雌激素-孕酮复合物的给药方式可以是口服、静脉注射、或经皮注射（Sloand & Schiff，1995），这些给药方式均被采取过（Boccardo，2004）。

参考文献与推荐阅读

Alarcon MC, et al. Hormone therapy with estrogen patches for the treatment of recurrent digestive hemorrhages in uremic patients. *Nefrologia*. 2002;22:208–209.

Al-Hilali N, et al. Does parathyroid hormone affect erythropoietin therapy in dialysis patients? *Med Princ Pract*. 2007;16:63–67.

Aronoff G, et al. Iron sucrose in hemodialysis patients: safety of replacement and maintenance regimens. *Kidney Int*. 2004;66:1193–1198.

Besarab A, et al. The effects of normal as compared with low hematocrit values in patients with cardiac disease who are receiving hemodialysis and epoetin. *N Engl J Med*. 1998;339:584–590.

Betjest MGH, Weimar W, Litjens NHR. CMV seropositivity determines epoetin dose and hemoglobin levels in patients with CKD. *J Am Soc Nephrol*. 2009;20:2661–2666.

Boven K, et al. Epoetin-associated pure red cell aplasia in patients with chronic kidney disease: solving the mystery. *Nephrol Dial Transplant*. 2005;20(suppl 3):iii33–iii40.

Brookhart MA, et al. Infection risk with bolus versus maintenance iron supplementation in hemodialysis patients. *J Am Soc Nephrol*. 2013;24:1151–1158.

Brugnara C. Iron deficiency and erythropoiesis: new diagnostic approaches. *Clin Chem*. 2003;49:1573–1578.

Chertow GM, et al. Update on adverse effects associated with parenteral iron. *Nephrol Dial Transplant*. 2006;21:378–382.

Coritsidis GN, et al. Anemia management trends in hospital-based dialysis centers (HBDCs), 2010 to 2013. *Clin Therap*. 2014;36:408–418.

D'Angelo G. Role of hepcidin in the pathophysiology and diagnosis of anemia. *Blood Res*. 2013;48:10–15.

Daugirdas JT, Bernardo AA. Hemodialysis effect on platelet count and function and hemodialysis-associated thrombocytopenia. *Kidney Int*. 2012;82:147–157.

Derebail VK, et al. Sickle trait in African-American hemodialysis patients and higher erythropoiesis-stimulating agent dose. *J Am Soc Nephrol*. 2014;25:819–826.

Deved V, et al; Alberta Kidney Disease Network. Ascorbic acid for anemia management in hemodialysis patients: a systematic review and meta-analysis. *Am J Kidney Dis*. 2009;54:1089–1097.

Drüeke TB, et al, and the CREATE Investigators. Normalization of hemoglobin level in patients with chronic kidney disease and anemia. *N Engl J Med*. 2006;355: 2071–2084.

Dou Y, et al. Red blood cell life span and 'erythropoietin resistance'. *Kidney Int*. 2012;81:1275–1276.

Duffy R, et al. Multistate outbreak of hemolysis in hemodialysis patients traced to faulty blood tubing sets. *Kidney Int*. 2000;57:1668–1674.

Escolar G, Diaz-Ricart M, Cases A. Uremic platelet dysfunction: past and present [Review]. *Curr Hematol Rep*. 2005;4:359–367.

Fishbane S, et al. A randomized trial of iron deficiency testing strategies in hemodialysis patients. *Kidney Int*. 2001;60:2406–2411.

Fishbane S, Mathew A, Vaziri ND. Iron toxicity: relevance for dialysis patients. *Nephrol Dial Transplant*. 2014;29:255–259.

Foley RN, et al. Effect of hemoglobin levels in hemodialysis patients with asymptomatic cardiomyopathy. *Kidney Int*. 2000;58:1325–1335.

Furuland H, et al. A randomized controlled trial of haemoglobin normalization with epoetin alfa in pre-dialysis and dialysis patients. *Nephrol Dial Transplant*. 2003;18:353–361.

Gaweda AE, et al. Determining optimum hemoglobin sampling for anemia management from every-treatment data. *Clin J Am Soc Nephrol*. 2010;5:1939–1945.

Gaweda AE, et al. Individualized anemia management reduces hemoglobin variability in hemodialysis patients. *J Am Soc Nephrol*. 2014;25:159–166.

Gunnell J, et al. Acute-phase response predicts erythropoietin resistance in hemodialysis and peritoneal dialysis patients. *Am J Kidney Dis*. 1999;33:63–72.

Hazzan AD, et al. ESA treatment and cancer. *Kidney Int*. 2014;86:34-39.

Hiremath S, et al. Antiplatelet medications in hemodialysis patients: a systematic review of bleeding rates. *Clin J Am Soc Nephrol*. 2009;4:1347–1355.

Hoen B, et al. Intravenous iron administration does not significantly increase the risk of bacteremia in chronic hemodialysis patients. *Clin Nephrol*. 2002;57:457–461.

Icardi A, et al. Renal anaemia and EPO hyporesponsiveness associated with vitamin D deficiency: the potential role of inflammation. *Nephrol Dial Transplant*. 2013;28:1672–1679.

Ifudu O, et al. Adequacy of dialysis and differences in hematocrit among dialysis facilities. *Am J Kidney Dis*. 2000;36:1166-74.

Kalantar-Zadeh K, et al. Effect of malnutrition-inflammation complex syndrome on EPO hyporesponsiveness in maintenance hemodialysis patients. *Am J Kidney Dis*. 2003;42:761–773.

Kaufman JS, et al. Subcutaneous compared with intravenous epoetin in patients receiving hemodialysis. Department of Veterans Affairs Cooperative Study Group on Erythropoietin in Hemodialysis Patients. *N Engl J Med*. 1998;339:578–583.

Kaw D, Malhotra D. Platelet dysfunction and end-stage renal disease. *Semin Dial*. 2006;19:317–22.

Killen JP, Brenninger VL. Hydroxycobalamin supplementation and erythropoiesis stimulating agent hyporesponsiveness in haemodialysis patients. *Nephrology*. 2014;19:164–171.

Kshirsagar AV, et al. The comparative short-term effectiveness of iron dosing and formulations in us hemodialysis patients. *Am J Med*. 2013a;126:541.

Kshirsagar AV, et al. Intravenous iron supplementation practices and short-term risk of cardiovascular events in hemodialysis patients. *PLoS One*. 2013b;8:e78930.

Levin A, et al. Canadian randomized trial of hemoglobin maintenance to prevent or delay left ventricular mass growth in patients with CKD. *Am J Kidney Dis*. 2005;46:799–811.

Lines SW, et al. A predictive algorithm for the management of anaemia in haemodialysis patients based on ESA pharmacodynamics: better results for less work. *Nephrol Dial Transplant*. 2012;27:2425–2429.

Lin VH, et al. Soluble ferric pyrophosphate (SFP) administered via dialysate reduces ESA requirements in CKD-HD patients with ESA hypo-response, SA-OR082 [abstract]. *J Am Soc Nephrol*. 2013;24:90A.

Lopez-Gomez JM, et al. Presence of a failed kidney transplant in patients who are on hemodialysis is associated with chronic inflammatory state and erythropoietin resistance. *J Am Soc Nephrol*. 2004;15:2494–2501.

Ly J, et al. Red blood cell survival in chronic renal failure. *Am J Kidney Dis*. 2004;44: 715–719.

Macdougall IC, et al. Pharmacokinetics of novel erythropoiesis stimulating protein (NESP) compared with epoetin alfa in dialysis patients. *J Am Soc Nephrol.* 1999;10:2392–2395.

Mercadal L, et al. L-carnitine treatment in incident hemodialysis patients: the multicenter, randomized, double-blinded, placebo-controlled CARNIDIAL trial. *Clin J Am Soc Nephrol.* 2012;7:1836–1842.

Michael B, et al. Sodium ferric gluconate complex in hemodialysis patients: adverse reactions compared to placebo and iron dextran. *Kidney Int.* 2002;61:1830–1839.

Michael B, et al. Sodium ferric gluconate complex in haemodialysis patients: a prospective evaluation of long-term safety. *Nephrol Dial Transplant.* 2004;19:1576–1580.

Nassar GM, et al. Occult infection of old nonfunctioning arteriovenous grafts: a novel cause of erythropoietin resistance and chronic inflammation in hemodialysis patients. *Kidney Int Suppl.* 2002;(80):49–54.

Noris M, Remuzzi G. Uremic bleeding: closing the circle after 30 years of controversies? *Blood.* 1999;94:2569–2574.

Ofsthun N, et al. The effects of higher hemoglobin levels on mortality and hospitalization in hemodialysis patients. *Kidney Int.* 2003;63:1908–1914.

Parfrey PS, et al. Double-blind comparison of full and partial anemia correction in incident hemodialysis patients without symptomatic heart disease. *J Am Soc Nephrol.* 2005;16:2180–2189.

Pfeffer MA, et al, and the TREAT Investigators. A trial of darbepoetin alfa in type 2 diabetes and chronic kidney disease. *N Engl J Med.* 2009;361:2019-2032.

Pillon L, Manzone T. Accuracy of anemia evaluation is improved in a wide variety of acute and chronically ill patients by accounting for volume status. *J Am Soc Nephrol.* 2008;19:164A.

Pollak VE, Lorch JA. Macrocytosis in chronic hemodialysis (HD) patients [abstract]. *J Am Soc Nephrol.* 2005;16:477A.

Remuzzi G, et al. Role of endothelium derived nitric oxide in the bleeding tendency of uremia. *J Clin Invest.* 1990;86:1768–1771.

Rodrigue MF, et al. Relationship between eicosanoids and endothelin-1 in the pathogenesis of erythropoietin-induced hypertension in uremic rats. *J Cardiovasc Pharmacol.* 2003;41:388–395.

Roob JM, et al. Vitamin E attenuates oxidative stress induced by intravenous iron in patients on hemodialysis. *J Am Soc Nephrol.* 2000;11:539–549.

Singh AK, et al and the CHOIR Investigators. Correction of anemia with epoetin alfa in chronic kidney disease. *N Engl J Med.* 2006;355:2085-2098.

Sloand JA, Schiff MJ. Beneficial effect of low-dose transdermal estrogen on bleeding time and clinical bleeding in uremia. *Am J Kidney Dis.* 1995;26:22–26.

Spinowitz BS, et al. The safety and efficacy of ferumoxytol therapy in anemic chronic kidney disease patients. *Kidney Int.* 2005;68:1801–1806.

Triulzi DJ, Blumberg N. Variability in response to cryoprecipitate treatment for hemostatic defects in uremia. *Yale J Biol Med.* 1990;63:1–7.

Umanath K, et al. Ferric citrate as a phosphate binder reduces IV iron and erythropoietin stimulating agent (ESA) use, SA-PO-521 [abstract]. *J Am Soc Nephrol.* 2013;24:221A.

Van Wyck DB, et al. Safety and efficacy of iron sucrose in patients sensitive to iron dextran: North American Clinical Trial. *Am J Kidney Dis.* 2000;36:88–97.

Walters BA, Van Wyck DB. Benchmarking iron dextran sensitivity: reactions requiring resuscitative medication in incident and prevalent patients. *Nephrol Dial Transplant.* 2005;20:1438–1442.

Xia H, et al. Hematocrit levels and hospitalization risks in hemodialysis patients. *J Am Soc Nephrol.* 1999;10:1309–1316.

第 35 章 感　染

David J. Leehey，Jacqueline
T. Pham，Tran H. Tran，and
Joseph R. Lentino
杜鑫　译，张小东　校

I. 尿毒症的免疫功能紊乱

A. 病因：透析患者存在淋巴细胞和粒细胞功能严重受损的问题。其原因可能是未明确的尿毒症毒素，营养不良或维生素 D 缺乏有时也是主要原因。

B. 临床并发症

1. 对感染的易感性增加

   a. 细菌感染的频率。透析患者细菌感染几率高于非尿毒症患者。这种几率的增加与频繁的干扰正常皮肤和黏膜屏障的关系，可能比免疫系统功能失调更具相关性。

   b. 细菌感染的严重性。由于血管介入的使用，血液透析患者容易发生菌血症，并且存在发生心内膜炎、骨髓炎、硬脑膜外脓肿等严重并发症的风险。与自体或移植瘘管的使用相比，透析管路的使用会增加 3 倍住院数和脓毒血症相关的死亡数。腹膜透析的患者中，腹膜炎很少引起全身感染。

   c. 血液透析膜或腹膜透析溶液的作用。一些先天性免疫缺陷导致的尿毒症，可能是由于血液周期性地暴露于透析膜或低流量膜不能有效清除免疫抑制剂。然而，在血液学研究中，感染相关性死亡并没有通过使用生物相容性好且高流量的透析仪而降低（Allon，2004）。在腹膜透析患者中，由于去除了透析液中的调理素（免疫球蛋白和补体）和经常性的暴露于一些低 PH、高渗透压且葡萄糖降解产物存在的透析液中，致使腹膜中性粒细胞功能下降。

II. 尿毒症的体温调节紊乱

A. **尿毒症患者的基础体温过低**。50%的血液透析患者，透析前体温是异常的。其原因还不清楚。

B. **热反应能力的降低与感染有关**。尿毒症本质上不影响对致热原的温度反应。此外，通过激活单核细胞产生的白介素-1（interleukin-1，IL-1）的水平是正常的。然而，由于基础体温过低和经常性的合并营养不良，在一些存在严重感染的透析患者中，其发热反应可能较轻或者缺如。

III. 透析患者的细菌感染

A. **与侵入方式相关的问题**

1. **血液透析患者**。第8章和第9章描述了通过脉管感染的预防、诊断和治疗。一些其他的临床观点也应重视。

   a. 细菌与致热原反应。有细菌感染的透析患者通常表现为畏寒和发热，也可能表现为完全的中毒现象。偶尔也有一些人感染的症状和体征很少或者缺如。尽管某些部位的发红、触痛或渗出可能是感染的原发部位，但有时感染原发部位可以表现正常。对透析患者脓毒症的治疗延误是发病和死亡的重要原因。一般情况下，有静脉血液透析导管和发热的患者应假定有导管相关性菌血症，在血培养结果未明确前使用广谱抗生素治疗。

      (1) **致热原反应**。血液透析期间的低热可能与透析液中存在致热原有关，而不是实际的感染。发热的经过可能有助于区分致热原反应和感染：致热原相关性发热患者在透析前不发热但在透析期间发热，发热在透析结束后立即消失；细菌感染患者经常在透析前发热，并且在缺乏治疗的情况下，发热会在透析期间和透析后持续下去。有一种例外，那就是在导管操作后（例如，透析开始或结束）立即出现的畏寒和发热证明是导管相关性菌血症。使用高流量透析（特别是联合使用碳酸氢盐透析液）和透析仪的重复使用，与致热原反应的发生率增高有关。对任何发热的血液透析患者，即使怀疑发热的原因是致热原反应，也应该行血培养，在大多数情况下，应该使用抗生素，直到消除感染。

(2) **血液透析仪器或透析液的污染**。偶尔的情况下，菌血症可能是由血液透析仪器的污染导致的。通常情况下是革兰阴性菌感染，偶尔是真菌感染。此类感染的爆发是由于对水处理或分配系统的不充分消毒，或透析仪的重复利用引起的（Rao，2009）。血液透析仪器的废物排放通道也被加以强调。

b. 预防性抗微生物管理

(1) **对有可能导致菌血症的侵入性操作事先采取预防措施**。尽管文献里还没有明确的证据，但我们的原则是对血液透析患者采取有可能导致菌血症的侵入性操作之前采取预防性的抗微生物措施，因为存在异常的血管接触，包括牙科操作（特别是拔牙）、胃肠道（gastrointestinal，GI）操作例如狭窄食管的扩张、食管静脉曲张的硬化治疗以及对胆道梗阻的内镜下逆行胆管造影（不管是否行常规内镜下活检）、泌尿生殖道操作包括膀胱镜检查、尿道扩张、经尿道前列腺切除。推荐的抗微生物治疗是在操作前给予阿莫西林 2.0g/h（或氨苄西林 2.0g 肌肉注射或操作前半小时静脉注射）。青霉素过敏的患者，可用克林霉素 600mg 口服或静脉注射（牙齿或食管操作）或万古霉素 1.0g 静脉注射（其他胃肠道和泌尿生殖道操作）来替代。

(2) **长期持续预防**。血液透析患者皮肤和鼻腔携带金黄色葡萄球菌的概率为 50%。鼻内使用莫匹罗星软膏可以有效消除带菌状态，在随机研究中证明可以减少葡萄球菌感染的几率。决策分析建议对所有患者每周使用这种药物会有效降低感染发生率并且可以降低成本（Bloom et al. 1996）。然而，一个主要问题是长期应用莫匹罗星会产生耐药。总的来说，还没有足够的证据来支持常规的金黄色葡萄球菌，包括耐甲氧西林金黄色葡萄球菌（Staphylococcus aureus，MRSA）的非定植。另一方面，在导管出口部位预防性使用外用抗菌药膏、预防导管锁定解决方案的使用、严格的导管护理以及使用血管通路的管理者和质量的倡议程序（Lok and

Mokrzycki，2011）已经用到降低导管相关的菌血症中。他们的使用是有利于有鼻金黄色葡萄球菌定植的患者。推荐使用干燥的纱布敷料而不是透明的薄膜敷料，因为透明膜敷料有造成出口定植的风险（Conly，1989）。患者和护士随时佩戴外科口罩，可降低感染性液滴的扩散和减少导管处的污染。

c. 耐受万古霉素的革兰阳性细菌感染。住院患者中感染耐受万古霉素的肠球菌人数的不断增加，致使对透析患者使用万古霉素受到限制。由于葡萄球菌对青霉素和头孢菌素类有相对较高的耐药性，我们把万古霉素作为治疗金黄色葡萄球菌感染的首要措施（例如，导管相关性菌血症）。如果有药敏证据，万古霉素可以不间断地使用几天，然后变换抗生素继续治疗。某些头孢菌素类（如头孢唑啉）在终末期肾病患者中有很长的半衰期，可以在透析后方便服用。

2. **腹膜透析患者**

a. 抗生素预防。在缺乏其他预防性用药适应证的情况下，我们通常在侵袭性操作以前不常规应用抗生素，除非经脉管通路。第 27 章讨论了长期、持续性预防治疗。

B. **与侵入方式无关的问题**

1. **尿道感染（urinary tract infection，UTI）。** 在透析患者中，尿道感染的几率很高，特别是多囊肾患者。

a. 临床表现。虽然肉眼血尿是非常普遍的，可发生在高达 1/3 的患者中，但是在少尿的患者中，膀胱炎的症状类似于非尿毒症个体。无尿患者可出现耻骨上不适或恶臭尿道分泌物并进展为膀胱积脓（见下文）。

b. 诊断。来自少尿患者，甚至是那些排尿每天只有几毫升的患者的尿液样本通常足以做出诊断。尿道插管和膀胱冲洗可引起感染，无尿患者不宜使用。脓尿的有无不是确定或排除感染的必要证据。细菌缺失不能排除尿路感染。尿液培养对明确诊断是必需的。在非尿毒症患者，正确收集的尿标本定植计数大于 10^3 被认为是提示感染，但在透析患者中没有很好的研究。

c. 治疗。最佳的抗菌疗法应该基于病原体的敏感检测。如果经验治疗有保证，那么末期肾病患者应该应用青霉素、氨苄西林、头孢氨苄甲氧苄啶和氟喹诺酮类，因为他们安全并能获得足够的尿液浓度水平。男性患者易感人群（亚洲和地中海地区）在使用甲氧苄啶-磺胺甲噁唑之前应检查有无葡萄糖-6-磷酸酶缺乏。女性透析患者，一般选择甲氧苄啶-磺胺甲噁唑用于治疗复发性尿路感染。使用甲氧苄啶-磺胺甲噁唑后很少在粪便菌群中发现耐药菌群，而粪便菌群是妇女主要尿道病原体的来源。

透析患者的膀胱炎的最佳治疗方案没有得到很好的研究。应在治疗后第3或第4天复查尿培养，若尿培养显示无细菌生长，治疗应该继续，治疗时间共5~7天。在成人多囊肾患者中抗菌药物治疗应该保证10天，因为他们的尿路感染化脓性并发症的易感性增加。治疗结束后7~10天应该随访尿培养检查。

在透析患者中替卡西林、多西环素、磺胺异噁唑和氨基糖苷类都很难达到足够的尿药浓度，因此，这些药物不建议用于膀胱炎的治疗。但是，当尿中病原体对甲氧苄啶-磺胺甲噁唑、头孢氨苄、氟喹诺酮类药物和青霉素类耐药，若药敏结果支持，可以使用替代药物。萘啶酸、四环素、呋喃妥因、或扁桃酸乌洛托品是一般禁用于无尿患者，因为会造成这些药物半衰期延长和有毒代谢物的积累。

如果重复培养和敏感试验显示细菌耐药，抗菌药物治疗应调整。如果原始感染微生物仍然是对初始治疗敏感，应该增加剂量或推荐给予膀胱内灌注抗生素治疗。如果细菌来源确定，如鹿角形结石，必须将其清除，彻底治疗尿路感染。细菌的持续存在是复发性尿路感染的源头。治疗完成后相同细菌快速复现时应该怀疑细菌的持续存在。原因包括感染性囊肿、感染性结石（如，鹿角形结石）与细菌性前列腺炎。再感染是指由在不同时间进入尿路系统的相同或不同的细菌种类引起的复发性感染。再感染通常不是来自明确的解剖病变而是来自尿路系统以外的细菌的再次入侵，最常见为直肠菌群。膀胱阴道瘘是少见的再感染原因。

所有患者的复发性感染应进行残余尿、尿道狭窄或膀胱出口梗阻的评估。可能存在持续性细菌感染的透析患者应该进行肾脏超声和肾脏 X 线平片的检查。如果肾脏超声检查有未确定的结果都应该进行平扫和增强 CT 检查。如果发生血尿或为了帮助排除膀胱瘘，推荐膀胱镜检查。如果怀疑细菌的持续存在，则应进行输尿管导管位置的研究。对可能导致感染的先天性或后天性解剖异常应该手术切除缺陷。反复膀胱感染的透析患者长时间抗菌预防的安全性是未知的。此时低剂量的甲氧苄啶-磺胺甲噁唑和头孢氨苄可能是最安全的药物。

d. 上尿路感染和化脓性并发症。透析患者发生上尿路感染最常见的原因是尿病原体沿尿道逆行感染。少数情况下，透析患者可通过血液途径发生急性肾盂肾炎。肾囊肿尤其是成人多囊肾患者特别容易发生上尿路感染及其并发症，并可能发展为感染性囊肿、肾积脓和肾及肾周脓肿。

存在感染性囊肿或肾脓肿、肾周脓肿的患者常表现为排尿困难、反复尿路感染、发热、盗汗、腹部或腰部疼痛，甚至败血症。有时，患者也可能是无症状。在侧腹或腹部可扪及一质软、包膜紧张的肿块。全身症状方面，患者可能由于不良的液体和食物摄入量、出汗、发热导致脱水。

白细胞增多常见。如果实质感染与泌尿系统相关联，尿培养将可确定病原体。然而，当感染的囊肿不与泌尿道相通，或由于囊肿或结石完全阻塞输尿管形成积脓时，培养结果可以是阴性的。超声或 CT 可确定感染囊肿并可对抗菌治疗效果提供参考。铟-111（^{111}In）白细胞成像和镓-67（^{67}Ga）柠檬酸单光子发射计算机断层摄影（single photon emission computed tomography，SPECT）成像横断可用于定位感染囊肿，可在超声或 CT 结果不确定时考虑应用。

肾囊肿患者，上尿路感染的抗菌治疗应至少持续 3 周。许多抗菌剂渗透入肾囊肿效果不佳，抗菌药物渗透的程度取决于囊肿是否由肾脏的近端小管或远端肾单位衍生而来。脂溶性的甲氧苄啶、环丙沙星、甲硝唑、克林霉素、红霉素、多西环素已被证明对两种囊肿的液体有良好的杀菌效果，而且是针对可疑病原体的良好的治疗选择。在一些患者身上，环丙沙星已被证明可杀灭感染性囊肿内的细菌。非脂溶性杀菌剂，如氨基糖苷类、第三代头孢菌素和青霉素类，通常不能治愈多囊肾内的感染，这大概是因为它们对从远端肾单位衍生来的囊肿的渗透性差。

细菌持久存在于一侧肾脏（由输尿管导管定位研究发现）的成人多囊肾患者应手术切除传染源。肾积脓、肾脓肿和肾周脓肿无法单纯通过抗生素治疗治愈，应该及时并彻底地行手术干预。X 射线引导下行经皮穿刺引流受感染的囊肿可用于临床状态不稳定的患者，但是目前大多数局部脓肿还是首选外科手术干预。一个清晰可辨的感染性囊肿可考虑腹腔镜去顶术。只有当受感染的囊肿经抗生素治疗或囊肿引流效果差时才考虑肾切除术。延迟肾切除时间与增加发病率和死亡率相关联。

e. **膀胱积脓**。具有神经源性膀胱的患者（例如，糖尿病患者），膀胱积脓（脓液积聚在功能障碍性膀胱中）可能是感染的来源。无尿的透析患者出现无明显原因的发热通常要考虑膀胱积脓。症状可有耻骨上或腹部的疼痛、恶臭的尿道分泌物或者败血症。耻骨上压痛和膨胀的膀胱可能需要仔细查体才能发现。外周血计数通常会发现白细胞增多。血培养可能为阳性，也可能为阴性。膀胱导尿可发现脓液，脓液通常有混合菌群生长。治疗可以选择留置导尿管、间歇导尿、根据药敏结果使用抗菌药物进行膀胱灌注。如果出现全身症状，需要根据血培养和药敏实验选择静脉抗生素。需要进行膀胱尿道镜检查和膀胱压力容积测定以排除膀胱出口梗阻、大的膀胱憩室或者神经源性膀胱。少数情况下，在一些难治性病例中，需要进行外科手术引流或者单纯性膀胱切除术。

2. **肺炎**。在这类患者中，肺炎是一种主要的致死原因，住院透析患者应该注意革兰氏染色阴性细菌感染的可能。由于肺部钙化（现在已经不常见了），透析患者可能有异常肺部浸润，而肺部钙化与肺炎很相似。液体过量有时会被误认为是肺炎，尤其是双肺炎症浸润时应该怀疑液体过量的可能。这类炎症通常在增加超滤量后很快改善。即使没有感染，尿毒症相关性炎症中胸膜渗出也很常见。

3. **腹内感染**。憩室病和憩室炎在透析患者，特别是伴随多囊肾的患者中很常见。绞窄性疝也可以经常见到。在腹膜透析患者中，由于疾病进展涉及腹内脏器，透析相关性腹膜炎和腹膜炎的鉴别很困难（见第 27 章）。无结石性胆囊炎已经有报道。在透析时或两次透析之间，肠梗阻会作为低血压的并发症发生。对无明确原因的难治性败血症休克患者应该考虑肠坏死的可能性。

4. **结核病**。血液透析患者中，结核的发生率估计比正常人高出 10 倍。血液透析患者中，结核常发生于肺外，播散性疾病可能发生于缺乏异常胸部 X 线表现的患者中。由于皮肤无反应，皮肤结核菌素过敏试验缺失导致做出诊断的困难增加。在终末期肾病患者中使用干扰素 γ 释放分析的新免疫试验的方法是有希望的（Segall and Kovic，2010；Grant，2012）。有许多细微的、非典型的结核病表现，例如，患者可能仅表现为腹水和间断性发热，或者肝大、体重减轻和厌食。肺外结核病的诊断经常通过典型的胸膜干酪样坏死性肉芽肿或肝活检或通过活检材料培养出结核菌来加以诊断。当高度怀疑结核时，用抗结核药物试验性治疗有时可以确诊。透析患者中死于结核感染的比率据报道可以高达 40%。

5. **李斯特菌病**。李斯特菌病在无免疫抑制宿主中是一种异常的感染，据报道常发生于离子超负荷的血液透析患者中。

6. **沙门氏菌败血症**。透析患者中，严重沙门氏菌败血症的发生受到重视。非尿毒症患者中，沙门氏菌肠炎很少发展为败血症。

7. **耶尔森菌败血症**。在接受去铁螯合剂治疗的透析患者中，此类感染已经有报道。

8. **毛霉菌病**。接受去铁螯合剂治疗的患者中，这种致命性的感染不常发生。

9. **幽门螺旋杆菌**。虽然终末期肾病的患者常有上消化道并发症，但终末期肾病患者和正常肾功能患者幽门螺旋杆菌感染的发生率似乎一样。治疗方式与非尿毒症患者相同。

Ⅳ. 病毒感染

A. **甲型肝炎**。通过粪-口途径传播的甲型肝炎的发病率在透析患者和普通人群没有差别。这种感染经常发生于透析患者。甲型肝炎感染后很少进展为慢性肝炎。

B. **乙型肝炎**

1. **流行病学**

   a. **血液透析患者**。现在美国乙型肝炎病毒感染的几率很低（Finelli，2005）。其原因是供血时对这类感染的严加筛选，以及由于促红细胞生成素的使用降低了对输血的需求。然而，近来一些血液透析中心出现了乙肝爆发。所有血液透析易感人群应该给予乙肝疫苗。值得注意的是，仅50%~60%接种疫苗的血液透析患者显示出保护性抗体反应。最佳的免疫方法在下文讨论。

   b. **腹膜透析患者**。这类患者感染乙肝的风险很低。然而，乙肝可以通过接触腹膜流出液而得以传播。

2. **临床表现**。乙肝在透析患者中大都没有症状。一般来说，不适是仅有的症状。明显的黄疸很少。感染仅有的表现可能是不明原因的轻度血清谷丙转氨酶（aspartate aminotransferase，AST）或谷草转氨酶（alanine aminotransferase，ALT）升高（2~3倍），或者在正常范围内从较低水平升高到较高水平。血清胆红素和碱性磷酸酶浓度可能仍在正常范围内或仅轻微升高。

3. **慢性乙型肝炎病毒感染**。透析患者感染乙肝通常有一过程而且50%的病例进展为慢性和乙肝表面抗原阳性状态。临床上持续性（或活动性）肝炎进展不常见。血清铁蛋白水平高的患者发展为持续性肝炎的风险较高。治疗指征是 HBsAg 阳性患者的病毒复制和转氨酶水平异常，最好与肝组织学结合。HBV DNA 复制数 $4 \sim 5\log_{10}$/ml 通常是开始治疗的阈值。重要的是认识到乙型肝炎 e 抗原（HBeAg）在活跃性乙肝中可以是阴性的。

   干扰素、拉米夫定或阿德福韦可以用来治疗慢性乙型肝炎。恩替卡韦是透析患者推荐的一线用药。所有抗病毒药物的剂量必须根据肾功能适当调整。拉米夫定、阿德福韦酯、恩替卡韦的剂量分别是 100mg/d、10mg/d、0.05mg/d，口服。在透析患者中，出于副作用的考虑，核苷酸或核苷类似物是更好的选择。

4. **常规筛选**。血液透析患者应在透析中心（或医院）筛查乙肝表面抗原（HBsAg）、表面抗体（抗-HBs）、核心抗体（抗-HBc）。所有 HBV 易感患者应该每月检查 HBsAg，每年检查抗-HBs 抗体滴度。HBsAg 阳性的患者应该检测 HBV DNA，抗 HBc 阳性但是 HBsAg、抗-HBs 阴性的患者也应该检测 HBV DNA，因为这类患者可能感染乙肝。

5. **预防**

   a. 减少暴露。流行病学原理可以用来减少以下人群感染乙肝的几率，包括患者和透析工作人员。表 35.1 列举了预防措施。一些透析中心建议携带乙肝抗原的患者应该在自家行血液或腹膜透析，以减少感染其他患者和工作人员的机会。

   b. 接种。见第 V 部分。

   c. 乙肝免疫球蛋白。任何接触了乙肝感染者体液的人都应给予乙肝免疫球蛋白。

C. **丙肝**。透析患者感染丙肝的机会高于健康人群。近期有数据表明，美国 8% ~ 10% 的透析患者有丙肝抗体。世界各国丙肝的感染情况变化很大，波动在 1% ~ 63% 的范围内。然而，各个透析中心的丙肝检测手段也有很大的差异（Meyers，2003）。透析患者丙肝感染的高发病率和患病率高取决于多个危险因素，包括输血次数、透析持续时间、透析方式（腹膜透析有较低的感染风险）、以及器官移植或静脉药瘾史。自 1990 年丙肝抗体的测试方法首次应用以来，美国透析患者中丙肝感染率没有明显改变。现在，没有任何证据可以表明共用透析机、使用的透析膜类型和透析机重复利用是其危险因素。因此，疾病预防和控制中心（the Centers for Disease Control and Prevention，CDC）不推荐使用专用透析机、隔离患者或限制对携带丙肝抗体的血液透析患者重复使用透析机。然而，有观察认为丙肝感染率较高的透析中心的丙肝新发病例较高，而采取了感染控制措施的透析中心丙肝发生率降低。因此，患病率高的透析中心，对丙肝阳性患者采取隔离措施，使用专用透析机和限制对丙肝患者重复利用透析机可能被认为是正确的（Agarwal，2011）。美国疾病预防控制中心建议所有血液透析患者入院时应进行抗丙型肝炎病毒抗体的检测，抗丙型肝炎病毒抗体阴性的患者每半年进行一次抗丙型肝炎病毒抗体检测。

表 35.1 血液透析中心感染控制措施

1. 医护人员和患者共同的预防措施
   a. 监测乙肝表面抗原和抗体
   b. 隔离乙肝表面抗原阳性患者（对感染人类免疫缺陷病毒和丙型肝炎病毒的患者是没有必要的）
   c. 用 1% 次氯酸钠（次氯酸钙）溶液消毒透析机和血液或体液污染过的区域
   d. 乙肝病毒阳性患者禁止重复使用透析机（丙肝抗体阳性患者可以接受）
   e. 通用的预防措施（如下）
   f. 防止接触血液/体液（如下）
2. 通用的预防措施
   a. 医护人员必须穿不容易渗液的外衣
   b. 无论什么时候只要有接触血液或体液的可能，就应该戴手套
   c. 在处理不同患者的时候必须更换手套并洗手
   d. 如果有可能溅到血液则应该佩戴护眼睛和面罩（例如，透析开始和中断，改变血液回路）
   e. 不捡回污染的针头，而应立即在适当的容器中处理
3. 接触血液
   a. 在接触血液当时和 6 周后分别检测乙肝表面抗原和抗体
   b. 在接触血液当时、6 周后和 6 个月后分别检测人类免疫缺陷病毒（要求获得患者同意）
   c. 如果患者乙肝表面抗原阳性或未知，则应给予乙肝免疫球蛋白
   d. 检测患者的人类免疫缺陷病毒（告知患者；可能不需要获得其同意）

血液透析人员中抗丙型肝炎病毒的流行与一般人口（0~6%）相似。免疫球蛋白和（或）α-干扰素不推荐用于卫生保健工作者暴露后预防丙型肝炎。

因为没有肝脏穿刺的大型研究开展，所以透析患者的丙型肝炎的自然史很难明确。肝脏内的酶（例如，ALT）和组织损伤严重程度的相关性是较差的。多因素显示患者死于丙肝感染的风险度的增高，主要是由于肝硬化和肝癌带来的超高死亡率。

直到现在（Gentile，2014），也没有最佳的丙肝治疗

方案。在大多数患者中α干扰素能降低转氨酶水平以及改善肝组织学，并有约40%的患者持续应答，其应答率与无肾病患者相当。然而，副作用的发生率是相当大的。据报道常见的副作用包括肌肉疼痛、头痛、疲劳、抑郁，更严重的不良反应包括骨髓抑制、胰腺炎、心脏衰竭和淋巴瘤。因此，在透析人群中的效益风险比尚不清楚。使用干扰素（IFN-α2A）和聚乙二醇干扰素治疗的人群中其治愈率达到30%～45%。此外，联合利巴韦林治疗可提高治愈率，但在ESKD患者中耐受性差（esforzado和campistol，2012）。利巴韦林通过肾脏排泄，会引起剂量相关性溶血；因此，它的使用必须极度谨慎，透析患者减少剂量。

只有患者有严重的肝脏疾病，且有延长生存的可能性，特别是在计划移植的患者，才考虑治疗丙型肝炎。最近一项 meta 分析发现，干扰素的剂量（≥3×10⁶，每周3次），治疗时间≥6个月，治疗完整，较低的 HCV RNA 基线，女性和早期病毒学应答预示着持续病毒学应答（Gordon，2009）。2008年 KDIGO 指南推荐标准干扰素单药治疗是根据肾小球滤过率（glomerular filtration rate，GFR）<15ml/(min·1.73m²) 而调整剂量。一个可行的方案是300万U的IFNα-2b皮下注射每周3次，6～12个月（如果可耐受）。必须密切观察副作用。

利巴韦林无干扰素的药物治疗方案如达卡他韦、阿那匹韦、达拉他韦、索非布韦和 ABT-450/r-ombitasvir 等直接抗病毒药物的联合应用，用或者不用利巴韦林，最近已经达到了很高的治愈率，显著提高了非透析患者中丙肝的治愈机会（Chung Baumert，2014；Gentile，2014）。虽然这些药物主要是由肝脏排出体外，但是这些新的药物组合在透析患者中的应用经验是非常有限的。需要进一步去明确在终末期肾病患者中这些对抗丙肝感染的新的重大进展如何和在何种程度上治疗丙型肝炎感染的。

D. 巨细胞病毒和单核细胞增多症。这类病毒感染与乙肝和丙肝很相似，但透析患者感染不多见。

E. 流感。透析患者在流感感染期间很容易出现并发症，应该接种流感疫苗（见下）。关于使用抗病毒药物来预防和治疗流感将在后面加以讨论。

F. 人类免疫缺陷毒（human immunodeficiency virus，HIV）

1. 发病率和流行性。血液透析患者中人类免疫缺陷病感染的几率上升，但仅略高于普通人群。在美国终末期肾病患者中 HIV 感染率相对稳定。在大城市中为少数民族服务的区域不论是发病率还是流行性都更高。

2. **临床表现**。HIV 阳性的透析患者可能没有症状或表现为完全的获得性免疫缺陷综合征（acquired immunodeficiency syndrome，AIDS）。HIV 相关性肾病可能是一些患者肾衰竭的重要原因。自高效抗逆转录病毒治疗（highly active antiretroviral therapy，HAART）应用以来，HIV 感染患者的预后明显改善，许多没有其他临床表现的 HIV 阳性患者可以靠透析生存多年。

3. **常规检查**。关于是否对没有获得性免疫缺陷综合征症状的血液透析患者行常规 HIV 检查存在许多争议。疾病控制中心建议不行常规检查。然而，一些透析中心（特别是为高危人群服务的中心）行常规 HIV 检查。隐私的问题必须兼顾考虑其他患者和医护人员感染的风险。

4. **HIV 阳性透析患者**。疾控中心建议在选择血液透析和腹膜透析的问题上，不应受 HIV 的确诊与否而影响。然而，自家透析可以减少对其他患者和透析工作人员可能的危险。HIV 阳性患者的腹膜透析流出物应该认为是有传染性的，应该适当处理。如果选择血液透析，疾控中心指导原则认为只需行普通的体液防护措施。疾控中心不推荐为 HIV 阳性患者专门配备透析机，HIV 阳性患者可以重复使用透析机。

　　许多透析中心认为疾控中心的建议太自由化，用治疗乙肝表面抗原阳性患者的方式来治疗 HIV 阳性患者（表 35.1）。到现在还没有关于工作人员透析 HIV 阳性患者后感染的报道。然而，医护人员的皮肤或黏膜接触了 HIV 感染患者的血液后会感染 HIV，可以看出透析时采取全面防护措施的重要性。

V. **接种**。透析患者对许多普通疫苗的抗体反应没有达到适当水平。然而，肺炎球菌、流感和肝炎疫苗被认为对几乎所有透析患者都有益处。表 35.2 列举了普通疫苗接种的推荐频率。除了乙肝疫苗外，其他疫苗的接种剂量同普通人群。

A. **乙肝疫苗**。除乙肝表面抗原或抗体阳性的透析患者外，都应该接受乙肝疫苗。为了提高接种成功率，透析患者应该接受正常剂量的两倍量。推荐给予额外剂量特别是抗体滴度下降低于 10mIU/ml。以 40μg 乙肝表面抗原于三角肌处分别在 0、1、2 和 6 个月接种，4 次完成初步免疫接种。由于臀部接种可以导致抗体产生失败或接种后 6 个月到 1 年内抗体消失（对尿毒症和非尿毒症患者），所以不推荐使用。

表 35.2　透析患者免疫接种建议

疫苗	接种频率
流感 A 和 B	每年 1 次
破伤风，白喉	每 10 年加强 1 次
肺炎球菌	根据抗体反应情况重复接种
乙肝	初次接种于左右三角肌处，每次给 4 倍剂量 对重复接种的要求还不清楚，但是如果抗体滴度下降推荐重复接种（见下文）

总体上，透析患者成功接种乙肝的几率小于一般人，报道称低于 50% ~ 60%。有些人接种后没有起效可能是由于臀部接种或接种方法不当。辅助接种和皮内接种的有效性正处于研究阶段（Fabrizi，2011）。

Ⅵ. **透析患者的抗生素用法。**表 35.3 列举了血液透析和腹膜透析患者应用最广泛的抗生素、抗真菌药和抗病毒药的剂量原则。由于连续性肾脏替代治疗（continuous renal replacement therapy，CRRT），药物的去除效率提高，抗菌药物的最佳给药策略与传统透析时的剂量不同。CRRT 中的药物剂量在第 15 章规定。

A. **青霉素类。**多数青霉素类药物正常通过肾脏代谢了大部分（40% ~ 80%），并且经血液和腹膜透析后达到适量浓度。因此，透析前减少剂量而在透析后增加剂量的方法被广泛推荐。从实际情况看，透析后增加剂量可能没有必要，然而，增量法应该同步进行以便透析后立即达到峰值。有两种药物例外，分别是萘夫西林和苯唑西林，因为这两种药物通过肝肾代谢，无须减少剂量，除非肝功能受损。由于青霉素类药物的治疗指数高，一般无需监测血药浓度。

阿莫西林-克拉维酸、替卡西林-克拉维酸、哌拉西林-他唑巴坦和氨苄西林-舒巴坦都是青霉素结合 β 内酰胺

表 35.3 成年透析患者抗生素、抗病毒药物和抗真菌药物的使用剂量

透析药物		普通非尿毒症剂量	半衰期		透析患者剂量（非透析剂量百分比）	通常透析患者剂量	血液透析后增加剂量	连续门诊腹膜透析剂量
			非尿毒症患者	透析患者				
抗生素								
青霉素类								
阿莫西林	口服	250~500mg q8h	0.7~1.4	7~21	50~80	250~500mg q24h	否，但透析后需常规剂量	250~500mg q12h
氨苄西林	静脉	1~2g q4~6h	1~1.8	7~20	50~80	1~2g q12~24h	否，但透析后需常规剂量	250mg q12h
氨苄西林/舒巴坦	静脉	1.5~3g q6h	同上	同上	同上	1.5g q12h	否，但透析后需常规剂量	3g q24h
双氯西林	口服	125~500mg q6h	0.6~0.8	1.3	95~100	250mg q6h	否	相同

透析药物		普通非尿毒症剂量	非尿毒症患者	透析患者	透析患者剂量（非透析剂量百分比）	通常透析患者剂量	血液透析后增加剂量	连续门诊腹膜透析剂量
			半衰期					
萘夫西林	静脉	1~2g q4h	0.5~1	1.2	100	1~2g q4h	否	相同
苯唑西林	静脉	0.5~1.0g q4~6h	0.3~1	0.3~1	95~100	0.5~1.0g q4~6h	否	相同
青霉素	静脉/肌注	0.5~4 mU q4h	0.5~0.84	3.3~5.1	25~50	1.5mU q4~6h 或1~2mU q8~12h	否，但透析后需常规剂量	相同
青霉素 V	口服	250mg q6h	0.5	4.0	50	250mg q12h	否	相同
哌拉西林	静脉	3~4g q4~6h	1.0	3.3~5.1	50~70	2g q8h	1g	3~4g q8h
哌拉西林/三唑巴坦	静脉	3.375~4.5g q6-8h	同上	同上	同上	2.25g q12h for HAP 2.25g q8h	0.75g	相同

续表

透析药物		普通非尿毒症剂量	半衰期		透析患者剂量（非透析剂量百分比）	通常透析患者剂量	血液透析后增加剂量	连续门诊腹膜透析剂量
			非尿毒症患者	透析患者				
替卡西林/克拉维酸钾	静脉	3.1g q4~6h	1.1	12	50~80	2g（替卡西林）q12h 或2g q8h 无补充剂量	3.1g	3.1g q12h
头孢菌素类	口服	0.25~0.5g q8h	0.5~1	2.8	50~80	250mg q12h	250mg	相同
头孢羟氨苄	口服	0.5-~1g q12h	1.4	22	25~50	1~2g q36h	0.5~1g	相同
头孢唑林	静脉/肌注	1~2g q8h	2	40~70	50~80	0.5~1g q24h 或1~2g q48~72h	0.5~1g	5mg q12h
头孢地尼	口服	600mg qd 或300mg q12h	1.7	?	?	300mg q48h	300mg	?

透析药物		普通非尿毒症剂量	半衰期		透析患者剂量（非透析剂量百分比）	通常透析患者剂量	血液透析后增加剂量	连续门诊腹膜透析剂量
			非尿毒症患者	透析患者				
头孢吡肟	静脉	1~2g q8~12h	2	13.5	25	1g q24h×1 然后1~2g q48~72h 或 2g t.i.w.	否，但透析后需常规剂量	1~2g q48h
头孢噻肟	静脉	1~2g q4~12h	1~1.5	15~35	50	1~2g q24h	否，但透析后需常规剂量	1g q24h
头孢替坦	静脉/肌注	1~2g q12h	3~5	13~25	80~95	0.25~0.5g q24h 在非透析日	1g	1g q24
头孢西丁	静脉/肌注	1~2g q6~8h	0.6~1	13~23	15	0.5~1g q12~48h	1~2g	1g q24h
头孢泊肟	口服	100~400mg q12h	2.2	9.8	25	100~400mg t.i.w.	否，但透析后需常规剂量	100~400mg q24h

续表

透析药物		普通非尿毒症剂量	非尿毒症患者	透析患者	透析患者剂量（非透析剂量百分比）	通常透析患者剂量	血液透析后增加剂量	连续门诊腹膜透析剂量
				半衰期				
头孢丙烯	口服	500mg q24h 或 250~500mg q12h 或 250mg t.i.d.	1.3	6.0	45	250mg q24h	否，但透析后需常规剂量	?
头孢他啶	静脉/肌注	2g q8h	1~2	13~25	0~50	0.5~1g q24h 或 1~2g q48~72h	1g[d]	1g 负荷然后 500mg q
头孢布烯	口服	400mg q24h	2	13~22	25~50	400mg 或 9mg/kg（每次透析周期后）	否，但透析后需常规剂量	?

续表

透析药物		普通非尿毒症剂量	非尿毒症患者	透析患者	半衰期 透析患者剂量（非透析剂量百分比）	通常透析患者剂量	血液透析后增加剂量	连续门诊腹膜透析剂量
头孢曲松	静脉	1~2g q12~24h	5~9	12~16	100	1~2g q12~24h	否	相同
头孢呋辛	静脉	0.75~1.5g q8h	1~2	17	75	0.75-1.5g q24h	否，但透析后需常规剂量	0.75~1.5g q24h
头孢呋辛	口服	250~500mg q12h	1~2	17	33	250~500mg q24h	否，但透析后需常规剂量	250~500mg q12h
头孢氨苄	口服	0.25~1.0g q6h	0.5~1.2	30	50~80	250mg q12~24h	否，但透析后需常规剂量	相同

续表

透析药物		普通非尿毒症剂量	半衰期		透析患者剂量（非透析剂量百分比）	通常透析患者剂量	血液透析后增加剂量	连续门诊腹膜透析剂量
			非尿毒症患者	透析患者				
碳青霉烯类/单环类β-内酰胺类								
氨曲南	静脉	1~2g q6-8h	1.7	6	50	0.5、1或2g负荷剂量然后0.25~0.5g q6-8h；或500mg q12h	严重感染透析后125~250mg	相同
多尼培南	静脉	500mg q8h	1.0	18	48	250mg q24h, for PSA 500mg q12h（第1天）然后500mg q24h	?	?

续表

透析药物		普通非尿毒症剂量	半衰期		透析患者剂量（非透析剂量百分比）	通常透析患者剂量	血液透析后增加剂量	连续门诊腹膜透析剂量
			非尿毒症患者	透析患者				
厄他培南	静脉/肌注	1g q24h	4.0	>4.0	50	500mg q24h	150mg	500mg q24h
美罗培南	静脉	0.5~2g q8h	1	6	25	500mg q24h	否，但透析后需常规剂量	0.5~2g q24h
氟喹诺酮类								
环丙沙星	静脉	400mg q12h	3~5	6~9	90~100	200~400mg q24h	？	？
环丙沙星	口服	IR 500~750mg q12h ER 500~1000mg q24h	3~5	6~9	90~100	IR 250~500mg ER 500mg q24h	否，但透析后需常规剂量	相同

第35章 感　染　645

续表

透析药物		普通非尿毒症剂量	半衰期		透析患者剂量（非透析剂量百分比）	通常透析患者剂量	血液透析后增加剂量	连续门诊腹膜透析剂量
			非尿毒症患者	透析患者				
吉米沙星	口服	320mg q24h	4~12	>7		160mg q24h	否，但透析后需常规剂量	相同
左氧氟沙星	静脉/口服	750mg q24h	6~8	76	25	首次750mg 然后500mg q48h	否，但透析后需常规剂量	相同
莫西沙星	静脉/口服	400mg q24h	8~15（静脉）12~16（口服）	9~16	10	400mg q24h	否，但透析后需常规剂量	相同
氧氟沙星	静脉/口服	200~400mg q12h	4~5，然后20~25	28~37	25	100~200mg q24h	否，但透析后需常规剂量	300mg q24h
氨基糖苷类								
阿米卡星	静脉	5~7.5mg/kg q8~12h	1.4~2.3	28~86	80	如下	如下	如下

透析药物		普通非尿毒症剂量	半衰期		透析患者剂量（非透析剂量百分比）	通常透析患者剂量	血液透析后增加剂量	连续门诊腹膜透析剂量
			非尿毒症患者	透析患者				
庆大霉素	静脉	1~2.5mg/kg q8~12h	1.5~3	36~70	50	如下	如下	如下
新霉素	口服	0.5~2g q6~8h	肾功能不全患者避免使用					
链霉素	肌注	15~30mg/kg q24h	5	30~80	15	7.5~15mg/kg t.i.w. 在透析日	否，但透析后需常规剂量	相同
妥布霉素	静脉	1~2.5mg/kg q8~12h	2~3	5~70	30~75	1~2mg/kg q48~72h	如下	如下

续表

透析药物		普通非尿毒症剂量	半衰期			透析患者剂量（非透析剂量百分比）	通常透析患者剂量	血液透析后增加剂量	连续门诊腹膜透析剂量
			非尿毒症患者	透析患者					
大环内酯类和酮内酯类抗菌药									
阿奇霉素	静脉/口服	500mg q24h × 1 天	68 ~ 72	?		100	500mg q24h × 1d，250mg q24h × 4d	否	相同
克拉霉素	口服	250 ~ 500mg q12h	3 ~ 7	?		50	250mg q24h	否，但透析后需常规剂量	?
红霉素	口服	250 ~ 500mg q6 ~ 12h	1.5 ~ 2	5 ~ 6		80 ~ 95	250 ~ 500mg q6 ~ 12h	否	相同

续表

透析药物		普通非尿毒症剂量	半衰期		透析患者剂量（非透析剂量百分比）	通常透析患者剂量	血液透析后增加剂量	连续门诊腹膜透析剂量
			非尿毒症患者	透析患者				
泰利霉素	口服	800mg q24h	10	15	15	600mg q24h	否，但透析后需常规剂量	?
糖肽类								
替拉万星	静脉	10mg/kg q24h	6.6~9.6	?	?	?	?	?
万古霉素	静脉	15~20mg/kg q12h	5~11	200~250	<10	1g q4~7d	如下	如下
四环素类								
地美环素	口服	150mg q6h 或 300mg q12h	肾功能不全时避免使用					
多西环素	静脉/口服	100~200mg q12~24h	12~15	18~25	100	100~200mg q12~24h	否	相同

续表

透析药物		普通非尿毒症剂量	半衰期		透析患者剂量（非透析剂量百分比）	通常透析患者剂量	血液透析后增加剂量	连续门诊腹膜透析剂量
			非尿毒症患者	透析患者				
米诺环素	静脉/口服	200mg 负荷量,100mg q12h	11~22	?	100	100mg 口服 q12h	否	相同
四环素	口服	250~500mg q6h	8~11	57~108	80~95	?	否	?
硝基咪唑类								
甲硝唑	静脉/口服	500mg q6~8h	8	18~32	0~50	500mg q8~12h	否，但透析后需常规剂量	250mg q6~8h 或500mg q12h
替硝唑	口服	2g q24h	13	11.1~14.7	100	2g q24h	1g	?

透析药物		普通非尿毒症剂量	半衰期		透析患者剂量（非透析剂量百分比）	通常透析患者剂量	血液透析后增加剂量	连续门诊腹膜透析剂量
			非尿毒症患者	透析患者				
二氨基嘧啶类								
乙胺嘧啶	口服	25~50mg q24h	80~95		100	25~50mg q24h	否	？
甲氧苄啶(T)/磺胺甲噁唑(S)	静脉	见文	8~10 (T) 35 (S)	26 (T) 50 (S)	50	见文	见文	见文
	口服							
抗结核类								
乙胺丁醇	口服	15mg/kg q24h	2.5~3.6	7~15	50	15mg/kg q48h	否，但透析后需常规剂量	相同

续表

透析药物		普通非尿毒症剂量	半衰期		透析患者剂量（非透析剂量百分比）	通常透析患者剂量	血液透析后增加剂量	连续门诊腹膜透析剂量
			非尿毒症患者	透析患者				
异烟肼	静脉/口服	300mg q24h	0.5~1.5（快乙酰化者）2.5~3.6（慢乙酰化者）	2.3	100[f]	300mg q24h	否，但透析后需常规剂量	相同
吡嗪酰胺	口服	15~30mg/k(g·d)	9~10	?	50	25~35mg/kg t.i.w.	否，但透析后需常规剂量	相同
利福布汀	口服	300mg q24h	45	否，长期服用	50	150mg q24h	?	?
利福平	静脉/口服	600mg q24h	3.5	4.0	100	600mg q24h	否	相同

续表

透析药物	普通非尿毒症剂量	半衰期		透析患者剂量（非透析剂剂量百分比）	通常透析患者剂量	血液透析后增加剂量	连续门诊腹膜透析剂量
		非尿毒症患者	透析患者				
各种各样的抗生素							
多粘菌素	1.25~2.5mg/kg q12h	2~3	48~72		1.5mg/kg q24~48h	否，但透析后需常规剂量	?
克林霉素 口服	150~450mg q6h	2~3, 3.4~5.1（老人）	4.0	100	相同	否	相同
克林霉素 静脉	600~900mg q8h	2.3, 3.4~5.1（老人）	4.0	100	400~900mg q8h	否	相同
氨苯砜 口服	50~100mg q24h	10~50		100	卡氏肺囊虫肺炎预防50mg q12h	否，但透析后需常规	?

续表

透析药物		普通非尿毒症剂量	半衰期		透析患者剂量（非透析剂量百分比）	通常透析患者剂量	血液透析后增加剂量	连续门诊腹膜透析剂量
			非尿毒症患者	透析患者				
达托霉素	静脉	4~6mg/kg q24h	8~9	30	50	4~6mg/kg q48h[i] 或 6mg/kg q t. i. w. 透析后	否，但透析后需常规剂量	相同
利奈唑胺	静脉/口服	600mg q12h	4~5	6~8	70	600mg q12h	否，但透析后需常规剂量	相同
乌洛托品	口服	1g q6h（苯乙醇酸盐）1g q12h（马尿酸盐）	肾功能不全时避免使用					
呋喃妥因	口服	50~100mg q6h	肾功能不全时避免使用					

续表

透析药物		普通非尿毒症剂量	半衰期		透析患者剂量（非透析剂量百分比）	通常透析患者剂量	血液透析后增加剂量	连续门诊腹膜透析剂量
			非尿毒症患者	透析患者				
奎奴普丁/达福普丁	静脉	7.5mg/kg q8~12h	1.3~1.5	?	100	7.5mg/kg q8~12h	否	相同
大观霉素	肌注	2~4g 每月1次	1.2~2.8	4.7~29.3	50	2~4g 每月1次	否	相同
抗病毒类								
阿昔洛韦	静脉	5~10mg/kg q8h	3.0	19.5	15~20	2.5~5mg/kg q24h	否，但透析后需常规剂量	相同
阿昔洛韦	口服	0.2~0.8g 5/d	3.0	19.5	15~20	0.2g q12h	否，但透析后需常规剂量	相同
金刚烷胺	口服	100mg q12h	24	168~240	<10	200mg qwk[*g]	否	相同
泼西普韦	口服	300mg t.i.d.	3	3	100	300mg t.i.d.	否	相同

续表

透析药物		普通非尿毒症剂量	半衰期			通常透析患者剂量	血液透析后增加剂量	连续门诊腹膜透析剂量
			非尿毒症患者	透析患者	透析患者剂量（非透析剂量百分比）			
西多福韦	静脉	5mg/kg 每周一次至隔周 1 次	肌酐清除率≤55ml/min 或血肌酐>1.5mg/dl 时禁忌					
泛昔洛韦	口服	125～500mg q8～12h	2	3～24	25	125～250mg t. i. w.	否，但透析后需常规剂量	?
膦甲酸	静脉	60mg/kg q8h×3/w 然后 90～120mg/kg q24h	3.0	?	50～100	45～90mg/kg t. i. w.	否，但透析后需常规剂量	?
更昔洛韦	静脉	5mg/（kg·d）q12～24h	1.7～5.8	5～28	25	0.625～1.25mg/kg t. i. w.	否，但透析后需常规剂量	相同

续表

透析药物		普通非尿毒症剂量	半衰期			透析患者剂量（非透析剂量百分比）	通常透析患者剂量	血液透析后增加剂量	连续门诊腹膜透析剂量
			非尿毒症患者	透析患者				
奥塞米韦	口服	75mg bid	6~10	无资料	<20	75mg t.i.w.	否，但透析后需常规剂量	30mg q7d
利巴韦林	口服	800~1200mg 一日分2次服用	24（胶囊）120~170（片剂）	?	50	200mg q24h	否	相同
金刚乙胺	口服	100mg q12h	25	40	50	100mg q24h	否	相同
伐昔洛韦	口服	1~2g q8~12h	3.0	14	16	500mg q24h	否，但透析后需常规剂量	相同
缬更昔洛韦	口服	900mg q12~24h	正接受血液透析的患者避免使用						

续表

透析药物		普通非尿毒症剂量	半衰期			通常透析患者剂量	血液透析后增加剂量	连续门诊腹膜透析剂量
			非尿毒症患者	透析患者	透析患者剂量（非透析剂量百分比）			
扎那米韦	口服	10mg bid	2.5~5	18.5	100	10mg bid	否	相同
抗逆转录病毒类								
阿巴卡韦	口服	300mg q12h 或 600mg q24h	1~1.5	?	100	300mg q12h	否	?
阿德福韦	口服	10mg q24h	7.5	15	10~30	10mg q7d	否	?
阿扎那韦	口服	300~400mg q24h	7.0	?	97.9	300mg q24h[h]	?	?
达芦那韦	口服	800mg q24h	15	?	43	?	?	?
地拉韦啶	口服	400mg q8h	5.8	?	100	?	?	?

续表

透析药物		普通非尿毒症剂量	半衰期		透析患者剂量(非透析剂量百分比)	通常透析患者剂量	血液透析后增加剂量	连续门诊腹膜透析剂量
			非尿毒症患者	透析患者				
去羟肌苷	口服	25~60kg: 200mg q24h; >60kg: 400mg q24h	1.3~1.5	2.5~5	65~80	<60kg: 不推荐胶囊 >60kg: 25mg q24h	否	相同
依法韦仑	口服	600mg q24h	40~55	?	100	?	?	?
埃替拉韦/可比司他/恩曲他滨/替诺福韦	口服	1片 q24h	4~13	?	?	避免用于透析患者	?	?
恩夫韦肽	皮下	90mg q12h	3.8		100	90mg q12h	否	?

续表

透析药物		普通非尿毒症剂量	半衰期		透析患者剂量（非透析剂量百分比）	通常透析患者剂量	血液透析后增加剂量	连续门诊腹膜透析剂量
			非尿毒症患者	透析患者				
恩曲他滨	口服	胶囊 200mg q24h 溶液 240mg q24h	10	>10	70	胶囊 200mg q96h 溶液 60mg q24h	否，但透析后需常规剂量	相同
福沙那韦	口服	1400mg q24h	7.7	?	?	1400mg q24h	?	?
茚地那韦	口服	800mg q8h	1.4~2.2	?	100	?	?	?
拉米夫定	口服	150mg q12h 或 300mg q24h	3~7	15~35	76	150mg 负荷量，后 25mg q24h	否	相同
洛匹那韦/利托那韦	口服	2片/12h（1片=200mg 洛匹那韦和50mg 利托那韦）	3.67		100	100	否	?

续表

透析药物		普通非尿毒症剂量	半衰期		透析患者剂量（非透析剂量百分比）	通常透析患者剂量	血液透析后增加剂量	连续门诊腹膜透析剂量
			非尿毒症患者	透析患者				
马拉韦罗	口服	300mg q12h	14～18	?	100	300mg q12h	?	?
那非那韦	口服	1250mg q12h	3.5～5	?	100	1250mg q12h	?	相同
奈韦拉平	口服	200mg q12h	25～30	?	56	?	200mg	?
拉替拉韦	口服	400mg q12h	9	?	100	400mg q12h	否，但透析后需常规剂量	?
利匹韦林	口服	25mg q24h	50	?	100	25mg q24h	否	相同
利托那韦	口服	600mg q12h	3.5	?	100	600mg q12h	?	?
沙奎那韦	口服	1000mg bid 加 100mg 利托那韦 bid	13	?	100	?	?	?

续表

透析药物		普通非尿毒症剂量	非尿毒症患者	半衰期		透析者剂量（非透析剂量百分比）	通常透析患者剂量	血液透析后增加剂量	连续门诊腹膜透析剂量
				透析患者					
司他夫定	口服	≥60kg：40mg q12h <60kg：30mg q12h	1.6	1.55 ~ 5.4	69	≥60mg：20mg q24h <60kg：15mg q24h	否，但透析后需常规剂量	?
特拉匹韦	口服	1125mg q12h	4 ~ 11			?	?	?
替比夫定	口服	600mg q24h	40 ~ 49	?		600mg q96h	否，但透析后需常规剂量	?
替诺福韦	口服	300mg q24h	17	?	90?	300mg q7d	否，但透析后需常规剂量	?
替拉那韦	口服	500mg q12h	5.5 ~ 6	?	100	500mg q12h	?	?

续表

透析药物		普通非尿毒症剂量	半衰期		透析患者剂量（非透析剂量百分比）	通常透析患者剂量	血液透析后增加剂量	连续门诊腹膜透析剂量
			非尿毒症患者	透析患者				
齐多夫定	口服	300mg bid	1.0	1.4	见文	100mg q6~8h		相同
抗真菌类								
两性霉素B脱氧胆酸盐	静脉	3~4mg/(kg·d)	28	?	100	?	?	?
两性霉素B脂质复合物	静脉	5mg/kg q24h	173（多重剂量后）	?	100	5mg/kg q24	否	相同
两性霉素B脂质体	静脉	3~6mg/kg q24h	7~10（单独24h剂量后）	?	100	3~6mg/kg q24h	否	相同
卡泊芬净	静脉	70mg负荷，50mg q24h	9~11	?	100	70mg负荷，50mg q24h	否	相同

续表

透析药物		普通非尿毒症剂量	半衰期		透析患者剂量(非透析剂量百分比)	通常透析患者剂量	血液透析后增加剂量	连续门诊腹膜透析剂量
			非尿毒症患者	透析患者				
氟康唑	静脉/口服	150~800mg q24h	30	?	100	50~400mg q24h	否,但透析后需常规剂量	相同
氟胞嘧啶	口服	50~150mg/kg/d 每6小时分次给药	2~5	75~200	10~25	37.5mg/kg q24~48h	否,但透析后需常规剂量	0.5~1.0g q24h
灰黄霉素	口服	500mg q24h (微型尺寸) 500mg q24h (微型尺寸)	9~24	?	100	?	?	?
伊曲康唑	口服	200mg q24h	21	?	100	?	?	?
酮康唑	口服	200~400mg q24h	8.0	8.0	100	200~400mg q24h	否	?

续表

透析药物		普通非尿毒症剂量	非尿毒症患者	半衰期 透析患者	透析患者剂量(非透析剂量百分比)	通常透析患者剂量	血液透析后增加剂量	连续门诊腹膜透析剂量
米卡芬净	静脉	50～150mg q24h	11～21	?	100	50～150mg q24h	否	?
泊沙康唑缓释片	口服	300mg q12h 或 q24h	26～31	?	100	300mg q12h 或 q24h	否	?
泊沙康唑口服混悬剂	口服	100～400mg q12h 或 q24h	20～66	?	100	100～400mg q12h 或 q24h 或 200mg q8h	否	?
特比萘芬	口服	250mg q24h	肌酐清除率≤50ml/min 的患者不推荐使用					
伏立康唑	静脉	6mg/kg q12h 负荷，4mg/kg，q12h	肌酐清除率≤50ml/min 的患者不推荐使用					
伏立康唑	口服	≥40kg：200mg q12h <40kg：100mg q12h	依种类和剂量而定	100	≥40kg：200mg q12h <40kg：100mg q12h	否	相同	

DAD: 不必血液透析后补充，但是通常在透析日透析后给药；HD: 血液透析；CAPD: 持续性非卧床腹膜透析；IM: 肌肉注射；IV: 静脉注射；LD: 负荷剂量；PD: 腹膜透析（主要指持续性非卧床腹膜透析）；PO: 口服；SC: 皮下注射；q24h: 每日；q.h.s.: 在卧床时间；t.i.d.: 3 次/日；t.i.w.: 3 次/周。

*a 治疗中度到重度感染时推荐的常规剂量。

*b 普通透析患者的剂量。

*c 剂量由指示而定。

*d 半衰期延长需要在血液透析后每周使用 3 次。

*e 早期治疗过程应考虑补充剂量。

*f 快速代谢的患者不需要减少剂量。

*g 最好避免长时间给药，除非监测血药浓度水平。

*h 建议只在抗逆转录病毒治疗初始使用患者使用利托那韦 100mg 每隔 1 天作为加强治疗。

*i 如果下次透析在 72 小时以后，给予 9mg/kg。

*j 如果血液透析前 6h 内给药，给予 150mg 补充剂量。

酶抑制剂。耐青霉素的细菌使用 β 内酰胺酶抑制剂时将减慢 β-内酰胺的降解。终末期肾病患者中这些组合药物的 β 内酰胺酶抑制剂会有较长的半衰期。克拉维酸钾是一种 β 内酰胺酶抑制剂，可以减缓青霉素类的降解。克拉维酸钾一般与阿莫西林或替卡西林联合应用。肾衰竭患者克拉维酸钾的半衰期由正常的 0.75 小时增加到 5.0 小时，但克拉维酸钾是可以被透析清除的。表 35.3 中抗生素推荐剂量将适用于抗生素和克拉维酸钾联合应用。

在美国或英国，替卡西林不再单独使用。血液透析患者中替卡西林-克拉维酸的推荐剂量为每 12 小时 2g 替卡西林，每次透析后辅以 3.1g（替卡西林/克拉维酸）。治疗严重感染时则为每 8 小时 2g 替卡西林，不再使用补充剂量（Heintz，2009 年）。在 CRRT 中，替卡西林-克拉维酸给药间隔不应该超过 8 小时。克拉维酸经肝脏代谢，给药间隔超过 8 个小时可能导致 β-内酰胺酶抑制剂的损失（Trotman，2005）。在患者体重不到 60kg 的条件下，替卡西林-克拉维酸的剂量由体重决定。

在肾衰竭患者中，他唑巴坦的蓄积大于哌拉西林，其剂量以哌拉西林的最佳剂量为基础。在血液透析患者中患医院获得性肺炎者，其哌拉西林-他唑巴坦的给药应该更频繁（2.25g，每 8 小时）。因为哌拉西林-他唑巴坦可通过 CRRT 被清除。在连续血液滤过（continuous hemofiltration，CH）的推荐剂量是每 6~8 小时给予 2.25~3.375g，并在连续血液透析（continuous hemodialysis，CHD）中的剂量略高：每 6 个小时给予 2.25~3.375g。耐药病原体，如假单胞菌治疗，需要更高的剂量，现建议剂量为每 8 小时 4.5g。在 CRRT 中，需要注意他唑巴坦的蓄积，因为其清除率相对于哌拉西林低，特别是在依赖持续血液滤过的患者，哌拉西林和哌拉西林-他唑巴坦交替使用，可以最大限度地减少这种担忧。氨苄西林-舒巴坦也有类似哌拉西林-他唑巴坦的药代动力学，并且剂量调整也很相似。

B. **头孢菌素类**。头孢曲松钠是唯一既高度结合蛋白又经肝脏代谢的头孢菌素，因此透析患者中其使用剂量无需调整。其他头孢菌素类药物在很大程度上（例如，30%~96%）通过肾脏排泄，大部分都是在一定程度上通过透析除去，因此，透析患者中应该减量。

一些长效头孢菌素药物（如头孢唑啉、头孢他啶、头孢唑肟）每周可以使用 3 次（如每周透析 3 次的患者在每次透析结束后使用）。间歇性血液透析的患者，头孢替坦应该在透析间期每 24 小时给予 25% 的常用剂量，透析当日给予 50% 的常规剂量。

4g/d 的高剂量头孢吡肟被用来治疗假单胞菌属或危及生命的感染，最大限度地高于最低抑菌时间浓度（the minimum inhibitory concentration，MIC）（Trotman，2005）。头孢吡肟每 8 小时 1g 可以达到与每 12 小时 2g 相当的稳态浓度，但成本更低（Heintz，2009）。头孢吡肟每 8 小时 2g 用来治疗感染革兰氏阴性杆菌，其 MIC ≥ 4mg/L（Heintz，2009）。是最新的第五代头孢菌素，也是唯一具有抗 MRSA 作用的头孢菌素。它被批准用于治疗皮肤的和软组织感染和社区获得性肺炎。同其他头孢菌素类一样，头孢洛林也是经肾脏清除，在终末期肾病患者中需要显著减少剂量。

持续性血液透析或者持续性血液滤过患者中头孢菌素的使用剂量应该依据肌酐清除率在 30～50ml/min 的患者的推荐剂量。头孢他定的研究发现持续性血液滤过清除头孢菌素的效率不如持续性血液透析（Trotman，2005）。在持续性血液滤过中，头孢他啶可给予 2g 的负荷剂量，然后采用超过 24 小时的连续静脉输注 3g，以维持高于易感病原体最低抑菌浓度 4 倍的药物浓度（Heintz，2009）。在连续性肾脏替代治疗中不是所有的头孢菌素都被研究，但是，其使用剂量参考具有相同药代动力学和分子特征的抗生素。

C. **碳青霉烯/单环 β - 内酰胺类**。亚胺培南可与西司他丁以 1:1 的剂量比进行使用。西司他丁是一种肾脏二肽酶的抑制剂，而肾脏二肽酶会迅速降解亚胺培南。肾衰竭患者中西司他丁的蓄积比亚胺培南多。肾衰竭患者的西司他丁半衰期从 1 小时延长至 15 小时，但可以被透析清除。亚胺培南只能与西司他丁并且只能以 1:1 的剂量比混合时才有效。在 CRRT 中，推荐亚胺培南/西司他丁剂量为每 6 小时 250mg 或每 8 小时 500mg，而每 6 小时 500mg 常用于耐药性感染的治疗（Trotman，2005）。

厄他培南，美罗培南和多尼培南抵抗肾脏降解，不与二肽酶抑制剂合用。厄他培南是广谱抗生素，覆盖革兰氏阳性菌、革兰氏阴性菌、厌氧菌。不同于其他碳青霉烯类，厄他培南缺乏对铜绿和不动杆菌的抵抗。厄他培南在用药剂量上有优势，可以每日 1 次给药。肾功能障碍患者其剂量应减半。美罗培南和亚胺培南/西司他丁有相似的抗菌谱，在 CRRT 患者中其推荐剂量为每 12 小时 500 ~ 1000mg。多利培南是最新的碳青霉烯类药物，终末期肾病患者血液透析 4 小时会清除 52% 的多利培南。间歇性血液透析患者的推荐剂量是每 24 小时 250mg。然而，治疗铜绿假单胞菌时，推荐剂量为第 1 天每 12 小时给予 500mg，随后每 24 小时 500mg。

氨曲南是唯一覆盖革兰氏阴性菌（包括铜绿假单胞菌）的单酰胺菌素抗生素。考虑到氨曲南的成本，通常用于有青霉素和头孢菌素类皮疹史，或有青霉素速发型过敏（例如过敏反应）的患者。对于接受透析的患者，通常在 500mg、1g 或 2g 的负荷剂量后在常规间隔（每 6 ~ 8 小时）之间给予 25% 的初始剂量。对于严重威胁生命的感染，每次透析（除了维护剂量给予）后使用 12.5% 的初始剂量。另外，氨曲南在血液透析患者中可以每 12 小时给予 500mg 治疗（Heintz，2009）。

D. **氟喹诺酮类。** 与传统的氟喹诺酮类药物相比，莫西沙星对革兰氏阳性菌（尤其是肺炎链球菌）有更好的覆盖。大多数的氟喹诺酮类药物可以口服和静脉注射给药。莫西沙星是在间歇性的透析或 CRRT 患者中唯一不需要调整剂量的氟喹诺酮类抗生素。左氧氟沙星可被 CH 和 CHDF 去除，但是不被间断的透析去除。在 CRRT 患者中需要高剂量的环丙沙星。环丙沙星是一种缓释口服制剂，每天给药 1 次，不能由速释剂型代替，且只批准用于尿路感染。加替沙星的口服和静脉制剂在 2006 年由于严重的低血糖风险而停止。

E. **粘菌素类。** 30 年前由于其剂量依赖性肾毒性和神经毒性的高风险，甲磺酸粘菌素（粘菌素）在很大程度上被氨基糖苷类所取代。最近的报告表明，粘菌素导致急性肾损伤的发生率可高达 60%（Kubin，2012）。然而，粘菌素是可抵抗多重耐药性革兰氏阴性生物如假单胞菌属和鲍曼不动杆菌的少数药物之一。它是一个高度组织结合的大分子，透析清除少。肥胖患者的剂量应根据理想体重计算，推荐剂量以粘菌素基的形式进行转换。在 CRRT，粘菌素剂量为每 48 小时 2.5mg/kg。然而，有个案报道称，在 1L/h 的透析液流速下，使用 2.5mg/kg，每 48 小时用药可能是不足的，而每 24 小时用药的耐受性良好。根据药代动力学分析，接受 CHDF 的患者推荐每 12 小时用药 1 次

（Li，2005）。多粘菌素以雾化吸入形式也可用于支气管扩张、肺囊性纤维化患者的定植/感染。

F. **氨基糖苷类**。氨基糖苷类药物的肾排泄率通常 >90%，在肾功能不全患者中需要延长用药间隔。透析后药物去除约50%，因此需要透析后补充氨基糖苷类药物或额外添加到腹膜透析液中。这些药物的治疗指数低，其主要风险（透析患者）为耳前庭毒性。临床上残余肾功能丧失也可能会发生。终末期肾病患者不建议大剂量延长间隔用药。所有氨基糖苷类抗生素的剂量是基于理想体重和肥胖患者的调节体重而定的。

1. **庆大霉素和妥布霉素**

   a. **血液透析患者**。在接受每周 3 次血液透析的患者，建议 2~3mg/kg 的负荷剂量，随后的维持剂量建议如下：对于轻度泌尿系感染者或存在药物协同作用（氨基糖苷类与其他同时给予的抗生素产生协同作用）时，建议 1mg/kg，每 48~72 小时用药。另外透析前或透析后浓度 <1mg/L 时，应考虑再次用药。对于中度至重度尿路感染，建议 1~1.5mg/kg，每 48~72 小时用药，另外若透析前浓度 <1.5~2mg/L 或透析后浓度 <1mg/L 时，应考虑再次用药。对于全身革兰氏阴性感染，每 48~72 小时给予 1.5~2mg/kg，并且透析前浓度 <3~5mg/L 或透析后浓度 <2mg/L 时考虑再次给药。虽然庆大霉素和妥布霉素主要通过肾脏排泄，但是有报道说透析患者每日肾外排泄可达 20~30mg。此外，许多透析患者有一定的残余肾功能，也会经肾清除一部分药物。透析后的剂量取决于血液透析和因非肾脏和残留肾功能所排泄出的药物量，因此，透析后的剂量可以有很大不同，应该在现有的血浆药物水平的基础上进行调整（见下文）。

   b. **腹膜透析患者**。在持续性不卧床腹膜透析（continuous ambulatory peritoneal dialysis，CAPD）患者和自动腹膜透析（automated peritoneal dialysis，APD）患者中，治疗非腹膜感染最简单的策略是静脉给予常规负荷剂量，然后在腹膜透析液中加 4~6mg/L 的药物。虽然策略很简单，但是其疗效和安全性尚未评估，且需要注意延长治疗后的耳前庭毒性。接受 CAPD 或 APD 患者的替代方案是给予平时的负荷剂量之后，根据血药水平经肠外（IV 或 IM）或腹腔内（IP）给予附加小剂量药物。

c. **连续性肾脏替代治疗。**连续性肾脏替代治疗（CRRT）可有效去除氨基糖苷类药物。CRRT 患者的氨基糖苷类药物半衰期约 18～60 小时。在 CRRT 患者中，2～3mg/kg 负荷剂量应遵循：有轻度尿路感染或协同作用时，1mg/kg，每 24～36 小时用药（当浓度 <1mg/L 时再次用药）；中至重度泌尿系感染时，1～1.5mg/kg，每 24～36 小时用药（当浓度 <1.5～2mg/L 时再次用药）；用于全身革兰氏阴性感染时，1.5～2.5mg/kg，每 24～48 小时用药（当浓度 <3～5mg/L 时再次用药）。对于任何氨基糖苷类用药，血药水平应保证治疗水平和避免毒性。

G. **阿米卡星。**阿米卡星的剂量与庆大霉素或妥布霉素相似，然而，负荷剂量应该为 5.0～7.5mg/kg。建议当透析前浓度为 <10mg/L 或透析后浓度 <6～8mg/L 时再次给药（Heintz，2009）。腹膜透析患者中，之前阿米卡星添加到腹膜透析液的推荐量是 18～25mg/L。现在使用更低剂量阿米卡星成为一种趋势（如腹膜炎，见第 27 章）。CRRT 患者阿米卡星的推荐治疗剂量为 10mg/kg 的负荷剂量，每 24～48 小时给予 7.5mg/kg 的维持剂量，并且基于血清药物水平进一步调整。对于严重革兰氏阴性感染，目标峰浓度是 15～30mg/L，当浓度为 <10mg/L 时建议再次用药（Heintz，2009）。

H. **链霉素。**一半的常规剂量（非尿毒症患者）应该在血液透析后给予。CAPD 患者中，透析液中应加入 20mg/L 的链霉素。在 CRRT 患者中，每 24～72 小时给药，并监测药物水平。

I. **监测血清中氨基糖苷类药物水平。**所有接受氨基糖苷类药物的透析患者都应监测血浆药物浓度水平，除了那些接受腹膜内用药以治疗腹膜炎的患者。在严重感染的情况下监测血浆药物水平特别重要，因最大的杀菌作用很重要且其耳前庭毒性很常见。

1. **氨基糖苷药物浓度的峰值。**透析患者氨基糖苷药物的分布容积与非尿毒症患者相似；因此，血药峰值和血药谷值与接受同样剂量的非尿毒症患者一致。理论上，峰值应该在用药后 30 分钟达到。

2. **氨基糖苷药物浓度的谷值。**非尿毒症患者氨基糖苷类药物的用药间隔应该依低值加以调整，当谷值＞2mg/L（庆大霉素、妥布霉素）或 10mg/L（阿米卡星）时有毒性。透析患者的药代动力学发生改变可能导致用药困难。例如，透析后给予庆大霉素时，随后透析前的药物浓度水平取决于透析的频率和用量及其半衰期。每天或隔日透析时，治疗的峰值约 4.0～6.0mg/L，下次透析前的药物浓度可能＞2.0mg/L。因此，如果希望达到治疗峰值，那么透析前浓度应＞2.0mg/L。关于透析前浓度＞2.0mg/L 是否会导致耳前庭毒性还不清楚。通过这些可能应考虑延长治疗时间（大于 7～10 天）。

用腹膜内维持剂量的腹膜透析患者接受延期氨基糖苷类药物治疗将导致随机血清药物浓度大于 2mg/L（庆大霉素、妥布霉素）或＞8mg/L（阿米卡星）。例如，将 6mg/L 的庆大霉素加入透析液中可能导致血药浓度稳定在 3～6mg/L，这样可能会有耳前庭毒性。当需要延期治疗时，推荐方法为腹膜内使用氨基糖苷类药物每天 1 次或减少腹膜内氨基糖苷类药物浓度。

3. **已知最小抑菌浓度。** 已知微生物和氨基糖苷最小抑菌浓度时，用药策略应该是最高血清药物浓度为最小抑菌浓度的四倍。当然，一次用药不能超过最大安全药物浓度。然而，有些情况下，最小抑菌浓度很低时，可以减少氨基糖苷药物的剂量和血清药物浓度，而不会影响治疗效果。

J. **大环内酯类和酮内酯类抗菌药。** 使用红霉素（非尿毒症患者 5%～12% 的药物经肾代谢）时，当出现肾功能不全时无需调整剂量。红霉素已经被更新的大环内酯类药物（阿奇霉素和克拉霉素）所取代，这些药物副作用更温和而且药物间的相互影响更小。当患者肌酐清除率＜30ml/min 时，克拉霉素的剂量应减少 50%，透析后给药。如果合用蛋白酶抑制剂阿扎那韦和利托那韦，这可能会增加克拉霉素的血药浓度，此时需调整克拉霉素剂量。如同红霉素，对于间歇性血液透析、腹膜透析、或 CRRT 患者，阿奇霉素不需要调整剂量（Heintz, 2009）。

酮内酯类药物是一类新的抗生素，与大环内酯类药物相似。到目前为止，泰利霉素是在美国上市的第一个也是唯一一个药物。与大环内酯类相比，酮内酯类药物对多重耐药性肺炎链球菌、金黄色葡萄球菌（仅对青霉素和红霉素敏感）、流感嗜血杆菌、黏膜炎莫拉菌、肺炎衣原体和肺炎支原体有效。泰利霉素目前仅批准用于轻度至中度社区获得性肺炎，对于其肝毒性和对重症肌无力患者的致命病例提醒美国食品和药物管理局（FDA）对其批准的适应证为急性细菌性鼻窦炎、慢性支气管炎急性加重细菌的清除。在血液透析中，推荐剂量为每日 600mg，当肾功能损害伴随肝功能损害时，应进一步减少到 400mg，每日 1 次。

K. **糖肽类药物**。万古霉素是一种用来治疗透析患者严重革兰氏阳性菌感染的极其有效的药物。因万古霉素经肾代谢，肾功能不全患者使用时用药间隔应尽量延长。过去，肾排泄功能丧失的患者可以 7 ~ 10 天用药 1 次，因为使用传统透析仪时药物丢失量可以忽略不计。然而，现在高流率透析膜被常规应用，可以想象透析过程中体外丢失了大量的万古霉素，需透析后补充。

监测血药浓度对确保杀灭全部细菌和避免耳毒性是必需的。过去，其峰值和低值药物浓度分别为 30 ~ 40mg/L 和 5 ~ 10mg/L，通常的方案是 1g 负荷剂量，然后每次血液透析后给予 500mg。但是，这些剂量往往不足，特别是高体重指数的患者。此外，现已发现由于抗生素耐药性的发展导致需要更高谷浓度的万古霉素（15 ~ 20mg/L）（Vandecasteele and De Vriese，2010）。现在是建议存在致命感染的住院患者应接受 25 ~ 30mg/kg（最大 2g）的负荷剂量，并通过谷浓度水平指导透析后的补充量。若谷浓度低于 10 ~ 15mg/L，推荐透析后给予 500 ~ 1000mg 或 5 ~ 10mg/kg（Heintz，2009）。另一个替代方案为基于血液透析前浓度决定再次用药，如下：如果小于 10mg/L，血液透析后给予 1000mg；如果 10 ~ 25mg/L，血液透析后给予 500 ~ 750mg；如果 >25mg/L，透析后不再给药。

万古霉素经腹膜透析仅被清除很小一部分，其用药与血液透析患者类似。对于腹膜透析患者，万古霉素经腹膜透析液给药的用量为 15 ~ 30mg/L，经全身给药是 1000mg 的负荷剂量，随后每 48 ~ 72 小时给予 500 ~ 1000mg，并密切监测药物水平。门诊血液透析中心管理患者中，只要透析后补充剂量已经达到所期望的谷浓度（例如，下一次血液透析之前），可能就没有必要继续药物监测（Pai and pai，2004）。

CRRT 患者中推荐的万古霉素剂量如下：CH，负荷剂量为 15 ~ 25mg/kg，然后每 48 小时给予 1000mg，或 10 ~ 15mg/kg，每 24 ~ 48 小时给药；CHD，负荷剂量为 15 ~

25mg/kg，然后每 24 小时给予 1000mg，或 10 ~ 15mg/kg，每 24 小时给药；CHDF，负荷剂量为 15 ~ 25mg/kg，随后每 24 小时给予 1000mg，或 7.5 ~ 10mg/kg，每 12 小时给药。对于所有形式的 CRRT 的万古霉素浓度 < 10 ~ 15mg/L 时应考虑再次用药。万古霉素的剂量是根据实际体重计算的。

特拉万星是一种具有抗 MRSA 活性的 IV 糖肽，在 2009 年用于复杂的皮肤感染的治疗。其具有浓度依赖性杀伤力，近 90% 与蛋白结合。在 2013 年，它的适应证扩大，用于金黄色葡萄球菌引起的医院和呼吸机相关性肺炎。它的使用应限制在替代治疗不适合的情况下，因为在肾功能不全患者肺炎的治疗中，与万古霉素相比，使用特拉万星治疗的死亡率增加（Rubinstein，2011）。特拉万星还有导致新发肾损害以及潜在致畸性的风险。使用特拉万星的患者若存在基线合并症或同时接受已知会影响肾功能的药物时特别容易出现肾毒性。若患者的肌酐清除率 < 50ml/min 时，必须调整药物。但是，当肌酐清除率 < 10ml/min 或血液透析时，因为缺乏研究，生产厂家未提供调整方案。

L. **利奈唑胺**。利奈唑胺主要由肝脏代谢为两种无活性的代谢产物。虽然近三分之一的剂量由肾脏排出体外，但是不要求调整剂量。肾功能损害患者可能存在 2 个主要代谢产物的积累，但临床意义尚不清楚。如果延长用药时间，建议监测造血（例如，贫血，白细胞减少，血小板减少）和神经性（例如，外周神经病变）等不良事件。如果透析后不立即给予利奈唑胺，那么可以考虑给予补充剂量，尤其是在治疗过程的早期。然而，对于间歇性血液透析、腹膜透析患者或 CRRT 患者，没有推荐的补充剂量和剂量调整方案（Heintz，2009；Trotman，2005）。

M. **达托霉素**。达托霉素是一类不会通过透析或 CRRT 除去的大分子。每 24 小时给予 6mg/kg 的较高剂量推荐用于葡萄球菌菌血症。肥胖患者的剂量应根据调整后的体重计算。血液透析和 CRRT 患者的剂量调整曾经与 CrCl < 30ml/min 的患者相同（Trotman，2005 年）。但是，对于 CRRT，这种给药策略似乎导致最高浓度较低。因此，患者 CRRT 可能需要每 24 小时 4 ~ 6mg/kg（或每 48 小时给予 8mg/kg），这取决于感染的部位或严重程度以及患者对于标准剂量的反应程度（Heintz，2009）。另外，在间歇

性血液透析和腹膜透析中，每周3次的血液透析后可以给予6mg/kg的达托霉素（Salama，2010）。鉴于肌病和横纹肌溶解的风险，接受达托霉素治疗的患者，应该每周进行1次肌酸磷酸激酶的监测。

N. **四环素类药物**。因为四环素类药物有抗同化效应，所以肾功能不全的患者通常需避免使用。使用四环素类药物可增加血浆尿素氮的水平，加重酸中毒。如果必须使用四环素类，可以使用多西环素。虽然多西环素也有抗同化作用，但是多西环素经肾排泄的比率（接近40%）低于四环霉素（60%）。多西环素由透析清除效率差，在间歇性血液透析、腹膜透析或CRRT患者中不补充剂量或调整剂量是必要的。米诺环素是由肾排泄最小，并可以给予常规剂量，但不应超过每天200mg。

O. **替加环素**。替加环素是第一个由FDA批准的来自一类称为甘氨四环素的新型抗生素药物。它被用于治疗复杂性皮肤和皮肤结构感染、复杂性腹腔内感染、社区获得性细菌性肺炎。2010年的一份分析表示批准使用和未批准使用的替加环素相关的死亡风险增加，因此替加环素用于其他治疗无效时。替加环素在结构上类似于四环素，并衍生于米诺环素。它具有抗革兰氏阳性和革兰氏阴性菌活性以及抗耐甲氧西林金黄色葡萄球菌的活性。替加环素经肝清除，血液透析、腹膜透析或CRRT患者不需要调整剂量。

P. **二氨基嘧啶类**。由于甲氧苄啶干扰肾小管分泌肌酐，所以肾损坏的患者使用甲氧苄啶可能增高血肌酐水平，与真正肾小球滤过率（用菊粉清除率测定）下降不同步。甲氧苄啶正常情况下经肾代谢80%~90%，磺胺甲噁唑正常通过肾代谢20%~30%。甲氧苄啶和磺胺甲噁唑可以经血液透析较好地排出，而经腹膜透析排出较少。

　　用于治疗尿路感染时，含80mg甲氧苄啶和400mg磺胺甲噁唑的药片应该每日服用两次。当透析患者给予高剂量静脉输注甲氧苄啶/磺胺甲噁唑（例如，卡氏肺囊虫肺炎患者的治疗）时，50%的常规剂量［后者一般剂量是15mg/(kg·d)］作为分剂量每6~12小时给药1次。用于透析患者时，白细胞减少症的发生率会增加，必须密切监测白细胞数量。在CRRT患者中，推荐每12小时给予2.5~7.5mg/kg。卡氏肺囊虫肺炎病患者接受持续血液滤过可能需要多达10mg/kg，每12小时给药1次（Heintz，

2009）。

Q. **抗结核药物**。利福平用于皮肤切口部位金黄色葡萄球菌感染和腹膜炎的治疗。当用药剂量小于 600mg/天时，药物的半衰期不会发生改变，所以患者不需要调整利福平的剂量。根据国际腹膜透析协会指南，用于治疗腹膜炎的利福平腹腔注射剂量应该考虑给予低浓度。经肾排泄异烟肼的比例依药物乙酰化的快慢决定，慢者经肾排泄 30%，快者经肾排泄 7%。异烟肼可以通过透析较好地排出。但是，该比例并未影响临床结果。异烟肼可通过血液透析很好地清除（50%-70%），因此需要在透析后给药。由于经肾排泄降低的量和透析中排出的量可以达到均衡，所以通常情况下透析患者不需要调整剂量。但是，一些作者推荐少量减少药物使用量（例如：每天 200mg 而非每天 300mg），其理由是慢乙酰化的患者每天使用 300mg 的异烟肼可能发生药物积累效应。

　　乙胺丁醇在非尿毒症患者中主要经肾排泄。透析患者需要延长用药间隔时间（表 35.3）。透析患者应接受与肌酐清除率 <30ml/min 的患者相同剂量的吡嗪酰胺。

R. **抗病毒药物**。神经氨酸酶抑制剂扎那米韦和奥司他韦被用来针对 A 和 B 型流感的预防和治疗，而在美国因为耐药率高，不再推荐使用金刚硼、金刚烷胺和金刚乙胺（Fiore，2011）。金刚烷胺还可以治疗帕金森病及药物引起的锥体外系症状。肾透析患者应该慎用金刚烷胺因为金刚烷胺几乎全部经肾排泄。由于其庞大的分布容积，金刚烷胺通过血液透析或腹膜透析移除缓慢。金刚乙胺是主要由肝脏代谢，通常 <25% 以原型从肾脏排出，不被血液透析。

　　当 CrCl < 60ml/min 时，奥塞米韦需要调整剂量，并且在小儿肾功能损害时需要根据体重给药。它没有严重的剂量相关性不良事件（Aoki，2012）。扎那米韦是通过吸入给药，由于其全身性吸收的可能性较低，所以没有必要调整剂量。

　　阿昔洛韦、泛昔洛韦、伐昔洛韦和所有治疗单纯疱疹和带状疱疹病毒感染时，在存在肾功能障碍的情况下，需要减少药物用量。不适当减少阿昔洛韦的剂量可导致严重的中枢神经系统毒性，尤其是在 CAPD 患者（Stathoulopoulou，1996）。存在残余肾功能的患者，阿昔洛韦 IV，在肾小管可形成不溶晶，从而导致急性肾损

伤 (Perazella, 2003)。阿昔洛韦 IV 给药超过 1~2 小时后危险降低 (Laskin, 1983)。伐昔洛韦是阿昔洛韦的前药，具有约 55% 以上的生物利用度 (Perry and Faulds, 1996)。口服泛昔洛韦是喷昔洛韦的前提，而后者仅作为局部制剂。泛昔洛韦提供良好的生物利用率，存在肾功能障碍时需要调整剂量，而且其毒性特征与阿昔洛韦相似。

目前多种抗病毒药物用于移植患者 CMV 感染和 CMV 预防治疗 (西多福韦、更昔洛韦、膦甲酸钠、缬更昔洛韦)。西多福韦有活跃的代谢产物，半衰期为 65 小时，可以每周给药。患者的肌酐清除率 $\leqslant 55ml/min$ 为禁忌证 (Lea 和 brysom, 1996)。其最重要的副作用是剂量依赖性毒性，例如范可尼综合征。可以在西多福韦给药前 1~2 小时给予 1L 的生理盐水，并在西多福韦给药前 3 小时给予口服丙磺舒 2g，并在西多福韦给药后 2 小时和 8 小时分别给予 1g 丙磺舒。

膦甲酸钠主要用于对更昔洛韦耐药的巨细胞病毒感染的患者。由于其口服制剂的生物利用度低，故只使用静脉注射。膦甲酸钠有超过 10% 肾功能不全的发病率，可能与其直接肾小管细胞毒性有关 (Trifillis, 1993)。已经证明高流量透析 2.5 小时可去除 38% 的膦甲酸钠。透析后用 $60~90mg/kg$ 的诱导治疗，然后给予 $45~60mg/kg$ 的维持剂量，其目标血浆峰浓度推荐为 $400~800\mu mol/L$。在 CRRT 患者中，若肌酐清除率为 $10~50ml/min$ 的患者，给药剂量应该是相同的。缬更昔洛韦是更昔洛韦的前体，比口服更昔洛韦具有更高的口服生物利用度。由于更昔洛韦的生物利用度差，因此更多使用静脉制剂。制药商建议，避免在接受血液透析患者中使用缬更昔洛韦，而由更昔洛韦来代替。以上药物的使用都需要密切观察患者的骨髓毒性。

S. **抗逆转录病毒类药物**。核苷/核苷酸逆转录酶抑制剂 (the nucleoside/nucleotide reverse transcriptase inhibitors，NRTIs) 是临床上使用的第一类抗逆转录病毒药物。齐多夫定 (叠氮胸苷或 AZT) 是第一个被批准用于治疗艾滋病的核逆转录抑制剂。其主要经肝脏代谢为无活性的葡萄糖醛酸苷代谢物，仅约 20% 以原型经肾脏排泄。然而肾功能不全时，由于葡萄糖醛酸苷代谢物积聚，为避免毒性反应，可能需要减少用药剂量 (一般减少 50%)。据观察，

100mg t. i. d. 的剂量能引起终末期肾病患者严重的粒细胞减少。通过血液或腹膜透析都不会明显排出这种药物或其代谢产物。肾功能不全患者使用其他核逆转录抑制剂（去羟肌苷、恩曲他滨、拉米夫定、替诺福韦、扎西他滨）时也需要调整剂量（表35.3）。阿巴卡韦是唯一一种不需要调整剂量的抗逆转录病毒类药物。替诺福韦已被报道具有肾毒性，对于残留肾功能的患者这一点是很重要的。

除了洛匹那韦、利托那韦和阿扎那韦，所有蛋白酶抑制剂包括地瑞那韦、福沙那韦、茚地那韦、那非那韦、利托那韦、沙奎那韦和替拉那韦，肾功能不全患者使用时都不需调整剂量。大多数蛋白酶抑制剂在血液透析患者中未进行药代动力学评估。对于阿扎那韦、洛匹那韦和利托那韦的研究已经发现尽管这些药物由肝清除，但在血液透析患者中其浓度很低。建议透析患者使用阿扎那韦300mg 加利托那韦100mg 每日1次的强化治疗抗逆转录病毒的初始治疗。然而，阿扎那韦应避免用于完全抗逆转录病毒治疗的患者，因为有证据称阿扎那韦在血液透析患者中会适度增加清除率以及降低暴露水平。洛匹那韦/利托那韦不应小于每日2次血液透析。HIV 病毒存在蛋白酶抑制剂耐药突变的患者应格外注意，因为洛匹那韦和利托那韦水平可能不能满足透析患者的病毒抑制。蛋白酶抑制剂的使用会发生许多药物-药物相互作用，因为它们都通过肝细胞色素 P450 同工酶系统代谢，监测这些相互作用是必要的。

非核逆转录酶抑制剂（the nonnucleoside reverse transcriptase inhibitors，NNRTIs）奈韦拉平、地拉韦啶、依法韦仑和利匹韦林，就肾清除而言是一组异型药物（表35.3）。对慢性肾病且未透析的患者，由于研究有限，制药公司未推荐奈韦拉平、地拉韦啶和依法韦仑需要调整剂量。推荐每次透析结束后补充200mg 奈韦拉平。利匹韦林具有较强的蛋白结合能力，不可能经血液透析或腹膜透析显著去除。

恩夫韦地属于新型抗逆转录病毒药物（一种融合抑制剂）。这种药物仅用于需要补救性治疗并对所有抗逆转录病毒药物无效的患者。这种抗逆转录病毒药物需要皮下注射而且价格不菲从而限制了其使用。对于慢性肾脏疾病使用恩夫韦地不用调整剂量。

马拉维若是趋化因子辅助受体拮抗剂，在轻度至中度慢性肾脏疾病中不需要调整剂量。但是，如果患者使用强效的细胞色素 P450-3A 抑制剂或肌酐清除率 < 30ml/min 不应该使用马拉维若。血液透析对其清除率很小，然而，如果终末期肾病患者有体位性低血压时，马拉维若剂量应减少到 150mg，每天 2 次。

T. **抗真菌药物**。两性霉素 B 脱氧胆酸盐（传统的两性霉素 B）尽管是治疗真菌感染的金标准，但由于其潜在的肾毒性，使用常受到限制。与两性霉素 B 脱氧胆酸盐相比，三脂质两性霉素 B 复合物是食品药品管理局通过的肾毒性明显减少的药物。有残余肾功能的患者长期使用两性霉素 B 时应该考虑其肾毒性。所有的两性霉素都不会被透析清除，因此任何透析方式都不需要调整剂量。

全身性吡咯类抗真菌剂包括两组：三唑类，包括氟康唑、伊曲康唑、伏立康唑、泊沙康唑；咪唑类，包括酮康唑。出于提高功效和安全性的考虑，三唑类已经基本上取代咪唑类，并且美国食品药品管理局已建议不使用酮康唑作为一线治疗真菌感染。在给患者用药时应该考虑药物之间的相互作用，特别是通过细胞色素 P450 酶系统代谢的药物。

泊沙康唑抗菌活性最为广泛，并与其他药物的相互作用较少。但是，其口服混悬液制剂由于依赖于高脂肪食物，其生物利用度不稳定。它也有缓释片剂，禁食患者可以选用。在 2014 年 4 月静脉剂型投入使用，但不推荐用于肌酐清除率 < 50ml/min 的患者。伊曲康唑和伏立康唑的生物利用度不稳定，相比于胶囊，使用悬浮液制剂会在某种程度改善其生物利用度。当伏立康唑与高脂肪食物一起服用时，其生物利用度下降，且其生物利用度也受遗传变异因素的影响。伏立康唑是治疗侵袭性曲霉病的金标准。虽然肾功能不全患者不需要调整口服伏立康唑的剂量，但是如果患者的肌酐清除率是 < 50ml/min 则不能给予 IV 形式，因为其介质环糊精的积累。美国传染病指引协会推荐当伊曲康唑被用于治疗曲霉病、组织胞浆菌病或芽生菌病时需监测其药物浓度。伏立康唑和泊沙康唑的药物水平的监测也变得越来越普遍，其谷浓度分别建议在 1～5.5mg/L 和 ≥0.7mg/L。

氟康唑具有良好的生物利用度和抵抗酵母菌的功效，但它对真菌没有活性。氟康唑是唯一需要根据肾功能调整剂量的吡咯类抗真菌药物。肾功能不全患者使用某些药物时需要减少一半的剂量而另一些药物在保持其相同剂量的同时需延长用药间隔至每 48 小时。由于氟康唑具有剂量依赖性（例如，剂量越大，血浆药物浓度越高于最小抑菌浓度），所以后一种用法更合理。因为其可预测的生物利用度，氟康唑水平通常不被监测（Andes，2009）。

　　卡泊芬净、米卡芬净和阿尼芬净是一类称作是棘球白素类的抗真菌药。这类抗真菌药作用于真菌细胞壁，而两性霉素成分和吡咯类抗真菌药作用于真菌细胞膜。相对其他抗真菌药物，这类药物的好处包括对耐氟康唑光滑念珠菌和克柔念珠菌的有效治疗以及具有较少的副作用。所有的棘白菌素活性谱是相似的，且均被 FDA 批准用于食管念珠菌病和侵袭性念珠菌病的治疗。此外，所有的药物都以静脉形式给药，肾功能不全者不需要调整剂量，但中度肝功能不全者应减少卡泊芬净剂量。不同于吡咯类抗真菌药，虽然给予卡泊芬净和米卡芬净时建议监测钙调磷酸酶抑制剂水平，但是棘白菌素没有显著的细胞色素 P450 酶类的相互作用，引起的药物相互作用较少。

U. **透析后补充剂量**。表 35.3 列举了透析后补充药物的推荐剂量。除了列举的维持剂量外，还应该给予补充剂量。这里推荐的血液透析后补充剂量仅适用于常规的 4 小时血液透析治疗。其他情况下，通过血液透析排出的药物量不足以在透析后补充用量，但存在用药时间问题所以建议在透析后给予。总的说来，腹膜透析患者可以用血液透析患者使用的常规剂量来治疗。近来有人回顾了连续性肾替代治疗期间的用药剂量问题（Heintz，2009）。

参考文献与推荐阅读

Agarwal SK. Hemodialysis of patients with HCV infection: isolation has a definite role. *Nephron Clin Pract.* 2011;117:c328–c332.

Allon M. Dialysis-catheter related bacteremia: treatment and prophylaxis. *Am J Kidney Dis.* 2004;44:779–791.

Andes D, et al. Antifungal therapeutic drug monitoring: established and emerging indications. *Antimicrob Agents Chemother.* 2009;53:24.

Aoki FY, et al. AMMI Canada Guidelines, "The use of antiviral drugs for influenza: guidance for practitioners 2012/2013". *Can J Infect Dis Med Microbiol.* 2012;23: e79–e92.

Ballantine L. Tuberculosis screening in a dialysis program. *Nephrol Nurs J.* 2000;27: 489–499; quiz 500–501.

Bloom S, et al. Clinical and economic effects of mupirocin calcium on preventing *Staphylococcus aureus* infection in hemodialysis patients. *Am J Kidney Dis.* 1996;27:687–694.

Bruchfeld A, et al. Pegylated interferon and ribavirin treatment for hepatitis C in haemodialysis patients. *J Viral Hepat.* 2006;13:316–321.

Chapman SW, et al. Clinical practice guidelines for the management of blastomy-cosis: 2008 update by the Infectious Diseases Society of America. *Clin Infect Dis.* 2008;46:1801.

Conly JM, Grieves K, Peters B. A prospective, randomized study comparing transpar-ent and dry gauze dressings for central venous catheters. *J Infect Dis.* 1989;159: 310–319.

Degos F, et al. The tolerance and efficacy of interferon-alpha in haemodialysis patients with HCV infection: a multicentre, prospective study. *Nephrol Dial Transplant.* 2001;16:1017–1023.

Deray G, et al. Pharmacokinetics of 3'-azide-3 deoxy-thymidine (AZT) in a patient undergoing hemodialysis. *Therapie.* 1989;44:405.

Dinits-Pensy M, et al. The use of vaccines in adult patients with renal disease. *Am J Kidney Dis.* 2005;46:997–1011.

Esforzado N, Campistol JM. Treatment of hepatitis C in dialysis patients. *Contrib Nephrol.* 2012;176:54–65.

Fabrizi F, et al. Intradermal vs intramuscular vaccine against hepatitis B infection in dialysis patients: a meta-analysis of randomized trials. *J Viral Hepat.* 2011;18: 730–737.

Finelli L, et al. National surveillance of dialysis-associated diseases in the United States, 2002. *Semin Dial.* 2005;18:52–61.

Fiore AE, et al, Centers for Disease Control and Prevention (CDC). Antiviral agents for the treatment and chemoprophylaxis of influenza—recommendations of the Advisory Committee on Immunization Practices (ACIP). *MMWR Recomm Rep.* 2011;60:1.

Gentile I, et al. Interferon-free therapies for chronic hepatitis C: toward a hepatitis C virus-free world? *Expert Rev Anti Infect Ther.* 2014;12:763–773.

Gordon CE, et al. Interferon for hepatitis C virus in hemodialysis—an individual patient meat-analysis of factors associated with sustained virologic response. *Clin J Am Soc Nephrol.* 2009;4:1449–1458.

Grant J, et al. Interferon-gamma release assays are a better tuberculosis screening test for hemodialysis patients: a study and review of the literature. *Can J Infect Dis Med Microbiol.* 2012;23:114–116.

Heintz BH, Matzke GR, Dager WE. Antimicrobial dosing concepts and recommen-dations for critically ill adult patients receiving continuous renal replacement therapy or intermittent hemodialysis. *Pharmacotherapy.* 2009;29:562–577.

Jaber BL. Bacterial infections in hemodialysis patients: pathogenesis and prevention. *Kidney Int.* 2005;67:2508–2519.

Kallen AJ, Jernigan JA, Patel PR. Decolonization to prevent infections with *Staphylo-coccus aureus* in patients undergoing hemodialysis: a review of current evidence. *Semin Dial.* 2011;24:533–539.

Kubin CJ, et al. Incidence and predictors of acute kidney injury associated with intra-venous polymyxin B therapy. *J Infect.* 2012;65:80–87.

Laskin OL. Clinical pharmacokinetics of acyclovir. *Clin Pharmacokinet.* 1983;8:187.

Lea AP, Bryson HM. Cidofovir. *Drugs.* 1996;52:225.

Li J, et al. Pharmacokinetics of colistin methanesulfonate and colistin in a critically ill patient receiving continuous venovenous hemodiafiltration. *Antimicrob Agents Chemother.* 2005;49:4814–4815.

Li, PK, et al. Peritoneal dialysis-related infections recommendations: 2010 update. *Perit Dial Int.* 2010;30:393–423.

Lok CE, Mokrzycki MH. Prevention and management of catheter-related infection in hemodialysis patients. *Kidney Int.* 2011;79:587–598.

Marr KA, et al. Catheter-related bacteremia and outcome of attempted cath-eter salvage in patients undergoing hemodialysis. *Ann Intern Med.* 1997;127: 275–280.

Masuko K, et al. Infection with hepatitis GB virus C in patients on maintenance hemodialysis. *N Engl J Med.* 1996;334:1485–1490.

Messing B, et al. Antibiotic-lock technique: a new approach to optimal therapy for catheter-related sepsis in home-parenteral nutrition patients. *J Parenter Enteral Nutr.* 1988;12:185–189.

Meyers CM, et al. Hepatitis C and renal disease: an update. *Am J Kidney Dis.* 2003;42:631–657.

Novak JE, Szczech LA. Management of HIV-infected patients with ESRD. *Adv Chronic Kidney Dis.* 2010;17:102–110.

Pai AB, Pai MP. Vancomycin dosing in high flux hemodialysis: a limited-sampling algorithm. *Am J Health Syst Pharm.* 2004;61:1812–1816.

Patel PR, et al. Epidemiology, surveillance, and prevention of hepatitis C virus infections in hemodialysis patients. *Am J Kidney Dis.* 2010;56:371–378.

Perazella MA. Drug-induced renal failure: update on new medications and unique mechanisms of nephrotoxicity. *Am J Med Sci.* 2003;325:349–362.

Perry CM, Faulds D. Valaciclovir: a review of its antiviral activity, pharmacokinetic properties and therapeutic efficacy in herpesvirus infections. *Drugs.* 1996;52:754.

Rubinstein E, et al. Telavancin versus vancomycin for hospital-acquired pneumonia due to gram-positive pathogens. *Clin Infect Dis.* 2011;52:31–40.

Rao CY, et al. Contaminated product water as the source of *Phialemonium curvatum* bloodstream infection among patients undergoing hemodialysis. *Infect Control Hosp Epidemiol.* 2009;30:840–847.

Salama NN, et al. Single-dose daptomycin pharmacokinetics in chronic haemodialysis patients. *Nephrol Dial Transplant.* 2010;25:1279–1284.

Segall L, Covic A. Diagnosis of tuberculosis in dialysis patients: current strategies. *Clin J Am Soc Nephrol.* 2010;5:1114–1122.

Stathoulopoulou F, et al. Clinical pharmacokinetics of oral acyclovir in patients on continuous ambulatory peritoneal dialysis. *Nephron.* 1996;74:337.

Tokars JI, et al. National surveillance of hemodialysis associated diseases in the United States, 2000. *Semin Dial.* 2002;15:162–171.

Tong NKC, et al. Immunogenicity and safety of an adjuvanted hepatitis B vaccine in pre-hemodialysis and hemodialysis patients. *Kidney Int.* 2005;68:2298–2303.

Trifillis AL, et al. Use of human renal proximal tubule cell cultures for studying foscarnet-induced nephrotoxicity in vitro. *Antimicrob Agents Chemother.* 1993;37:2496.

Trotman RL, et al. Antibiotic dosing in critically ill adult patients receiving continuous renal replacement therapy. *Clin Infect Dis.* 2005;41:1159–1166.

Van Geelen JA, et al. Immune response to hepatitis B vaccine in hemodialysis patients. *Nephron.* 1987;45:216.

Vera EM, et al. Urinalysis in the diagnosis of urinary tract infections in hemodialysis patients. *J Am Soc Nephrol.* 2002;21:639A.

Vidal L, et al. Systematic comparison of four sources of drug information regarding adjustment of dose for renal function. *Br J Med.* 2005;331:263.

Vistide prescribing information. Gilead Sciences, Inc., Foster City, CA, USA; 1996.

Walsh TJ, et al. Treatment of aspergillosis: clinical practice guidelines of the Infectious Diseases Society of America. *Clin Infect Dis.* 2008;46:327.

Wheat LJ, et al. Clinical practice guidelines for the management of patients with histoplasmosis: 2007 update by the Infectious Diseases Society of America. *Clin Infect Dis.* 2007;45:807.

Zampieron A, et al. European study on epidemiology and management of hepatitis C virus (HCV) infection in the haemodialysis population. Part 3: prevalence and incidence. *EDTNA ERCA J.* 2006;32:42–44.

第 36 章 骨 病

Daniel W. Coyne，Derek S. Larson，
and James A. Delmez
苏路路、杜鑫 译，张小东 校

透析患者存在骨矿物质代谢紊乱。某些药物可以改善这种情况，
如磷结合剂、活性维生素 D 衍生物和钙受体增敏剂。通常需要限
制饮食来限制磷的吸收量。要了解如何治疗慢性肾脏疾病（chro-
nic kidney disease，CKD）的骨骼矿物异常（mineral bone disorder，
MBD），应进一步了解病理生理的基本知识。

Ⅰ. 病理生理

早期 CKD 主要有三种激素参与维持骨矿物质的平衡：
FGF23、骨化三醇（也称为 1, 25 D 或 1, 25 二羟胆钙化醇）
和甲状旁腺激素（parathyroid hormone，PTH）。这些激素与矿
物质钙、磷相互反应，并少量与镁反应，以确保有足够的矿
物质从肠道吸收和适当的矿物质从肾脏排泄，并维持骨内矿
化和重塑的最佳条件。

由于肾功能下降，维持矿物质稳态和正常骨转换的能力
逐渐丧失。出现的第一个问题是需要保持食物中磷的排泄。
功能性肾单位的数量减少，导致每个肾单位过滤磷的负荷增
加。为了增加多余的磷负荷排泄，成纤维细胞生长因子 23
（fibroblast growth factor 23，FGF23）激素水平增加了。FGF23
由骨细胞产生，通过作用于肾小管细胞 Klotho- FGF 受体复合
体来影响肾功能。FGF23 通过减少位于肾小管的钠- 磷酸盐共
转运蛋白的表达和活化，来增加磷的排出。这些转运蛋白的
正常功能是重吸收被过滤出的磷，通过下调它们可增加肾磷
的排泄，限制磷负荷。

参与骨代谢的第二种激素是骨化三醇。骨化三醇在体内
分三阶段合成：第一阶段发生在皮肤，当暴露于紫外线时，
7- 羟基胆固醇转换成胆钙化醇（维生素 D_3）；胆钙化醇是不

活跃的类固醇激素原，当其活性在肝脏内发生变化时，类固醇环的25-羟基发生变化；那么这个所谓的"25-D"可以被第三步激活：1-位点的类固醇环羟基化。这最后的羟基化步骤，可以在多种组织局部发生，但1，25-D合成最重要的地方是在肾小管，通过1α羟化酶进行合成。1，25-D的另一名称是骨化三醇。骨化三醇与许多矿物质平衡有关。它可以增加肠道钙和磷的吸收，增加肾脏中钙的重吸收，抑制甲状旁腺产生PTH。骨化三醇也有助于骨骼矿化。

早期CKD，骨化三醇水平降低，发生机制有2个：①FGF23水平升高，需要增加每个肾单位的磷排泄量，抑制肾小管内1-α羟化酶的表达，阻碍25-D向1，25-D转换；②由于肾功能降低，有更少的25-D转化为1，25D。在早期CKD中，1，25-D的下降可能是某种程度上的代偿，通过减缓骨化三醇的合成，来减少磷的肠道吸收，这反过来又降低了磷的排泄负担。血清1，25-D水平的降低也使肠道钙吸收减少。血清磷水平升高，直接导致血清钙水平降低。因此，在中度至重度CKD，某种程度的轻度低血钙是不罕见的。

矿物质平衡所涉及的第三种激素是甲状旁腺激素。这是一个肽类激素，由84个氨基酸组成，与它结合的受体需要分子末端前有2个氨基酸存在。刺激PTH分泌的主要是低钙血症，低钙血症可作用于甲状旁腺上的钙敏感受体。这种激素的主要功能之一是保持血清钙水平。PTH的作用表现在许多方面：①PTH降低磷在肾脏的重吸收，增加尿磷排泄量。这降低了血清磷，从而提高了血清钙；②PTH刺激肾脏中的将25-D转化为1，25-D的1-α羟化酶的激活。通常情况下，这导致产生更多的骨化三醇，使更多的钙通过肠道吸收；③PTH增加骨转换率，释放骨钙。需要注意的是，PTH和FGF23都能增加肾脏磷的排泄，但两者对肾脏1-α羟化酶的作用是相反的。在反馈回路中，PTH的分泌受到作用于甲状旁腺内骨化三醇受体的1，25-D的抑制。此反馈回路可用于生理和药理方面，通过使用骨化三醇和各种骨化三醇类似物来抑制PTH的分泌。最后，高的血清磷水平刺激PTH分泌。

当肾小球滤过率（glomerular filtration rate，GFR）下降，循环1，25-D水平减少时，肠道钙吸收减少，从而有助于维持矿物质稳态。CKD进展期中FGF23、骨化三醇和PTH变化的作用是使血清钙、磷维持在正常范围内，直到4期或5期CKD。但是，维生素D和血钙水平降低，血磷水平升高，都可以刺激PTH分泌并导致甲状旁腺功能亢进的恶化。随着

5 期 CKD 的发生和透析的开始，这些平衡系统都会被破坏，导致高水平的 FGF23、PTH，骨化三醇水平的降低，高磷血症，偏低的血钙。

这些激素的变化对骨生理有不利影响，如下所述。高磷血症在透析患者中比较常见，可导致甲状旁腺功能亢进和骨疾病的恶化，并可能对心血管疾病也有影响。高血磷水平会加重骨矿化受损，增强血管和其他组织钙化。通过高磷血症等因素引起的高 FGF23 水平，在动物模型中已被证明可以诱发左心室肥厚。

Ⅱ. 控制高磷血症

血清磷正常范围是 2.7 ~ 4.6mg/dl（0.9 ~ 1.5mmol/L）。在透析患者中，WKDIGO 骨代谢指南在观测数据的基础上指出，如果想保持血清磷在正常范围，那么身体其他指标也都应保存较好状态。同时，在一些动物研究上得出的数据也表明，高磷血症一般都伴随着甲状旁腺机能亢进和血管钙化。在临床实践中，很多医生和营养师努力将透析患者的血清磷保持在 3.0 ~ 5.5mg/dl（1.0 ~ 1.8mmol/L）。

高磷血症多发在无尿的透析患者身上，因为每周 3 次的透析只是排出了从饮食中吸收的一小部分磷。也因此几乎所有一周透析 3 次并且保持正常饮食的患者都会被要求服用一些磷结合剂以限制磷的吸收。

一周 3 次透析的患者出现低磷血症是不正常的，除非是血液处理有问题（比如说透析开始时把透析管的出口当做了入口）或者是磷结合剂使用过量，这种情况通常是在患者大量减少进食之后出现。经常透析伴有低磷血症的患者如果不再服用磷结合剂一般也会出现蛋白质摄入过低，需要向其建议如何增加蛋白质和磷的摄入。如果患者的血清磷一直低于 3mg/dl（1.0mmol/L）则建议使用磷增加剂（K Phos Neutral，含有 8mmol（250mg）磷，13mmol 钠和 1.1mmol 的钾，从每天 1 片起）。

A. **饮食限制**。每天饮食中磷的摄入控制在 800 ~ 1200mg 是控制血清磷的关键。无机磷酸盐一般作为防腐剂和提香剂在食物中使用，与自然食物中的磷相比，身体更容易吸收此类物质所含的磷（Gutekunst，2011）。由有经验的营养师引导如何建立并保持一个良好的饮食习惯是最好的方法。表 36.1 和附录 B 列出了所有高磷食物（Moe，2011；Gutekunst，2011）。虽然食物的磷含量与蛋白质含量有关，但是肉类食材中所含有的磷比植物食材中含有的磷更容易吸收（Moe，2011）。

表 36.1　高磷食物[a]

奶产品（牛奶、酸乳酪、奶酪）

肝脏、肉

豆类

坚果/种子

全部谷类面包和谷物类、谷制品

多种软饮料（尤其是可乐）

[a] 见附录 B。

B. **通过透析去除磷**。不管透析前血清磷水平如何，每次血液透析通常除去约800mg磷。高通量的透析器和具有较大表面积的透析器，以及使用血液透析过滤法，可以将磷的去除效果提高到一个适度的程度（Penne，2010）。对于血液透析，每周的透析总时间是影响除磷效果最重要的因素。透析的第一个小时后，透析过程中血清磷水平趋于稳定在低水平。这与尿素不同，如果透析时间被延长，尿素水平会持续下降。透析期间被保持的血清磷水平使它变得像一个中等分子的作用，这样持续时间更长的血液透析提高了去除磷的数量。因为与透析治疗期间相比，在透析第一个小时的血清磷在一个更高的水平，这样，透析对于去除磷一般都有一个正面的影响。

　　在不使用磷结合剂时，每位患者平均需要 24 ~ 48h/w 的透析，才能使得透析前的血清磷水平 < 4.5mg（1.45mmol/L）。患者接受频繁和长时间夜间透析，即每周透析时间 >24 ~ 28h，通常需要在透析中添加磷，以防止低磷血症。

　　当同时施以 CAPD 方案（2L×4/d）时，腹膜透析大约去除300mg/d磷。这也远比从饮食吸收的磷要少，其结果是，腹膜透析患者需要使用磷结合剂来控制血清磷水平。

C. **残存的肾脏功能**。残存的肾功能大体上可以将磷从体内排出。与无尿症患者相比，排尿量每天 >500ml 的患者需要更少的磷结合剂，并且透析前有更低的血磷水平（Penne，2011）。

D. **磷结合剂**。在血清磷控制中，磷结合剂和饮食控制一样扮演着重要角色。二者通过在消化道合成不可溶性免疫复合体或者树脂来吸附磷。

除了膳食控制和足够的透析之外,接近 90% 的患者还需要长期口服磷结合剂以控制身体内的磷含量。除了简单的抑制磷含量,近期的数据观察显示使用磷结合剂还能帮助延长透析患者的生命,保证比较好的营养状况(Lopes,2012;Cannata Andia,2013)。

表 36.2 是使用磷结合剂的一个总结。我们可以把结合剂大概分为两类:包含钙(碳酸钙、醋酸钙)和不含钙(磷酸盐结合剂、镧、镁碳酸盐、氢氧化亚铁、柠檬酸铁、醇化合物)

1. **磷结合剂等效剂量。** 从各种比较研究中可以发现,根据患者磷结合相关的碳酸盐的结合能力,可以建立一个磷结合剂的等效剂量(Daugirdas,2011)。这种所谓的磷结合剂等效剂量(phosphorus binding equivalent dose,PBED)可以让研究者比较患者服用多种结合剂或者不同的结合剂。在美国,根据美国的临床实践,透析患者中肾脏残存功能最弱的患者,平均 PDED 是在每天 6g 左右(Daugirdas,2012)。这表明这些患者每天需要 6g 碳酸盐来控制他们的血清磷(表 36.3)。这个平均数在一部分患者中偏低,大概是每天 4 ~ 5g。而在女性患者中这个数值会更低,因为女性食用高磷含量的食物如肉类比男性要少。

2. **磷结合剂中的钙负荷。** 醋酸钙,如果以克为基础,它的作用和碳酸钙在磷结合剂上的作用是一样的。但是按重量来算,醋酸只含有 25% 的钙,而碳酸钙含有 40%。因此如果想单纯依靠碳酸钙来控制一个体型相对较大的无尿患者的磷含量,需要每天用 6g 碳酸钙,其中有 $0.4 \times 6.0 = 2.4g$ 的钙。这大大超过了由 KDOQI(Kidney Disease Outcomes Quality Initiative)和 KDIGO(Kidney Disease:Improving Global Outcomes)发布的钙的指导用量的最高剂量:一天使用剂量为 $0.25 \times 6.0 = 1.5g$。这个剂量超过了 KDOQI 建议的每天从食物和结合剂中获取的钙总量。因此,很多依靠含钙的磷结合剂的患者也会使用额外的不含钙的结合剂。

另外一种方式是把镁和钙结合作为磷结合剂。在美国,MagneBind,一种镁钙结合的碳酸盐,一直被当做膳食补充剂来出售并且还被用来当做未被临床试验

表36.2 常用的磷结合剂

产品	商品名称，多种名称	每片剂量/mg	钙元素/片	最大剂量/天	评论
碳酸钙	普通的，多种名称	多种剂量	40%钙元素	1.5g/d钙	作为结合剂与饭同食
	TUMS	500mg	200mg	如上（7片）	
	TUMS EX	750mg	300mg	如上（5片）	
	TUMS Ultra	1000mg	400mg	如上（3片）	
	TUMS 500	1250mg	500mg	如上（3片）	
	Os-Cal 500	1250mg	500mg	如上（3片）	
	Os-Ca + D	1250mg	500mg	如上（3片）	200IU Vit D/片
	钙尔奇	600mg	240mg	如上（6片）	
醋酸钙	PhosLo	667mg	169mg	如上（9片）	较碳酸钙价格更高
碳酸镁	MagneBind	200：200mg 碳酸镁和400mg 碳酸钙	160mg	剂量受血清镁和腹泻限制	85mg（3.5mmol）镁/片，应当调整透析液镁浓度
碳酸镁	MagneBind	300：300mg 碳酸镁和250mg 碳酸钙	100mg	剂量受血清镁和腹泻限制	85mg（3.5mmol）镁/片，应当调整透析液镁浓度

续表

产品	商品名称	每片剂量/mg	钙元素/片	最大剂量/天	评论
碳酸镁 + 醋酸钙	Osvaren	435mg 碳酸镁和 235mg 醋酸钙	60mg		减少钙负载量；镁离子有竞争性抗钙离子的作用；目前美国未上市
碳酸镧	Fosrenol	250mg 和 500mg 规格	0	1250mg t.i.d.；更高剂量尚没有长期试验	较其他产品明显价格高，必须咀嚼
氢氯司维拉姆	Renvela	400mg 和 800mg 片剂与粉剂	0	剂量可能受胃肠不适副作用限制	较其他产品明显价格高
新型磷结合剂 PA21	Velphoro	500mg	0	3 g/d	这种含铁结合剂是设计用来最小化铁的吸收量
柠檬酸铁（JTT-751）	尚未命名	210mg 柠檬酸铁	0	2.5 g/d 柠檬酸铁	每 1g 柠檬酸铁片含 210mg 铁元素。有助于提高血清铁

表 36.3 为达到每天 6g 磷结合剂等效剂量（PBED）的磷结合剂剂量选择

磷结合剂	单位规格（mg）	与 1g 碳酸钙相比每片磷结合剂的等效剂量	为达到 6g/d 的等效剂量所需结合剂的剂量	为达到 6g/d 的等效剂量所需结合剂的片数	在 6g 磷结合剂等效剂量中的钙含量
碳酸钙	750	0.75	6.0	8	2.4
醋酸钙	667	0.67	6.0	9	1.5
Osvaren	435/235[a]	0.75	—	8	0.5
碳酸镧	500[b]	1.0	3.0	6	0
司维拉姆	800	0.60	8.0	10	0
新型磷结合剂（PA21）Velphoro	500	1.6	1.5	3.75	0
柠檬酸铁	210	0.64	2.0	9	0

PA21 的等效剂量来源于一项司维拉姆对比司维拉姆对比的单中心随机对照试验（Floege，2014），需要考虑多因素分析，因此其剂量并不如其他结合剂准确。
柠檬酸铁的数量来源于一项司维拉姆与司维拉姆和醋酸钙对比的单中心临床随机对照试验（Lewis，2014）；Osvaren 目前未在美国上市。
[a] 每片含 435mg 碳酸镁和 235mg 醋酸钙。
[b] 片剂量是根据镧的重量出售，而非碳酸镧。

认可的磷结合剂。在欧洲，由碳酸镁和醋酸钙做成的镁/钙结合剂（Osvaren）获准作为磷结合剂使用并且成功的应用在了临床试验中。如表 36.3 中所示，一天 6g 磷结合剂等效剂量（phosphorus binder equivalent dose，PBED）的 Osvaren 仅需 0.5g 钙负荷。为了减少钙的摄入量，含有镁的结合剂至少有两大潜在优点：①镁是一种抗钙化的元素，能够帮助缓解透析患者的血管钙化，虽然这一点的证据较少（Spiegel，2009）；②透析患者中血清镁较高的患者死亡率也相对较低一些，尽管目前尚不清楚是否镁补充剂超出生理血清水平是有益的。所有透析患者中，镁超负荷时需要注意镁摄入的来源。

一个更有效的消除从磷结合剂中吸收钙的策略是使用的一个不包含钙的结合剂。指导小组建议不要对倾向于血管钙化或者已经有血管钙化的患者使用含钙的结合剂。这是很难做到的，绝大多数的透析患者，特别是糖尿病患者，腹部 X 线或者心脏瓣膜都可看到血管钙化。

3. **剂量相对于食物的关系。**磷结合剂和食物一起食用会更有效。每次磷结合剂的使用量和每顿膳食的磷含量应相符合（Schiller，1989）。一些结合剂需要摄入多重药物，如果要减少每次服用的药片数量，药片就会太大导致吞咽困难。一些药剂可以直接咀嚼，或者做成药粉直接撒在食物里面。

III. 选择性磷结合药物

A. **含钙的磷结合剂。**这些成分一般用来治疗初期在有效磷结合和低花费基础上的高磷血症。当某种程度上需要补充钙的情况下这种药物是有用的。然而，钙的调整剂量被 KDOQI 限制为每日钙的基础摄入量不应超过 1.5g（37mmol）。另外，透析液中钙的浓度应控制在 2.25 ~ 2.5mEq/L（1.12 ~ 1.25mmol/L）以避免透析期间钙的正平衡。合用钙和活性维生素 D 制剂的患者中高达 50% 患者会发生高钙血症，这需要严密监测。

1. **碳酸钙（含 40% 的元素钙）。**有多种剂量类型，剂量大小包括 TUMS（每片含 200mg 钙元素）、钙尔奇（每片含 240mg 钙元素）和 OsCal500（每片含 500mg 钙元素）。开始剂量以 1 ~ 2 片随饭服用较合理。然而，每天服用多于 1.5 克（37mmol）的钙元素将带给患者过多钙负荷和高血钙风险，因此如果仅仅使用碳酸钙来控制血磷不可能不超过最大推荐钙摄入目标。

　　尽管 TUMS 是可咀嚼配方，但是碳酸钙通常是口服药片。需要注意的是碳酸钙在酸性环境下分解最佳，它的溶解度可能会被质子泵抑制剂所抑制。碳酸钙的优点是方便获取和价格低廉。通常的副作用是高钙血症、便秘和恶心。

2. **醋酸钙**（PhosLo，含 25% 的元素钙）。可以在 667mg 的钙片剂［169mg（4.2mmol）元素钙］中获得，推荐初始剂量为每餐 2 片。摄入剂量需要每 2～3 周进行调整，每天 1.5g 的钙摄入量将会控制磷的含量。研究发现每毫克醋酸钠是碳酸钙效力的两倍。然而考虑到剂量的不同，两种药物总体效果看起来是相似的。而且，因为碳酸钙含 40% 元素钙，醋酸钙含 25% 元素钙，两种药物每天消化的片数相似。为了达到 PBED 的 6g 每天的标准，醋酸钙中钙元素的摄入量将达到 1.5g 每天。可能导致的不良反应为高钙血症、恶心呕吐、便秘。

B. **盐酸司维拉姆**（sevelamer hydrochloride）。是一种非萘啶酸、非钙磷结合剂，它通过离子交换和氢结合在肠中捕获磷。这种药物有 400mg 和 800mg 规格的片剂，开始剂量为 800～1600mg，每日 3 次随饭服用。可以逐步增加剂量至最大剂量为 13g/d 以获得必要的血磷控制，尽管这可能需要剂量负荷和增加患者经济负担。推荐在服用司维拉姆之前 1 小时或之后 3 小时再服用其他药物。药物缺少钙离子使其对高钙血症预处理和那些已经限制钙补充的患者非常有用。司维拉姆可能具有多效性，对于透析患者其抗炎作用不完全是通过降低低密度脂蛋白实现的（Rastogi，2013）。其主要副作用为恶心、腹泻、消化不良和便秘。如果患者发生低钙血症，则应该补钙。

C. **碳酸镧**（福斯利诺）。于 2005 年在美国上市。作为三价阳离子，镧离子可以和磷的离子键相结合。其具有良好的磷结合特性和低吸收特点。它有 250、500、750 和 1000mg 可咀嚼片剂。合理的起始剂量是 500mg，每日 3 次，可根据需要上调剂量，但不能超过 1250mg，每日 3 次。目前，尚未有毒性蓄积和骨代谢副作用的证据（Hutchison，2009）。它的主要副作用是胃肠不适。另外，可咀嚼片剂方便吞服大量片剂的患者，但是对牙齿不好的患者比较困难。像盐酸司维拉姆，福斯利诺尤其对高钙血症个体有效（Hutchison，2005）。

　　然而，镧和司维拉姆都比其他的磷结合剂明显昂贵。虽然目前碳酸镧的长期安全性仍然受到质疑，但是，目前相继报道了其1，3，6年的服药观察证明其长期安全性还是可以保证的（Hutchison，2009）。

D. **镁/钙结合剂。**其中包括在美国还未批准的 Magnebind（碳酸镁加碳酸钙）和在欧洲已经批准用于透析患者的 Osvaren（碳酸镁加醋酸钙）。药物中添加镁的潜在益处和更小的危险已经在上文提及。

E. **新型磷结合剂（PA21 或 Velphoro）。**PA21 是一种含铁的磷结合剂，不含钙或者铝。2013 年 PA21 在美国作为磷结合剂在透析患者身上进行了三期临床试验（Floege，2014）。这种药剂被做成了 500mg 的咀嚼片，初始剂量是每天 1.5g（每餐 3 粒），建议最大剂量为每天 3g。与柠檬酸铁相比，另一种铁基磷结合剂将在下面描述，Velphoro 只有助于最小剂量的口服铁的吸收。

F. **柠檬酸铁。**柠檬酸铁是一种铁基磷酸盐结合剂，不含钙和铝。在日本（Yokoyama，2014 a，2014 b）柠檬酸铁已经批准对 CKD 和 ESKD 患者使用，这是基于长达 52 周的 3 期临床试验的结果（Lewis，2014）并于 2014 年在美国批准使用。柠檬酸铁为 1g 规格的片剂，每 1g 柠檬酸铁含有 210mg 铁离子。该药一天的最大服药剂量为 12 片（2.5g 铁离子）。柠檬酸铁能够显著改善患者的血清铁含量（TSAT，铁蛋白），减少患者所需静脉铁（50% 患者静脉铁需求低于控制非铁磷结合剂）和促红素（不到 24% 的患者使用非铁磷结合剂进行治疗），同时仍可保持正常的血红蛋白水平。

　　药剂的大小和相对磷结合能力如表 36.2 和表 36.3 所示。柠檬酸铁对需要补充铁的高磷血症患者可能是非常有效的方法。然而，在患者铁负荷过量的时候，柠檬酸铁可能不是最优的选择。

G. **碳酸铝和氢氧化铝。**直到 20 世纪 80 年代中期才发现铝的积聚毒性会导致血液、神经和骨多种并发症，在此之前，含铝结合剂仍是高磷血症的主要治疗方法。因此这些试剂不应再长期应用。铝试剂疗法用于降低严重甲旁亢和（或）共存高钙血症患者体内严重增加的磷和钙×磷产物短期内是必要的。他们也仍然是发展中国家控制高磷血症的一个重要工具（Mudge，2011）。同服柠檬酸盐（Shohl 溶液、柠檬酸钙、果汁、Alka-Seltzer）大大提高了铝吸收并能导致急性铝神经中毒。

H. **使用一个以上的磷结合剂**。使用多种磷结合剂来治疗高磷血症可能非常有利但是也是高成本的。需要为每位患者量身定做治疗方案。在这个过程中需要考虑患者药物治疗偏好、副作用耐受程度以及经济状况。每天摄入钙、镁元素要在用药选择时进行考虑。这种含钙和不含钙的药剂的联合应用可以在不过分摄入钙的情况下提供定向的磷的摄入量控制以及钙离子的补充。

Ⅳ. 优化血清钙

血清钙的正常范围是 $8.4 \sim 10.2$ mg/dl （$2.1 \sim 2.55$ mmol/L），WKDOQI（NKF Kidney Disease Outcome Quality Initiative，WKDOQI）骨指导（bone guidelines）推荐透析前目标校正血钙在正常范围，患者的钙设定点（PTH 分泌量为最大值的 50% 时的钙水平）可以有很大幅度的变动。血清钙以离子钙和结合钙的状态转运。标准实验室的总钙检测反映的是这两种循环形式。蛋白结合的钙与白蛋白的浓度成比例。白蛋白参与了大部分的蛋白结合过程。平均来说，白蛋白每降低 1.0 g/dl，血清总钙将降低 0.8 mg/dl（0.20 mmol/L）。因此，在低蛋白血症时，实验室中所报告的钙含量可以通过这个方程式来验证：

校正钙离子（mg/dl）= 钙总量 + $0.8 \times [4.0 -$ 白蛋白（g/dl）$]$

校正钙离子（mmol/L）= 钙总量 + $0.20 \times [40 -$ 白蛋白（g/L）$]$

在新透析的患者中，校正的和离子的钙浓度通常是稍微低于或者处于正常范围的偏低值。校正的钙的总量可以用来判断一个高磷血症的患者的钙是高、正常还是偏低。但是，校正钙的高低与所使用的蛋白试剂盒相关，与总钙相比，用校正钙来推断离子钙水平高、正常还是偏低是不够准确的（Gauci，2008）。因此在透析患者中，更推荐使用检测钙总量的方法。当结果可以控制进行调整时，可以使用离子钙进行指导。不同于旧的 KDOQI 指南，新的 KDIGO 并不建议常规使用白蛋白校正的钙。

A. **高钙血症**。高钙血症一般是由于过量使用钙为基础的结合剂导致并且（或）使用含有维生素 D 受体激动剂增加了肠道钙的吸收。有低 PTH 的患者通常其血清钙浓度较高，这可以反映出患者骨生成不良（见下文）以及骨骼对钙缓冲的能力比较低。在未口服钙剂和活性维生素 D 的情况下，由大量自主性甲状旁腺组织引起的进展性甲状旁腺功能亢进很少引起低钙血症，称为三发性甲状旁腺功能亢进。

B. **低钙血症**。未校正的钙含量偏低一般来说是由于低白蛋白。校正的钙含量偏低可能是由于维生素 D 缺乏造成的身体胃肠吸收钙的功能变弱、严重的高磷血症或者使用了拟钙剂，西那卡塞。

C. **透析液钙离子浓度**。血液透析液中的钙离子浓度一般都在 2.5mEq/L（1.25mmol/L），这通常会保持一个钙平衡。谨慎使用钙离子浓度为 2.25mEq/L（1.12mmol/L）的透析液可以用来控制慢性的高钙血症或者激发低 PTH 患者的 PTH 分泌。使用低浓度钙的透析液会使高磷血症恶化，并且导致骨中矿物质脱出。使用低钙透析液的透析患者也有可能增加 QTc 离散度或者引起猝死（见第 11 章）。

大多数患者腹膜透析液钙离子浓度应该为 2.5mEq/L（1.25mmol/L）。3.5mEq/L（1.75mmol/L）的腹透液也可以使用，但是对长期低钙的患者应该保留。透析液钙离子浓度越高，特别是与钙与磷绑定一起使用时，会导致一个慢性的正钙平衡，抑制甲状旁腺素的分泌，这可能会导致血管和组织钙化。

V. 优化血清水平的 25-羟胆骨化醇

25-羟胆钙化醇（25-hydroxycholeciferol）是肝脏利用胆固醇合成的，可以反映体内维生素的储存情况。这些指标在透析患者中经常偏低。一些因素可能导致 25-羟胆钙化醇浓度下降，包括患者缺乏阳光照射、为了控制磷的摄入而从乳制品中摄入维生素 D 不足，以及在黑人中经常发生的乳糖不耐受症和在紫外线照射下，黑色素减少降低了维生素 D 的生成。然而，黑人患者血液中结合维生素 D 的蛋白含量偏低，导致他们有很高比率的游离激素水平。因此，标准测试可能无法显示黑人是否缺乏维生素 D。

针对维生素 D 缺乏的治疗是有益的，即使肾脏缺乏 1-α-羟化酶，其他组织也含有这种酶，通过自分泌或者旁分泌的形式产生骨化三醇。治疗效果还表现在可以提高内源性骨化三醇的水平，虽然不能升高到正常水平（Jen，2010）。治疗应该彻底，才能维持充足的骨化三醇储存。维生素 D 的储存量可以通过测量血液中的 25-羟基维生素 D 来评估。当其浓

度 >30ng/ml（>75nmol/L），考虑维生素 D 浓度正常；当其浓度 <30ng/ml（<75nmol/L），则应当使用维生素 D_2 或者维生素 D_3。

美国和其他国家治疗低 25-D 的方案不同。最符合逻辑的治疗方案是给予 25-D 的合成前体，也就是胆钙化醇，一种从动物身上提取的复合物。胆钙化醇只是用作饮食补充并且没有得到 FDA 的药物许可，所以其未能进行医保报销。其用量没有规定并标准化，在慢性肾病患者，每天 800～2000IU 可能是充足并且安全的。在美国，麦角骨化醇可以作为处方药。麦角骨化醇，一种植物源性激素，在结构上与胆钙化醇只有细微差别，在肝脏内对 25-键进行羟基化，然后经 1-α-羟化酶进行二羟基化，使其生物活性与骨化三醇相似。麦角骨化醇通常称为维生素 D_2，胆钙化醇称为维生素 D_3。大多数（并非所有）试验的血清 25-D 水平都是通过探测 25-D_2，25-D_3 来测定。麦角骨化醇可以按每周或每月的最大剂量，或者每日的最小剂量给药，剂量的调整需要严格按照患者缺乏的量、身材和体重指标进行调整。我们建议，当 25-D 浓度位于 15～29ng/ml（37～72nmol/L）时按每月 50 000IU 的剂量治疗 6 个月，当剂量低于 15ng/ml（37nmol/L）时按每周 50 000IU 的剂量治疗 2～3 个月，然后改为每月 50 000IU 的剂量。由于维生素的脂溶性特性，肥胖患者通常需要更大的剂量或者更长的服用时间。

VI. CKD 患者骨病

正常情况下，骨质经历一个协调周转的过程，即成骨细胞产生新的骨基质蛋白（骨样的）经过矿化作用，与破骨细胞的活动，一起导致骨质的吸收与重建。肾性骨营养不良的病理分级根据是经髂骨穿刺得到的骨的静态和动态组织学参数。通过评估穿刺的转换率、矿化作用和骨容量，也就是所谓的 TMV 系统，目前已经成为最有效的肾病相关性骨病的诊断分级方法。荧光标签、四环素和地美环素沿矿化线沉积。用这种标签 1～3 天，接下来 1～2 周重复使用可以判断骨矿化率。例如，有高骨循环时，在两个标签之间的距离增加。如果只对一个点进行穿刺取单一样本，对于骨容量的测量误差很大。通过用酸性依来铬天青（acid solochrome azurin）进行标本染色，可以检测铝沉积。

A. **纤维性骨炎**。这种肾性骨营养不良发生在 PTH 持续性增高时。它的特点是通过提高成骨细胞和破骨细胞数量、活性加速骨形成和吸收，进而加重骨髓纤维化。纤维性骨炎的严重性大体与 PTH 增高程度、持续时间呈正比。由于骨强度增加和矿物质代谢变化更少，轻度纤维性骨炎可能优于无力性骨病（见下文）。更严重时，骨丢失迅速以致不能及时矿化。在这种情况下，非矿化骨（前骨质）的数量增加。通常呈层状有序排列的胶原变得杂乱。由于这种"针织"骨是无定形钙磷而非羟磷灰石，可能会矿物化。结果这种骨可能更易于骨折。

严重纤维性骨炎最主要症状是骨和关节不适。迁移性钙化，尤其是钙沉积，可能导致急性关节炎或疼痛僵直。

严重甲状旁腺功能亢进者总会有放射学特征，而轻者通常无表现。因此，一般不推荐用普通骨 X 线评估透析患者骨病。手片（Hand films）非常可靠地呈现甲状旁腺功能亢进的改变。特征性发现是骨膜下区的骨丢失（吸收），在第二、三指骨桡侧最容易发现。当严重时，指骨远端相关侵蚀也可能看见，并且导致指端变钝。后者改变是现在或过去纤维性骨炎的病变特点。骨吸收的证据也可能在骨骼的其他地方发现，包括呈现"盐-胡椒"观的颅骨、长骨（尤其较少粗隆的股骨）。

骨的不规则、加速形成和纤维性骨炎相关，影像学上可能呈现骨样硬化。用锝放射性药品骨扫描将呈现骨同位素吸收增加。骨/软组织的同位素吸收率将增加。然而，骨扫描一般不能有助于纤维性骨炎的诊断评估。

B. **无力性骨病**。无力性骨病以成骨细胞和破骨细胞数量减少和四环素标记测量的低比率或无骨形成为特征。类骨质厚度正常或减少，这区别于骨软化症。相关实验室检查可能包括 iPTH < 100pg/ml（11pmol/L）、低血清骨特异性碱性磷酸酶和偶尔轻度增高的血清钙离子水平。椎骨和周围骨密度倾向于低或正常。

无力性骨病的组织学原因并不清楚，但是持续性低水平 PTH（对透析患者）起了主要作用。易感人群包括老年、女性、糖尿病和高加索人种。由于 PTH 降低，无力性骨病在腹膜透析患者中更普遍。使用浓度为 2.5mEq/L（1.25mmol/L）的低钙透析液可能减少无力性骨病的发生，并防止 PTH 过度减少。目前发现铝也是无力性骨病的致病原因。

起初认为无力性骨病没有临床症状，不需治疗，现在认识到它比纤维性骨炎有更高的骨折发生率、高钙血症（可能由于骨缓冲血清钙能力受损）和血管及其他软组织钙化。症状只有在疾病晚期才会出现，如非创伤性骨折致疼痛。

C. **骨软化症**。像无力性骨病，骨软化症表现为低骨转化状态。然而由于存在大量非矿化的骨前质，它又不同于无力性骨病。在非尿毒症患者，维生素 D 缺乏是骨软化症最普遍的原因，在有低骨密度和经常骨折的透析患者也应当给予重视（见 II 部分 E）。这些损害第一次在铝中毒患者中描述，他们骨中积聚的铝阻止了骨的矿化及 PTH 的分泌。由于认识到它的毒性，铝现在很少被用作长期磷结合剂，并且正确处理的透析液不含铝。因此，铝诱导的骨软化症发病率已经大大降低。骨软化症的一个罕见原因是铁超负荷。

D. **混合病变**。一些患者在骨活检检查中表现为纤维性骨炎和骨软化症的组织学迹象。这些患者经常具有高 PTH 水平和骨的形成及矿化损伤。过去，这些混合损伤经常在并发铝中毒的患者中发现。

E. **骨质疏松症**。开始透析患者的年龄持续增长。许多患者先前骨密度测定证明存在骨质疏松。对骨质疏松症患者的常规医疗干预通常包括二磷酸盐化合物、选择性或非选择性雌激素类。如果 PTH 持续低则选用特立帕肽（Forteo）和维生素 D。以上治疗现在均没有证明在血液透析人群中的安全性和有效性。在给这些透析患者开处方前需要注意。

VII. 甲状旁腺激素水平

A. **PTH 分析**。PTH 是含 84 个氨基酸的多肽（PTH [1-84]），它通过激活多种组织的 PTH1 受体激活信号级联反应。其 N-端部分为结合并激活受体所必需，而 C-端没有此功能。PTH 片段被肾脏迅速清除并在肾衰竭时聚集。由于丢失 N-末端部分，大多数片段不能激活 PTH1 受体。然而，这些片段通常可用 20 世纪 80 年代的单抗体放射免疫分析法（single antibody radioimmunoassays，RIAs）检测。

完整 PTH（iPTH）分析是一种双抗免疫分析方法：包括结合中央区的捕获抗体和结合近 N-端的检测抗体。它大大减少了 PTH 片段的干扰，但是并没有完全消除这种干扰。最初被认为是仅检测 PTH（1-84）的。然而，主要片段 PTH（7-84）也可以被这种方法检测到，并且这一不完整片段通过第一代 iPTH 分析发现其在透析患者检测的 PTH 中含量占到几乎一半。

最近，新的免疫测定法出现了，它用检测抗体结合第一个或与第一个氨基酸很近的氨基酸，这种新的方法，又被称为 biPTH，即生物完整 PTH 或完整 PTH，专门结合 PTH（1-84）。biPTH 值约是相应的 iPTH 值的 55%。理论上，这种技术比 iPTH 分析更加优良。但是目前的临床实验并没有证明这种优势。大多数实验室依然在使用 iPTH 分析，2009 年版的 KDIGO 指南中仍然推荐使用 iPTH 分析，而非理论上更有优势的 biPTH。

B. **PTH 目标患者评估。** 治疗透析患者甲状旁腺激素亢进的目的是为了阻止因甲状旁腺激素亢进导致的严重骨病和病理性骨折，促进骨组织钙沉积。药物治疗的目的在于减少手术切除甲状旁腺的需要。

达到治疗的目标是需要权衡各治疗措施的风险。对甲状旁腺激素亢进的透析患者过度治疗可以导致无活力骨病，这将导致高钙血症和血管钙化。

2009 年版 KDIGO 指南指出目前缺乏足够的试验结果来为透析患者甲状旁腺激素亢进的治疗提供指导。他们建议治疗需要权衡治疗的好处与各种已知和潜在的风险之间的关系。对于透析患者，他们建议维持稳定的 PTH 水平，通常维持在正常人的 2～9 倍的范围内（大多数实验室采用 150～600pg/ml（16～64pmol/ml））。同时避免高钙血症和低钙血症。这个范围高于老版的 KDOQI 指南推荐的 150～300pg/ml（16～32pmol/ml，大约是正常人水平的 2～4 倍）。提高范围的目的是因为过窄的范围会使得患者面临骨过度转化和高钙血症的压力。

透析患者的 iPTH 不应当低于 150pg/ml（16pmol/L），因为过低会导致无力性骨病。持续低 PTH 状态可能是由于过度使用活性维生素 D、西那卡塞、钙基磷结合剂以及使用高钙透析方案［如，>3.0mEq/L（1.5mmol/L）］。

临床医生需要注意，对于单个患者，PTH 在给定范围内并不是一直与骨病的发生相关。无力性骨病也见于 PTH 高于正常范围的患者，纤维性骨炎也并非罕见于 PTH 在正常范围的患者（虽然大多数病灶炎症程度比较缓和）。骨软化症主要是由于维生素 D 缺乏，和 PTH 的关联性较小。临床上（例如骨折、高钙血症）与重复测量

PTH 水平无明显相关性。

C. **血清骨总碱性磷酸酶**。KDIGO 指南还建议监测其他的骨转化指标，例如骨碱性磷酸酶。临床上，该试验价格昂贵，只有少数透析中心常规监测。正常监测血清碱性磷酸酶，将骨碱性磷酸酶作为一项补充检查，可以作为骨过度转化的第二类指标，但是无法诊断是否发生无力性骨病。

透析患者经常评估血清总碱性磷酸酶，通常是由于甲状旁腺功能亢进所致纤维性骨炎，在透析患者碱性磷酸酶通常升高。然而，碱性磷酸酶除了来源于骨外还来源多于多种组织，最主要的是肝脏、肠道和肾脏。当怀疑高血清碱性磷酸酶来源时应检测骨碱性磷酸酶。当 γ-谷氨酰转移酶（gamma glutamyl transferase，GGT）升高时，需要考虑肝脏和胆囊是否存在异常。如果 GGT 正常，甲状旁腺激素亢进可能是引起碱性磷酸酶升高的原因，需要进行相关治疗。在透析患者中，如果患者有严重的甲状旁腺激素亢进，总碱性磷酸酶和骨特异性碱性磷酸酶的水平通常会升高，当治疗有效时指标则会出现改善。在临床上，透析患者的 PTH 的范围是正常人水平的 2～9 倍，所以血清总碱性磷酸酶的水平正常时意味着甲状旁腺激素亢进骨病病情稳定或无病。尽管 PTH 水平和这些试验有合理的相关性，但是在甲状旁腺功能亢进中治疗几乎没有什么用途。

D. **降低血清 PTH 的方法**。正如本章开头所讨论的，慢性肾病中甲状旁腺功能亢进的原因包括低水平的 1,25-D（1,25-D 抑制甲状旁腺功能）、低水平的血清钙（低钙血症刺激甲状旁腺分泌 PTH）和高水平的血清磷（磷刺激甲状旁腺功能）。因此，刺激维生素 D 受体，增加血清钙离子，或通过其他方式激活甲状旁腺钙离子敏感受体，或降低血清磷都能够降低血清 PTH 水平。曾经流行的增加血清钙离子到正常值上限的方法不再建议，因为可能加重血管钙化。

如果血清 PTH 比理想水平低，那么减少 PTH 抑制药物（如维生素 D 受体激动剂或西那卡塞）的剂量或者轻微减少血清钙离子（例如降低透析溶液钙离子浓度或避免使用富含钙离子的药物结合剂）可以提高 PTH 水平。

E. **维生素 D 受体激动剂**。有活性的维生素 D（骨化三醇）和维生素 D 受体激动剂（表 36.4）以剂量依赖的方式降低血清 PTH 水平。治疗前的 PTH 水平越高，需要使用的

表 36.4 常用维生素 D 类似物特点

药物	商品名	给药途径	剂量信息	评论
骨化三醇	Rocaltrol	口服	开始剂量：0.25μg/d 或 0.5μg 3 次/w 剂量范围：每天 0.25～2μg 现有 0.25 和 0.5μg 片剂	监测磷和钙，每周至少 1 次
	Calcijex	静脉	0.02μg/kg（或 1～2μg）每周 3 次	
度骨化醇	Hectorol	口服	开始剂量：2.5μg 3 次/w，每 8 周增加 2.5μg；现有 2.5μg 片剂	维生素 D 激素原，在肝脏代谢激活 1，25（OH）₂维生素 D₂
	Hectorol	静脉	开始剂量：2.5～5.0μg 3 次/w，每 8 周增 加 1～2μg	透析患者口服较静脉给药更多发生 血钙过高和血磷过高
帕立骨化醇	Zemplar	口服	剂量：1～2μg/d 或 2～4μg 共 3 周。每天增 加 1μg，或 2μg 共 3 周。	与安慰剂比较，口服形式引起的钙 磷变化最小
	Zemplar	静脉	0.04～0.1μg/kg 或等于 biPTH/40 或 iPTH/ 80，3 次/w，每 4 周增加 30%～50%	IV 制剂也能在每周剂量累积的基础 上每周给药 1 次

剂量就越大。每次透析时通过静脉给药,但也可以口服,
通常每周 2 ~ 3 次。这些药物能够增加肠道对磷的吸收,
因此此药应慎用于高磷血症的患者,除非升高的血清磷水
平已被有效控制。一系列观察性研究提示使用骨化三醇或
维生素 D 受体激动剂会增加患者的生存率(Duranton,
2013),但能够证明此结论的随机性试验还未进行。

1. **骨化三醇 (Calcijex;Rocaltrol) 或 1, 25 (OH)$_2$D$_3$**
   是自然化合物的合成形式,常规用法是每次血液透析
   开始时 1 ~ 2μg 静脉注射,或者对于腹膜透析的患者每
   周口服 2 到 3 次。此药物是最廉价的活性维生素 D 化
   合物。

2. **帕立骨化醇 (Zemplar) 或 19-Nor-1, 25 (OH)$_2$D$_2$** 是
   在动物试验中较少增加血钙、血磷活性功能的维生素
   D 类似物。在人体试验中,此药优于骨化三醇的数据
   较少。一项大型的历史队列研究发现使用帕立骨化醇
   的透析患者的生存率的确高于骨化三醇(Teng,
   2003)。透析患者使用的初始剂量(mg)可以用治疗
   前 iPTH 除以 120 估出。帕立骨化醇的口服剂也可以用
   于慢性肾脏病患者或腹膜透析患者。iPTH 小于或等于
   500pg/ml(53pmol/L)的患者的初始使用剂量为每天
   1mg 或者每次 2mg,每周 3 次。iPTH 大于 500pg/ml
   (53pmol/L)的患者的初始使用剂量为每天 2mg 或者每
   次 4mg,每周 3 次。

3. **度骨化醇 (Hectorol) 或 1α (OH) D$_2$** 是维生素 D 的
   前体,在肝中代谢生成有活性的 1, 25 (OH)$_2$D$_2$。透
   析患者的初始口服或静脉剂量为 2.5 ~ 5.0μg。为控制
   PTH 而调整活性维生素 D 产物的剂量取决于随后的
   PTH 测定,刚开始应该每月测定 1 次,随后每季度测
   定 1 次即可。如果有高钙血症[钙离子浓度 >10.2mg/
   dl(2.55mmol/L)],剂量应该降低 30% ~ 50% 或者暂
   停使用直到高钙血症得到改善后以较低剂量开始使用。

F. **钙敏感受体调节剂。**与甲状旁腺上的钙离子敏感受体结
   合,使之对周边钙离子反应性增加。这使得 PTH 降低,
   血清钙离子显著降低,血清磷少量降低。与活性维生素 D
   相比,钙敏感受体调节剂能够使血清钙、磷离子浓度降
   低。目前唯一可用的钙敏感受体调节剂西那卡塞有 30mg、
   60mg 和 90mg 的规格。大约 2/3 的患者每次服用后 2 ~ 4
   小时内对 PTH 的最大抑制可达 60% ~ 80%,24 小时的抑

制为 30% ~50%，服药后 12 ~24 小时应该检测血清 PTH。不管血清 PTH 值是多少，西那卡塞的初始剂量应该是每天 30mg，并且钙离子浓度 <8.4mg/dl（2.1mmol/L）时不要服用。基于每月或者每季度的 PTH 检测，在保证校正钙离子浓度 > 7.8mg/dl（1.95mmol/L）的条件下，服用剂量应该以 30mg 为增量直至最大剂量为每天 180mg。5% 的患者会出现血清钙和 PTH 降低并且血清钙 <7.5mg/dl。低钙血症很少有症状并且能够通过以下方法得以控制：空腹服用 500 ~1000mg 钙离子或者增加活性维生素 D，或者增加透析钙离子 3.0 or 3.5mEq/L（1.5 或 1.75mmol/L）。西那卡塞其他的副作用还有恶心和呕吐，30% 的患者会出现此表现，另一项主要副作用是皮疹。

一项大样本的西那卡塞和安慰剂对比的试验证实了其对 PTH 的有效控制 [6 个月的 PTH 中位数分别为 300 和 700pg/ml（32 vs.74pmol/L）] 和血钙离子的降低 [血钙中位数分别为 9.1 和 9.9mg/dl（2.27 vs.2.47mmol/L）]，但是西那卡塞的使用不会减少心血管意外和死亡的发生（EVOLVE Trial Investigators，2012）。

Ⅷ. 多种治疗方法

A. **双磷酸盐**。虽然此药能够增加骨质疏松患者的骨密度，但并没有充分的试验证明其对透析患者有效。双磷酸盐可通过抑制破骨细胞降低骨吸收。这种对骨转化的降低可能不利于透析患者，并造成无力性骨病。通常此药物不应用于透析患者。

B. **特立帕肽**。此药是 PTH（1-34）的合成形式，每天皮下注射能够显著增加骨质疏松患者的骨密度。此药已经在透析患者中有过试验，但是因为 PTH 水平通常在骨生成不良患者中处于低水平，可能对治疗无力性骨病有较大作用。需要做进一步的研究以解释特立帕肽在低转化性骨病中发挥的作用，而且目前特立帕肽还没有被 FDA 批准上市。

Ⅸ. 甲状旁腺切除术

尽管积极努力地控制 PTH 水平，仍有必要对那些患有严重甲状旁腺功能亢进症的患者行外科甲状旁腺切除。在年轻、女性、非糖尿病患者、接受腹膜透析和更长期透析患者中的甲状旁腺切除率较高（Foley et al.，2005）。

A. **适应证**。高剂量静脉应用维生素 D 和 Cinacalcet 治疗不能改善甲状旁腺功能亢进症者提示存在大的、难抑制性的腺体，需要去除。

甲状旁腺切除的适应证在表 36.5 中列出。当考虑甲状旁腺切除来治疗难治性纤维性骨炎或高钙血症时，应预料到高水平的 PTH，并且在考虑手术前证明高 PTH 血清水平很重要（例如 iPTH 通常 > 1000pg/ml［106pmol/L］）。低血清 PTH 可以用骨化三醇或活化维生素 D 来抑制。而且，低 PTH 或正常骨特异性碱性磷酸酶提示你应当对诊断提出疑问。骨活检表现为明显的纤维性骨炎并有许多破骨细胞、四环素标记增加和最低限度的铝染色。

表 36.5　甲状旁腺切除适应证

1. 严重进展症状性纤维膜骨炎（骨骼疼痛和（或）骨折），尽管有足够的医疗管理（包括血清磷控制和骨化三醇治疗）
2. 高水平的 PTH 加上下列任何一项：
   - 如果其他原因已经排除，持续性高钙血症
   - 严重难治性瘙痒
   - 尽管多种努力控制血清磷水平，但持续严重软组织钙化
   - 特发性的散布的皮肤坏死（钙化防御）
   - 致残关节炎，关节周围炎和自发性肌腱断裂

B. **相对禁忌证**。甲状旁腺切除后铝在骨矿化表面聚积明显增加，表明在有铝负荷的患者不应当行甲状旁腺切除术。如果有铝长期接触史，应当在甲状旁腺切除术前行骨活检以排除明显的铝积累。

C. **手术方案**。甲状旁腺手术很复杂并需要有经验的手术医师来完成。可能存在异位腺体，并且可能有 3、5、甚至 6 个腺体而不是通常的 4 个腺体。可能在术前需要用 10-MHz 超声扫描或者铊-锝扫描，但通常没有必要。

传统上，手术选择甲状旁腺次全切：共切除 3 个腺体和第四个腺体的 75%。另一种方法是甲状旁腺全切，并自体移植一些甲状旁腺组织至前臂，更新的手术方法是移植到胸骨区皮下（Kinnaert，2000）。这两个方法都存在风险，包括永久性甲状旁腺功能减退和骨病复发以及高钙血症。复发或不能改善都是棘手问题，通常不能确定原因是高功能残留物、移植的甲状旁腺组织或未预料到的

以致术中忽略的其他腺体的存在。有时为使复发风险最小化，针对情况严重的患者行甲状旁腺全切。但是，由于存在甲状旁腺功能减退的风险，这并没有常规进行。

D. **化学去除。** 经皮注射乙醇或骨化三醇至严重甲状旁腺功能亢进症患者甲状旁腺内使腺体退化，减少甲状旁腺激素分泌。用超声或彩色多普勒定位进行注射，并考虑对那些耐受外科风险差的患者或具有这种专门技术的中心可以应用（Kakuta et al.，1999）。已经报道有低的喉神经麻痹复发的风险。

E. **术后低钙血症。** 在甲状旁腺切除的几个小时内，尤其在术后最初的几天中，可能发生极度低钙血症，其程度决定于纤维骨炎的程度，可以通过术后血清碱性磷酸酶升高的程度和骨活检来预测。除了口服钙补充剂（2～4g［50～100mmol］/d），可能需要大剂量的静脉钙剂（0.5～5.0g/d）和口服/静脉应用骨化三醇（2～6μg/d）来维持血清钙在可接受的水平（Dawborn et al.，1983）。有些人主张血钙过高的患者在术前几天开始骨化三醇或口服钙治疗。

X. **尿毒症小动脉钙化症**（calcific uremic arteriolopathy，CUA）

以前所知的"钙化防御"（alciphylaxis），是透析患者中罕见的异常紊乱。早期体征和症状包括网状青斑和痛性红色结节，它们会进展到溃疡性和坏死性损伤。风险因素包括女性、肥胖和高加索人种。尿毒症可能会导致血管平滑肌细胞改变，增加参与异位矿化的因子表达，如骨桥蛋白和 α 核结合因子（Moe and Chen，2003）。升高的钙磷矿化最终导致小动脉的钙化、闭塞和组织缺血。有必要尽早对一个可疑高指标进行鉴别。鉴别诊断包括血管炎、华法林相关的皮肤坏死、冷球蛋白血症、皮内钙质沉着和脂膜炎。经报道骨扫描鉴别97%仅有早期斑点的 CUA（Fine and Zacharias，2002）。皮肤活检呈现典型的中层小动脉钙化。

一旦做出诊断，含钙补充剂和维生素 D 类似物应该中止，并且为进一步磷控制，无钙的磷结合剂应当逐步增加。尽管 CUA 不一定有甲状旁腺机能亢进并且实际上患者可能有低或正常的 iPTH，但对有 CUA 和 iPTH 升高（＞500pg/ml（53pmol/L））者推荐甲状旁腺切除（Bleyer et al.，1998）。抑制钙调节基质 gla-蛋白的华法林不应停止。已经报道，在少数患者中用硫代硫酸钠25g，IV，3 次/周缓解了26%的损伤，减缓了47%进程（Nigwekar，2013）。但是机制目前尚未完全明确（O'Neill & Hardcastle，2012）。氨羟二磷酸二钠（Pamidronate）已经引入单个病例报告中，表现了快速临床改善（Monney et al.，2004）。伤口护理在溃疡性损伤中非常重要，并且外科清创术和抗生素可能是必要的。已经报道高压氧（Basile et al.，2002）和低剂量组织纤溶酶激活剂（Sewell & Pittelkow，2004）在单病例研究中能促进伤口愈合。

XI. 铝中毒

由于无铝结合剂的发展和水纯度的改善，现在铝中毒发生罕见。那些仍然接触含铝化合物的患者当中，糖尿病、铁缺乏、儿童和那些接触柠檬酸盐（增加铝吸收）的患者面临更大的铝积累风险。铝性骨病导致扩散性骨痛和骨折，伴有低 iPTH、高钙血症和正常碱性磷酸酶。

对于血铝水平在 60～200μg/L（2160～7200nmol/L）的患者以及有铝中毒症状且暴露于上述危险因素但未行甲状旁腺切除的患者，应当行去铁胺实验（deferoxamine，DFO）以明确有无铝中毒。对于伴随发生低 iPTH，血清铝每 2 天上升 50μg/L（1800nmol/L），DFO 实验结果为 5mg/kg 的状态，可以诊断其铝骨病的发生。明确诊断需要进行骨穿刺和骨小梁铝沉积染色。

在所有铝中毒的病因中，导致铝暴露的因素必须明确并且立即终止。DFO 可以稳定在每周基础量 5mg/kg 的水平 2 个月。为了防止铝中毒相关性脑病，当铝浓度高于 200μg/L（7200nmol/L）时应该进行密集和高通量血液透析。一旦浓度低于 200μg/L（7200nmol/L）时，DFO 治疗即可以实施。DFO 治疗的副作用包括耳毒性、视网膜病、致命的毛真菌感染、沉积性脑病。更多详细信息请见本手册第四版（D'Haese and DeBroe，2007）。

参考文献与推荐阅读

Armas LAG, et al. 25-hydroxyvitamin D response to cholecalciferol supplementation in hemodialysis. *Clin J Am Soc Nephrol.* 2012;7:1428–1434.

Basile C, et al. Hyperbaric oxygen therapy for calcific uremic arteriolopathy: a case series. *J Nephrol.* 2002;16:676–680.

Bleyer AJ, et al. A case control study of proximal calciphylaxis. *Am J Kidney Dis.* 1998;32:376–383.

Cannata-Andia JB, et al. Use of phosphate-binding agents is associated with a lower risk of mortality. *Kidney Int.* 2013;84:998–1008.

Cavalier E, et al. Interpretation of serum PTH concentrations with different kits in dialysis patients according to the KDIGO guidelines: importance of the reference (normal) values. *Nephrol Dial Transplant.* 2012;27:1950–1956.

Chertow GM, et al. Sevelamer attenuates the progression of coronary and aortic calcification in hemodialysis patients. *Kidney Int.* 2002;62:245–252.

Cicone JS, et al. Successful treatment of calciphylaxis with intravenous sodium thiosulfate. *Am J Kidney Dis.* 2004;43:1104–1108.

Clark OH, et al. Localization studies in patients with persistent or recurrent hyperparathyroidism. *Surgery.* 1985;98:1083–1094.

Coen G, et al. PTH 1-84 and PTH "7-84" in the noninvasive diagnosis of renal bone disease. *Am J Kidney Dis.* 2002;40:348–354.

Cunningham J, Zehnder D. New Vitamin D analogs and changing therapeutic paradigms. *Kidney Int.* 2011;79:702–707.

Daugirdas JT, et al; the Frequent Hemodialysis Network Trial Group. The phosphate binder equivalent dose. *Semin Dial.* 2011;24:41–49.

Daugirdas JT, et al; the FHN Trial Group. Effects of frequent hemodialysis on measures of CKD mineral and bone disorder. *J Am Soc Nephrol.* 2012;23:727–738.

Dawborn JK, et al. Parathyroidectomy in chronic renal failure. *Nephron.* 1983;33:100–105.

D'Haese PC, DeBroe ME. Aluminum, lanthanum, and strontium. In: Daugirdas JT, Ing TS, Blake P, eds. *Handbook of Dialysis*, 4th ed. Philadelphia, PA: Wolters Kluwer; 2007:714–726.

de Francisco ALM, et al. Evaluation of calcium acetate/magnesium carbonate as a phosphate binder compared with sevelamer hydrochloride in haemodialysis patients: a RCT (CALMAG study) assessing efficacy and tolerability. *Nephrol Dial Transplant.* 2010;25:3707–3717.

Delmez JA, Slatopolsky E. Hyperphosphatemia: its consequences and treatment in patients with chronic renal disease. *Am J Kidney Dis.* 1992;19:303–317.

D'Haese PC, et al. A Multicenter study on the effects of lanthanum carbonate (Fosrenol) and calcium carbonate on renal bone disease in dialysis patients. *Kidney Int.* 2003;63:S73–S78.

D'Haese PC, et al. Use of low-dose deferrioxamine test to diagnose and differentiate between patients with aluminum-related bone disease, increased risk for aluminum toxicity, or aluminum overload. *Nephrol Dial Transplant.* 1995;10: 1874–1884.

Duranton F, et al. Vitamin D treatment and mortality in chronic kidney disease: a systematic review and meta-analysis. *Am J Nephrol.* 2013;37:239–248.

EVOLVE Trial Investigators, et al. Effect of cinacalcet on cardiovascular disease in patients undergoing dialysis. *N Engl J Med.* 2012;367:2482-2494.

Fine A, Zacharias J. Calciphylaxis is usually non-ulcerating: risk factors, outcome and therapy. *Kidney Int.* 2002;61:2210–2217.

Floege J. When man turns to stone: extraosseous calcification in uremic patients. *Kidney Int.* 2004;65:2447–2462.

Floege J, et al. A phase III study of the efficacy and safety of a novel iron-based phosphate binder in dialysis patients. *Kidney Int.* 2014;86:638–647.

Foley RN, et al. The fall and rise of parathyroidectomy in U.S. hemodialysis patients, 1992 to 2002. *J Am Soc Nephrol.* 2005;16:210–218.

Gallieni M, et al; Italian Group for the Study of Intravenous Calcitriol. Low-dose intravenous calcitriol treatment of secondary hyperparathyroidism in hemodialysis patients. *Kidney Int.* 1992;42:1191–1198.

Gauci C, et al. and the NephroTest Study Group. Pitfalls of measuring total blood calcium in patients with CKD. *J Am Soc Nephrol.* 2008;19:1592–1598.

Goldsmith D, Ritz E, Covic A. Vascular calcification: a stiff challenge for the nephrologists. *Kidney Int.* 2004;66:1315–1333.

Goodman WG, et al. A calcimimetic agent lowers plasma parathyroid hormone levels in patients with secondary hyperparathyroidism. *Kidney Int.* 2000;58: 436–445.

Gutekunst L. Restricting protein and phosphorus: a dietitian's perspective. In: Daugirdas JT. *Handbook of Chronic Kidney Disease*. Philadelphia, PA; Wolters Kluwer; 2011:127–140.

Hutchison AJ, et al. Efficacy, tolerability, and safety of lanthanum carbonate in hyperphosphatemia: a 6-month, randomized, comparative trial versus calcium carbonate. *Nephron Clin Pract.* 2005;100:c8–c19.

Hutchison AJ. Lanthanum carbonate treatment, for up to 6 years, is not associated with adverse effects on the liver in patients with chronic kidney disease stage 5 receiving hemodialysis. *Clin Nephrol.* 2009;71:286–295.

Jen G, et al. Prevention of secondary hyperparathyroidism in hemodialysis patients: the key role of native vitamin D supplementation. *Hemodial Int.* 2010;14:486–491.

Kakuta T, et al. Prognosis of parathyroid function after successful percutaneous ethanol injection therapy guided by color Doppler flow mapping in chronic dialysis patients. *Am J Kidney Dis.* 1999;33:1091–1099.

Kinnaert P, et al. Long-term results of subcutaneous parathyroid grafts in uremic patients. *Arch Surg.* 2000;135:186–190.

Lewis JB, et al. Ferric citrate controls phosphorus and delivers iron in dialysis patients. *J Am Soc Nephrol.* 2014; in press.

Lomashvili KA, et al. Phosphate-induced vascular calcification: role of pyrophosphate and osteopontin. *J Am Soc Nephrol.* 2004;15:1392–1401.

London GM, et al. Arterial calcification and bone hisomorphometry in end-stage renal disease. *J Am Soc Nephrol.* 2004;15:1943–1951.

Lopes AA, et al. Phosphate binder use and mortality among hemodialysis patients in the Dialysis Outcomes and Practice Patterns Study (DOPPS): evaluation of possible confounding by nutritional status. *Am J Kidney Dis.* 2012;60:90–101.

Lopez-Hilker S, et al. Phosphorus restriction reverses hyperparathyroidism in uremia independent of changes in calcium and calcitriol. *Am J Physiol.* 1990;259:F432–F437.

Moe SM, Chen NX. Calciphylaxis and vascular calcification: a continuum of extra-skeletal osteogenesis. *Pediat Nephrol.* 2003;18:969–975.

Moe SM, et al. Vegetarian compared with meat dietary protein source and phosphorus homeostasis in chronic kidney disease. *Clin J Am Soc Nephrol.* 2011;6:257–264.

Monney P, et al. Rapid improvement of calciphylaxis after intravenous pamidronate therapy in a patient with chronic renal failure. *Nephrol Dial Transplant.* 2004;19:2130–2132.

Mudge DW, et al. Does aluminium continue to have a role as a phosphate binder in contemporary practice? *BMC Nephrol.* 2011;12:20.

Nastou D, et al. Next-generation phosphate binders: focus on iron-based binders. *Drugs.* 2014;74:863–877.

Navarro JF, et al. Relationship between serum magnesium and parathyroid hormone levels in hemodialysis patients. *Am J Kidney Dis.* 1999;34:43–48.

Nigwekar SU, et al. Sodium thiosulfate therapy for calcific uremic arteriolopathy. *Clin J Am Soc Nephrol.* 2013;8:1162–1170.

O'Neill WC, Hardcastle KI. The chemistry of thiosulfate and vascular calcification. *Nephrol Dial Transplant.* 2012;27:521–526.

Penne EL, et al; for the CONTRAST investigators. Short-term effects of online hemodiafiltration on phosphate control: a result from the randomized Controlled Convective Transport Study. *Am J Kidney Dis.* 2010;55:77–87.

Penne EL, et al. Role of residual renal function in phosphate control and anemia management in chronic hemodialysis patients. *Clin J Am Soc Nephrol.* 2011;6:281–289.

Rastogi A. Sevelamer revisited: pleiotropic effects on endothelial and cardiovascular risk factors in chronic kidney disease and end-stage renal disease. *Ther Adv Cardiovasc Dis.* 2013;7:322–342.

Schaefer K, et al. Reduced risk of hypercalcemia for hemodialysis patients by administering calcitriol at night. *Am J Kidney Dis.* 1992;19:460–464.

Schiller LR, et al. Effect of the time of administration of calcium acetate on phosphorus binding. *N Engl J Med.* 1989;320:1110–1113.

Sewell LD, Pittelkow MR. Low-dose tissue plasminogen activator for calciphylaxis. *Arch Dermatol.* 2004;140:1045–1048.

Souberbielle JC, et al. Inter-method variability in PTH measurement: implication for the care of CKD patients. *Kidney Int.* 2006;70:345–350.

Spiegel DM, Farmer B. Long-term effects of magnesium carbonate on coronary artery calcification and bone mineral density in hemodialysis patients: a pilot study. *Hemodial Int.* 2009;13:453–459.

Teng M, et al. Survival of patients undergoing hemodialysis with paricalcitol or calcitriol therapy. *New Engl J Med.* 2003;349:446–456.

Ubara Y, et al. Histomorphogenic features of bone in patients with primary and secondary hypoparathyroidism. *Kidney Int.* 2003;63:1809–1816.

Wüthrich RP, et al. Randomized clinical trial of the iron-based phosphate binder PA21 in hemodialysis patients. *Clin J Am Soc Nephrol.* 2013;8:280–289.

Yokoyama K, et al. A randomized trial of JTT-751 versus sevelamer hydrochloride in patients on hemodialysis. *Nephrol Dial Transplant.* 2014a;29:1053–1060.

Yokoyama K, et al. Ferric citrate hydrate for the treatment of hyperphosphatemia in nondialysis-dependent CKD. *Clin J Am Soc Nephrol.* 2014b;9:543-552.

参考网页

Uremic bone disease links. http://www.hdcn.com/crf/bone and http://kdigo.org/home/mineral-bone-disorder/.

第 37 章 婴儿和儿童透析

Susan R. Mendley
祖源 译，李寒 校

婴儿和儿童的透析选择较宽，包括成人患者所用的所有治疗方法。尽管对这个人群的研究较成人少，但理论上对清除率、动态模型和透析充分性的考虑同样适用于儿科透析。体重变化多至 50 倍的患者，在行透析时有多种重要的技术要考虑。而且，儿童透析操作的适应证和并发症独特。长期照顾透析儿童比较复杂，他们需要关注其生长发育、特殊年龄营养干预、代谢紊乱和社会心理调整，以协助达到康复。

Ⅰ. 急性透析

A. **适应证**。婴儿、儿童和青少年的急性透析适应证和成人相似，包括：

1. 少尿性急性肾衰，其最佳营养和医疗支持需要去除液体和（或）电解质；

2. 容量过度负荷并有充血性心力衰竭、肺水肿或者用利尿剂/保守治疗不能控制的严重高血压。水负荷超过体重的 20% 是危重症的独立指标；

3. 高血钾合并心电图异常；

4. 代谢性酸中毒，由于钠或容积负荷风险不能用碳酸氢钠安全校正；

5. 尿毒症脑病症状，伴随癫痫发作；

6. 尿毒症心包炎；

7. 肿瘤消退症状或并发于恶性肿瘤的严重高尿酸血症；

8. 不能预期危急症状恢复和尿毒症结果相似情境下的进行性血尿素氮（blood urea nitrogen，BUN）增高。BUN 水平随儿童年龄变化，35 ~ 50mg/dl（12 ~ 18mmol/L）

对婴儿有潜在危险，青少年 150mg/dl（54mmol/L）可能有必要开始透析；

9. 先天的代谢失调合并严重器官酸血症或高氨血症；

10. 毒性吸收。体外治疗中毒的指导原则见第 20 章。

B. 选择急性透析方式

1. **急性腹膜透析**。在这个年龄群最常用，并有几个优点：它不需要复杂的设备和专门技术知识；可以避免建立血管通路、血预充和抗凝；且罕见血流动力学不稳定。连续腹膜透析为小儿提供了充分的毒素清除。心脏手术后伴体外心肺循环的婴儿常常用腹膜透析作为辅助治疗减轻水负荷。然而，严重血氨过多、高磷血症或高钾血症通常需要更及时的校正，在这些情况下，血液透析（有时联合连续血液（透析）滤过）可能更恰当。而且，在腹膜透析中通过超滤去除的体积经常是不可预测的，并在一些充血性心力衰竭或肺水肿患者中腹膜透析的清除速率不够。透析液泄露有腹膜炎的风险可能限制了急性腹膜透析。

关于急性肾衰竭如何进行充分的腹膜透析并无指导指南，为了补偿分解代谢异常应激，我们会利用持续交换的方法尝试最可能大的清除率。初始可能包括每小时交换，尽管大部分时间花费在充填和引流上，可能需要执行更频繁的交换。循环控制装置改进了这种方法，使护士重复开放管道的程序减少。大多数的循环控制装置能够为婴儿和小儿提供足够小的体积。当循环不可用或容积＜150ml，需要 Dialy-Nate 装置替代（美国犹他医疗产品），它将一个闭合回路连接于透析袋，包括一个 Buretrol 装置（回路上的无菌量筒）连接到腹膜透析患者的导管，和一个为流出的透析液设置的排水线路附着在测量装置上。所需体积填充 Buretrol 装置，然后注入到患者体内，停留之后流出的透析液被排出和测量，并且在封闭状态下重复该过程。这样可以在婴儿和很小的孩子中进行闭合回路、低容量和手动连续的腹膜透析。

体积交换目标为婴儿 30~50ml/kg 和儿童 $1100ml/m^2$，但在置管后立刻限制体积至此体积的一半或更少以避免泄露是比较明智的，因为泄露可能会致腹膜炎。每小时交换通常导致专性超滤，即使用 1.5% 葡萄糖进行交换。因此需要羟嗪（Parenteral）或肠内液体吸收来避免体积消耗和急性肾功能衰竭（acute renal failure, ARF）延长。

2. **急性血液透析**。当腹膜透析有禁忌时，可以考虑急性血液透析。一般存在腹腔内病变（包括最近腹部手术、膈疝、脐膨出或腹裂）或呼吸限制时禁忌腹膜透析。

　　婴儿和小儿的急性血液透析不仅需要大小合适的透析机、血管和血管导管，还需要经验和专门技术知识支持。很小的患者可能需要血液透析回路的血液动力学分析。如果允许，小儿需要有效并快速的溶质清除（即氨），但容积渗透转移速度过快可能促使癫痫发作，所以必须小心进行（报道儿童比成人更常见）。青少年可选的透析仪大小范围比较广（表 37.1）；但小儿透析器的选择比较局限。

3. **连续治疗**。从早产婴儿到青少年连续肾脏替代治疗已经广泛应用于儿科患者。其生理原理和成人相同（见第 15 章）。由于患者身材较小，清除非常有效，可代替大部分内在肾功能。幼儿和儿童的 CRRT 前瞻性的数据已采集并且对于实践应用和结果分析提供了一定的指导（Ashkenazi，2013）。我们认识到水负荷是对于急性肾损伤（acute kidney injury，AKI）儿童接受 CRRT（continuous renal replacement therapy，CRRT）治疗死亡率的独立危险因素，并且需要超滤解决。CRRT 已成功地结合体外膜肺支持，在婴儿也能对较低流量系统提供更好的容量管理。相比间断血液透析和腹膜透析，连续透析治疗磷清除率更高，因此经常应用于治疗患有 Burkitt 淋巴瘤或急性淋巴细胞白血病儿童的肿瘤消退综合征。

　　维持小血管中血管通路内充分的血流目前存在争议（表 37.2），并且通常为限制因素。尽管有成功应用动静脉血液滤过 C-HF（CAVH）的报道，我们发现泵驱动的静脉 C-HF（CVVH）表现更可靠且维持回路开放时间更长。当急性血液透析时，如果需要容量大于患者血容量的 10%，就必须考虑完全回路容积和血动力。驱动血的电解质浓度和 PH 不同于正常值，并且许多儿童在治疗初始阶段都会经历血液动力不稳定。已经提出零平衡超滤使血驱动接近生理值，这可能会避免初始的血动力不稳定（Hackbarth et al.，2005）。婴儿中血回路冷却是一个关注的问题，在回路中可应用血加

表 37.1 适用于儿科的低容量透析液特点

透析仪	启动体积 ml	表面积 m²	尿素除率 Q_B200 或特定	B12清除率（最高测得 Q_B）	K_oA	膜	厂商
Polyflux 6H	52	0.6	50 Q_B =5097 Q_B =100 136 Q_B =150 167 Q_B =200	90	465 Q_B =200	Polyflux（Polyaryl-ethersulfone Polyvinypyrrolidone, Polyamide）	Gambro
CA50, CA70	34, 35	0.5, 0.7	128（147Q_B =300）, 153（175 Q_B =300）	27, 36	243, 333	Cellulose acetate	Baxter
F3, F4, F5,	28, 42, 63,	0.4, 0.7, 1.0	125, 155（183Q_B = 300）, 170（206 Q_B = 300）	20, 34, 47	231, 364, 472	Polysulfone	Fresenius
Filtryzer B3-0.8A	49	0.8	163	61	404	PMMA	Toray

PMMA：聚甲基甲丙烯酸盐。

温器，尽管增加了回路体积。适合于儿科使用的血液透析器列于表 37.3。测定超滤体积或自动称重控制超滤来避免液体交换错误，上述效果在小儿无尿患者中应用数天会很明显。

表 37.2 用于腹膜外肾脏替代治疗导管

患者体重	导管大小	通路位置
新生儿	UVC-5.0F	脐
	UVC-3.5，5.0F	脐
	或 5.0 F 单腔	股静脉
	或 6.5，7.0 F 双腔	股静脉
3~15kg	6.5，7.0 F 双腔	股/锁骨下静脉
16~30kg	7.0，9.0 F 双腔	股/颈内静脉/锁骨下静脉
>30kg	9.0，11.5F 双腔	股/颈内静脉/锁骨下静脉

UVC：脐静脉导管；UAC：脐动脉导管；F：规格。

表 37.3 适宜儿科用的滤血器

滤血器	启动体积（ml）	表面积（m²）	超滤率（ml/min，$Q_B=100$）	膜	厂商
Minifilter Plus	15	0.07	1~8	Polysulfone	Baxter
Renalflo II HF400，700	28，53	0.3，0.7	20~35，35~45	Polysulfone	Minntech
PRISMA M60，M100，set	93，152	0.6，0.9	38，44	AN69	Gambro
Prismaflex HF20	60	0.2		PAES	Gambro

AN69：acrylonitrile and sodium methallyl sulfonate（丙烯腈和甲代烯丙基磺酸钠）；PAES：polyacrylethersulfone.

现在市面的仪器 Gambro Prismaflex（GambroLundia AB，Lund，Sweden）、Braun Diapact（B. Braun Medical，

Bethlehem，PA）和 NxStage（NxStage Medical Inc.，Law-rence，MA）一直应用于儿科患者，尽管 NxStage 未推荐适用于小血流范围的小儿患者。多项研究证明了 CRRT 可在危重婴儿和儿童中成功应用。可能没有交换液体（低持续超滤 slow continuous ultrafiltration，SCUF）时婴儿和小儿的超滤低至 5～30ml/h，或有交换液（C-HF）时高至 100～600ml/h，较大儿童能够忍受超滤并且交换率接近成人。现有商业上的含碳酸氢钠透析液或交换液（PrismaSol，PrismaSATE，［Gambro Lundia AB，Lund，Sweden］，Accu-sol，［Baxter Healthcare，Deerfield，IL］，Pureflow（NxStage Medical，Inc.，Lawrence，MA），Normocarb（Dialysis Solut-ionsInc.，Whitby，ON），or Hemosol BO［Gambro Lundia AB，Lund，Sweden］）是最安全的，充分认识到了地方医院药房某些试剂的应用错误，由于现在可以获得标准溶液所以完全没有必要再进行配置。已有报道称可用肝素和枸橼酸盐成功回路抗凝。尽管枸橼酸盐输入率会随回路血流速率同步增减（回路血流速率在婴儿和小儿中相对较高），但是在延长治疗中仍然会引起枸橼酸盐累积，进而导致"枸橼酸阀"，并且即使在有钙补充的情况下，仍会有离子钙水平持续降低。联合固定浓度的含碳酸氢钠交换液和枸橼酸抗凝治疗几天后可能导致代谢性碱中毒。在系列报道中，婴儿＜5kg 更常用肝素抗凝。报道显示婴儿的系统肝素抗凝剂量应较成人更大，并且推荐通过激活凝集时间（activated clotting times，ACTs）监测系统。在儿科没有抗凝的回路寿命更短。

II. 慢性透析

A. **适应证**。最佳慢性肾衰竭治疗废除了一些以往初始透析的适应证。贫血、酸中毒、甲状旁腺功能亢进和生长延迟通常可以用药物治疗，因此肾脏学家必须精细掌握尿毒症适应证以辨别最佳透析时间，例如能量减少（活动量少）、恢复瞌睡、厌食（体重未按预期增加）和在学校注意力不集中/未能达到期望的治疗指标，仔细观察这些细节以便准确选择透析时机。针对 GFR 水平制定开始透析准则还没有达成一致的推荐。对于尿毒症及代谢紊乱症状包括高钾血症、高磷血症、营养不良状态、生长障碍等不能代偿的应开始肾脏替代治疗。慢性透析通常是为肾移植做准备的临时方法。

B. 选择慢性透析方式

1. 慢性腹膜透析是儿科患者经常选择的治疗方式。在儿童经腹膜透析溶液交换和成人一样有效。由于腹膜表面积和身体表面积相关，小儿较成人有相对较大的溶液交换表面积，这使腹膜透析成为有效的选择。腹膜透析平衡试验（peritoneal equilibration testing，PET）表明幼儿更可能归属高或高平均转运类，尽管这个观察可能是大表面积转运的结果而不是真正的腹膜特点，但是可以在 $1000 \sim 1100ml/m^2$ 容积填充校正。青少年和十一二岁的 PET 的结果更典型。增高葡萄糖吸收将会使透析液和血浆达到相对较快的渗透平衡，限制了长时超滤。正是这个原因，自动腹膜透析的短时方式已经在儿童患者应用非常普遍，它可以适应儿童和青少年高平均腹膜转运以及改善较大儿童的吸附治疗。

    腹膜透析作为长期透析选择还有许多优点。它技术简单且避免了建立长期血管通路（建立血管通路在婴儿和小儿童尤其困难）。腹膜透析对血压和容积状态的控制较血液透析更好。在医院和透析室花费的时间更少、更多时间可以在学校并从事年龄段相应活动。当他们进行腹膜透析时，父母可以感到自己能更好更全面地照顾孩子。

    a. **腹膜透析的缺陷。** 曾行过腹部手术可能导致腹内粘连导致腹膜透析不可行，尤其在修复复杂的泌尿生殖异常时，这也经常是儿童终末期肾病的一个原因。没有明确证据证实粘连时要限制腹膜透析治疗，因此此种情况仍有必要进行尝试应用腹膜透析治疗。脑室腹膜分流是腹膜透析的一个相对禁忌证；然而多中心数据显示即使腹膜炎也可以进行透析治疗，不会增加上行感染（Dolan，2013）。尽管由于尿液增加原位感染和腹膜炎的风险，但输尿管造口术、肾盂造口术、回肠祥造口术后并不是腹膜透析的绝对禁忌证。

    b. **腹膜透析患者的移植。** 腹膜透析一直持续到肾移植并没有增加感染风险。腹膜透析导管通常在活体供肾移植时（假如移植后立即有功能）去除，但有时如果进行尸肾移植导管则留在原位。移植肾功能稳定后则选择性去除导管；延迟导管去除与移植后的干腹腹膜炎有关。

c. 腹膜透析并发症。儿科腹膜透析并发症包括那些在成人已经叙述的并发症（见第28章、第29章）。腹膜透析对儿童和家庭提出了严峻问题。数月或数年的透析生活可能导致"易怒"或照顾者疲劳，这加重了潜在的家庭冲突，非依从性治疗变得普遍，尤其是青少年。腹膜透析管可能对身体形象有不良影响。儿童较成人有更高的腹膜炎几率，这使治疗进一步复杂化。去除鼻金黄色葡萄球菌携带使成人切口感染和腹膜炎发生降低；对儿童的研究没有发现其益处。先天性膈缺陷导致胸膜和腹膜空间相通。一些患者改用空期自动腹膜透析（automated peritoneal dialysis，APD）后可连续腹膜透析。一些儿童由于从透析液中吸收葡萄糖过多会变肥胖，这不但影响了血脂代谢、增加心血管疾病还严重影响身体形象。一些患者存在长期低铝血症，尤其对那些长期反复腹膜透析者。这对身高和肥胖的长期影响结果尚是未知的。

C. 急慢性腹膜透析装置

1. 有适合小儿长期非卧床腹膜透析和自动（循环控制装置）腹膜透析的各种袋装含乳酸盐的腹膜透析液。用1.25mmol/L还是1.75mmol/L钙浓度的透析液需要根据钙平衡以及磷结合剂的类型和剂量而定。所需标准葡萄糖浓度（1.5%、2.5%和4.25%）根据超滤需要而定。儿童增高的葡萄糖吸收临时为超滤保证了葡萄糖浓度，尽管在这种情况下通常用短时透析。尽管对婴儿和幼儿仍然大部分依赖于胃管喂养，但儿童时期仍能耐受含氨基酸腹膜透析液。含艾考糊精（icodextrin）透析液一般用于长时间持续透析的儿童来限制腹膜葡萄糖的暴露。已经证明 PH 中性的纯碳酸氢钠或碳酸氢钠/乳酸盐混合液在儿童应用是安全的，并具有可提供完整腹膜透析膜的优点。长期应用含酸新透析液以及它对营养状态的长期影响仍然不清楚，这需要在腹膜透析患者长期治疗过程中注意发现总结。

2. 新生儿和儿科各种形态大小的腹膜透析管可以在成人管路中挑选，包括 Tenckhoff（弯曲的和直的）、swanneck 和 Toronto- Western，它们通常有 1 或 2 个涤纶套。儿童最常放的是一个涤纶套且弯曲的 Tenckhoff 管，它有一个直通道和一个侧出口。北美儿科肾移植合作研究数据显示双囊导管及其下部出口可减少腹膜炎发生率。

a. 植入。儿科患者长期导管几乎都是全麻下手术植入。有经验的外科医生用腹腔镜放置也是可行、安全的。腹腔镜技术允许外科医生看到导管放置的最佳位置，并且它最大限度地减少切口的尺寸和愈合时间。以下是几个重要技术点：

①应用荷包缝合使线沿导管密封腹膜（防止泄露），缝线也可以固定涤纶套。出口位置应当对着尾部，这样可以利于引流且使切口感染风险最小化，如图 37.1 所示。

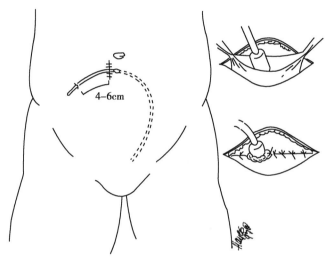

图 37.1　儿童腹膜透析导管植入方法。用 Pursestring 线缝合包括导管涤纶套。第二次缝合（未显示）如正文中描述的缝合腹直肌后鞘

②用第二根缝合线缝合腹直肌后鞘开口，并固定腹直肌后鞘于涤纶套的上部（防止泄露和移位；这在图 37.1 中未显示）。

③部分网膜切除（预防梗阻）。

④术中探查并闭合有关疝气缺损，尤其是未闭睾丸鞘膜。

⑤术中检测导管透析液体是否可以自由流入和流出。

应在使用导管之前 2 周使腹部切口愈合。在急性腹膜透析或慢性肾衰竭非预料性的急性恶化时，

导管可以立即使用，但有早期泄露的风险。少量交换体积和仰卧位行 APD 可能有助于避免透析液渗漏。

b. 急性"暂时"导管可如成人预先用透析液充满腹腔后植入（见第 23 章成人技术相关描述）。急性 PD 导管较长期导管僵硬，使肠管损伤风险增加。现已出现更新的、更柔韧的急性 PD 导管并有相关报道证实它们的泄露和感染率更低。大多数中心对急性腹膜透析进行外科手术植入长期 PD 导管，而非稳定患者在重症监护室床边置管。

3. APD 循环机为腹膜透析的年轻患者提供了更多方便，并且所有可用的循环机均可进行充分小体积交换，甚至可应用于婴儿当中。儿科循环机管道适合于多种循环机模式，管道中的死腔少，这有助于减少非充分性透析，对体积较小的透析患者（容量 <200ml）这是一个需要考虑的重要因素。

D. 长期腹膜透析处方

1. **长期非卧床腹膜透析**（continuous ambulatory peritoneal dialysis，CAPD）。儿科 CAPD 的技术类似于成人。根据患者的舒适度补充体积，导管出口处切口完全愈合后没有不适或泄露，大多数儿童能够耐受 40 ～ 50ml/kg 或 800 ～ 1000ml/m^2，这需要评估腹膜内压力。最佳葡萄糖浓度依赖于超滤需要（液体摄入减去尿排出和非显性丢失）。

a. 在儿童一直用如 Kt/V-尿和肌酐清除率做 CAPD 动态模拟，然而对于充分清除并没有定义具体数据。NKF KDOQI（2006 年更新）推荐儿童充分 CAPD 为每周的 Kt/V-尿为 1.8。如果残留肾功能可促进清除，应当规律检测。收集流出的透析液和残留尿量（在有正常膀胱功能的患者）以保证得到靶清除体积和肾功能损失没有影响治疗充分性。不能收集尿液的患者应当被认为没有残余 GFR 以避免掩盖透析不足。许多患者需要每天交换四次才能够得到所需清除率和超滤，有些甚至需要更多。所以透析任务变得更繁重并影响了家庭活动，且增加了不依从性和错误透析的风险。

2. **APD**。很适合儿童长期腹膜透析，它可提供充分的溶液交换但腹膜炎风险较高。按溶质清除或液体去除的需要，APD 可以非白天（夜间间断透析，nightly inter-mittent peritoneal dialysis，NIPD）、白天（连续循环腹膜透析，continuous cycling peritoneal dialysis，CCPD）或者白天和中午交替进行。推荐无残余肾功能的患者进行白天透析以提高中等分子清除率。NIPD 可能会改善营养吸收并减少疝气的风险，但可能仅在高或者高平均 PET 转运患者或者有残余肾功能患者清除比较充分。白天 CCPD 可缩短夜间治疗（在较大儿童更需要）或对低和低平均转运者提高清除率。然而如果进行全天 CCPD，高转运者通常吸收大部分长期透析液。起始计划根据 PET 测得的转运特点来定，如典型方案每晚进行 4 到 8 次交换透析，每次 45 分钟到 2小时。

    a. 动态模拟。尽管应用 CCPD 和 NIPD 治疗的儿童一直进行腹膜透析分布动态模拟，但是确定充分清除的结果数据尚未有。目标清除率（腹膜和肾）与 CAPD 的相同，即每周 Kt/V-尿为 1.8。收集透析液和尿液评价在既定计划中的实际分布透析剂量。无论计划是否改动都应重复收集，并规律评价残余肾功能和腹膜转运功能的变化。实际上，PET 确定的高或高平均通透性腹膜透析的小儿几乎总是能够超过这些数值完成，尤其有残余肾功能时。低平均通透性腹膜且无残余肾功能的大儿童经常需要一次中间交换以达到清除率。

3. **潮式透析**。被应用于儿童，对处于 Kt/V 边缘值需要改变透析方式的儿童它能够提高清除率。排流末有腹痛患者，如果应用潮式透析会在腹部留有液体可能会感到舒适。潮式透析不推荐应用于婴儿，因为腹部出现过度充盈时可导致呼吸抑制，此时婴儿不能及时反应通知医护工作者。

E. **长期血液透析**。对不能提供可靠护理的患者和家庭来说，长期血液透析是恰当的选择。而且，没有繁琐的透析处方，大量低通透性腹膜使得青少年不能在腹膜透析中获得充分的清除率，因此这些青少年比较适合血液透析。由于血液透析治疗使儿童不能进行日常活动（学习和玩耍），血液透析单位必须在透析治疗过程中提供细致的护理、指导、游戏治疗、年龄相宜的玩具和专业物理治疗。

1. 血液透析设备

a. 血管通路

血管通路仍然是限制小儿血液透析成功的主要因素。在小儿血管内放置并保持永久性通路需要富有经验的专门外科医师和放射科医师共同进行。血管插管也应由富有经验的介入放射科医师或外科医师进行放置。由于终生需要肾脏替代治疗,永久性通路的保守治疗非常关键。多年血液透析治疗后(未行肾移植术期间)一些青少年可能离开透析单位,因此必须确保他们尚有可建立长期血管通路的血管。

(1) **导管**(表 37.2)。现在长度上从 7F 到 14F 的双腔血液透析导管均适用于小儿至较大的青少年。暂时性和永久性导管也均可以应用,颈内静脉插管需要用较大型号的导管也是可以做到的。但应当用放射线定位导管尖端至于上腔静脉和右心房交界处。

在小的婴儿和新生儿中,单腔导管可能更适用于其血管大小。在新生儿,如果脐血管仍明显,单腔导管可以通过脐血管插入腔静脉。大部分导管能够留置几周。

(2) **瘘管和移植物**。对较大儿童,在非优势前臂的桡动脉和头静脉之间进行端-侧吻合术建立动静脉瘘是一种普遍的血管通路模型。当血管太小不能建立流量达标的瘘时,聚四氟乙烯(Gore Tex or Impra)移植物能够植入远端动静脉之间。由于感觉缺失,有脊髓脊膜膨出的儿童可能更适合放置在大腿部。移植物置于低位远端在透析治疗期间不妨碍儿童游戏和进行学校功课,但是有腿部水肿和肥大的风险。

(3) **血流**。满意的血流率是针对一台选定透析仪达标尿清除率而言的。对一个晚期尿毒症患者,初始为 3ml/(min·kg) 的尿清除率应谨慎,避免出现失衡综合征。较高的尿清除率通常在最初几次治疗后能够耐受。小儿血管相比成人有更高的静脉阻力,这是限制血流的最终因素,小儿血流速范围一般在 50~150ml/min,较大的儿童在 200~350ml/min。由于限制了动脉流入,小导管经常限制血流在 25 ~ 100ml/min。

b. **透析仪**。适合于小儿患者透析仪的限制列表见表 37.1。

c. **血管**。适当大小的血管可以控制回路的容积。如果全部的腹膜外回路容积超过患者的血液容积的 10% (>8ml/kg)，通常给予温血（或白蛋白）以保证血动力学稳定性。在这个集成血液透析机时代，小体积的血液管路更难找到。如果使用小体积管路，正确测量对选定血泵很重要。新生儿血管和现有的大多数体积透析机器都不能相容。

d. **透析液**。碳酸氢钠透析液是儿科血液透析的标准透析液，它提供了更好的血流动力学稳定性以及透析中较少出现不适症状。但肌肉量较小的患者不能快速代谢大量醋酸负荷。

e. **透析机**。透析机能够提供容量超滤控制。即使是小的超滤量错误（几百毫升）也可能会导致症状性低血压或慢性容量负荷。血流量必须控制在 30 ~ 300ml/min 范围内，并且以不同的尺寸线进行血液泵内准确校准。

2. **血液透析计划**。为避免失衡综合征且达标尿清除率 3ml/(min · kg)，小儿患者的透析方案更应该谨慎。可以从选定的透析仪规格和通过患者通路得到的血流计算得出。如果患者尿毒症很重，早期治疗即便疗效很慢也要按程序进行，重复短期治疗通常适用于初始血液透析 BUN 显著升高时。制定一个稳定、长期的透析计划，可使有效的尿素清除率被更好地耐受，液体去除不当通常是出现透析不适症状的原因。经过训练和分散注意力，大多数儿童能够耐受长约 2 ~ 4 小时的血液透析。

a. **抗凝**。婴儿和儿童应用肝素抗凝的方法和成人相似。当 ACT 延长至人群基线值的 150% 时较少出现凝血。用"低剂量"肝素方法延长凝血时间至人群基线值的 125%。初始给药剂量通常为 10 ~ 20U/kg，对体重 <15kg 的婴儿和儿童需要应用更高的剂量。初始（最初 20 ~ 30 分钟）维持肝素输入率可以设在 0.3 ~ 0.5U/(kg · min)，根据 ACT 变化进一步调整。低分子量肝素通常用于接受长期血液透析的儿童。肝素诱导的血小板减少可发生于儿童，应用达

那肝素、水蛭素和阿加曲班抗凝也是可以的，尽管公开报道很少。

在较大儿童，无肝素透析能够顺利完成。不同透析仪膜类型之间没有针对血栓形成进行系统比较。较小的儿童可能易发生血栓凝结，因为相对于透析仪所需的血流率他们的血流率通常是低的。间歇性用盐冲洗透析回路会使小儿液体过多，除非同时进行超滤去除过多液体。

b. 血液透析动态模型。血液透析正式的三点尿素动态模型已经在儿童中应用，其数据不仅对透析间期饮食蛋白摄入有指导作用（作为尿素生成率功能），而且对透析治疗效率的评估也很有用。推荐儿童饮食蛋白摄入量较成人的高，摄入不足对生长和神经发育的长期影响引起人们关注。动态模型的技术方面在第 3 章已经讨论过，在儿童中的应用与之相似。血液样本的低流速技术对血液取样的准确测量很重要，低流时间用从针头到取样点的血管容积来判断。儿科血管低流率（60ml/min）17 秒钟能够充分清除，我们预计婴儿血管在低流率20ml/min 下需要 12 秒钟。儿科透析更依赖于导管，这使人们注意到再次循环将降低治疗的有效性。

c. 血液透析充分性。当小儿患者接受充分清除（即相对高的 K/V）时，由于透析后尿素可从细胞内间隙或相对低灌注组织中出来形成重平衡，可使尿素反弹。因此，单池模型会高估透析剂量和尿素生成率。NKF KDOQI 2006 推荐成人单池最小分布透析剂量为 Kt/V = 1.2。它推荐包括儿童应用单池 Kt/V 来指导治疗，而不是增加较小儿科患者的最小剂量。spKt/V 最小值 1.4～1.5 似乎适合儿童，并且在实际操作中很容易达到。欧洲最佳实践指导原则（European Best Practice Guidelines）推荐应用平衡 Kt/V 值，并且它能从单池 Kt/V 值中得到以及用第 3 章 Tattersall 方程式可计算出透析率。而另一种方法是从透析后 15 分钟的样本来推断（Goldstein et al.，1999）。无论 spKt/V 还是平衡 Kt/V 用来作为靶剂量，当治疗这个脆弱群体时比较明智的做法是避免进行更多的治疗。儿童表面面积与总身体水比值较高，且血液透析剂量的体表面积替代刻度较高，因此需要更高剂量的 Kt/V（Daugirdas，2010）。残余肾功能可显著影响血液透析处方，尤其是很小的患者。当 GFR 下降时，需要定期检查以确保全部治疗的充分性。如果患者不能进行尿液收集，应当认为他们没有残余 GFR 以避免掩盖透析不足。

d. 并发症

(1) **失平衡和癫痫发作**。婴儿和小儿发生癫痫发作作为失平衡症状的表现较成人更常见。正是这个原因，通常限制最初几次治疗的血流率和时间长度。初始治疗选用大小合适的透析仪提供 3ml/（min·kg）的尿素清除率可以避免过快地去除尿素，但血流经常被透析通路的管径所限制。也有其他方法可防止失衡综合征发生，包括保持透析液钠离子水平等于或稍高于血浆水平、在进行血液透析时预防性输入甘露醇（0.5~1.0g/kg）。

(2) **低血压**。透析中低血压和脱水（＞体重 5%）引起的痛性痉挛很普遍，然而透析间期增重主要见于无尿且大量液体饮食的儿童和依从性差的青少年，这易导致透析间期持续高血压。由于正常情况下儿童血压较成人低并且正常至低血压的范围较窄，必须密切监测透析去除的溶液体积。婴儿和年龄较小的儿童易出现无先兆的急剧血压下降，并且儿童无表达痛苦的能力。单独超滤或低透析液温度可使液体去除更耐受。如果存在低蛋白血症，静脉输注白蛋白（0.5~1.5g/kg）将增加肿胀压力并可进行超滤。反复透析可能是安全去除液体的唯一办法，为控制血压和液体容量，许多儿童需要每周 4 或 5 次透析治疗。

(3) **单独超滤伴随的低体温**。如果加温的透析液没有被循环，那么腹膜外血液回路将起到辐射器的作用，使血液和儿童温度降低。在整个透析过程中应当监测体温，尤其在单独超滤时。

Ⅲ. 护理儿科 ESKD 患者

A. **营养**。全面营养治疗对 ESKD 儿童的生长和发育很重要。对儿科透析患者推荐的能量摄入取决于他们的年龄并应当和无尿毒症对应者的能量需求（estimated energy requirement，EER）一样。对于婴儿，能量 EER 约 100kcal/(kg·d)。这种高摄入可能需要管饲法喂养补充，以避免营养不良和生长障碍。在较大的儿童，肥胖已成为一个更大的关注问题，并对移植后产生不利影响，因此，在这个年龄段的营养显著不同于婴幼儿。

儿童蛋白需求取决于年龄并较成人多。儿科血液透析患者推荐的饮食蛋白摄入（daily recommended intake，DRI）量应与非尿毒症患者一样，需要增加可能从透析中丢失的氨基酸和蛋白质的量。现已经有一些经口服或胃管尽早补充营养的相关研究。但应用含氨基酸的腹膜透析液经验尚有限，尽管已经应用到一些患者的治疗中达 1 年之久。

儿童长期腹膜透析或血液透析中补充水溶性维生素在实践中已是常规应用。不应当补充脂溶性维生素，因为维生素 A 代谢清除受损，有维生素 A 过多症的风险，必须选择适宜的不含维生素 A 的复合维生素透析液。

很难对长期透析的儿童强行限制液体、钠、磷和钾的摄入，而用腹膜透析治疗时，这些限制可能没有必要。青少年需要钾和磷结合剂，有些接受有效透析的婴儿也需要补充。对血液透析患者，这些限制取决于残余尿量，但仍需要个体饮食指导以获得严格的液体、钠和钾摄入。婴儿患者给我们一个特别挑战：一个行血液透析的无尿婴儿每日液体摄入量应当限制在 $400 \sim 500 \text{ml/m}^2$，并且治疗应当集中同时适当补充以达到营养目标。然而，多尿婴儿需要补充液体和钠以维持体积状态并维持身体生长。

为成人设计的肠内喂养补充应谨慎应用于幼儿。幸运的是低磷低钾的婴儿配方的乳清已经出现了，但过敏或不耐受乳清的婴幼儿向我们提出了新的挑战。口腔过敏和食物回避在婴幼儿中常见，精心定时的固体食物的引入与语言治疗通常是有效的。

B. **高血压**。由于高血压能够促进长期肾衰竭儿童发生心血管疾病，因此研究者们特别关注高血压的控制。注意维持正常体积状态和年龄相适的血压。行腹膜透析的儿童高血压通常是在家选择透析液的葡萄糖浓度不正确加上过多的钠和液体摄入所致，可通过饮食控制、父母教育和密切监测血压和体重来治疗。血液透析患者的高血压是透析中液体去除不充分和对钠和液体限制未达标的结果。增加透析时间但高血压仍高的患者，可能通过低温透析和单独超滤更耐受液体排除。对患者和家庭来说饮食疗法和心理咨询是明智的，以防反复的非依从性治疗，这可能在长期疾病治疗过程中执行起来比较困难。如果修改透析计划仍不能控制血压，建议使用抗高血压药物治疗。成人的抗高血压制剂均已经成功用于儿科透析患者，剂量应随着与年龄相应的目标血压进行调整，并经常重新评定。

C. **贫血**。行血液透析儿童较成人更易发生贫血，并在透析初始即出现低血红蛋白。儿童对促红细胞生成素反应较好，它的适应证、治疗方法和潜在并发症在儿童和成人相仿。年龄较小的儿童每公斤剂量经常较成人高（150~300U/（kg·w））。铁缺乏和反复腹膜炎影响促红细胞生成素药效。它不能自行家庭注射，因此有时应用比较困难。经静脉或口服补充铁在儿科 ESKD 患者通常非常必要。较小的儿科患者血液透析回路中血液丢失是铁缺乏的一个重要原因，尤其当多于每周 3 次治疗时。偶尔用于成人的雄激素治疗在青春期前的儿童禁止应用，因为它可导致骨骺过早闭合。

D. **生长**。现已开展尚未有 CAPD 或 APD 儿科患者生长的纵向研究。比较 CAPD 或 APD 和血液透析患者生长的初始数据似乎支持腹膜透析治疗，然而，尚未开展权威的对照性研究。对行 CAPD 或 APD 的儿童，生长改善与继发性甲状旁腺功能亢进症的程度减轻有关。其他促进 CAPD 或 APD 儿童生长的因素主要是营养吸收的改善，但正如前面所述，过高于 EER 标准能量的吸收不会带来益处。

1. **重组人生长激素**（recombinant human growth hormone，**rhGH**）**治疗**。有证据表明 rhGH 治疗可增加接受长期透析治疗儿童的生长速度，尽管不如非透析 CKD 儿童有效。通常剂量为夜间皮下注射 $0.05mg/(kg·d)$ 或每周 $30IU/m^2$，但也有其他剂量和方法。应用 rhGH 可能引起股骨头骨骺松脱和代谢性骨病的恶化，所以在初始治疗前就应当注意控制继发性甲状旁腺功能亢进。肾移植时需要停止生长激素治疗，并且进行异体移植后的生长评估。移植后停用糖皮质激素或使用最小量可以促进移植成功。

2. **酸中毒**。ESKD 儿童患者发生代谢性酸中毒很普遍，且相比腹膜透析发生于血液透析患者身上更棘手。长期酸中毒可通过生长激素/胰岛素样生长因子-1 内分泌轴影响骨矿物化和生长，并促发分解代谢。口服碳酸氢钠或枸橼酸钠治疗可使一些儿科患者受益，或者用更高浓度的碳酸氢钠透析液维持血清碳酸氢钠浓度 ≥ 22mmol/L。

3. **肾性骨营养不良**。透析治疗的儿科患者肾性骨营养不良大部分能够通过密切关注血清钙、磷、碳酸氢盐、全段甲状旁腺激素和碱性磷酸酶水平来改善。骨化三醇和活性维生素 D 可以用来治疗甲状旁腺功能亢进和相关骨病。也有一系列关于儿童应用西那卡赛特的小数据报道，但仍没有相关指南指导儿童用药的剂量和预后。血清碱性磷酸酶水平随年龄变化，应当通过饮食或口服磷结合剂控制高磷血症调整至年龄相应的血清磷水平。由于需要高蛋白饮食，磷的摄入应达标或低于 DRI，高磷血症或甲状旁腺功能亢进的患者限制更加严格。碳酸钙和醋酸钙已经长期作为磷结合剂应用，但对于婴幼儿和青少年，应用司维拉姆也是不错的选择。钙过量和早期心脏钙化在 ESKD 青少年和年轻成人患者中已经有了更多的风险意识。司维拉姆有粉末状的，这便于在婴幼儿应用中计量。由于铝的骨和神经毒性，应当避免在长期肾衰竭婴儿和儿童中使用含铝的磷结合剂。至今还没有长期数据证实儿童使用镧制剂的安全性。

参考文献与推荐阅读

Ashkenazi DJ, et al. Continuous renal replacement therapy in children ≤10 kg: a report from the prospective pediatric continuous renal replacement therapy registry. *J Pediatr.* 2013;162:587–592.

Canepa A, et al. Use of new peritoneal dialysis solutions in children. *Kidney Int.* 2008;73:S137–S144.

Daugirdas JT, et al. Dose of dialysis based on body surface area is markedly less in younger children than in older adolescents. *Clin J Am Soc Nephrol.* 2010;5:821–827.

Dolan NM, et al. Ventriculoperitoneal shunts in children on peritoneal dialysis: a survey of the International Pediatric Peritoneal Dialysis Network. *Pediatr Nephrol.* 2013;28:315–319.

Fischbach M, Warady, B. Peritoneal dialysis prescription in children: bedside principles for optimal practice. *Pediatr Nephrol.* 2009;24:1633–1642.

Furth SL, et al. Peritoneal dialysis catheter infections and peritonitis in children: a report of the North American Pediatric Renal Transplant Cooperative Study. *Pediatr Nephrol.* 2000;15:179–182.

Goldstein SL, et al. Evaluation and prediction of urea rebound and equilibrated *Kt/V* in the pediatric hemodialysis population. *Am J Kidney Dis.* 1999;34:49–54.

Goldstein SL, et al. Quality of life for children with chronic kidney disease. *Semin Nephrol.* 2006;26:114–117.

Gorman G, et al. Clinical outcomes and dialysis adequacy in adolescent hemodialysis patients. *Am J Kidney Dis.* 2006;47:285–293.

Hackbarth RM, et al. Zero balance ultrafiltration (Z-BUF) in blood-primed CRRT circuits achieves electrolyte and acid-base homeostasis prior to patient connection. *Pediatr Nephrol.* 2005;20:1328–1333.

Kidney Disease Improving Global Outcomes. Clinical practice guildeline for chronic kidney disease-mineral and bone disorder (CKD-MBD). *Kidney Int.* 2009;76(suppl 113):S1–S130.

Kidney Disease Improving Global Outcomes. Clinical practice guildeline for acute kidney injury. *Kidney Int.* 2012;2(suppl 1):1–138.

Kramer AM, et al. Demographics of blood pressure and hypertension in children on renal replacement therapy in Europe. *Kidney Int.* 2011;80:1092–1098.

Mendley SR. Acute dialysis in children. In: Henrich WL, ed. *Principles and Practice of Dialysis*, 4th ed. Philadelphia, PA: Lippincott Williams & Wilkins; 2009:641–652.

Monagle P, et al. Antithrombotic therapy in children: the Seventh ACCP Conference on antithrombotic and thrombolytic therapy. *Chest.* 2004;126(suppl 3):645S–687S.

National Kidney Foundation. KDOQI clinical practice guidelines for hemodialysis adequacy, update 2006. Guideline 8. Pediatric hemodialysis prescription and adequacy. *Am J Kidney Dis.* 2006;48(suppl 1):S45–S47.

National Kidney Foundation. KDOQI clinical practice guidelines for peritoneal dialysis adequacy, update 2006. Guideline 6. Pediatric peritoneal dialysis. *Am J Kidney Dis.* 2006;48(suppl 1):S127–S129.

Rees L, et al. Growth in very young children undergoing chronic peritoneal dialysis. *J Am Soc Nephrol.* 2011;22:2303–2312.

Schaefer F, et al. Peritoneal transport properties and dialysis dose affect growth and nutritional status in children on chronic peritoneal dialysis. Mid-European Pediatric PD Study Group. *J Am Soc Nephrol.* 1999;10:1786–1792.

Shmitt CP, et al. Effect of the dialysis fluid buffer on peritoneal membrane function in children. *Clin J Am Soc Nephrol.* 2013;8:108–115.

Smye SW, et al. Paediatric haemodialysis: estimation of treatment efficiency in the presence of urea rebound. *Clin Phys Physiol Meas.* 1992;13:51–62.

Sutherland SM, et al. Fluid overload and mortality in children receiving continuous renal replacement therapy: the prospective pediatric continuous renal replacement therapy registry. *Am J Kidney Dis.* 2010;55:316–325.

Symons JM, et al. Continuous renal replacement therapy with an automated monitor is superior to a free-flow system during extracorporeal life support. *Pediatr Crit Care Med.* 2013;14:e404–e408.

Warady B, et al. *Pediatric Dialysis*. Dordrecht: Kluwer Academic; 2004.

Warady BA, et al. Consensus guidelines for the prevention and treatment of catheter-related infections and peritonitis in pediatric patients receiving peritoneal dialysis: 2012 update. *Perit Dial Int.* 2012;32(suppl 2):S32–S86.

参考网页

North American Pediatric Renal Trials and Collaborative Studies Annual Dialysis: https://web.emmes.com/study/ped/annlrept/annualrept2011.pdf.

Pediatric Continuous Renal Replacement Therapy website: http://www.pcrrt.com/.

第 38 章　心血管疾病

Daniel E. Weiner and Mark J. Sarnak
熊瑞芳　译，王世相　校

终末期肾病（end stage kidney disease，ESKD）的患者心血管疾病（cardiovascular disease，CVD）的死亡率是正常人的 10～30 倍。也就是说一位 30 岁的透析患者，其因 CVD 死亡的风险与一位 80 岁的普通老人相近。这种风险的增加似乎反映了 CVD 的高度流行，增加了糖尿病、高血压、左室肥大的发病率及危害性。这也同时增加了一些非传统危险因素如慢性容量负荷、高磷血症、贫血、氧化应激和尿毒症毒素引起的其他并发症（表 38.1）。在这一章里我们将就其流行病学、传统和非传统 CVD 的高危因素、缺血性心肌病、心力衰竭、心脏低灌注、血管疾病、心律失常进行讨论。

I. 传统危险因素
   A. **血压**。透析患者的血压控制目标值、最佳血压以及血压控制的方案目前仍没有明确的定义，此内容在第 33 章有详细讲述。
   B. **糖尿病**。进行透析的糖尿病患者会有更高的急性冠脉综合征的发病风险，其冠脉介入治疗的结果要比不需进行透析的糖尿病患者结果差。另外这也增加了心衰的患病率。尽管血糖控制的目标值现在仍不明确，但是透析患者的血糖（通过糖化血红蛋白来评估）控制不佳与患者死亡率的增加有关。大量的数据表明 A1C 值为 8% 是较为健康的透析患者心血管风险降低的临界值（Ricks，2012）。对于并存症较多的患者，这一值可以稍微宽松。见第 32 章。
   C. **吸烟**。粗略估计，吸烟与 CKD 早期患者病情进展有关，并且影响透析患者的残余肾功能。吸烟与各种致透析患

表 38.1　心血管疾病的传统及非传统因素

传统因素	非传统因素
老年人	细胞外液容量超负荷
男性	钙磷代谢异常
高血压	维生素 D 缺乏
糖尿病	贫血
吸烟	氧化应激
血脂异常	炎症
左心室肥大	高半胱氨酸
内向	营养不良
更年期	蛋白尿
家族史	血栓形成因素
	睡眠障碍
	NO/内皮素平衡改变
	海蟾蜍毒素
	尿毒症

者死亡的原因 CVD 相关。USRD 数据表明戒烟的人和终生未吸过烟的人有相同的患病率，这为我们提供了一个戒烟的好处和一种直接干预的措施。

D. **血脂障碍**

1. **胆固醇**。血脂异常在各阶段肾功能的患者中都很常见，包括血液透析及腹膜透析的患者。在透析患者中，甘油三酯和低密度脂蛋白（low-density lipoprotein，LDL）胆固醇偏高是非常常见的，血糖浓度较高的患者更倾向于出现脂质动脉粥样硬化。在透析患者，与一些慢性疾病相似，血中总脂质含量或 LDL 胆固醇含量与死亡率之间的关系呈 U 形曲线；胆固醇浓度增高的患者，动脉粥样硬化发病率也相应升高，但是水平过低的话提示有恶性营养不良，其风险也会增加（Kilpatrick，2007）。总胆固醇，尤其是高密度脂蛋白（high-density lipoprotein，HDL）胆固醇的降低，致动脉粥样硬化脂蛋白残留物和脂蛋白增加。

近 1/3 的透析患者有高甘油三酯血症 [> 200mg/dl (> 2.26mmol/L)],或偶尔达到 160mg/dl (6.8mmol/L) 或更高。潜在的原因是缺乏脂蛋白脂肪酶,使得含甘油三酯 (triglyceride,TG) 的极低密度脂蛋白 (very low-density lipoprotein,VLDL) 的降解减少,导致了动脉粥样硬化脂蛋白的高水平。LDL 高的患者同时 TG 也高,预示着肝脂肪酶的减少,这些缺陷能被 β-肾上腺素受体拮抗剂、高碳水化合物饮食、腹膜透析吸收糖、肝素的应用、心输出量的不足导致肝血流下降所放大。

2. **评估**。没有评估过的透析患者至少进行一次脂质水平的评估。这样可以确诊严重的高胆固醇及高甘油三酯血症 [例如,1000mg/dl (11.3mmol/L) 或者更高],这对于重点治疗及评估导致血脂增高的第二因素是很有帮助的 (Miller,2011)。血脂水平,尤其是甘油三酯水平最好是空腹时抽血测定,但大多数患者是在下午或晚上进行透析,且有关透析功效的数据有限,此时检测随机血脂是更可行的方案。

目前的 KDIGO 脂质指南和美国心脏协会指南指出,只有有限的数据支持剂量递增的降低血脂治疗方案,因此而倾向于触发性策略 (KDIGO 脂质工作组,2013)。也就是说,已经进行高效能他汀类治疗的患者,没有了监测血脂的指征。同样,对于目前没有接受他汀类治疗的透析患者,考虑到下面所给出的他汀类药物治疗 CVD 的有效率,并没有指征表明需要常规检测胆固醇水平。

3. **治疗**

a. **原则**。大多数血脂异常的患者需要药物治疗及生活方式的转变。对于大多数患者而言,一线治疗应当是饮食及生活方式的转变,包括适时地运动。尽管生活方式的改变对改变血脂水平的作用并不是很明确,但是这一方法似乎没有不妥,尤其考虑到其潜在的优点,如低风险性,与药物的药理学作用相联合时产生不好结果的可能性很小。

改变饮食方式最好是由一个具有控制肾脏疾病经验的营养师统一完善。这一点可以参考第 31 章的建议。脂肪提供 25% ~ 35% 的能量,其中 20% 是单不饱和脂肪酸、10% 为多不饱和脂肪酸和 < 7%

的饱和脂肪酸。在高甘油三酯血症患者中，需要轻微限制碳水化合物的摄入量和精制碳水化合物的使用。此外，不提倡摄入酒精。尽管在透析患者中营养不良的发病率很高，但通过限制热量的摄入来控制理想体重的患者只是少数，尤其是在接受腹膜透析的患者中。由于容量负荷带来的好处，钠的限制在腹膜透析患者中可以减少高渗葡萄糖的应用，这将减少葡萄糖的吸收率和高甘油三酯血症刺激物的产生（见第 29 章）。如果有可能，推荐进行身体锻炼和规律运动，这样可以降低心血管的风险，增强健康意识。

b. 他汀类药物。尽管透析患者有更大的 CVD 风险，且几大临床试验发现他汀类药物可降低 LDL-C 水平，但并没有证实他汀类药物治疗的确切好处。与之前的 KDIGO 指南相比，2013 KDIGO 关于慢性肾病的脂质治疗的临床实践指南表明，依赖透析的成年 CKD 患者不必在初始就应用他汀类或他汀类/依折麦布联合治疗。

对于已经接受他汀类治疗的透析患者，这些药物应该继续使用。这一结论是基于关于心脏及肾脏保护研究（the Study of Heart and Renal Protection，SHARP）的基础上得出的，这一研究涵盖的不仅有透析患者，还有超过 6000 名处于 CKD 分级 3b 和 4 级的患者和超过 2000 名进展性的需要透析及肾移植的患者。总的来说，基于对肾脏替代治疗中坚持使用辛伐他汀/依折麦布的患者，及在 SHARP 参与者中处于暂不需要进行透析治疗的患者的研究表明，他汀类/依折麦布的联合治疗对于降低心血管事件是有效的。很多患者在透析治疗的初始阶段就开始使用他汀类药物治疗，对于这类患者继续使用他汀类药物的治疗是有意义的。尽管并没有对未行他汀类药物治疗却发生急性心肌梗死（myocardial infarction，MI）的患者的研究，但是对于有相对良好预后的患者进行他汀类药物治疗也是有意义的。

对于 PD 患者并没有充分的研究，SHARP 纳入了 496 名 PD 患者，但是除了 SHARP 外，PD 患者并没有纳入临床试验研究。在 SHARP 中，与使用安慰剂的对象相比，降低血脂的治疗方案显示有效。相似的，通过美国肾脏数据系统对于透析的发病率及死亡率进行的得分匹配的分析，表明 PD 患者的降脂治疗与降低各种因素的风险和心血管死亡事件的发生是有联系的。

总之，根据现有数据，他汀类药物应继续应用于已经使用这类药物的患者，应当注意给药剂量以及药物之间的相互作用（表 38.2）。除此之外，对于没有进行过他汀类药物治疗的患者，基于作者自己的观点，他汀类药物适用于有长期预期生存率的患者（例如，即将进行移植的患者）或近期出现急性冠脉综合征的患者。基于少量关于有较高动脉粥样硬化风险的腹膜透析患者的研究表明，触发性治疗对于 PD 患者是有益的（Goldfarb-Rumyantzev，2007）。

表 38.2 根据 GFR 调整药物剂量

药物	透析时剂量调整	备注
他汀类药物[a]		
阿托伐他汀	无需	
氟伐他汀	↓ 至 50%	GFR < 30 时，剂量减半
洛伐他汀	↓ 至 50%	GFR < 30 时，剂量减半
普伐他汀	无需	GFR < 60 时推荐起始剂量为 10mg/d
瑞舒伐他汀	↓	GFR < 30 时最大剂量为 10mg/d；推荐起始剂量为 5mg/d
辛伐他汀	见备注	若 GFR < 10，起始剂量为 5mg/d，剂量超过 10mg/d 时需谨慎；可能与氨氯地平和其他钙离子拮抗剂有相互作用
胆酸结合剂		
考来烯胺	无需	不吸收
考来替泊	无需	不吸收
考来维仑	无需	不吸收

续表

药物	透析时 剂量调整	备注
贝特类[b]		
苯扎贝特	见备注	进展性 CKD 患者禁止联用贝特类和他汀类药物
环丙贝特	见备注	
氯贝丁酯	见备注	
非诺贝特	见备注	
吉非贝齐	见备注	
其他		
依折麦布	无需	无需
烟酸	↓至 50%	可能影响血糖控制，引起体位性低血压、高尿酸血症、面红；可能具有磷结合作用

[a] 透析患者使用他汀类药物时，与其他药物相互作用，包括钙调磷酸酶抑制剂、多种抗生素和钙通道阻滞剂。

[b] 根据药品说明书，所有贝特类药物在透析患者中禁用。一些短期研究显示透析患者使用贝特类药物是安全的，一项研究使用吉非贝齐 600mg B. i. d.，另一项研究使用非诺贝特 100mg q. d.，均未发现严重的副作用。FIELD 研究，共纳入 9795 例 2 型糖尿病患者，非诺贝特 200mg q. d.，与安慰剂比较，在 519 例 3 期 CKD 亚组中无不良事件发生。

他汀类药物在透析患者中应用大多是安全的，许多药物会通过肝细胞色素酶 P450 代谢的途径来增加他汀类药物的血药物浓度。这些药物包括钙调磷酸酶抑制剂、大环内酯类抗生素、吡咯类抗真菌剂、钙通道阻滞剂、贝特类，和烟酸，它们都会与辛伐他汀相互作用。应对每个患者进行潜在药物间相互作用的评估。他汀类药物可导致肌病，在 CKD 患者中肌病的风险可能会增加。这一作用在与贝特类共同使用时表现更加明显，因此在 CKD 患者中应当避免这种联合治疗。

c. 高甘油三酯血症的治疗。他汀类药物可以降低血甘油三酯水平，但作用不如贝特类及烟酸类药物。相反，胆汁结合树脂可以增高甘油三酯水平，现在没有数据支持贝特类及烟酸类可以提高透析患者的治疗水平，尤其是血甘油三酯轻度升高的患者［＜500mg/dl（＜5.7mmol/L）］，对于这些患者不以其作为一线治疗药物。基于这些少量数据，2013KDIGO指南指出"对于CKD和高甘油三酯血症的成年患者，纤维酸类药物并不能阻止胰腺炎的发生及降低心血管事件的风险"。目前没有较高甘油三酯［＞500mg/dl（＞5.7mmol/L）］水平的透析患者的治疗指南。因此，应当权衡高甘油三酯血症的风险及治疗方案所带来的益处和风险。根据数据显示，目前没有使用贝特类药物在治疗透析患者的剂量相关的指南，因为数据的安全性还没有在透析患者身上得到充分证明。少量数据表明贝特类药物是安全的，尽管对于透析患者剂量的增减需要特别谨慎（表38.2）。贝特类与他汀类药物是禁忌联用的。可用的贝特类药物包括吉非贝齐、苯扎贝特、环丙贝特、氯贝丁酯、非诺贝特。

d. **其他降脂药物。** 替代他汀类和贝特类的药物包括胆汁酸螯合剂（包括磷酸盐结合剂、司维拉姆）、烟酸和依折麦布。胆汁酸螯合剂可以干扰其他药物的吸收。胆汁酸螯合剂在甘油三酯（triglycerides，TG）＞400mg/dl（＞4.5mmol/L）时不应使用，并且在TG＞200mg/dl（＞2.3mmol/L）时，它们的使用是相对禁忌的，因为可能会增加患者的甘油三酯水平。透析患者的使用剂量不需要减少（表38.2）。司维拉姆对于降低总胆固醇和LDL胆固醇的药学机理是相似的，当同时需要降低血流磷水平时，司维拉姆是很好的选择。烟酸不能有效地降低LDL水平，但可非常有效的降低HDL胆固醇水平，也可降低血清甘油三酯的水平。但是，还没有数据支持烟酸能够改善心血管疾病或死亡结果。考虑到肾的排泄功能，对于ESKD患者使用烟酸时剂量应该减少约50%。烟酰胺作为潜在的磷结合剂一直被倡导，但数据不足以支持这一观点，对于潜在肝疾病患者或在使用高剂量时，其不良反应包括高血糖和肝毒性。法拉盛在长期使用或与阿司匹林联合使用时，其作用强度将被消减。当伴有严重高甘油三酯血症（>500mg/dl，或 5.8mmol/L）时，烟酸常作为一线用药来预防胰腺炎，或他汀类药物禁忌使用时。依折麦布可以抑制胆固醇的吸收，尽管在SHARP 中它与辛伐他汀的联合使用被证明是安全的，但仅有很少关于其对肾衰患者治疗有效的数据。

E. 左心室肥厚

1. **流行病学**。左心室肥厚（left ventricular hypertrophy，LVH）是非常普遍的，经常在需要肾替代治疗前就会表现出来，并且可能反映压力和容量超负荷（KDOQI CVD，2005）。超过 30% 的频繁血液透析网络研究的参与者，即一组整体来说比透析患者健康的人群，在对左心室肥厚进行研究（使用心脏磁共振成像）时，显示患病率为 50% ~75%。透析患者中的 LVH 是心血管事件和死亡的独立危险因素。

许多 LVH 表现为左心室向心性肥大，是由高血压、动脉粥样硬化、动脉狭窄导致。因不能有效清除钠盐及血容量而导致的贫血和容量超负荷可以促使离心性肥大。终末期会出现伴有收缩功能不全的扩张性心肌病，在透析患者中这些 LVH 终末期患者，血压通常比较低，在血压和死亡率之间形成 J 形或者 U 形曲线关系。

左心室肥厚最常使用超声心动图来诊断，它是一种廉价、无创、广泛应用的检查手段。心功能应在容量超负荷状态下进行评估，因为显著血容量不足和过多都会降低左心室收缩力。因此，在透析患者，在透析间期可使用二维超声心动图。三维超声心动图对于评估左心室（left ventricle，LV）的结构是很有用的，因为它避免了通过几何计算 LV 的形状，这一计算需要估计 LV 的质量和体积。心脏磁共振成像的日益普及可能会对 LV 结构提供最准确的评估。超声心动图被推荐用于透析患者，但还没有证据表明其可以改善临床结果。

2. **防治和处理**。一些数据表明，控制危险因素包括贫血和收缩压、严格管理血容量、治疗电解质与骨代谢异常、使用 ACE 抑制剂或血管紧张素受体阻滞剂治疗，可以使透析患者的左心室肥厚出现逆转。关于高流量动静脉瘘是否会因为适应不良而导致心脏重塑的数据并不充分，左心室肥厚的逆转可以降低心血管事件及死亡风险。回顾性分析表明，通过临床试验得以逆转的左心室肥厚患者会有相对较低的不良事件的发生率。因此，在透析群体中，左心室肥厚被当作确定研究对象的指标，并作为推断心血管事件和降低死亡风险的替代指标。

关于 RAAS 抑制剂，目前对于伴有 LVH 的透析患者的肾素-血管紧张素-醛固酮系统评估的最大成果是"福辛普利透析研究"，通过随机抽取 397 名血液透析患者并分别给予福辛普利与安慰剂，经过两年的研究结果显示其对心血管事件没有益处（Zannad，2006年）。也有试验显示对改善 LV 质量是有效的。关于使用重组人红细胞生成素的 CKD 患者的目标血红蛋白浓度的随机性试验显示，血红蛋白对左心室质量没有影响。频繁血液透析网络研究显示进行频繁透析的患者会表现出 LV 质量的改善。这一益处是否通过血压、血容量、磷，或其他因素的改进得以实现目前并不确定。

II. 非传统危险因素

如表 38.1 中列出的，深入讨论内容不在本手册范围内，我们在此只做一个简单的总结。容量控制见第 12 章、第 26 章和第 33 章。

A. **电解质和骨代谢**。电解质和骨代谢在第 36 章中有讨论。电解质和骨代谢紊乱可以通过不同的途径影响心脏系统（Lau&Ix，2013）。首先，通过上调 PTH 和降低 1，25-维生素 D 可以直接影响心肌，导致肥厚。第二，在高磷血症中，由于钙流进了骨骼缓冲系统，加上在尿毒素环境中，包括钙离子抑制物的丢失，联合促进血管钙化。第三，其他激素，包括 FGF23，可促使 LVH 的发生，也可以独立的或通过其他钙激活剂促使血管钙化。血管钙化发生在动脉中膜和内膜，对于透析患者中膜钙化更加明显。血管中膜钙化可使脉搏波传导速度增加，表明可以增加血管硬化，可以增加心脏后负荷导致 LVH。在收缩早期，由于血管硬化，收缩波可以返回到左心室内部，增加冠脉灌注。随着血管的硬化及收缩压的增高，在收缩晚期，收缩波过早的返回到腔内，导致冠脉血液减少与后负荷的增加，因为心脏需要抵抗上一收缩期所剩余的压力波。

血管钙化可以通过许多途径来诊断。平片也许很好，但不够灵敏；螺旋 CT 敏感且具体，但是价格太高，而且重复使用会存在射线辐射；超声既便宜又无创，经常用于颈动脉的检查，但是要求有一定技术水平的医生，而且精确度不高。因此，做什么检查需要根据临床需要来决定。迄今为止，仍然没有可靠的逆转血管钙化的手段，虽然一些研究表明，使用非含钙阻滞剂可以产生更佳的钙平衡。通过透析产生负磷平衡状态，也会减轻血管钙化的进展速度，对于血管钙化明显的患者一个可靠的治疗方案是限制含钙磷结合剂的应用。这在第 36 章已详细讲述。

B. **贫血**。贫血在 CKD 患者中比较常见，尤其在刚开始透析的时候，贫血和 LVH 的程度有重要的相关性。在一些研究中发现，较高血红蛋白浓度的患者会有较低的心血管事件发生率。通过使用重组促红细胞生成素来提高血红蛋白水平至正常范围可以增加心血管疾病的风险。贫血的治疗在第 34 章中有详细讨论。

C. **睡眠**。睡眠异常（将在第 40 章中讲述）在透析患者中非常普遍，并且它与冠状动脉疾病有关。睡眠呼吸暂停导致的夜间低氧血症与 CVD 事件的增加有关，并且可以作为一个可改变的危险因素。

D. **氧化应激和炎症**。在透析患者中，许多因素增加了氧化应激的发生率和炎症负担。这些因素包括透析导管的使用、潜在的疾病、感染、营养不良、抗感染和透析过程本身。这使得许多保护机制被削弱，包括血清中自由硫基化合物如谷光苷肽的减少。保留的废弃的动静脉造瘘或同种异体肾移植都可能是持续炎症刺激的来源。目前，为减少炎症和氧化应激所需的特殊治疗没有得到广泛应用，也没有大量的随机试验的支持。对透析患者进行抗氧化治疗的潜在优势的研究目前并不可观。

Ⅲ. 缺血性心脏病

A. **概述**。急性心肌梗死（myocardial infarction，MI）和急性冠脉综合征在 ESKD 患者群中很常见，也是预后不佳的一个因素。在台湾的一项研究中显示，对于透析患者发生急性冠脉综合征后，其一年内的死亡率为 30%。同时美国的研究显示，透析患者发生急性心肌梗死后的死亡率在住院患者中为 50%（Herzog，2007），一年的死亡率接近 60%。

其发病机理是动脉粥样硬化和血管硬化。动脉硬化即血管的僵硬及动脉弹性的降低，血管硬化可能引起左心室肥大，同时对氧气的需求增加改变了冠状动脉的灌注，引起心内膜缺血。小冠状动脉病变在其中起着一定的作用。在一项研究中，有 50% 的非糖尿病透析患者有明显心肌缺血的症状却没有显著的冠状动脉的病变，这表明单独的小血管是引起心肌缺血的原因。

B. **诊断**。透析患者没有必要进行常规随访，待肾移植患者的随访也存在争议。对于透析患者的随访目前没有专门的指南，因此使用普通人群的指南即可。考虑到合并症在透析患者中的发病率，可以把他们放在一个心血管疾病的最高度危险的组里。因为大部分透析患者不能做足够的运动来完成有效的张力测试，药理学测试就显得非常有必要。同时由于心电基线异常的高发病率，可使用核医学检查或心脏超声检查来完成张力测试。透析患者的心脏导管术并没有绝对禁忌证，但保护残余肾功能是很重要的，尤其是那些进行 PD 的患者，所以与肾脏相关的风险应当有所考虑。

诊断急性心肌梗死是有难度的，因为心肌标志物例如肌钙蛋白，是逐渐升高的（DeFilippi，2003）。肌钙蛋白的缓慢升高是预后不佳的体现，代表着心肌的进行性损伤或者是局部缺血的存在。美国心脏学会建议，对于透析患者，心肌标志物缓慢的较小幅度的升高不应当被认为是心肌损伤，尽管在合适的临床路径中心肌标志物的升高或降低是与急性心肌梗死相关联的（Thyfesen，2012）。

C. **预防**。很少有关于透析患者一级或二级预防的临床性研究。如果有出血性风险且血压允许，那么阿司匹林、β-受体阻滞剂、ACEI 类、ARB 类、硝酸酯类可以作为 AMI 的二级预防。

D. **治疗**

1. **心绞痛及稳定冠状动脉疾病处理**。心绞痛药物的药理代谢在透析患者中和在一般患者中是相似的。逐步应用舌下含服的硝酸酯类药物、长效口服硝酸酯药物、倍他乐克、钙离子拮抗剂等是比较恰当的。透析患者通常可以给舌下含服及口服的常规剂量。

尽管有充分的证据表明对于有完整肾功能和冠状动脉疾病的患者，不管是否存在缺血性心肌病，使用阿司匹林作为二线预防用药来预防动脉粥样硬化性心血管事件是有效的，但是也有试验证明肾病患者中阿司匹林的应用会导致心衰的发生。这可能是因为阿司匹林抑制了前列腺素生成，从而减弱了 ACE 阻滞剂的作用。有限的观察数据不能证明低剂量阿司匹林的应用与改善心血管事件有联系，但是这些报告被研究设计所限制。关于阿司匹林及其他抗血小板药物临床实验，并未证明阿司匹林与氯吡格雷联用的弊处，但是益处目前也未知。因此，考虑到阿司匹林对没有进行透析的冠状动脉疾病的患者的显著益处，目前还没有足够的证据来证明在透析的冠状动脉疾病的患者中不应使用阿司匹林。

2. **透析时胸痛**。对于那些在透析时首次发生的胸痛，有很多治疗方案可以选择。常规鼻导管吸氧。如果心绞痛偶然发作与低血压有关，那么首要的治疗还要包括通过抬高双腿和补液来升高血压。当血压上升到临床上的临界值时，必须尽快舌下含服硝酸甘油。我们应该考虑降低血流率和停止超滤直到心绞痛的症状消失。冷却透析液也可能有助于维持心脏灌注，尤其是对于容易出现低血压的患者（Selby，2006 年）。假如血压可以承受，在血液透析之前 1 小时给予 2% 硝酸甘油软膏可能是有益的。透析前应用 β - 受体阻滞剂和口服硝酸酯类可能也是有益的，但必须小心使用，因为这样在透析过程中引起低血压的几率也随之增加。考虑到肾脏的滤过功能，几种 β - 受体阻滞剂包括阿替洛尔在透析患者中应当减量使用。在临床上常用的 β - 受体阻滞剂中，阿替洛尔和美托洛尔很容易在血液透析过程中被广泛清除，而卡维地洛和拉贝洛尔则不易在透析中被清除。钙通道拮抗剂应当在 β - 受体阻滞剂禁忌或不适当时应用，但是，在透析患者中应用可能会引起负性收缩力和收缩功能障碍，因此钙离子拮抗剂，尤其是非二氢吡啶药物（地尔硫䓬和维拉帕米）在应用时要多注意。

3. **血管成形术**。伴有冠状动脉疾病的透析患者的最佳治疗方案仍不确定。药物管理及经皮冠状动脉介入（percutaneous intervention，PCI），包括使用两种药物洗脱支架或裸金属支架和冠状动脉旁路移植术（coronary artery bypass graft，CABG），都在个性化治疗中起着重要作用（Charytan，2014 年）。

考虑到 CABG 相关的高围手术期风险，对于非移植候选人或进行冠状动脉搭桥术存在高围手术期风险的患者，在解剖学允许且症状持续存在的情况下，尽管可以进行药物管理，但是 PCI 可能是更好的方法。在一般人群中，冠状动脉搭桥术通过短期风险换取长期的利益，权衡这种平衡在个体化治疗中是必不可少的。对于 PCI 目前没有充分的研究来指导对药物洗脱及裸金属支架的选择，透析的患者能否使用药物洗脱支架的关键点是，可否允许坚持使用氯吡格雷达 1 年。基于一般人群和早期阶段 CKD 的数据，如果氯吡格雷可以作为是一种长期的选择，那么许多介入将选择药物洗脱支架。与其他治疗方式相同，在危重情况下，使用药物洗脱支架也可能有不理想的转归。溶栓剂和 Ⅱb/Ⅲa 糖蛋白拮抗剂通常是有益的，尤其是在不能实施介入治疗时，但同时也可能会引起出血性并发症。

Ⅳ. 心肌病和心衰

A. **病理生理**。心衰在透析人群中很常见，并且与透析患者中很多因素相关。心衰大体表现为容量负荷过重、肺水肿和呼吸困难，但其定义尚未统一。左心室功能障碍（收缩功能障碍）或舒张功能障碍均可能导致心衰。在舒张功能障碍时，左室射血正常而充盈受损。舒张功能障碍通常与左室肥厚和系统性高血压相关，在透析患者中，这两种病变均极为常见。而收缩功能障碍经常是缺血性疾病和扩张性心肌病的结果。尽管有证据表明透析患者对液体负荷过重耐受力较低，但即使在液体明显过多时产生肺水肿未必提示心衰。另外经常发生的肺水肿合并透析中、轻度体重增加可能是提示心功能障碍的重要线索。透析相关性低血压也可能提示心衰，因为心功能不全者对血容量变化的耐受性会减弱。此外，超滤不可能使体液潴留，因此低血压可能是心衰的唯一表现。

心衰是临床诊断，心电图对心脏收缩和舒张功能障碍的诊断没有价值。心电图可能提示病因、明确可能预示心肌缺血和梗死的心室壁运动异常、提示可能预示舒张功能障碍的左室肥大，和对心脏形态产生影响的瓣膜疾病。KDOQI 指南基于评价推荐，在干体重建立之初就行超声心动图检查，并且之后每 3 年 1 次（KDOQI CVD，2005）。

B. **治疗**。透析患者心衰的长期治疗没有充分的研究结果，因此大多推荐治疗是基于一般人群的推测或小规模的试验。严格限制钠的摄入是很重要的,因为对于每周透析3次的患者,排出多余液体的能力是有限的。频繁进行透析的患者,不管是腹膜透析还是血液透析,都有助于体液量的维持。对于一些透析患者维持容量超负荷及症状性低血压之间的平衡时非常困难。在未来,更新的技术,包括透析血容量监测和生物阻抗分析,将在优化批量管理中起到更加确切的角色。也就是说,我们更加倾向于在透析患者的心衰治疗中能够通过药物的方式保持血容量的正常。

1. 传统药物治疗

a. ACE 抑制剂。该类药对合并慢性心衰的非尿毒症患者有益,对透析患者可能也有帮助。一项 meta 分析表示 ACEI 类药物可以减轻左心室的质量。少数研究证实 ACEI 可以改善患者的生存率。意大利的一项小规模的研究显示对于左心室射血 <40% 的血液透析患者,ACEI 与 ARB 的联合应用比单独使用 ACEI 更能改善死亡率(Cice,2010)。另一方面,一项较大规模的随机试验研究在奥美沙坦与安慰剂的对比中,并没有显示出可以改善心血管事件发生率和死亡率(Iseki,2013)。限制这些药物使用的因素包括低血压和高钾血症。如果存在 ACEI 禁忌证,基于从一般人群和药物替代品所得的数据,ARB 可以推荐使用。大多数 ACE 抑制剂在透析过程中被清除,而 ARB 不能被透析掉。

b. β-受体阻滞剂。这是另一种在一般人群中主要使用的心衰治疗药,对于透析患者的益处仍不清楚。在意大利的一项研究中显示卡维地洛能降低伴有左室功能障碍的透析患者的死亡率,在透析患者中该药的使用剂量与一般人群相同(Cice,2003)。在一小规模试验中,分别给予每周3次的赖诺普利与阿替洛尔(Agarwal,2014),两组人群中左心室肥大都得以改善,值得注意的是,阿替洛尔能够更好的减少死亡率和心衰住院率。因在临床实践中赖诺普利的给药间隔的不一致性,所以以药物的作用效果目前没有统一的结论。某些 β-受体阻滞剂(例如阿替洛尔)在肾衰时可以蓄积,应当禁止使用而不能减量使用(见第 33 章)。一般来讲,对于非肾脏代谢的 β-受体阻滞剂,如美托洛尔及卡维地洛可以安全地用于控制心率和血压。一些特殊的 β-受体阻滞剂的清除机制是不同的，阿替洛尔和美托洛尔可以在血液透析时大多被清除，卡维地洛和拉贝洛尔在血液透析中则较少被清除。

c. 醛固酮阻滞剂。包括螺内酯和依普利酮，该类药在患有心衰的一般人群中证明有益，能够削弱透析患者在使用醛固酮时产生的动脉硬化和心肌重塑作用。目前只有小型试验提示低剂量螺内酯对于临床治疗是有效的（Matsumoto，2014），在透析患者中这些药物的安全性或有效性还没有进行充分研究来证实。在肾功能不全时，它的应用可能增加高钾血症的风险，尤其是当醛固酮拮抗剂与 ACE 抑制剂或 ARB 类联合使用时。

d. 强心苷。代表药为地高辛，该药在心衰患者中经常使用，可以降低发病率，但不降低死亡率。对透析患者给予地高辛时，应该警惕给药剂量和血药浓度。每天的维持剂量要以低剂量（0.0625mg 或 0.125mg）开始。一般不给负荷量。多药合用时应警惕其他药物对地高辛浓度的影响。

2. **动静脉造瘘和血管移植的作用**。尽管前臂瘘管偶尔会导致高输出状态，但这种情况在上臂的臂状瘘管中更常见。在手术造瘘时，动静脉瘘管的大小也需要充分重视。在造瘘或移植血管闭塞时（通过指压）发生的心动过缓表明动静脉分流是导致心输出量增加的重要病理原因（Branham 征）。这个实验是特异的，但瘘管闭塞时如不出现心动过缓，也不能排除动静脉交通是心衰的原因之一。尽管有限的研究表明造瘘可以促使心衰发生，减少造瘘的血流量可以减轻高流量造瘘的潜在危险，并保持瘘管通畅。

3. **卡尼汀**。有明显的证据表明，在透析开始后使用 L-卡尼汀治疗对心血管系统有益，推荐静脉给药剂量为 20mg/kg。卡尼汀治疗的指征包括：需要大量促红细胞生成素治疗的贫血、透析中低血压和肌肉无力。L-卡尼汀还适用于有明确射血分数受损、使用标准药物治疗效果不明显的症状性心肌病。尽管有建议可以使用左旋肉碱，但没有强有力的数据支持在透析时使用。

V. **心包疾病**。心包疾病通常是急性尿毒症、透析相关性心包炎、慢性缩窄性心包炎的征象。在透析患者中，很多评估显示心包炎的发病率小于 20%。

A. **尿毒症性心包炎**。尿毒症性心包炎是指那些以前或者 8 周内进行肾脏替代治疗、且有进展性心包炎征象的患者。现在，尽管尿毒症性心包炎已罕见，但仍然是肾脏替代疗法的相关并发症。

B. **透析相关心包炎**。透析相关性心包炎是一种发生在通过透析而病情稳定的患者身上的综合征，它比尿毒症性心包炎常见。其病因不明，可能与透析不完和容量负荷增加有关。但是增加透析频数并不能控制透析相关性心包炎的发生，这表明还存在其他致病因素。

1. **临床症状和诊断**。心包炎的常见症状是胸痛，一般说来，胸膜炎在弓背时加重而在仰卧时减轻。心包炎可能伴随一些不典型症状，如发热、寒战、萎靡、呼吸困难、咳嗽等，呼吸系统的症状可能与心包积液有关。体格检查可能会发现心包摩擦音。在血流动力学方面，心包疾病通常伴随着渗出，这可能会引起低血压，尤其是在血液透析患者中。还可能出现颈静脉怒张、奇脉、心音遥远。胸片显示一个扩大的心脏轮廓，这很难与左心室肥厚相鉴别。透析相关性心包炎在心电图上并不常表现为弥散性 ST 段降低，这与心外膜的炎症较少有关。心脏超声在心包渗出方面具有诊断价值，但有粘连的患者是不存在渗出的。

2. **治疗**

   a. **监测**。较少的（小于 100ml）、无症状的心包渗出在透析患者中很常见，他们需要非急性的干预措施。大量渗出因为可引起心包填塞所以需要心脏超声的连续监测。血流动力学的改变和心脏超声的改变有时并不可靠。

   b. **强化血液透析**。是主要的治疗方法，但其仅仅对大约 50% 的患者有效。它的完成需要每周额外增加 5 ~ 7 次透析，同时需要关注电解质包括磷和镁，避免碱中毒，以及容量负荷过重。肝素由于可能造成出血性心包填塞而被禁止使用。

   c. **佐剂的应用**。包括口服或静脉注射糖皮质激素及非固醇类抗炎药，因为并没有确切的疗效，所以不推荐使用。

   d. **外科引流**。由于心包填塞发病急或发病前没有任何

先兆，以致不能及时确定大量心包积液外科引流的
指征，这可对患者造成严重的后果。因此必须进行
心脏超声监测。当心包积液大于 250ml 时（积液深
度大于 1cm），即使没有血流动力学的改变，也是
强烈推荐通过剑突下心包切除术进行引流。当心包
填塞明显时，必须进行外科引流。剑突下心包切除
术是外科引流的首选方案（例如，通过局部麻醉在
心包腔内植入较大口径的引流管）。引流管会留置
几天直到引流干净。很多病例通过这种方案得到了
成功的治疗。局部滴入类固醇类药物并没有被证实
有效，而且可能会增加感染的风险。没有引导的穿
刺术是极其危险的，因此仅仅在生命受到威胁而又
没有其他选择的紧急情况下才可进行。心包穿刺术
是心包积液引流最常用的方法，可以在荧光透视、
超声心动图或 CT 引导下进行。值得注意的是，出血
性渗出液通过抽吸取得的效果不佳。心包前膜切除
术被一些人所推崇，但是全身麻醉和胸廓切开术的
使用会比剑突下心包切除术增加一些不必要的风险。

C. **缩窄性心包炎**。缩窄性心包炎可以看做是透析相关性心包
炎的一种不常见并发症或心包疾病的首发征象。缩窄性心
包炎与充血性心衰很难鉴别，最好通过右心导管术来鉴
别。即使这样，诊断依然不明确，其对全心包切除术的敏
感性是确诊的重要依据。

D. **化脓性心包炎**。通常，化脓性心包炎作为败血症的并发症
被发现，这往往是局部感染入侵引起的。这种患者通常除
了需要抗菌剂的治疗外还需要行前壁心包切开术。

VI. 瓣膜病

A. **心内膜炎**。感染性心内膜炎是血液透析的一种常见并发
症。静脉透析导管有感染倾向，心内膜炎是导管相关菌血
症的一个常见并发症，心脏内植入电子设备也会增加心内
膜炎的风险。最近发现的另一个可以增加心内膜炎风险的
操作是心房心室置管，即使没有上述高发诱因的存在，心
内膜炎仍然在透析患者常见的并发症，病原体大多数是
G^+ 菌（金黄色葡萄球菌、表皮葡萄球菌和肠球菌）。潜在
的瓣膜疾病包括钙化会增加心内膜炎的发生几率。二尖瓣
是最容易受侵袭的部位，其次为主动脉瓣。避免其发生的
关键在于尽量不用静脉导管和发生时尽可能地延长抗葡萄
球菌的疗程，以及对血管通路进行适当的加固，包括出口

部位和插管部位的护理。在许多患者中，金黄色葡萄球菌或其他革兰氏阳性菌的感染将增加急性细菌性心内膜炎的复杂性，且这些菌血症的出现往往提示着心内膜炎的可能。

菌血症治疗由抗葡萄球菌药物（对甲氧西林敏感的金黄色葡萄球菌使用奈夫西林或其同类抗生素，对耐甲氧西林金黄色葡萄球菌使用万古霉素或同类抗生素），与或不与其他抗生素（例如庆大霉素、利福平）联用使用至少 4~6 周的治疗方案。在血液透析时使用第一代头孢菌素时，可以使用透析通道，这样可以避免建立过多的血管通道。及时发现与血管通路相关的感染，与保护动静脉造瘘及移植血管一样重要。诊断初期使用长程抗菌治疗能够减少感染性心瓣膜的在诊断并发症。

1. **临床症状和体征**。合并心内膜炎的透析患者通常会有发热、心脏杂音、白细胞增多和栓子。通过心脏杂音并不能诊断心内膜炎，因为透析患者所存在的贫血、瓣膜钙化、动静脉瘘都会引起心脏杂音。因透析患者大部分本身存在低体温，所以感染患者的体温可能仅仅比正常体温稍高或正常。

2. **诊断**。主要依据菌血培养阳性和临床可疑症状。如果经胸廓超声受到限制，那么经食道超声则有助于明确诊断。

3. **治疗**。血液透析患者的心内膜炎的治疗通常直接针对革兰氏阳性菌或根据细菌的敏感性制定方案。通常对于有透析导管且发热的患者直接给予万古霉素，这是由耐甲氧西林的易感性和给药方式决定的。另外一些经验治疗会加入氨基糖苷类、大环内酯类或三代头孢来覆盖革兰氏阴性菌。在治疗对耐甲氧西林的葡萄球菌感染时，可以应用青霉素类如乙氧萘胺青霉素或头孢一代如头孢唑林。在有严重葡萄球菌感染时，为增加药物的协同作用常加入氨基糖苷类或利福平。值得注意的是，由于氨基糖苷类的耳毒性，在应用时我们必须多加注意。较新的抗葡萄球菌药物如达托霉素已经开发，但使用时应谨慎，需要传染病专科医生的评估，从而避免广泛耐药性的发展。在所有情况下，应该高度划分界限，明确感染的程度，以及需要除去中心静脉导管的阈值。

4. **瓣膜替换术**。终末期肾病并不是瓣膜手术的禁忌证。

手术的适应证同普通人没有区别：瓣膜渐进性破坏、进展性心衰、再发血栓形成、抗生素治疗无效。根据 USRDS 的数据，因主动脉瓣或二尖瓣置换而致的细菌性心内膜炎住院死亡率约 14%，6 个月的生存率约 60%，自身组织和替代瓣膜之间没有差别（Leither，2013 年）。在治疗心内膜炎时是否有经导管主动脉瓣置换的必要，目前还不能确定，现在仅有一般人群中的报告。

VII. 瓣膜钙化和狭窄

A. **二尖瓣环钙化**。二尖瓣环钙化见于 50% 的透析患者，在老年人中也很常见。在超声中显示为位于二尖瓣后小叶旁的均匀密集回声，有时包含二尖瓣后小叶。并发症包括传导异常、肺栓塞、二尖瓣疾病和增加心内膜炎的发病率。对于这些并发症现在还没有行之有效的预防和治疗方案。

B. **主动脉瓣钙化和狭窄**。主动脉瓣膜钙化在透析患者中占 25%～55%。增加风险的因素与其他血管钙化的因素相似。钙化会导致动脉瓣的逐渐硬化，而最终限制血液流动。当主动脉瓣叶达到一定厚度时，功能性的主动脉狭窄就出现了。

1. **临床症状和体征**。主动脉狭窄的典型症状表现为心绞痛、充血性心力衰竭和晕厥。在透析患者中，通常偶发的低血压可能是心脏不能承受血流量减少的一个前兆。可能会出现心脏收缩期杂音向颈动脉传导，通常会出现在 S1 之后，S2 之前。另外，可能会出现 S2 心音固定或逆分裂。尽管如此，经常会出现很难将主动脉狭窄引起的杂音和主动脉钙化、良性的血流引起的杂音相互区别开来。

2. **诊断**。在非透析患者是通过超声心动图和心导管来诊断的。

3. **瓣膜置换术**。是可供选择的一种治疗方法。治疗的周期取决于可观测的危险因素和预期的疗效。从 USRDS 的统计数据来看组织瓣膜和生物假体瓣膜对生存率没有太大区别。对于透析患者来说，瓣膜置换的死亡率相对较高（使用或未使用冠状动脉搭桥术）。尽管如此，对于多数患者来说，如果临床提示外科手术不可行，或者需要行急诊手术而不是普通外科手术，那么预后都相对不好。尽管因为属侵入性操作而将透析患者排除于临床试验研究对象，有少数的小型案例报道了透析患者顺利的进行了经导管心脏瓣膜置换手术。

Ⅷ. 室性心律失常、心脏停搏和心跳骤停

A. **危险因素。**许多在透析患者中普遍存在的致病条件与心律失常有关，包括左心室肥大、心腔扩大、瓣膜异常和缺血性疾病。另外，血清离子的水平也会影响心脏的电传导，包括钾、钙、氢、镁，它们通常在血液透析时加速运动而变得不正常。

B. **心脏停搏和急性心律失常。**血液透析患者中，每年 1000 人中有 49 人死于心脏性猝死。PD 中，每年 1000 人中有 36 人是死于心脏性猝死。根据 2013 年 USRDS，在透析患者中心脏停搏和心律失常引起的死亡占死亡人数的大约 25%。心脏停搏后 30 天的生存率仅为 32%，一年生存率仅为 15%。减少致死危险因素的潜在方法包括注意液体和电解质的改变。心律失常和心脏停搏的发生率在使用钾离子 <3.0mEq/L（<3mmol/L）的透析液的患者中要高，在更低钾浓度时发生率会更高。很多肾病专家提示应尽量避免使用钾浓度较低的透析液［<2mEq/L（<2mmol/L）］。有一项研究发现猝死风险的增加与使用较低钙浓度的透析液相关，尤其是对于有较高血清钙浓度的患者。最后，多项研究证实猝死风险的增加与长透析间期存在关联，例如那些每周透析 3 次的患者，这进一步表明电解质或体液容量的异常有一定的相关性。

在透析发生急性心律失常时，应该及时终止透析并小心回输血液。紧急电复律/高级心脏生命支持（advanced cardiac life support，ACLS）指南指出：对于所有不稳定的患者，必要时行紧急电复律，所有透析设施中应该包括自动体外除颤仪，也应有专门的培训人员。胺碘酮是目前作为室性心动过速药理复律的一线用药，透析患者的使用剂量和普通患者相同。同时需要气道管理和心电监测。普鲁卡因胺和其他 Ia 抗心律失常药在应用时要小心，因为他们会造成透析患者 QT 间期延长。

对于透析患者植入式心脏除颤仪（implantable cardio-verter defibrillators，ICD）的优势的研究目前并不充分，但是，它可能会增加心律失常的风险，ICD 的应用可能会增加感染及中央静脉狭窄的风险（Hickson，2014）。

C. 慢性心律失常

1. **心房纤颤**。是普通人群及透析患者最常见的心律失常，它常发生于有器质性疾病尤其是左房扩大的患者中，据估计在 CKD 患者包括透析的患者中，阵发性或持续性房颤的发生率约为 30%。

   a. **药物治疗**。对于节律与频率控制的优势比较目前还没有定论，一些药物很长时间以来一直用于在房颤时控制节律，包括地高辛、β-受体阻滞剂、非二氢吡啶类钙离子拮抗剂和胺碘酮。β-受体阻滞剂或非二氢吡啶类钙离子拮抗剂如地尔硫䓬是收缩期功能未受损患者的首选，但对于收缩期功能受损的患者因为其负性肌力作用而成为禁忌用药。在这些患者中，不能使用这些药物，用药时需要权衡利弊，缓慢控制心动过速可以减轻某些药物相关的负性肌力作用。尽管地高辛对降低心率的作用不显著，但常用于收缩功能受损的患者。而地高辛的应用也有可能导致更危险的心律失常。当地高辛被用于透析患者时，我们必须对电解质的变化额外关注，尤其是低钾血症。这些患者血钾通常是 3.0mmol/L。透析液的弱碱性也有助于控制钾离子的改变。当 β-受体阻滞剂、钙离子拮抗剂不足以控制心率时，胺碘酮是适合应用的药物。重要的是，由于药物之间的相互作用，应用华法林、胺碘酮、地高辛时要格外小心。

   b. **抗凝**。在那些有慢性病或阵发性房颤的透析患者中，由于华法林的双重作用使其应用应该建立在个体评估的基础上。但是并没有一个可供选择的依据来对房颤患者进行华法林的治疗。近来，透析患者中华法林的应用与血管钙化相联系起来（华法林相关的皮肤坏死与钙化具有相似的病理表现），华法林也有增加血管钙化的副作用。在 2014 年的 AHA/ACC/HRS 指南关于房颤的治疗管理指出，对于 CHA2DS2-VASc 评分为 ≥2 的非瓣膜性房颤的透析患者使用华法林是合理的。目前仍需要更多的研究来支持这一观点（January，2014），这些指南在 PD 患者中目前没有应用。

2. **室性心律失常及异位心律**。在透析患者中很常见。目前并没有数据表明有心律失常倾向的患者和一般患者的治疗方案不同。如果有，可能是透析患者会从可植入式心脏除颤器中获益，虽然这些设备的成本效益目前仍不确定，在人群中还未证实到益处，以及如上所述的潜在的风险。胺碘酮药物治疗一般是可以耐受的，因此剂量和普通人没有区别。

Ⅸ. **卒中**。脑血管意外在 CKD 患者中是非常常见的，CKD 患者具有更高的出血性或缺血性脑血管意外的发生率。尽管没有明确的临床卒中的证据，隐匿性损伤及实质性脑白质病变会存在。在 CKD 患者中心血管意外与脑血管意外存在关联，包括认知能力不良。如上所述，考虑到肾衰患者中房颤的发生频率，透析患者中为预防卒中而使用的华法林及其他抗凝制剂需要更多的临床试验来确定最佳的治疗决策。

参考文献

Agarwal R, et al. Hypertension in hemodialysis patients treated with atenolol or lisinopril: a randomized controlled trial. *Nephrol Dial Transplant*. 2014;29:672–681.

Charytan DM. How is the heart best protected in chronic dialysis patients?: between scylla and charybdis: what is the appropriate role for percutaneous coronary revascularization and coronary artery bypass grafting in patients on dialysis? *Semin Dial*. 2014;27:325–328.

Cice G, et al. Carvedilol increases two-year survival in dialysis patients with dilated cardiomyopathy: a prospective, placebo-controlled trial. *J Am Coll Cardiol*. 2003;41:1438–1444.

Cice G, et al. Effects of telmisartan added to angiotensin-converting enzyme inhibitors on mortality and morbidity in hemodialysis patients with chronic heart failure a double-blind, placebo-controlled trial. *J Am Coll Cardiol*. 2010;56:1701–1708.

deFilippi C, et al. Cardiac troponin T and C-reactive protein for predicting prognosis, coronary atherosclerosis, and cardiomyopathy in patients undergoing long-term hemodialysis. *JAMA*. 2003;290:353–359.

Goldfarb-Rumyantzev AS, et al. The association of lipid-modifying medications with mortality in patients on long-term peritoneal dialysis. *Am J Kidney Dis*. 2007;50:791–802.

Herzog CA, et al. Clinical characteristics of dialysis patients with acute myocardial infarction in the United States: a collaborative project of the United States Renal Data System and the National Registry of Myocardial Infarction. *Circulation*. 2007;116:1465–1472.

Hickson LJ, et al. Clinical presentation and outcomes of cardiovascular implantable electronic device infections in hemodialysis patients. *Am J Kidney Dis*. 2014;64:104–110.

Inrig JK. Antihypertensive agents in hemodialysis patients: a current perspective. *Semin Dial*. 2010;23:290–297.

Iseki K, et al.; Olmesartan Clinical Trial in Okinawan Patients Under OKIDS (OCTOPUS) Group. Effects of angiotensin receptor blockade (ARB) on mortality and cardiovascular outcomes in patients with long-term haemodialysis: a randomized controlled trial. *Nephrol Dial Transplant*. 2013;28:1579–1589.

January CT, et al. 2014 AHA/ACC/HRS Guideline for the Management of Patients With Atrial Fibrillation: Executive Summary: A Report of the American College of Cardiology/American Heart Association Task Force on Practice Guidelines and the Heart Rhythm Society. *Circulation*. 2014, in press.

Kidney Disease: Improving Global Outcomes (KDIGO) Lipid Work Group. KDIGO Clinical Practice Guideline for Lipid Management in Chronic Kidney Disease. *Kidney Int*. 2013;(suppl 3):259–305.

K/DOQI. K/DOQI clinical practice guidelines for cardiovascular disease in dialysis patients. *Am J Kidney Dis*. 2005;45(suppl 3):S1–S153.

Kilpatrick RD, et al. Association between serum lipids and survival in hemodialysis patients and impact of race. *J Am Soc Nephrol*. 2007;18:293–303.

Lau WL, Ix JH. Clinical detection, risk factors, and cardiovascular consequences of medial arterial calcification: a pattern of vascular injury associated with aberrant mineral metabolism. *Semin Nephrol*. 2013;33:93–105.

Leither MD, et al. Long-term survival of dialysis patients with bacterial endocarditis undergoing valvular replacement surgery in the United States. *Circulation*. 2013;128:344–351.

Matsumoto Y, et al. Spironolactone reduces cardiovascular and cerebrovascular morbidity and mortality in hemodialysis patients. *J Am Coll Cardiol*. 2014;63:528–36.

Miller M, et al. American Heart Association Clinical lipidology, thrombosis, and prevention committee of the council on nutrition, physical activity, and metabolism; council on arteriosclerosis, thrombosis and vascular biology; council on cardiovascular nursing; council on the kidney in cardiovascular disease. Triglycerides and cardiovascular disease: a scientific statement from the American Heart Association. *Circulation*. 2011;123:2292–333.

Ricks J, et al. Glycemic control and cardiovascular mortality in hemodialysis patients with diabetes: a 6-year cohort study. *Diabetes*. 2012;61:708–715.

Selby NM, et al. Dialysis-induced regional left ventricular dysfunction is ameliorated by cooling the dialysate. *Clin J Am Soc Nephrol*. 2006;1:1216–225.

Thygesen K, et al. Joint ESC/ACCF/AHA/WHF task force for Universal definition of myocardial infarction. Third universal definition of myocardial infarction. *J Am Coll Cardiol*. 2012;60:1581–1598.

Zannad F, et al. Prevention of cardiovascular events in end-stage renal disease: results of a randomized trial of fosinopril and implications for future studies. *Kidney Int*. 2006;70:1318–1324.

第 39 章 透析患者的妇产科问题

Susan Hou and Susan Grossman
封素娟　译，李寒　校

女性终末期肾病患者通常会出现生育能力降低，但受孕可能性升高，因此需要注意妊娠、避孕以及如何处理妊娠等问题。由于下丘脑-垂体-卵巢轴功能紊乱，造成患者生育能力降低、性欲减退和功能障碍性子宫出血。

I. 避孕

A. **适应证**。55 岁以下有月经的女性透析患者 40% 存在无排卵期和黄体期缩短（Holley，1997）。不孕症很常见，在 14～44 岁的女性中仅有 0.3%～1% 的患者能够怀孕。应用促红细胞生成素和增加透析强度可以纠正异常的相关激素和其他不孕因素，提高妊娠机会。多伦多大学一项夜间透析计划的经验表明，透析时长增加可增大女性妊娠的可能性。在这项计划里，每位女性平均每周透析 36 小时，其中有 15% 的育龄女性怀孕（Nadeau-Fredette，2013）。透析患者很少出现排卵，但其妊娠后的处理非常复杂。不愿怀孕的患者可采取必要的避孕措施。透析会使患者的妊娠几率增加，透析前月经正常者，妊娠的可能性更大，闭经多年的育龄患者透析后仍有可能妊娠。但透析患者妊娠的风险很大。

B. **避孕方法**。肾功能正常的患者可采用阴道隔膜和避孕套。这些方法每年可导致约 25%～29% 的正常女性意外怀孕。但是对于透析患者而言，这个比例要低很多。很多女性会选择更加简单有效的避孕方法。口服避孕药也可采用，但有血栓性静脉炎和严重高血压患者禁用。狼疮患者不合并血栓或高血压时可服用低剂量雌激素口服避孕药。患有糖尿病、糖尿病肾病、系统性红斑狼疮、合并多种心血管疾病危险因素以及血液透析和腹膜透析状态良好的患者可使用含铜宫内节育器。目前并没有指南或随机对照研究指导避孕工具使用。也有一些观点认为，腹膜透析患者使用宫内环可增加腹膜炎发生的风险，但这种风险尚不明确。此外，目前尚缺乏有关雌激素对血管通路影响的资料。也有观点认为，对于低雌激素水平的透析患者补充雌激素可有效防治骨质疏松。

许多女性透析患者无排卵性出血期延长，与雌激素作用于子宫内膜有关。雌-孕激素周期循环可降低子宫内膜癌发生的风险。现不主张治疗女性透析患者的不孕症，因为怀孕对于母体而言非常危险，容易导致预后不良。也有异议认为夜间透析可以增加怀孕的几率。

Ⅱ. 妊娠

A. **妊娠的次数和预后**。接受透析治疗的育龄期妇女每年妊娠率约为：阿拉伯 1.4%，日本 0.44%，比利时 0.3%（Nadeau-Fredette，2013）。美国接受透析治疗的育龄期妇女每年怀孕人数大约占 0.5%（Okundaye，1998）。血液透析患者发生妊娠的次数是腹膜透析患者的 2～3 倍，原因尚不清楚。除去自愿选择堕胎的患者，女性透析患者正常分娩的几率大约是 50%。如果女性透析患者在中期妊娠阶段才开始透析，正常分娩的几率能提高到 60%-70%，而且，如果增加透析频率，这个几率还能进一步提高。怀孕后才开始透析的女性透析患者有 75%～80% 可以正常分娩。其他病理性妊娠的情况为：自然流产占 68%、死产占 13%、新生儿死亡占 16%、由于出现危及母亲生命的情况而采取人工流产者占 3%。大约有 40% 的自然流产发生在中期妊娠阶段。

B. **诊断**。对于透析患者是否怀孕要作出及时诊断。透析患者闭经常见。妊娠早期症状常有恶心，恶心的原因多为代谢性或胃肠道反应。当女性透析患者出现胃肠道症状时，应首先进行妊娠试验，检测血清 β-人绒毛膜促性腺激素（β-human chorionic gonadotropin，β-HCG）水平，其次再进行胃肠道 X 线检查。无尿的患者无法进行尿妊娠试验检查。但即使进行血妊娠试验，假阳性和假阴性的情况均可发生。非妊娠患者体细胞可分泌少量的 β-HCG，肾衰竭时虽然有排泄障碍，但仍可造成假阳性。如遇到临界性的结果，可暂不选择手术治疗。妊娠期 β-HCG 水平可能较预测胎龄高，因此胎龄可通过超声检查确定。当无法听到心音时，高 β-HCG 水平的异常增长可能会导致葡萄胎和死胎等错误诊断（Potluri，2011）。假阴性的原因暂不清楚。用于检测唐氏综合征的血清甲胎蛋白水平在妊娠的透析患者中可能出现假性升高，此时应进行羊膜穿刺行染色体组型分型确定。

C. **妊娠高血压**。重度高血压是与透析患者妊娠相关的主要问题。透析患者妊娠后 80% 会出现不同程度的高血压（血压 >140/90mmHg），其中 40% 为重度高血压，其舒张压 >110mmHg 或收缩压 >180mmHg。75% 的重度高血压出现在妊娠晚期之前。妊娠的透析患者 2% ~ 5% 因急进性高血压需收住监护室治疗。患者必须学会每日监测血压，及时报告血压升高情况。血压监测需持续到产后 6 周。但高血压，即使是重度高血压也不一定要终止妊娠。与非妊娠患者一样，对于妊娠的透析患者治疗高血压首先也要保持容量平衡。

1. **药物治疗**。患者容量负荷正常，但血压仍超过 140/90mmHg 时，可选用下列安全的一线药物，如 α-甲基多巴、拉贝洛尔、钙离子拮抗剂。β-受体阻滞剂和可乐定的应用经验尚少，但除了阿替洛尔以外，这些药物也可能是安全的。肼屈嗪单独口服应用无效，但可与上述任一种一线药物联合使用以增加降压效果。妊娠时禁用 ACEI 和 ARB 类药物。动物实验中，ACEI 和 ARB 类药物的致畸率高达 80% ~93%。在人类，ACEI 和 ARB 类药物可引起颅骨骨化作用缺陷、肾发育不良、新生儿无尿和因肺发育不全导致的死亡。有报道认为孕期前三个月 ACEI 类药物的应用可致胎儿畸形（Cooper，2006）。

2. **先兆子痫和高血压危象**。维持性血液透析患者妊娠后发生先兆子痫的危险性很大。但如果其缺乏典型的 HELLP（hemolysis，elevated liver enzymes，low platelets，HELLP）综合征表现（微血管病性溶血、转氨酶升高和血小板减少），则诊断较为困难。

　　低剂量阿司匹林可预防维持性血液透析患者妊娠后先兆子痫的发生。虽然目前尚缺乏这方面的深入研究，但对于高危组患者可给予每天 75mg 阿司匹林。

a. **高血压药物**。高血压危象的治疗应首选肼屈嗪，静脉注射每次 5 ~ 10mg, 20 ~ 30 分钟后可重复使用。也可用拉贝洛尔, 20mg 静脉注射, 30 分钟后可重复使用, 最大剂量为 220mg 或持续静脉滴注 1 ~ 2mg/min, 随后 5 ~ 10mg/h, 最大剂量为 300mg。

b. 镁。对于有先兆子痫的患者, 应用镁制剂预防癫痫发作优于其他抗惊厥药物, 但在透析患者中应谨慎使用。可先给予负荷量, 透析后或在血镁浓度下降后可再次应用。镁制剂可以增加钙离子拮抗剂的降压作用, 故二者不能同时使用。

D. 妊娠患者的透析方案

1. 透析方式。在新生儿存活率和出生胎龄方面, 腹膜透析和血液透析患者之间无差异 (Okundaye, 1998)。但血液透析较容易增加透析剂量。近年来, 较多的研究报道妊娠患者进行血液透析的成功率较高。虽然妊娠后不必改变透析方式, 但血液透析比腹膜透析较易进行。行腹膜透析者可在妊娠的任何时期放置腹透管。但立即使用导管和腹内压的升高可能会增加导管周围渗漏的风险。有过一些腹膜透析导管邻近胎儿位置产生的机械性问题的实例。一些肾脏学者认为, 腹膜透析患者可在妊娠后期进行补充性血液透析治疗。

2. 强化透析。越来越多的证据表明, 强化透析可增加妊娠患者的新生儿存活率, 但目前尚缺乏最佳透析时长的确定。一项研究报道, 与相对温和的治疗方案相比, 每周透析超过 20 小时可降低早产的发生率 (Hou, 2010), 其新生儿生存率为 75%, 远高于每周透析时长小于 20 小时组的 33% 和 44%。每周透析超过 20 小时的患者新生儿出生时的平均胎龄为 34 周, 大于每周透析时长小于 20 小时组的 30 周。而每周夜间透析长达 48 小时的患者新生儿存活率更高 (Nadeau-Fredette, 2013)。对美国和加拿大的透析患者妊娠结果进行比较后发现, 每周透析时长与妊娠结果之间存在"剂量反应"关系 (Hladunewich, 2014)。每周透析 20 ~ 48 小时的患者妊娠结果都较好。每日血液透析时每次的液体清除量减少, 可降低透析中低血压的发生率。每日血液透析还允许患者摄入更多的蛋白质来满足妊娠的需要。

腹膜透析患者要进行强化透析比较困难, 尤其在妊娠后期, 孕妇严重腹胀使交换量减少, 故需增加次数以保证透析充分，需要白天交换和夜间循环联合应用。

　　增加透析剂量是否会导致电解质紊乱和增加黄体酮的清除是目前较为关注的问题。黄体酮的撤退作用在引发产程上起重要作用。有关怀孕的透析患者血清黄体酮水平的计算方法有很多。Brost 等检验了 7 例透析患者妊娠后透析前后的血黄体酮，发现在透析过程中血黄体酮水平是有变化的，透析后比透析前下降 8% ~52%（Brost，1999）。血清黄体酮的变化与子宫活动无关。

3. **透析液钙离子**。由于长期透析患者发生软组织钙化的危险性较高，因此现多用钙离子浓度为 2.25mEq/L 的透析液（1.125mmol/L）或 2.5mEq/L 的透析液（1.25mmol/L）代替 3.5mEq/L（1.75mmol/L）的透析液，此时患者常表现为轻度的正钙平衡，约为每次透析 200mg。胎盘能分泌骨化三醇，可导致血钙进一步升高。因此要每周监测患者透析前的血钙水平。胎儿骨化共需要 25 ~ 30g 钙，含钙 2.5mEq/L（1.25mmol/L）的透析液经过 25 周透析可为胎儿发育提供足够的钙。对于早产儿来说，建议口服补充钙。如果妊娠的透析患者需要补充磷结合剂，需要同时补充 1 ~ 2g 钙。对于长期透析的患者，透析液中的钙要维持在较低的水平以预防发生软组织钙化，但在妊娠期，钙的补充也必须足够用于胎儿骨骼的发育。已经有关于透析患者的婴儿骨骼发育异常的报道。含钙的磷结合剂对于妊娠的透析患者是安全的。司维拉姆和碳酸镧在妊娠的透析患者中尚无应用经验。镧对胎鼠具有神经毒性。

　　一些孕妇可出现低磷血症，此时磷结合剂可不再应用，必要时可在透析液中加磷［如：4mg/dl（1.3mmol/L）或更高浓度］。对于不需要磷结合剂的患者，每餐之间需要补充低剂量钙。甲状旁腺激素的应用经验目前只局限于一些原发性甲状旁腺功能亢进的病案报告中，血清钙和磷每周都需要监测。高钙血症可抑制胎儿甲状旁腺发育，导致新生儿抽搐。

4. **透析液碳酸氢盐浓度**。使用标准的透析液进行每日透析可造成碱中毒。代谢性碱中毒会增加孕妇并发呼吸性碱中毒的风险，可是在少数动脉血气已完成的情况下，有严重代谢性碱中毒的女性患者会发生补充血碳酸过多症。正常怀孕的血清碳酸氢盐浓度是 18 ~ 20mmol/L。通常 25mmol/L 的碳酸氢盐透析液能有效避免碱中毒。当这个浓度无效时，可以利用生理盐水增加超滤和替代损失来解决。

5. **透析液钠**。妊娠时血钠浓度可降低至大约 134mmol/L。透析结束后血钠升高，由于渴感正常，孕妇可通过饮水使血钠降至正常。日常透析的液体清除量应该足够适度使得不再需要钠制式透析。

6. **监测体重增加**。对已妊娠的透析患者透析后最佳体重的控制仍是一个棘手的问题。对于已怀孕的透析患者，怀孕后最理想的体重是较怀孕前增重 11.5 ~ 16kg。其中，早前妊娠阶段体重只应该增加 1.6kg。怀孕期间，血容量会增加 50%，但血管舒张通常可以防止高血压的发生。一些证据表明，妊娠肾功能不全患者在孕期血容量并未适度增加，但还没有针对妊娠透析患者进行的相关研究。

　　妊娠早期，对体重下降到孕前干体重的患者进行透析会有难度，但基于孕前体重指数（body mass index，BMI），这个时期的增重量只能在 0.9 ~ 2.3kg 之间，妊娠中期和晚期的建议增重量为 0.3 ~ 0.5kg/w。虽然透析部门的营养学家提供了孕期适当增重的食谱指南，但对于医务人员来说最迫切的问题是确定治疗期间的体重变化有多少是多余的液体，又有多少是理想的与妊娠相关的增重量。

　　日常透析治疗中的液体增量应该很少，但多数情况下每天的体重变化仍然归于液体量的改变。患者应该每周进行 1 次详细的检查以寻找液体过剩的迹象。日常透析中，容量相关的高血压应该控制在最小范围，如果血压有任何程度的升高，尤其在透析期间，应该对患者进行子痫前期的评估。

7. **肝素化**。妊娠时，体外循环和透析管路常发生凝血。肝素不会通过胎盘，故不必减量，但阴道出血时除外。

E. **贫血**。孕妇贫血与早产和新生儿低体重有关。什么样的血红蛋白水平会引起这些问题尚未明确。妊娠可加重透析患者的贫血。妊娠时患者红细胞压积下降。血容量增加，但在正常妊娠中本应增加的红细胞数量却由于细胞生成素的使用而被抑制。非妊娠透析患者的目标血红蛋白水平逐渐下降，但妊娠患者的目标水平如何变化还不清楚。但是，世界卫生组织对妊娠期贫血的血红蛋白水平界定为 11g/dl（110g/L）或更低，据此，在获得更多的安全数据之前可以将该水平定在 10～11g/dl（100～110g/L）。

1. **红细胞生成刺激剂**（erythropoiesis stimulating agents，ESA）。妊娠期间应继续给予 EPO 治疗。孕早期的患者应用 EPO 之前，应先输血。美国列出的所有妊娠期可用的 ESA 属于 C 类别（FDA 的妊娠药品风险类别分为 A、B、C、D 以及 X，X 是风险最高的）。在器官形成过程中，少部分孕妇使用 EPO 未见到导致胎儿畸形的报道。在动物实验中仅应用 EPO500U/kg 即可造成畸形。重组 EPOB 不能通过胎盘，但达贝泊汀是否能通过胎盘还不清楚。也有一些病例报道显示孕期使用达贝泊汀不会导致胎儿畸形。EPO 与非妊娠患者的高血压有关，但在妊娠患者中很难确定引起高血压的因素。妊娠前已应用 EPO 的透析患者，在妊娠期间常需增加 EPO 的剂量。确认怀孕后，红细胞压积通常会下降。我们推荐通过增加 25% 的 EPO 剂量以达到目标血红蛋白水平。

2. **铁剂疗法**。由于促红细胞生成素的药理剂量对胎儿的影响尚不明确，因此目前对于治疗铁缺乏的副作用仍知之甚少。正常人怀孕时每日需要 700～1150mg 铁剂。日常的血液透析会引起铁剂损失超过正常量。我们发现妊娠时对铁的需求增加，常需补充静脉铁剂。但由于对胎儿的高转移率，尤其是在孕 30 周以后，我们将铁剂的个体剂量限制在 62.5mg。对孕妇来说，葡萄糖酸铁和蔗糖铁都属于 B 类药物。

3. **叶酸**。正常孕妇对叶酸的需求量也在增大。叶酸缺乏可造成胎儿的神经管畸形。频繁透析可使叶酸丢失增加，因此叶酸应加倍补充。

Ⅲ. **分娩**。妊娠的透析患者有 80% 发生早产。早产的原因包括、母亲患高血压和胎儿宫内窘迫，其中过早分娩是最常见的原因。

对宫颈长度进行持续测量或使用环扎术可预防早产。另外使用黄体酮也可以预防早产，虽然目前这种方法还未应用到透析患者身上，但她们早产的风险很高，可以考虑采用这种方法进行治疗。

应用间羟异丁肾上腺素、镁制剂、硝苯地平和吲哚美辛可有效预防早产。血液透析患者可静脉给予镁制剂，腹膜透析患者可将镁制剂加入腹膜透析液中。肾衰竭的女性患者应用镁制剂应密切监测血药浓度，先给予负荷量，再根据血药浓度决定是否给予补充。镁与硝苯地平不能同时应用，因为二者合用易造成严重的低血压。吲哚美辛也可有效预防早产，但可导致孕妇羊水减少和胎儿右心扩张，因此应用吲哚美辛时必须监测孕妇羊水情况和胎儿的右心情况。吲哚美辛只能用于短程治疗。由于所有的保胎药物（保胎药物主要是一类抑制宫缩的药物用于抑制分娩）都只能短程使用，因此早产反应总是容易反复发生，而吲哚美辛的使用也是存在争议的。有残余肾功能的患者使用吲哚美辛可导致肾小球滤过率进一步降低，须加强透析。

透析患者分娩的胎儿常小于正常妊娠胎儿，是否因氮质血症或母亲患高血压造成发育迟缓尚不清楚。积蓄的尿毒素抑制了夜间透析患者的宫内发育迟缓症状。透析患者发生死胎的危险性较大，应在孕 26 周时即开始进行胎儿监测。

PD 患者分娩时应行腹膜外剖宫产术，腹透管可保留。分娩 24 小时后可进行小剂量的液体交换，48 小时后可逐渐增加交换的液体量。若切口漏液可改行血液透析 2 ~ 4 周。

即使表现正常的新生儿也应在婴儿室监护。新生儿的肾功能是正常的，但其血尿素氮和肌酐与其母亲相似，可出现溶质性利尿作用，须加强监测电解质和容量状态。

虽然未发现尿毒症患者分娩的新生儿有先天性畸形，但出生后的生长发育情况尚不清楚，须长期随访。

Ⅳ. **性交困难**。部分女性透析患者由于雌激素缺乏和由此引起的阴道干燥，可引起性交困难。当绝经后的女性出现这些症状时，可使用结合雌激素软膏、缓释性的阴道内雌激素环或阴道小剂量雌激素片。局部雌激素的标准剂量是一片 10μg，每天 1 次置入阴道，持续 7 天，之后每周 2 ~ 3 次。阴道内雌激素环含雌激素 2mg，置入后每 3 个月更换一次。结合雌激素软膏的常用剂量为 0.5g/d，持续上药 21 天后停药 7 天。另一种方案是每周使用雌激素软膏两次。雌激素软膏会产生更多的副作用，例如，乳房胀痛、阴道出血和会阴部疼痛。北美更年期学会不建议对进行局部雌激素治疗的女性使用孕激素。由于雌激素代谢慢，透析患者几乎不需要口服雌激素，如果需要，每日口服结合雌激素合计 0.3mg 和甲基黄体酮 2.5mg 能提供足够的雌激素以有效防治性交困难。如果这种药物组合方式导致穿透性出血，可将黄体酮的用量提高到 5mg。

V. 性功能障碍

A. **发病率和病因**。55 岁以下的女性透析患者中 50% 有性行为，但绝大部分有不同程度的性功能障碍，主要表现为性欲下降和达到性高潮的能力下降。EPO 治疗可改善性功能，但大部分研究是针对男性患者的。引起性功能障碍的原因很多，包括高泌乳素血症、性腺功能障碍、抑郁症、甲状旁腺功能亢进和体型改变。

B. **高泌乳素血症**。30 年前的研究表明 75% ~ 90% 的女性透析患者有高泌乳素血症。性功能障碍的患者血清泌乳素水平明显高于性功能正常者。由于泌乳素并不是常规监测的项目，非正式的观察性研究表明高泌乳素血症发病率有所降低。多巴胺拮抗剂-溴隐亭（少量非对照研究）可以改善男性及女性透析患者的性功能，但因易引起低血压，故未广泛应用。如果经上述治疗对症状无改善，应建议患者同无肾衰竭患者一样进行其他性治疗。

VI. 功能障碍性子宫出血

A. **发生率**。许多女性患者当肾小球滤过率降至 10ml/min 以下时出现闭经，透析开始后大约有 60% 的闭经育龄患者可恢复月经。绝经前的 ESKD 患者月经规律较开始透析的患者常见。但超过一半的女性 ESKD 患者表现为月经过多。有报道，血液透析和腹膜透析患者月经异常表现相似。这些患者（60% 有月经的患者）有月经周期紊乱。功能障碍性子宫出血较常见，可能是子宫内膜癌的早期表现。即使这些患者在早期已开始应用 EPO 治疗，但失血过多仍可导致严重贫血。

B. **诊疗**。

1. **恶性肿瘤的筛查**。应根据患者的年龄和因此产生的罹患肿瘤的风险来制定诊疗方案。有一些观点认为血液透析患者较无肾脏疾病的人更可能发生子宫内膜增生和肿瘤，因此，需要更加严密的监测。

   a. 40 周岁以上女性。出现功能障碍性子宫出血的患者应进行子宫内膜活检。通常情况下，内膜活检已经取代了刮宫检查，因为内膜活检组织的组织病理学与刮宫组织所得基本一致。如果内膜活检无法诊断，或活检后持续出血，需进一步检查以确诊。

b. 40 岁以下女性。罹患恶性肿瘤的可能性相对较小，每年行宫颈涂片检查对筛查恶性肿瘤有帮助。

2. **抗凝**。血液透析患者月经期肝素量应最小化。无肝素透析详见第 14 章。

3. **腹膜透析时出现血性透析液**。在月经期或排卵期，腹膜透析液可呈血性（Lew，2007）。腹膜透析过程中出现血性透析液时，应避免在腹透液中加入肝素，尚无其他特殊处理。有报道当患者出现明显的腹腔积血时，可采用抑制排卵治疗（Harnett, et al. 1987）。妇科检查后常出现血性透析液。

4. **贫血的治疗**。同其他透析患者一样，贫血时需用 EPO 治疗。有严重子宫出血时，患者对铁的需求量增加，必要时应静脉补铁。

5. **激素疗法**。鉴于有证据表明激素替代疗法可能增加心血管疾病的发病率，尤其是女性 ESKD 患者的心血管疾病死亡率，因此，使用激素替代疗法的风险可能超出了其优点（参见后面讨论部分）。

   a. 对有异常子宫出血症状的血液透析患者来说，**左炔诺孕酮宫内节育器**（曼月乐环）可能是最安全的治疗方法。宫内节育器一经植入，月经过少的症状将在 3 个月内得到改善。有报告指出，PD 患者上环后会引起腹膜炎，因此应在上环之前采取预防措施。（美国心脏病学会指南建议，为防止心内膜炎的发生，患者在上环之前不应进行抗生素预防。）对大多数病例来说，这种疗法非常有效，无需进行全身性激素治疗。

   b. **口服避孕药**。口服避孕药属于二线疗法，但有血压或血栓疾病的患者不宜使用。如前所述，从理论上讲，雌-孕激素联合治疗可以防止子宫内膜癌和骨质疏松的发生。

   c. **醋酸甲羟孕酮**（狄波普维拉）。甲羟孕酮可予肌肉注射，100mg/次，每周 1 次，连续 4 周；或口服，10mg/次，每天 1 次，在月经周期的前 10 天服用。相较于保守的宫内或口服激素疗法，长期月经过多的患者应用甲羟孕酮的疗效最佳。血液透析患者均存在出血倾向，故肌肉注射不是理想的给药途径。而且肌肉注射甲羟孕酮的半衰期不可预测。孕激素类药物对无排卵性出血症状的效果最佳。

    d. 促性腺激素释放激素激动剂。GnRH 促效剂（醋酸亮丙瑞林）可肌肉注射，每月 1 次，或鼻喷，每日 1 次。该药价格昂贵，适用于持续月经过多且对宫内孕酮、口服避孕药以及孕激素类药物无效者。一项报告称，慢性透析患者应用此药治疗 2 次后，卵巢的敏感性增强（Hampton，1991）。

    e. 大剂量雌激素静脉注射诊疗。对于急性大量出血的病例，可应用大剂量雌激素治疗。结合雌激素制剂 25mg，静脉注射，每 6 小时 1 次，通常 12 小时内出血可停止。

    f. 脱氨基精氨酸血管加压素（deamino arginine vaso-pressin，DDAVP）。适用于急性出血患者，若出血时间延长，可予 DDAVP 0.3pg/kg，加入 50ml 生理盐水中，每 4~8 小时给药 3~4 次。

6. **非固醇类消炎药**。该药对有排卵的子宫出血者有效。但对于无排卵期的女性 ESKD 患者，此类药物疗效较差，同时还会增加她们发生胃肠道并发症的危险。

7. **子宫内膜剥离术**。子宫内膜剥离术有以下几种：激光术、光凝固、滚筒式切除和环切。术前应对患者的子宫内膜进行预处理，使用达那唑或促性腺激素释放激素 3~4 周。注意该疗法可致患者永久性不孕。

8. **子宫切除术**。绝经后患者伴严重的功能障碍性子宫出血时，可选择子宫切除术。对于子宫平滑肌瘤较大者，可采用腹腔镜子宫切除术。用促性腺激素释放激素使平滑肌瘤缩小后更便于手术。术前需和患者认真沟通，且需要考虑术后可能出现的问题和手术风险。随着激光子宫内膜去除术的出现，子宫切除术仅限于有子宫平滑肌瘤的患者或有其他子宫或盆腔病变的患者。对于绝经期妇女子宫切除仅用于挽救生命时的处理。因为在后续进行肾移植后，生育能力可很大程度地恢复。

VII. **激素替代治疗**（hormone replacement therapy，HRT）。与无肾衰竭的女性相比，接受透析治疗的女性终末期肾病患者的更年期平均提前 5 年。透析患者行激素替代治疗的效果尚不清楚。约 10% 的绝经后透析患者接受激素替代治疗。这些患者中大部分在透析前即已开始行激素替代治疗。未行激素替代治疗的女性患者，即使医生已建议使用，她们仍不愿意接受。女性健康指南提出，在非尿毒症的绝经后妇女中长期应用雌激素和孕激素替代治疗后，乳腺癌、肺栓塞、深静脉血栓形成和心、脑血管疾病的发生率明显升高。她们所获得的唯一优势是骨折发生率降低。

女性终末期肾病患者患心血管疾病的危险性比非终末期肾病女性患者高 20 倍，多因素骨疾病在透析患者中更为常见也更严重。透析患者髋关节骨折的发生率明显高于同年龄、同性别的正常人群。与月经正常的女性透析患者相比，无月经的女性透析患者骨密度明显下降。每天口服 60mg 的雷洛昔芬（雌激素拮抗药）可有效预防绝经后雌激素缺乏的透析患者的骨丢失，该药是激素替代治疗药物中较安全的药物。

当患者的雌激素缺乏症状无法通过其他治疗得到缓解时，才能给予激素替代治疗。且患者知情同意后，方可使用。健康女性接受激素替代治疗可增加罹患心血管疾病和乳腺癌的风险，但几率很小，所以很多女性继续接受治疗。不幸的是，目前激素替代治疗在血液透析患者中应用的特殊危险性尚不清楚，我们仅能参考健康女性和已存在心脏疾病的女性患者的资料进行推断。

对于卵巢功能早衰或因外科手术而停经者，建议给予激素替代治疗。绝经后女性患者应与肾衰竭导致的继发性闭经（这些患者肾移植后月经可恢复正常）相鉴别，其与健康绝经后妇女一样，血卵泡刺激素（follicle-stimulating hormone，FSH）和促黄体生成素（luteinizing hormone，LH）水平增高。一项病例数较少的研究（13 例）显示，绝经前透析患者应用激素替代治疗后，其性功能明显改善，一般状况良好，且腰椎 L2 ~ L4 骨密度明显增高。

当患者有活动性肝病和深静脉血栓性静脉炎时，禁用激素替代治疗。雌激素可诱发狼疮活动，也可加重多囊肾患者的肝囊性病变。

透析患者应用激素替代治疗时，应调整激素剂量。补充雌激素后，透析患者血雌激素水平明显高于正常对照组。透析患者口服激素替代治疗时，剂量应减半。与口服雌激素相比，经皮肤吸收的雌激素对凝固因子的作用明显减弱。

Ⅷ. 妇科肿瘤

A. **良性肿瘤**。子宫肌瘤，又称子宫平滑肌瘤，是一种很普遍的良性肿瘤，常见于 80% 的 30 岁以上的女性，其中约

25% 的女性有症状。目前还没有关于她们慢性肾衰竭的发病率的数据。子宫肌瘤常伴有月经过多或由于子宫扩大压迫邻近器官而引起的疼痛、压迫感和便秘等症状。无症状的小型子宫平滑肌瘤注意观察就可以。需要治疗的症状包括出血症状、疼痛或压迫感、尿潴留、肿瘤蒂扭转、急性腹痛、子宫颈脱垂以及绝经后肿瘤变大。如果手术可行，应对育龄妇女采取子宫肌瘤切除术来代替子宫切除术，以保留生育能力。近年来，除子宫切除术以外，可采用的治疗方法还有很多，包括用米非司酮（RU486 堕胎药）、促性腺激素释放激素激动剂进行药物治疗、腹腔镜肌瘤切除术、肌溶解和子宫动脉栓塞术。备孕妇女不宜接受腹腔镜肌瘤切除术，一旦怀孕会增加子宫破裂的风险。

B. **筛查**。与一般女性相比，接受透析的患者不宜进行常规乳房 X 光检查和 PAP 涂片。女性 ESKD 患者乳腺癌的发病率与无肾病女性相当，而宫颈癌的发病率在上升。最近几项研究发现，由于女性 ESKD 患者本身存活率低，故对女性 ESKD 患者进行恶性肿瘤筛查并不能明显延长其生存期。但在如何延长 ESKD 患者的生存期方面将会取得很大进展，故目前对这些患者必须进行肿瘤筛查。年轻女性、等待肾移植的女性以及乳腺癌、卵巢和宫颈癌的高发女性都应该进行肿瘤筛查。既往接受过免疫抑制剂治疗、正在进行免疫抑制剂治疗、既往做过肾移植、存在潜在疾病、罹患 AIDS 的女性患者，宫颈癌的发病率最高。这些患者应每年做 1 次 PAP 涂片。

C. **对有症状的女性患者进行肿瘤评估**。子宫内膜癌患者通常表现为功能障碍性子宫出血，检查和治疗已如前述。卵巢癌常有不确定的腹部症状，最后可出现卵巢肿块。其引起的腹部不适、恶心和体重下降等症状可能会被误以为是尿毒症的早期症状或透析出现的症状。PD 患者患卵巢癌时，常表现为腹透液呈血性、透析液细胞计数异常或腹透液颜色改变。对高度怀疑病例应予积极检查，以便早诊断，早治疗。使用 CA125（癌抗原 125）对透析患者进行卵巢癌筛查的价值很有限。CA125 水平在透析患者尤其是腹膜透析患者中升高，因为其不能通过血液透析有效清除且可由间皮细胞产生。

D. **诊断步骤**

1. **下消化道 X 光**。进行下消化道 X 光检查之前，用水稀释造影剂，使造影剂用量减少到正常剂量的 1/4。

2. **CT 检查**。透析患者行 CT 检查或血管造影时静脉注射造影剂并非禁忌。但造影剂可使患者血容量和渗透压升高，必要时造影后行透析治疗。如果患者无任何症状，可于造影后第 2 天再行透析。腹膜透析患者做 CT 检查时，透析液可留存在腹腔内。

3. **超声检查**。疑似盆腔或卵巢病变的腹膜透析患者应行超声检查。在膀胱充盈欠佳、盆腔病变显示不清楚时，可通过 Foley 导尿管注入生理盐水使膀胱充盈后再行超声检查。

4. **阴道超声**。阴道超声可更清楚地显示盆腔异常情况，原因是当探头非常靠近盆腔及较薄的阴道穹窿时可获得更高的声频，进而获得更高的分辨率。另外，腹部探头可更全面地显示盆腔的解剖结构与其病状的关系。而阴道探头能够聚焦在某一个器官上，但有效成像的深度不超过 7 ~ 10cm。

   在患者膀胱充盈欠佳的情况下，进行阴道超声检查的效果优于盆腔超声。很多透析患者只能通过 Foley 导尿管缓慢注入生理盐水使膀胱充盈，如怀疑有盆腔病变，应先行阴道超声检查，在检测结果不理想的情况下再行盆腔超声检查。PD 患者应在腹腔充盈的情况下做腹部超声，空腹情况下做阴道超声。

5. **磁共振成像**。对女性 PD 患者行腹膜腔 MRI 时，可使用透析液充当造影剂，使腹腔和盆腔处于最佳状态，利于评估潜在的解剖异常。评估后如果存在非常严重的肾源性系统性纤维化症状，应使用钆充当造影剂。后续的一些透析研究表明，出现肾源性系统性纤维化症状的可能性并不高（Amet，2014）。

E. **治疗**。针对慢性肾衰竭的女性患者，可通过切除或化疗来治疗妇科癌症和良性肿瘤。

1. **切除**。对 PD 患者来说，任何妇科手术都比 PAP 涂片更具侵袭性（例如，子宫内膜或宫颈锥形活检），应空腹进行。患者还应注射如下所述的预防性抗生素。

   留置腹膜导管的患者行盆腔或腹部手术时，除非腹腔有细菌污染，否则腹膜导管应予以保留。经阴道行子宫切除术时，如有腹腔污染的危险，术前可预防性静脉使用万古霉素和头孢甲氧噻吩各 1.0g。如患者腹腔有假单胞菌感染，应加用妥布霉素 2.0mg/kg。术后可用腹透液 500ml 冲洗腹腔，每日 3 次，至冲洗液

呈非血性后可减为每日 1 次。10 ～ 14 天后再开始腹膜
透析，其间可暂时改作血液透析治疗。
2. **化疗**。透析患者的化疗已超出本手册的研究范围。

参考文献与推荐阅读

Amet S, et al. Incidence of nephrogenic systemic fibrosis in patients undergoing dialysis after contrast-enhanced magnetic resonance imaging with gadolinium-based contrast agents: the Prospective Fibrose Nephrogénique Systémique study. *Invest Radiol*. 2014;49:109–115.

Ansari N, et al. Gynaecologic Nephrology. *Am Med J*. 2013;3:147–160.

Barua M, et al. Successful pregnancies on nocturnal home hemodialysis. *Clin J Am Soc Nephrol*. 2008;3:392–396.

Brost BC, et al. Effect of hemodialysis on serum progesterone level in pregnant women. *Am J Kidney Dis*. 1999;33:917–919.

Cooper WO, et al. Major congenital malformations after first-trimester exposure to ACE inhibitors. *N Eng J Med*. 2006;354:2443–2451.

Dimitriadis C, Bargman J. Gynecologic issues in peritoneal dialysis. *Adv Perit Dial*. 2011;27:101–105.

Hampton HL, Whitworth NS, Cowan BD. Gonadotropin-releasing hormone agonist (leuprolide acetate) induced ovarian hyperstimulation syndrome in a woman undergoing intermittent hemodialysis. *Fertil Steril*. 1991;55:429.

Harnett JD, et al. Recurrent hemoperitoneum in women receiving continuous ambulatory peritoneal dialysis. *Ann Intern Med*. 1987;107:341.

Hladunewich MA, et al. Intensive hemodialysis associates with improved pregnancy outcomes: a Canadian and United States cohort comparison. *J Am Soc Nephrol*. 2014;25:1103–1109.

Holley JL, et al. Gynecologic and reproductive issues in women on dialysis. *Am J Kidney Dis*. 1997;29:685–690.

Holley JL. Screening, diagnosis, and treatment of cancer in long-term dialysis patients. *Clin J Am Soc Nephrol*. 2007;2:604–610.

Hou S. Daily dialysis in pregnancy. *Hemodial Int*. 2004;8:167–171.

Hou S. Pregnancy in women treated with dialysis: lessons from a large series over 20 years. *Am J Kidney Dis*. 2010;56:5–6.

Kajbaf S, Nichol G, Zimmerman D. Cancer screening and life expectancy of Canadian patients with kidney failure. *Nephrol Dial Transplant*. 2002;17:1786–1789.

Kramer HM, Curhan GC, Singh A. Permanent cessation of menses and post menopausal hormone use in dialysis dependent women. *Am J Kidney Dis*. 2003;41:643–650.

Lew SQ. Hemoperitoneum: bloody peritoneal dialysiate in ESRD receiving peritoneal dialysis. *Perit Dial Int*. 2007;27:226–233.

Lin HF, et al. Increased risk of cancer in chronic dialysis patients: a population based cohort study in Taiwan. *Nephrol Dial Transplant*. 2012;27:1585–1590.

Ma TL, Wang CL, Hwang JC. Recurrent peritonitis episodes in a continuous ambulatory peritoneal dialysis patient after gynecologic procedures. *Perit Dial Int*. 2012;32:113–114.

Mattix H, Singh AK. Estrogen replacement therapy: implications for post menopausal women with end-stage renal disease. *Curr Opin Nephrol*. 2000;9:207–214.

Nadeau-Fredette AC, et al. End-stage renal disease and pregnancy. *Adv Chronic Kidney Dis*. 2013;20:246–252.

Nakamura Y, Yoshimura Y. Treatment of uterine leiomyomas in perimenopausal women with gonadotropin-releasing hormone agonists. In: Pitkin RM, Scott JR, ed. *Clin Obstet Gynecol*. 36: 9/93

Navaneethan SD, et al. Prevalence and correlates of self reported sexual dysfunction in CKD: a metaanalysis of observational studies. *Am J Kidney Dis*. 2010;56:670–685.

Okundaye IB, Abrinko P, Hou S. A Registry for Pregnancy in Dialysis Patients. *Am J Kidney Dis*. 1998;31:766–773.

Poole CL et al. Aseptic peritonitis associated with menstruation and ovulation in a peritoneal dialysis patient. In: Khanna R, et al. eds. *Advances in Continuous Ambulatory Peritoneal Dialysis*. Toronto: Peritoneal Dialysis Bulletin; 1987.

Potluri K, et al. Beta HCG in a pregnant dialysis patient: a cautionary tale. *Nephrol Dial*

Transplant Plus. 2011;4:42–43.

Shan HY, et al. Use of circulating antiangiogenic factors to differentiate other hypertensive disorders from preeclampsia in a pregnant woman on dialysis. *Am J Kidney Dis.* 2008;51:1029–1032.

Stengel B. Chronic kidney disease and cancer: a troubling Connection. *J Nephrol.* 2010;23:253–262.

Strippoli GFM, et al. Sexual dysfunction in women with ESRD requiring hemodialysis. *Clin J Am Soc Nephrol.* 2012;7:974–981.

Weisbord SD. Female sexual dysfunction in ESRD: an underappreciated epidemic? *Clin J Am Soc Nephrol.* 2012;7:881.

参考网页

National Collaborating Center for Women's and Children's Health. Hypertension in pregnancy: the management of hypertensive disorders during pregnancy. CG107 Hypertension in pregnancy: full guideline, http://www.nice.org.uk/guidance/CG107. Accessed July 7, 2014.

第 40 章 神经系统和睡眠障碍

Christopher W. McIntyre
熊瑞芳 译，李寒 校

慢性肾病常由中枢神经和周围神经系统结构及功能的改变导致一系列病理生理的变化。神经系统功能紊乱的发展可以是急性也可以是慢性的，它可以反映出体液、代谢、炎症及血管的损伤。这些表现可能是终末期肾病（end stage kidney disease，ESKD）的前驱表现，甚至会早于尿毒症，也可能在透析前出现（在某种程度上）。这些因素会导致认知障碍、抑郁、生活质量的下降及透析治疗的依从性的减低，同时可影响患者在非透析期间生活的多样性及独立性，本章主要讨论中枢和外周神经系统、睡眠障碍及多系统疾病如多动腿综合征。

Ⅰ. **中枢神经系统**。当进行透析治疗的尿毒症患者发生中枢神经系统紊乱时，应当考虑到中枢神经（central nervous system，CNS）结构的变化，以及尿毒症本身的影响。通常这些因素会合并存在，并且会产生相互影响。

A. **颅内出血及缺血性脑卒中**。自发性蛛网膜下腔出血很常见，近年来为预防房颤患者发生心肌梗死增加了抗凝剂的使用，随之蛛网膜下腔出血的发生率逐渐上升。多囊肾的患者更易合并颅内动脉瘤，在颅内供血不足及颅内出血时会出现头痛，但是两种情况的治疗方法是不一样的。新发头痛是否是因为颅内出血引起，需要经 CT 或 MRI 明确（但是这在人群中的使用率偏低），此时应使用无肝素透析。缺血性和出血性脑卒中很常见，通常较易诊断。目前关于血液透析患者是否进行颅内溶栓及其主要、次要治疗的研究较少，因此此类患者的长期及短期治疗方案仍有待商榷。对于透析患者，溶栓治疗的有效性及安全性与普通人群相比存在很大不同。

B. **亚临床脑结构异常**。透析患者的颅脑 MRI 可以显示出几种病理改变，这些可以没有临床表现，也可能表现为轻微的认知障碍。认知障碍的发展是持续的，这通常需要特殊检查来发现。这些病变通常与经典心血管危险因素无关，主要是由其他因素驱动，如微血管疾病、炎症和极限灌注（包括持续或短暂在血液透析中进行）。这些病变可表现为无症状性脑梗死，或是白质（脑白质疏松症）和灰质（皮质萎缩）的变化。

1. **无症状性脑梗死**。Nakatani 和 coworkers 对血液透析患者中无症状性脑梗死（silent celebral infarcts，SCI）进行了研究。这些无症状性脑梗死主要发生于皮层下或是腔隙性的，因此不会引起神经系统功能障碍，但 SCI 被认为是症状性脑梗死或出血性脑卒中的危险因素。Nakatani 和 coworkers（2003）对 50 名血液透析患者进行了研究，结果发现，发生 SCI 的相关危险因素包括吸烟、高密度脂蛋白胆固醇的降低、高尿酸血症及肝细胞生长因子的升高。超声心动图显示，SCI 患者在心室舒张末期的室间隔厚度及心室后壁厚度较大，且左室质量升高。24 小时血压监测显示，SCI 患者的血压并不经常偏高，但也没有证据证明夜间血压下降会有益处。SCI 发生的机制可能是血液透析过程中空气警报器未能发现脑血液循环的异常，从而造成缺血性损伤（Forsberg，2010）。

2. **脑萎缩**。血液透析患者的脑萎缩可通过 CT 和 MRI 诊断，脑萎缩的程度与透析的持续时间相关。脑血流量在两次透析期间会降低，在进行血液透析的过程中会升高。这些脑血流动力学变化与脑内氧合的变化在腹膜透析患者中不表现明显，这表明可能有血液透析相关医源性脑效应（Prohovnik，2007）的存在。

3. **脑白质疏松症**。脑白质疏松症是由轴突及髓质损伤引起的脑白质非特异性的变化，这通常是与缺血性损伤有关，在 MRI T2 加权像中呈高信号强度。脑白质疏松症是痴呆、行动不便和脑卒中的危险因素，有相关文献写到脑白质疏松症是与年龄相关的改变。非 CKD 人群中，脑白质疏松症与认知功能减退和抑郁症的发病率及严重程度相关。

几项研究已经证实了血液透析患者可出现这种结

构性脑损伤。事实上，仅经过 3 个月的血液透析，就可出现这种改变。脑白质损伤的范围及部位与认知功能减退的严重程度相关，同时，也与血液透析中心血管功能不稳定的程度相关（Eldehini，2014 年）。

C. 体液异常对大脑功能的影响

1. **尿毒症脑病**。尿毒症脑病是未经透析治疗的尿毒症患者重要的临床表现。尿毒症脑病早期临床表现轻微，可表现为行为异常、易激惹和与他人不能和睦相处等，这些症状反映了患者存在认知功能下降和心理障碍。在智能方面，尿毒症患者也有异常（但脑电图诱发电位波形正常）。随着病情进展，患者可出现定向力障碍、精神错乱、谵妄、木僵、甚至昏迷，且常伴有运动功能障碍：震颤、肌阵挛和扑翼样震颤。这些症状在数周内或规律透析后可缓解。若症状持续不缓解，则应考虑其他疾病。

2. **代谢和电解质因素**。任何原因引起的高钙血症（常与慢性肾病患者的骨代谢异常及治疗相关）可表现为急性意识模糊或昏迷。严重血清钠水平的升高或降低，也可以对神经系统产生影响。透析患者出现脑萎缩后，常因颅内压力不平衡而导致严重脑水肿进行性发展。糖尿病患者由于不适当的降糖治疗可以导致低血糖，或因残余肾功能的减少使胰岛素代谢减慢所致低血糖。非糖尿病患者中低血糖的发生，可能是因高浓度葡萄糖透析液的使用，反射性地引起体内胰岛素分泌过多，或是使用无葡萄糖透析液而降低了体内的血糖。

   急性铝中毒可出现急性神经毒性综合征，表现为烦躁不安、精神错乱、癫痫、肌阵挛和昏迷。与过去相比，现在其发生很罕见，因为过去无严格的水处理标准及食用盐中含有较多的铝盐。然而即使现在，当透析液被铝污染或使用去铁胺治疗时，也可出现急性铝中毒。在这些操作中，通常当铝离子浓度高于 $500\mu g/L$（$19\mu mol/L$）时，会出现典型的脑电图改变（表现为多部位的慢波或 δ 波，常伴有棘波）。因骨代谢异常导致的铝中毒的相关内容将在第 36 章详细讲述。

3. **感染和炎症**。全身和局部感染及炎症均可对透析患者的脑组织产生影响。脓毒症在本组病例中并不常表现为典型的发热（特别是老年人），其最初的表现可能比较隐匿。血液透析患者的免疫抑制可能是由尿毒症及对潜在疾病所进行的免疫调节治疗引起。他们大多有脑炎及脑膜炎感染的高风险，尤其是那些慢性病变，如结核性脑膜炎。

内毒素血症可能是引起血液透析性脑损伤的另一个重要因素。内毒素血症在 CKD5 期患者中常发生，可导致全身炎症反应（McIntyre，2011）。这些患者存在肠道的低血流灌注及肠壁通透性的增加，可导致细菌和内毒素异位于血液循环，肠壁通透性与内毒素血症的严重程度有关。血液透析患者的内毒素血症是缓慢进展的，每次血液透析过程中可伴随有肠系膜缺血的急性发作。反复的内毒素血症可能会通过继发缺血性脑白质损伤而对血液透析患者的脑组织产生影响。

D. 急性脑功能不全

1. 失衡综合征

尿毒症症状的快速纠正有时会出现特征性的神经系统功能障碍，即失衡综合征。其常发生在透析的后一阶段，或透析结束后立即出现。失衡综合征常见于血液透析患者，于腹膜透析患者也可发生。轻者可表现为乏力、头痛、恶心和呕吐；重者则可出现精神错乱和重度癫痫。失衡综合征与脑水肿有关，透析过程中血脑屏障两侧渗透压梯度过大可导致脑水肿。另外，失衡综合征也可能与脑部 pH 值变化有关。失衡综合征多见于未透析的患者，长期透析患者较少见。当第一次透析时，透析时间过长者易发生失衡综合征，特别是在使用高效血液透析时。尿毒症患者首次透析的时间不宜过长，应使血清中尿素氮水平在数天内缓慢下降，以免诱发失衡综合征。应避免在此类患者中使用抗惊厥药。

2. **其他影响张力的因素**。某些渗透活性物质的快速排除（葡萄糖和钠）可能会导致急性迟钝的发生。因此应当谨慎的对葡萄糖水平进行纠正，同时对透析液电导率进行个体化设置，从而减少并发症的发生。

3. **透析引起脑灌注/氧的下降**。如果在透析过程中不能维持必要的血压，可能会促使急性意识障碍的发生。诊断和处理低血压在本书的其他章节会有详细讲述。及时诊断及纠正措施,对于脑部功能的恢复及减少梗死灶面积是非常重要的。这些事件可能是慢性亚临床白质损伤的驱动因素。

4. **疝**。颞叶沟回及小脑扁桃体疝的发生可不合并其他病理损害。这可以表现为透析相关性头痛及逐渐发生的意识障碍,并可以导致死亡。此类患者大都有遗传性的脑血管畸形(如 Chiari 畸形,部分脑组织通过枕骨大孔形成脑疝,也可见于脊柱裂)或神经外科手术史。脑脊液分流,特别是异常分流可以增加透析相关脑疝形成的风险。严格控制超滤速度及调整透析液渗透压是减少此类并发症的有效措施。

5. **非癫痫持续状态**。癫痫持续状态可能会表现为精神错乱及逐渐加重的意识障碍。当无明显惊厥时(Iftikhar, 2007),初始可以表现为致命性脑血管事件(尽管影像学未表现出异常)及急性心血管事件。

   通常情况下,非癫痫持续状态的脑电图表现为频率为 3Hz 的高尖波或复合波、重复出现的普遍或局灶性棘波、频率 >4 次/s 的高尖波或复合波。可以诱发非癫痫持续状态的因素有酒精、药物戒断、感染、缺氧、脑血管意外、月经、环孢素 A 的使用、恶性肿瘤和神经毒性抗生素。已报道的可引起肾功能异常及非癫痫持续状态发作的抗生素,包括青霉素、头孢菌素、亚胺培南/西司他丁和喹诺酮类药物。管理的重点是解决药物在体内的异常积累及对急性癫痫患者予以有效的抗惊厥药物治疗。

E. **急性痴呆、透析失衡综合征和慢性痴呆症的鉴别诊断**。每种疾病的鉴别诊断都涉及很多方面,对于急性痴呆需要的鉴别诊断列于表 40.1,透析失衡综合征的鉴别诊断列于表 40.2,慢性痴呆的鉴别诊断列于表 40.3。急性痴呆的治疗措施见图 40.1,慢性痴呆的治疗措施见图 40.2。

F. **癫痫的诊断及治疗措施**

1. **病因**

   透析患者常发生癫痫。癫痫是晚期尿毒症患者发生尿毒症脑病的特征性表现,癫痫也可见于严重的失衡综合征。表 40.4 列举了一些主要的病因,颅内出血可引起局灶性癫痫,其他大部分原因则引起全身性癫痫。

癫痫是铝中毒性脑病和重度高血压的特征性表现。儿童肾衰竭患者的发病率高于成人患者。由于透析纠正了酸中毒，血中游离的钙离子浓度下降，故透析前低钙血症的患者在透析过程中或透析后可发生癫痫。首先需要排除高镁血症，低钙血症的患者常伴随或诱发低镁血症。无糖透析时的低血糖状态也可诱发癫痫发作。

服用"致癫痫药物"的患者更易诱发癫痫发作，青霉素和头孢菌素较常见，尤其在大剂量应用或 CKD 患者未进行减量应用时。其他致癫痫药物见表 40.4。透析患者摄入的一些食物也可诱发癫痫，如摄食杨桃过量时（也可表现为麻木、无力、意识障碍和癫痫）。高效率的血液透析会加速一些抗惊厥药物（如卡马西平）在体内的清除速率，因血药浓度低于有效血药浓度，可加重癫痫的发生。

表 40.1 与透析无关的急性意识障碍的鉴别诊断

尿毒症脑病
药物中毒（经肾脏排泄的药物）
    抗生素
    抗病毒药物
    阿片类药物
    抗惊厥药

中枢神经系统感染
    脑膜炎
    脑炎
心内膜炎
高血压脑病
出血
    蛛网膜下腔出血
    硬膜下出血
    颅内出血
急性铝中毒（与枸橼酸同时摄入，透析液污染）
韦尼克氏脑病（见于呕吐、纳差的患者）

表 40.2　失衡综合征的鉴别诊断

颅内出血
    硬膜外出血
    蛛网膜下腔出血
    颅内出血
代谢紊乱
    高渗状态
    高钙血症
    低血糖
    低钠血症
脑梗死
低血压
    超滤过多
    心律失常
    心肌梗死
过敏反应
铝中毒（亚急性）

表 40.3　透析患者慢性痴呆的鉴别诊断

特发性痴呆
血管性痴呆
抑郁
慢性硬膜外血肿
药物中毒
代谢紊乱
    高钙血症（原发性或医源性甲状旁腺功能亢进）
    低血糖性脑损伤
继发于低钠血症的脱髓鞘综合征
尿毒症（透析不充分所致）
脑积水（可能继发于蛛网膜下腔出血）
贫血
维生素 B_1 缺乏（慢性 Wernicke-Korsakoff 综合征）
慢性感染
铝中毒脑病（透析痴呆）

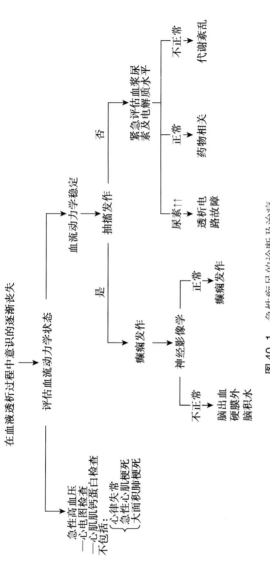

图 40.1 急性痫呆的诊断及治疗

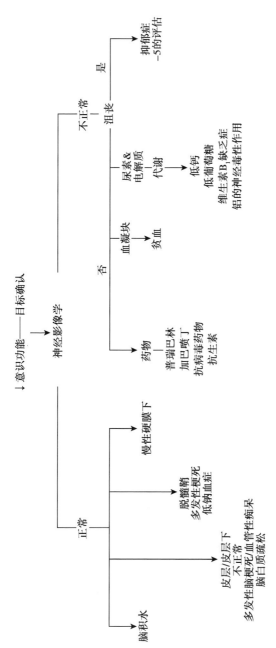

图 40.2　慢性痴呆的诊断及治疗。DSM5：精神障碍的诊断及统计手册，第 5 版

表 40.4 透析患者的癫痫

病因

失衡综合征

高血压脑病

颅内出血

抗癫痫药物血药浓度的降低

酒精撒退症状

其他（代谢性）

   低血糖

   低钙血症

   腹膜透析引起的渗透压增高

   高钠血症（偶因透析机的功能异常所致）或低钠血症

严重低血压

缺氧

心律失常

尿毒症脑病（透析患者不常见）

毒素（摄食杨桃时）

过敏反应

铝中毒性脑病

空气栓塞

预防

鉴别易患人群

   透析前血 BUN > 130mg/dl（46mmol/L）者

   严重高血压者

   既往有癫痫史者

   酒精中毒者

透析前低血钙（<6mg/dl，1.5mmol/L）伴酸中毒者

缩短首次透析时间、减低血流速、滤过率

保持透析液中的钠浓度等于或高于血浆浓度

低血钙的患者用含钙 3.5mEq/L（1.75mmol/L）或 4.0mEq/L（2.0mmol/L）的透析液；必要时透析中静脉补充钙

应用 EPO 期间监测血压

戒酒和避免应用致癫痫药物

   青霉素

   氟喹诺酮类

   环孢霉素

续表

哌替啶

茶碱

甲氧氯普胺

锂

治疗

停止透析

保持气道通畅

纠正血钾、血钙和电解质紊乱

怀疑低血糖者，可静脉补充葡萄糖

静脉推注安定和氯硝西泮，必要时可应用苯妥英

治疗代谢紊乱

2. **诊断**

脑电图对透析患者癫痫的诊断有限，仅少数肾衰竭患者的脑电图正常，最常见的异常脑电图表现为电压下降，α 波消失，间歇性、对称性的前额 δ 波出现。通常情况下 EEG 对表 40.4 中的鉴别诊断意义也不大。但对铝中毒性脑病、代谢性脑病、透析过程中并发症或颅内病变的诊断有帮助。

3. **预防**

易患人群参见表 40.4，透析失衡综合征的预防如前述。血清钙离子浓度低者，在透析开始时可静脉补充钙剂或使用高钙透析液进行透析，应密切监测血压。

4. **治疗**

详细的处理办法见图 40.3。惊厥的紧急处理措施是立即停止透析，保持呼吸道通畅，立即取血化验血糖、血钙及其他电解质。怀疑有低血糖时，应静脉给予葡萄糖。癫痫持续存在时，首先可以使用苯二氮䓬类药物，对于难治性癫痫在临床使用过程中应当全程监测患者的心血管状态。其他药物也可以使用，如苯妥英，在使用过程中应当严密监测心率，其负荷剂量为 10 ~ 15mg/kg，缓慢静脉注射，速度不宜超过 50mg/min，同时应监测心电图，防止出现心动过缓、房室传导阻滞或其他类型心律失常。其他药物如静脉注射丙戊酸钠也可作为选择。

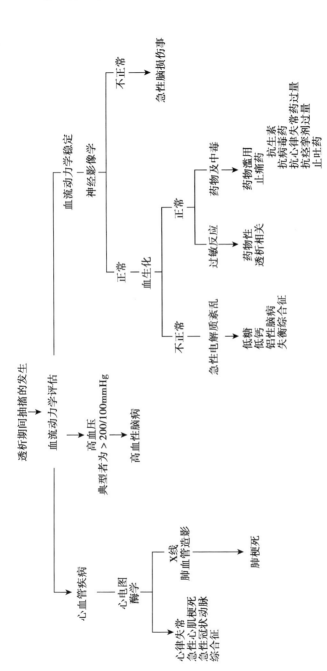

图 40.3 癫痫的诊断及处理

5. 预防性用药

对反复发生惊厥的患者，可预防性应用苯妥英、卡马西平或丙戊酸钠。透析相关性脑病对苯二氮䓬类药物，尤其对氯硝西泮反应较好。

a. **苯妥英**。苯妥英代谢缓慢且不稳定，其肝脏代谢具有浓度依赖性和饱和性，其分布和清除有器官特异性。肾衰竭患者体内苯妥英蛋白结合率降低且分布容积增加。对于任何给定的总血清苯妥英水平，高尿毒症患者体内未结合药物浓度要高于肾功能正常者。大多数临床实验室可测定血清总药物浓度，肾衰竭患者可显示出较低总苯妥英血药浓度。物理研究表明，眼球震颤则提示不应再增加剂量。癫痫发作也是苯妥英过量使用后的一种表现，剂量较小幅度的增加，可能会导致血药浓度不成比例的较大涨幅。因此剂量增量应当缓慢，以保证患者有充足的时间达到血药浓度的稳态，对于治疗效果不明显的尿毒症患者应当经常检测血清游离苯妥英浓度。

b. **其他治疗**。其他新型抗癫痫药也可以使用（具有较小的镇静风险，较宽的治疗窗，或作为多种药物治疗方案的一部分）。许多药物的透析清除率并没有在患者身上得到证实，特别是当处理急性肾损伤和进行透析替代治疗/连续性肾脏替代治疗（continuous renal replacement therapy，CRRT）时。相关的最新剂量调整指南目前被强烈推荐。表 40.5 列出了透析患者利用这类药物的初始治疗指南。

　　对于透析患者，卡马西平、乙琥胺和丙戊酸应按常规剂量的 75% ~ 100% 给药。尿毒症时丙戊酸与蛋白结合减少，卡马西平不易被透析清除，丙戊酸可被高通量透析器清除。乙琥胺可完全被透析清除，透析后应给予补充。去氧苯比妥 40% 经肾脏排泄，可中等程度地被透析清除，应慎用或减量使用，透析后需补充剂量。苯巴比妥可被透析清除，可按常规剂量的 75% ~ 100% 给药，透析后应补充剂量。γ-乙烯氨基丁酸是新型的 GABA 转换酶抑制剂，经肾脏排泄，透析患者使用时应减量（见表 40.5）。

表 40.5 透析患者抗惊厥药物的药代动力学

药物	肾排泄率 (%)	非尿毒症患者剂量范围 (mg/d)	ESKD 患者常规剂量 (非尿毒症患者剂量的%)	非尿毒症患者	ESKD 患者	血液透析清除	备注
				血浆半衰期 (h)			
卡马西平	3	600~1600	100	10~20	相同[a]	否	NU-TPL = 4~12mg/L
氯硝西泮	<1	0.5~20.0	100	17~28	相同[a]	否	
地西泮	<1	5~10 (IV)[b]	50?	20~70	相同[a]	否	肾衰竭时活性代谢产物在体内蓄积
乙琥胺	>30	750~2000	100	50~60	相同[a]	是	NU-TPL = 40~100mg/L
苯巴比妥	10~40	60~200	75	100	120~160	是	
苯妥英	<5	300~600	100	10~30	相同[a]	±	NU-TPL = 10~20mg/L ESKD-TPL = 4~10mg/L (由于蛋白结合率降低)
去氧巴比妥	40[c]	500~2000	慎用	5~15	相同[a]	是	ESKD 患者禁用
丙戊酸	<4	750~2000	75~100	6~16	相同[a]	±	NU-TPL = 50~120mg/L
氨己烯酸	50	2000~4000	25	7	14	不详	新药;经验少

G. 慢性痴呆

1. **神经认知衰退和老年痴呆症**。皮质功能减退及老年痴呆症在透析患者中很常见，其典型表现是记忆丧失和认知障碍。这些可成为老年人的合并症，并且是所有痴呆公认的危险因素。透析患者血管内大量粥样斑块形成，易发展为多发性脑梗死。尸体解剖发现，尿毒症患者大脑右基底节、丘脑、内囊、脑桥和小脑等处常有多发性腔隙性脑梗死。临床上，患者常有智力和神经系统功能减退，以及与梗死部位相应的神经系统体征。透析时抗凝剂的应用可导致慢性硬膜外出血等并发症，导致患者出现假性痴呆、嗜睡和精神错乱，颅脑影像学检查有助于此诊断。铝和铁都可以存在于脑组织中，并可以进行性影响脑皮质功能。通过仔细询问用药史和相关的实验室检查可排除因代谢紊乱和药物中毒所致的慢性痴呆。最近，来自台湾的一组患者的观察显示，维生素 B_1 缺乏是导致患者慢性痴呆的原因（Hung, 2001）。

2. **亚临床性认知功能障碍及抑郁症**

   亚临床性尿毒症脑病可见于透析不充分患者，严重的抑郁症（有时焦虑）可使患者认知功能受损，通过完善的神经心理测验可诊断。

   一种更常见的病理改变是皮层下脑白质损伤。脑白质损伤被认为是痴呆、瘫痪和脑卒中的危险因素，并且预示着血管的加速老化。这在透析患者中是很常见的，与其他形式的脑损伤相同。脑白质损伤与炎症、高血压和血管疾病相关。这种皮层下损伤发生于在大脑血管分布的部位，这些部位血液灌注的减少将会产生很大的影响。一些关于血液透析患者认知减退的研究发现，其主要表现为记忆及词汇功能（皮层功能）的减退，但有证据表明皮层功能是与判断力及管理能力相关。

   目前研究发现皮层下脑白质的亚缺血性改变会产生更多潜在的影响，可以导致大脑电活动的中断、胸腺失衡、临床抑郁症。这些研究资料，结合患者在透析始及起初 6 个月内逐渐增加的社会依存性，有益于提出新颖的以生物学为基础的抑郁设想，并且增加血液透析患者的社会依存性。

Ⅱ. 睡眠障碍

近年来的研究发现，40%～50% 的透析患者存在一种或多种睡眠问题。超过 50% 的睡眠障碍实验室的研究显示，多导睡眠图可以发现患者存在睡眠障碍。透析患者常有失眠，但与焦虑和抑郁无关。患者感到入睡困难或常昏睡，或无原因地夜间频繁醒来。透析患者经常白天嗜睡，许多患者常在透析时很快入睡。长期白天睡眠可以影响患者的认知功能，干扰其日间生活，降低其生活质量，如果在驾驶或操作重型机械时容易出危险。

A. 睡眠呼吸暂停

研究显示，合并睡眠障碍的透析患者中有睡眠呼吸暂停者占 50%～75%。睡眠呼吸暂停可分为阻塞性、中枢性和混合性。阻塞性睡眠呼吸暂停较常见，多由睡眠中用力呼吸使上呼吸道萎陷所致。临床上常表现为睡眠时打鼾、气喘、有鼻息声。据报道 30～60 岁的人群中，4% 的男性和 2% 的女性可发生睡眠呼吸暂停。住院患者中 81% 的老年患者有睡眠呼吸暂停。阻塞性睡眠呼吸暂停有较高的发病率和死亡率。其发病率与心血管疾病（与交感神经兴奋相关）及脑血管疾病的病理生理过程有关，患者可于睡眠中发生意外，这主要因上呼吸道阻塞及鼻咽部变形引起。透析患者除了有阻塞性睡眠呼吸暂停外，还常有中枢性睡眠呼吸暂停。中枢性睡眠呼吸暂停主要指呼吸中枢异常，而与呼吸的力量和气道通畅情况关系不大。混合性睡眠呼吸暂停，即伴有阻塞成分的中枢性睡眠呼吸暂停，在透析患者中并不少见。

B. 不安腿综合征和睡眠中周期性腿部运动

1. **不安腿综合征**。不安腿综合征（restless legs syndrome, RLS）是 ESKD 患者最常见的主诉之一。RLS 是一种无客观检查确诊的主观症状，患者常诉有小腿肌肉较剧烈的疼痛，尤其是腓肠肌，活动腿脚后可减轻症状。休息时症状明显，疼痛经常发生在睡前数小时，故明显延迟了患者的正常入睡。

2. **睡眠中周期性腿部运动**（periodic leg movements in sleep, RLMS）是较常见的睡眠异常，随年龄增长其发病率升高。正常人群中多见于老年人，表现为足部屈曲或小腿运动，持续 2～4 秒，20～40 秒重复 1 次。常在非快速动眼期睡眠中前 1/3 时间发生，每次发作时可使患者从睡眠中惊醒，这使患者睡眠质量降低及白天易疲乏无力。80% 的 RLS 患者可出现 PLMS，ES-KD 患者 PLMS 的发病率较高。透析人群中 PLMS 患者睡眠腿部运动次数明显多于正常人群中的 PLMS 患者。一项对 45 例透析患者的研究显示，71% 的患者有明显的 PLMS，严重者每夜有 1500 次腿部运动，患者在睡眠过程中多次惊醒，睡眠质量差，白天疲乏无力，且死亡率增加。睡眠呼吸暂停和发作次数频繁的 PLMS（如：睡眠中的每小时出现大于或等于 35 次腿部运动）都会增加患者的死亡率。目前并不确定这种关联是偶然的还是确实存在因果关系，相应治疗是否会提高这类患者的生存率仍不确定。

3. 诊断

a. 病史

可以通过简单的问卷调查了解患者的睡眠史，患者和家属均应被询问有关夜间睡眠的情况，包括从睡眠中醒来的次数，睡眠后体力恢复与否，有无打鼾、气喘、呼吸暂停、清醒或睡眠时小腿活动情况，有无白天疲乏无力或打盹现象，也应询问用药或生活习惯（如过多地摄入咖啡等）。

b. 多功能睡眠检测仪

使用多功能睡眠检测仪可以很容易地发现患者的睡眠呼吸暂停和周期性腿部运动（通过睡眠研究显示），许多医院已有这种设备。多功能睡眠检测仪除了监测患者呼吸声音、呼吸力量、气流速度、动脉血氧饱和度和睡眠中腿部运动的次数外，还可同时进行脑电图、眼电图、肌电图和心电图等监测。

4. 睡眠呼吸暂停的治疗

a. 药物

药物治疗阻塞性睡眠呼吸暂停的疗效尚不肯定。阻塞性睡眠呼吸暂停的患者禁用苯二氮䓬类药物，因其可抑制呼吸中枢，导致呼吸长时间暂停，造成血氧饱和度下降。患者睡眠障碍越重，白天的疲乏无力感就越严重。

b. 夜间透析

夜间血液透析和夜间自动化腹膜透析（Tang，2006）均可改善患者睡眠呼吸暂停，但确切的机制尚不清楚。可能是夜间超滤及更好的控制体液量减轻了患者上气道的水肿（通过 MRI 测得），这减弱了导致呼吸暂停的阻塞因素 (Elias, 2013)。

  c. 持续气道正压 (continuous positive airway pressure, CPAP)

CPAP 治疗可经口或经鼻给予。正压通气使上气道开放,可有效地防止气道阻塞。无论透析患者睡眠呼吸暂停的原因是阻塞性、中枢性还是混合性,CPAP 均是一种非常有效的治疗方法。对于阻塞性睡眠呼吸暂停的患者来说,CPAP 治疗最大的问题是患者的不顺应性。

  d. 氧疗

近年来研究显示,低流量吸氧对于中枢性睡眠呼吸暂停有效。虽然低流量吸氧不能解除阻塞性睡眠呼吸暂停患者的阻塞病变,但可使呼吸暂停的周期延长。

  e. 手术

阻塞性睡眠呼吸暂停的外科手术方法有很多种。常见的手术方法为缩小或切除悬雍垂和软腭组织。据报道,手术成功率可达 50%。

5. RLS/PLMS

  a. 保守治疗

充足的铁储备对普通人群治疗 RLS/PLMS 有效。但对于透析患者,因其可经常监测铁状态,故不存在这方面的问题。但是,应避免铁缺乏。一般忌咖啡、酒精和尼古丁对改善 RLS/PLMS 有效。规律锻炼、按摩、热浴或冷浴对减轻症状也有一定效果。因不安腿造成的慢性失眠可加重情绪不稳定,情绪不稳定反过来又可影响睡眠,形成一个恶性循环。

  b. 药物治疗

多巴胺前体或激动剂,如左旋多巴可减少 RLS/PLMS 的发生和降低其严重程度,已较广泛应用。苯二氮䓬类,如氯硝西泮,已临床应用多年。苯二氮䓬类是否能真正减少腿部运动次数,还是仅能简单地加深睡眠,目前尚存在争议。长效多巴胺激动剂,如罗匹尼罗,已应用于临床,但 ESKD 患者慎用。

  c. 肾移植

有报道,肾移植可使 RLS/PLMS 治愈。

III. 神经病变

A. 尿毒症性神经病变

尿毒症性神经病变是指侵及神经远端，对称性、混合性的运动和感觉神经病变，下肢多于上肢。临床表现有足部感觉异常、痛觉减退、共济失调和无力。患者的位置觉和振动觉也可受损。生理研究显示患者的运动神经传导减慢和感觉功能异常。其原因与尿毒症毒素的毒性作用和透析不充分有关。合并糖尿病的患者，其神经病变进展更迅速，但很难区分开是糖尿病的作用还是尿毒症本身的作用。

透析充分者尿毒症神经病变较少见，但 50% 以上的患者仍有亚临床表现。神经电生理监测有助于判断透析是否充分，但不适合于临床常规应用。若有周围神经病变存在，则应用尿毒动力模型来评价透析的充分性。换用高通量透析器或血液透析滤过增加对中分子物质的清除可能有效。增加透析次数——每周 6 次和夜间透析可能对改善神经病变有益，但尚无确凿的证据。成功的肾移植可逆转神经病变。

1. 鉴别诊断

尿毒症性神经病变应与一些系统性疾病（如：淀粉样变或糖尿病）所致的周围神经病变相鉴别。表 40.6 列举了一些相关的鉴别诊断。来自日本的一组老年透析患者的数据显示，补充维生素 B_6 可以改善外周神经病变的症状，但其缺少对照组，而且基线吡哆醛-5′-磷酸水平并未下降（Moriwaki，2000）。

B. 单神经病（腕管综合征）。

通常，在透析过程中长时间处于斜卧位会导致尺神经和腓总神经麻痹，然而，最常见的神经病变是腕管综合征，这是由于腕部的正中神经通过狭窄的腕管时受压。这种疾病的患病率在逐年增加，接受长达 10 年或更长时间透析的患者发病率更是高达 73%，发病机制似乎是多因素的。β_2-微球蛋白淀粉样沉积物可压迫腕管中的正中神经。然而，并不是在所有活检标本中都会发现淀粉样蛋白沉积物。有相关的血液透析加重症状的报告，可能是由于瘘引起的动脉盗血从而导致正中神经缺血。另外，增加透析间期细胞外液容量可能会导致水肿及正中神经受压。

1. 症状。

多数情况下，患者诉麻木、刺痛、灼痛，或感到手指"发麻"，手会感到僵硬或肿胀。尽管症状通常出现在正中神经分布的部位（拇指、食指、中指、无名指桡侧半掌面皮肤），患者有时会表现为整个手的感觉障碍，前臂可能有酸痛感。通常于夜间或血液透析过程中症状会更加严重，反复屈伸手腕时疼痛会加剧。通常这些症状出现于血管经常处于使用状态的手臂，部分患者的症状会涉及没有进行造瘘的一侧手臂。

表 40.6　尿毒症多神经病变主要的鉴别诊断

糖尿病

酗酒

淀粉样变

营养不良

多动脉炎

系统性红斑狼疮

多发性骨髓瘤

维生素 B_1 缺乏

2. **检查**。在早期情况下，可能没有感觉及肌肉无力的客观证据。通常可以通过敲击腕管掌侧（Tinel 征），或让患者的手腕处在弯曲位置 1 分钟（Phalen 征）来激发。更加便捷的方法是通过轻触、针刺、温度或两点辨别觉来判断正中神经分布的减少。在长期的这种情况下，拇短展肌的功能会减弱，可能会有鱼际肌的萎缩。

3. **诊断**。腕管综合征的鉴别诊断包括下颈髓病变、胸廓出口综合征、感觉神经病或单神经病、心肌病和动静脉分流患者的桡动脉盗血综合征。除了早期病例，通过行肌电图（electromyography，EMG）和神经传导速度测定可以明确诊断。

4. **治疗**。将手腕用夹板控制于神经休息体位，尤其在夜间及透析治疗过程中，可能会暂时缓解症状。如果夹板固定不成功或患者不能耐受，通过向腕管内注射类固醇类激素可以使约 30% 的患者达到永久缓解。如果注射后症状改善不明显，或者有显著的运动或感觉功能丧失，腕管减压术可以使 90% 以上患者的症状得到改善，但症状常常在 2 年内复发。

Ⅳ. 手指屈曲挛缩

β₂-微球蛋白淀粉样蛋白可沿手指屈肌沉积。这些沉积物使手指屈肌腱彼此粘合，在手掌形成皮下软组织肿块并导致手指屈曲挛缩。通过外科清创去除淀粉样蛋白沉积物可以使手指的活动度增大，但这些沉积物往往在几年内复发。

Ⅴ. 颈椎融合病

长期透析的患者由于 β₂-微球蛋白淀粉样沉积，可引起进行性颈椎稳定性减退和脊髓受压，行 MRI 检查可明确诊断。早期治疗可防止颈椎功能丧失，其中影像学特征包括：椎间盘变小和没有明显骨赘形成的椎体终板受侵蚀。低位颈椎经常受到影响，但相似的改变也可能发生在胸椎和腰椎。β₂-微球蛋白淀粉样变可见于齿状突和上颈椎的椎体。此外，齿状突附近的软组织可见到被称为"假瘤"的 β₂-微球蛋白淀粉样变结节。起初脊柱关节破坏的症状是疼痛，尤其是当侵犯颈椎时会表现为颈部疼痛不适。然而，很多影像学显示异常的患者并没有颈部疼痛。虽然神经受损很少发生，但是显著的脊髓病变已有报道，特别是进行 20 年或更长时间血液透析的患者。严重关节破坏性疾病，必须通过脊椎 MRI 进行鉴别。

Ⅵ. 慢性疼痛的管理

进行维持性透析患者的慢性疼痛治疗是非常具有挑战性的。止痛药种类和选择可能会不恰当，从联合药物的类型、剂量和使用频率角度考虑很难实现无副作用的有效及持续的镇痛效果。考虑到药物在透析过程中会被滤出，因此应当增加用量。为了达到这种平衡，适量的试验及误差是可以接受的，拥有透析患者止痛经验的专家团队也是非常必要的。其他措施，如选择性神经阻滞、局部麻醉和关节内注射药物可以实现使用最小的毒副作用，而获得最佳的止痛效果。

普通止痛药（如美国所称的"对乙酰氨基酚"）是慢性疼痛治疗的基石。无肾患者可适当使用 NSAID，但是，其有导致残余肾功能丧失的风险，因此对于有残余肾功能的患者应当充分考虑后再使用。如果使用 NSAID，应当使用有效剂量的最低值，作用较温和的药物如布洛芬是首选。阿片类药物会有累积效应，并且可被透析出，对透析过程中的急性疼痛是很有效的。作用较弱的药物如可待因可有较强的止疼效果，会导致呼吸骤停。阿片类药物通常可以缓解症状。一般情况下，通常应当延长给药间期，并不仅仅是限制用量，应尽量避免使用控释剂，应当限制最大使用剂量。可使用皮肤贴剂，尤其是那些依赖肝脏代谢的药物如芬太，应当使用初始镇痛最低剂量。在进行镇痛升级前，应当予以充足的时间来达到药物的最佳状态。联合镇痛药如抗抑郁药（例如，三环类抗抑郁药）或抗惊厥药（如加巴喷丁）通常被用于顽固性疼痛，尤其是神经性疼痛。这些药物的使用通常会导致过度镇静，并且降低生活质量。应当从小剂量开始，保证小幅度递增。这类药物应该尽量避免联合使用。最后，不要忽视疼痛的非药物治疗。患者应积极参与方案的制订，努力应对挑战和调整期望。其他干预措施，如心理干预，也应适当的考虑。

参考文献与推荐阅读

Apostolou T, Gokal R. Neuropathy and quality-of-life in diabetic continuous ambulatory peritoneal dialysis patients. *Perit Dial Int*. 1999;19(suppl 2):S242–S247.

Arnold R, et al. Effects of hemodiafiltration and high flux hemodialysis on nerve excitability in end-stage kidney disease. *PLoS One*. 2013;8:e59055.

Benz RL, et al. Potential novel predictors of mortality in end-stage renal disease patients with sleep disorders. *Am J Kidney Dis*. 2000;35:1052–1060.

Benz RL, Pressman MR, Wu X. Periodic limb movements in sleep revealed by treatment of sleep apnea with continuous positive airway pressure in the advanced chronic kidney disease population. *Clin Nephrol*. 2011;76:470–474.

Chang JM, et al. Fatal outcome after ingestion of star fruit (Averrhoa carambola) in uremic patients. *Am J Kidney Dis*. 2000;35:189–193.

Davison SN. Pain in hemodialysis patients: prevalence, cause, severity, and management. *Am J Kidney Dis*. 2003;42:1239–1247.

Dharia SM, Brown LK, Unruh ML. Recognition and treatment of obstructive sleep apnea. *Semin Dial*. 2013;26:273–277.

Diaz A, Deliz B, Benbadis SR. The use of newer antiepileptic drugs in patients with renal failure. *Expert Rev Neurother*. 2012;12:99–105.

Edmunds ME, Walls J. Pathogenesis of seizures during recombinant human erythropoietin therapy. *Semin Dial*. 1991;4:163.

Eldehni MT, McIntyre CW. Are there neurological consequences of recurrent intradialytic hypotension? *Semin Dial*. 2012;25:253–256.

Eldehni MT, Odudu A, McIntyre CW. Randomized clinical trial of dialyzate cooling and effects on brain white matter. *J Am Soc Nephrol*. 2014, in press.

Elias RM, et al. Relationship of pharyngeal water content and jugular volume with severity of obstructive sleep apnea in renal failure. *Nephrol Dial Transplant*. 2013;28:937–944.

Forsberg U, et al. Microemboli, developed during haemodialysis, pass the lung barrier and may cause ischaemic lesions in organs such as the brain. *Nephrol Dial Transplant*. 2010;25:2691–2695.

Glenn CM, et al. Dialysis-associated seizures in children and adolescents. *Pediatr Nephrol*. 1992;6:182.

Hanly PJ, et al. Daytime sleepiness in patients with CRF: impact of nocturnal hemodialysis. *Am J Kidney Dis*. 2003;41:403–410.

Hung SC, et al. Thiamine deficiency and unexplained encephalopathy in hemodialysis and peritoneal dialysis patients. *Am J Kidney Dis*. 2001;38:941–947.

Iftikhar S, Dahbour S, Nauman S. Nonconvulsive status epilepticus: high incidence in dialysis-dependent patients. *Hemodial Int*. 2007;11:392–397.

Kang HJ, et al. Does carpal tunnel release provide long-term relief in patients with hemodialysis-associated carpal tunnel syndrome? *Clin Orthop Relat Res*. 2012;470:2561–2565.

Kavanagh D, et al. Restless legs syndrome in patients on dialysis. *Am J Kidney Dis*. 2004;43:763–771.

Kiley JE. Residual renal and dialyser clearance, EEG slowing, and nerve conduction velocity. *ASAIO J*. 1981;4:1.

Lass P, et al. Cognitive impairment in patients with renal failure is associated with multiple-infarct dementia. *Clin Nucl Med*. 1999;24:561–565.

Marsh JT, et al. rHuEPO treatment improves brain and cognitive function of anemic dialysis patients. *Kidney Int*. 1991;39:155.

McIntyre CW. Recurrent circulatory stress: the dark side of dialysis. *Semin Dial*. 2010;23:449–451.

McIntyre CW, et al. Circulating endotoxemia: a novel factor in systemic inflammation and cardiovascular disease in chronic kidney disease. *Clin J Am Soc Nephrol*. 2011;6:133–141.

Molnar MZ, Novak M, Mucsi I. Management of restless legs syndrome in patients on dialysis. *Drugs*. 2006;66:607–624.

Moriwaki K, et al. Vitamin B6 deficiency in elderly patients on chronic peritoneal dialysis. *Adv Perit Dial*. 2000;16:308–312.

Nakatani T, et al. Silent cerebral infarction in hemodialysis patients. *Am J Nephrol*. 2003;23:86–90.

Nicholl DD, et al. Diagnostic value of screening instruments for identifying obstructive sleep apnea in kidney failure. *J Clin Sleep Med*. 2013;9:31–38.

Novak M, et al. Diagnosis and management of sleep apnea syndrome and restless legs syndrome in dialysis patients. *Semin Dial*. 2006;19:210–216.

Novak M, et al. Diagnosis and management of insomnia in dialysis patients. *Semin Dial*. 2006;19:25–31.

Nicholl DD, et al. Diagnostic value of screening instruments for identifying obstructive sleep apnea in kidney failure. *J Clin Sleep Med*. 2013;9:31–38.

Odudu A, Francis ST, McIntyre CW. MRI for the assessment of organ perfusion in patients with chronic kidney disease. *Curr Opin Nephrol Hypertens*. 2012;21:647–654.

Okada H, et al. Vitamin B_6 supplementation can improve peripheral neuropathy in patients with chronic renal failure on high-flux hemodialysis and human recombinant erythropoietin. *Nephrol Dial Transplant*. 2000;16:1410–1413.

Pressman MR, Benz RL. Sleep disordered breathing in ESRD: acute beneficial effects of treatment with nasal continuous positive airway pressure. *Kidney Int*. 1993;43:1134–1139.

Prohovnik I, et al. Cerebrovascular effects of hemodialysis in chronic kidney disease. *J Cereb Blood Flow Metab*. 2007;27:1861–1869.

Santoro D, et al. Pain in end-stage renal disease: a frequent and neglected clinical problem. *Clin Nephrol*. 2013;79 (suppl 1):S2–S11.

Silver SM. Cerebral edema after hemodialysis: the "reverse urea effect" lives. *Int J Artif Organs*. 1998;21:247–250.

Tang S, et al. Alleviation of sleep apnea in patients with chronic renal failure by nocturnal cycler-assisted peritoneal dialysis compared with conventional continuous ambulatory peritoneal dialysis. *J Am Soc Nephrol*. 2006;17:2607–2616.

Tucker KL, et al. High homocysteine and low B vitamin predict cognitive decline in aging men: the Veterans Affairs Normative Aging Study. *Am J Clin Nutr*. 2005;82:627–635.

附录 A

估计肾小球滤过率和每日肌酐排泄工具

祖源　译，李寒　校

I．体表面积矫正肾小球滤过率[*]　根据患者体型差异矫正肾小球滤过率（glomerular filtration rate，GFR）是计算肾小球滤过率的基本原则。传统上，肾小球滤过率通过成人体表面积（body surface area，BSA）——通常以每 $1.73m^2$ 体表面积（以 20 世纪初的成年人平均 BSA）矫正。BSA 是 Gehan 和 George（1970）提出的，计算公式仅依赖于身高和体重，不依赖于年龄或性别。许多网络计算器可以辅助计算。

$$BSA = 0.0235 \times W^{0.51456} \times H^{0.422446}$$

W：体重，单位为 kg；H：身高，单位为 cm。

通过 BSA 矫正 GFR，年轻男性和女性 GFR/$1.73m^2$ 结果相似，范围在 110 ~ 120ml/min。2 岁以上儿童结果也与成人相似，GFR/$1.73m^2$ 范围仍在 110 ~ 120ml/min。

示例：$1.73m^2$ BSA 如何矫正 GFR。

假设 GFR 为 100ml/min

如果 BSA = $1.5m^2$，$100 \times 1.73/1.50$

GFR/$1.73m^2$ = 115ml/min

如果 BSA = $2.0m^2$，$100 \times 1.73/2.0$

GFR/$1.73m^2$ = 86ml/min

该示例显示了两个受试者为 100ml/min 的 GFR，一个 BSA = $1.5m^2$，另一个 BSA = $2.0m^2$。经 BSA 矫正后体积较小的受试者 GFR 为 115ml/（min · $1.73m^2$），而体积较大的受试者 GFR 为 86ml/（min · $1.73m^2$）。

Ⅱ. 应用 Ix 方程计算肌酐清除率（eCrCl）*

经许多大型数据库验证，Ix 公式方程已被开发应用于计算 24 小时肌酐排泄率，仍是基于质谱稀释法（IDMS）测定肌酐。新 I_X 方程的计算如下：

肌酐排泄率单位为 mg/24h，SCr 单位为 mg/dl：

eCrCl = [（24 小时肌酐排泄率 mg/d）/1440]/（0.01 × SCr）

24 小时肌酐排泄率 mg/d = 880 − 6.2 × 年龄 + 12.5 × 体重（kg）+ 35（黑人）− 380（女性）

或者 SCr 以 μmol/L 单位计量：

eCrCl = [（24 小时肌酐排泄率 μmol/d）/1440]/（0.001 × SCr）

24 小时肌酐排泄率（单位 μmol）= 8.84 × [880 − 6.2 × 年龄 + 12.5 × 体重（kg）+ 35（黑人）− 380（女性）]

需要注意这个新需要校正年龄（2011），与 Cockcroft 和 Gault 方程比较，Ix 方程与年龄的关系少，而与女性性别的关联更为明确严格为 0.85。重量均包含在 Ix 和 Cockcroft 和 Gault 这两个计算肌酐清除的方程中，这些方程的结果是"原始"肌酐清除，未经 BSA 校正。

Ⅲ. CKD-EPI 公式计算 eGFR

注：方程 SCr 单位为 mg/dl。

血肌酐单位由 μmol/L 转换为 mg/dl 需要 ×0.0113

非洲裔美国女性

如果血肌酐（SCr）≤ 0.7，

$eGFR/1.73m^2 = 166 × (SCr/0.7)^{-0.329} × 0.993^{年龄}$

如果血肌酐（SCr）> 0.7，

$eGFR/1.73m^2 = 166 × (SCr/0.7)^{-1.209} × 0.993^{年龄}$

非洲裔美国男性

如果血肌酐（SCr）≤ 0.9，

$eGFR/1.73m^2 = 163 × (SCr/0.9)^{-0.411} × 0.993^{年龄}$

如果血肌酐（SCr）> 0.9，

$eGFR/1.73m^2 = 163 × (SCr/0.9)^{-1.209} × 0.993^{年龄}$

---

* 文中 Ⅰ 和 Ⅱ 部分经许可可引自 MacGregor MS，Methven S. Assessing kidney function. In：Daugirdas JT, ed. Handbook of Chronic Kidney Disease Management. Philadelphia，PA：Lippincott Williams & Wilkins；2011.

白人或其他种族女性

如果血肌酐（SCr）≤0.7，

$$eGFR/1.73m^2 = 144 \times (SCr/0.7)^{-0.329} \times 0.993^{年龄}$$

如果血肌酐（SCr）>0.7，

$$eGFR/1.73m^2 = 144 \times (SCr/0.7)^{-1.209} \times 0.993^{年龄}$$

白人或其他种族男性

如果血肌酐（SCr）≤0.9，

$$eGFR/1.73m^2 = 141 \times (SCr/0.9)^{-0.411} \times 0.993^{年龄}$$

If 血肌酐（SCr）>0.9，

$$eGFR/1.73m^2 = 141 \times (SCr/0.9)^{-1.209} \times 0.993^{年龄}$$

Ⅳ. **预期 24 小时肌酐排泄率**（图 A.1）

Ⅴ. **CORCORAN-SALAZAR 方程**。这个方程是 Cockcroft 和 Gault 的变形方程，可以用来估算肥胖人群的肌酐清除率（未索引到 BSA）（图 A.2）。

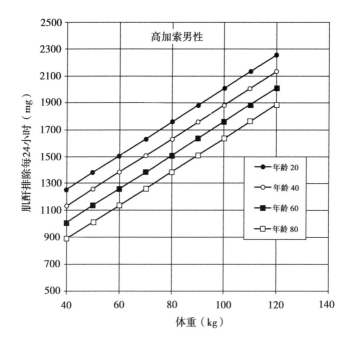

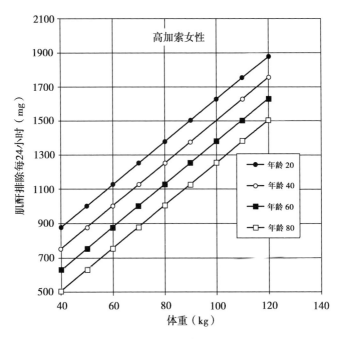

图 A.1　根据新 Ix 方程预测高加索白种人 24 小时肌酐排泄率公式。对于非洲裔美国男性或女性，添加 35mg/24h

男性

$$eCrCl = \frac{(137 - 年龄) \times [(0.285 \times W) + (12.1 \times H^2)]}{51 \times SCr}$$

女性

$$eCrCl = \frac{(146 - 年龄) \times [(0.287 \times W) + (9.74 \times H^2)]}{60 \times SCr}$$

eCrCl = 估计肌酐清除率；W = 实际体重，kg；H = 身高，m；SCr = 血清肌酐，mg/dl。

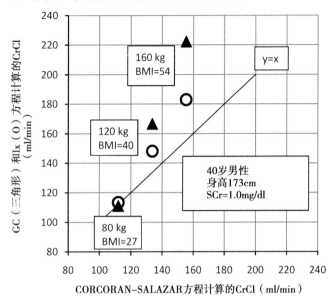

图 A.2 3 种不同肌酐清除率估测方程，针对 40 岁男性患者 SCr 为 1.0mg/dl（88.4μmol/L）和相同身高，但体重分别为 80kg、120kg 或 160kg 计算肌酐清除率。无论是 Cockcroft 和 Gault（CG）还是 Ix 方程均倾向于高估肥胖患者肌酐清除率

参考文献与推荐阅读

Cockcroft DW, Gault MH. Prediction of creatinine clearance from serum creatinine. *Nephron*. 1976;16:31–41.

Gehan E, George SL. Estimation of human body surface area from height and weight. *Cancer Chemother Rep*. 1970;54:225–235.

Ix JH, et al; for the Chronic Kidney Disease Epidemiology Collaboration. Equations to estimate creatinine excretion rate: the CKD Epidemiology Collaboration. *Clin J Am Soc Nephrol*. 2011;6:184–191.

Levey AS, et al; for the Chronic Kidney Disease Epidemiology Collaboration. A new equation to estimate glomerular filtration rate. *Ann Intern Med*. 2009;150:604–612.

Salazar DE, Corcoran GB. Predicting creatinine clearance and renal drug clearance in obese patients from estimated fat-free body mass. *Am J Med*. 1988;84:1053–1060.

附录 B
营养工具

I. **消瘦、正常、肥胖体重标准及调整体重**

A. 理想体重公式（kg）

1. Devine 公式（1974）

   男性：$50 + 2.3 \text{kg} \times$（身高 $- 1.524\text{m}$）$/0.0254\text{m}$

   女性：$45.5 + 2.3 \text{kg} \times$（身高 $- 1.524\text{m}$）$/0.0254\text{m}$

2. Robinson 公式（1983）

   男性：$52 + 1.9 \text{kg} \times$（身高 $- 1.524\text{m}$）$/0.0254\text{m}$

   女性：$49 + 1.7 \text{kg} \times$（身高 $- 1.524\text{m}$）$/0.0254\text{m}$

B. 调整体重（kg）

目前有两种广泛使用的方式计算调整体重。

1. KDOQI 方程：

   计算蛋白质及卡路里时，推荐使用 KDOQI 方程：

   $\text{adjBW} = \text{edfreeBW} + （\text{stdBW} - \text{edfreeBW}）\times 0.25$

   edfreeBW：无水肿实际体重

   stdBW：中位数标准体重，可查阅表 B.1 和表 B.2。

表 B.1 美国公民中位数标准体重表

身高		中位数标准体重（kg）						理想体重（kg）（Robinson）
		年龄 25~54 岁			年龄 55~74 岁			
		标准尺寸[a]						
英寸	厘米	S	M	L	S	M	L	
				男性				
62	157	64	68	82	61	68	77	55.8
63	160	61	71	83	62	70	80	57.7
64	163	66	71	84	63	71	77	59.6
65	165	66	74	84	70	72	79	61.5
66	168	67	75	84	68	74	80	63.4

续表

身高		中位数标准体重（kg）						理想体重（kg）
		年龄 25 ~ 54 岁			年龄 55 ~ 74 岁			
		标准尺寸[a]						
英寸	厘米	S	M	L	S	M	L	（Robinson）
67	170	71	77	84	69	78	85	65.3
68	173	71	78	86	70	78	83	67.2
69	175	74	78	89	75	77	84	69.1
70	178	75	81	87	76	80	87	71
71	180	76	81	91	69	84	84	72.9
72	183	74	84	91	76	81	90	74.8
73	185	79	85	93	78	88	88	76.7
74	188	80	88	92	77	95	89	78.6
女性								
58	147	52	63	86	54	57	78	45.6
59	150	53	66	78	55	62	78	47.3
60	152	53	60	87	54	62	78	49
61	155	54	61	81	56	64	79	50.7
62	157	55	61	81	58	64	82	52.4
63	160	55	62	83	58	65	80	54.1
64	163	57	62	79	60	66	77	55.8
65	165	60	63	81	60	67	80	57.5
66	168	58	63	75	68	66	82	59.2
67	170	59	65	80	61	72	80	60.9
68	173	62	67	76	61	70	79	62.6
69	175	63	68	79	62	72	85	64.3
70	178	64	70	76	63	73	85	66

[a]标准尺寸定义见表 B.2。

中位数标准体重数据来源自 NHANES I 和 NHANES II 的数据集（Frisancho，1984）。

理想体重计算根据 Robinson 公式（1983）。

2. **根据理想体重**：计算药物剂量时，推荐使用。

调整体重 = IBW + 0.4 × （edfreeBW − IBW）

IBW：根据 Devine 或 Robinson 公式计算的理想体重。

表 B.2 Elbow Breadth 标准尺寸表（cm）

年龄	标准尺寸		
	小	中	大
	男性		
18 ~ 24	≤6.7	>6.6 并且 <7.7	≥7.7
25 ~ 34	≤6.7	>6.7 并且 <7.9	≥7.9
35 ~ 44	≤6.7	>6.6 并且 <8.0	≥8.0
45 ~ 54	≤6.7	>6.7 并且 <8.1	≥8.1
55 ~ 64	≤6.7	>6.7 并且 <8.1	≥8.1
65 ~ 74	≤6.7	>6.7 并且 <8.1	≥8.1
	女性		
18 ~ 24	≤5.6	>5.6 并且 <6.5	≥6.5
25 ~ 34	≤5.7	>5.7 并且 <6.8	≥6.8
35 ~ 44	≤5.7	>5.7 并且 <7.1	≥7.1
45 ~ 54	≤5.7	>5.7 并且 <7.2	≥7.2
55 ~ 64	≤5.8	>5.8 并且 <7.2	≥7.2
65 ~ 74	≤5.8	>5.8 并且 <7.2	≥7.2

数据来自美国人口 NHANES I 和 NHANES II 数据集（Frisancho，1984）。

C. 消瘦体重公式（kg）

1. Janmahasatian（2005）：

男性：9270 × 体重（kg）/（6680 + 216 × BMI）

女性：9270 × 体重（kg）/（8780 + 244 × BMI）

Ⅱ. 体表面积公式

SA：体表面积，W：透析后体重（kg），H：身高（cm）

A. Gehan &George 公式（1970）

可适用于所有患者，尤其适用于 18 岁以下的患者。

$$SA = 0.0235 \times W^{0.51456} \times H^{0.422446}$$

B. Dubois & Dubois 公式（1916）

在儿童及肥胖患者的适应性不如 Gehan &George 公式。

$$SA = 0.007184 \times W^{0.425} \times H^{0.725}$$

Ⅲ. 人体总水量测量公式（图 B. 1 和图 B. 2）

TBW：人体总水量，W：透析后体重（kg），H：身高（cm）

A. Waston 公式（1980）

男性：$TBW = 2.447 - 0.09516 \times 年龄 + 0.1074 \times H + 0.3362 \times W$

女性：$TBW = 0 - 2.097 + 0.1069 \times H + 0.2466 \times W$

B. Morgenstern 公式（2006）

适用于年龄 < 19 岁患者

$HW = H \times W$

男性：$TBW = 0.10 \times (HW)^{0.68} - 0.37 \times W$

女性：$TBW = 0.14 \times (HW)^{0.64} - 0.35 \times W$

C. Hume-Weyers 公式（1971）

男性：$TBW = (0.192786 \times H) + (0.296785 \times W) - 14.012934$

女性：$TBW = (0.344547 \times H) + (0.183809 \times W) - 35.270121$

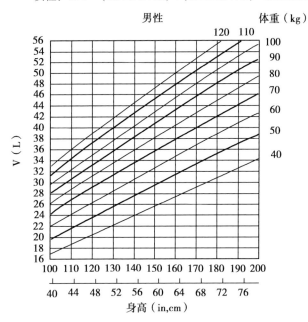

图 B. 1　计算男性透析患者的尿素分布容积 V。使用时，找到横轴上的身高值，向上直至达到适当的体重（透析后）直线，并在纵轴上读取 V 值。计算尿素时，使用透析后体重。人体测量 V 的 90% 作为公式 V。计算公式为 Hume & Weyer 公式

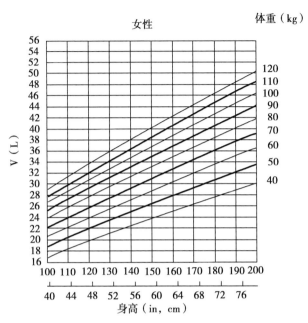

图 B.2 计算女性透析患者的尿素分布容积 V。使用时，找到横轴上的身高值，向上直至达到适当的体重（透析后）直线，并在纵轴上读取 V 值。计算尿素时，使用透析后体重。使用人体测量 V 的 90% 作为公式 V。计算公式为 Hume & Weyer 公式

IV. 选择饮食成分表

A. 钾

　　表 B.3 ~ 表 B.8

B. 磷

　　表 B.9 ~ 表 B.11

表 B.3　盐、盐替代品、发酵粉中的钾含量

产品	钠（mg 每1/4 茶勺）	钾（mg 每1/4 茶勺）
无盐	0	650
Morton 盐替代品	0	610
Adolph 盐替代品	0	600
McCormick 无添加盐替代品	0	585
Diamond Crystal 盐替代品	0	550
钴盐	0	495
Morton 清盐	245	375
食盐	590	0
海盐	560	0
Salt sense	390	0
Lessalt	310	170
发酵苏打	250~300	0
发酵粉	80	0
味精	125	0

表 B.4　高钾食物中的钾含量

食物	食用量	钾含量	物质的量
香蕉	1 根，15~18cm 长	360mg	9.3mmol
哈密瓜	1 杯，哈密瓜丁	420mg	11mmol
橘子汁	1/2 杯，配水	240mg	6.1mmol
梅干	5 枚，未加工	350mg	8.9mmol
鳄梨	1/2 杯，鳄梨丁	350mg	9.0mmol
马铃薯	烘烤后，直径 21/4-3 英寸，剥皮	920mg	23mmol
马铃薯	烘烤后，直径 21/4-3 英寸，未剥皮	510mg	13mmol

续表

食物	食用量	钾含量	物质的量
菠菜	1 杯	840mg	21mmol
椰菜花	1 杯	490mg	13mmol
西兰花	1 杯	290mg	7.4mmol
牛奶	1 杯，纯奶	350mg	8.9mmol
奶酪	1 杯，低脂	440mg	11mmol
干豆	1 杯	880mg	23mmol

表 B.5　每 250g 水果中的钾含量（约 1 杯）

mg	125 ~ 249	250 ~ 374	375 ~ 499	500 ~ 624	> 625
mmol	3.2 ~ 6.39	6.4 ~ 9.59	9.6 ~ 12.79	12.8 ~ 15.99	> 16.0
含量从低到高排列	蓝莓，冷冻或罐装	苹果，未加工	草莓，未加工	鹅莓，未加工	瓜类，美国甜瓜，未加工
	苹果或梨子，罐头	菠萝，未加工	李子，罐头或未加工	柚子，未加工	番石榴，未加工
	橘子，罐头	大黄，冷冻	芒果，未加工	瓜类，蜜瓜，未加工	大黄，未加工
	水果沙拉	苹果或梨子，未加工	黑莓，未加工	无花果，未加工	猕猴桃，未加工
	蔓越莓，未加工	樱桃，冷冻或罐头	荔枝，未加工	木瓜，未加工	醋栗，未加工
		杏或桃子，罐头	樱桃，未加工	杏，未加工	百香果，未加工
		柠檬，未加工	橘子，未加工		香蕉，未加工

续表

mg	125 ~ 249	250 ~ 374	375 ~ 499	500 ~ 624	>625
mmol	3.2 ~ 6.39	6.4 ~ 9.59	9.6 ~ 12.79	12.8 ~ 15.99	>16.0
		葡萄柚，未加工	瓜类，甜瓜，未加工		鳄梨，未加工
			桃子，未加工		车前草，未加工
			葡萄，未加工		面包果，未加工
			红果，柑橘，未加工		罗望子，未加工
					柿子，未加工
					提子干
					葡萄干，桃干，杏干

表 B.6　水果及蔬菜汁中的钾含量

水果	每 240ml 含量（mg）	每 240ml 含量（mmol）
蔓越莓	195	5
苹果	275	7
葡萄	400	10
橘子	465	12
番茄	500	13

表 B.7 蔬菜中的钾含量

低钾蔬菜	高钾蔬菜
芦笋	洋蓟
豆类（绿豆或扁豆）	竹笋
卷心菜	豆类，小扁豆
胡萝卜	甜菜
花椰菜	甘蓝
芹菜	白菜，青菜
玉米	大头菜
黄瓜	蘑菇
茄子	防风草
羽衣甘蓝	土豆（白土豆或甜土豆）
生菜	南瓜
什锦蔬菜	芜青甘蓝
秋葵	菠菜
洋葱	笋瓜
豌豆	番茄
辣椒	
萝卜	
大黄	
夏笋瓜	
豆瓣菜	
荸荠	
西葫芦	

表 B.8 其他食物的钾含量

低钾食物目录	高钾食物目录
大米	全谷物意大利面或面包
面条	燕麦
意大利面	牛奶，酸奶，奶酪
精制面包	坚果和种子
非巧克力派或非高钾水果派	无盐汤
非巧克力饼干或非坚果饼干	盐替代品

表 B. 9　常见高蛋白食物每克蛋白质的磷含量（mg）

蛋白质范围（磷 mg/g）	食物和比值
<5.0	蛋白（1.4）
5.1~7.0	鳕鱼（6.0）
	鸡肉，黑肉（6.5）
	鲜虾（6.5）
7.1~10.0	火鸡（7.1）
	牛肉，里脊肉（8.3）
	野兔（7.3）
	牛肉，圆腿肉（8.5）
	鸡肉，白肉（7.4）
	猪肉（8.9）
	羊肉（7.4）
	龙虾（9.0）
	羔羊肉，腿肉（7.4）
	鹿肉，排骨肉（9.1）
	内斯蟹（7.8）
	金枪鱼罐头（9.2）
	碎牛肉，95% 瘦肉（7.8）80% 瘦肉（9.6）
	牛肉，胸肉（8.1）
	黑线鳕鱼（10.0）
	黄鳍金枪鱼（8.2）
10.1~11.9	比目鱼（10.7）
	白软干酪，2% 低脂（10.9）
	鲑鱼，饲养（11.4）
12~14.9	鲶鱼（13.0）
	花生酱，干脆型（13.0）
	鸡蛋（13.2）
	阿拉斯加帝王蟹（14.5）
	花生酱，光滑型（14.5）

续表

蛋白质范围（磷 mg/g）	食物和比值
15.0 ~ 20.0	花生（15.0）
	鲑鱼罐头（15.8）
	墨西哥豆（16.3）
	大豆（16.4）
	牛肝或鸡肝（17.5）
	普通豆奶（17.9）
>20	切达干酪（20.6）
	瑞士奶酪（21.3）
	杏仁（25.3）
	牛奶，2% 低脂（27.6）
	美国奶酪（30.7）
	腰果（32.3）

表 B.10 含磷高的食物

有机磷食物	无机磷食物
乳制品	饮料
坚果和种子	可乐，"胡椒味"苏打水，某些水果罐头，某些调味水，塑料瓶装冰茶，塑料瓶装果汁，某些功能饮料，瓶装咖啡，非奶制品液体奶昔
巧克力	加工肉类
肉类	"增强"肉制品，冷冻火鸡，香肠，午餐肉，再生肉（鸡块），热狗
鱼类	含添加剂的乳制品
蛋类	奶酪制品，半奶制品，炼乳，布丁，植脂奶油
豆类（大豆、花生、豌豆、扁豆）	富含钙磷制品

续表

有机磷食物	无机磷食物
全谷类	果汁，早餐谷类，早餐棒，蛋白棒，速食谷类，矿物质补充剂
	冷藏和冷冻烘焙产品
	饼干，新月面包卷，面包卷，蛋糕，丹麦糕点，奶酪蛋糕
	含钙或镁、磷的维生素及骨质酥松矿物质补品

表 B.11　特殊产品和补品

公司	产品及产品分析
Ross Nutrition www. abbottnutrition. com	Suplena 227g 罐头： 1779J 185mg 钠 10.6g 蛋白质 165mg 磷 265mg 钾
Nestle Nutrition www. nestlenutritionstore. com	Resource Benecalorie 42.5g 罐头： 1381J 15mg 钠 7g 蛋白质 55mg 磷 0mg 钾
Ener-G foods www. ener-g. com	全系列低蛋白面包、意大利面、面粉、谷类、鸡蛋制品 各商店和网站均可查询

续表

公司	产品及产品分析
Med Diet，Inc www. med-diet. com	低蛋白面包、曲奇、烘培粉、调味料 仅网站可售
Maddy's low-protein store www. dietforlife. com	全系列低蛋白零食、谷类、烘焙食物 仅网站可售
Cambrooke Foods www. cambrookefoods. com	低蛋白面包、意大利面产品、肉类制品、奶酪制品 仅网站可售

附录 C
尿素动力学模型

张桂芝　译，李寒　校

Ⅰ. 通过 K_0A、Q_b 和 Q_d 估计透析器血液中水的清除率

第一步：通过厂家报告的体外 K_0A 计算体内 K_0A。

$K_0A\_体内 = 0.574 \times K_0A\_体外$

第二步：若透析液流速 $< 500ml/min$，则下调 $K_0A\_体内$（由于纤维束对透析液弥散差）。$Q_d > 500ml/min$ 时，不推荐进行 $K_0A\_体内$ 调整，因为在高透析液流速时，透析器供应商改进了纤维束对透析液的弥散性能。$Q_d < 500ml/min$ 时，则按下列公式进行调整，此公式降低了体内 K_0A 的数值。然而，当 $Q_d < 350ml/min$ 时，则 K_0A 降低得更多。有关如何调整 K_0A 的资料很少。当 Q_d 值更低时，下列公式中微小的调整不能完全解释 K_0A 的下降。

$K_0A\_体内 = K_0A\_体内 \times [1 + 0.0549 \times (Qd - 500)/300]$；

第三步：通过估计的 K_0A、Q_b 和 Q_d 计算水清除率（Kdifw）。

$Z = \exp [K_0A/(0.86 \times Qb) \times (1 - 0.86 \times Qb/Qd)]$

$Kdifw = 0.86 \times Qb \times (Z - 1)/(Z - 0.86 \times Qb/Qd)$

第四步：计算透析器清除率（Kd）时，在弥散清除率的基础上增加对流清除率。

$Qf = Wtlosskg \times 1000/TD\_min$

$Kd = [1 - Qf/(0.86 \times Qb)] \times Kdifw + Qf$

第四步：Qf 单位为 ml/min，数值为正值；即 > 0。

　　图 3.6 中的数值来源于上述公式。Qf 取值 11.7ml/min（4h 治疗，体重下降 2.8L）。假设图 3.6 横坐标上的血流速为实际血流速，较高的泵前压所致血泵段管路塌陷不引起血流速下降。

Ⅱ. 如何计算标准化 Kt/V（stdKt/V）

　　stdKt/V 可通过尿素动力学程序计算出，如溶质计算程序，该程序对于非营利性组织是免费开放的（Daugirds，2012），或 HDCN 的基于网络计算器（见参考网址）。也可应

用下列简化公式计算：

第一步：计算 spKt/V。

可以通过第三章描述的 Daugirdas Kt/V 计算公式，通过输入尿素下降率（urea reduction ratio，URR）、体重变化和透析时间，即可计算出 spKt/V；或通过图 3.14 所示公式衍生的列线图也可得出 spKt/V；当每周透析次数超过 3 次时，则应根据透析频率和透析间期调整 Daugirdas Kt/V 计算公式中的尿素产生系数（Daugirdas，2013）。另外，spKt/V 也可通过尿毒模型程序计算出。

第二步：计算 eKt/V。

通过第 3 章描述的改良的 Tattersall 公式计算出 eKt/V。

第三步：通过 Leypoldt 公式计算标准化 Kt/V 中的固定值（S）。

$$S = \frac{10080 \dfrac{1 - e^{-eKt/V}}{t}}{\dfrac{1 - e^{-eKt/V}}{eKt/V} + \dfrac{10080}{N \times t} - 1}$$

S：stdKt/V 中的固定值；eKt/V：平衡 Kt/V；N：每周透析次数；t：透析时间（min）。

第四步：通过 FHN 公式，根据容量清除调整 stdKt/V 中的固定值（S）（Daugirdas，2010c）。即：

stdKt/V = S/[1 - (0.74/F) × UF_w/V]，

其中 S 为通过 Leypoldt 公式简化的一个固定值；F 为透析频率（次/w）；UF_w 为每周透析间期容量增长（L）；V 为估算的尿素容积，V 可视为 Watson 容积的 90%。

例如：S = 2.0，F = 3 次/w，UF_w = 10L，V = 35L，则

stdKt/V = 2.0/[1 - (0.74/3.0) × 10/35]

= 2.0/(1 - 0.247 × 0.286)

= 2.0/(1 - 0.070) = 2.0/0.93 = 2.15

这样，调整容积后，stdKt/V 即为 2.15，而非 2.0。因此，如果 stdKt/V 需调整容积时，2006 年 KDOQI 指南建议的 stdKt/V 最小值为 2.0 应修订为 2.15，后者与通过尿毒动力学模型公式计算出的 stdKt/V 十分接近（Daugirdas，2010c）。

Ⅲ. 如何计算 stdKt/V 的表面积

第一步：计算本地区人群 V/S 比值的中位数，即变量 M。其中 V 为 Watson 公式中的总体水，S 为通过 Gehan George 公式或 Dubois 公式得出的估计体表面积（这些公式见附录 B）。对于美国人群，当通过 Watson 公式计算出 V，通过 Dubois 公

式计算出 S 后，成人 M 值接近 20.0（Ramirez，2012）。当通过 Morgenstern 公式计算出 V，通过 Gehan George 公式计算出 S 后，儿童 M 值接近 17.5（Daugirdas，2010b）。

M：V/S 比值的中位数。

第二步：计算公式中患者的调整系数。通过计算"M"的公式计算 V 和 S。调整系数即为简化的（V/S）/M。

SAN-stdKt/V =（V/S）/M × stdKt/V

更多的信息可以参见 Ramirez（2010）。SAN-stdKt/V 的目标值是基于此观点的。该值至少为 2.2。此值在 HEMO 研究的女性高剂量亚组中为 2.5，在男性常规剂量组中为 2.4（Daugirdas，2010a）。

参考文献与推荐阅读

Daugirdas JT, et al. Solute-solver: a Web-based tool for modeling urea kinetics for a broad range of hemodialysis schedules in multiple patients. *Am J Kidney Dis*. 2009;54:798–809.

Daugirdas JT, et al. Can rescaling dose of dialysis to body surface area in the HEMO study explain the different responses to dose in women versus men? *Clin J Am Soc Nephrol*. 2010a;5:1628–1636.

Daugirdas JT, et al. Dose of dialysis based on body surface area is markedly less in younger children than in older adolescents. *Clin J Am Soc Nephrol*. 2010b;5:821–827.

Daugirdas JT, et al; Frequent Hemodialysis Network Trial Group. Standard Kt/Vurea: a method of calculation that includes effects of fluid removal and residual kidney clearance. *Kidney Int*. 2010c;77:637–644.

Daugirdas JT,et al; FHN Trial Group. Improved equation for estimating single-pool Kt/V at higher dialysis frequencies. *Nephrol Dial Transpl*. 2013;28:2156–2160.

Daugirdas JT. Dialysis dosing for chronic hemodialysis: beyond Kt/V. *Semin Dial*. 2014;27:98–107.

Depner TA, et al. Dialyzer performance in the HEMO study: in vivo K0A and true blood flow determined from a model of cross-dialyzer urea extraction. *ASAIO J*. 2004;50:85–93.

Leypoldt JK, et al. Predicting treatment dose for novel therapies using urea standard Kt/V. *Semin Dial*. 2004;17:142–145.

Ramirez SP, et al. Dialysis dose scaled to body surface area and size-adjusted, sex-specific patient mortality. *Clin J Am Soc Nephrol*. 2012;7:1977–1987.

参考网页

Solute solver: http://www.ureakinetics.org (suggest that users start with the "lite" version).

For an stdKt/V calculator see http://www.hdcn.com/calcf/ley.htm. Accessed 7 July 2014.

附录 D
分子量和换算表

张桂芝　译，李寒　校

I **分子量和换算表**

表 D. 1. 分子量和换算表

所选物质的分子量	
物质	MW
乙酰水杨酸（阿司匹林）	180
清蛋白	68 000
β_2-微球蛋白	11 600
胆固醇	386
肌酐	113
右旋糖（水合葡萄糖）	198
乙醇	46
乙二醇	62
葡萄糖	180
血红蛋白	68 800
异丙醇	60
轻链	23 000
锂	7
甲醇	32
肌红蛋白	17 800
甲状旁腺激素	9500
苯巴比妥	232
茶碱	180

所选物质的分子量	
甘油三酯	886
尿素	60
尿素氮［血尿素氮（BUN）或血清尿素氮（SUN）］	28
万古霉素	1486
维生素 B_{12}	1355
维生素 D_3	402

II 重量、原子价以及摩尔浓度之间的换算

A. 1mEq 或 1mmol 物质的毫克数量

物质	1mEq	1mmol
Na^+	23	23
K^+	39	39
Ca^{2+}	20	40
Mg^{2+}	12	24
Li^+	7	7
HCO_3^-	61	61
Cl^-	35.5	35.5
N（氮）		14
P（磷）		31
C（碳）		12

B. 毫克换算为毫当量或毫摩尔

1. 钠、钾、氯化物和碳酸氢盐

1g NaCl	=1000mg/（23+35.5）mg
	=17mEq 或 mmol Na^+
1g Na^+	=1000mg/23mg
	=43mEq 或 mmol Na^+
1g KCl	=1000mg/74.5mg
	=14mEq 或 mmol K^+

1g K⁺	= 1000mg/39mg
	= 26mEq 或 mmol K⁺
1g NaHCO₃	= 1000mg/84mg
	= 12mEq 或 mmol Na⁺
	= 12mEq 或 mmol HCO₃⁻

2. 钙（mg/dl 与 mmol/L 的换算）

	= 10mg/dl
	= 100mg/L
	= 100/20mmol/L，20mg = 1mEq
	= 5mEq/L
	= 5/2mmol/L，2mEq = 1mmol
	= 2.5mmol/L

3. 镁（mg/dl 与 mmol/L 的换算）

	= 2.4mg/dl
	= 24mg/L
	= 24/12mEq/L，12mg = 1mEq
	= 2mEq/L
	= 2/2mmol/L，2mEq = 1mmol
	= 1mmol/L

4. 磷（P）（mg/dl 与 mmol/L 的换算）

	= 2.5 ~ 4mg/dl
	= 25 ~ 40mg/L
	= (25/31 ~ 40/31) mmol/L，1mmol P = 31mg
	= 0.8 ~ 1.3mmol/L

由于 P 值以 mEq/L 为单位时可随 pH 值改变而变化，因此临床上不常规使用 mEq/L 单位。